롤모델

THE ROLL MODEL

통증을 없애고 가동성을 개선하여
더 나은 몸으로 살기 위한 단계별 가이드

질 밀러 지음
황현지, 김다해, 최현진, 최세현 옮김

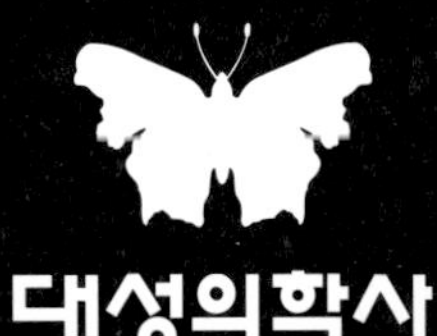

더 나은 몸으로 살기

통증은 전염성이 강하다. 통증은 당신의 집중력, 힘, 평정을 앗아가 최고의 역량을 발휘할 수 없도록 방해한다. 그러나 대부분의 통증은 예방과 치료가 가능하며 그 치유는 당신의 손에 달려 있다. 전 세계 수많은 사람들이 '이 볼을 통해' 생명을 얻었으며, 저자 질 밀러의 획기적인 '롤모델 메소드'를 사용하여 진통제, 수술 그리고 절망으로부터 벗어날 수 있었다.

『롤모델』은 하루 5분 이내에 삶의 방향을 바꿀 수 있는 도구를 제공한다. 사람은 자가치유가 가능한 생명체이며, 이 책은 통증을 없애고 수행력을 향상시킬 수 있도록 도와주는 쉬운 셀프마사지 기술들을 소개한다.

『롤모델』은 당신의 신장, 체형, 컨디션에 상관없이 삶의 질을 향상시키는 방법을 알려준다. 이 책은 다음의 내용을 다루고 있다.

- 롤모델 메소드를 사용하여 삶의 행로를 바꾼 사람들의 감동적인 이야기를 소개한다.
- 이 시스템이 어떻게 작동하며 왜 효과가 있는지에 대해 신체과학 및 롤링의 생리학적 효과를 기반으로 이해하기 쉽게 설명해준다.
- 머리부터 발끝까지 신체의 탄력성을 깨워 에너지를 높이고, 스트레스는 낮추며, 더 뛰어난 수행력을 얻을 수 있도록 도와주는 단계별 롤링 기술을 다룬다.

만약 당신이 만성적인 불편을 겪고 있거나, 가동성을 향상시킬 방법을 찾고 있거나, 약물이나 수술을 피하고자 한다면, 이 책이 효과적인 해결책과 함께 스스로 최고의 롤모델이 될 수 있는 힘을 선사할 것이다.

내가 학생들의 '롤모델'이 될 수 있다는 사실을 처음 알게 해주고,
세상에 나의 작업을 알리도록 격려를 아끼지 않고,
다른 이들의 삶을 바꾸는 사업을 시작하도록 도와준
나의 남편 로버트에게 깊은 감사의 말을 전한다.

첫아이 '라일라 아이리스 포스트'를 임신한 상태에서 이 책을 썼다.
딸아이는 나의 뮤즈이자, 내 꿈이며, 셀프케어 건강관리를 향한
나의 노력의 현현(顯現)이다.

항상 건강한 몸으로 평화롭고 즐겁게 살기를.

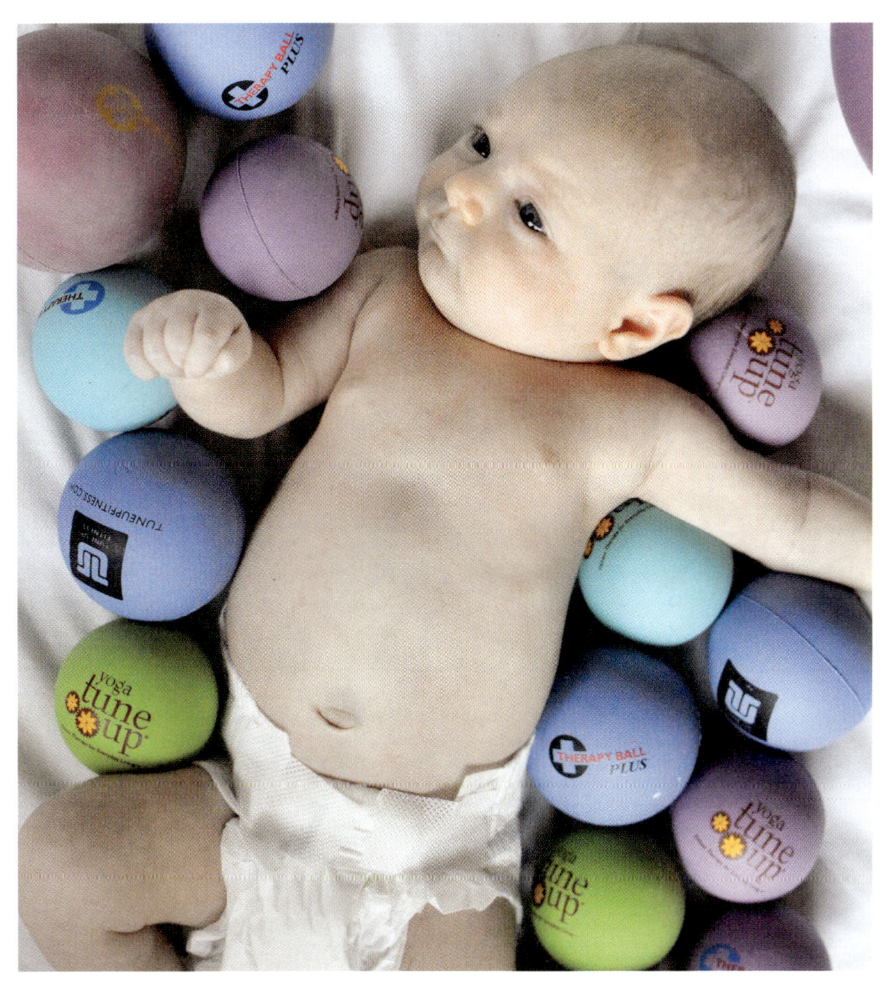

//모든 이들의 내면에는 의사가 살고 있다. 우리는 단지 그의 작업을 도울 뿐이다. 우리 각자의 몸 안에 존재하는 자연치유의 능력은 건강을 회복시켜주는 가장 큰 힘이다.//

– 히포크라테스Hippocrates

//미래의 의사는 어떠한 약도 처방하지 않을 것이다. 다만 환자가 인체구조, 식이요법, 그리고 질병의 원인과 예방에 관심을 가지도록 안내할 것이다.//

– 토마스 에디슨Thomas Edison

//움직임은 삶이고, 삶은 하나의 과정이다. 그 과정의 질을 향상시키면 삶의 질 또한 향상된다.//

– 모세 휄든크라이스Moshe Feldenkrais

Contents

롤모델 성공 스토리

역자 서문

대표 역자 황현지(blog.naver.com/strong_first, IG: @jamiehjhwang)

저자 질 밀러가 10대 시절 식단관리에 집착하고 20대 시절 요가에 강박적으로 매달렸던 것과 같이, 나의 중독은 '맹목적인 노력'이었다. 늘 나 자신이 부족하다고 생각했기 때문에 무엇이든 무조건 열심히 했다. 스스로가 지쳐 나가떨어질 때까지 들볶고, 부상을 입을 때까지 몰아붙이곤 했다. 어디로 가야하는지 목적지도 모른 채 내달리다가 정신을 차려보니 벼랑 끝에 서 있었다. 2014년 당시 나는 겉으로 늘 멀쩡한 척했지만 만성 위염으로 음식을 제대로 먹을 수 없었고, 왼쪽 어깨와 목의 통증 때문에 내가 좋아하는 케틀벨 운동도 할 수 없었으며, 심각한 우울증을 치료하기 위해 심리상담을 받기 시작했다.

그때 요가를 만났다. 포레스트 요가 수련의 깊은 호흡을 통해 몸과 마음이 조금씩 치유되기 시작했다. 내 몸이 하는 말을 잘 들으며 아프기 전에 몸과 마음을 관리하는 '셀프케어'의 중요성을 깨달은 것도 그즈음이었다. '셀프마사지'에 대해 공부하다가 이 책을 발견하고, 아마존을 통해 저자의 '트리트 와일 유 트레인' DVD와 '롤모델' 키트를 구입하였다. 다른 셀프마사지 도구들과 '롤모델 볼'의 확연한 차이점에 매료된 나는, 2016년 5월 저자의 '사이언스 오브 롤링'과 '볼 시퀀스와 이노베이션' 워크숍을 듣기 위해 LA로 날아갔다. 돌아오자마자 나의 일터 '파워존'에서 매달 롤모델 볼테라피 워크숍을 진행하고 출강을 다니며 수많은 학생들에게 롤모델을 소개해왔다. 곧 롤링을 보완하기 위한 교정 운동의 필요성을 느끼게 되었고, 2017년 5월 LA로 돌아가 질 밀러와 함께 요가튠업® 레벨 1 트레이닝을 마친 후 요가튠업® 지도자가 되었다. 7일간의 트레이닝을 마무리하는 파이널 테스트를 앞두고 긴장한 모두를 향해 질 밀러가 "We are enough(우리 모두 충분하다)"라고 말했을 때, 나는 비로소 내가 지금 이대로도 충분하다는 것을 인정하며 스스로를 있는 그대로 받아들이게 되었고, 이로 인해 진정 자유로워짐을 느꼈다.

마침내 이 책을 통해 '나는 내 몸의 학생이고, 내가 가르치는 것의 학생이며, 나의 학생을 통해 배운다(I am a student of my body. I am a student of what I teach. I study my student)'는 그녀의 가르침을 보다 많은 이들과 함께 나눌 수 있게 되어 행복하다. 이 책이 나오기까지 함께 고생해준 공동 역자 김다해, 최현진, 최세현 선생님과 대성의학사 관계자 분들께 감사의 말씀을 전한다. 또한 멀리까지 가서 지도자 과정을 마치고 올 수 있도록 격려해주신 윤우채 대표님과 나의 요가 멘토이신 예신희 선생님, 그리고 이 책의 저자이자 나의 '롤모델'인 질 밀러에게 깊이 감사드린다.

역자 서문

공동 역자 김다해

마지막으로 내 몸을 구석구석 들여다본 것이 언제인지 모르겠다. 특별할 것 없는 몸을 데리고 살면서 어딘가 짧고 나지막한 통증의 신호라도 보내야 비로소 그곳의 존재를 알아차린다. 이 책을 번역하면서는 어깨가 그랬다. 승모근, 사각근이 붙어 있다는 그 어디쯤이 점점 자신의 존재를 피력하기 시작하더니 말미쯤 되어서는 그 몸집까지 부풀리기 시작했다. 그때 나는 이 책을 길잡이 삼고 작은 공 두 개를 손전등 삼아 어깨와 목 주변을 탐험했다. 어떤 곳은 대충 훑어보고 또 어떤 곳은 주의깊게 둘러보면서 묵직한 통증을 향해 나아갔다.

그리고 가장 아픈 곳에서 깊은 숨을 몇 번 마시고 내쉰다. 그러면 그 낯설었던 통증이 곧 나의 통증으로 느껴진다. 작은 공 두 개가 주는 물신성 덕에 형체 없던 통증이 마침내 그 모습을 드러내는 것이다. 그러면 이제 간단하다. 그 모양을 알았으니 그 모양에 따라 살살 어루만져주는 것이다. 그리고 그것을 나 스스로, 내가 한다.

내 삶의 공간과 장소가 되는 몸을 스스로 보듬을 수 있다는 이 작은 권능감은 앞으로 몸과 함께 살아가는 데 커다란 힘이 될 것이다. 이 찰나의 경건함을 모두 느껴보길 바란다.

그리고 쉽게 끝나지 않을 것 같은 이 탐험을 소개해주신 황현지 선생님께 감사의 인사를 전한다.

머리말

켈리 스타렛Kelly Starret 박사

질 밀러를 직접 만나게 된다면, 눈에서 빛이 나는 사람이 어떤 사람인지 비로소 알게 될 것이다. 좀 더 정확하게 말하자면, 그녀의 눈은 위대하고 경이로운 불을 붙인 것처럼 환하게 타오르고 있다. 질은 모두가 가진 거대한 비밀을 발견했다. 우리 모두는 스스로를 치유할 수 있는 선천적인 능력을 타고났다는 사실이다. 그녀는 우리 모두가 끔찍한 통증과 스스로 만든 부동성immobility이라는 족쇄로부터 벗어날 수 있는 능력과 권리를 가지고 있다는 사실을 알고 있다.

『나르치스와 골트문트Narcissus and Goldmund』라는 위대한 소설을 읽어본 적이 있는가? 질이 매우 훌륭한 지도자라는 것은 사실이지만, 헤르만 헤세의 난해한 소설과 비유하는 것은 도무지 적절치 못하다고 생각하는가? 잠시 내 설명을 들어보라. 여러분이 알다시피 『나르치스와 골트문트』는 두 명의 젊은 친구가 깨달음과 궁극적 자기 이해를 향해 매우 상반된 인생 여정을 걷는 이야기이다. 한 명은 이상적이고 분명한, 말 그대로 세속의 삶에서 벗어난 길을 선택한다. 나르치스는(이 이름은 나르시즘적인 성격과는 아무 관련이 없다) 자신의 삶의 길과 목적을 분명히 알고 있다. 그러나 그의 동료 골트문트는 떠돌이 모험가 시인으로, 보다 거칠고 평탄치 않은 삶을 산다. 그는 더 오랫동안 스스로를 의심하며 긴 시간을 들여 자신을 발견하고, 더 늦지만 아주 멋지게 자신만의 나침반을 찾는다. 그들은 완전히 다른 길을 걸어 결국 삶의 마지막에 같은 장소에서 만나게 된다. 이것이 내가 이 소설에서 가장 좋아하는 부분이며, 질 밀러/헤르만 헤세 비유의 핵심이다.

질 밀러와 그녀의 업적을 처음으로 마주하게 된다면 깜짝 놀라게 될 것이다. 그녀는 항상 자신이 무엇을 하고 있는지 정확히 알고 있으며, 눈을 뜬 그 순간부터 본인이 가르치는 사람들의 삶을 변화시키는 나르치스와 같은 임무를 수행하고 있다는 사실 때문이다. 하지만 그녀가 차곡차곡 쌓아온 능력과 기술 그 자체만으로 그녀의 자기발견, 자아발전, 경험 그리고 겸손을 향한 골트문트와 같은 노력을 설명하기에 부족하다. 솔직히 말하자면 질은 이제까지 만난, 또는 앞으로 만나게 될 사람 중에 가장 연륜 많은 사람은 아닐 것이다. 하지만 질은 이해심이 깊고 임상 전문가 못지않은 경험과 능력을 가지고 있다. 그녀는 헤세의 두 영웅의 통합체이다.

"우리는 스스로 몸의 블라인드 스팟blind spot을 탐구해야 한다." 질이 가장 좋아하는 말 중 하나이다. 자가치료나 자가치유에 대한 책에서 그냥 대충 인용한 문구처럼 들릴 수도 있다. 하지만 삶의 경험이 풍부하고 이를 뒷받침할 뛰어난 능력을 가진 선생님이 이런 말을 한다면, 잘 듣고 따르는 게 좋을 것이다. 내가 그녀를 처음 만났을 때도 그랬다. 한 동료가 질을 만나면 태어나자마자 떨어져 자란 남매를 다시 만난 것 같을 거라며 우리를 소개시켜주었고, 그 말은 사실이었다. 모두가 보살피고 있지 않은 부분, 그리고 대부분의 엘리트 스포츠에서 무시하고 있는 부분(예를 들면 하향조절down regulation, 횡격막과 호흡 효율, 골반기저근 기능장애와 같은 것)을 그녀가 강조할 때, 나는 그 말이 사실임을 즉시 깨달았다. 그녀의 일상적인 수련과 기본 지식이 우리가 가르치고 있는 수천 명의 운동선수, 군인, 평범한 엄마 아빠에게는 말 그대로 황금같이 고귀한 것이었다.

내가 여러 인터뷰를 통해 끊임없이 말하고 강조하는 것은 인간의 건강에 대한 문제를 개선하려는 노력이 현대에 와서 시작된 것이 아니라는 것이다. 인류가 있었던 때부터 우리는 스스로를 돌보기 위해 최선의 노력을 기울여왔다. 예를 들어 최근에 아내(줄리엣, 나의 사업 파트너이자 샌프란시스코 크로스핏과 모빌리티와드닷컴mobilityWOD.com의 공동 창립자이사 최고경영자)와 한국을 방문했을 때 작지만 아주 전통적인 서울의 옛날 동네를 방문했다. 나는 길가의 좌판에서 뼈와 뿔을 쌓아놓고 판매하는 것을 발견했다. 얼마 지나지 않아 그것이 무엇에 쓰는 물건인지 바로 알아차렸다. 나는 줄리엣을 불렀고 아내도 금방 그것이 무엇인지 알아차렸다. 그것은 근막과 굳은 근육을 마사지 하는 핸드메이드 도구였다. 우리는 그것을 집어 몸에 문질렀고, 나이 지긋한 한국인 판매상은 그 모습을 보고 아주 즐거워했다. 인간은 그것의 사용법을 항상 알고 있었다. 우리는 그저 이미 알고 있는 것을 바탕으로 점을 연결하여 선을 그리거나, 오래된 개념을 개조하여 혁신하려는 노력을 간과했던 것 뿐이다.

초보 의료인이나 물리치료사에게 강의를 할 때면 나는 항상 움직임을 연습해본 적이 있냐고 묻는다. 보통 참가한 모든 의료인들은 고개를 끄덕이며 물론 자신들은 "운동을 한다"라고 대답한다. 하지만 캐묻기 시작하면 실제 몸으로 표현 가능한 모든 자세로 움직임을 정기적으로 연습하는 사람은 매우 드물다. 설명하자면, 달리기는 운동이지만 필라테스는 움직임 연습이다. 자전거 타기는 운동이지만 크로스핏은 움직임 연습이다. 수영은 운동이지만 요가는 움직임 연습이다. 우리가 물리치료나 퍼포먼스 코칭 훈련에서 마주하게 되는 대부분의 정형외과적 기능부전은 움직임 연습의 부재 또는 잘못된 자세와 좁은 가동범위로 지속하는 운동 때문이다.

이는 질 밀러와 이 책의 효과를 이해하는 데 아주 중요한 요소이다. 질은 요가 전문가이다. 그녀가 높은 수준의 요가 지도자라는 사실은 몸이 실제로 어떻게 움직이고 기능하는지 이해하고 있다는 것을 의미한다. 또한 질은 요가만큼이나 오래되고 효과적이며 검증된 방식으로 이를 변환하고 혁신해왔다. **즉, 이 책은 정확한 움직임을 토대로 한 기능지향적 자가치료 방법 그리고 신체적 문제를 해결할 수 있는 현실적이고 실천 가능한 방법으로 가득 차 있다.** 이 책은 그냥 대충 만들어진 것이 아닌, 자가치료 방법으로 가득 찬 약장과 같다. 이 책을 통해 허리, 목, 발목의 일상적인 통증뿐만 아니라 천식, 골반기저근 기능부전과 같은 복잡한 기능장애 또한 향상시킬 수 있다. 일상적인 삶 속에서 당신은 꽤 현명하다. 직업, 가족, 취미와 같은 분야에서는 기계처럼 척척 일을 해낸다. 하지만 문제는 대부분의 사람들이 몸이 어떻게 작동하는지, 고장났을 때 어떻게 고쳐야 하는지 모르며 거의 대부분 고장나기 직전에 처해 있다는 점이다. 이 책의 중요성을 과소평가해서는 안 된다. **질 밀러는 현재를 살아가는 우리의 건강을 개선하기 위해 큰 일을 해내었다.** 문제는 이것이다. 앉아서 대부분의 시간을 보내고 운동할 때를 제외하고는 거의 움직이지 않는 현대인으로서 스스로의 통증과 기능부전을 다루는 기본적인 방법을 이해해야만 한다. 삶에서는 나르치스일지 몰라도, 스스로를 치유하는 힘을 이해하기 위해서는 약간의 골트문트 같은 기질도 필요하다.

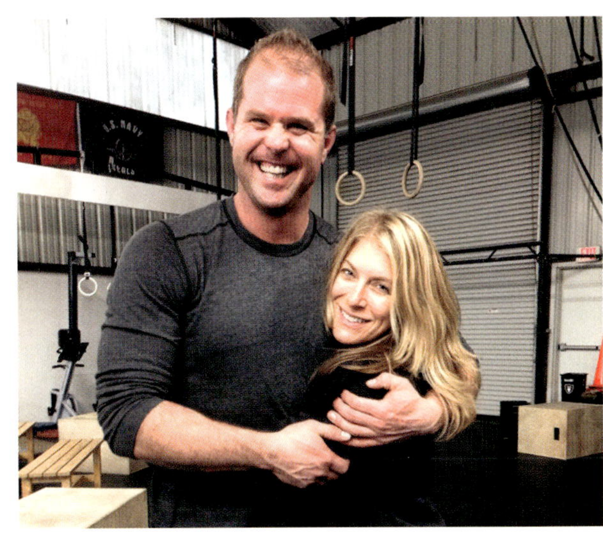
서로를 너무나 아끼는 켈리와 질

이미 질이 하는 일에 대해 알고 있다면, 드디어 그녀가 많은 사람들에게 통증과 기능부전을 다루는 방법과 방식을 설명하고 가르치는 교과서를 손에 넣게 된 것이다. 당신이 운동선수라면 감춰져 있던 잠재력을 끄집어내어줄 퍼포먼스 블라인드 스팟을 발견하게 될 것이다. 만일 질 밀러 또는 이 책에 대해 몰랐다면, 통증 없이 완전하고 훌륭한 몸을 되찾게 해줄 가이드북을 손에 쥐고 있는 것이다. 지금 시작해라!

시작하는 말

미국은 세계 인구의 4.6%를 차지하며, 전 세계 진통제 공급의 80%를 소비한다.*

아버지는 의사였고, 나는 약과 전문가의 치료로 아픈 곳은 어디든 고칠 수 있다고 생각하며 자랐다. 지금 나는 이것이 거짓이라는 것을 알고 있다. 그리고 여러분의 통증 '관리' 방법에 대한 생각을 변화시키려 한다.

한마디로 우리는 자신의 신체적 질병을 해결하기 위해 타인 또는 내가 가지지 않은 다른 것에 의존하고 있다. 그렇다. 심각한 특정 질병의 경우에는 살아남기 위해 다른 것의 도움을 받아야만 한다. 하지만 우리가 가진 대부분의 통증 문제는 스스로 치유 가능한 것이며, 그보다 중요한 것은 예방 가능하다는 것이다. 왜 약물에 제일 먼저 의존하는가? 어떻게 우리의 의식이 자립에서 의존으로 바뀌게 되었는가? 언제부터 우리가 자신의 힘을 의학계에 넘겨주게 되었는가?

나는 여러분께 이 사실을 알려주려 이 자리에 있다. 여러분은 일반적으로 타인에게 비용을 지불하고 관리하는 통증의 대부분을 스스로 치유할 힘을 가지고 있다. 그 힘은 당신의 것이며, 앞으로도 그럴 것이다. 이 책에서 앞으로 배우게 될 지식 덕분에 많은 사람들이 통증의학에서 벗어나고, 비싼 수술을 피하며, 불안을 해소하고, 몇 년간 사용하지 못했던 신체 부분을 다시 삶으로 가져올 수 있었다.

몸은 자가치유(self-healing)가 가능하도록 만들어졌다. 그저 몸의 각 부분이 어떻게 이루어져 있는지에 대한 기본적인 지식과 더불어 몸에 기름칠을 도와 줄 몇 가지 도구가 필요할 뿐이다. 이 책에서는 몸이라는 기적같은 산물에 대한 약간의 지식과 이러한 기적을 유지할 수 있는 단순한 도구의 사용법, 이 두 가지 모두를 제공한다. 스스로 통증과 질병을 다룰 수 있는 새로운 약장을 갖게 될 것이다. 이 약장 안에 있는 약은 처방전도 필요 없고 부작용도 없으며 품위를 잃을 걱정도 없다. 그 안에는 능력과 '두 개의 볼'만 있을 뿐이다.

어린 시절 나의 약장은 모든 열, 감염, 감기에 대한 처방약들로 빠르고 쉽게 채워졌다. 사실 나는 만성적 폐혈성 인두염 때문에 페니실린을 너무 많이 복용했고 그 약에 대한 알레르기가 생겼다(이에 대한 자세한 이야기는 다른 책을 위해 아껴두기로 한다!). 감사하게도 나는 목숨을 위협할 큰 병에 걸리지 않았으며, 운이 좋게도 뼈가 부러지거나 큰 신체적 부상 없이 어린 시절을 무사히 보낼 수 있었다(하지만 계속 읽다보면 내가 어떻게 스스로를 망가뜨렸는지 알게 될 것이다). 두 살 때 몇 바늘을 꿰맨 것을 제외하고 부상으로 인해 병원에 입원한 적이 없으며,** 질병, 통증, 감기로 인해 하루 이상 아파본 적이 드물다는 사실에 나는 매우 감사한다. 매달 거의 2주 정도를 교육을 위해 여행한다는 점을 고려한다면 대단한 성과이다.

아마 내가 온실 속의 화초처럼 생활한다고 생각할지도 모르겠다만 그렇지 않다. 난 그저 자기관리의 여왕일 뿐이다. 손 세정제를 핸드백에 항상 가지고 다니면서, 주말마다 마스크팩과 오이마사지에 30분 이상을 투자한다는 말이 아니다. 또한 내가 특정 상황이나 사람, 활동을 일부러 피한다는 의미도 아니다. 나는 그저 내 몸에 쌓이는 스트레스가 깊어져 통증, '사고', 질병이 되기 전에 이완하는 것을 최우선으로 둔다.

나는 통증을 아주 싫어하는 사람이다. 누구나 삶

* L. Manchikanti and A. Singh, "Therapeutic opioids: a ten-year perspective on the complexities and complications of the escalating use, abuse, and non medical use of opioids," www.ncbi.nlm.nih.gov/pubmed/18443641

** 하지만 나는 다른 절망적인 문제로 병원에 입원한 적이 있다. 390쪽에서 그 이야기를 읽을 수 있다.

에서 재앙을 피할 수 없는 순간이 올 수 있지만 대부분의 통증은 예방 가능하다. 나의 임무는 여러분에게 통증을 피하고 최상의 상태에서 일할 수 있도록 하기 위해 필요한 정보를 제공하는 것이다.

내가 지금 가르치려는 것은 치실을 하는 것보다 더 단순하면서도 덜 지저분한 일상생활의 새로운 규범이다. 끊임없이 괴롭히는 목 통증을 그냥 둘 필요가 없다. 망가진 어깨에 계속해서 코르티손 주사를 맞을 필요도 없다. 허리가 '고장나서' 매달 5일간 침대에만 누워 있을 필요가 없다. 족저근막염이 11개월간 지속되도록 둘 필요도 없다. 섬유근육통이나 좌골신경통 때문에 약에 의지할 필요도 없다.

이제 힘을 되찾을 순간이다. 통증을 진단하거나 고쳐달라고 의사나 치료사를 쫓아다니는 것을 멈출 때가 되었다. 통증을 '빠르게 없앨' 무언가를 위해 지갑을 꺼내는 것을 그만둘 때이다. 이제 돈을 아낄 수 있다. 스스로의 몸 안에서 편안하게 살아갈 수 있는 방법을 배우게 될 것이다. 어떠한 중개인도 없이 스스로 말이다. 당신은 스스로를 고치고 통증, 기능부전의 하향곡선 및 삶의 즐거움을 잃는 것을 막을 능력을 가지고 있다. 자신 뿐만 아니라 통증에 시달리는 다른 이들의 '롤모델'이 될 것이다.

이 책을 선택한 당신은, 변화에 목말라 있다. 그 어떤 것도 통증을 뿌리 뽑지 못했다. 아픔과 통증의 주기가 두더지 게임처럼 끊임없이 당신을 괴롭힌다. 통증 하나를 잠재우면 다른 하나가 또 나타나고 나타난다.

이 책을 선택한 당신은, 운동이나 선수 경력에서 더 이상 진전을 보이지 않고 있으며 한 단계 발전하기를 기대하고 있다.

이 책을 선택한 당신은, 다른 모든 자가치료 방법을 시도해 보았으나 몸과 마음의 지속되는 통증 또는 기능 부전의 근본적인 문제를 완벽히 해결하지 못했다.

이 책을 선택한 당신은, 통증으로 인해 삶에 찾아오는 감정적인 황폐함이 어떤 것이 알고 있다. 손을 쓸 수도 없을 정도로 절망감을 느끼며, 망가진 몸이 빠르게 늙어간다고 생각한다.

이 책을 선택한 당신은, 나의 요가튠업 수업이나 비디오, 세미나 또는 웹 세미나에 참석해본 적이 있거나, 다른 선생님, 코치, 트레이너, 치료사를 통해 테라피볼의 효과에 대해서 소개받았으며 이에 대해 더 많은 정보를 알고 싶어한다.

이 책을 선택한 당신은, 주변 친구나 동료, 친척들이 이 두 개의 밀착력과 탄성 있는 공을 통해 그들의 삶을 바꾸는 것을 보았고 스스로의 삶을 어떻게 바꾸는지 알고 싶다.

축하한다! 제대로 찾아왔다. 얼마 지나지 않아 인생의 리셋 버튼을 누르고, 롤모델Roll model이 될 수 있다.

단순히 롤모델 메소드와 테라피볼 사용법 뿐만이 아니라, 왜 이것이 매우 효과적인지에 대해 알게 될 것이다. 이 도구를 사용하여 삶을 변화시킨 사람들의 진짜 이야기를 읽게 될 것이다. 이 사람들은 나에게 직접 배웠거나, 전 세계에 있는 우리 선생님들을 통해서 또는 스스로 우리 제품을 사용하거나 유투브 비디오를 통해 몇 가지 기본 정보를 터득한 이들이다. 이 이야기들은 상상 이상으로 감동적이다. 그들 모두는 말 그대로 이 공을 통해 자신이 인생을 바꿨으며, 자신의 치유를 주도하였고, 자발적으로 시간을 투자했다. 당신은 만성 통증과 질병을 역전시키고, 약이나 수술 없이 감정적인 상처와 폭력으로부터 치유되고, 새로운 스포츠 기록을 세우고, 장애를 극복한 사람들의 이야기를 읽게 될 것이다.

나에 대한 소개

나는 움직이는 것을 싫어하는 아이였다. 집안에서 인형놀이, 책읽기를 하며 놀곤 했다. 1학년을 건너뛰었으며 같은 반 아이들보다 한 살이 어렸기에 지적 능력을 이용하여 끊임없이 스스로를 드러내야 했다. 두꺼운 안경을 쓴 모범생이었으며, 미생물학자가 꿈이었다. 앉아 있기만 하고 정크푸드를 즐겼던 생활로 인해 당시 11살에 몸무게가 44kg(100bl), 키는 144cm(4'9'')였다. 통통했기 때문에 항상 놀림을 받았다. 그랬던 나의 삶의 임무가 '건강하게 잘 사는 것'을 가르치는 것이 될 줄은, 나의 만트라mantra가 '움직임은 약이다'가 될 줄은 몰랐다.

아버지는 전염병 전문의였으며, 어린 시절 아버지의 해부학 책이나 의학 서적을 훑어보거나 병든 몸, 부패된 기형적인 신체 사진들을 보곤 했다. 나는 이런 모든 것들이 흥미로웠다. 또 다른 어린 시절의 기억 중 하나는 심각한 천식 발작으로 인해 숨을 헐떡이는 어머니의 모습이다. 어머니는 종종 숨을 쉴 수가 없어 병원으로 실려 갔었다. 어머니가 숨쉬기 힘들어 하는 것을 지켜보는 것만큼 겁나는 일은 없었다. 엄마가 진정하도록 마시지를 해주던 기억도 난다. 그럴 때마다 엄마는 나에게 용돈을 주었다. 용돈을 받는 것도 좋았지만, 나의 도움으로 어머니의 호흡이 나아지는 것이 기뻤다. 의사라는 아버지의 직업, 그리고 어머니의 병에 대한 무력함은 내가 다른 이들이 건강하도록 도와주고 싶다는 마음을 가지게 된 계기가 되었다.

11살에 요가와 운동을 알게 되었다. 당시 뉴멕시코 산타페의 외진 지역에 살았다. TV가 나오지 않았기 때문에 대신 비디오테이프를 보며 놀았다. 엄마가 제인 폰다 운동Jane Fonda Workout과 라켈 웰치 요가Raquel Welch's yoga라는 최신 유행 비디오를 빌려왔다. 우리는 몇 주 동안 함께 이것들을 따라 연습했다. 엄마는 곧 포기했지만 나는 점점 연습에 집착했다. 그 비디오들은 나에게 적절한 시기의 완벽한 자극제가 되었다. 이들은 나의 절친이자 돌봄이였으며 내 인생을 바꾸어놓았다. 당시 나는 16kg(35lb)을 감량했으며, 12살이 되었을 때는 더 이상 통통하지 않았다. 대신 극단적으로 전환하여 곧 거식증에 걸리게 되었다. 나는 10대의 나머지 시절 동안을 체중, 자아존중감, 신체이형장애, 폭식증과 싸우며 보냈다.

모든 10대들이 반항적인 시기를 지난다. 약을 하거나 가출을 하는 이들도 있다. 나는 운동과 음식을 통해 내 몸을 파괴했다.

요가를 공부하고 채식 식단을 유지했음에도 내 입으로 들어가는 모든 음식의 칼로리에 대해 광적으로 집착했으며, 스스로도 이런 자신이 정신적으로 문제가 있다는 사실을 알고 있었다. 음식에 대해 이상하게 행동하고 있다는 사실을 알면서도 섭식장애에 급속도로 빠져들었다. 나는 내 문제를 너무 잘 알고 있었으며 부모님 몰래 이에 대해 공부했다. 내 침대 맡에는 거식증과 폭식증에 대한 책들이 있었다. 나는 수치스러움을 세상으로부터 숨기며 이러한 식이장애들에 대해 깊은 관심을 가졌다. 당시 나는 대학에 다니고 있었고, 폭식은 주말 행사와 같은 것이었다. 노스웨스턴 대학의 기숙사에서 어떻게 몰래 이런 일을 할 수 있었는지 모르겠다.

대학교 1학년 때 우연히 지역 시아츠shiatsu 학교 오픈하우스에 참여하게 되었다. 일본의 고대 지압점 마사지인 시아츠는 바쁜 대학생인 나의 관심사는 물론 아니었지만, 선생님이 학생들에게 설명하기 위해 내 몸을 만졌을 때, 생애 처음으로 완전한 평온함을 느꼈다. 그것은 나의 조급한 마음을 진정시키고, 시간과 공간을 멈추게 만들었으며, 내 몸에 대한 근심 걱정으로부터 벗어나도록 해주었다. 나는 즉시 그 학교 근로 학생을 지원했다. 나는 그 행복한 느낌을 쫓아가야만 했다. 그 어떤 것도 나를 그렇게 깊게 만진 적이 없었다. 그 기술의 모든 것을 알아야만 했다. 진정한 치유의 가능성을 느꼈지만 여전히 그것을 손에 쥘 수 없었다.

학교에서 듣던 무용 수업 대신에 시아츠를 공부했다. 이는 식이장애를 극복하기 위한 일환으로 참여하던 요가, 필라테스, 휄든크라이스 요법 공부와 함께 어우러져 몸과의 소통을 더 훌륭하게 만들어내는 듯했다. 하지만 이러한 의식적인 움직임에도 불구하고 나는 여전히 폭식증과 싸우고 있었다.

2학년 때는 런던의 극장에서 공부했다. 폭식증은 손을 쓸 수 없을 정도였다. 돌이켜보면, 나는 내 자신이 어떤 상태인지 깨닫지도 못하고 있었다. 한 친구와 파리로 주말여행을 떠났을 때였다. 그 한 주 동안 나는 한 번도 구토를 하지 않았지만 영국으로 돌아오는 기차 안에서 패스츄리 한 봉지를 먹어치우고는 움직이는 기차 화장실에서 구토를 시도했다. 더러운 바닥에 무릎을 꿇고 역겨운 변기 위에 고개를 처박았지만 아무것도 토해내지 못했다. 조금만 더 먹으면 구토를 할 수 있을 것 같았다. 나는 벌게진 눈으로 자리로 돌아가 조금 더 먹고 다시 구토를 시도했다. 하지만 소용이 없었다. 배가 부를 대로 부른 채 지쳐 있었다. 어두침침한 화장실 바닥에서 내가 갈 데까지 갔다는 사실을 알았다. 더 이상 내려갈 곳이 없었다. 탈출하는 방법은 올라가는 것밖에 없었으며 치유하길 원한다면 나의 문제들과 맞서야만 했다.

멘토를 만나 길을 찾다

대학 생활에서는 안정을 찾지 못했던 반면, 시아츠 학교를 통해 내면의 상처 치유를 향한 도약을 이룰 수 있었다. 이는 나의 터닝 포인트와도 연결되어 있었다. 바로 홀리스틱 스터디 오메가 연구소에서 일자리를 찾은 것이다.

대학교 2학년부터 졸업할 때까지 여름방학 동안 나는 뉴욕 라인벡에 위치한 오메가 연구소에서 일했다. 오메가 연구소는 성인들을 대상으로 대체의학, 예술, 요가, 바디워크 등 다양한 교육을 제공하는 곳이다. 캠퍼스는 숲 속에 위치한 목가적인 낙원과 같은 곳으로 호수 근처에 있었다. 나는 여름 내내 텐트에서 살면서 잡화점에서 학생들과 교수진들에게 물건을 팔았다. 디팩 초프라Deepak Chopra에게 손전등을, 람 다스Ram Dass에게 알람시계를, 로잔느 캐쉬Rosanne Cash에게는 샴푸를, 이얀라 반젠트Iyanla Vanzant에게는 구강 청결제를, 필 잭슨Phil Jackson과 에크하르트 톨레Eckhart Tolle에게는 선스크린을 팔았다. 그곳은 나에게 유토피아와도 같았다. 그곳에서 나는 스스로의 중독과 그것을 극복하기 위한 치료 과정에 대해 거리낌 없이 나누고자 하는 수백 명의 사람을 만났다.

나의 멘토 글렌 블랙Glenn Black을 만난 것도 오메가에서였다. 그는 인간의 움직임, 요가, 바디튜닝Body Tunning*의 전문가이다. 인간과 요가, 움직임, 마사지, 명상에 대한 글렌의 지식은 이제껏 만났던 다른 어떤 선생님과 비교할 수 없을 정도로 깊었다. 심지어 23년이 지난 지금도 나는 여전히 글렌과 같은 경험과 능력을 가진 선생님을 만나지 못했다. 그는 내가 아주 어린 시절부터 스스로 보지 못하는 부분을 볼 수 있도록 도와주었다. 그는 나에게 시아츠 스타일이 아닌 마사지를 처음으로 해준 사람이자 수기 마사지 기술을 알려준 사람이었다. 또한 몇 년에 걸쳐 움직임, 호흡, 명상에 대해 그가 알고 있는 모든 것을 가르쳐 주었다. 그는 나의 마음과 인생의 길을 바꿔준 사람이다. 나는 여전히 그에게 큰 감사의 마음을 가지고 있다. 19살 때 그와 함께 처음으로 여름을 보내고 난 후 구토를 하고자 하는 욕구는 사라졌다. 영원히.

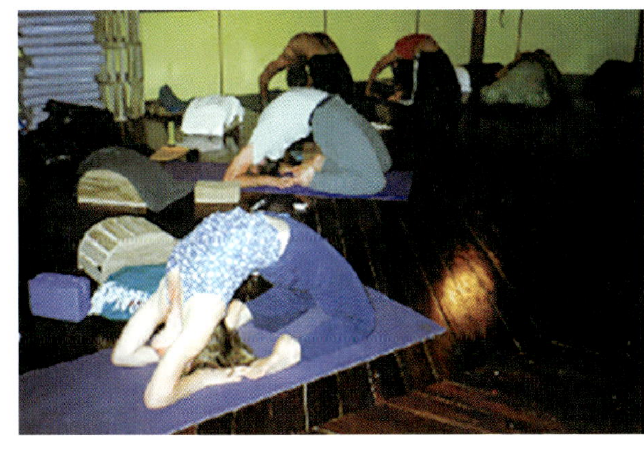

* 바디튜닝은 뉴욕의 뛰어난 물리치료사인 쉬무엘 타츠(Shmule Tatz)에 의해 만들어진 정형외과적 치료 마사지의 한 종류이다(www.nyphysicaltherapy.com)

나의 마음과 영혼이 진정으로 원하는 것이 무엇인지를 알아가면서 폭식증은 점점 사라졌고 회복의 길을 걷기 시작했다. 나는 다른 사람들에게 나를 치유하고, 강하게 만들고, 나 자신을 더 잘 알도록 해준 움직임들을 가르치기 시작했다. 글렌은 신체 조직의 문제를 발견하는 방법을 알려주었고, 나는 그가 바디튜닝을 이용하여 고객들을 치료하는 동안 그를 보조했다.

글렌의 바디워크, 요가, 혁신적인 움직임을 조합한 강력한 치료 방법은 그를 찾아온 모든 사람들에게 효과가 있었다. 어떠한 통증과 병을 가지고 왔든지 간에 나갈 때는 통증 없이 나가곤 했다. 글렌은 인체 내 불균형의 근원을 찾아내어 수기로 치료한 후, 각각의 환자에게 통증 없이 움직일 수 있게 된 새로운 능력을 보강할 수 있는 운동을 가르쳐주었다. 그는 나에게도 똑같이 치료해주었고 나의 걸음걸이, 서 있는 자세, 숨 쉬는 방법 등이 변했다. 수년간 잘못된 방법으로 달리고, 매일 학교에서 춤을 추고, 요가를 하며 정상 범위를 넘도록 나를 밀어붙였기 때문에 나쁜 습관들이 몸에 새겨져 있었다. 나는 운동에 매우 집착했다. 하지만 운이 좋게도 감정적으로 구조적으로 엄청난 변화를 겪는 시기에 그가 나를 보호해주었다. 이는 삶을 새롭게 시작하고 건강을 향한 길을 걷기 위한 완벽한 처방전이 되었다. 그가 나에게 준 수만 가지 선물 중 가장 소중한 것은 사람들의 몸에서 자세적인 문제를 '볼' 수 있는 능력을 발견해주고, 그들이 스스로 치료하는 것을 돕도록 창의적으로 생각하는 방법을 가르쳐준 것이다. 사람들에게 몸의 문제에 대해 귀띔해주는 사람이 되도록 가르쳐주었다.

나는 4년 동안 글렌 밑에서 가르침을 받고, 관찰하며 수기요법 기술을 쌓았다. 그가 수업을 하거나 개인레슨을 할 때는 보조 역할을 했다. 우리는 영화 〈가라테 키드Karate Kid〉에 나오는 것처럼 아주 옛날 방식의 스승과 제자 사이였다.

스스로의 전문성 개발을 위해 나는 큰 결심을 하고 로스앤젤레스로 떠났다. 내가 다쳤을 때 날 도와줄 글렌이 거기엔 없었다. 나를 고쳐주고 도와주는 그의 예리한 눈이 없었다. 23살의 나이에 그곳에서

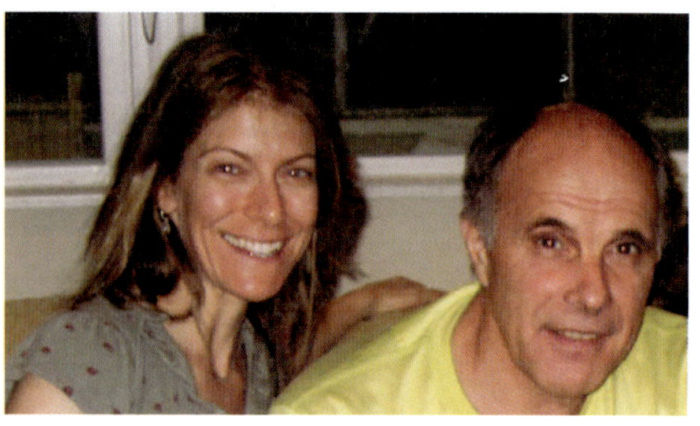
2011년 로스앤젤레스에서 나의 오랜 멘토 글렌 블랙 선생님과 나

나는 절제를 잃고 말았다. 하지만 이번에는 음식이 아니었다. 아쉬탕가Ashtnaga와 플로우 요가Flow yoga를 만나게 된 것이다.

이러한 요가 수련은 나에게 양날의 검과 같았다. 피난처가 되기도 했지만, 동시에 새로운 삶을 시작하면서 겪게 되는 깊은 심리적인 고통으로부터 숨을 수 있는 곳이 되기도 했다. 20대 초반의 나이에 낯선 도시에서 살아감으로써 얻는 스트레스는 두려움을 증폭시켜 내 안의 악마를 깨웠다. '너는 충분히 능력이 있지도, 예쁘지도, 섹시하지도 않아'라고 말하는 내 안의 목소리로부터 도망치기 위해서 더 열심히 노력하고 더 나아지려고 애를 썼다. 결국 음식을 남용하던 것과 같은 방식으로 요가를 사용하기 시작했다. 그것은 가학적인 방식이었다. 몸을 최대한 찢는 수련에 빠져들기 시작했다. 나는 항상 클래스에서 가장 유연한 학생이었기에 선생님들은 나를 이용해 데모를 보여주는 것을 좋아했다. 스스로의 몸을 압박하고, 비틀고, 꽈배기처럼 꼬아댔고 그로 인한 대가를 치르게 되었다. 24살 때였다. 아침에 눈을 뜨니 무릎이 펴지지 않았다. 무릎뼈를 망치로 얻어맞은 사람처럼 침대에서 일어나 욕실로 걸어갔다. 그 망치는 내가 휘두른 것이었음에도 스스로 몸을 한계점 이상으로 밀어붙였다는 사실을 인정할 수 없었다. 나는 요가 중독자였다. 다시 중독을 청산하고, 한때 극복했다고 생각했던 감정적 고통에서 벗어나야만 했다. 이젠 강박적인 과도한 스트레칭으로 인한 육체적 고통도 함께였다. 이 중독으로 인해 내 몸의 거의 모든 관절이 불안정해졌다.

수많은 치료사들을 만나보았지만 글렌만큼 도움이 되는 사람을 찾을 수 없었다. 그래서 스스로 치료하는 방법에 대해 실험하기 시작했다. 글렌으로부터 받았던 수기치료 기술을 재현할 수 있는 모든 도구들을 사용해보았다. 소파 모서리, 탁자 위, 막대기, 폼롤러, 나무롤러, 강아지 장난감 등. 다양한 종류의 공은 말할 것도 없다. 나는 완전히 자립해야 했으며, 글렌에게 배운 가르침을 실행에 옮겨야 한다는 사명감을 가지고 있었다.

또한 글렌으로부터 배운 움직임 기반의 훈련이 내가 현재 배우고 있는 요가 수련보다 훨씬 나에게 맞는다는 사실을 깨달았다. 그래서 나 자신을 치유하는 데 도움이 되었던 움직임을 계속 수련하기 위해 수업을 가르치기 시작했다. 이것이 내 수업에 불을 가지고 간 이유이다. 먼저 내게 효과가 있는 도구와 기술을 발견하고 그것을 수업에 폭넓게 소개했다. 나의 수업은 셀프케어 연구소로 이름을 널리 알리게 되었고, 내 학생들 앞에 펼쳐진 결과들을 보며 나는 놀라지 않을 수 없었다. 이 책은 그들의 이야기로 가득 채워져 있다.

학생들은 내가 가르치는 요가가 자신들이 알고 있던 요가와 다르다고 이야기하곤 했다. 내 수업과 워크숍은 셀프마사지self-massage, 체화된 해부학 수업embodied anatomy lessons, 자각적 교정 운동conscious corrective exercises, 그리고 통증과 고통을 치유하고자 찾아온 사회 각계각층의 사람들의 조합으로 이루어졌다. 모든 학생들은 신체 블라인드 스팟으로 인해 발생한 자신들의 움직임 문제를 열린 마음으로 발견하곤 했다. 이러한 블라인드 스팟들은 통증과 부상의 잠재적 요소였으며 내 수업은 학생들의 신체적 균형을 되찾도록 도와주었다. 나는 감정적으로, 또한 신체적으로 나를 치유했던 움직임과 그 과정, 그리고 내 몸에 힘과 정교함, 유대감을 되찾아준 경험들을 가르치고 나누었다. 나는 계속해서 요가나 피트니스 수업에서 가능한 한계점을 넘으려 시도하며 새로운 움직임을 시작하게 되었다. 이러한 유형의 수업을 그룹에 적용한 사람은 이제껏 아무도 없었다. 나는 과거에 장애물로 작용했던 격식과 수업 구조의 장벽을 뛰어넘으려 했다. 이렇게 새로운 형식의 셀프케어 피트니스 테라피 방식이 탄생하게 되었고, 나는 그것을 요가튠업Yoga Tune Up®이라고 이름 지었다.

체화embody: 자의적으로 명확하게 그리고 의식적으로 스스로의 신체를 자각하는데 참여하는 것.

해부학: 신체의 구조와 부분들에 대한 연구. 그리스어 anatemnein에서 유래되었으며 '자르다, 잘라내다'라는 뜻을 나타낸다. – 길 헤들리Gill Hedley

체화된 해부학: 생리학적, 감각적 경험의 지도를 그리기 위한 통합적 상호작용의 도구로써 신체를 사용하기 위하여 신체 자각 능력을 고조시키는 과정

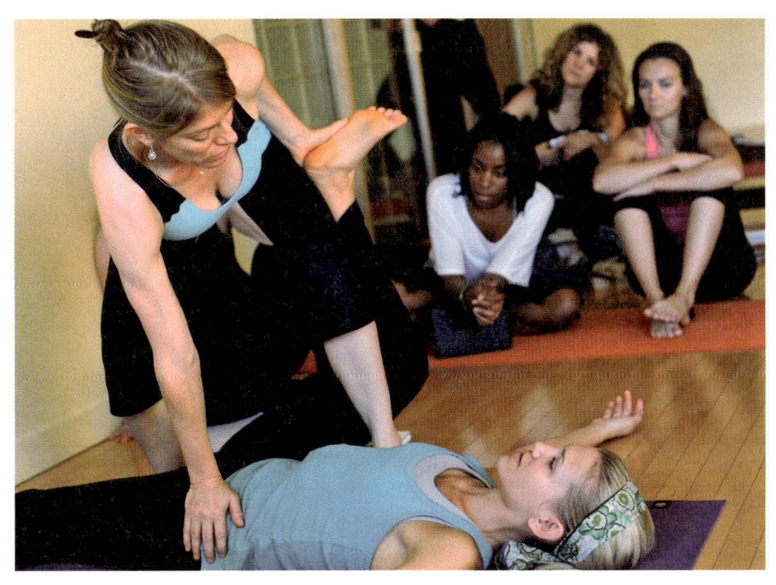

요가 자세가 해결책은 아니다: 요가의 한계점, 그리고 내가 툰업볼을 선택한 이유

사람들은 대부분 요가가 '고대의 치유 기법'이라는 이유 때문에 매력을 느끼곤 한다. 하지만 현실에서 우리의 몸은 앉아 있는 시간이 극도로 많으며 산업혁명 이전과는 완전히 다른 생활 방식에 적응되어 있다. 몸을 '재정비'하기 위해 내 수업에 참여한 학생들 중에는 불행히도 이러한 형태의 요가로 인해 부상을 입은 사람들이 많았다. 많은 학생들이 역사적 신화와 애매모호한 해부학을 내세우는 대중적인 요가로 인해 몸이 망가진 채 내 수업을 들어오곤 했다. 제대로 교육을 받지 못한 요가(또는 피트니스) 강사들은 생체역학적인 정교함 없이 반복되는 동작으로 이루어진 시퀀스를 완수하도록 밀어붙인다.

'나쁜 자세로 움직임을 계속해서 반복하다보면 결국 몸은 망가지게 된다.' 나의 수업은 그러한 학생들과 선생님들이 스스로 몸의 한계점에 대해 솔직해질 수 있는 안식처를 제공해주었다.

내 수업의 이름은 요가툰업이지만, 곧 운동선수, 배우, 댄서뿐만 아니라 퍼스널 트레이너, 마사지 치료사, 필라테스 강사, 유명 피트니스 강사, 의료 전문인이 찾아오기 시작했다. 나는 대부분의 요가 수업처럼 산스크리트어로 된 자세를 말하는 대신 곧바로 인체역학적 용어를 사용해 가르쳤다. 스스로의 신체적 불균형을 발견하고, 애초에 문제를 발생시킨 잘못된 습관을 바로잡길 원하는 모든 사람들은 내 수업에서 환영받았다.

나는 물리치료사, 카이로프랙터, 해부학 전문가, 통증의학 박사, 근막 연구가(근막에 대해서는 4장에서 배울 수 있다)와 같이 다른 방식으로 몸을 치료하는 전문가들에게 조언을 구하며 내 창조적인 성과들을 나누었다. 그 후 곧 나의 지도자 트레이닝 프로그램이 탄생했으며, 해부학에 대해 깊이 이해하고자 하는 피트니스 전문가와 교육자들이 찾아오기 시작했다. 그들은 움직임 기반으로 이루어진 자신들의 분야에서 잘못하고 있는 점에 대해 발견하고 목소리를 낼 수 있는 힘을 얻었다. 그들 모두 자신들의 분야에서 사용하는 방법들과 고객들의 일상적인 현실 사이에 뭔가 빠진 것이 있다고 생각했다.

안타깝게도 피트니스 분야에 종사하는 많은 이들이 간과하거나 무시하는 공통적인 문제가 있다. 쉽게 '체중 감량' 또는 '빠른 결과'만을 내세워 사람들로 하여금 생체역학적으로 건강하지 못한 방법의 훈련에 돈을 쏟아붓도록 만들고 있다는 사실이다. 이러한 유혹에 이끌려 학생들이 떼를 지어 몰려가지만, 단순 반복적인 운동이나 연습으로는 근본적인 불균형과 취약점, 자세 문제를 발견할 수 없다. 학생들은 나쁜 자세, 그리고 통증과 고통을 지닌 채로 수업에 참여해 이러한 문제점들을 더 강화하며 자신도 모르게 불균형을 영구화시킨다. 결국 몸이 더 이상 버틸 수 없을 때 부상 또는 문제가 발생하게 된다. 이는 어떠한 특정 운동 방법이나 형태를 비꼬는 것이 아니다. 다만 구체적인 해부학은 사람의 몸을 다루는 모든 선생이나 코치들이 반드시 기본적으로 배워야 하는 소양이라는 것이다. 인간의 기능적인 움직임에 대한 이해도를 높여 이를 통해 학생들을 교육시키는 것이 동작 자체나 그 순서를 외우는 것보다 훨씬 유용하다는 것이 내 생각이다.

나는 수많은 컨퍼런스와 컨벤션에서 움직임을 교육하는 강사들을 가르쳐왔다. 내가 특정 근육의 위치에 대해 질문하면 그들 대부분은 그림을 통해서는 쉽게 찾아내지만 자신의 몸에서 그 근육을 촉진하는 것에는 어려움을 겪곤 한다. 이는 앞뒤가 맞지 않는 것이며 용납될 수 없다. 이러한 강사들이 자신의 학생들에게 모범이 될 수 있을까? 움직임에 대해 교육하는 사람은 이러한 해부학의 세부적인 부분을 간과하면 안 된다. 그들은 스스로의 몸을 관리하는 법을 알아야 하며 이로써 학생들에게 건강과 체력에 대한 모범이 되어야 한다. 해부학은 머릿속에만 있는 개념이 아니다. 이는 실제 몸에 관한 것이다. '자신의 몸에 대해 알지 못한다는 것은 자기 이해가 부족하다는 것을 의미한다.' 우리는 피부 밑에 존재하는 자신에 관해서는 잘 알지 못하고 있다. 많은 이들이 신체 구조에 대한 지식 없이 영혼과 육체가 분리되어 있다. 스스로 몸을 관리하기 위해 기본적으로 필요한 사항들을 타인에게 전부 의존하는 것은 우리를 불구로 만들며, 약과 의사에 대한 의존도를 높여 스스로를 무력하게 만든다.

하지만 이러한 몸에 대한 무지는 단순히 피트니스 시장에만 국한되지 않는다. '모든 사람'들은 건강을 극대화시키고 손상을 최소화할 수 있는 방법에 대한 기본적인 지식을 알아야 한다. 따라서 '내 몸의 문제'들을 발견하고 고치기 위한 기본적인 도구들이 필요하다. 자세, 호흡, 움직임, 생활패턴이 내 건강에 큰 영향을 끼친다는 사실을 인정해야 한다. 문제가 발생한 후에 대처하는 것이 아니라 사전에 예방할 수 있는 대책을 세우도록 해야 한다.

그렇다고 스스로의 몸을 고치기 위해 해부학 전문가가 되어야 한다는 뜻이 아니니 미리 주눅들 필요는 없다.

이는 이를 닦는 것만큼 간단하여 매일 할 수 있다. 이 책은 근육, 뼈의 사진을 비롯한 많은 해부학적 정보를 담고 있지만 그걸 모두 외울 필요는 없다. 해부학이 영 끌리지 않는다면 그 부분은 읽지 않아도 된다. 이 책에 담겨 있는 롤모델들은 우연히 테라피 볼을 알게 되어 관련 지식도 많지 않았지만, 몸으로 직접 그 효과를 체험하게 된 사람들이 대부분이다. 이들은 자신의 직관에 따라 볼 마사지를 했고 고통받는 몸을 변화로 이끌었다.

스스로의 신체와 영혼을 하나로 만드는 방법은 단순하다.

다음 사항부터 시작하면 된다.

1. **스스로의 자세를 자각하라.** 자세는 중요하다. 머리는 흉곽 위에, 흉곽은 고관절 위에, 고관절은 발목 위에 위치해야 한다(자세한 내용은 3장 참조).
2. **몸의 모든 부분이 상호 연결되어 있다는 것을 인식하라.** 근막은 살아있는 몸의 이음매 체계이며 연부 조직의 버팀목이다. 이 말인 즉, 허리 통증을 유발시킨 근본 원인은 허리 주변 근육 구조만을 살펴봐서는 고칠 수 없을지도 모른다는 의미이다(자세한 내용은 4장 참조).
3. **호흡을 중요하게 여겨라.** 호흡은 뇌와 정신의 건강에 이르는 길이다. 호흡은 관찰 가능하며 훈련을 통해 즉각적으로 변화시킬 수 있다. 그러므로 더 깊게 더 자주 호흡하라(자세한 내용은 7장과 9장 참조).

롤모델 메소드란?

롤모델 메소드Roll Model®Method는, 밀착력과 탄성을 가진 다양한 크기의 고무공을 사용하여 통증과 고통에서 벗어나 자신의 신체를 안팎으로 개선할 수 있도록 도와주는 자가치료self-treatment 방법이다. 롤모델 메소드는 내 몸의 블라인드 스팟을 발견할 수 있도록 도와준다. 블라인드 스팟이란 신체 내 통증과 부상을 일으키는 부분을 말한다. 이러한 부분들은 과사용overused 또는 미사용underused되거나, 오용misused 및 남용abused되어 완전히 혼란스러운confused 상태에 빠져 있으며, 당신의 손길과 눈길을 필요로 한다. 이렇게 눈먼 부분들은 당신을 다치게 만들 수 있기 때문에 이를 전체 움직임 패턴에 솜씨 좋게 통합할 수 있어야 한다.

고통, 통증, 퇴화(이 모든 것들이 근골격계 문제와 질환의 거의 대부분에 해당된다)의 가장 큰 원인 중 하나는 신체 자각 능력의 부족이다. 나는 모든 이들이 실패 없이 자신의 블라인드 스팟을 찾아 치유할 수 있는 방법을 고안하였다. 그 방법은 몸의 감각을 일깨워주고, 긴장과 통증 그리고 협응력에 대한 자가 인식을 높여준다. 이러한 감각의 인지를 '고유수용감각proprioception'이라고 부른다. 신체는 고유수용감각을 통하여 협응된 움직임을 만들어낼 수 있다. 이는 신체 조직 그리고 몸 전체를 안내해주는 GPS와 같은 역할을 한다. 고유수용감각은 신체 내에 골고루 분포된 신경 종말에 의해 존재한다. 이러한 신경 종말은 관절낭, 근육 주변, 근육 내 다양한 근막층, 피부 밑 지방 조직에서 찾을 수 있다(고유수용감각에 대한 자세한 설명은 4장 참조). 롤모델 메소드에서 사용하는 도구는 파괴적인 움직임 사이클을 차단하여, 보다 책임감있게 자신의 몸을 움직이도록 도와준다.

나의 임무는 스스로의 몸을 더 잘 알도록 도와주는 것이다. 교정 운동과 호흡 전략 그리고 롤모델 테라피볼Roll Model Therapy Ball과 같은 특별한 도구를 사용하여 블라인드 스팟을 찾아내고, 접근하여 개선할 수 있을 것이다. 몸의 감각을 깨우는 것 자체만으로도 자세를 편안하게 만드는 데 도움을 준다. 고유수용감각기들이 제대로 일을 하지 않을 때, 협응력이 떨어지며 다치기 쉽다.

'많은 사람들이 자기 몸에 대해서는 자기 집 주변 지리만큼도 모른다.' 하지만 배우면 된다. 내가 만들어낸 모든 프로그램, 롤모델 메소드, 요가툰업, 코어 저스 등은 고유수용감각을 기반으로 개발되었으며, 이는 셀프케어의 기초가 된다. 엘리트 선수건 요가 수련자건 운동 초보자이건 또는 만성 신경질환을 앓고 있건 간에, 신체의 지도를 그리는 방법을 이해한다면 몸의 블라인드 스팟을 찾아 치유할 수 있으며, 이는 좋은 자세뿐만 아니라 건강한 삶을 위해 필수적이다.

근골격계 장애와 질환

질병관리예방센터에 따르면 근골격계 장애란 다음과 같이 정의된다. "근육, 신경, 건, 관절, 연골의 부상 또는 장애. 갑작스러운 신체 활동 또는 반복적인 활동이나 저항, 나쁜 자세에 장기간 노출되어 유발되거나 악화된 상지, 하지, 목, 허리의 신경, 건, 근육, 지지구조 장애"

근골격계 질환에는 관절염, 골다공증, 류머티스 관절염, 섬유근육통, 결합 조직 질환, 신경장애, 비정상적 뼈의 성장 등 매우 다양한 질환이 포함된다.

당신 손에 달려 있다

당신은 스스로를 치유하고 신체 조직에 발생한 문제들을 해결할 수 있는 어마어마한 가능성을 가지고 있다. 고통과 통증, 장애, 피로, 감정적 불안을 야기하는 것들은 우리가 간과하기 쉬운 단순한 신체 활동들이다. 서고, 걷고, 앉고, 숨 쉬는 방법은 몸 전체에 큰 영향을 준다. 모든 움직임은 신체 조직을 정상화하기 위한 시도여야 하며, 그래야만 강하고 균형감 있게 몸을 최적의 위치에 좋은 자세로 유지시킬 수 있다. 최적의 위치란 신체적 부담을 최소화하도록 두는 것을 말하며, 이는 몸에 무게를 싣거나 빠르게 움직일 때 특히나 중요하다.

고유수용감각이 없다면 몸을 아무렇게나 두기 쉽다. 그렇다면 건강이 좋아지기는커녕, 몸이 퇴화하고 쉽게 다치며 지속적 통증이 발현된다. 주변을 둘러보면 목, 척추, 고관절의 위치가 '기준' 자세에서 한참 멀어져 있는 사람을 쉽게 발견할 수 있다. 마트 계산대 앞에 줄을 서서 기다리는 동안 앞사람을 한번 유심히 살펴보라. 지속적으로 '균형' 잡힌 자세를 찾기 위해 짝다리를 짚는 것을 볼 수 있을 것이다. 이러한 행동이 특정 조직을 약화시키고 다른 조직에는 과부하를 가한다는 것을 알지 못한 채 말이다(자세에 관한 내용은 3장에서 볼 수 있다). 우리의 두개골, 흉곽, 골반과 이들은 연결해주는 척추뼈는 본래 균형 잡힌 모양으로 이루어져 있다. 하지만 그 균형을 깨버린다면 이러한 골격구조들을 하나로 이어주는 연부 조직들(인대, 건, 근막 등)은 과도한 긴장으로 인해 늘어나거나 단축되어 망가져 제 기능을 할 수 없게 된다. 이로 인해 연부 조직 불균형, 트리거 포인트trigger point, 통증 등이 유발된다.

> 움직임의 부족은 우리를 세포 수준에서부터 서서히 질식시키고 있다. 살아가기 위해 자연스럽게 해왔던 동작과 매일의 삶 속에서 필수적이었던 세포 부하는 컴퓨터와 기계 또는 나를 대신해 움직여주는 사람들에게 분배되었다. 특정한 굴곡과 토크를 신체적으로 회복할 수 있는 방법은 없으며, 주당 100시간 이상씩 세포에 가해지는 부하를 재현할 수 있는 방법도 없다. 또한 현재까지 자연을 뛰어넘을 정도로 똑똑한 기술은 없다. 질병은 일반적으로 생리적 문제로 여겨진다. 대부분의 경우, 생리학은 우리가 하고 있는 움직임의 유형에 정확히 반응한다고 나는 확신한다. 우리 스스로가 망가졌다고 생각할 것이 아니다. 건강을 잃는다는 것은 (역학적) 환경이 망가졌다는 징조임을 깨달아야 한다.
>
> – 게이디 보우만Katy Bowman, 『무브 유어 DNAMove your DNA』

자세는 그림자와 같이 우리를 따라다닌다. 구부정한 자세는 호흡, 소화, 심장박동, 신경계에 부정적인 영향을 끼친다. 몸통과 흉곽이 몸의 가장 약한 연결고리라는 사실을 알고나면 허리 통증이 감기를 제외한 가장 흔한 질환이라는 사실 또한 놀랍지 않다. 흉곽은 몸의 가장 기본적인 생리적 근육조직을 감싸고 있다. 돔dome 모양을 한 횡격막과 그 위에 놓여 있는 심장이 그것이다. 흉곽의 위치가 어디에 있느냐에 따라 횡격막과 심장의 위치도 달라진다. 신체 자세를 바르게 두어야 몸이 건강해진다는 것을 알고 나면 자연이 몸을 설계한 방식에 대한 경이로움을 느끼게 될 것이다.

마사지 및 무용수로서의 경력을 가지고 있는 피트니스 및 요가 전문가로서 나는 매우 운이 좋게도 충분한 웜업과 셀프케어를 중요시 여기는 선생님들을 만났다. 그 때문에 나는 롤모델 메소드를 상징하는 인물이 될 수 있었다. 요가튠업볼은 큰 성공을 거두었고 나를 찾아주는 사람이 많아졌다. 그렇기에 나는 살인적인 스케줄을 소화해야 한다. 전 세계를 여행하며 1년에 50개 이상의 지도자 트레이닝, 워크숍, 컨퍼런스 등을 이끌고 있으며, 모든 스케줄에는 미디어 인터뷰와 비디오 촬영이 포함된다. 그러면서도 훌륭한 결혼생활을 유지하며 아이를 키우고 있다. 또한 300명이 넘는 요가튠업 강사들의 멘토 역할을 하며 내 회사 요가튠업 피트니스 월드와이드Yoga Tune Up Fitness Worldwide를 운영하고 있다. 내가 1년에 한두 번 정도 감기에 걸리는 것을 제외하곤 근육 통증이나 부상도 거의 없으며 매일 거의 8시간씩 수면을 취한다는 사실이 나 자신조차도 놀랍다. 나는 스스로 스트레스 레벨을 조절한다. 업무에 짓눌리기 이전에 브레이크를 걸어 몸을 관리한다. 다행스럽게도 내가 가르치는 것들이 나의 건강을 유지하는 방법과 정확히 일치한다. 이 볼 마사지가 나를 예리하며 빈틈없도록 유지시켜준다.

이제 움직일 차례이다. 발부터 시작하자. 그리고 진정한 롤모델들의 이야기 중 첫 번째를 만나보자.

볼 길들이기: 발 마사지

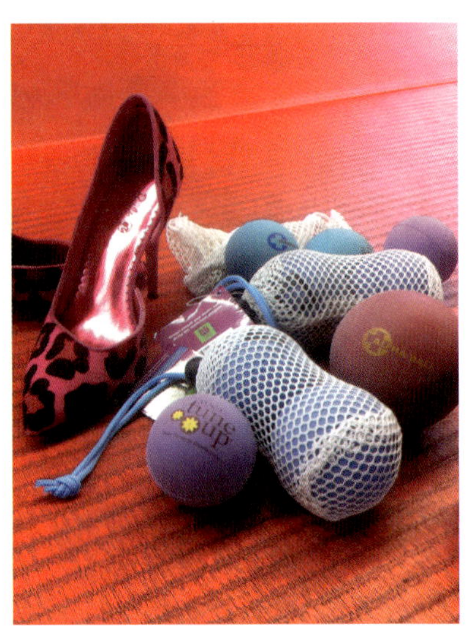

지금쯤이면 볼 마시지를 시작해보고 싶어서 몸이 근질근질할 것이다. 아마도 이미 롤모델 테라피볼 몇 개를 갖고 있을 것이다. 이 '볼 길들이기' 세션에서는 오리지널 요가툰업볼을 사용할 것을 추천한다(www.tuneupfitness.com에서 구입 가능하다).

한 번도 볼 마사지를 해본 적이 없거나 새 공을 사용하려 한다면, 공을 길들이는 가장 좋은 방법은 발 마사지를 하면서 공을 밟아주는 것이다! 밀착력과 탄성을 가지고 있는 롤모델 볼을 이용해 마사지 한다면 26개의 뼈를 가지고 있는 발의 가동성을 만들어주는 데 많은 도움이 될 것이다. 발은 신발과 시멘트 바닥, 좋지 못한 자세(자세에 대한 내용은 3장 참조)로 인해 하루 종일 고생하고 있다. 마사지로 풀어준다면 이완의 파급 효과가 온몸으로 전달된다.

아래 시퀀스는 아주 간단하며, 원한다면 더 길게 늘려도 좋다. 더 자세하고 정확한 발 시퀀스는 이 책의 뒤쪽에 소개된다(196쪽부터). 하지만 지금 당장 발 마사지를 시도해본다면 계속해서 이 책을 읽어나갈 의지가 샘솟을 것이다.

발 마사지

볼 두 개를 주머니에서 꺼내 벽이나 의자 근처 바닥에 둔다. 손으로 벽이나 의자를 짚어 중심을 잡는다.

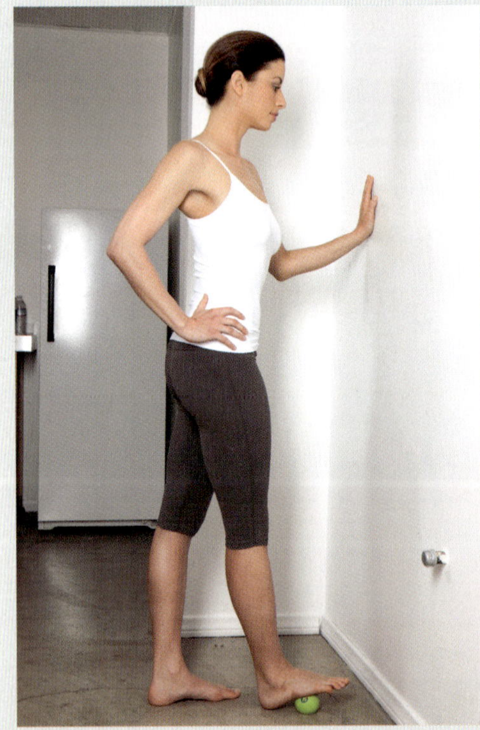

1. 발바닥 안쪽 아치가 가장 높은 곳에 오리지널 요가툰업볼을 두고 선다.

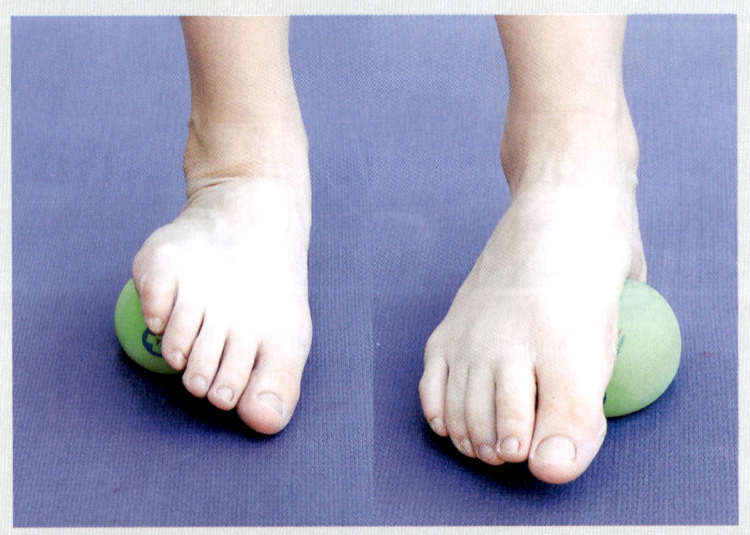

2. 발목을 좌우로 움직여 공이 발바닥 안쪽 바깥쪽을 마사지하도록 굴린다. 10~20회 반복한다.

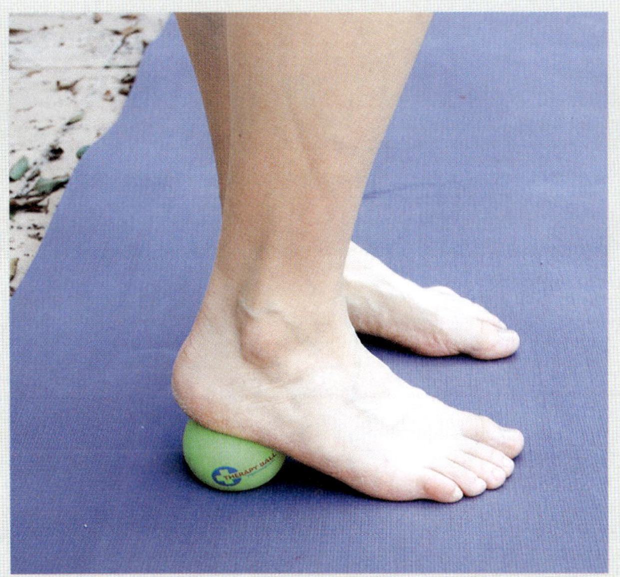

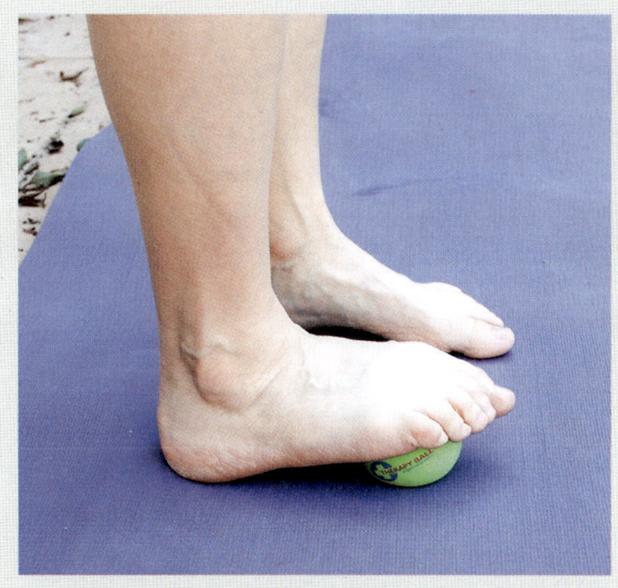

3. 공을 발뒤꿈치 아래에 두고 꾹꾹 밟는다. 발 아치를 마사지 할 때와 비슷한 강도로 발뒤꿈치를 10~20회 문지른다.

4. 발뒤꿈치를 바닥에 붙인 채 공을 발가락 밑부분에 두고 발뼈와 발가락을 펼쳐지듯이 마사지한다. 공을 좌우로 10~20회 굴린다.

5. 공을 발가락에서 발뒤꿈치까지 위아래로 굴린다. 10~20회 반복한다.

이제 가볍게 걸어보아 양발의 차이를 느껴본다. 그리고 사용하지 않았던 나머지 공으로 반대쪽 발을 마사지하라!

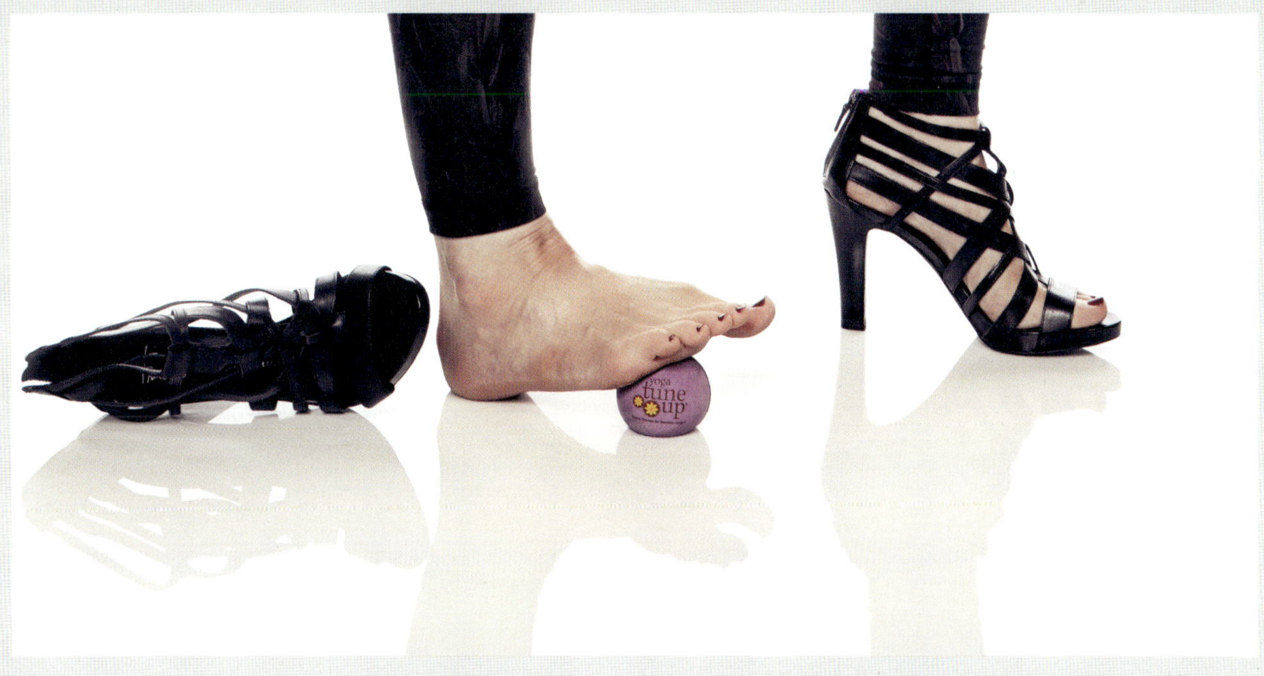

하이힐 때문에 발이 고통받고 있다면, 볼테라피로 발을 치유해보라!

건강관리 개선은 본인의 몸 안에서 시작한다

다이앤 V 카팔디, 51살
기업인, 사업가, 사회의학 개혁가
베니스, 캘리포니아

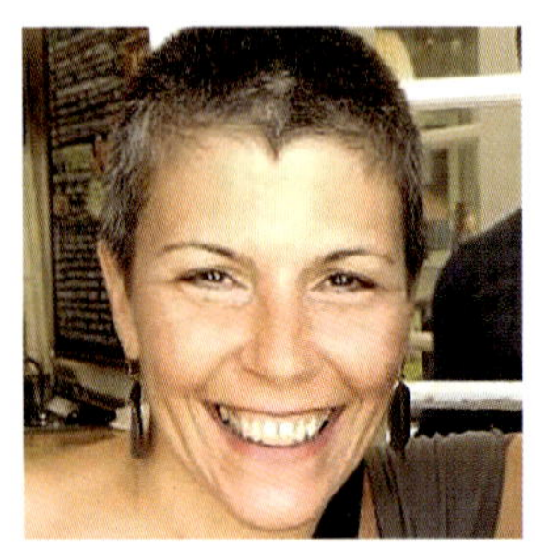

1986년 11월 당시 23살의 다이앤 V 카팔디Diane "V" Capaldi는 왼쪽 발가락에 낯선 저릿한 느낌과 함께 잠에서 깼다. 에어로빅 강사 및 호흡계 치료사로서 그녀는 자신의 몸에 대해서 잘 알고 있었으며 무언가 잘못되었다는 것을 알았다. 며칠 후 눈보라에 차가 고장이 나서 그녀는 어쩔 수 없이 강설을 헤치며 0.5마일을 걸어서 집으로 가야만 했다. 걸어가는 도중에 왼쪽 발가락에서 시작한 저릿함이 다리까지 올라오는 느낌을 받았으며, 하루도 안 되어 몸의 왼쪽 부분의 감각이 느껴지지 않았다.

처음에 의사들은 수술이 불가능한 뇌종양으로 진단했다. 하지만 다이앤은 뇌종양이라고 생각하지 않았다. 뉴욕에서 MRI 촬영과 요추천자를 받은 후 다발성경화증multiple sclerosis이라는 진단을 받았다. 다발성경화증을 가진 사람의 면역체계는 뇌와 척수신경을 둘러싸는 막인 수초(미엘린)를 스스로 공격하게 된다. 수초(미엘린)가 공격당하면 수초의 막뿐만 아니라 신경다발 그 자체까지 상처가 생기며 손상을 입는다. 그 결과 다수의 신체증상을 야기하게 되는데 이는 사람마다 강도와 자각 지점이 굉장히 다양하다.

"솔직히 말하자면, 전 파티를 크게 열었어요!" 다이앤은 말했다. "뇌종양이 아니니까 사형선고는 아니잖아요. 전 다발성경화증을 안고 살아가는 게 어떤 건지 알고 있었고 결코 쉽지 않을 거라는 걸 알았지만, 죽음보다는 낫잖아요."

다발성경화증은 4단계의 증상으로 분류되며, 각 단계마다 강도와 지속기간이 증가한다. 다이앤은 1단계인 재발경감다발성경화증으로 진단받았다. 증상이 일정 시간 동안 갑자기 나타났다가 일부 또는 전체 증상이 사라지는 단계이다.

다이앤은 피로, 저림, 두근거림과 같이 발작을 예고하는 작은 경고 신호에 주의를 기울이는 법을 배웠다. 다발성경화증은 순서나 근거가 없이 신체의 감각을 앗아갔으며, 다음이 어떤 부위가 될지 전혀 알 수 없었다. 운전을 하던 도중 갑자기 사물이 두세 개로 보이곤 했다. 또는 아침에 침대에서 일어나다가 쓰러지기도 했다. 어느 날은 잠에서 깼을 때 두 눈이 보이지 않았고 이 증상은 끔찍하게도 3일 동안 지속됐다. 팔다리가 경련을 일으키거나, 걸을 수 없거나, 누군가 몸을 꽉 조이는 것과 같은 고통인 '다발성경화증대상통증MS girdle'을 경험하기도 했다. 1987년부터 2001년까지 다이앤은 일곱 번의 갑작스런 지독한 증상의 시기를 견뎌야 했다. 또한 팔에 계속해서 타는 듯한 감각을 느꼈으며, 심신을 쇠약하게 하는 다발성경화증의 흔한 증상인 경직(경련)에 시달리기 시작했다. 신체를 요지부동의 갑옷에 인질로 붙잡아 두는 것과 같이 고통스러운 근육수축 상태에 이르기도 했다. 식사 중 다이앤의 목이 경직되어 매 끼니가 질식 위험이 있는 지뢰밭이 되었다. 반복적인 움직임은 손의 경직을 유발시키기에 타자 치기, 악수, 또는 운전 같은 평범한 일상활동을 할 수 없었다. 4살 난 딸을 차로 등교시키던 중 손이 운전대에 얼어붙어서 떼어낼 수가 없게 되어 무서운 사고가 나기도 했다.

2001년 다이앤은 법적으로 장애판정을 받았으며 생활을 위해 평생 간병인이 필요하다고 진단받았다. 더 이상 운전을 할 수도, 개를 산책시킬 수도, 요리를 할 수도, 집을 정리할 수도 없었다. 하지만 진정한 어려움은 딸과 카드 쓰기와 피아노 연주를 할 수 없는 것이었으며, 고개를 돌려 상대방과 친근한 대화를 할 수 없기에 포옹마저 불가능했다. 스스로 옷 입고 식사할 수는 있었지만 그게 전부였다.

다이앤은 성공한 사업가였으나, 2001년 급히 모든 것을 중단해야 했다. 그녀의 상태로는 어떤 일도 지속할 수 없었다. 다이앤은 결코 불평을 하지 않고 주변인들한테 본인의 질병을 숨겼다. 친구와 가족들로부터 고립되었으며, 이 병이 자신이 깨어 있는 모든 순간을 집어삼키는 인생의 동반자로 느껴지기 시작했다.

시련을 겪은 동안 다이앤은 절대 스스로 우울감에 빠지거나 분노하지 않았다. 그럴 겨를조차 없었다. 15년간 그녀의 신체가 악화되는 과정을 지켜본 신경과 의사가 마침내 다이앤에게 물었다. "강하지 않을 때가 언제예요? 언제 이 상황에 대해 화를 낼 건가요?" 하지만 다이앤에게는 질병과 싸우는 것이 감정의 배출구이다. "성공 가능성이 낮을수록, 저는 더욱 의욕이 생겨요. 그래서 제 증상을 이겨내면서 해방감을 느껴요. 전 절대로 항복하지 않아요."

다이앤은 국립다발성경화증협회의 이사가 되었으며 미국 전역에서 강연과 기금모금을 하고 있다. 그녀는 시장에 발매되는 모든 다발성경화증 신약을 시험 복용하기로 서명했다. 결국 다이앤은 매일 24종류의 약을 복용했으며 그중 몇몇 약은 24년 가까이 복용했다. 경직약, 다발성경화증 대상 통증약, 기면증약인 프로비질(피로 때문에 거듭 잠에 빠졌다), 면역체계 약인 인터페론, 심근강화제, 호르몬, 알레르기약, 제산제, 완하제, 혈압약 등 수많은 약을 복용했으며 부작용 완화를 위한 약들도 복용했다. 성실히 물리치료사에게 치료를 받았으며, 가능하면 요가도 하여 질병의 진척을 늦추기 위해 노력했다.

하지만 다이앤의 그 모든 노력 속에는 결코 잠재울수 없는 두려움이 하나 있었다. 다발성경화증을 가진 사람들은 보호시설에 입원한 환자들 가운데 두 번째로 많은 수를 차지하였고 가장 젊은 집단이었다. 이러한 가능성이 그녀를 두렵게 만들었다. 다이앤의 병은 증상이 상대적으로 지속되는 상태인 2단계로 넘어갔고 병상에 누워 지내는 신세가 되었다. 그녀의 삶의 질은 급속도로 떨어졌으며 이것이 멈추거나 늦춰질 기미는 보이지 않았다. "앞으로 좋은 일은 없을 거라고들 말했죠. 그저 천천히 진행되길 바라기만 할 뿐이었습니다. 저는 모범적인 환자였어요. 시키는 모든 것을 다 했지만 아무것도 바뀌지 않았어요."

2006년 다이앤은 필라델피아에서 캘리포니아 베니스로 이사했다. 그녀는 몇 년 동안 가정요양과 보험금 납부에 열심히 모은 돈을 썼다. 의료기관에서 여생을 보내고 싶지는 않았으며 그에 대한 불안감이 몇 년간 그녀를 따라다녔다.

어찌됐건 다이앤은 약 복용을 계속했고 2009년 물리치료 시간에 요가튠업 강사인 트리나 알트만Trina Altman의 수업 전단지를 봤다. 다이앤과 그녀의 치료사 던 맥크로이 박사는 롤모델 메소드의 가능성에 희망을 가지고 테라피볼을 사용하기 시작했다. 다이앤은 폼롤러와 다른 셀프마사지 도구를 사용해봤지만 상태를 악화시킬 뿐이었다. 롤모델 볼은 달랐으며 정말 치유가 될 것 같았다. 공의 질감과 몸에 꼭 맞는 듯한 느낌이 몸의 조직뿐만 아니라 마음의 문을 두드렸다.

다이앤은 긴장된 가슴근육(흉근)과 어깨상부, 목근육(견갑거근)부터 볼 마사지를 시작했으며, 테라피볼을 사용했을 때 근육이 빠르게 반응하여 부드럽게 이완되는 것에 놀라움을 금치 못했다. 그녀는 뻣뻣하게 긴장된 손을 열심히 풀기 시작했으며, 이에 맥크로이 박사는 몇 가지 새로운 테크닉을 개발했다. 다이앤은 손가락 사이와 손바닥에 공을 굴리기 시작했고, 다년간의 가동성 부족으로 생긴 단단한 유착이 풀어지는 소리가 들렸다. 다이앤은 손을 푸는 데 성공한 지 얼마 안 되어 전신에 테라피볼을 사용하기 시작했다. 맥크로이 박사는 환자의 빠른 회복에 몹시 감격하여 공식적인 '요가 반대자'임에도 불구하고 지체없이 나의 자격증 코스에 등록했으며, 그 이후로 줄곧 요가튠업 테크닉을 치료에 처방하고 있다.

다이앤은 식습관 회복과 꾸준한 요가 수련, 그리고 롤모델 볼을 사용하는 새로운 전략을 개발했다. 그 결과는 기적이나 다름없었다. 지난 5년간 그녀의 손을 다시 사용하게 된 것뿐만 아니라 인생을 되찾았다 다이앤에게 롤모델은 단순한 부상회복이나 운동 복귀, 포기했던 과거로의 회귀가 아니었다. 그녀는 다시 스스로 삶을 지속할 수 있는 힘을 되찾았다. 예전에는 아침에 일어났을 때 그날 느끼는 증상으로 하루가 결정되곤 했었다. 이제는 몸이 하는 말에 귀를 기울여 필요한 신체 부분에 3가지 다른 크기의 공으로 약 30분간 마사지를 한다. 통증을 이완하고 뻣뻣함을 제거하여 움직일 수 있도록 몸을 준비시킨다. 신경 증상으로 인해 종아리 같은 특정 부위는 매우 민감하기 때문에 먼저 알파볼로 웜업을 한 후보다 작고 정교한 오리지널 요가툰업볼 또는 플러스볼로 넘어간다. 걸을 수 없을 것 같은 느낌이 들 때에도 다이앤은 오리지널 요가툰업볼을 발 아래에 놓고 감각이 회복되는 것을 느낀다.

몇 년 전에는 옷조차 스스로 입지 못 하던 다이앤은 애견 산책과 손님 대접, 집안 청소 같은 단순한 일에서조차 깊은 감사와 더불어 기쁨과 긍지를 느낀다. "다시 혼자 손톱정리를 할 수 있어요!" 그녀는 행복에 젖어 이야기한다. 그녀와 같은 질환을 앓고 있는 테리와 힐스 의사가 고안한 팔레오 다이어트Paleo Diet도 엄격히 고수한 덕분에 그녀는 왼쪽 신체에 감각을 되찾았다.

다이앤의 손 동작은 매우 호전되어 음식과 움직임에 대한 이야기를 매일 작성하기 시작했다. 군침 도는 음식을 스스로 요리해 먹으며, '팔레오 보스 레이디Paleo Boss Lady'라는 이름으로 소셜미디어에서 인기를 얻고 있고, 최근에는 요리책까지 출간했다. 이 모든 건 롤모델을 발견하기 몇 년 전까지만 해도 생각조차 할 수 없었다. 다년간의 근육경직은 점차 사라졌고 자립능력을 완전히 회복했다. "이전에는 다발성 증후군을 적으로 여겼지만 지금은 평화롭게 공존하는 게 최선이라는 걸 알아요." 그녀는 웃으며 말했다. "나는 키가 5피트 7인치(약 170cm)이지만 7피트 5인치(약 230cm)만큼이나 큰 거인이 된 기분입니다. 더 이상 다음 차례를 기다리는 희생양이 아니에요."

무엇보다도 다이앤은 갑상선 약을 제외하고는 어떤 약물도 복용하지 않으며 생활하고 있다. 최근 그녀는 지역심리학 석사학위를 취득했다. 교수들과 급우들은 그녀가 스스로 노트 필기를 할 수 있다는 사실에 놀라움을 금치 못했다. 그녀는 지금 건강관리개혁 박사학위를 준비 중이며, 스스로 이룬 믿을 수 없는 일들이 만성질환을 갖고 살아가는 모든 이에게 가능하도록 만드는 일에 열정을 다하고 있다.

다이앤은 자신의 손으로 건강관리 개혁에 힘쓸 예정이다.

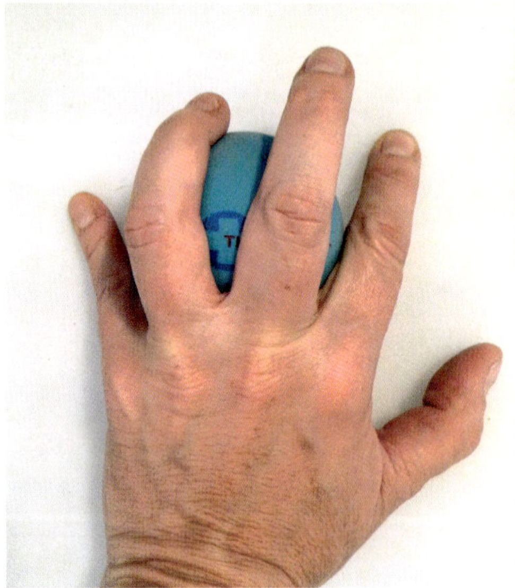

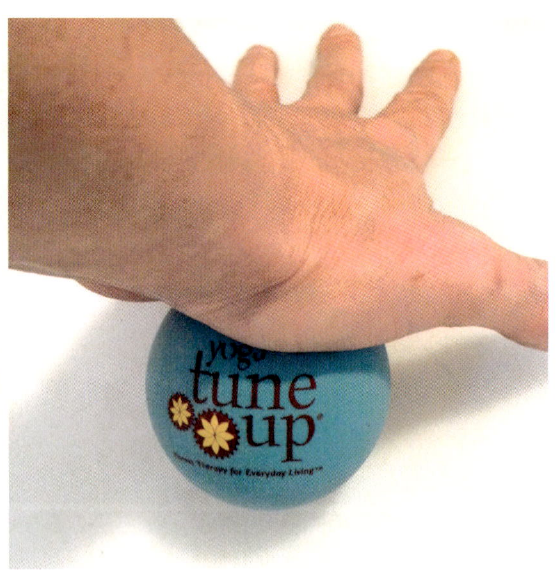

// 내 마음을 아프게 하는 건 제가 운이 좋은 편이라는 거예요. 저는 두 번째 기회를 얻었지만 많은 사람들은 그렇지 못하죠. 2018년에 이르면 미국인 3분의 1이 법적으로 장애인으로 분류되고 그저 받아들이라는 말만 듣게 될 거예요. 하지만 우리가 정보를 제공한다면 그들은 질환의 희생자가 될 필요가 없어요. 요가툰업 그리고 롤모델 볼과 함께라면 기다릴 필요가 없습니다. 일어나서 움직일 수 있어요! 그게 바로 스스로의 건강을 관리하고 주도권을 되찾는 겁니다! 테라피볼은 의료시설 비용과 비교하면 공짜나 다름없으며, 남녀노소는 물론이고 경제력을 불문하고 모두에게 도움이 되요. **롤모델은 움직임의 혁명입니다.** //

– 다이앤 V 카팔디

1 셀프케어 건강관리의 새로운 모델

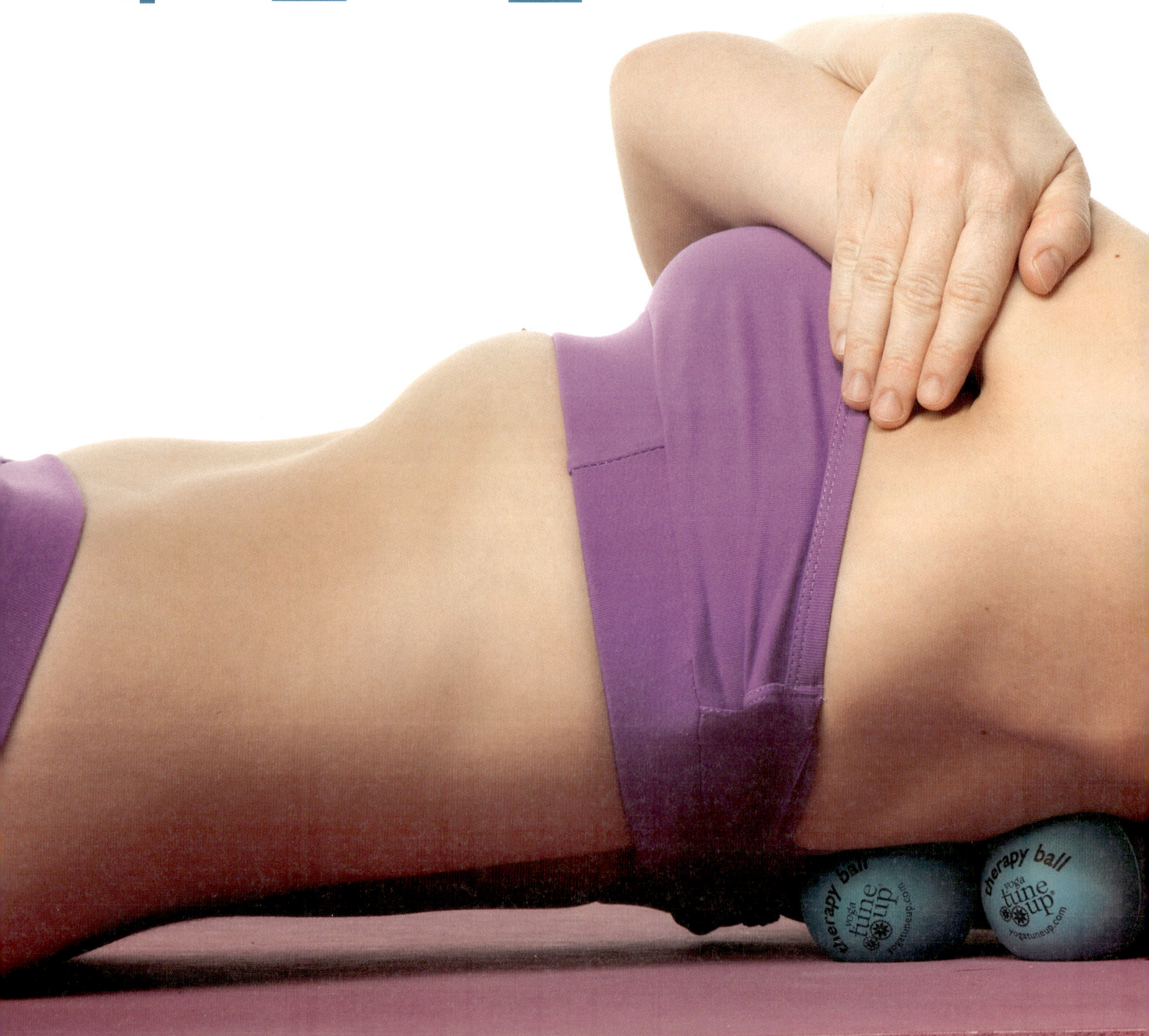

"인간은 자신의 몸을 기본적으로 유지하는 방법을 알아야 한다. 책상에 앉아 있거나, 비행기를 타거나, 차를 타고 몇 시간을 이동하거나, 아이를 안아 올릴 때 몸은 좋지 못한 자세에 놓이게 되며 우리는 이를 스스로 관리할 줄 알아야 한다. 그것이 바로 우리의 권리이다."

– 켈리 스타렛

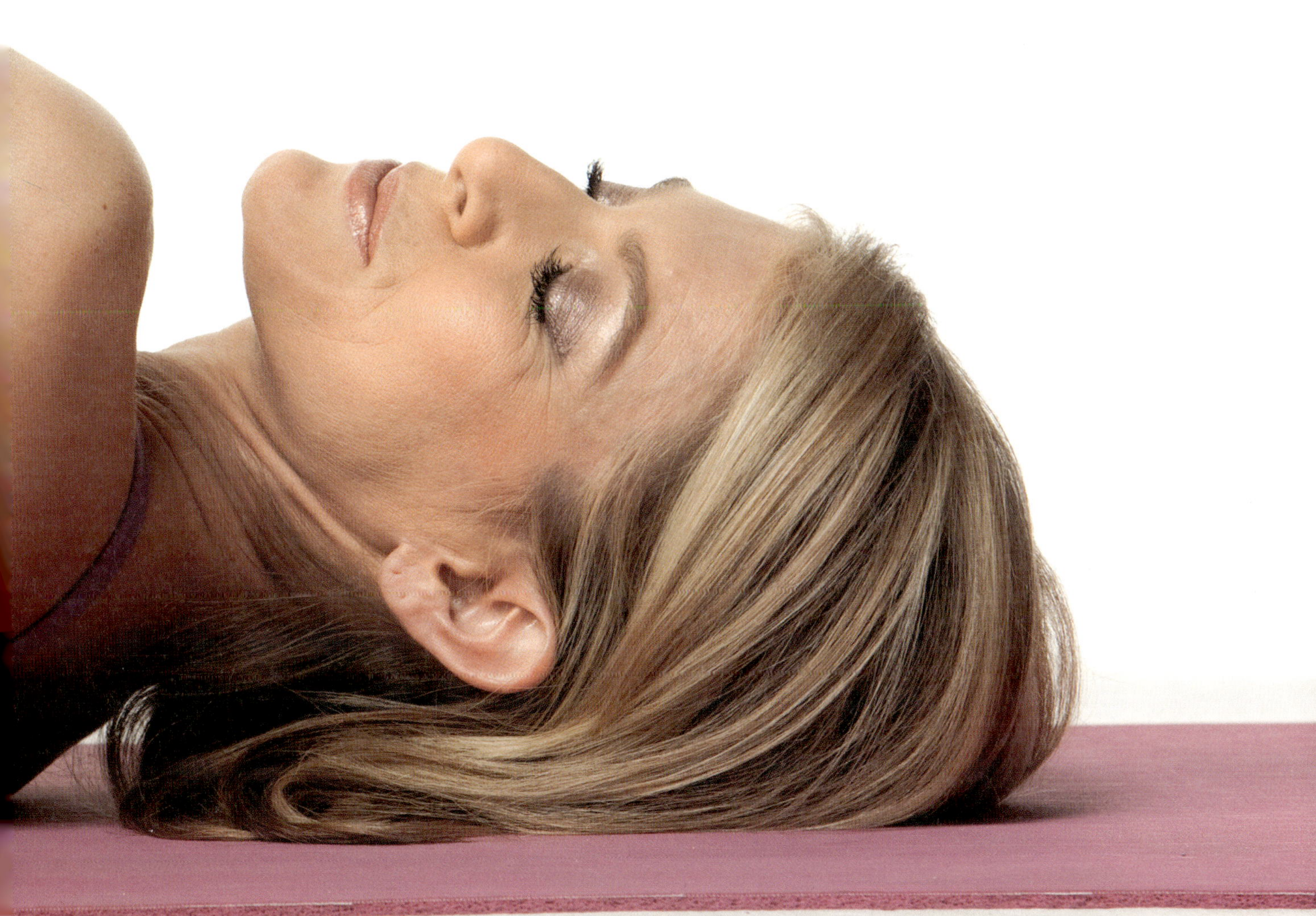

아픈 사람들은 지속적으로 몸을 잘못 움직이곤 한다. 구부정한 자세, 삐딱한 자세, 팔자걸음이나 나쁜 호흡 습관은 시간이 지남에 따라 축적된다. 이러한 것들이 통증이나 부상을 유발하며, 제때 발견하지 못한다면 수술, 약물, 그리고 더 심한 통증을 일으킨다. 한마디로 이렇게 정리할 수 있다.

> **지금으로부터 20년 후 심각한 질병에 걸린다면,**
> **그리고 그 질병을 예방할 수 있다는 사실을 알고 있다면,**
> **그 유발 원인을 피하고 정상 궤도로 돌아오기 위해**
> **지금 스스로 할 수 있는 모든 노력을 기울이려 하지 않을까?**

수행능력을 향상시키길 원하는 운동선수이건, 어깨가 쑤시는 초보 엄마이건, 허리 통증에 시달리는 요리사건, 몸에 철심이 박힌 참전용사이건, 만성적으로 햄스트링이 아픈 요가 수련자이건 간에 치료 방법은 같다. 기능장애는 기능장애이며 사람의 몸은 사람의 몸이다. 다운독 자세를 하든, 바벨 프레스를 하든, 빨래 바구니를 들어올리든 간에 하고 싶은 일을 통증 없이 잘 하기 위해서는 신체 조직의 문제를 해결하여 최적의 수행능력을 회복시킬 포괄적이고 통합적인 전략이 필요하다.

관절의 마모, 관절염, 골극 형성, 협착증, 골다공증, 골절 등을 포함한 대부분의 근골격계 부상 및 질환은 '완전한 예방이 가능하다.' 하이힐을 신으면 결국 발이 아프다는 것을 '알면서도', 몸의 토대를 형성하는 26개의 발뼈, 33개의 관절, 인대, 신경, 연부 조직을 왜 계속해서 괴롭히는가? 하이힐 한 켤레를 사는 것처럼 발도 새로 하나 장만할 수 있을 것이라고 생각하는가? 스스로의 몸에 역학적으로 가하는 행동에 대해 이제는 책임을 져야 한다.

정크푸드를 매일 먹으면 어떤 결과가 발생하는지 알고 있기에 섭취를 피하거나 최소화하려 할 것이다. 하지만 대다수의 사람들은 정크푸드와 같이 해로운 움직임 습관들을 끊지 못하며, 이는 신체 본래의 기능을 천천히 퇴화시키고 있다(앉고 서는 방법에 있어 정크푸드와 같은 움직임 습관들에 관한 예시는 90쪽에서 볼 수 있다). 이 책을 통해 연부 조직을 관리하는 도구에 대해 알려줄 것이며, 클리닉이나 병원에서 비싼 비용을 지불해야 가능한 방법 또한 공유할 것이다.

All human beings
Should be able
to perform
Maintenance on
BYTOWN

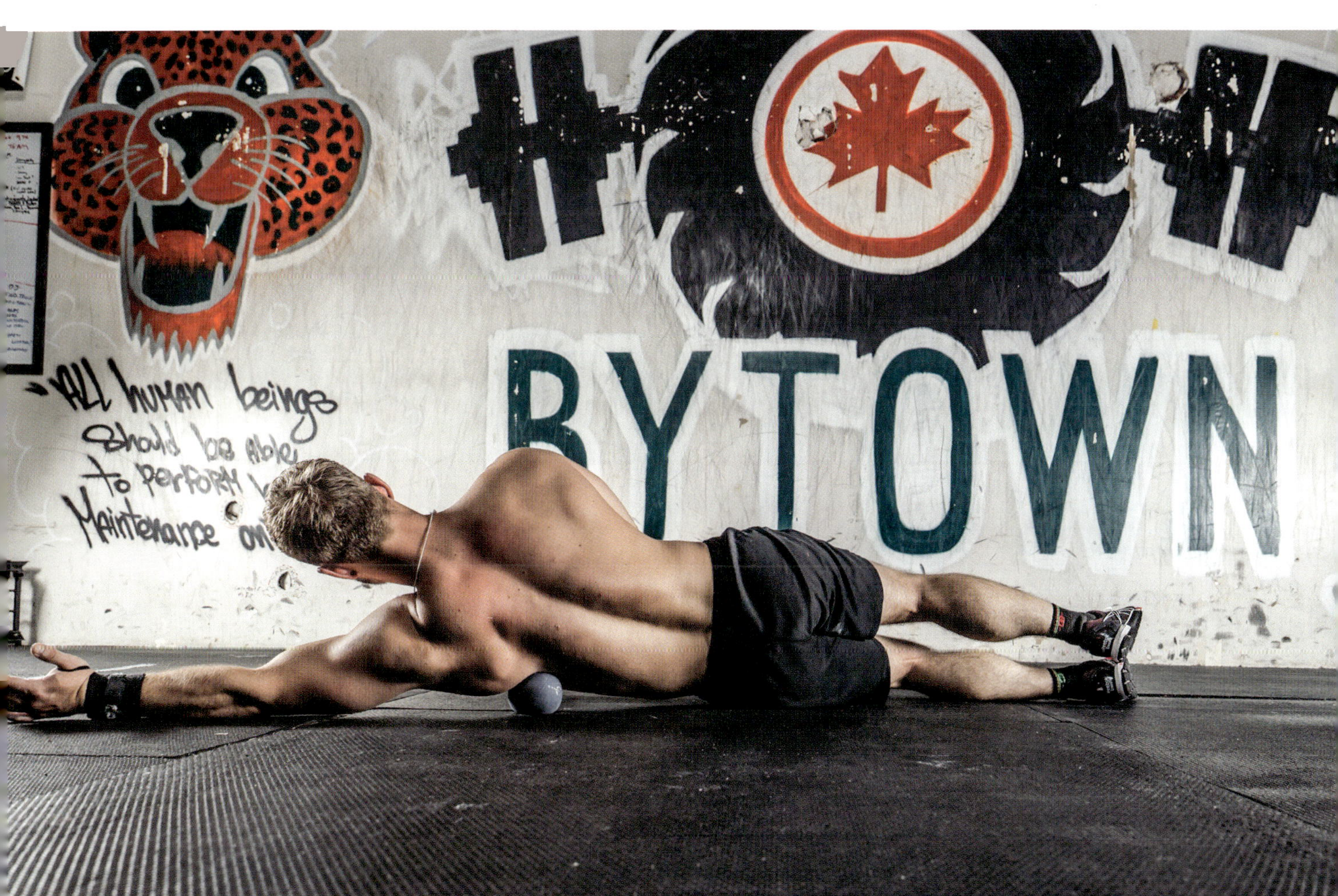

블라인드 스팟이 신체 어디 존재하는지 알지도 못한 채 통증을 단순히 무시하거나 몸을 한계까지 밀어붙이는 것은 옳지 않다. 그러면 몸이 망가질 뿐이다.

롤모델은 인체막 그리고 근막 결합 조직과 상호 연결된 신체 연부 조직을 더 건강하게 만들 수 있는 방법을 알려줄 것이다(4장에서 이 모든 용어들에 대해 설명하므로 겁먹을 필요는 없다). 쉽게 말하자면, 이 책에서는 근육 내 뻣뻣함을 풀어주는 법과 그리고 피부, 근육, 건, 인대를 포함한 모든 신체 연부 조직 층들이 서로 매끄럽게 움직이게 만드는 법을 알려줄 것이다. 내가 세계 각지의 수많은 사람들을 가르치며 얻은 실제 경험을 통해 발전시킨 최상의 방법을 공유하는 것, 이것이 나의 목표이다.

롤모델은 이론상으로만 존재하는 것이 아니다. 신체과학 그리고 내가 직접적으로 목격한 결과들을 기반으로 만들어졌다. 테라피볼을 통해 신체역학적 변화를 경험할 수 있을 것이다. 온몸을 통해 그 변화를 느낄 수 있을 것이며, 그 효과는 인생 전반을 통해 퍼져나갈 것이다.

셀프케어란 무엇인가?

나는 이 셀프케어self-care란 말에 대해 많은 생각을 해왔다. 어린 시절에는 우리 아버지가 고칠 수 없는 병은 없어 보였다. 목감기 약을 처방해주는 것에서부터 손에 박힌 가시를 빼주고 넘어졌을 때 무릎에 반창고를 붙여주는 것까지 말이다. 하지만 성인이 되어 내 안의 상처를 발견하게 되면서, 스스로 몸을 관리하고 질병과 부상 예방에 대한 노력을 기울일 때야말로 위대한 치유가 가능하다는 것을 깨달았다. 나는 스스로 고통과 통증을 다스릴 수 있는 힘을 얻었고 그로 인해 마음의 평화를 찾았다.

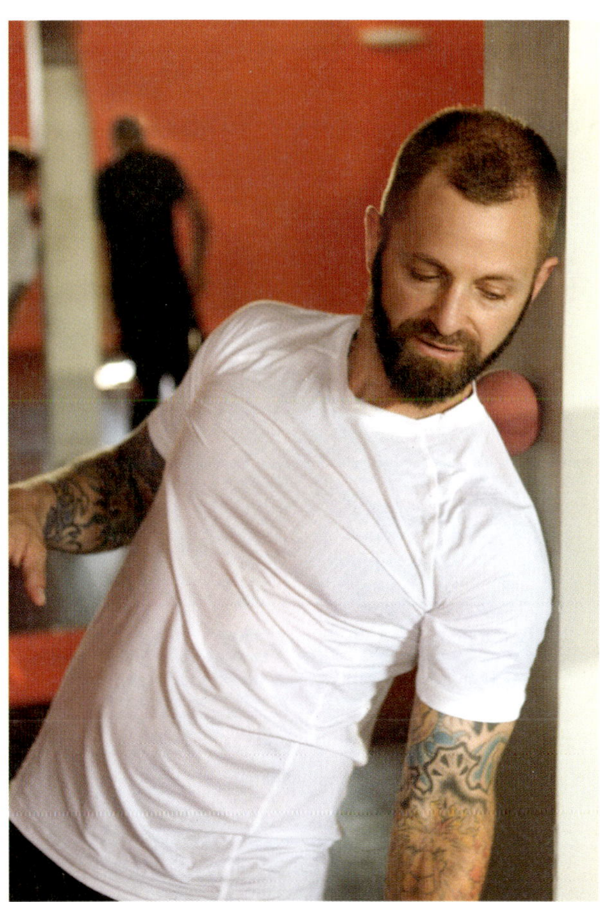

회복과 개선을 위해서 스스로의 컨디션을 조절하라. 스트레스를 줄이고, 감정적 신체적 행복을 추구하여 자신의 몸을 회복시키고 신체 기능을 리셋하라.

내가 주관하는 세미나에서는 참가 학생들에게 자신에게 셀프케어란 어떤 것을 의미하는지 항상 묻곤 한다. 다음은 그에 대한 대답들이다.

- 낮잠
- 명상
- 깊은 호흡
- 마사지
- 산책
- 잠
- 이완
- 운동
- 기도
- 창작
- 스트레칭
- 좋은 음식
- 놀이
- 글쓰기
- 와인
- 매니큐어/패디큐어
- 모임/친구
- 애완동물

다음은 셀프케어에 대한 나의 정의이다.

"내 몸이 필요로 하는 것을 스스로 발견하고 직관적으로 제공할 수 있는 권한을 주는 것. 스스로를 아끼는 마음으로 지속가능한 방법을 통해 통증과 고통, 그리고 감정적 괴로움을 감소시키는 것."

당신의 배경이 요가, 필라테스, 마사지 치료, 퍼스널 트레이닝, 스포츠, 코칭이라면, 또는 앞에 언급한 어떤 것에도 해당되지 않는다할지라도 이 책을 찾게 된 이유는 같을 것이다. 온몸에 생기를 부여하고 건강을 증진시킬 새로운 셀프케어 방법의 필요성을 깨달았기 때문일 것이다. 신체 균형을 유지하기 위해서는 잘 먹고 잘 자고 바르게 운동하는 것만으로는 충분치 않다. 셀프케어를 위해서는 집중적인 이완이 필요하며 이는 실제로 기술을 필요로 한다.

부교감신경계를 조절하기 위해서는 의도적으로 이완의 상태에 들어가는 것이 매우 중요하다(7장과 9장 참고). 명상이 이완 반응을 유발하여 생각을 명확하게 만들고 스트레스 호르몬을 감소시키며 면역력

증진 및 감정적 탄력성을 향상시킨다는 것은 이미 잘 알려진 사실이다. 마사지도 비슷한 효과를 가지고 있다. 이에 추가적으로 마사지는 조직tissue의 내부와 외부 표면 사이의 순환과 관류를 향상시키는 효과를 가지고 있다. 조직 내 통증을 수반하는 세포내 잔류물질이 깨끗이 청소되면 근육의 기능이 향상되고 호흡이 개선된다. 우리는 가장 간단하고 직접적인 방법으로 신체 내부를 관리할 파워를 가지고 있다. 이 책이 그 방법을 알려줄 것이다.

관류perfusion: 체액, 영양소, 잔류물질 등을 세포와 혈관 안팎으로 이동시키는 신체 조절 과정

롤모델은 언제든지 가능한 셀프케어 처방법이다. 이 예방법은 진통제 한 알을 털어넣거나 칵테일 한 잔을 걸치지 않고도 스트레스를 이완할 수 있도록 도와줄 것이다. 예방 가능한 질병의 발생율을 낮추기 위해서는 스스로 몸을 관리할 수 있는 파워를 가져야 한다!

롤모델 테라피볼은 셀프케어에 어떤 도움을 주는가

누구도 나의 인생을 대신 살아줄 수 없다. 스스로 몸을 관리할 줄 알아야지 잘 살아갈 수 있다. 움직임이 우리를 죽일 수도, 살릴 수도 있다. 감사하게도 우리는 생물학적으로 스스로를 치유할 수 있는 능력을 가지고 있다. 이 롤모델 볼이 '진통제'를 대신할 것이며, 이 볼을 잘 사용한다면 스스로를 치유하는 능력을 향상시킬 뿐만 아니라 부상 또한 예방해줄 것이다.

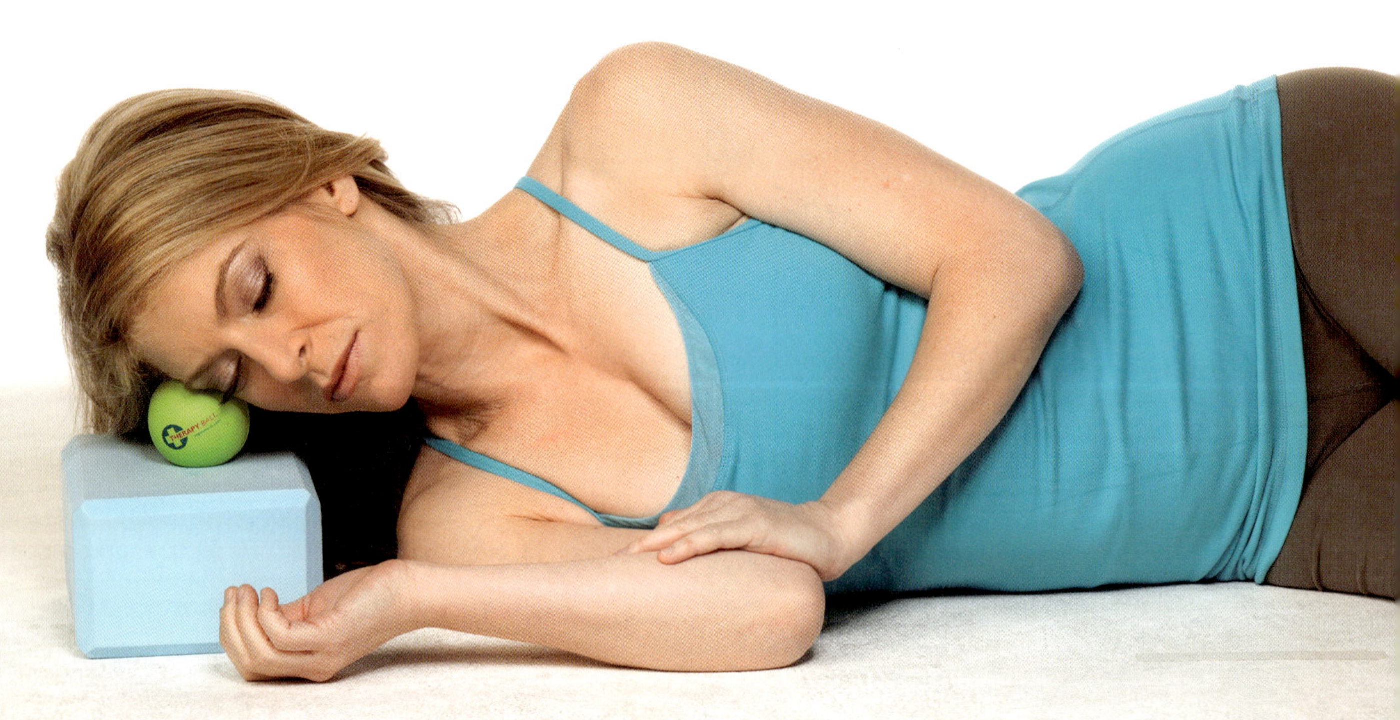

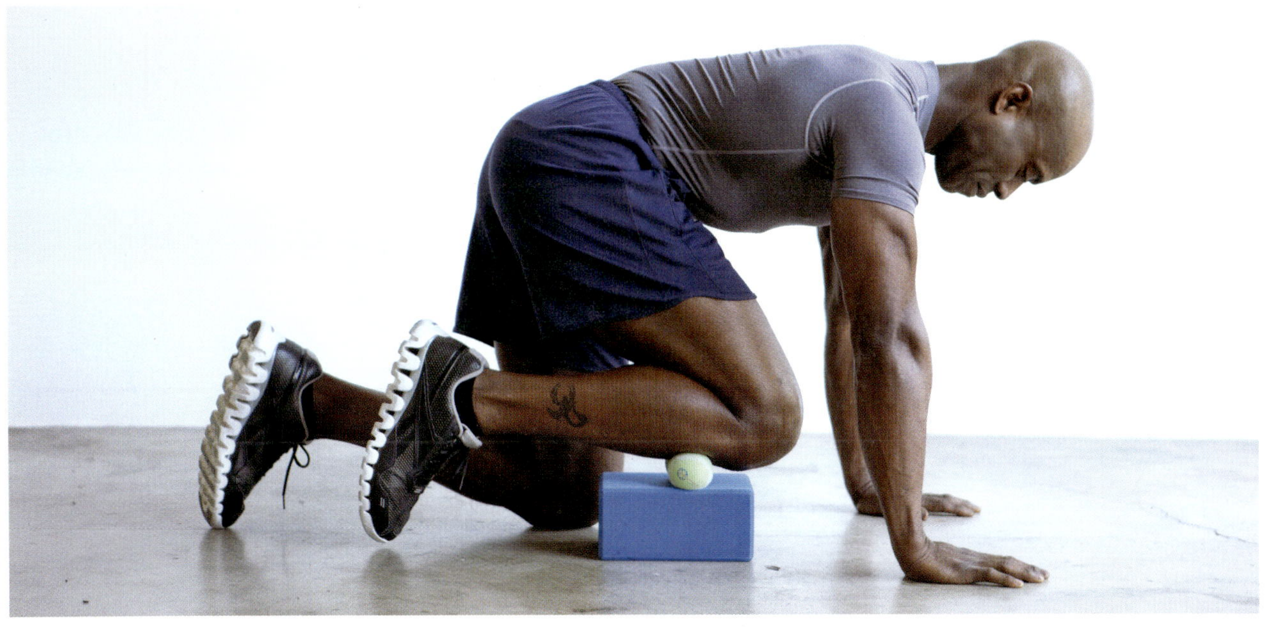

통증을 완화한다

근육 통증은 종종 신체 특정 부분을 너무 많이 사용하거나 너무 적게 사용하거나 또는 잘못 사용하였을 경우에 발생한다.

- **과다 사용**overuse: 우리는 종종 오른손잡이로 살면서 생긴 습관, 한쪽에 기대는 습관 등으로 인하여 특정 근육군을 다른 근육보다 더 많이 사용하게 된다. 예를 들어 서 있을 때 대부분 사람들은 한쪽 고관절이 더 튀어 나오도록 한쪽으로 짝다리를 짚고 선다. 이는 별것 아닌 것처럼 보일 수도 있지만, 이렇게 하면 한쪽에 더 많은 체중이 실리게 되어 그 근육이 더 발달하게 되며(더 짧아지고 타이트해진다!) 시간이 지날수록 몸 양쪽의 불균형이 매우 심해질 수 있다. 롤모델 볼을 사용하게 이렇게 과하게 긴장되고 짧아진 근육을 마사지함으로써 통증을 완화하는 데 도움이 된다.
- **과소 사용**underuse: 습관적 움직임으로 인해 지속적으로 사용되지 않는 몸의 특정 부분들이 존재하게 된다. 과거의 부상, 훈련 부족, 감각 부족(111쪽 고유수용감각 참조), 또는 조직의 올바른 움직임의 필요성을 인식하지 못하기 때문에 이러한 부분들이 무시되거나 간과된다. 예를 들어 횡격막은 호흡에 필요한 가장 중요한 근육이다. 하지만 어떻게 호흡을 해야 제대로 된 호흡역학을 사용할 수 있는지 배우는 사람은 거의 없다. 횡격막의 과소 사용으로 인한 과도한 긴장은(7장 참조)는 호흡 문제뿐만 아니라 허리 통증, 위산 역류, 특정 심장질환 등의 문제를 일으키기도 한다.
- **오사용**misuse: 너무나 많은 근육들이 잘못 사용되고 있다. 오사용은 특정 근육을 특정 작업에 사용한 후 이것이 그 움직임 패턴에 프로그램화될 때 발생한다. 예를 들어 어깨는 종종 필요 이상으로 무거운 짐을 짊어지곤 한다. 어떤 사람들은 통화를 할 때 어깨를 으쓱하여 전화기를 귀와 어깨 사이에 끼우고 대화를 나눈다. 이러한 오사용은 상부승모근과 견갑거근에 많은 부담을 주며 이로 인해 머리, 어깨, 윗등이 과한 보상작용을 하게 된다. 생각만 해도 쑤시지 않는가? 통화를 하는 더 나은 방법은 손으로 전화를 잡아서 귀에 갖다 대고 머리는 제자리에 두는 것이다. 헤드셋을 사용하는 방법도 있다.

호흡기능을 향상시킨다

횡격막, 늑간근 및 호흡근 주변 근육의 근력과 유연성이 부족하면 호흡이 가빠지게 된다(157쪽 참조). 돔 모양으로 생긴 호흡근인 횡격막은 많은 부분이 흉곽 안쪽 그리고 요추와 연결되어 있다. 호흡근들은 다른 모든 근육들과 마찬가지로 미사용, 과도한 부하, 부상으로 인해 뻣뻣해질 수 있다. 이렇게 유연함을 잃은 근육들로 인해 '평상시' 숨을 쉴 때 횡격막과 흉곽의 가동성이 급격히 감소된다. 계단을 오를 때 또는 개인기록을 경신하려 할 때처럼 몸이 스트레스 상태에 이르게 되면, 이렇게 만성적으로 약화된 횡격막은 평소보다 훨씬 더 많은 일을 해야 하며 이로 인해 호흡이 가빠지고 전신이 피로해진다.

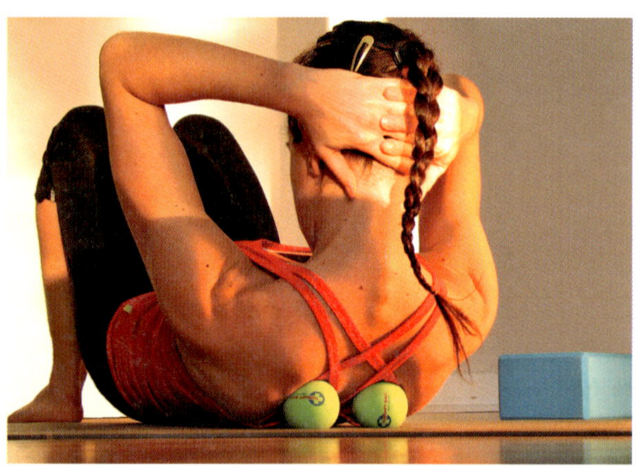

무엇보다도 호흡이 가빠지게 되면, 기도를 확장하고 심박수를 증가시키기 위해 내분비계에서 스트레스 호르몬과 아드레날린을 분비시킨다. 만일 횡격막이 잘 작동한다면 깊은 이완으로 가는 문을 열어준다. 횡격막이 잘 움직일수록 보다 쉽게 몸이 이완되며 스트레스 반응이 감소한다. 하지만 횡격막이 약하고 긴장되어 있다면 그야말로 진퇴양난의 상태에 빠지게 된다!

롤모델 볼을 이용하면 만성적으로 뻣뻣해져 호흡의 흐름을 제한하고 있는 상부 등근육들을 촉진하여 늘려주고 마사지해줄 수 있다. 롤모델 볼은 흉곽에 유착되어 긴장된 근육 층들을 마사지하여 이완시켜주며, 이를 통해 척추뼈와 횡격막이 조화를 이루어 잘 움직일 수 있게 된다. 등근육들이 깊고 완전하게 이완될수록 등과 흉곽의 관절들이 더욱 편안해지며 이는 호흡근들을 탄력 있고 기능적으로 만들어준다.

가동성과 에너지 수준을 상승시킨다

안타깝게도, 가동성을 감소시키는 요소들이 이렇게 감소된 가동성을 지속시키는 원인이 된다. 몸이 아프면 움직이고 싶지 않다. 움직이지 않으면 몸이 무거워지며, 몸이 무겁고 아프면 움직이고 싶지 않다! 이러한 악순환은 몸을 약하게 만들며 이로 인해 순환이 잘 되지 않고 근육과 관절이 뻣뻣하고 무력해진다!

롤모델 볼은 지치고, 아프고, '우울한' 신체 조직에 움직임을 가르친다. 이렇게 무기력한 조직들에 롤모델 볼을 사용하여 새로운 활력과 가동성, 활기를 불어넣어줄 수 있다. 이렇게 맥 빠진 근육들을 다시 활기차고 활발하고 생기있게 만들어줄 수 있는 것은 롤모델 볼을 통한 밀착력과 압력이다. 이 볼은 지친 조직들에 압력을 가해 늘어나게 하여 가장 지친 부분에 다시 순환 작용이 일어날 수 있도록 해준다. 몇 분간 롤링한 후에는 이렇게 이완된 부분이 움직이는 것과 같이 느껴지면서 일상생활에서 몸을 더 쓰고 싶어질 것이며, 결국에는 11장에 소개되는 운동으로 나아가게 될 것이다.

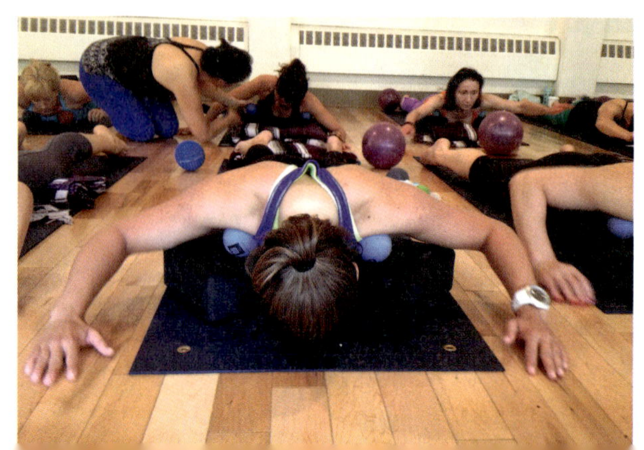

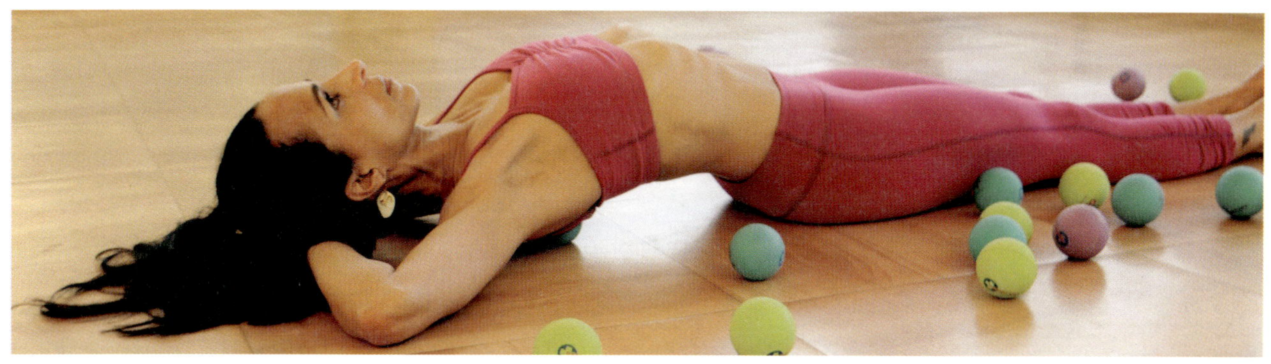

스트레스를 감소시킨다

스트레스는 우리 신체의 모든 체계를 파괴시킨다. 만성적으로 스트레스를 받는 신체는 투쟁-또는-도주 반응fight-or-flight reaction에 갇히게 된다. 이러한 신체를 가진 사람의 신경계는 교감신경계 과부하 상태에 빠져있다(7장과 9장 참조). 스트레스 호르몬인 코티졸에 장기적으로 노출되면 염증반응을 일으키고, 순환작용을 방해하며, 근육이 뻣뻣해져 기능이 떨어지게 된다. 스트레스는 심장과 호흡에도 부담을 주며(앞서 설명했듯이) 심지어 시각과 청각에도 안 좋은 영향을 준다! 시간이 흐름에 따라 스트레스는 신체 모든 계통을 약화시켜 사고나 질병, 극심한 고통을 안겨주게 된다.

롤모델 볼은 이완반응을 유발하여 몸을 부교감신경계 작용인 휴식/소화/회복 모드로 전환시킨다. 이러한 반응은 몸이 스트레스를 받을 때 발생하는 모든 작용과 정반대 반응이다. 이 볼은 순환작용을 증가시키고 공을 굴리는 신체 부위를 스트레칭 하여 스트레스 스위치를 '끌' 수 있도록 도와준다. 볼을 이용한 마사지를 통해 유착에 의한 근막의 지속적인 제한을 해결할 수 있다.

근육이 계속해서 수축된 상태를 유지하는 이유는 신경계에서 그렇게 하라고 지시하기 때문이다. 볼 마사지와 이완하려는 의지를 통해 신경계의 상태를 변화시킬 수 있다. 볼의 압박을 통해 조직을 미세하게 스트레칭 하면 근육의 불필요한 긴장을 유지시키는 신경의 스위치를 끌 수 있다. 이를 통해 근육의 휴식 상태의 길이를 재설정할 수 있다.

마지막으로 근육의 이완은 호흡을 편안히 할 수 있도록 도와주며 이는 긴장과 불안을 감소시키는 데 도움을 준다(9, 10장 참조).

자세와 퍼포먼스를 향상시킨다

우리가 겪고 있는 통증의 문제는 신체의 다른 문제들과도 연관되어 있다. 신체에서 근골격계만을 따로 떼어서 생각할 수 없기 때문이다. 우리는 하나의 큰 유기체이다. 한 가지 문제를 해결하기 시작하면 보통 다른 부분도 개선되는 것을 볼 수 있다. 마찬가지로 몸의 한 부분을 무시하게 되면 다른 부분들뿐만 아니라 전반적인 건강이 무너지기 시작할 것이다.

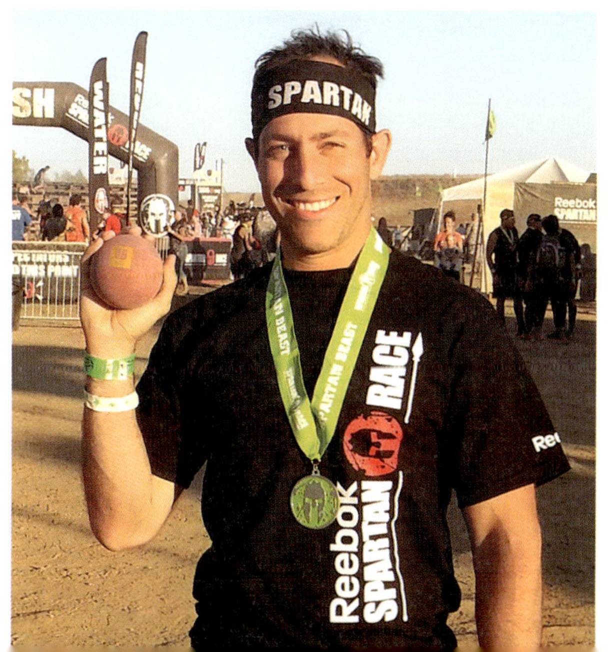

자세 문제는 종종 구부정하거나 기대고 있는 나쁜 습관 또는 올바른 정렬에 대한 인지 부족에 의해 발생한다. 또는 사고나 수술에 의한 신체의 반흔 조직scar tissue이 문제가 될 수도 있다. 상처는 늘 신체가 움직이는 방식에 대한 보상 패턴을 만들어낸다. 자세는 감정 상태를 나타내기도 한다. 예를 들어 우울하거나 슬플 경우 고개를 숙이게 되며 이는 목과 등 근육에 부담을 준다. 결국 근막, 근육, 인대, 뼈 모두가 우리의 성격에 적응하게 되며, 결국 감정에 의해 유발된 자세로 인해 신체적인 제한이 발생하게 된다!

롤모델 볼은 습관 또는 구조적 문제로 인해 뻣뻣해지고 긴장된 근육과 결합 조직들을 이완시켜 자세를 극적으로 향상시켜줄 것이다. 이는 조직의 균형감을 회복시켜주어 몸 상태를 편안하게 해주며 원하는 활동에 적합한 정렬을 유지할 수 있도록 해준다. 우아하고 균형 잡힌 상태로 서 있고 움직이게 된다면 삶이 우리에게 던져주는 과제를 받아들이는 자세 또한 변화하게 될 것이다! (좋은 자세의 중요성에 대한 정보는 3장 참조)

바디빌더 그렉의 이야기

그렉 레이드, 51살
퍼스널 트레이너, 전 바디빌더
로스앤젤레스

그렉 레이드Greg Reid는 평범함과는 거리가 멀다. 15년간의 성공적인 바디빌딩 경력과 함께("12살 때부터 무게를 들기 시작했어요." 그가 말했다) 1984년도 롱비치 파워리프팅 선수권, 1985년도 칼 골드컵 선수권, 1991년도 미스터 로스앤젤레스 등 많은 선수권과 타이틀을 가지고 있었다. 하지만 그는 경력의 절정기에 선수 생활을 그만두었다. 그는 순수 운동주의자로 스포츠에 대한 열정만으로 운동을 했고, 성공하기 위해 필요한 정치적 일들에 말려들고 싶지 않았다. 그 대신 다년간 쌓은 전문 지식으로 LA에서 고객들을 훈련시키는 일에 집중했다.

현재 51살의 그렉은 30년째 고객들의 건강증진과 신체단련을 위해 일하고 있다. "체육관에 있는 모두가 제가 이 일을 사랑한다는 것을 알고 있습니다. 이게 바로 저를 살아가게 하는 원동력이에요." 그는 열정적으로 말했다. 그의 활력과 카리스마는 나이를 무색하게 할 정도이며 고객들과 주 6일, 하루 8시간 함께 운동하며 더 나은 움직임을 위해 심신과 영혼을 단련시키고 있다. 그렉에게 피트니스란 단순한 직업이 아니라 그의 사명이다. 그렉은 스스로를 '신체 전문가'라고 부른다. 이는 그의 오랜 바디빌딩과 역도 선수 생활을 통틀어 얻은 어떤 메달이나 상패보다도 값진 궁극의 타이틀이다.

놀랍게도 그렉은 7번의 차 사고를 당했다. 그래서 2010년 1월 어느 아침 7번째 차사고가 일어났을 때 무엇을 해야 하는지 잘 알고 있었다. "고객과의 수업을 위해 벤투라의 도로를 타고 서쪽으로 가고 있었어요. 콜드워터 교차로를 통과할 때 반대편에서 달려오던 차가 마치 앞에 아무 것도 없다는 듯 급좌회전을 해서 운전석 범퍼 쪽을 들이박았어요. 제 차는 빙빙 돌았죠. 제가 할 수 있는 거라고는 눈을 감고 긴장

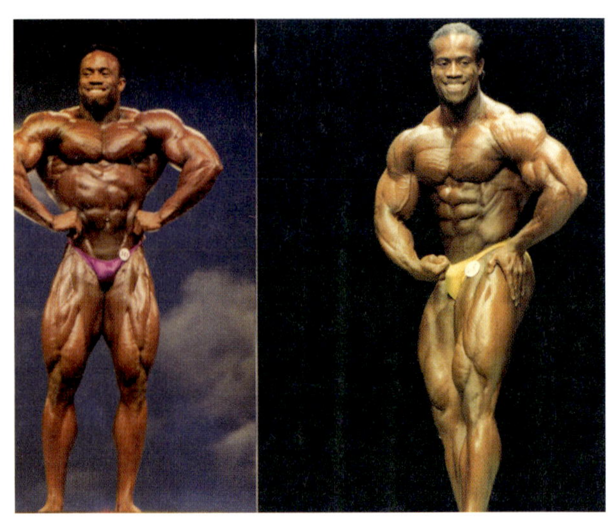
1992년과 1994년 전성기 시절 내셔널 바디빌딩 대회에서의 그렉

하지 않도록 하는 거였어요. 가장 큰 충격을 받은 부분은 제 허리였죠."

MRI상으로 그렉의 4번과 5번 요추 사이 디스크가 5cm나 튀어나와 있었다. 연부 조직인 디스크판이 척추뼈 사이로 돌출되어 척수신경근을 압박하는 신경근 압박 상태였다. 이는 엄청난 통증이 수반된다는 사실을 의미했다. 그렉은 어마어마한 무게를 들어올릴 때 겪는 고통을 다룰 줄 아는 아주 강한 남자였다. 그는 놀랍게도 1,700파운드(771kg)로 레그프레스를 할 수 있다! 하지만 운동에서 겪는 고통은 척추를 따라 위아래로 오가는 타는 듯한 통증에 비할 바가 아니었다. 그 통증과 함께 앞으로는 스스로 할 수 없는 일들이 많아질 것이라는 끔찍한 자각이 찾아왔다.

이건 의심할 여지없이 그렉이 경험했던 최악의 부상이었다. 그는 자신의 움직임과 정렬에 대해 아주 해박한 사람으로, 오랜 바디빌딩과 파워리프팅 경력을 통틀어 그렉이 겪은 최악의 부상은 서혜부 근육을 다쳐 일주일가량 고생한 정도였다. 그렉은 엄청난 사고를 견디며 회복할 신체적, 정신적 준비가 전혀 되어 있지 않았다.

그렉은 약 6개월 동안 카이로프랙틱 치료를 받았다. 주 6회에서 점차 주 3회로 줄여나갔다. 치료사는 척추를 돌리거나 옆으로 구부리는 동작을 제외한 척추 재활운동을 처방했다. 하지만 그렉은 이러한 동작을 평생 할 수 없을지도 모른다는 최악의 두려움을 겪어야 했다. 그렉의 사건을 담당한 변호사조차도 본인도 디스크 질환을 가지고 있음을 고백하며 제한된 움직임과 통증에 익숙해져야 할 것이라고 조언했다.

하지만 그렉은 이를 받아들일 수 없었다. 그는 다른 사람들이 위대한 목표를 달성하도록 도움을 주는 역할을 하는 사람이었지만 움직일 수 없이 침대 신세를 지면서 그의 영혼은 흔들리기 시작했다. 사고로 인해 인생이 끝났다는 것은 받아들이기 어려운 일이다. 다른 이들과 자신을 훈련시키는 것만이 그가 가지고 있는 능력의 전부였다(그렉은 기막힌 바베큐 소스와 프라이드치킨을 잘 만들기로 유명하지만, 그건 다른 이야기니까). 생계수단이 본인의 건강한 신체에 달려있다면 이런 사고는 단순한 퇴보 수준이 아니다. 불리

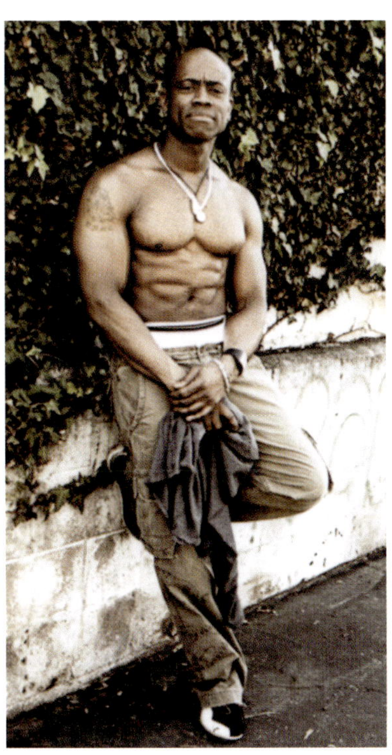

여러 번의 차 사고 후 지속되는 통증으로 그렉은 몇 년 동안 고통받았다.

함을 극복하고 완벽히 회복하는 방법을 찾아내지 않는 이상은 인생 전부가 뒤바뀌어버리는 것이다.

그렉은 고객들을 계속 훈련시켰지만 가르치는 방법을 바꿔야만 했다. 동작의 시범이 불가능하여 많은 시간을 앉아서 가르쳐야 했으며 그는 이게 싫었다. "제가 올바르게 운동하는 방법을 보여주는 사람이라는 걸 모두들 알고 있었어요. 자존심이 상했다는 말이 아닙니다. 저는 제가 할 수 없는 동작을 절대 고객들에게 시키고 싶지 않았고 최상의 레슨을 하고 싶었습니다. 이제 겨우 50살인데 이게 끝인가? 사고가 난 순간에 제가 할 수 있는 건 아무 것도 없었어요. 그리고 그 후에는 할 수 없는 일들이 더 많이 생겼습니다. 정말 절망적이었어요."

극심한 통증은 사고 후 6개월이 지나면서 차차 가라앉았지만, 그렉은 매일 밤 퇴근 후 소파에 누워 허리에 냉찜질을 하며 긍정적인 마음을 유지하도록 노력해야 했다. 다른 종류의 운동과 치료법을 계속 연구했고, 실험과 실패를 통해서 어떤 것이 효과가 있고 없는지 구분할 수 있게 되었다. 하지만 그는 더 이상 무게를 들 수 없었고 점프와 같이 허리를 압박하는 강한 충격을 주는 움직임을 피해야 했다.

그렉의 사회생활도 타격을 입었다. 그는 평균 200점 이상을 받는 인정받는 볼링 선수였다. 5번의 퍼팩트 300점 게임과 두 번의 800시리즈 게임 기록을 가지고 있으며 국내 대회에 8년 동안 매년 참석했었다. "저는 볼링 챔피언이었고 멈추고 싶지 않았어요. 하지만 사고 6개월 후 여름 경기 때 정말 힘들었어요. 볼링공을 들고 서 있는 것만으로도 척추에 통증이 위아래로 퍼져나가서 공을 던질 수조차 없었어요. 집중할 수도 전념할 수도 없었어요. 통증이 저를 망쳤어요. 저는 아플 때마다 바로 주사를 맞거나 약을 먹는 사람이 아니에요. 그래서 제게는 애드빌(항염증제)을 먹는 것조차도 큰일이었어요."

7년간 해병대 복무로 강인한 정신력을 가지고 있는 그렉은 인정하고 싶지 않았지만, '혼수상태'와 다름없는 신체에 대한 끝없는 좌절감, 불운한 사고 때문에 발생한 심한 통증으로 인해 분노와 우울함에 시달렸다. "원치 않는 방향으로 인생이 순식간에 바뀌었다는 사실에 저는 너무나 화가 났어요. 앉아 있어도 누워 있어도 잠을 자고 있어도 아팠죠. 밤중에 통증 때문에 깨곤 했어요. 제 온몸이 경직됐어요. 수년을 이랬죠."

우연의 일치로 나의 남편이 그렉의 체육관의 다른 트레이너와 운동을 하게 됐고 그렉과 내 남편은 서로 안면을 익히게 되었다. 어느 날 그렉은 내 남편이 두고 간 두 개의 롤모델 테라피볼을 보게 되었고 '누가 이걸 두고 갔지? 대체 이게 뭐야?'라고 생각했다. 그리고 내 남편 로버트가 볼로 마사지하는 모습을 보고 호기심이 폭발했다. 그렉은 로버트에게 말을 걸었고 금세 서로 친해졌다. 로버트는 테라피볼 두 개를 건네주면서 벽에 기대서서 볼을 허리에 굴리는 간단한 테크닉을 알려주며 단단하게 긴장한 근막을 풀어줄 수 있을 거라고 설명해주었다. 그렉은 몇 년 전 마사지를 통해 선수들의 근성장을 돕던 동료로부터 근막이라는 말을 들은 적이 있지만 줄곧 그에 대해 잊어버리고 있었다.

그렉은 내가 가르치는 모든 것을 받아들이기 위해 롤모델 테라피볼 수업을 듣기로 결심했다. 근막에 대한 나의 설명에 매료되었고 그것이 통증에서 벗어나기 위한 방법이라 확신했다. 그렉은 진정한 롤모델이었기에 나는 그에게 켈리 스타렛과 함께하는 DVD 작업에 출연할 것을 제안했다. 그렉은 이틀 연속으로 몇 시간 동안 계속 온몸에 테라피볼을 굴려야 했다. 이 집중적인 작업은 그렉의 셀프케어 탐구에 시동을 걸었고, 그후 6개월 동안 최소 주 3회 고관절과 허리 주변을 집중적으로 깊게 이완하며 꾸준히 마사지를 했다. 공을 허리에 대고 굴리면 뻣뻣해지는 것을 막을 수 있었기에 볼링장에도 테라피볼을 들고 다니며 프레임 사이사이에 마사지를 했다.

그리고 차 사고로부터 3년 이상이 흐른 2013년 9월, 그렉은 인생이 뒤바뀌는 순간을 경험한다. 고관절을 위아래로 움직이며 양쪽 천골을 마사지하던 중 '눈이 튀어나올 만큼 크게 우두둑' 소리가 나며 오랜 시간 굳어 있던 무엇이 움직이는 것 같았다. 순간 그는 큰 돌파구가 열렸다는 것을 깨달았다. "일어섰을 때 내가 해냈다는 것을 알았어요. 스스로 내 몸을 고쳤다는 것을요! 사고 이후 늘 겪던 뻣뻣함과 방사통이 사라졌다는 것을요."

그의 말에 따르면 '뼛속까지' 트레이닝에 일생을 바친 남자에게 이 돌파구는 굉장한 일이었다. 매주 몇 차례 꾸준히 마사지를 지속했고, 무언가 잘못되지 않을까 노심초사하지 않아도 되었다. "스쿼트 랙에 다시 설 수 있게 되었고 폭발적인 움직임도 다시 할 수 있어요. 운동 후에 이틀 동안 누워 있지 않아도 됩니다." 자랑스럽게 말했다. 그는 발레 수업을 등록했고 다시 점프를 할 수 있다.

그렉은 열정적이고 전폭적으로 셀프케어 루틴에 테라피볼 마사지를 포함시켰다. 15분에서 20분간 발바닥을 마사지하면 고관절까지 깊숙한 이완이 일어난다는 것을 발견했다. 긴 하루 일과 끝에 발을 마사지해주면 새로운 에너지와 집중력으로 저녁에 볼링을 칠 수 있었고 무엇보다도 통증이 사라졌다!

효과는 사고 후 재활에만 국한되지 않았다. 그는 다년간의 바디빌딩으로 인해 다양한 부위에 원인 모를 지속적인 통증을 가지고 있었고 온몸의 조직들이 다소 뻣뻣한 편이었다. 그는 볼 마사지를 통해 몸 구석구석에 있는 통증들을 제거할 수 있었고 가동범위

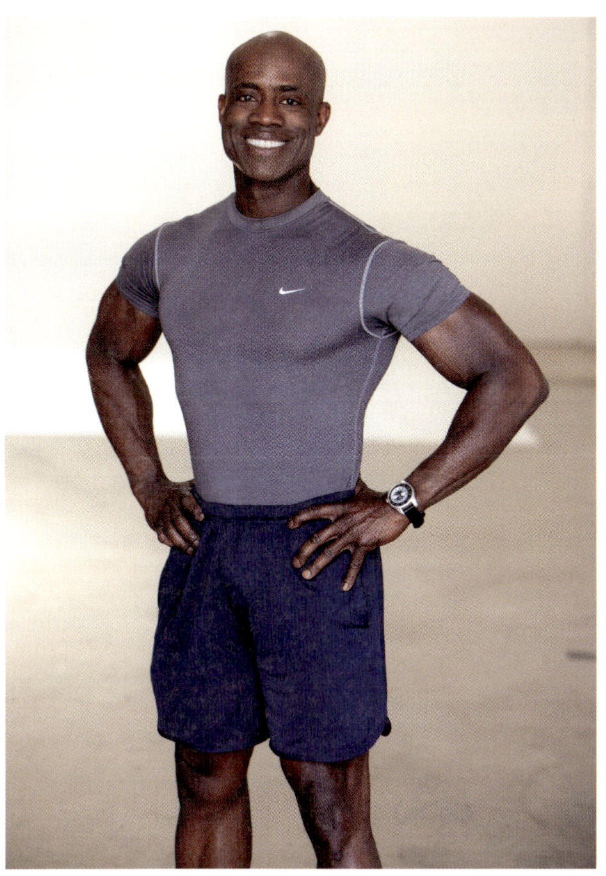

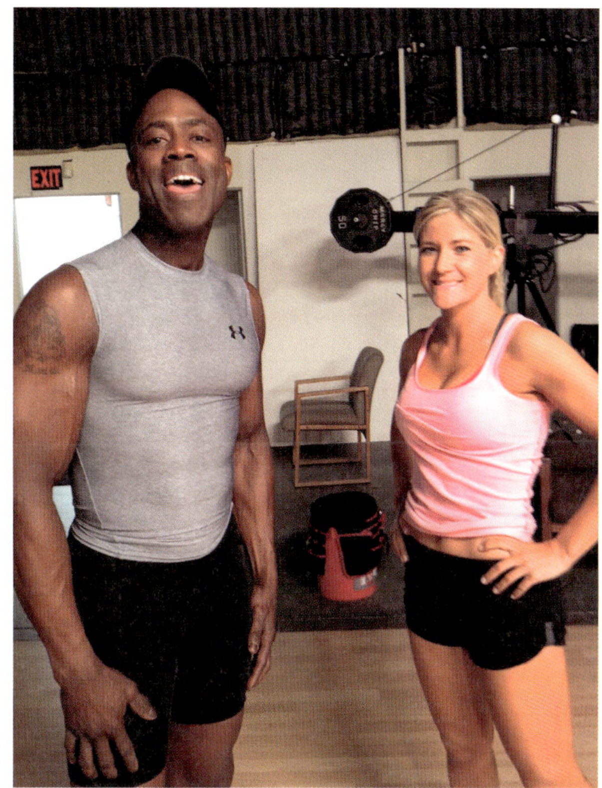

트리트 와일 유 트레인 DVD 촬영 세트장에서 그렉과 이 책의 표지 모델이기도 한 사라 쿠쉬(Sarah Kusch)가 밝게 웃고 있다.

와 유연성이 한결 좋아졌다. 지금까지 자신이 해왔던 동작들은 근성장에는 도움이 되지만, 통증과 뻣뻣함을 유발하는 굳은 부위를 이완하기 위해서는 근막을 마사지해야 한다는 사실을 이해하게 되었다. "깊은 곳까지 마사지하며 통증과 불편함, 뻣뻣함의 원인이 어딘지 알아내는 것은 복권에 당첨된 것과 같은 기분이에요!"

롤모델 볼의 자가근막이완은 차 사고로 인한 통증을 없앴을 뿐만 아니라, 그가 실천하고 가르치는 전반적인 셀프케어 방법의 빠진 고리였다. 트레이너로서 한 단계 성장하기 위해 그가 찾던 도구였다. '신체전문가'라는 별명답게 그렉은 자신의 고객들에게 흠 잡을 데 없이 완벽하게 롤모델 마시지를 가르친다. 롤모델 볼은 그렉의 스케줄을 빈틈없이 채운 40명의 고객이 건강하게 부상과 통증 없이 운동할 수 있도록 도와준다. 그렉은 같은 직종에 종사하는 사람 중에 비교적 나이가 많은 축에 속하지만, 볼 마사지가 신체를 유연하고 건강하게 유지하도록 도와준다는 것을 직접 증명하고 있다. 또한 볼 마사지는 손을 쓰지 않고도 마사지가 가능하기에 전완과 손에 무리가 가지 않는다. 볼 마사지 이후 고객의 움직임은 눈에 띄게 발전되며, 이로 인해 많은 엘리트 선수들이 그를 지속적으로 찾고 있다.

그렉은 헌신적인 셀프케어로 허리 부상을 극복할 수 있었다. 그는 잃어버린 퍼즐 조각을 찾았다는 사실에 매우 기뻐한다. "테라피볼을 통해서 스스로를 돌보는 방법에 대해 더욱 많은 지식을 얻었어요. 이만큼 쉽고, 편하면서도 즉각적으로 효과를 보는 도구가 또 있을지 모르겠어요. 저는 제 몸을 스스로 치유하는 방법을 알게 되었습니다. 더 이상 아무 것도 필요하지 않아요."

회복과 셀프케어

> 1온스의 예방은 1파운드의 치료 가치를 가지고 있다.
>
> – 벤자민 프랭클린

지속적으로 자신을 벼랑 끝까지 밀어붙이듯 운동하고 있다면 몸이 그 스트레스에서 해방될 수 있는 시간을 반드시 주어야 한다. 조직이 건강하게 치유되길 원한다면 신체가 적응할 수 있는 최적의 내부환경을 만들어주는 데 시간을 투자해야 한다. 달리 말하면 열심히 훈련했다면 휴식 또한 열심히 해야 한다.

마라톤을 뛰었든, 중요한 프리젠테이션 준비를 위해 밤을 세웠든지 신체에는 스트레스가 축적된다. 삶은 스트레스의 연속이다. 내가 어렸을 땐 일요일이면 모든 상점이 문을 닫았다. 만일 토요일에 장을 봐두지 않았다면? 큰일 난 것이다. 일요일에는 문을 연 곳이 없기 때문이었다. 하지만 요즘은 365일 내내 쇼핑이 가능하다. 추석이나 설 같이 큰 명절에도 영업을 하는 가게들이 많다.

사회는 그 어떤 때보다도 우리의 주의를 끄는 데 총력을 기울인다. TV는 항상 켜져 있다. 인터넷이 언제든 가능하며 휴대 전화는 항상 손에 쥐어져 있다. 요즘 같은 세상에서는 무슨 일을 하건 간에 완전한 퇴근이라는 것은 없어 보인다.

그렇다면 해답은 무엇인가? 일과 삶의 균형이 극심하게 일로만 치우쳐 있다면 어떻게 회복을 해야 하는가?

몇 년 전 정신없이 바빠지면서 스스로가 나 자신보다 다른 사람들을 돌보는 데 너무 치우쳐 있다고 깨달을 때쯤 나의 스승 글렌 블랙 선생님께서 시간과 건강을 관리하는 훌륭한 조언을 주셨다. 그는 이렇게 말했다. "일을 농축시키는 동시에 그 효과를 확장시켜라. 물을 탄 오렌지 주스보다 한 스푼의 오렌지 주스 농축액이 더 강력하다." 즉 한시도 낭비하지 않고 모든 일을 흠 잡을 데 없이 실천하라는 의미였다.

테라피볼은 내가 일에서 잠시 멀어질 수 있음을 상징하는 도구이다.

테라피볼을 사용할 때면 나는 즉시 회복 모드에 들어간다. 테라피볼은 오렌지 주스 농축액 1스푼처럼 즉각적으로 효과를 발휘하여 생기를 되찾을 수 있도록 해준다. 테라피볼을 문지를 때마다 즉시 효과가 나타난다. 만약 내 왼쪽 발목이 아프다면 즉시 해결할 수 있다. '볼을 사용하기 위해 꼭 어디가 아파야 할 필요는 없다.' 볼은 진정제와 같은 역할을 하여 스트레스를 감소시켜주고 몸과 마음이 안정되도록 도와준다. 칼로리도 알코올도 없는 와인 한잔을 마시는 것과 같은 효과가 있다.

테라피볼은 회복을 촉진한다. 이유는 다음과 같다.

운동은 신경계의 흥분 상태를 고조시키는데 이를 '교감신경계의 과부하'라고 한다. 신체를 치유하고 회복하기 위해서는 세포 치료, 성장, 휴식을 위한 부교감 상태를 유지하는 것이 필수적이다(더 많은 정

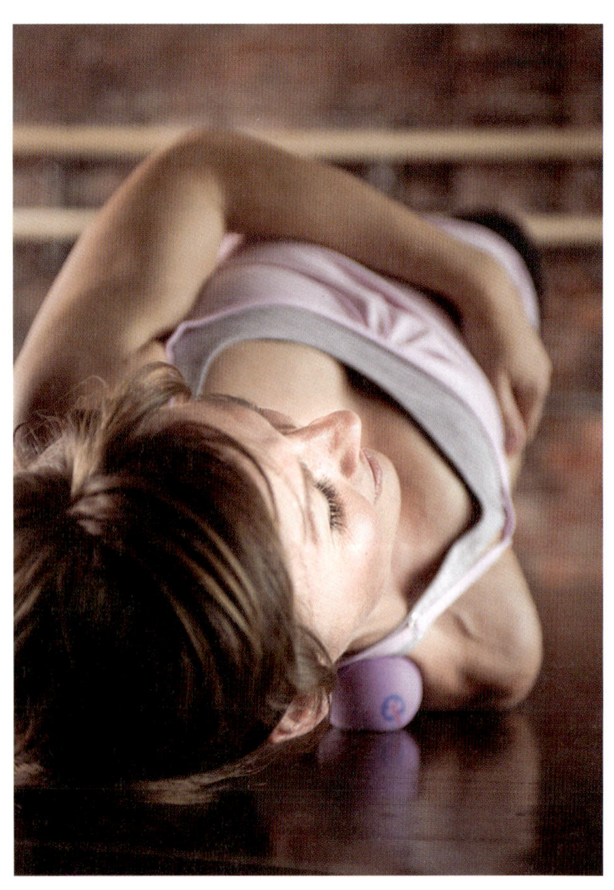

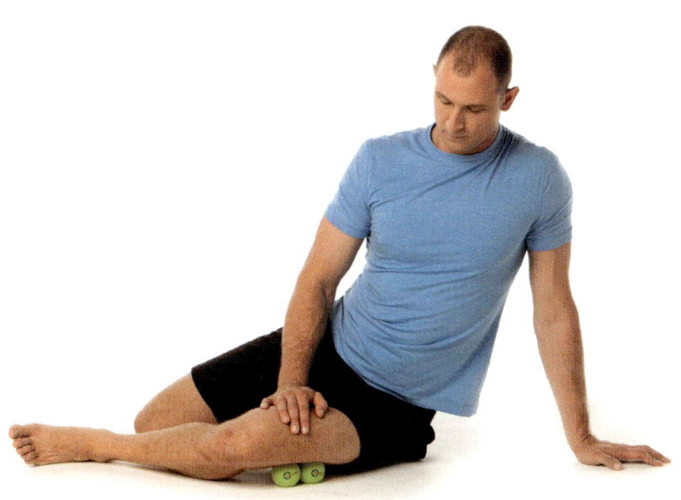

보는 9장 참조). 근육 및 관련된 결합 조직에게 충분한 휴식을 제공하지 않는다면 찢어지거나 부상을 당하거나 힘 생산력을 잃기 쉽다. 즉 이 상태로 운동을 지속한다면 원하는 목적을 달성하기는커녕 통증이나 부상이 발생하여 한동안 운동을 할 수 없게 될 가능성이 크다는 것이다.

심부 조직을 마사지하면 회복을 촉진시킬 수 있다. 맥마스터 대학McMaster University 마크 타르놀포스키Mark Tarnolposky 박사의 연구에 의하면, 운동 후 단 10분만 심부 조직을 마사지하면 세포 미토콘드리아(에너지 생산자)의 효능이 향상되며 자연스러운 통증 이완 효과와 염증 감소를 볼 수 있다.* 다시 말하자면 운동 후 마사지는 회복을 촉진시키며 통증을 경감시켜준다. 롤모델 볼이라는 이 '고무 진통제'를 사용한다면 약을 먹을 필요가 없다.

롤모델 볼은 마치 작은 고무 메스와 같이 근육과 근막(결합 조직) 사이의 표면이 서로 잘 미끄러질 수 있도록 도와준다. 롤모델 볼을 이용해 자가근막이완(SMMself-myofascial massage)을 하면 근육 깊숙이 압박과 진동을 주어 트리거 포인트trigger point와 결절knot이 쌓여 있는 조직에 발생한 유착을 푸는 데 도움을 준다. 결절, 트리거 포인트, 유착이 쌓여 있는 근육은 완전히 수축하거나 늘어날 수 없다. 이렇게 뻣뻣해진 조직은 비기능적인 보상 패턴을 만들어내기 시작하며 이는 몸 전반에 걸쳐 더 큰 불균형을 일으킨다. 통증, 부상, 퍼포먼스의 감소는 이러한 불균형에 의해 발생하는 필연적인 부작용이다.

근육은 수축하는 힘을 생산하기 위해 영양을 필요로 한다. 스트레스, 부상 또는 나쁜 움직임 패턴으로 인해 뻣뻣해진 근육은 내부적인 댐 효과dam effect를 발생시키는데, 이는 배고픈 조직에 영양이 전달되지 않으면서 노폐물 또한 걸러지지 않는 현상을 말한다. 이는 결절 부분을 만지면 딱딱한 이유 중 하나이다. 조직에 발생한 염증이 결절 주변의 신경 세포를 건드리면 통증이 유발된다. 자가근막이완은 체액의 올바른 균형과 근막의 관류 현상을 바로잡아 영양과 노폐물이 효과적으로 분배되도록 도와주는 최고의 방법 중 하나이다.

자가근막이완, 특히 고무 재질의 탄성 있는 롤모델 볼을 사용한 자가근막이완은 신체 감각 또는 '고유수용감각'을 강화시킨다. 이 볼은 가장 표면에 있는 피부부터 깊숙한 근육에 이르기까지 조직의 모든 층을 자극할 수 있다. 밀착감 있는 고무 표면은 마찰을 통해 조직 내에 엄청난 전단력shear을 일으켜 신체 자각능력을 향상시키는 신경 세포들을 자극한다(전단력에 대한 정보는 53쪽 확인). 요약하자면 롤모델 볼은 통증을 감소시키고 영양 공급을 활발하게 하며 협응력을 향상시킨다.

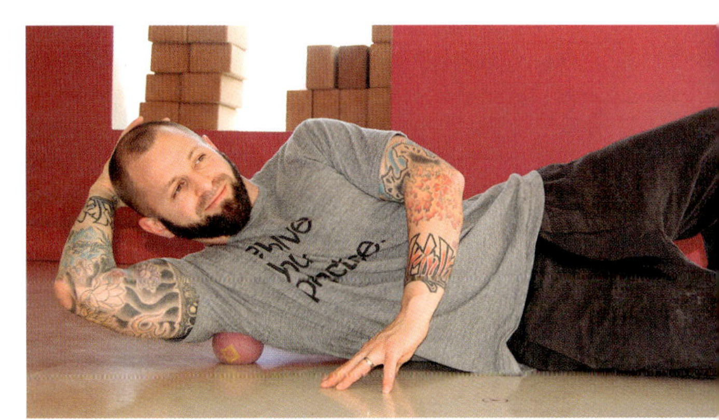

* J.D. Crane et al, "Massage therapy attenuates inflammatory signaling after exercise-induced muscle damage." Science Translational Medicine 4, no. 119 (2012): 119ra13. Also see www.npr.org/blogs/ health/2012/02/01/146216300/massage-eases-inflammation-in-worn-out-muscles.

테라피볼과 함께한 1000마일의 성지순례

질에게,

지난 5년 동안 저는 스페인에서 프랑스를 가로지르는 순례자의 길을 여러 차례 걸었습니다. 제가 첫 번째 걸은 길은 800km에 이르는 까미노 프란세스 데 산티아고였는데, 여기서 심각한 발목 건염을 얻었고, 종종 정강이 통증에 시달렸습니다. 두 번째로 750km의 르 푸이 길을 걸을 때는 아킬레스건염으로 인한 극심한 통증으로 몇 주 동안 일정을 멈추어야 했습니다. 하지만 지난봄 1000km를 걸을 때는 어떠한 건염이나 정강이 통증도 없었습니다. 이번이 달랐던 이유는 테라피볼 때문이라고 생각합니다.

한 요가 지도자 과정에서 테라피볼을 소개받고 오타와에서 당신의 테라피볼 코스를 수강한 이후, 오리지널 요가튠업볼을 배낭에 가지고 다니기로 결심했습니다. 처음에 내 남편은 배낭에 200g이 넘는 공의 무게를 더 추가하는 것은 미친 짓이라고 생각했지만 결국은 고맙게 생각할 거라고 안심시켰습니다. 지난번 까미노 길을 걸을 때 저는 통증을 이기지 못해 뒤쳐지게 됐고 짜증을 내기도 했거든요. 그리고 정강이 통증 때문에 볼이 필요할 때면 언제든 빌려주겠다고 약속했습니다. 결국 배낭에 무게를 추가하면서까지 볼을 가지고 다니기로 한 결정은 잘한 일이었습니다. 매일 아침저녁으로 열심히 발과 정강이를 마사지했고 한 번도 건염이나 정강이 통증에 시달린 적이 없었습니다. 아무런 부상 없이 까미노 길을 걷는 동안 만나는 모든 사람에게 테라피볼을 추천했습니다! 심지어 지금 까미노를 걷고 있는 한 여성분에게 이 볼을 사용하는 방법을 알려주었고, 그분은 이 볼을 알게 된 것은 정말 행운이라고 저에게 이메일을 보냈답니다.

나는 까미노 길을 걷는 수많은 사람들에게 테라피볼을 가지고 다니도록 조언했고, 여행에서 돌아온 모든 사람들은 이 볼을 소개해준 것에 대한 감사를 표했습니다. 테라피볼은 나의 성지순례길을 완전히 바꾸어놓았고 한 달 간의 트레킹 동안 나의 발을 편안하게 만들어주었습니다.

카렌 하입스Karen Hypes, 69살
은퇴한 고등체육교사이자 댄스강사
캐나다 런던 온타리오

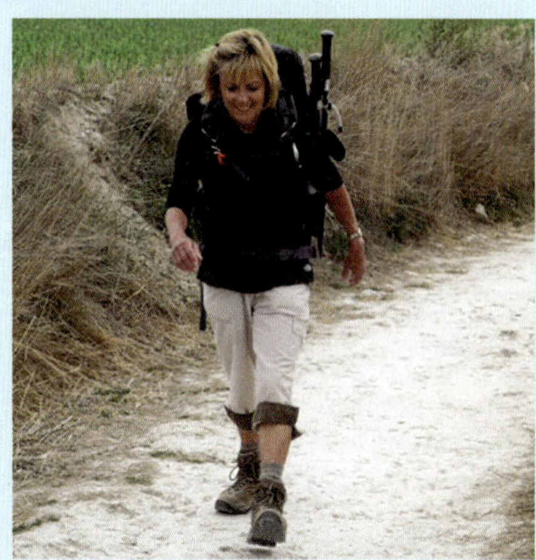

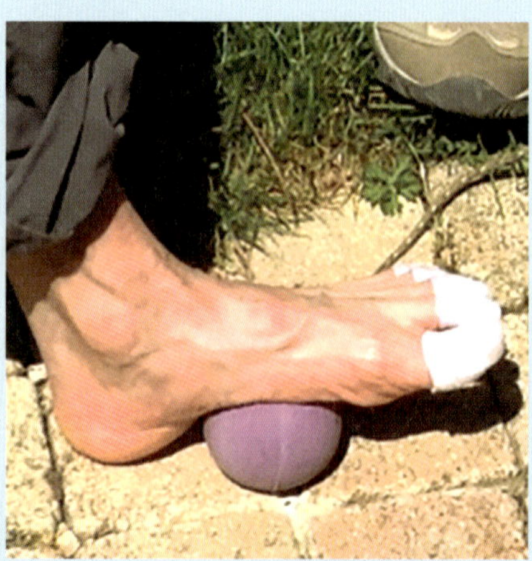

성지순례는 고통을 의미하긴 하지만, 큰 배낭을 짊어지고 하루에 30~40km를 걷는 것으로 충분하다. 발과 발목 부상까지 더할 필요는 없다.

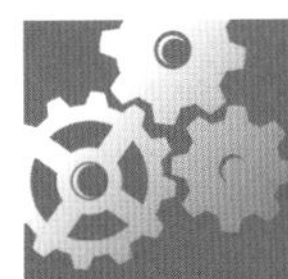

여러 가지의 기본적인 셀프케어 건강관리법

숙면

잠을 자는 동안 신체는 전면적인 재생 과정에 들어가게 된다. 강한 근육, 명확한 인지 능력, 스트레스 감소, 더 나은 성생활을 원한다며 잠을 충분히 자라. 이는 논란의 여지가 없다.

많은 연구에 따르면 하루 7~8시간 정도의 수면이 적절하다. 나는 6시간 이하로 잠을 잤을 경우 수행능력이 떨어지고 단기기억 능력이 감소하고 각성을 위한 음식을 필요로 하며 짜증을 쉽게 낸다. 그래서 어떻게든 하루 8시간을 자도록 노력한다.

요즘에 잠을 충분히 잘 수 있는 사람은 없겠지만, 가장 이상적인 시나리오는 잠자리에 드는 시간과 일어나는 시간을 일정하게 하여 균형 잡힌 신체리듬을 유지하는 것이다. 몸의 성장에 따라 시기별로 더 많은 수면시간이 필요하기도 하다. 예를 들어 10대들은 성인보다 더 많은 수면시간이 필요하며, 임신한 여성 또한 잠을 더 많이 자야 한다.

물 마시기

물은 신체의 주된 구성요소이다. 숫자로 따지면 몸의 78%가 수분이다. 분자를 유형별로 세분화하면 몸의 99%가 물이다!* 신체 모든 체계는 제대로 기능하기 위해 물이 꼭 필요하다. 수분 섭취를 많이 하는 것이 건강에 필수적이다. 만성적인 수분 부족으로 인해 만성질환을 겪는 가족을 본 적이 있다. 수분 부족은 혈액응고, 정자 수, 침과 땀 생산에 이르는 모든 것에 영향을 미친다. 수분 섭취를 게을리하지 마라!

롤모델 볼 마사지는 결합 조직 내외의 수분을 휘젓는 역할을 하여 조직 재생 과정에서 필요한 수분 섭취 능력을 향상시킨다. 항상 수분이 충분한 상태를 유지하여 교류가 잘 일어날 수 있는 환경을 만들어라.

회복을 위한 호흡

올바른 호흡은 회복을 위한 요소 가운데 가장 연구되지 않는 부분이자 가장 인기 없는 부분이기도 하다. 우리는 하루 20,000번의 호흡을 한다. 서 있건 앉아 있건 운동을 하건 간에 나쁜 자세 속에서 호흡을 한다면 비효율적인 호흡 패턴이 강화된다. 이로 인해 몸 가장 깊은 곳에 위치한 근막까지 겹겹이 긴장이 쌓이게 된다. 푸시업을 잘못된 자세로 하루에 20,000번씩 매일 한다고 생각해보라!

코어 근육들이 반사적으로 늘어날 수 있도록 횡격막과 늑간근을 사용하여 바르고 깊게 호흡하는 것은 전신을 이완하는 데 필수적이다. 잘못된 호흡 패턴에서 벗어나지 못하여 통증, 스트레스에 시달리고 퍼포먼스뿐만 아니라 삶의 즐거움까지 잃어버리는 고객과 학생들을 늘 보게 된다. 깊은 호흡은 깊은 이완을 위한 기본 바탕이며, 롤모델 볼을 사용한 셀프마사지를 병행한다면 어떠한 의사의 처방보다 강력한 회복 효과를 보여줄 것이다. 무엇보다도 스스로 자신을 관리할 수 있는 능력을 가지게 된다!

* Gerald Pollack, *Cells, Gels, and the Engines of Life*, by (Ebner & Sons, 2001).

2 롤모델 프로그램 사용 방법

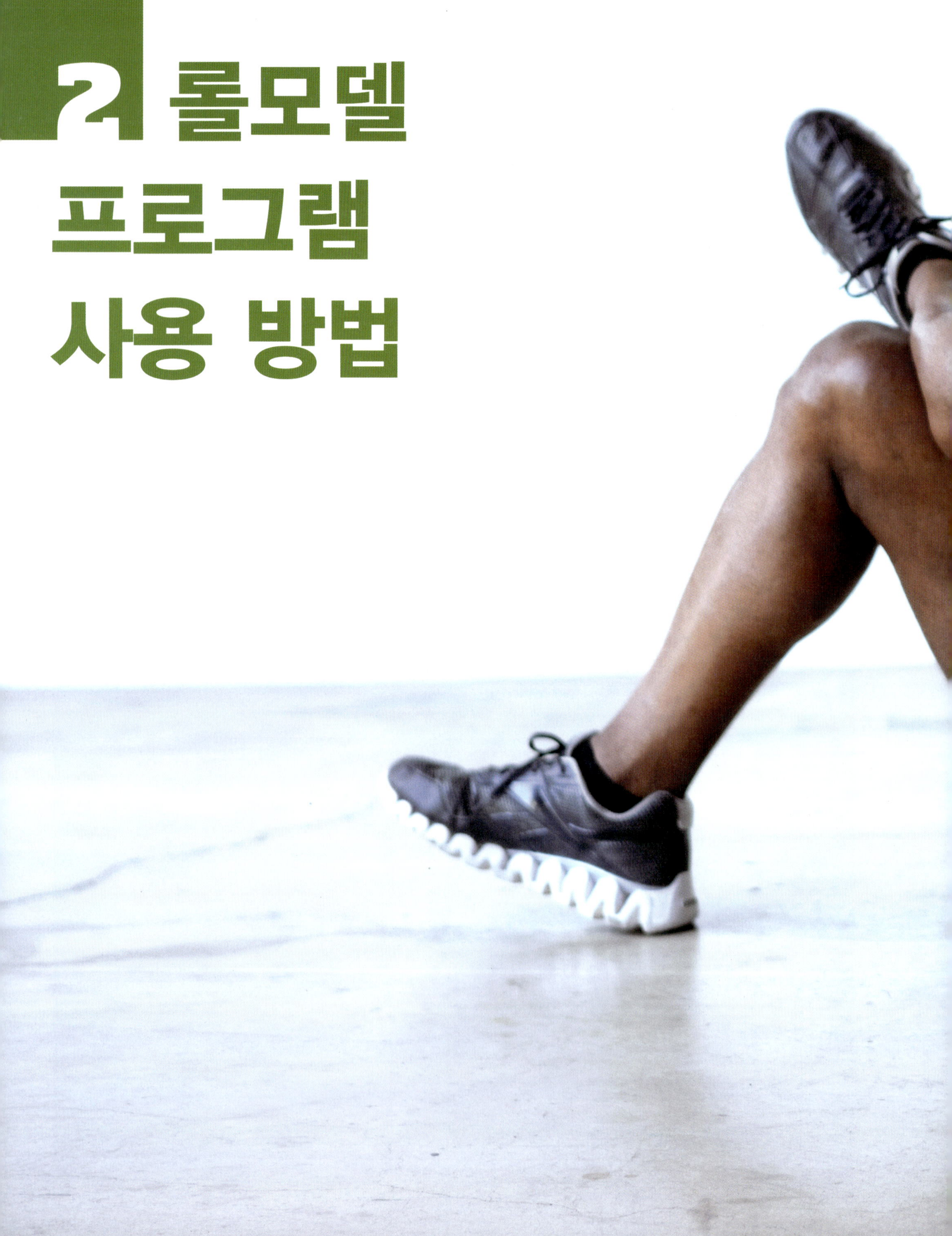

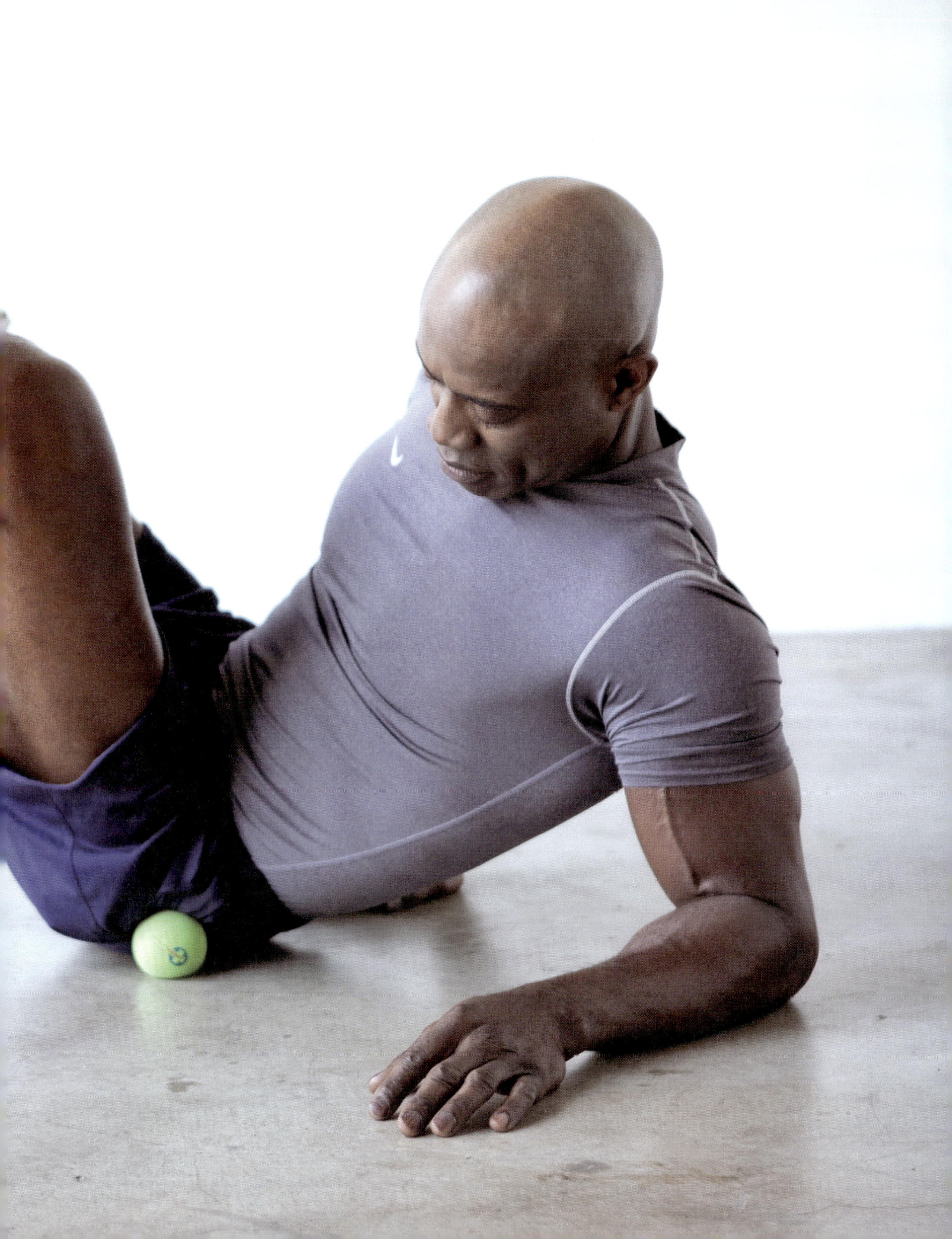

"모든 문에는 열쇠가 있다. 맞는 열쇠를 찾을 수 없다면 스스로 만들면 된다."*

- 퍼렐 윌리암스Pharrell Williams
가수, 작곡가

롤모델 메소드는 스스로 통증 완화를 위한 열쇠를 만들 수 있도록 도와준다. 이 볼은 여러분을 통증 수리공으로 변신시켜줄 것이다. 이 프로그램을 통해 문제가 발생하기 전에 아픈 곳을 스스로 관리하고 부드럽지 못한 움직임 패턴을 다루는 방법을 배울 수 있다. 스스로 통증을 관리한다는 것은 막강한 힘을 갖게 되는 과정이다. 그렇다고 치료사나 의사 또는 약과 같은 다른 방법들을 버려야 한다는 말이 아니다. 스스로는 아무 것도 하지 못하고 약물 또는 타인에게 의존하는 것에서 벗어나 자기 관리를 위해 자신이 앞장설 수 있게 되는 것을 의미한다.

건강관리를 위한 비용이 상승함에 따라 많은 이들이 저렴하고 믿을 만한 방법으로 셀프케어를 선택하고 있다. 물론 예방이 가장 좋은 방법이다. 그렇다고 내 말을 오해하지 마라. 볼 마사지가 훌륭한 외과의사를 대신할 수 있다는 게 아니다. 또한 약물은 병을 앓고 있는 많은 사람들의 고통을 덜어주는 큰 역할을 하고 있다. 하지만 롤모델 볼은 스스로의 건강과 회복을 위한 강력한 보조 방법이 될 수 있다. 이 책에서는 롤모델 프로그램의 보조를 통해 여러 가지 증상, 질병, 질환, 통증 등을 관리하고 치유할 수 있었던 많은 사람들이 이야기를 소개하고 있다.

* Mary Kaye Schilling, "Get busy: Pharrell's productivity secrets," *Fast Company* 181 (December 2013/January 2014).

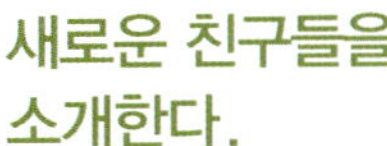
새로운 친구들을 소개한다.

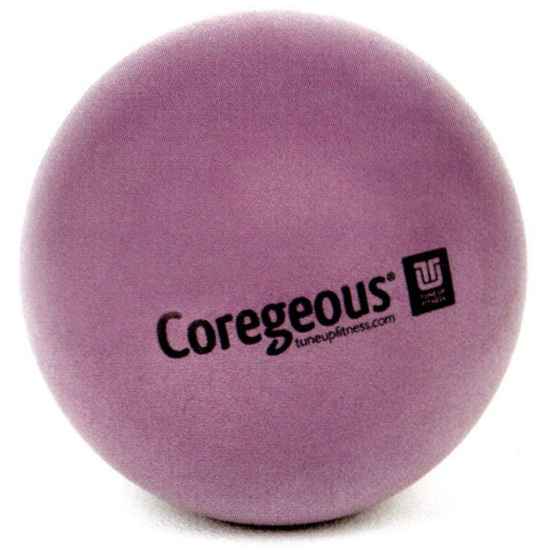

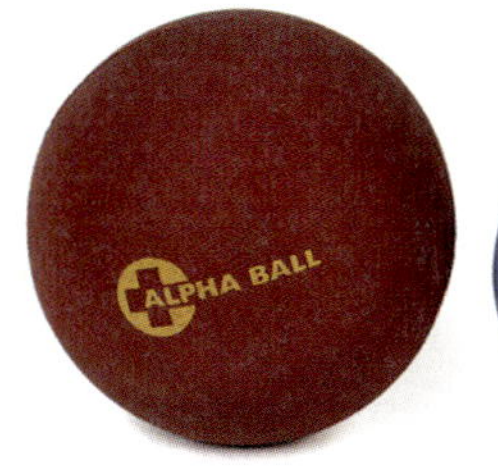

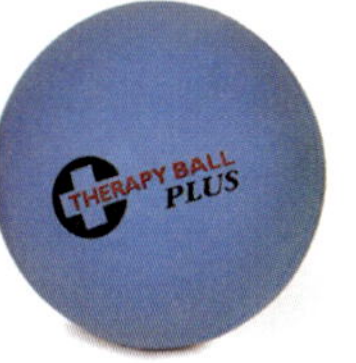

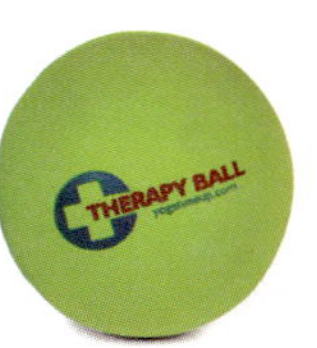

내 학생과 고객 중에는 롤모델 볼을 사용하기 전 만성적 허리, 무릎, 목 통증으로 인해 수술 직전까지 갔었던 사람들이 아주 많다. 이 단순한 도구들이 그들의 몸과 마음을 변화시켰다. 그들은 자신의 신체 환경을 개조하여 몸이 지속적으로 망가지는 것을 막을 수 있었다. 움직임이 약이다. 적절한 처방만 있다면 통장에 있는 돈을 다 날려버리지 않고도 스스로의 삶을 구제할 수 있다.

다양한 셀프마사지 방법들이 대중들에게 소개되고 있지만, 롤모델은 건강관리의 새 시대를 열어갈 혁신적인 방법이며 강력한 셀프케어의 선구자이다. 더 이상 다른 사람에게 내 몸을 지속적으로 맡길 필요가 없다. 스스로 아픈 곳을 관리할 수 있기 때문이다. 문제를 해결하기 위해 계속해서 다른 사람에게만 의지한다면 정신적, 신체적, 경제적인 힘 또한 약해질 것이다.

유방암 수술 후 부작용을 이겨낸 제니퍼의 이야기

제니퍼 제닝스, 47살
파트타임 시력 치료사이자 엄마
덴버, 콜로라도

제니퍼 제닝스Jennifer Jennings와 세 자매는 네브라스카주의 농장에서 건초더미를 쌓고 닭에게 모이를 주고 넓은 채소밭을 가꾸며 자랐다. 어린 시절부터 실천적이고 단순한 삶을 지향했던 그녀는 도전적으로 걱정 없이 살려고 노력해왔다. 성인이 되어서도 활동적인 삶을 살았으며, 현재는 남편, 아들과 함께 덴버 남서쪽에서 살고 있다. 그녀의 가족은 야외활동을 좋아했고 가능한 한 스키, 하이킹, 캠핑을 즐겼다. 또한 제니퍼는 얼터밋 프리스비Ultimate Frisbee(플라스틱 원반을 주고받으며 득점하는 스포츠)를 수년간 즐겼으며, 성인이 되어 수영도 배웠다. 그녀의 이러한 태도는 건강에도 영향을 주었다. 그녀의 어머니와 할머니 두 분 모두 유방암을 앓았기에 정기적 초음파 검사를 통해 항상 본인 건강에 특별한 주의를 기울였다.

2010년 5월 언제나처럼 유방조영상이 깨끗하게 나온 몇 개월 뒤, 유방에서 혹을 발견하고 깜짝 놀랐다. "혹을 발견했을 때 너무 두려웠어요. 마치 피부 바로 밑에 있듯이 너무 명확히 보였거든요." 그녀가 말했다. "가족력이 있기 때문에 암에 걸릴 수도 있다는 것을 알고 있었지만 40대에 이런 일이 일어날 줄은 전혀 몰랐어요." 엎친 데 덮친 격으로 그날 아침은 남편과 함께 15년 만에 유방암 재발 진단을 받은 어머니를 만나러 가는 길이었다. 어머니의 병원 예약 및 일정 조정을 돕기 위해 제니퍼는 어머니를 만나고

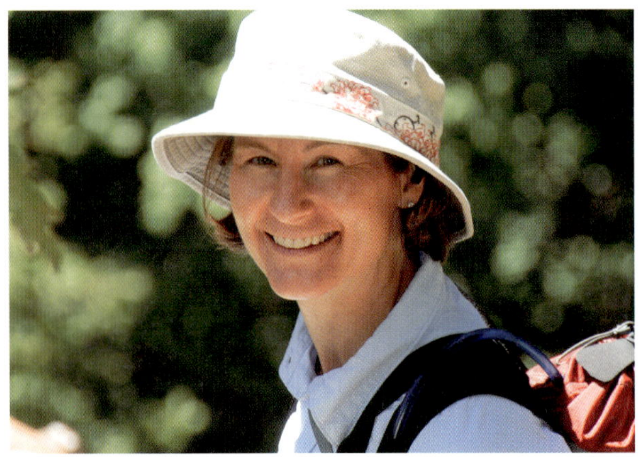

제니퍼가 유방암 진단을 받기 전. 그녀는 야외활동을 사랑했다.

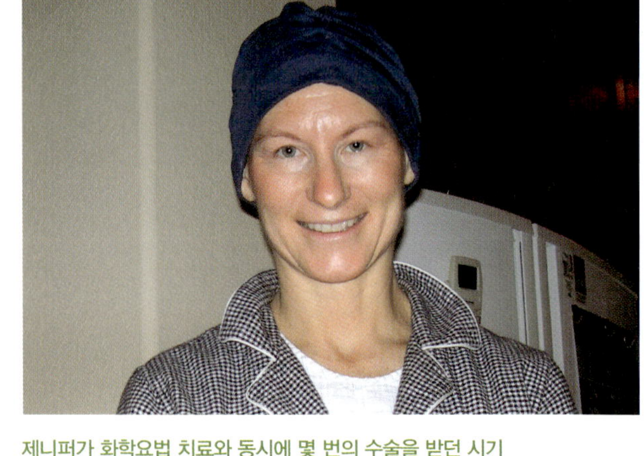

제니퍼가 화학요법 치료와 동시에 몇 번의 수술을 받던 시기

돌아온 후로 본인의 병원 예약을 잡았다. 유방에 혹이 단순한 유섬유종이길 바랐다. 가족력에 비춰봤을 때 직감적으로 그렇지 않다는 것을 알고 있었지만 그 당시에는 어머니를 돌봐야 했기에 걱정은 마음 속 저편에 미뤄두었다.

집에 돌아와 초음파검사를 받았을 때 혹이 유섬유종이 아닐지도 모른다는 그녀의 두려움은 현실이 되었다. "그 당시 저는 그 혹이 악성 종양임을 알았습니다." 그녀가 말했다. 조직검사로 지름 1cm의 1단계 종양으로 판정받았다. 암이 림프절까지는 아직 전이되지는 않았지만 전암성세포들이 유방조직 전체에 퍼져 있었다. 제니퍼는 주저없이 바로 의사가 조언하는 치료 계획을 따랐다. 우측 유방 절제술을 받고 혹시 모를 암의 확산을 막기 위해 화학요법을 받았다. 암 진단 전, 제니퍼는 자궁내막증을 앓고 있었고 고통스런 생리통 때문에 이미 자궁절제술을 고려하고 있었다. 그리하여 설상가상으로 44살에 자궁 절제술까지 동시에 받기로 결심했다.

일단 계획이 세워지자 제니퍼의 수술과 치료는 정신없이 진행됐다. 2010년 9월 종양 진단을 받고 10월에 유방절제술과 자궁절제술, 난소절제술을 받았으며, 이어 11월부터 1월까지 네 차례에 걸친 화학요법을 진행했다. 그 후 그녀는 종양 성장을 촉진하는 소량의 에스트로겐의 분비를 막기 위해 에스트로겐 차단 약인 페마라를 복용했다. 페마라는 재발 가능성을 줄여주었지만 그에 따른 지독한 부작용을 5년이나 견뎌야 했다.

시련을 겪으며 가장 힘든 순간은 수술 바로 전날 밤이었다. 4살배기 아들의 잠든 모습을 보러 방에 들어갔다가 울음이 터졌었다. "아들은 아직 너무 어렸고 무슨 일이 일어나는지 이해할 수 없었지만 솔직하게 말해줬어요. 제가 죽을 수도 있냐는 물음에 의사들이 잘 치료하고 있다고만 이야기했죠." 그녀가 말했다. 화학요법이 시작될 때마다 가장 아픈 순간을 보이지 않기 위해 아들을 이모에게 보냈다. 제니퍼는 화학요법 부작용으로 다시 의식을 잃기 전에 남편과 함께 시간을 보내기 위해 산책을 하곤 했다. 제니퍼는 가슴 한쪽과 자궁을 잃은 것에 대한 상실감을 느꼈고 둘은 그 힘든 시기를 함께 이겨나가기 위해 서로에게 의지했다. 그녀의 남편은 한 제약회사의 중역이었기 때문에 출장을 자주 가곤 했다. 그때마다 이웃의 도움에 의지할 수밖에 없었다. 그녀 주변에는 언제든지 도움을 주는 친절한 이웃들이 많았고, 최근 유방암 수술을 견뎌낸 한 이웃은 제니퍼를 위해 식료품을 주문하는 이메일을 대신 보내주곤 했다.

하지만 그 누구도 치료 과정의 맹렬한 고통, 화학요법과 페마라의 고통스런 부작용을 이겨내는 것을 도와줄 수는 없었다. 더 이상 가족과 함께 스키를 타거나 하이킹을 갈 수도 없었다. 행복하게 일군 삶이 무너지는 모습을 바라봐야 하는 모든 과정이 그녀에게 좌절감을 안겨주었다. 치료하는 동안 메스꺼움과 탈모로 고통받았으며 입에서 나는 쇠냄새로 인해 식욕을 잃었고 식욕을 되찾기 위해 먹는 약 때문에 변비를 겪었다. 화학요법이 끝난 이후에도 상당한 피로감과 흐리멍덩한 정신, 신경통 때문에 고통 받았다. 화학요법 동안 침대에서 독서를 하며 수근관과 팔꿈치와 전완에 건염을 얻게 되었다. 화학요법은 심지어 고등학교 시절 썰매를 타다 생긴 부상으로 인한 극심한 허리 통증과 같은 오래된 부상까지 다시 불러오는 것 같았다.

페마라는 불면증뿐만 아니라 갑작스런 호르몬 결핍으로 이미 극심한 감정의 변화를 겪는 상황에 불을 질렀다. 암과의 전쟁에 휘청거리며 온몸이 아팠다. "섬유근육통이 어떤 느낌인지는 잘 모르지만 아마 이런 느낌이 아닐까 싶어요. 근육이 뻣뻣한데 제대로 스트레칭 할 수 없고 항상 관절이 욱신거리는 느낌이요." 그녀가 말했다. 많은 유방암 환자들은 부작용을 감당하지 못하고 페마라를 끊지만 제니퍼는 타고난 강인함으로 끈질기게 복용했다. 그녀 어머니의 암이 재발했기에 약을 끊는 건 도박과 같았다. "약을 끊고 싶은 적이 있었죠. 하지만 만약 약을 끊고 암이 재발한다면 제가 후회하게 될까요?" 그녀는 의심스러웠다.

처음 몇 개월 간 걷고 수영하는 간단한 움직임부터 시작했다. 암 전문 치료사와 함께 물리치료 세션을 몇 번 받기도 했지만 어린 아들을 둔 그녀가 예약 시간에 맞춰 병원에 다닐 시간을 내는 것은 너무 힘든 일이었다. 집에서 할 수 있는 방법을 찾아보았고 몇 가지 유방암 재활 DVD를 발견했지만 별로 마음에 들지 않았으며 그다지 큰 효과도 느끼지 못했다.

인터넷 검색 중 그녀는 요가튠업을 우연히 발견했다. 무엇보다도 셀프마사지라는 점이 마음에 들었는데, 쑤시는 몸을 위해 매주 전문 마사지 치료를 받고 싶었지만 비용을 감당할 수 없었기 때문이다. 롤모델 테라피볼과 DVD를 주문해서 세심하게 상체와 하체를 매일 번갈아가며 마사지를 했다. 온몸이 믿을 수 없을 만큼 뻣뻣하고, 통증과 결림이 심해 아주 적은 압박만을 사용해 겨우 마사지를 할 수 있었다. 하지만 몸이 이완되는 것을 느꼈기에 볼을 이용한 마사지를 계속할 수 있었다. 겨드랑이, 어깨, 가슴 근육 깊숙이, 특히 양쪽 흉근(오른쪽은 유방절제술, 왼쪽은 화학요법 커넥터 투입구)을 마사지할 수 있을 때 처음으로 "아하!"를 외쳤다. 일어서서 어깨 가동범위를 확인했을 때 그 차이는 어마어마했다!

또한 롤모델 볼은 화학요법 치료 중 그리고 그 이후 오랜 병상생활로 인해 통증을 느끼던 이상근과 엉덩이 근육의 통증을 가라앉히는 데도 큰 도움이 되었다. 통증이 시작되는 부분에 직접적으로 볼을 마사지해서 통증을 즉시 완화하게 되면서 수근관 증후군과 신경통은 훨씬 견딜만 해졌다. 아이를 돌보느라 바쁘기에 긴 수업이나 DVD에 시간을 할당하는 대신 5분, 10분을 쪼개 짬짬이 적용할 수 있다는 사실이 매력적이었다. 제니퍼는 하루 일과를 끝내고 TV를 보면서 필요 부위에 테라피볼을 대고 마사지를 한다. 롤모델 루틴을 배우면서 아픈 조직을 돌보는 본능적인 감각이 깨어났다.

그녀는 자궁절제술로 생긴 복부의 상처 조직을 풀어주고 코어 전반에 근력을 키우기 위해서 코어져스볼을 사용하기 시작했다. 외부 근육만 자극하는 고전적 운동과 다르게 심부 근육까지 작동시킨다는 점이 코어져스의 장점이었다. 그녀의 수영 강사는 제니퍼가 코어를 사용함으로써 더 효율적으로 스트로크를 하게 됐다는 것을 눈치챘다.

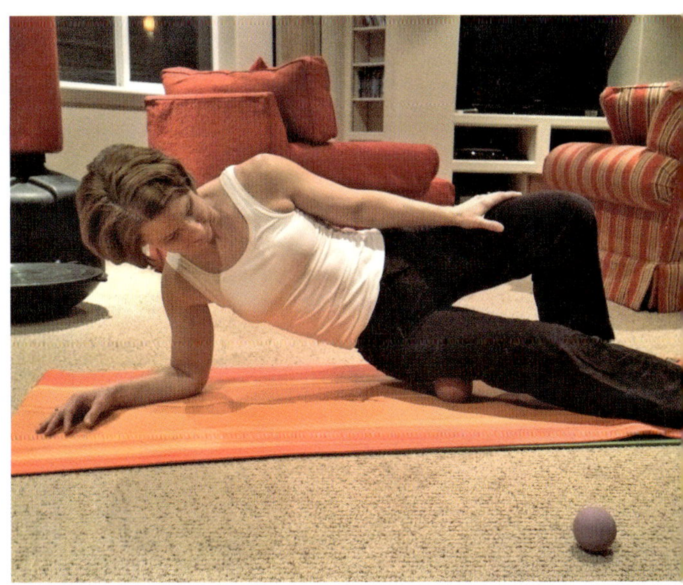

제니퍼는 필요할 때마다 테라피볼을 꺼내 자신의 몸을 관리한다.

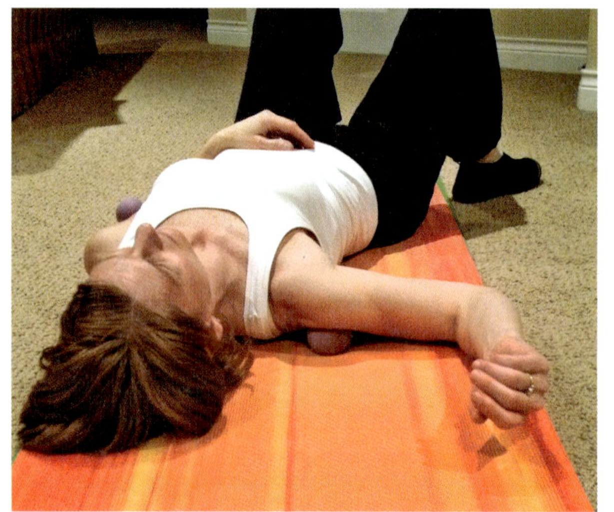

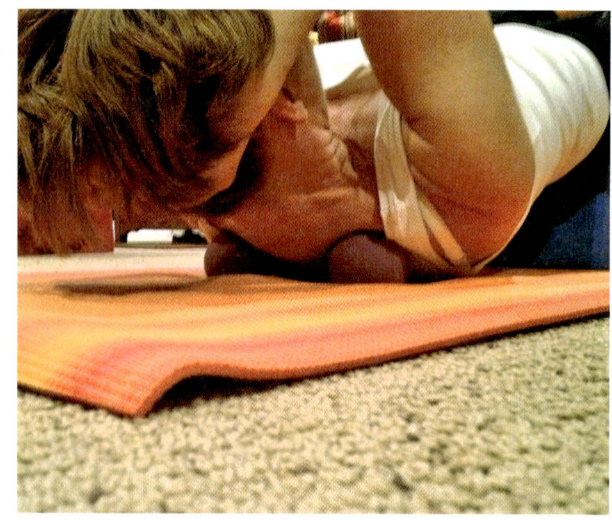

제니퍼는 규칙적으로 롤모델을 사용함으로써 하루의 에너지를 충족함과 동시에 감정의 기복을 다스려 밤에 더욱 숙면을 취할 수 있었다. "운이 나쁘게 암에 걸렸고 할 수 있는 게 아무 것도 없는 기분이었어요. 단 5분, 10분의 롤모델 마사지를 통해 하루의 에너지를 크게 북돋을 수 있었어요. 테라피볼을 이용하면 나 스스로 할 수 있다는 기분을 느껴요." 그녀가 말했다.

수술 후 3년이 지난 지금, 제니퍼는 마침내 유방암과의 전쟁에서 심신 모두 성공적으로 이겨나가고 있다. 그리고 가족과 함께 이전처럼 스키를 타고 캠핑을 하며 다시 인생을 즐길 수 있게 되었다.

> 저는 항상 사람들에게 이렇게 말하죠. 당신은 더 좋아질 수 있어요. 하지만 시간과 노력을 들여야 합니다. 저는 암의 트라우마로부터 마법처럼 저절로 회복되지 않았고 어쩌면 평생 예전으로 돌아갈 수 없을지도 몰라요. 하지만 롤모델 메소드 덕분에 새롭고 훨씬 나아진 일상으로 돌아가고 있어요.
>
> – 제니퍼 제닝스

움직임을 위한 구급상자:
롤모델 볼은 무엇이며, 어떤 효과가 있는가?

피부에 손상을 주지 않으면서 몸을 주무르고, 압박하고, 쓰다듬고, 찌르는 데 사용하는 모든 도구들, 즉 사람의 손길을 재현할 수 있도록 만들어진 마사지 도구들은 자극을 전달하는 매개가 된다. 오랜 옛날부터 사람들은 통증이 있거나 쑤시는 곳을 문지르는 도구들을 사용해왔다. 지금까지 발견된 가장 오래된 도구는 중국에서 발견된 신석기 시대의 옥으로 만든 제식 날이며 기원전 2000년도 것으로 추정된다. 스스로를 치유하기 위한 특별한 막대기, 돌, 줄, 진동 도구, 천 등이 대대로 사용되어왔다. 이러한 셀프마사지 도구들은 계속해서 널리 사용되었으며 시대에 따라 조금씩 변형되었다. 사실 요즘 시대에 쉽게 볼 수 있는 유형의 진동 의자는 그리스 로마 시대에서도 사용되었다. 전기를 사용한 버전은 1800년대에 처음 개발되었다.*

나는 내 스승 글렌 블랙의 손길을 재현할 수 있는 도구는 아무 것도 없다고 생각했었다. 그 천재적인 손길을 다시 재현하기 위해 치료사, 마사지 도구, 기계 등에 많은 돈을 들였다. 다년간의 실험과 탐험을 거쳐 나 그리고 내 학생들의 근육을 마사지하기에 딱 맞는 공을 발견했다. 이 공은 고무로 만들어 밀착력이 있으며, 적절한 탄성과 강도를 가지고 있다. 공의 밀착력은 최대의 전단력을 만들어주며, 적절한 탄성과 강도를 가지고 있기에 뼈가 튀어나온 곳의 주변 조직에 부상을 입히지 않으면서도 마사지를 할 수 있다.

공의 밀착감은 자극 전달 매개의 중요한 요소를 더해준다. 바로 전단력 전달 매개가 되는 것이다. 이 말은 공이 조직에 닿는 즉시 신체의 각 층에 상당한 국소적 자극을 만들어낸다는 의미이다.

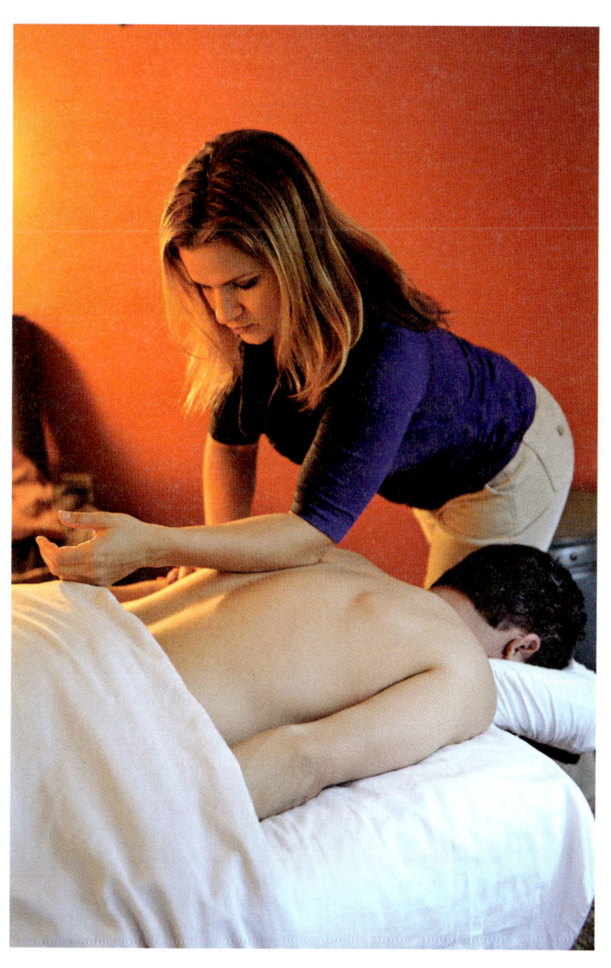

전단력: 볼이 피부에 접착되어 조직을 다양한 방향으로 미끄러뜨리는 역학적 작용 또는 자극으로, 이로 인해 인접한 신체 결합 조직이 접촉된 면과 평행이 되는 방향으로 움직이게 된다.

---

* 이러한 도구들에 대해 더 알고 싶다면 *The History of Massage: An Illustrated Survey from Around the World*, by Robert Noah Calvert (Healing Arts Press, 2002) 를 참고하라.

근막과 테라피볼의 초음파 영상

내 동료 스티븐 카포비안코Steven Capobianco 박사는 롤모델 볼의 엄청난 팬이다. 내가 그에게 이 공을 소개해준 것은 국제근막연구학술대회International Fascia Research Congress에서였다. 운이 좋게도 몇 달 후 그의 아내 로빈이 나와 함께 지도자 과정을 수료했고, 요가튠업 지도자가 되어 학생들에게 볼 사용법을 가르치게 되었다. 두 사람은 테라피볼 사용 전후 동적 초음파 진단 영상을 촬영해보았고, 1차적으로 발견된 사항은 매우 중요하고도 흥미진진했다.

"마인드 레이 DP-30 근골격계 동적 초음파 기계를 사용하여 테라피볼 사용 전후 영상을 분석한 결과, 90초간 롤모델 테라피볼로 마사지를 한 후 표층 근막과 심층 근막 사이에 공간이 상당히 달라져 있는 것을 발견했습니다. 이 볼의 전단효과를 보여주는 가장 중요한 영상은 종아리 근육(비복근)의 중간에서 확인할 수 있었습니다. 움직임 이전에 근막 체계를 준비시켜 놓으면 최적의 조직 글라이딩(미끄러짐)을 촉진시킬 수 있다는 것이 우리의 의견입니다."

카포비안코 박사는 "현재 연구 결과에 의하면 롤모델 테라피볼을 통해 근막이 당겨지는 효과가 있다고 강력하게 주장할 수 있습니다"라고 말한다. 보다 자세한 연구는 현재 진행 중이다.

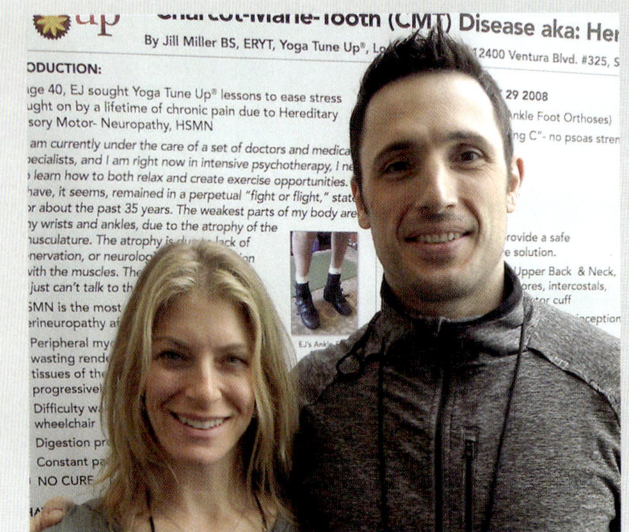

내가 카포비안코 박사를 만난 것은 2012년 국제근막연구학술대회에서였다.

이 영상을 통해 피부 아래를 관찰할 수 있다.

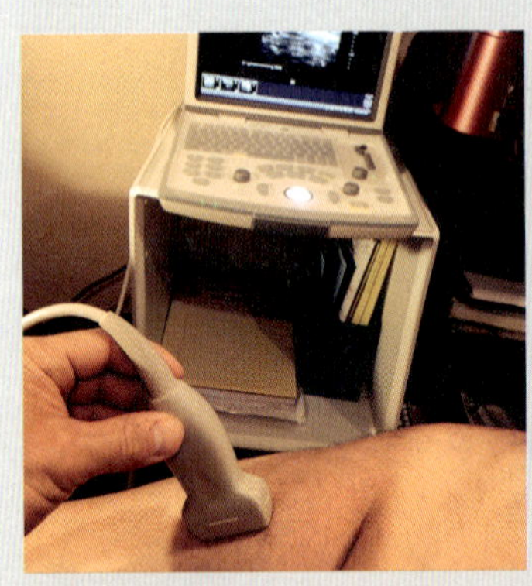

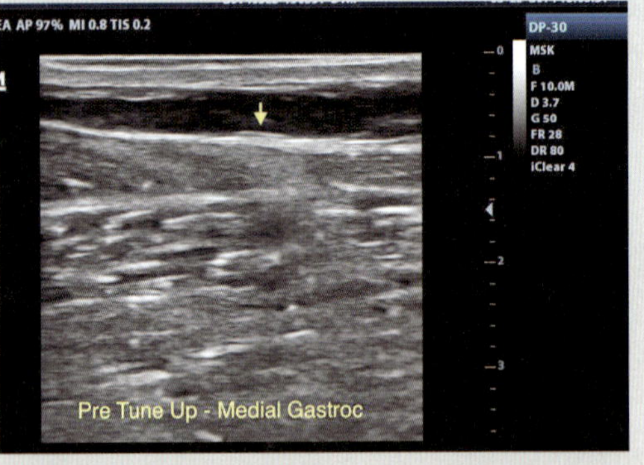

종아리 내측을 검사하였다.

카포비안코 박사가 총 90초간 세 가지 롤링 테크닉을 적용하기 전이며, 종아리 내측의 조직들 간의 공간이 좁아보이며 미끄러질 수 있는 가능성이 부족하다.

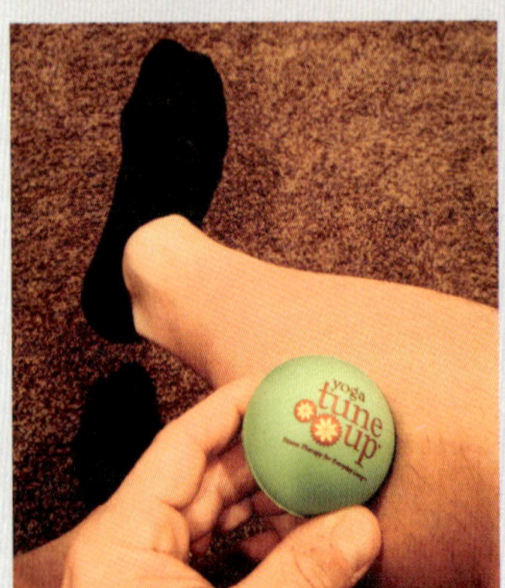

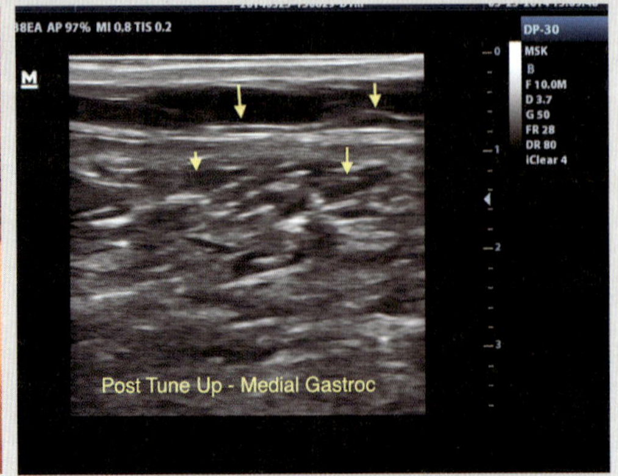

요가튠업볼을 사용하여 30초간 스트립, 30초간 크로스파이버링, 30초간 스킨롤링/쉬어링을 적용하였다.

화살표가 표층과 심층 근막의 변화를 가리키고 있다. 조직 사이의 공간이 늘어나고 압박이 감소했다. 나는 이것을 '푹신해졌다'고 표현하는데, 소파 쿠션을 팡팡 두드려 다시 푹신하게 만드는 것과 유사하다. 이는 슬라이드와 글라이드 잠재력 및 가동성이 증가했음을 나타내는 지표일 수 있다.

롤모델 테라피볼: 툴 키트

롤모델 테라피볼을 통해 가지고 있는 모든 통증을 완전히 없앨 수는 없겠지만, 이 볼은 다양한 근막 문제들을 해결할 수 있는 옵션을 제공한다. 목표는 조직을 건강하게 유지하여 병원에 가거나 추후 발생할 수 있는 더 큰 고장을 피하는 것이다.

롤모델 볼은 세 가지 큰 특징을 가지고 있는데 이것이 강력한 효과의 주된 요인이 된다.

1. 롤모델 볼은 밀착력grippy이 있다.
2. 롤모델 볼은 탄성pliable이 있다.
3. 롤모델 볼은 휴대성portable이 있다.

공의 밀착감을 통해 피부뿐만 아니라 그 밑에 위치한 표층 근막까지 잡을 수 있으며, 그보다 더 심부에 위치한 근막과 근육 사이의 미끄러짐 및 이동을 원활하게 만들 수 있다. 이러한 밀착력이 조직 내 전단력을 극대화시켜주는 요소이다. 이러한 전단 효과는 고유수용성 신경 종말을 자극하며, 이를 통해 중추 신경계가 안정되고 그 부분의 위치 감각을 깨우는 데 도움을 준다. 테니스볼, 골프공, 스틱 롤러와 같은 도구들은 동시에 여러 층에 밀착감과 전단력을 줄 수 없다.

탄성은 공이 뼈가 튀어나온 곳을 지나갈 때 탄력 있는 쿠션과 같은 역할을 하도록 도와준다. 부드러운 고무는 단단한 뼈의 압박을 견딜 수 있어 피부가 멍들거나, 찝히거나, 자극이 되는 것을 막아준다. 이 볼은 딱 적당하게 '말랑말랑'하여 뼈가 고무공 안으로 들어갈 수 있다. 롤모델 볼은 뼈가 튀어나와 있는 부분과 그 주변을 통증 없이 지나갈 수 있게 해주며 밀착력이 있기에 뼈 주변의 민감한 조직들 또한 마사지할 수 있도록 해준다. 하지만 라크로스볼이나 골프공, 나무 마사지 기구, 딱딱한 폼롤러와 같은 도구들은 이러한 작용을 전혀 할 수 없다.

마지막으로, 롤모델 볼은 무게가 가볍고 들고 다니기에 편해 운동 가방이나 짐 가방, 서류 가방 등에도 넣고 다닐 수 있다. 어디에 있던 간에 언제든 맞춤형 통증 이완의 도구로 사용 가능하다.

보너스 혜택: 롤모델 볼은 비싸지 않다

세 가지 특징 이외에 언급해야 할 롤모델 볼의 네 번째 장점이다.

1. 밀착력 2. 탄성 3. 휴대성 4. **적절한 가격**

롤모델 볼은 한 세션에 200달러 이상을 지불할 필요 없이 언제든 어디서든 통증 이완을 가능하게 해주는 맞춤형 도구이다. 뿐만 아니라 낯선 사람 앞에서 옷을 벗고 오일 범벅이 될 필요도 없다! 병원 예약 시간을 몇 주 동안 기다릴 필요도, 보험회사에 비용을 청구할 필요도 없다. 진통제를 재처방받는 것보다도 간단하다. 몇몇 롤모델 애호가들은 테라피볼을 자신들의 개인 의료 보험이라고 말하기도 한다.

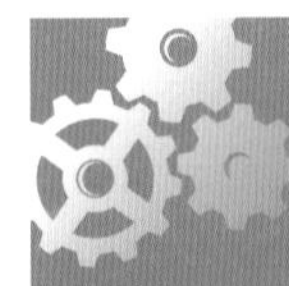

볼-롤링에 대한 짧은 기초 생리학 강좌

근막의 한 부분에 움직임 제한이나 유착이 발생한다면, 근육뿐만 아니라 그 근육이 부착되어 있는 관절들까지도 완전한 기능을 할 수 없게 된다. 테라피볼 롤링 및 다양한 셀프마사지 방법을 통해 서로 유착이 되어 있는 근섬유 및 관련 근막 조직들을 압박하고 주무를 수 있다. 이러한 조직 내 교류(攪流)와 움직임은 국소적 혈액 순환을 증가시키며, 궁극적으로 그 부분에 수분을 재공급해준다(이를 관류라고 한다).

롤링은 조직의 달라붙어 있는, 또는 유착된 부분을 떨어뜨려주어 근육 내 각각의 섬유를 분리해주며, 이로 인해 각 근섬유가 잘 수축할 수 있도록 도와준다. 그렇게 되면 근육은 원하는 움직임을 만들어내기 위해 완전하게 수축하고 이완하는 작용이 원활해진다. 롤모델 볼은 제멋대로 되어 있는 조직들이 뼈와 정렬을 맞추도록 움직여주며 이로 인해 움직임이 더 효율적이고 편안해진다.

롤모델 볼은 우리가 매일 하는 운동, 스트레칭, 요가 동작으로는 닿을 수 없는 조직 내의 움직임을 수정해주고 연결해준다. 테라피볼은 사용 부족, 영양 부족, 흉터, 감정적 미해소 등 여러 가지 이유로 인해 유착된 근막에 미세 스트레칭을 해준다. 이 볼은 밀착력을 충분히 가지고 있기 때문에 단순한 지압 이상의 효과가 있다. 롤모델 볼의 효과를 잘 이해하기 위해 근육 결절에 대한 생리학적 이해가 필수적이다.

트리거 포인트: 근육에 발생한 매듭을 푸는 방법

롤모델 시퀀스를 하는 동안 종종 유착된 조직의 결절 또는 덩어리를 지나치게 될 것이다. 이 조직들은 단단하고 딱딱하며 통증을 유발하는 경향이 있는데 이것을 보통 트리거 포인트라고 부른다. 조 머스콜리노Joe Muscolino는 자신의 책『근육과 뼈 촉진 매뉴얼The Muscle and Bone Palpation Manual』에서 트리거 포인트에 대해 이렇게 설명한다.

> "골격근 조직의 트리거 포인트란 근육 장력이 높은(긴장된) 과잉 자극감수성hyperirritabler 집중 부위를 말하며, 골격근 조직의 단단한 띠taut band 내에 위치한다. 또한 트리거 포인트는 부분적 압박에 민감하며 통증을 유발하거나 신체 내 먼 부위에까지 여러 증상을 유발할 수 있다."

롤모델 볼을 트리거 포인트에 사용하면 이러한 결절과 유착을 완화시키는 데 도움을 준다. 하지만 영향을 받는 주변의 조직 또한 반드시 고려해야 한다. 가장 아픈 부분(때로는 압박을 견딜 수 없을 때도 있다)에 직접적으로 공을 대기보다는 조금 위쪽 또는 아래쪽으로 공의 위치를 조절해 통증의 소용돌이에 빠져 있는 조직을 늘려주고 자극해주며 순환을 돕도록 한다. 트리거 포인트 주변부 또한 보상 패턴의 발생으로 인해 딱딱해져 있을 가능성이 있으며, 이 또한 마사지가 필요하다.

몸을 전체적인 하나의 독립된 생태계로 바라볼 필요가 있다. 몸의 각 부분은 서로 연결되어 있기 때문이다. 몸 전체가 트리거 포인트를 형성하는 환경을 만들어낸 것이다. 국소적인 통증 부위뿐만 아니라 호흡, 태도, 의도와 함께 전신을 관리해야 할 필요가 있다.

롤모델 볼의 크기

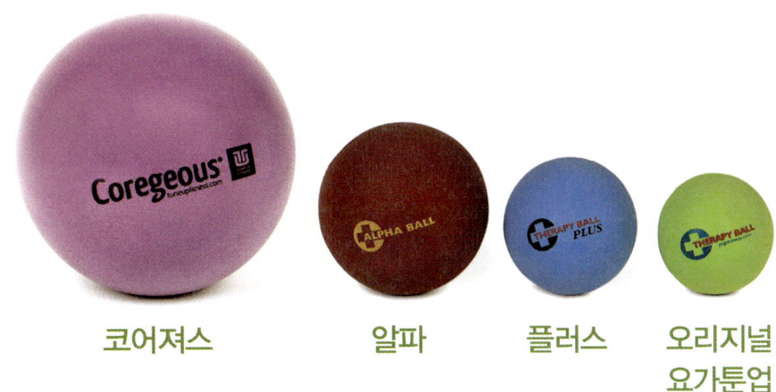

코어져스 알파 플러스 오리지널 요가툰업

롤모델 테라피볼은 신체 각 부위에 원하는 압력을 만들어내기 위한 다양한 사이즈를 가지고 있다. 어떤 볼을 사용하는 것이 마사지에 가장 적합한지에 대해서는 본인의 필요에 따라 스스로 결정해야 한다. 실습과 실험을 거듭할수록 깊은 치료적 마사지에 대한 저항력 또한 달라질 것이며, 다양한 효과를 위해 여러 종류의 도구를 바꿔가며 사용하게 될 것이다.

단단한 고무공 종류인 오리지널 요가툰업Original Yoga Tune Up, 플러스Plus, 알파Alpha는 두 개가 한 쌍이며 스너그-그립 토트Snug Grip Tote라는 주머니에 담겨져 있다. 앞으로 소개될 시퀀스를 보면 알 수 있겠지만 볼은 주머니에 넣어서 같이 사용하거나 한 개씩 사용할 수도 있다. 이 토트는 그물 모양으로 만들어졌기 때문에 볼의 밀착력을 유지시킬 수 있다. 이 그물망 자체의 밀착력이 롤링에 추가적인 효과를 주기도 한다. 주머니 윗쪽에는 토글이 달려 있어 두 공이 함께 움직일 수 있도록 꽉 조일 수 있다.

가장 큰 공인 코어져스Coregeous는 안에 공기가 가득 차 있으며 부드럽고 잘 늘어나며, 밀착력 있는 피부와 같은 고무로 만들어졌다.

공의 다양한 크기와 밀도는 몸의 각 부분에 서로 다른 자극을 제공한다. 오리지널 요가툰업볼은 엄지손가락으로 조직을 압박하는 듯한 효과를 준다. 플러스볼은 팔꿈치로, 알파볼은 주먹으로 누르는 느낌이다. 마지막으로 코어져스볼은 손바닥으로 넓은 조직을 문지르는 듯한 효과를 가지고 있지만, 단단한 공보다 압력의 깊이는 덜하다.

네 가지 종류의 볼이 몸의 각 부분에 어떻게 다른 느낌을 주는지에 대해 익숙해지고 친밀해지길 바란다. 동일한 부위에 매번 다른 크기의 공을 사용하는 것도 가능하다. 앞으로 배울 시퀀스를 통해 여러 가지 옵션들을 알려줄 것이다. 또한 압박의 정도를 조절하기 위해 공을 주머니에 넣어서 사용하는 법과 빼서 사용하는 법 모두를 소개할 것이다.

중요한 것은 신체 각 부분에 알맞는 다양한 크기의 공이 필요하다는 것이다. 롤모델 세트는 가장 큰 효과와 함께 다양성을 제공하도록 고안되었다.

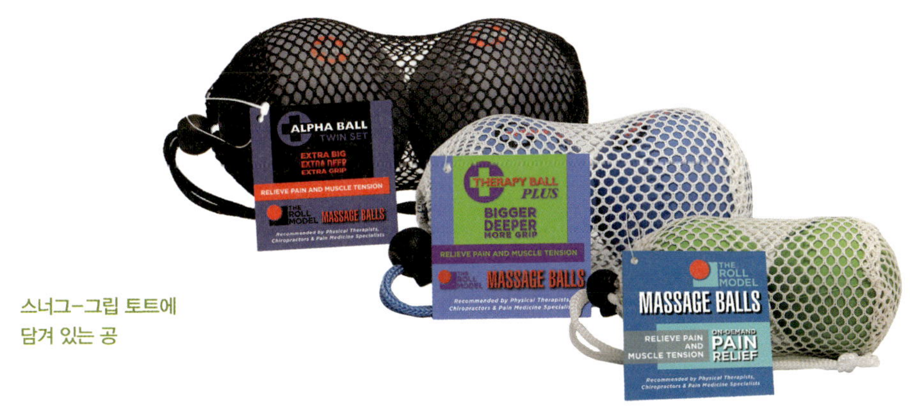

스너그-그립 토트에 담겨 있는 공

공을 잘 관리하라

새 롤모델 볼에는 약간의 기름이 코팅되어 있으며 닦아내면 금방 없어진다. 밀착감 있는 스웨이드와 같은 질감을 더 높이기 위해 청바지나 카펫에 가볍에 문지르거나 수건으로 슥 닦아서 사용하면 된다. 볼을 사용할수록 점점 더 끈끈해지고 밀착력 및 접착성이 좋아진다는 것을 발견하게 될 것이다. 내가 새 공을 길들이기 위해 제일 먼저 하는 것은 발로 밟는 것이다. 기분 좋게 발 마사지를 하면서 공을 길들이면 된다.

새 공은 꽤 단단하다. 하지만 사용할수록 점점 탄성이 증가하게 된다. 처음에 사용하기가 너무 단단하다면 볼의 깊은 압박에 몸이 적응할 때까지 벽에서 공을 사용하면 된다. 시간이 지남에 따라 공은 더 부드러워질 것이다. 맨발로 세게 밟고 문지르면 고무가 부드러워지면서 말랑해지고 탄성이 증가하게 될 것이다.

공의 탄성과 밀착력을 유지하기 위해서 직사광선을 피해야 한다. 직접적으로 빛을 쐬면 표면이 마르면서 질감이 달라진다. 운동 가방이나 뚜껑이 있는 통에 보관하는 것을 권한다. 오리지널 요가툰업볼과 플러스볼은 사용하지 않을 때 스너그-그립 토트에 담아두면 여기저기 굴러다니는 것을 막을 수 있다.

단단한 고무 롤모델 볼을 영원히 쓸 수는 없다. 천연고무로 만들어졌기 때문에 시간이 지남에 따라 망가지게 된다. 볼의 종류 및 사용 빈도에 따라 다르겠지만 6개월에서 1년 정도 사용 가능하며, 가장 작은 볼은 발 마사지를 하는데 많이 사용하기 때문에 더 빠르게 망가질 수 있다. 납작해진 상태에서 빠르게 본래의 동그란 모양으로 돌아오지 않는다면 공이 수명을 다했다는 것이다. 충분히 닳은 공을 잘 보관해두면 얼굴, 팔꿈치, 무릎, 발목, 발과 같이 뼈가 튀어나와 있는 민감한 부분을 마사지할 때 사용할 수 있다. 닳은 공은 몸의 민감한 부분들에 사용하기 안성맞춤이다.

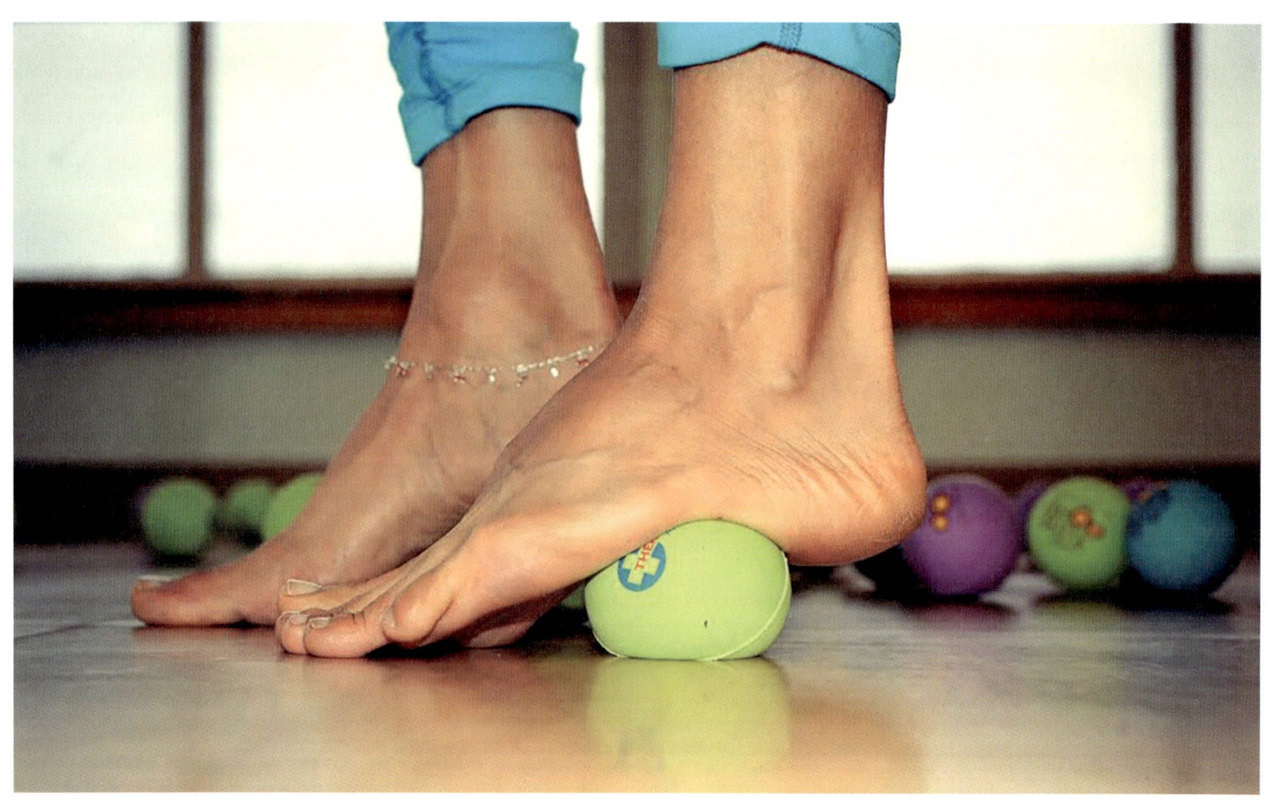

2주 만에 풀린 30년의 마비: 무릎 재건술로부터의 회복

로리 웨이더Lori, Wieder, 44살
웨이더 커뮤니케이션 그래픽 디자인 주립 대학 총장,
펜실베니아

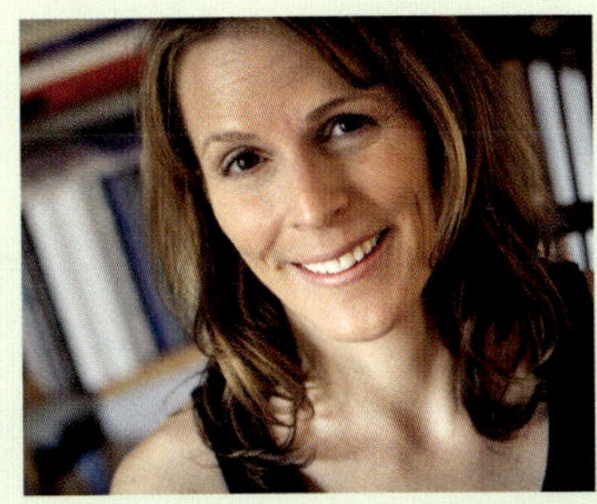

짐에게,

저는 14살에 오른쪽 무릎 재건수술을 받았어요. 몇 년간 무릎이 지속적으로 탈구되었지요. 슬개골이 인대 아래로 빠져 다리 바깥쪽으로 빠지곤 했어요. 가끔 스스로 맞출 수 있었지만 두 번은 병원에 가서 의사에게 치료받아야 했죠. 당시의 감각을 생생하게 기억해요. 기괴하게도 가만히 있으면 그리 아프지 않았어요. 그냥 불편했고 후에 다리가 많이 힘이 없고 아팠어요. 필드하키를 할 때를 제외하고(잔디 위에서 회전할 때 빠졌죠) 굉장히 희한한 때에 탈구되곤 했어요. 다이빙 하던 중 공중에서 두 번, 침대에서 내려오던 중 한 번. 느낌이 정말 이상했고, 다리 옆으로 슬개골이 튀어나온 끔찍한 모습이 끔찍했습니다.

그 당시 정형외과 의사는 인대의 느슨함과 비정상적인 슬개골 경로의 원인을 두 가지로 생각했어요.

1) 저는 안쪽으로 휜 다리를 가지고 태어났고, 그 당시 해결책은 갓난아기에게 무릎까지 올라오는 깁스를 몇 주간 착용시키는 것이었죠(어머니는 얼마나 오래 깁스를 했는지 기억을 못해요).

2) 10살쯤 체조를 하게 되었고 후굴자세를 할 때 무릎 측면에서 뚝 소리가 많이 났어요. 통증은 없었지만 며칠간 무릎이 이상하고 힘없이 느껴졌어요. 계속 운동을 했고 2년 정도 지날 때까지는 탈구가 시작되지 않았어요.

두 가지 등척성 운동으로 구성된 '물리치료'를 받았어요. 슬개골이 빠지지 않게 잡아주는 구멍이 있는 네오프렌 교정기도 줬지만 효과가 없었죠. 교정기를 착용하고도 계속 빠졌어요. 수술을 통해 탈구를 고칠 수 있다는 정형외과의사의 말을 들은 후 부모님은 안심했어요. 의사가 인대를 '조이고' '경로를 고친다'고 말했던 게 기억나요. 또 탈구로 인해 마모된 슬개골 아랫면을 긁어냈어요. 전방십자인대는 손을 대지 않았어요. 의사의 말로는 근육을 자르지 않았다고 했고 하부 장경인대 부위와 외측 대퇴사두근 부위가 수술 후 몇 개월 간 굉장히 아팠어요.

그다음 치료 과정은 엉덩이에서 발목까지 6~7주간 깁스를 하는 거였고 보조기를 3주 더 착용했어요. 다리가 너무나도 쇠약해져서 아직까지도 양쪽 허벅지 둘레가 달라요. 깁스를 착용하고 있을 때 쏘는 듯한 신경통을 겪었어요. 정형외과 간호사가 2주 동안 방관했고 마침내 의사는 깁스가 슬개골 주변에 너무 꽉 조이는 걸 알아냈고 깁스에 구멍을 뚫자 통증이 가라앉았어요.

깁스의 구멍 때문인지 아니면 마침내 신경 감각이 사라졌는지 확실하지 않아요. 왜냐면 그 이후로 무릎 주변에 아무런 감각이 없고 무감각이 무릎 아래 깊숙이(슬개건)까지 내려왔어요. '통증'이 없기 때문에 의사가 걱정하지 않아도 된다고 했어요. 느낌이 이상했고 몇 년 동안 무릎에 종종 힘이 풀리곤 했어요. 무릎 부분에 감각을 느낄 수 없어서일 거라 생각했지만 그냥 항상 그러려니 했어요.

무감각함은 다리가 제 몸의 일부가 아닌 것 같은 분리된 느낌을 주었어요. 제 다리는 믿을 수 없을 정도로 약했고 오랜 깁스와 보조기 착용으로 쪼그라들어서 말 그대로 달리는 방법을 다시 배워야 했어요. 농구 연습 중 잠시 밖으로 나와 다리를 다시 움직이기 위해 노력했던 게 기억나요. 하지만 무감각함으로 인해 불가능한 것은 없었어요. 정형외과 의사가 스키 활강은 하지 말라고 했지만 다른 제약은 없었어요. 하지만 필요 이상으로 오랫동안 어떤 운동을 하건 간에 보조기를 착용했고 재부상의 두려움이 없어졌을 때조차도 마찬가지였습니다. 20대를 훌쩍 넘기도록 무릎이 탈구되는 꿈을 계속 꿨지만 누구에게도 말하지 않았어요.

내 다리를 되찾기 시작한 것은 마인드-바디 활동을 탐구하기 시작했을 때부터였습니다. 너무 어린나이에 수술을 받았기 때문에 슬개골 아래에 골극이 형성되었고 심한 부기와 통증을 유발하는 관절염이 발병했어요. 20대 후반에 영원히 달리기를 그만둬야 한다는 것을 알았고 진지하게 태권도에 집중했어요. 그와 동시에 요가를 탐구하기 시작했죠. 강사가 "우리 자신의 몸을 좋고 안 좋은 부분으로 구분하는 것을 멈춰야 합니다"라고 했을 때 깨달았습니다. 제가 얼마나 오랫동안 제 다리가 '안 좋은' 지에 대해 말하고 생각했는지, 그리고 이 행동이 어떻게 망가지고 분리된 기분을 야기하는지 깨달았어요. 이후 10년간 무술과 요가, 다른 심신활동을 지속하면서 다리가 강해지고 무릎 관절염이 사라졌을 뿐만 아니라 전신의 감각이 훨씬 훌륭하게 발달했어요.

그후 정말 놀랍고 예기치 못한 일이 일어났어요. 요가툰업 트레이닝에 참가해 테라피볼로 하는 스킨롤링법을 알게 되었습니다. 무릎 주변과 피부에 볼을 굴리기 시작했고 며칠 되지 않아 해당 조직들에 감각이 서서히 돌아왔지만 통증은 없었습니다. 이렇게 수년이 흐른 후에 그 조직들에 감각이 다시 살아날 수 있다는 사실에 너무나 놀랐습니다! 또한 이제껏 제가 생각했던 것처럼 그 부분이 '죽어 있는' 것이 아니라는 사실에 너무 행복했어요. 스킨롤링을 지속하자 몇 주 만에 모든 감각이 되돌아왔습니다. 공이 30년간 무감각했던 모든 것을 깨워준 듯했고, 현재는 거의 정상 감각을 되찾았습니다.

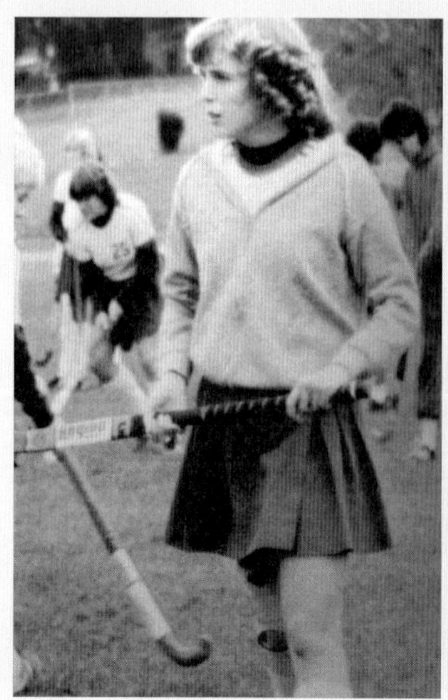

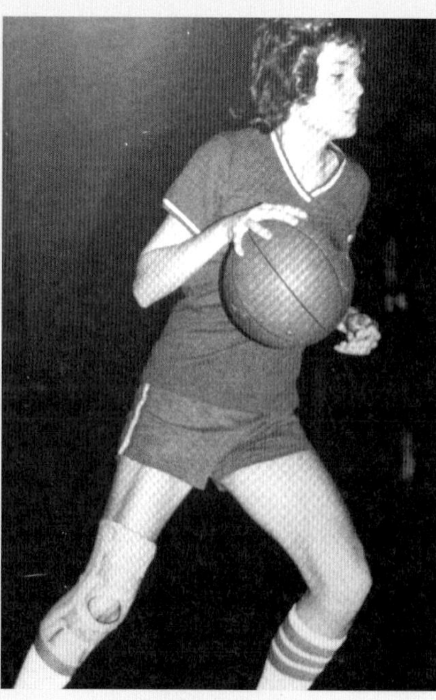

15살에 로리는 농구를 계속했지만 무릎의 재탈구와 부상을 예방하기 위해 항상 보호대를 착용해야 했다.

오늘날 로리는 무릎에 감각을 완전히 되찾았고 아무런 제한 없이 운동을 즐기고 있다.

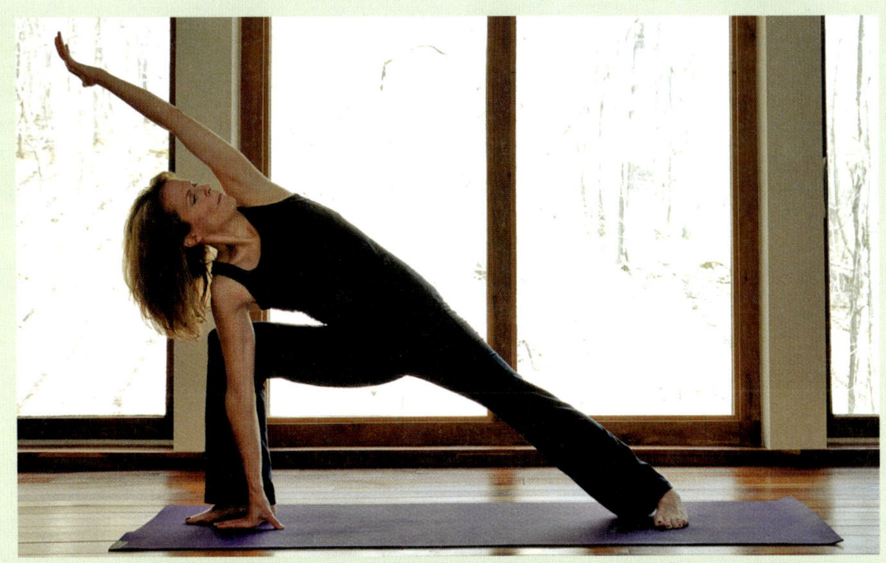

신체적인 변화로는 무릎에 힘이 덜 풀리는 것을 느꼈어요. 감각이 돌아온 이후로 한 번도 무릎에 '힘이 풀린 적'이 없어요. 어떠한 의사나 치료사와도 감각회복에 대해서 이야기하지 않았어요. 다행히 최근 요가튠업볼 운동과 요가, 운동수업(싸이클링과 TRX) 외에 제가 필요한 건 가끔 카이로프랙틱 의사에게 교정을 받는 거예요.

감각회복이 경이로웠던 것과 같이 고관절 주변 볼 마사지와 다른 요가튠업 바디 리밸런싱 테크닉도 굉장했어요. 수십 년의 오른쪽 무릎 트라우마에 대한 보상작용으로 인해 매일 하는 요가 수련에도 불구하고 고관절이 가끔 극도로 뻣뻣했어요. 이 현상이 저를 요가튠업으로 이끌었죠. 전통적인 플로우 요가 이상의 무언가를 찾다가 로워 바디 퀵 픽스 Lower Body Quick Fix DVD를 발견했어요. DVD를 통해 즉각적이고 깊은 이완과 열림을 경험했고 더 배우기 위해 요가튠업 트레이닝에 등록해서 롤모델 테라피볼을 소개받았어요. 롤모델 테라피볼은 요가만 했을 때보다 훨씬 깊게 긴장된 결합조직을 풀어주었어요. 그리고 요가튠업 동작들은 보상작용이 일어난 곳의 균형을 다시 맞춰주었고 강하게 만들어주었으며 무릎관절에 충분한 공간을 유지하게 해주었습니다.

요즘은 볼 마사지와 요가튠업 동작, 플로우 요가 조합의 도움으로 튼튼하고, 조직에 건강한 느낌을 유지하며, 통증을 관리하고, 제가 사랑하는 일들을 계속 하고 있어요. 이 볼 마사지와 요가튠업을 다른 사람들에게 소개하고, 이것이 그들의 통증 완화와 삶을 지속하는 데 얼마나 도움이 되는지 듣는 특권을 누리고 있어요.

당신이 하는 모든 일들에 대해 고마워요. 질!

다른 마사지 도구들

물론 나는 롤모델 볼을 편애한다. 이 장에서는 테라피볼이 다른 도구들과 비교해 뛰어난 점에 대해 나열해놓았지만, 스스로의 몸의 판단력을 믿는 것이 장기적으로 봤을 때 옳은 일이라는 것 또한 강조한다. 가능하다면 실험을 통해 다음에 나열된 여러 종류의 도구들을 사용해보아 어떠한 조합이 가장 최상의 자극 전달 매개체 또는 전단력 전달 매개체의 역할을 하는지 찾아낼 수도 있다.

다음은 인기 있는 셀프마사지 도구들과 한 번쯤 사용을 시도해볼 만한 가치가 있는 것들이다. 요즘은 다음과 같은 도구들을 마트나 드럭스토어, 스포츠용품 가게에서 쉽게 구입할 수 있다.

폼롤러

자가근막 마사지 도구로 인기를 얻은 이후 폼롤러는 어디에서나 흔히 볼 수 있는 도구가 되었다. 폼롤러는 다양한 크기와 모양, 강도를 가지고 있다. 폼롤러는 광범위한 전단력(146쪽)을 만드는 데 좋은 도구이다. 넓은 부분의 조직에 압박을 줄 수 있고 일시적인 이완과 스트레치에 도움을 준다.

그러나 크기 때문에 세심하게 마사지하는 용도로는 부족하다. 특정 트리거 포인트에 정확한 접촉을 할 수 없고 뼈가 튀어나와 있는 주변에서부터 관절 근처 닿기 힘든 조직들까지 마사지하기는 힘들다. 넓은 모양으로 인해 조직 깊숙이 파고 들어가는 것이 불가능하다. 또한 폼롤러는 휴대성이 부족한 편이다. 운동 가방에 넣거나 비행기에 가지고 타기는 쉽지 않다.

대부분의 폼롤러는 단단하고 딱딱하며 표면이 매끄러워 뼈가 튀어나와 있는 부분의 충격을 흡수할 수 없으며 이러한 경우 피부가 꼬집히거나 멍이 들 수 있다. 딱딱한 롤러는 밀도가 높은 스티로폼 또는 PVC 파이프 주변에 스티로폼을 붙인 것이거나 나무로 되어 있는 것, 심지어 금속으로 만들어진 것도 있다. 돌기가 있거나 타이어 접지면과 같은 모양으로 되어 있는 것도 있지만, 단단한 몸체로 인해 충격을 흡수할 수 없고 부드러운 터치를 주기는 힘들기에 근육 방어 또는 브레이싱bracing* 현상이 발생할 수 있다.

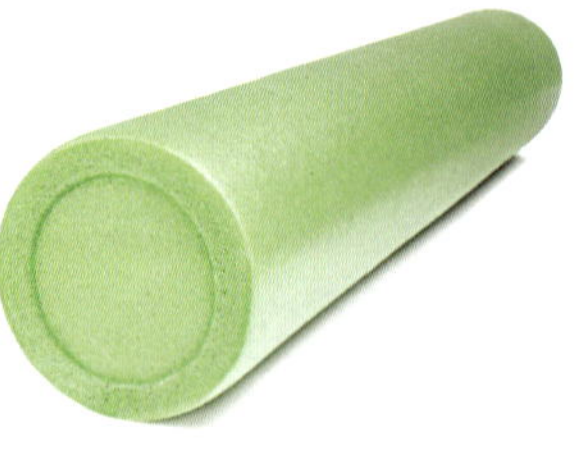

근육 브레이싱: 롤링을 통해 얻길 원하는 효과와 정반대되는 현상. 근육 브레이싱은 근방추(근육 내 신장 감지기)가 과도한 스트레칭을 감지할 때 발생한다. 근육은 스스로를 보호하기 위하여 스트레칭을 허용하는 대신 수축하며 딱딱하고 긴장된 상태에 머문다. 브레이싱은 사용하는 도구가 해당 근육에 너무 딱딱하게 느껴지거나 몸을 너무 빠르게 훑고 지나갈 때, 또는 신체가 전체적인 긴장 상태에 있을 때 발생한다. 라크로스볼, 테니스볼, 딱딱한 폼롤러와 같은 과도하게 단단한 도구들은 브레이싱이라는 원치 않는 효과를 유발할 수 있다.

반면 대부분 잘 사용하지 않는 부드러운 폼롤러는 탄성이 있는 폼으로 만들어져 있기 때문에 조직에 부상을 입히지 않는다. 몸의 작은 부분과 관절 부분에 세심하게 사용할 수는 없으나 글로벌 쉬어 테크닉을 적용하기에 아주 좋다. 개인적으로 호흡을 연습할 때 부드러운 폼롤러에 척추 전체를 대고 누워서 하는 것을 좋아한다.

요약: 대부분의 폼롤러는 너무 크고 딱딱하여 뼈가 튀어나와 있는 부분, 관절, 예민한 부분을 마사지하기 어려운 반면, 롤모델 볼은 밀착력과 탄성이 있어 이러한 부분도 쉽게 마사지가 가능하다.

* Leonid Blyum and Mark Driscoll, "Mechanical stress transfer – the fundamental physical basis of all manual therapy techniques," *Journal of Bodywork and Movement Therapies* 16, no. 4 (2012): 520.

스포츠용 공

스포츠용 공은 아마도 가장 구하기 쉽고 가격 부담이 없는 도구일 것이다. 나는 소프트볼, 야구공, 테니스볼, 라켓볼, 골프공, 라크로스볼, 보치공, 축구공, 배구공 등 많은 종류의 공을 사용해보았다. 하지만 이러한 공들의 공통점은 모양만 동그랄 뿐, 마사지가 아닌 스포츠를 위해 고안되었다는 것이다. 사용할 수 있는 도구가 전혀 없다면 손쉽게 쓸 수도 있지만 연부 조직을 위해 만들어진 것은 아니라는 점을 기억해야 한다.

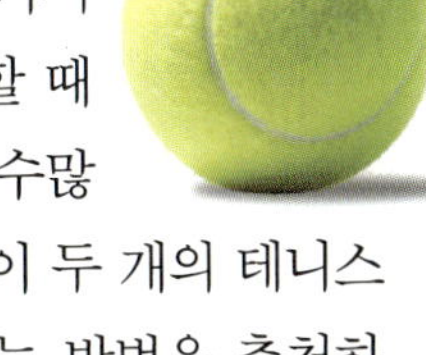

테니스볼은 집집마다 하나 정도씩 가지고 있으며 처음 셀프마사지를 시작할 때 많이 사용하곤 한다. 인터넷을 보면 수많은 카이로프랙터들과 물리치료사들이 두 개의 테니스볼을 양말에 넣어 셀프마사지를 하는 방법을 추천하곤 한다. 하지만 이 방법에는 몇 가지 단점이 있다.

1. 테니스볼은 롤모델 볼보다 단단하다. 롤모델 볼은 쿠션감과 탄성이 있어 뼈의 튀어나온 부분과 그 주변의 연부 조직까지 마사지가 가능하지만 테니스볼은 그렇지 못하다.
2. 테니스볼은 겉이 천으로 싸여 있어 밀착력 없이 미끄러진다. 펠트 천으로 싸여 있는 단단한 공을 통해 압박을 줄 수는 있지만, 롤모델 볼과 같이 여러 조직 층에 한꺼번에 큰 전단력을 주는 것은 불가능하다.
3. 테니스볼은 체중을 흡수하지 못한다. 쉽게 터지거나 매듭 부분이 갈라진다.

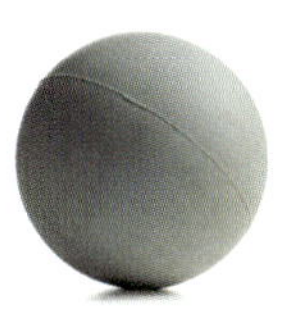

라크로스볼은 테니스볼과 유사한 특징을 가지고 있는 저렴한 도구 중 하나이다. 하지만 다음과 같은 두 가지 점에서 테니스볼과 다르다.

1. 라크로스볼은 매우 딱딱하다. 밀도가 높고 단단하여 마사지 시 뼈 주변을 부드럽게 지나가기 어렵다. 또한 밀도와 단단함으로 인해 손발 또는 갈비뼈에 있는 작은 관절 부분을 마사지하는 것이 불가능하다. 탄성이 없어서 뼈가 튀어나와 있는 주변 피부에 멍이나 자극이 발생할 수 있다.
2. 라크로스볼은 테니스볼과 달리 한 가지 장점을 가지고 있다. 라크로스볼은 밀착력이 있는 표면을 가지고 있어 전단력을 일으키는 스킨롤링이 약간은 가능하다. 하지만 뼈가 튀어나온 부분 근처의 살이 꼬집혀 멍이 들거나 신경에 손상을 입히지 않도록 주의해야 한다.

골프공은 매끈하고 더 단단하여 연부 조직과 뼈에 더 큰 부상을 줄 수 있다. 이 작은 공은 발바닥에 딱 맞는 크기로 아치 부분에 쏙 들어갈 수 있지만, 압박을 흡수할 수 없기 때문에 민감한 근막, 신경, 인대, 혈관 등에 손상을 주기 쉽다.

요약: 스포츠용 공은 조직을 마사지하는 데 사용하기보단 운동장에서 사용하는 게 낫다. 사용할 수 있는 도구가 아무 것도 없을 때를 제외하고는 사용하지 않는 것을 권한다. 부상을 피하고 싶다면 스포츠용 공은 경기장에서 사용하라.

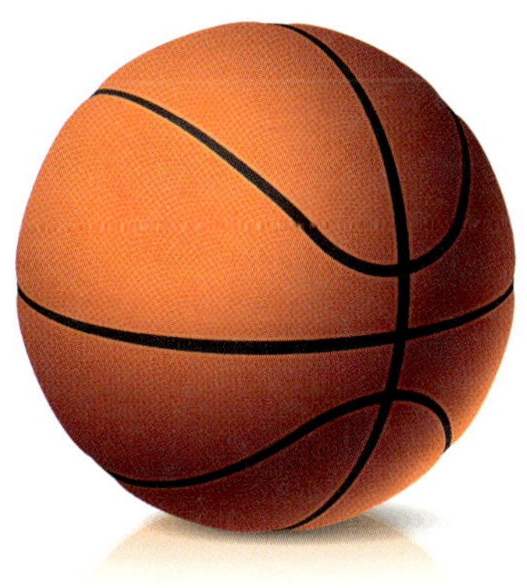

공기가 차 있는 공

안에 공기가 차 있는 공은 크기 및 고무의 밀도가 다양하며 탄성 또한 각기 다르다. 이러한 공은 사람의 몸무게를 지탱할 수 있도록 만들어지지 않았으며, 잘 튀어오른다. 농구공은 어린이들이 가지고 노는 고무공(또는 코어져스볼)과 비슷한 크기이지만 연부 조직을 마사지하는 데는 적합하지 않다. 실제로 내 친구 중 한 명은 농구공으로 마사지하다가 갈비뼈가 부러졌다. 공기가 차 있는 단단한 공을 사용하는 것에 대한 경고는 이로써 충분하다고 본다.

보다 부드러우면서도 밀착력을 가지고 있는 공은 광범위한 전단력 발생 또는 스트레칭에 아주 적합하다. 공을 신체 어떤 부위에라도 대고 누워보라. 체중과 중력에 의해 공을 댄 부분과 이와 연결된 근막까지 깊게 스트레칭 할 수 있다. 이러한 종류의 공을 구체적인 트리거 포인트를 깊게 자극하는 용도로 사용할 필요는 없으며, 보다 넓은 신체 부위를 스트레칭 하는 데 아주 유용하게 사용할 수 있다.

요약: 공기가 차 있는 단단한 공은 피하라. 그러나 부드러운 표면을 가지고 있는 공기 공은 부드럽고 가벼운 압박을 제공한다. 또한 공의 크기에 따라 다양한 방향과 각도로 스트레칭 하는 데 유용하다. 이러한 공을 사용해 어느 정도의 전단력을 발생시킬 수는 있는지만 구체적인 한 부분에 깊게 압박을 주는 것은 불가능하다.

나무 마사지롤러

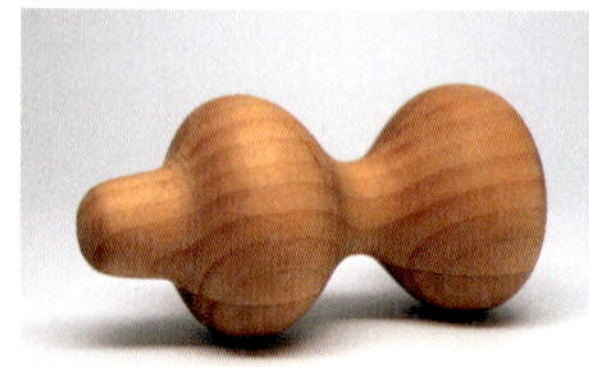

이 전통적인 도구는 나의 첫 번째 셀프마사지 기구였다. 10대 때 선물을 받은 적이 있었는데, 아주 작은 덤벨처럼 생겼으며 단단한 나무로 만들어진 이 도구는 척추에 대고 굴릴 수 있도록 만들어져 있다. 나무 롤러는 굴곡 모양을 가지고 있어 척추 주변 마사지에 적합하다. 조직이 뻣뻣할수록 나무가 더 딱딱하게 느껴질 것이다. 단단한 도구를 사용할 때 롤러의 강한 압박에 대해 스스로 조직을 깊게 이완할 수 없다면 신체와 신경계가 무의식적으로 더 단단히 몸에 힘을 줄 것이다.*

요약: "이 도구가 내 몸을 이완하는 데 도움이 되는가? 오히려 더 단단하게 몸을 긴장하게 되진 않는가?" 스스로에게 물어보라.

* Blyum and Driscoll, "Mechanical stress transfer – the fundamental physical basis of all manual therapy techniques," *Journal of Bodywork and Movement Therapies* 16, no. 4 (2012): 520.

내가 즐겨 사용하는 또 다른 도구들

자가근막 마사지 도구는 필요, 목적, 그리고 마사지 부위에 따라 굉장히 많은 선택이 가능하다. 이 도구를 개발한 사람들은 당신 또는 나와 같이 통증을 감소시키는 방법을 찾아 스스로 여러 가지 도구를 고안한 사람들이다. 가격과 형태는 다를지 모르지만 이 도구 개발자들은 다양한 통증으로 고통받는 사람들을 돕기 위해 많은 고민과 시간을 투자한 사람들이다. 롤모델 볼들을 제외하고 내가 제일 좋아하는 도구들을 소개한다.

1. **모빌리티와드 도구들**MobilityWOD tools: 켈리 스타렛이 개발한 수퍼노파Supernova, 배틀스타Battlestar, 제미니Gemini와 같은 도구들은 큰 전단력을 만들기 위해 고안되었다.
2. **멜트 폼롤러**MELT Foam Roller: 수 히츠먼Sue Hitzmann이 개발한 이 폼롤러는 아주 부드럽지만 내가 사용하는 유일한 폼롤러이다. 매우 탄성이 좋아 튀어나온 뼈 주변에 사용해도 안전하다.

3. 샤퍼 이미지의 퍼커션 진동 핸드 셀프마사지 도구 Sharper Image Percussive Vibrating Handheld Self-Massager: 무슨 말이 필요할까? 때론 전기를 사용하는 비싼 도구가 필요할 때도 있다! 13년 전 나의 스승 글렌 블랙이 이 마사지 도구를 선물로 주었지만 자주 사용하진 않았다(무엇을 손에 들고 있는 것보다는 굴리는 것을 더 선호하기 때문이다). 하지만 버튼 하나로 혈류를 자극하고 림프를 가동화시키는 데 훌륭한 도구이다.

몇 개 되지 않지만 이것이 내가 제일 좋아하는 도구들이다. 빠뜨린 게 있다면 사과한다. 소개하고 싶은 도구가 있다면 주저말고 소셜미디어에 공유해주길 바란다.

궁극적으로 본인에게 맞는 좋은 연부 조직 마사지 도구를 찾게 될 것이다. 어떠한 도구를 사용하든 깊은 이완을 도와주는 것, 뻣뻣함과 결절을 풀어주어 기분 좋게 만들어주는 도구를 찾아라. 뾰족한 돌기가 있는 공, 막대기, 플라스틱 자갈, 돌, 진동 도구, 진동 마사지기, 문고리, 창문 손잡이(아래를 참조하라), 소파팔걸이, 의자 등받이, 벽, 자동차 기어, 비행기 의자 팔걸이, 바벨 등등 내가 실험해본 도구들을 나열하자면 끝도 없다. 심부 연부 조직의 가려움을 긁어줄 수 있는 도구라면 어떤 것이든 시도해보라.

자신의 몸을 더 부드럽고 효율적으로 사용할 수 있도록 도와주는 도구, 또한 애초에 통증과 부상을 발생시킬 가능성이 적은 도구를 사용하라.

너무 딱딱한 도구의 사용: 숙취와 같은 후유증을 남긴 연부 조직 마사지

몇 년 전 마사지 클리닉에서 일하고 있는 친구를 만나러 갔을 때였다. 친구의 일이 조금 늦게 끝나 대기실에 앉아 기다리면서 창문 손잡이에 내 두개골 아랫부분을 문지르며 잠깐 후두골 하부 마사지를 하고 있었다. 금속 재질로 된 창문 손잡이에 목 뒷부분을 대고 약 20분간 문질렀다. 고양이가 가려운 부분을 긁으려 비비듯이 금속 창문 손잡이에 두개골 아래 부분 곳곳을 문질렀다. 창문 손잡이를 지렛대 삼아 목과 두개골이 연결되는 부분을 견인하듯이 마사지하였고, 당시에는 정말 시원했으며 친구를 기다리는 지루함을 잊는 데도 당연히 도움이 되었다.

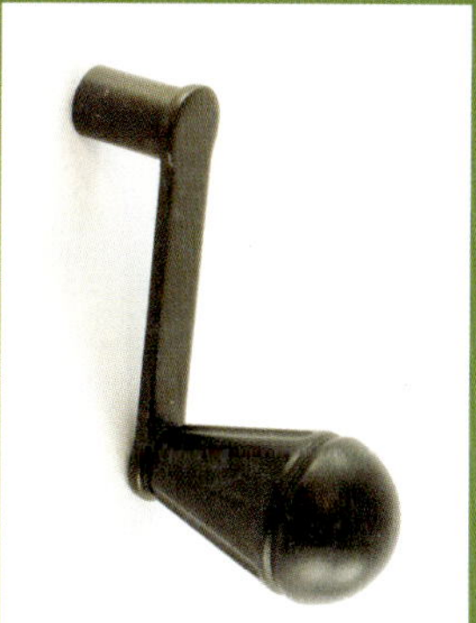

이 창문 손잡이가 내 목에 숙취와도 같은 후유증을 남겼다.

하지만 그 후 며칠 동안 이에 대한 대가를 치러야 했다. 그 다음 날 나는 술 마신 다음 날 숙취를 경험하듯 연부 조직 마사지 숙취를 경험했다! 두개골 아랫부분이 몹시 불편하고 민감하여 만질 수도 없었으며 스트레칭조차 할 수 없었다. 이틀 후에는 통증이 더 심해져 마치 교통사고 후유증과 감기몸살의 중간 정도로 느껴질 지경이었다. 실제로 멍이 들지는 않았지만 금속 손잡이로 인해 심부 조직에 손상을 입은 것이 분명했다.

셀프마사지에 딱딱한 도구를 사용하는 것이 통증을 유발하는 데는 이유가 있다. 마사지를 하는 동안은 '나쁜 통증'을 느끼지 못할 수도 있으나 추후에 결국 그 대가를 치르게 된다. 탄성이 없는 딱딱한 도구를 사용하여 압박을 준다면 근방추가 작용하는 것을 막기 어렵다. 내가 라크로스볼이나 골프공, 테니스볼을 좋아하지 않는 이유가 바로 이것이다. 또한 롤모델 볼을 밀착력과 탄성이 있으며 사용함에 따라 말랑말랑해지도록 만든 이유이기도 하다.

20분의 짧은 시간 동안 나 스스로 초래한 그 재앙을 극복하는 데는 꼬박 일주일이 걸렸으며, 이 실험의 결과를 절대 잊지 못할 것이다.

기억하라. 여러분의 연부 조직은 부드러운 도구를 좋아한다는 사실을.

누가 롤모델 볼 마사지를 해야 할까?

누구나 롤모델 볼을 사용하여 몸의 부드러운 부분과 딱딱한 부분을 발견할 수 있다. 만일 이 셀프마사지를 해도 되는지 확신이 서지 않는다면 의사한테 상담을 받아보라. 20년 이상 이 일을 하고 있지만 볼 마사지를 할 수 없는 사람을 만난 적은 한 번도 없다. 104살 할머니부터 갓난아기를 기르는 부모들까지, 올림픽 선수들부터 프로 운동선수들까지 그리고 이 중간 어디쯤에 위치한 사람들 모두 이 볼을 사용하는 데 무리가 없다.

이 책을 읽다보면 볼을 사용하여 부상, 질병, 그리고 몸의 컨디션을 회복한 사람들의 수많은 이야기를 발견할 수 있을 것이다. 이 사람들이야말로 다양한 크기의 테라피볼이 어떻게 건강을 회복하는 데 도움을 주었는지 증명해줄 것이다.

어디에서 이 볼을 사용해야 할까?

이 작고 휴대성이 좋은 볼의 장점은 어디든지 가지고 다닐 수 있다는 것이다. 핸드백이나 가방에 충분히 들어갈 수 있을 만큼 작으며, 자가용의 글로브 박스, 체육관 가방, 심지어 기저귀 가방에도 넣을 수 있다. 셀프케어를 위한 장소는 어디라도 상관없다. 마사지를 위한 최적인 조건을 만들기 원한다면 다음을 권유한다.

- 깨끗한 바닥, 벽, 또는 단단한 의자를 찾아라. 나무 바닥이나 체육관 바닥은 마사지를 하기에 매우 적합하다. 그 위에 요가매트를 깔거나, 카펫 위에서 할 수도 있다.
- 눈이 부시지 않도록 조명의 밝기를 조금 낮춘다.
- 이완에 도움이 된다면 차분한 음악을 틀어도 좋다.

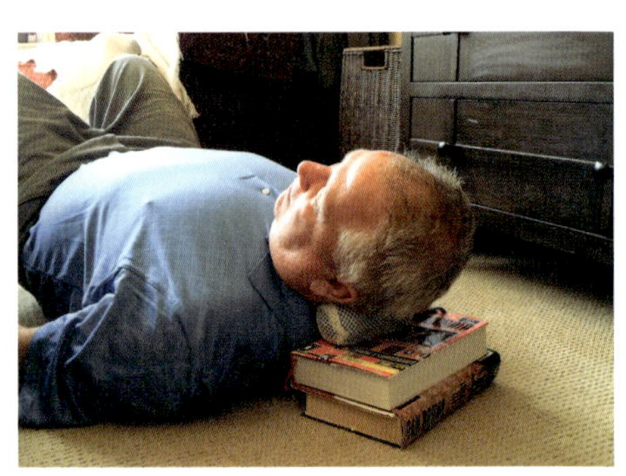

언제 롤모델 볼을 사용해야 할까?

나는 하루도 볼을 사용하지 않는 날이 없다. 볼 마사지를 통해 얻을 수 있는 신체적 정신적 회복을 거부하기란 쉽지 않다. 몸, 마음 그리고 정신에 주름이 졌을 때 이 공이 여러분의 연부 조직의 매듭을 다림질해주어 다시 원기를 회복할 수 있도록 도와줄 것이다. 다음은 하루 중 볼을 사용하기 좋은 때이다.

몸이 쑤실 때

롤모델 볼은 이부프로펜이나 타이레놀보다도 더 효과가 빠르다. 마이클 키예르Michael Kjaer, MD, DMSc 박사와 알버트 배인즈Albert Banes, PhD 박사의 연구 결과 및 2012년 국제근막학술대회에서의 배인즈 박사의 기조연설에 따르면 세포에 대한 가장 큰 자극은 물리적인 스트레스로써, 물리적인 부하가 약물보다 더 빠르게 작용한다. 배인즈 박사에 따르면 약 90초간 지속적인 압박을 가하면 세포 내 세포기관이 활성화되며 압력 변화에 대해 반응하게 된다. 약물이 혈류로 녹아 드는 데는 이보다 훨씬 더 오랜 시간이 걸린다.

볼 마사지를 하는 동안에 발생되는 움직임은 몸을 스트레칭 해주며 통증 수용기에 영향을 미쳐 통증을 유발하는 과정을 재조정하게 된다. 69쪽에 자세히 설명하겠지만, 통증은 변덕이 심하다. 때로는 예민한 트리거 포인트를 직접 자극하는 것으로 통증을 경감시킬 수 있지만 때로는 문제 발생 지점의 근처 또는 아픈 조직의 주변 부위에 볼을 두고 마사지하는 것으로 통증을 해결할 수도 있다.

몸을 반응하게 하는 가장 빠른 방법은 만지는 것이다. 약물을 통해서가 아니라 움직임을 통해서 가능하다. 모션은 로션과 같다.

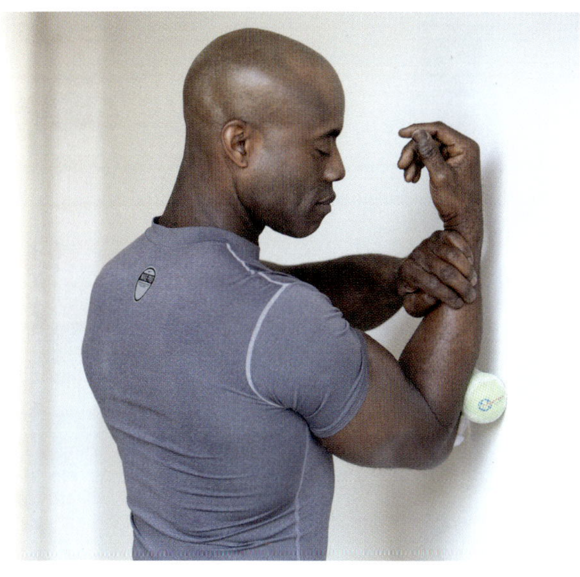

운동 전

8장에 소개되어 있는 롤링 시퀀스는 운동 전 웜업으로 아주 훌륭하다. 관절과 연부 조직에 열을 내어 부드럽게 만들어주며 해당 부위에 혈류를 증가시켜준다. 또한 순환이 좋지 못하거나 만성적으로 긴장되어 있는 곳, 과거 부상이 있었거나 흉터가 있는 등 부상의 발생 위험도가 높은 곳의 고유수용감각을 일깨워준다. 볼은 근막, 관절, 근육의 고유수용감각기를 활성화시켜 신체적 수행능력을 향상시켜준다. 롤모델 볼을 부상 예방을 위한 도구로 생각하라.

운동 후

롤링 시퀀스는 훈련하는 동안 많은 부하가 실렸던 근육과 결합 조직의 스트레치를 돕는, 운동 후 '웜 다운'으로도 훌륭한 역할을 한다. 롤모델 볼은 근육을 너무 많이 또는 너무 적게 사용하거나 잘못 사용하여 발생한 유착과 결절을 풀어주는 역할을 한다. 모든 시퀀스는 깊은 이완을 유도하는데, 이는 어떠한 신체 단련법에도 빠질 수 없는 중요한 요소이다. 깊은 이완은 휴식과 재생을 위한 부교감신경계의 하향조절 역할을 도와준다(9장 참조). 롤모델 볼 사용자들은 잠자리 들기 바로 전에 마사지를 하는데 이는 몸을 평온하고 고요하게 만들어준다.

훈련을 진행할수록 주로 사용하는 부위나 컨디션이 좋지 않고 쑤시는 신체 부위를 발견하게 되며 이는 매우 흔한 일이다. 다음 운동에 곧바로 뛰어들기 전에 셀프마사지를 통해 조직의 유동성과 온기를 다시 채울 수 있다. 근육통은 때론 과도한 사용으로 인해 발생한 결절과 관련이 있거나, 근막과 근육 세포가 여전히 재생 중인 민감한 상태에 있다는 것을 의미한다. 만일 근육통이 과도하다면 그날은 개인 기록을 세우려고 시도해서는 안 된다! 몸의 완전히 회복될 수 있도록 시간을 주어야 한다.

이완을 원할 때

통증의 감소 또는 가동성의 향상을 원할 때만 볼 롤링을 해야 하는 것은 아니다. 롤모델 볼은 여러분의 스트레스 스위치를 꺼줄 수도 있다. 스스로에게 휴식을 주고 싶을 때 또는 스스로를 혹사시키는 감정적 트라우마나 압박감으로부터 벗어나고 싶을 때 볼을 사용하라. 볼이 여러분의 몸과 마음에 휴식과 고요함을 가져다줄 것이다. 잠깐의 볼 마사지만으로도 새롭게 하루를 시작하는 기분이 들 것이다. 내면의 리셋 버튼을 누르는 것과 같다(더 자세한 내용은 9장 참조).

여행할 때

롤모델 볼은 가지고 다니기에 딱 좋은 크기이다. 자동차, 기차, 비행기 여행의 필수 아이템이며, 식당, 도서관, 극장, 교실 그리고 기타 공공장소에서도 사용하기에 부담이 없다. 가장 작은 크기의 공은 어디서든 남몰래 사용하기에 안성맞춤이다. 주변에 어떤 이보다도 편안함을 느끼고 있는 자신을 발견할 것이다.

통증 이완을 위한 여행의 필수품

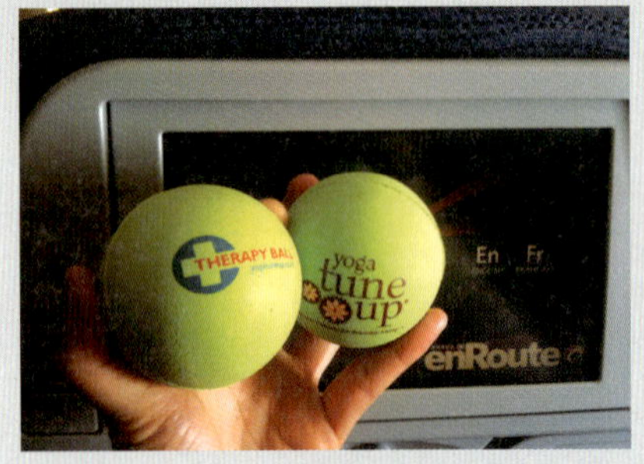

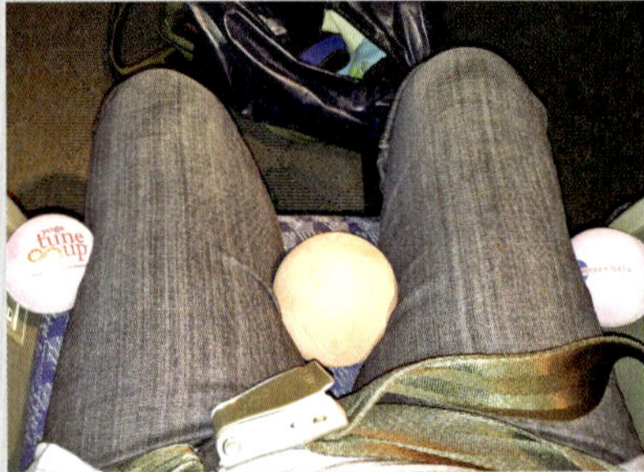

이스탄불

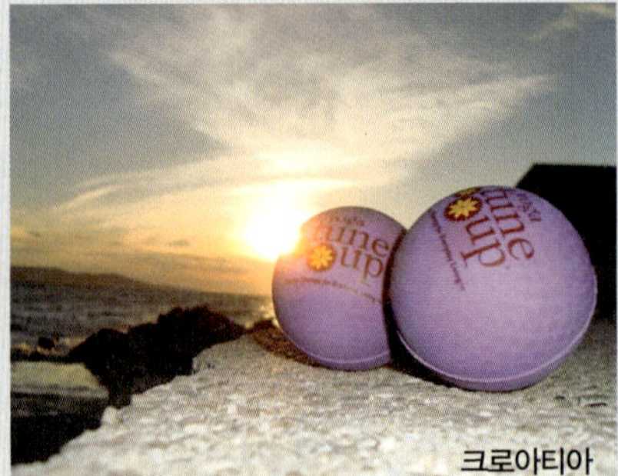

크로아티아

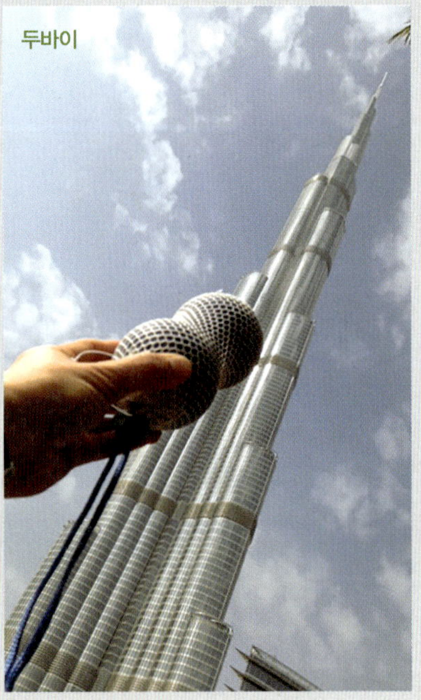

두바이

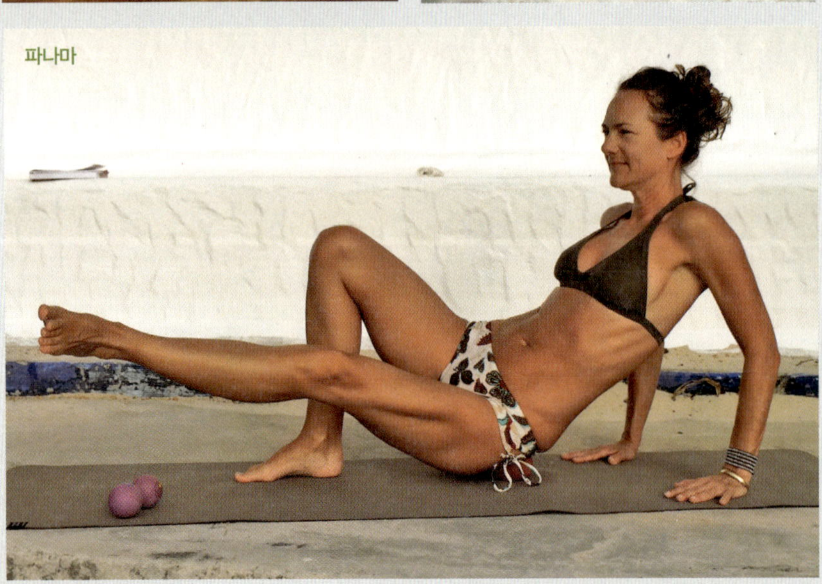

파나마

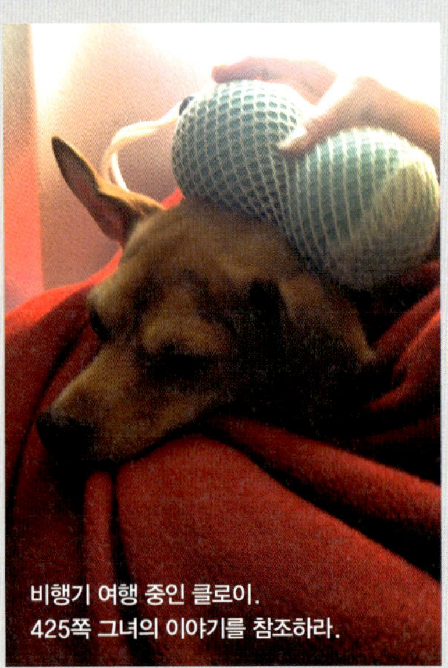

비행기 여행 중인 클로이.
425쪽 그녀의 이야기를 참조하라.

얼마나 자주 볼 마사지를 할 수 있을까?

나는 매일 마사지할 것을 권한다. 매일 조금씩 가면 더 멀리 갈 수 있다. 단 2분만으로도 몸이 변하는 것을 느낄 수 있을 것이다. 가능하다면 매일 10~30분 정도 온전히 셀프케어를 위한 시간을 내라.

만일 20분 정도 집중하여 마사지를 할 수 있는 시간을 낼 수 없다면 하루 일과 중 틈틈이 볼 마사지를 하라.

1. 발 밑에 공을 두고 설거지하기.
2. 운전할 때 엉덩이 밑이나 등에 볼을 대기.
3. 업무 중 전화 통화를 할 때는 헤드셋을 착용하고 벽에 볼을 두고 마사지하기.
4. 좋아하는 TV 프로그램을 시청하면서 볼 위에 드러눕기.
5. 언제 어디서든 고정된 자세를 취할 때는 볼을 사용하여 그 자세에서 가능한 움직임과 자극을 주기.

볼 마사지를 위해서는 생활을 포기하거나 엄청난 시간을 투자할 필요는 없다. 하루 중 수시로 물을 마셔 수분을 보충하듯이 틈틈이 볼 마사지를 적용해 보라. 하루 동안 어마어마한 수확을 거둘 수 있을 것이다.

통증: 좋은 통증과 나쁜 통증 구분하기

마지막으로 다룰 내용은 통증에 관한 것이다. 일단 볼을 굴리기 시작하면 수년간 여러분의 관심을 기다리고 있던 신체 부위에 놀라운 이완을 경험하게 될 것이다. 안도의 한숨과 함께 편안함을 느끼게 해주는 부분을 찾아낼 것이다. 하지만 한편으로 '제발 건드리지마!'라고 외치는 돌덩이 또는 가시철조망 같은 조직 또한 발견하게 될 것이다. 여기서 질문이 하나 생긴다. 좋은 통증과 나쁜 통증을 어떻게 구분할 것인가?

롤모델 볼 마시지를 통한 편안함과 불편함의 정도는 범위가 매우 넓다. 어떤 사람에게는 '아~' 정도가 어떤 사람에게는 '으악!'이 될 수도 있다. 감각의 정도는 모든 이에게 다르게 느껴진다. 통증과 불편함의 인식과 관련된 요소들은 매우 다양하며, 이어지는 내용에서 이에 대한 명확한 기준을 제공하려 노력할 것이다. 그러나 이를 결정하는 사람은 여러분 자신이며, 이 불편함이 견딜만 한지 아닌지의 판단은 반드시 스스로 내려야 한다. 일반적으로 볼 롤링 후 조직이 편안해지는 것을 느낀다면 이러한 불편함은 건강하고 치료에 긍정적인 반응이다('좋은 통증'). 롤링 후 상태가 악화된다면 이 조직은 셀프마사지를 견딜 만큼 충분히 건강하지 않다는 것을 의미하며 이를 피해야 한다. 이러한 경우에는 전문가의 도움을 받아야 한다.

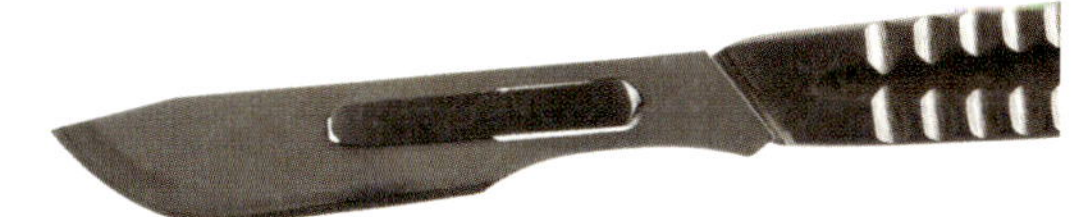

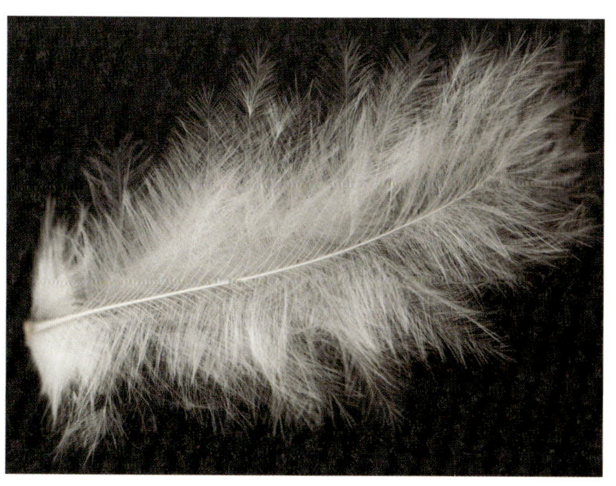

통증이란 자신의 몸에 '부상이 있다, 또는 부상이 발생하려 한다'는 정보를 전달하기 위해 만들어진 감각이다. 볼 마사지 시 통증의 정도는 너무나 다양하기 때문에 통증의 강도를 구분해주는 감각으로 생각하면 도움이 된다. 통증이라는 단어는 특정 활동을 멈춰야 할 때 사용하기로 하자. 대신 마사지할 때 느껴지는 기분을 '감각' 또는 '건강한 불편함' 으로 표현한다면 훨씬 안전하게 느껴지면서 마사지를 지속할 수 있을 거라는 기분이 든다.

조직에 불편함이 축적되는 데는 수년이 걸린다. 이에 따른 통증을 경감시키는 데 있어서 약간의 불편함은 치유의 과정일 수도 있다. 롤모델 볼을 사용하는 목적이 아픔을 느끼기 위해서는 아니지만, 깃털을 문지르는 것처럼 간지러운 느낌을 원해서도 아닐 것이다.

때로는 볼 마사지가 아프게 느껴질 것이다

치료를 할 때는 절대로 아픔을 느껴서는 안 된다고 생각하는 치료사들이 많다. 나는 치료는 절대 '통증'을 유발해서는 안 된다고 생각한다. 하지만 실제로 미사용, 과사용, 흉터 등으로 인해 특정 조직이나 관절에 유착이 생긴 경우에는 체액 균형과 움직임 역학의 회복을 위해 점진적으로 이러한 유착을 풀어주는 것이 필수적이다. 약물이나 스테로이드 주사와 같은 방법을 사용할 경우 통증을 없애고 염증을 완화시킬 수는 있지만 통증의 근원 또는 원인을 다룰 수는 없다. 수술을 할 경우 그 주변 부위에 손상이 발생하고 흉터 발생으로 인한 새로운 문제가 드러날 수 있다.

나는 조직의 뻣뻣함, 기능부전, 운동조절 능력의 상실을 없앨 수 있도록 사전에 조치를 취해야 한다는 수기 치료사들의 의견에 백번 동의한다. 이 말은 손, 손가락, 팔꿈치, 발가락, 기계 등의 도구를 사용하여 조직에 변화를 이끌어내야 한다는 것을 의미한다. 이는 종종 불편함을 유발할 수도 있다.

오래 지속되는 통증의 경우 솜씨 좋은 수기 치료사들의 도움을 통해 뻣뻣한 조직, 관절낭 등의 기능부전 부위를 정확히 촉진하고 탐색하여 수기로 유착부위를 풀어줄 수 있다. 이러한 전문가들은 여러 가지 기능부전의 원인을 밝히고 각각을 치료하는 것이 가능하다. 이러한 과정에서 약간의 국소적 부종이 발생할 수 있으나 이는 궁극적으로 오래된 울체와 염증을 없애는 데 도움을 준다. 이는 괴롭지만 견딜 만한 과정으로 느껴진다. 한 가지 예를 들어보겠다. 최근 나는 새끼발가락이 탈골된 적이 있는데 통증이 정말 극심하였다. 통증, 부종, 뻣뻣함으로 인해 제대로 걸을 수도 없었다. 이로 인해 발가락과 연결된 모든 부분에 좋지 못한 움직임이 패턴화되는 것을 최소화하기 위해 롤모델 볼을 사용하여 발, 정강이, 종아리, 고관절을 마사지하였다. 물론 다친 발가락 부분은 통증이 너무 심해 만질 수도 없었다. 2주 후 그 부위를 약간은 움직일 수 있게 되었고 액티브 릴리즈 테라피Active Release Therapy 전문가인 크리스토퍼 토쉬Christopher Tosh 박사를 찾아갔다. 그는 관절낭을 촉진하여 이미 형성된 유착을 풀어주었다. 거짓말을 하진 않겠다. 이는 너무 고통스러운 과정이었다. 하지만 부종이 즉각적으로 가라앉기 시작했으며, 이러한 '매우 불편한' 과정 덕분에 빠르게 회복할 수 있었다.

많은 사람들, 특히 치료적인 마사지를 받아본 경험이 없거나 운동을 전혀 해보지 못한 사람의 경우 처음 볼 마사지를 시작했을 때 불편한 감각을 경험하곤 한다. 조직의 컨디션이 너무나 떨어져 있기 때문에 어떠한 종류의 촉각도 매우 민감하게 받아들인다. 하지만 이것이 '나쁜 통증'이라고 할 수는 없다. 이러한 조직의 경우 수정된 동작(72쪽 참조)을 사용할 경우 볼에 적응하는 데 큰 도움이 된다. 스스로에게 솔직해져야 한다. 만일 스스로가 각 근육 내부의 개별적인 움직임을 다루는 깊은 치료적 마사지에 익숙하지 않다면 처음에는 조직이 이에 대한 저항을 느낄 수 있으며 롤링 루틴을 수행하는 데 어려움을 느낄 수도 있다. 압박이 너무 깊게 느껴진다면 변형 동작을 사용하라.

볼 마사지 루틴 자체가 통증을 유발하는 것이 아니라 이미 신체 내에 존재하고 있던 통증을 드러나게 해주는 것임을 명심하라.

롤모델 볼을 이용하여 스스로의 몸을 보살피며 이 책에 소개된 여러 가지 테크닉에 대해 실험해보는 것은 스스로의 몫이다. 이를 통해 여러 종류의 감각을 구분할 수 있는 방법과 더불어 자신에게 '좋은' 느낌과 '나쁜' 느낌을 식별하는 방법을 배우게 될 것이다.

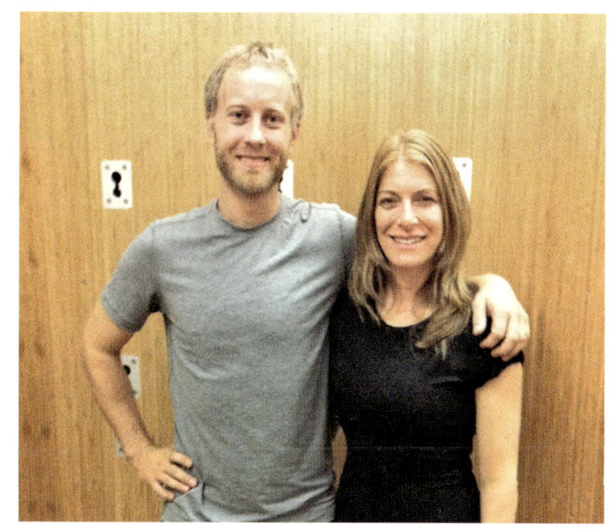

내가 제일 좋아하는 ART 카이로프랙터이자 동료인 크리스토퍼 토쉬 박사

나쁜 통증

나쁜 통증 또는 '참을 수 없는 불편함'은 매우 다양한 형태를 가지고 있다. 지금 하고 있는 볼 마사지가 괜찮은 것이 아니라면 몸은 여러 가지 경고 신호를 보낼 것이다. 그럴 때에는 잠시 뒤로 물러나 동작을 수정하거나 마사지를 멈추고 의료적 조치를 취해야 할 수도 있다. 우리의 몸은 부드럽게 통증 없이 움직이도록 만들어졌다. 건강한 조직을 가지고 있는 경우 움직일 때 인상을 쓰게 되거나 통증을 느끼지 않는다. '롤모델'로서 여러분의 역할은 조직의 신체적 잠재력을 극대화하여 정상 상태로 리셋하고 최상의 기능을 갖추도록 하는 것이다(자세한 내용은 99쪽 '근막: 이음매 체계'와 111쪽 '고유수용감각: 몸 안의 지도' 참조). 다음은 나쁜 통증을 경험할 때 나타나는 증상들이다.

1. **마사지 후에도 통증이 지속된다:** 불편함이 마사지 이후 더 악화된다. 이는 볼 사용을 중단하고 의료 전문가의 도움을 받아야 한다는 신호이다.
2. **전신이 긴장된다:** 동공이 확장되며 눈을 깜박일 수 없다. 총을 들고 있는 것처럼 손이 뻣뻣해진다. 전신이 뻣뻣해져 이완하거나 자세를 바꾸기가 힘들다. 이러한 증상은 교감신경적인 반응으로 볼이 너무 깊게 들어갔거나 잘못된 부위에 놓여 있다는 것을 말해준다. 우선 공의 위치나 압박 정도를 바꾸어보라. 그래도 이와 같은 증상이 지속된다면 의료 전문가의 상담을 받아야 한다.
3. **숨을 쉴 수 없다:** 갑자기 숨을 쉴 수 없다. 호흡을 뱉고 마시는 게 불가능하다면 변형 동작을 사용하거나 롤링을 멈추어야 한다. 호흡은 우리의 신경계와 긴밀하게 연결된 안전 탐지기와 같다. 호흡이 불가능하다는 것은 더 이상 안전지대에 머물고 있지 않다는 것, 나쁜 통증을 경험하고 있다는 신호이다.
4. **신경 통증이 발생한다:** 전기가 오는 듯한, 또는 저리고 마비가 되는 듯한 감각을 느낀다. 그렇다면 신경 부위에 지속적으로 볼 마사지를 했다는 것을 의미한다. 볼 마사지를 통해 작은 신경말단 부분을 자극하는 것을 피할 수는 없으며 이것은 이로운 작용이다. 하지만 큰 신경 부분에 직접적으로 마사지를 가하는 것은 피해야 한다(74~75쪽 참조). 이렇게 큰 신경 부위에 볼을 위치시키면 뜨겁거나 차가운 듯한, 또는 그 조직 부위가 마비된 듯한 이상한 느낌이 들 것이다. 이는 공의 위치를 옮겨야 한다는 것을 의미한다. 볼을 현재 마사지하고 있는 부위의 조금 위쪽 또는 조금 아래쪽, 왼쪽 또는 오른쪽으로 옮기는 것만으로도 이러한 현상을 해결할 수 있다(반면 테라피볼을 사용

하여 신경 통증과 마비를 극복한 에릭 존슨의 사례도 있다. 118쪽 참조).

5. **명이 든다:** 너무 깊게 마사지를 하면 멍이 들 때도 있다. 그럴 경우에는 그 부위를 다시 마시지하지 말고 다 나을 때까지 기다려라. 사고나 부상으로 멍이 든 곳에 직접적으로 볼 마사지를 적용하지 말고 그 주변 부위를 마사지해주는 것이 좋다.
6. **다음 날 근육통이 극심하다:** 근육통은 눈에 보이지 않는 멍이 든 것과 마찬가지이다. 너무 과도하게 롤링을 한다면 며칠 동안 손을 댈 수 없을 정도로 아플 수 있다. 몇달 만에 운동이나 달리기를 너무 과하게 해서 그 후 며칠 동안 근육통이 심했던 경험을 누구나 가지고 있을 것이다. 볼 롤링 또한 이와 같이 과하게 할 수 있다. 너무 민감한 부분을 마사지할 때는 강도와 지속시간을 조절하고, 근육통이 심하다면 며칠 동안 그 부위의 마사지를 피하라.
7. **소리를 지르거나 울고 싶은 감정이 드러난다:** 감정을 느끼는 것 자체가 '나쁜 통증'을 의미하는 것은 아니다. 하지만 심리적인 상처를 대면하고 치유하기 위해서 전문가의 도움이 필요할지도 모른다는 사실을 말하고 싶다. 감정은 어느 정도 이완이 되었다는 것을 나타내는 감각의 범주이다. 감정을 느끼는 정도는 다양하다. 카타르시스를 느껴 적당히 도움이 되는 정도일 때도 있지만 상담을 받아야 될 정도로 강하게 느끼는 경우도 있다. 볼 롤링을 할 때 흐느끼거나 크게 웃거나 아무런 이유없이 화가 날 수도 있다. 이러한 가벼운 감정들을 느낀다는 것은 뻣뻣하고 굳어 있는 조직과 연결된 느낌을 처리하고 있다는 신호이다. 과거나 현재에 직면하고 있는 문제들에 대한 시각을 얻을 수도 있다. 충분히 호흡하며 현재에 머무를 수 있다면 이러한 감정을 '견딜 만한 불편함'의 범주에 포함시킬 것을 권하고 싶다. '견딜 수 없는 불편함'에 속하는 감정은 두렵게 만들거나 통제할 수 없다는 느낌을 주는 것이다. 만일 볼 롤링을 통해 이러한 감정을 느낀다면 상담이나 도움을 받을 것을 권한다(이에 대한 정보는 10장 참조).

만일 나쁜 통증을 경험한다면 다음과 같이 동작을 수정하라.

강도 조절 방법

1. 이완할 수 있을 때까지 압박을 멈춰라.
2. 볼의 위치를 나쁜 통증이 느껴지지 않을 때까지 현재 마사지하고 있는 부분보다 위쪽, 아래 또는 대각선 방향으로 옮겨라.
3. 벽에서 볼 롤링을 한다. 중력이 작용하는 정도를 조절하기 위해 벽이나 의자 등받이를 활용하거나 압박 정도를 스스로 조절한다.
4. 벽을 사용하는 것보다는 바닥에 눕는 것을 선호한다면 소파나 침대를 활용하라. 볼을 푹신한 표면에서 사용하는 것으로 강도를 조절할 수 있다.
5. 해당 부위에 좀 더 큰 볼을 사용해보라. 만일 단단한 고무공의 압박이 너무 크게 느껴진다면 코어져스볼을 사용해도 된다.
6. 볼을 한 개 대신 두 개를 사용하라(스너그-그립

현재 부상이 있는 곳에 대한 롤링

'통증', '부상', '안전' 등을 정의하는 방법은 매우 다양하다. 만일 부상의 급성 단계에 있다면 의료 전문가의 도움을 받아라. 하지만 통증은 조절 가능하며 주관적이다. 어떤 사람에게는 무릎에 멍이 든 정도로 끝날 수 있지만 어떤 이에게는 목발을 짚어야 할 정도의 참사일 수도 있다. 스스로의 신체와 감각을 온전히 느낄 수 있는 사람은 본인 한 사람뿐이다. 자신의 통증과 소통할 수 있는 사람 또한 오직 자신밖에 없다. 내 몸이 하는 말을 듣는 방법을 배워야 한다.

전문가의 치료를 받고 있는 부상 부위에서 멀리 떨어진 곳에는 여전히 볼 롤링을 적용할 수 있다. 부상을 당하게 되면 이에 대한 보상작용으로 인해 신체 다른 부위의 조직이 뻣뻣해지거나 불편함을 느낄 수 있는데, 부상으로 인해 움직일 수 없는 부분이 해야 하는 몫까지 일을 도맡아 해야 하기 때문이다. 롤모델 테크닉을 사용하여 부상이 없는 부분을 이완하여 치유를 위해 더 나은 환경을 만들어주면 도움이 된다.

토트에 넣어 사용해도 된다). 볼을 한 개 사용할 때는 압박이 집중되어 강도가 세진다. 볼 두 개를 사용할 때는 압박의 깊이와 감각을 줄일 수 있다.

7. 스킨롤링(피부 표면에 대고 문지르기) 방법만을 사용한다.
8. 변화가 있을 때까지 수축/이완을 해본다.

호흡을 계속해서 유지하라. 이를 통해 현재 볼의 압박이 견딜 만한 것인지 아닌지를 완전히 파악할 수 있다. 만일 편안한 호흡을 할 수 없다면 볼의 압박이 너무 강한 것이다. 호흡에 관한 내용은 7장에 소개되어 있다.

조직의 컨디션이 좋다는 것은 체액과 영양의 균형이 잘 맞는 건강한 상태를 의미하며, 그렇다면 움직임에 아무런 지장이 없이 볼 롤링이 가능할 것이다.

좋은 통증

자, 이제 좋은 통증에 대해 알아보자. '좋은 통증'이라는 용어 대신 '견딜 만한 불편함'이라는 말을 사용하는 것이 더 나을 것이다. 이 견딜 수 있는 불편함을 통해 얻을 수 있는 혜택은 너무나 많다. 볼 마사지를 정기적으로 사용하여 본인의 몸을 보살핀다면 우리의 조직은 보다 균형 잡힐 것이며 불편함보다는 '기분 좋은 압박감'을 느끼기 시작할 것이다. 통증과 불편함에 너무 익숙해지면 볼 마사지를 해도 아프지 않은 날이 오게 될 것이다. 그렇다고 해서 볼 마사지의 효과가 없어졌다는 뜻은 아니다. 좋은 소식은 볼 마사지가 꼭 아파야만 하는 것은 아니라는 것이다.

건강한 조직은 마사지를 해도 아프지 않다. 롤모델 볼은 건강한 조직과 그렇지 못한 조직 모두를 자극하여 가동시킨다. 깊게 볼 마사지를 할 때 소리를 지르고 싶도록 아프게 만드는 주범은 건강하지 못한 조직이다. 이러한 조직의 내부적인 뻣뻣함을 해소하기 위해서는 균형 잡힌 환경을 제공해야 한다. 건강한 조직을 마사지할 때는 견딜 수 없는 불편함이 발생하지 않는다. 조직 내부의 섬유와 체액이 탄력 있고 영양 상태가 좋으며 움직일 준비가 되어 있기 때문이다. 좋은 통증/견딜 수 있는 불편함/기분 좋은 압박감의 증상에 익숙해져라.

다음은 볼 마사지 시 느껴지는 불편함이 조직의 치유를 촉진하고 있는 좋은 통증인지를 구별하는 방법이다.

1. 롤링하고 있는 부위가 안도의 한숨을 내쉬는 것처럼 이완이 되는 것이 느껴지고 신체적으로 가벼움이 느껴진다. 더 이상 통증의 포로와 같이 느껴지지 않는다.
2. 마사지 부위에 따뜻한 물병을 올려놓은 것과 같은 편안하고 부드러운 열감이 느껴진다.
3. 마사지 부위에 가동범위가 늘어난 것을 볼 수 있다.
4. 해당 부위의 가동범위 끝지점에서 통증이 줄어든 것을 느낄 수 있다.
5. 해당 부위뿐만 아니라 전신의 통증이 줄어든 것을 느낄 수 있다.
6. 이완이 된 것을 느낄 수 있다. 예민하고 짜증난 상태에서 편안하고 진정된 상태로 기분이 바뀐다.
7. 전반적인 감각이 나아진 것을 느낄 수 있다. 롤링 전에는 느낄 수 없었던 감정적인 편안함과 긍정적인 기분이 든다.
8. 감정적인 카타르시스를 경험한다. 신체적 통증을 가장한 스트레스, 슬픔, 오래된 두려움 등이 해소된다.
9. 호흡이 개선됨을 느낄 수 있다. 더 깊고 편안하게 숨을 쉴 수 있다.
10. 전신의 긴장이 해소된다.
11. 기존에 스트레스 상태에 있던 조직의 문제가 해결된 것을 알 수 있다.
12. 해당 부위의 감각이 더 좋아진다(111쪽의 내 몸의 지도에 대한 부분 참조).

경고! 사용 금지 부위

롤모델 볼만으로 모든 건강관리를 대체할 수는 없다. 부상이나 몸 상태에 대해 궁금한 사항이 있다면 사용 전 의료 전문가의 조언을 얻어야 한다. 롤모델 메소드를 법적으로 '약물'이나 '치료법'이라고 부를 수는 없다. 상식을 활용하라. 다음의 가이드라인을 활용하라.

1. 현재 부상을 막 입은 부위에 사용하지 말라. 조직의 손상을 증가시킬 수 있다. 롤모델 볼을 제대로 사용할 시 효과적인 재활 도구로 사용할 수 있다.
2. 롤모델 볼을 멍이 든 조직, 피부 상처, 골절된 뼈 부위에 직접적으로 사용하면 안 된다.
3. 다음과 같은 신체 부위에 깊은 압박을 주면 안 된다. 보다 표층에 스킨롤링 방법을 적용하거나 코어져스볼을 사용할 수 있으나, 다음의 부위에 깊은 압박을 적용하는 것은 위험하다.

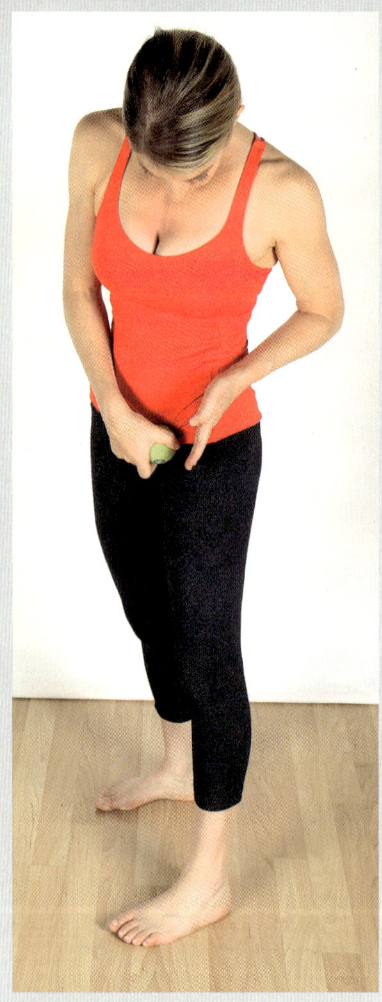

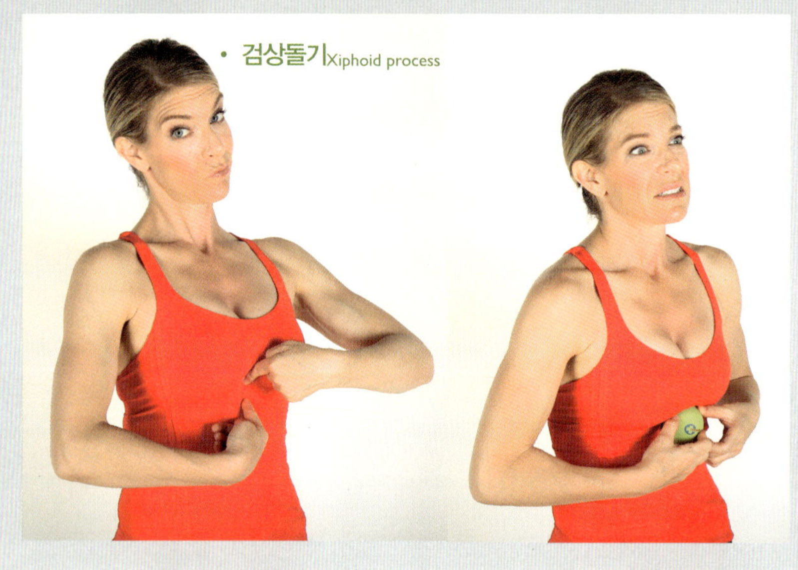

• 검상돌기Xiphoid process

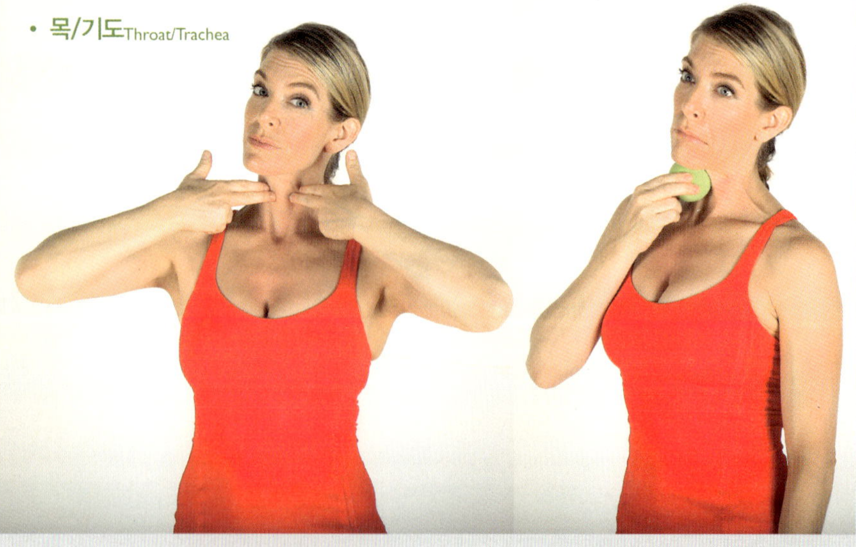

• 목/기도Throat/Trachea

• 서혜인대Inguinal ligament
지속적인 압박을 적용하는 것은 가능할지 모르나, 의료 전문가가 아닌 이상 이 부위에 강한 크로스파이버CrossFiber를 적용하는 것은 권하지 않는다.

• **골다공증이 있는 사람은 뼈 주변에 사용하면 안 된다.** 벽을 사용하여 압박을 줄이거나 공기가 들어 있는 코어져스볼을 사용하라.

• 수근관 근처의 정중신경

- **수근관 근처의 정중신경**Median nerve near carpal tunnel junction. 손목이 신전된 상태에서 손목과 전완에 볼로 깊은 압박을 주는 것은 피해야 한다.
- **꼬리뼈**Coccyx. 꼬리뼈는 엉치뼈의 가장 아래쪽에 붙어 있으며 부러지기 쉬우므로 여기에 직접적으로 깊은 압박을 주면 안 된다.

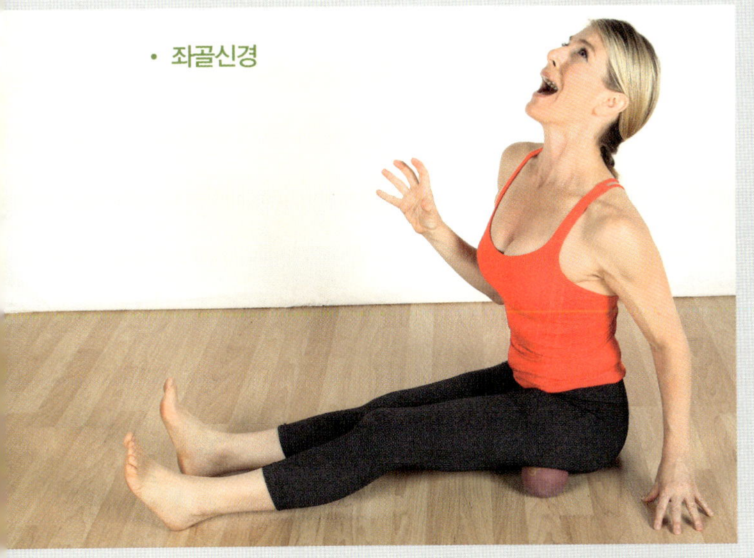

• 좌골신경

- **좌골신경**Sciatic nerve**은 햄스트링 근육들 안쪽에 파묻혀 있다.** 의자나 벤치에 앉아서 무릎으로 구부리고 햄스트링 근육을 마사지하는 것은 신경 주변 근막들이 비교적 느슨한 상태에 있기 때문에 괜찮다. 하지만 바닥에 다리를 쭉 뻗은 상태로 허벅지 밑에 공을 깔고 앉아 마사지하는 것은 권하지 않는다. 늘어나 있는 좌골신경에 직접적으로 자극을 줄 수 있기 때문이다. 나는 주로 오랫동안 비행기에 앉아 있을 때 롤모델 볼을 사용하곤 한다.

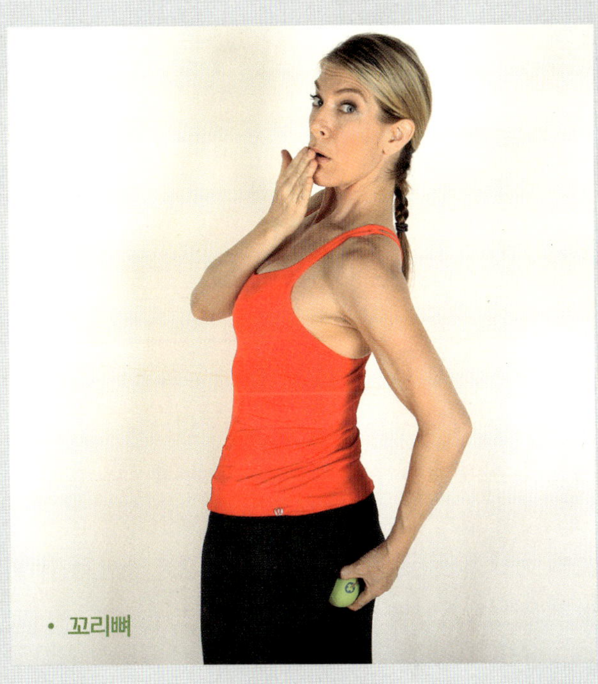

• 꼬리뼈

임신한 경우, 롤모델 테라피볼 마사지를 하기 이전에 의사와 상담해보라. 어떠한 방식으로든 임신 전에 이미 공을 사용하고 있었다면 임신 중 볼 마사지를 해도 아무 문제가 없을 것이다. 다음은 임신 시 적용되는 몇 가지 일반적인 금기사항이다.

- 임신 전에 거꾸로 서는 동작을 수련한 적이 없다면, 임신 중에 심장이 머리보다 높아지는 자세를 취하는 것을 피하라.
- 임신 5, 6개월부터는 배에 불편한 압박이 가해지는 것을 피하기 위해 엎드린 자세를 취하면 안 된다. 대신 벽을 활용하라.
- 임신 5, 6개월부터는 복부 내 대동맥과 대정맥에 지속적인 압박이 가해지는 것을 피하기 위해 등을 대고 누워 있는 자세를 피하라. 옆으로 눕거나 벽을 이용한다.*

마지막 경고: 모든 사람에게 완벽히 통하는 방법이란 존재하지 않는다. 개개인의 신체와 통증 정도에 따라서 달라질 수 있다. 스스로 몸과 마음의 반응에 주위를 기울여라. 뭔가 석연치 않다면 롤링을 중단하라!

---

* 임신 중 롤링에 대한 보다 자세한 내용은 다음의 내 웹 세미나를 참조하라. www.creativelive.com/courses/healthy-pregnancy-healthy-baby-jill-miller

루푸스에 걸렸지만 이제 내 자신의 파워를 되찾았어요: 자가투약에서 셀프케어까지

제니퍼 러블리, 39살
필라테스/요가 강사
오렌지카운티, 캘리포니아

"저는 놀라울 정도로 통증을 잘 견디는 사람이예요." 캘리포니아 오렌지 카운티에서 일하는 39살의 필라테스와 요가 강사인 제니퍼 러블리Jennifer Lovely가 고백했다. "하지만 실제로 그것은 아무 것도 느끼지 않는 방법을 배우는 것과 같습니다." 그녀는 5살에 어머니에게 버림받고, 알코올중독자 아버지와 새어머니 밑에서 자라면서, 거듭 이사를 하고 전학을 다니고, 어린 시절 내내 의붓오빠에게 성추행을 당하면서, 양육하고 보호받아야 하는 이들로부터 끊임없는 스트레스와 공포에 시달리며, 안전을 확신하지 못하고 위태롭게 자랐다. "겉보기에는 참 좋아 보이는 가족 중 하나였어요, 그렇죠? 새어머니는 학교 선생님이었고 아버지는 작은 사업을 운영했어요. 하지만 아버지는 줄곧 저희를 개돼지라고 부르며, 가슴을 두드리고 본인을 존중하라고 소리 지르면서 집안을 헤집었죠." 그녀가 말했다. 고등학교 졸업 한 달 전 제니퍼는 아버지에 의해 집에서 쫓겨났고, 1년 뒤 11살 연상의 남자와 결혼했다. 자식을 두 명이나 두었지만 8년의 결혼 생활은 불화와 다툼으로 가득했다. "저는 제 아버지 같은 사람과 결혼했다는 사실을 전혀 깨닫지 못했죠." 그녀는 냉소적으로 말했다.

어린 아들과 뱃속에 아이를 가지고 있던 20대 초반에 팔꿈치에 극심한 통증과 함께 끊임없이 그녀를 기진맥진하게 만드는 불쾌감을 경험하기 시작했다. 둘째 아들 출산 후 혈액검사에서 루푸스lupus 양성반응이 나왔다. 이어지는 엑스레이 검사에서 관절에 통증을 일으키던 거대한 염증이 발견되었다. 루푸스는 만성적인 자가면역 질병으로, 면역체계가 외부 감염원과 본인 신체의 건강한 조직을 구분하지 못해서 결국 건강한 피부, 관절, 장기를 총공격하여 신체 전반에 걸쳐 염증과 손상을 야기한다. 미국루푸스재단The Lupus Foundation of America은 이를 잔인하고 예측 불가능의 파괴적인 질병이라고 부른다.

돌이켜보면 제니퍼는 진단받기 10년 전부터 루푸스를 앓고 있었던 것 같았다. 14살에 한 차례 끔찍한 수두를 앓은 후부터는 항상 열이 나고 코와 입에 발진이 났는데 스트레스를 더 많이 받던 어린 시절에는 증상이 더 심했다.

과도한 면역체계의 활동을 억제하기 위해 염증을 다스리는 코르티코스테로이드corticosteroid 약의 일종인 프레드니손과 말라리아 방지약인 플라크닐을 투여받았다. 의사가 태평스럽게 루푸스가 눈을 공격해서 실명을 할 수 있으니 안과의사에게 진단을 받아야 할 수 있다고 언급하기도 했다. "하지만 저는 어리고 어리석어서 심각성을 전혀 인지하지 못했어요." 한편 약들은 전혀 증상을 완화하지 못했고 여전히 근육과 관절 통증, 입과 코에 발진, 그리고 탈모에 시달렸다. 누군가 칼로 찌르는 듯한 통증은 귓불 또는 무릎, 팔꿈치에 무작위로 찾아왔다. "몸이 안에서부터 폭발할 것 같은 느낌이었어요. 항상 피부 아래 불편함을 느꼈죠."

기존 약물 요법이 효과가 없었기에 류머티즘 의사가 메토트렉사트를 제니퍼가 복용하는 약물 목록에 추가했는데 암 치료약으로 주 1회 엉덩이 주사를 맞았다. 엄청 독성이 강한 메토트렉사트도 전혀 증상

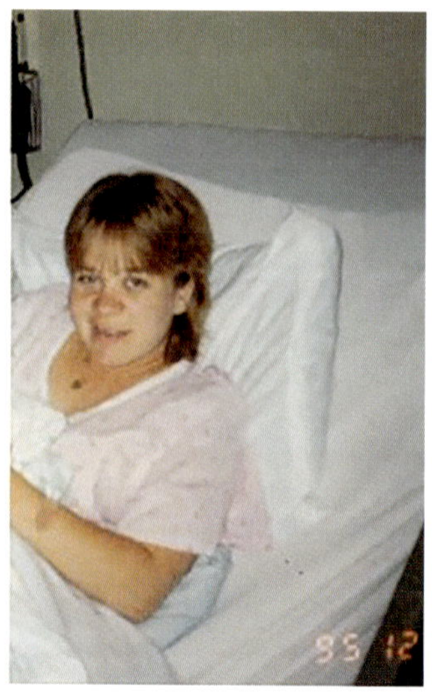

제니퍼는 23살
둘째 아이를 낳을 때
루푸스를 진단받았다.

을 완화시키지 못했고 오히려 머리카락이 거의 모두 빠졌고 정신이 혼미한 상태에 이르러 팔다리가 부어오르고 복통을 호소하게 되었다. 병마로 더욱 괴로워진 불행한 결혼은 제니퍼의 삶을 무너뜨리기 시작했고 진단 몇 개월 후 두 아이를 데리고 남편을 떠나기로 결심했다.

몇 년 동안의 전업주부 생활을 뒤로하고 제니퍼는 병마와 싸우고 아이들을 돌보는 와중에 직장과 살 곳을 찾지 못하고 있었다(그녀의 남편이 집의 소유권을 가져갔고 양육비를 지급하지 않았다). 제니퍼는 뒤돌아보면 어떻게 자립 초기에 고난을 해쳐나갔는지 믿기지 않는다는 듯 고개를 흔들었다. 마침내 고등학교 시절 스페셜 올림픽 육상 팀에서 일하며 전지훈련을 다니던 경험을 바탕으로 YMCA에서 특수교육 아동을 돕는 일을 구할 수 있었다. 1년 뒤 메토트렉사트 투약을 중단하고 다른 두 가지 약물은 계속 복용하며 통증을 줄이기 위해 술로 자가치료를 했지만 결국에는 증상을 악화시켰다. 통증을 없애줄 적절한 약물의 조합을 절대 찾을 수 없었지만, 동시에 정신적으로 약물에 의존하게 되었으며 고통에 중독되었다. "약물의 피해자가 되었죠. 저는 루푸스에 걸려서 약물이 필요했고 비록 아무런 작용을 하지 못했지만 절 돕는 것은 약뿐이었어요. 얼마 후 질병과 나 자신을 동일시하기 시작했고 더 이상 제니퍼가 아니게 되었어요."

그녀는 친구들로부터 많은 동정과 지원을 받았지만 동시에 자신의 진정한 캐릭터(고통스러운 어린 시절을 견뎌내고 잘못된 결혼생활로부터 탈출할 수 있도록 만들어준 내면의 힘)와 병마의 희생양이 된 현실이 충돌하곤 했다. "한 번은 친구가 차에 붙이는 장애인 딱지를 줬지만 정말 말도 안된다고 생각했어요. 저는 고등학교 축구대표팀으로 전 세계를 돌아다녔어요. 그런데 이제 '장애인'이라니? 말도 안돼!" 그녀가 말했다.

보험도 없는 상황에서 본인의 건강을 챙겨야 하는 그녀의 20대는 고난이었다. 보험이 없는 모든 이들이 그렇듯이 극심한 관절통증이 발병했을 땐 응급실만이 유일한 해답이었다. 의사는 통증을 줄이기 위해 프레드니손과 모르핀을 놓고 돌려보내곤 했다. 간호사나 의료 보조원인 친구들이 무료 샘플을 챙겨주었지만 매번 다른 약들만 챙겨줄 뿐이었다. 높은 유독성 약물 치료로 인해 결막(눈 흰자)이 노랗게 변했다. "항상 머릿속이 안개로 가득 찬 듯 끔찍한 기분이었어요. 사물을 뚜렷이 인지할 수 없었죠." 그녀가 말했다. 잠들기 전에는 항상 미리 타이레놀피엠(취침 전 복용하는 해열, 진통, 소염제)을 먹었고 쑤시는 몸을 누그러뜨리기 위해 전기장판을 켜고 잤다.

이러한 투쟁에도 불구하고 제니퍼는 삶을 잘 꾸려나갔고 자동차 업계에서 좋은 직업을 얻었다. 하지만 가끔 관절이 거의 걷지 못할 정도로 부어올라 지속적으로 그녀를 괴롭혔다. 30살에 이르러 새로 사귄 철인 3종 경기 선수 친구가 도움이 될 법한 침술사를 소개해주었다. 첫 시간에 두 시간이 넘도록 200개 이상의 침을 놓았다. 제니퍼는 주 2회 계속해서 침술사에게 치료를 받았고 신체가 반응한다는 사실, 침술이 면역체계를 진정시키는 데 효과가 있다는 사실에 놀라움을 금치 못했다. 싱글맘에게 대체의학은 값비싼 선택이었지만 처음으로 본인의 증상에 긍정적인 효과를 보인 방법이기에 침술 치료를 계속 받아야 했다.

이와 비슷한 시기에 근육 스트레칭으로 통증을 줄여주어 효과를 보았던 필라테스 전문가가 되기로 마음을 먹었다. 또한 식습관에도 관심을 기울이기 시작하여 글루텐을 줄이고 물을 많이 마시고 관장요법을 시작했다. 제니퍼에게는 커다란 자기발견의 시간이었다. 약물 없이 몸을 관리할 수 있고 증상을 줄일 수 있다는 것을 깨닫게 되었다. 약물이 확실히 아무런 도움이 되지 않았기에 의사에게 더 이상 복용하지 않을 것이며 침술이나 필라테스와 같은 셀프케어 방법으로 통증을 줄여보겠다고 말했다. 의사는 회의적이었지만 제니퍼의 의견을 존중했고 3개월에 걸쳐 약물을 완전히 끊었다. 약물로부터의 해방은 약이나 술로 몸이 전하는 메시지를 흘려보내는 대신에 그녀 자신과 신체의 관계를 다시 정립하는 큰 계기가 되었다.

제니퍼는 자연스럽게 요가를 접하게 되었고, 2012년 티쳐 트레이닝에서 요가튠업 강사인 엘리사

스트럿튼Elissa Strutton을 만났다. 즉시 요가튠업에 빠져들게 되었고 엘리사에게 테라피볼 개인레슨을 요청하였다. 엘리사가 제니퍼의 긴장된 승모근과 능형근에 테라피볼을 갖다 대자 완벽한 심적 이완과 함께 오래도록 억압되었던 감정 그리고 아픈 몸을 진정으로 누그러뜨릴 수 있을 것 같은 확신이 들었다. "롤모델 볼 위에 처음 누웠을 때의 감정을 기억해요. 내면의 순수한 이완과 같았죠. 계속해서 싸우던 통증 부위에 볼이 스며들어 즉각적인 이완을 얻을 수 있었어요."

롤모델 볼에 무언가 특별한 것이 있다는 것을 깨달은 제니퍼는 혼자서 볼을 여러모로 활용하기 시작했다. 관절, 특히 전완과 대퇴사두근에 통증이 있을 때 볼을 통증 부위에 두고 마사지하면 몇 분 후 통증이 사라지는 것을 발견했다. "어떻게 설명해야 할지 모르겠네요. 마치 볼이 통증을 흡수하는 것 같은 느낌이에요!" 다른 셀프케어 방법도 성공적이었지만, 그 무엇도 테라피볼처럼 통증을 뿌리 뽑진 못했었다. 제니퍼는 그때 이후로 통증을 가라앉히는 데 약이나 술에 의존하지 않고 스스로 몸을 돌볼 수 있게 된 사실을 상기하며 약간의 눈물을 흘렸다.

제니퍼는 온몸 구석구석을 파고드는 서로 다른 크기의 테라피볼을 사랑했고 코어져스볼에 몸을 누이는 것을 사랑했다. "처음 코어져스볼에 배를 대고 누웠을 때 눈물이 났어요. 왜냐면 한 번도 복부에 그런 압박을 느껴본 적이 없었거든요." 이제는 심지어 코어져스볼을 침대에 두고 밤중에 일어나 (이전에 찾던 타이레놀피엠 대신에) 등 또는 목, 배, 엉덩이 같은 불편한 부위에 대놓고 잔다. 제니퍼는 웃으며 말했다. "제 남편은 공과 침대를 같이 쓰는 것을 좋아하지 않지만 이게 제 인생을 바꿔놓았어요."

제니퍼는 활력을 넘치도록 되찾아서 이제 두 아들과 뛰어놀 수 있으며 성인팀에서 축구를 다시 하고 있다. 매년 남편과 유럽여행을 떠나며, 다시 삶에 대한 열정과 감사의 마음이 충만해졌다. "만약 누가 22살 때 저에게 앞으로 개인사업을 하며 지금의 남편과 절 지지해주는 이들을 만나고 전 세계를 돌아다닐 거라고 말했다면 미쳤다고 했을 거에요." 그녀가 말했다. 수년간 제니퍼의 인생은 그리 즐겁지만은 않았지만 지금은 다시 살아가는 기분과 함께 무한한 가능성을 느끼고 있다. 시련이 여전히 불쑥 나타날지라도, 그리고 증상이 완전히 사라지지 않았더라도 롤모델을 통해 얻은 파워가 있기에 그녀는 움츠러들지 않는다.

요즘은 통증 부위를 발견하면 예전처럼 모르는 척하거나 술과 약으로 통증을 잊는 대신 다양한 테라피볼을 가지고 무엇이 도움이 되는지 실험해본다. 예전 습관처럼 감정적으로 거리를 두는 대신에 롤모델 볼을 이용하여 신체의 고유수용감각과 자가인지를 일깨워 다시 감정을 느끼는 방법을 배우고 있다. "저는 통제권을 되찾았어요. 통증이 오면 크고 작은 볼들을 문지르고 비틀고 굴러요. 그러면 통증이 없어져요! 사라져요!"

반년마다 류머티스 의사에게 혈액검사를 받으러 갈 때면, "의사는 이렇게 말해요. '제니퍼, 접형발진이 있고 관절들도 부었어요.' 그러면 저는 '알아요'라고

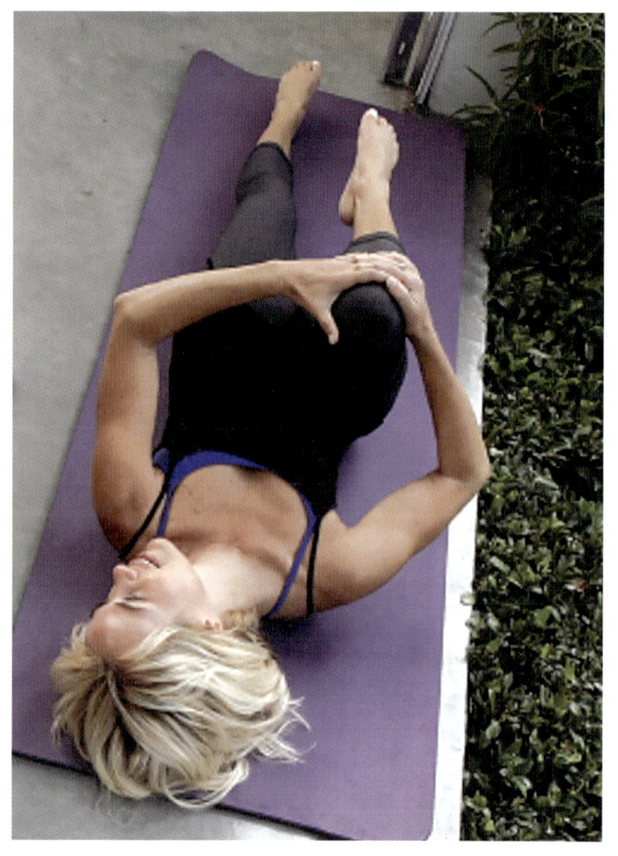

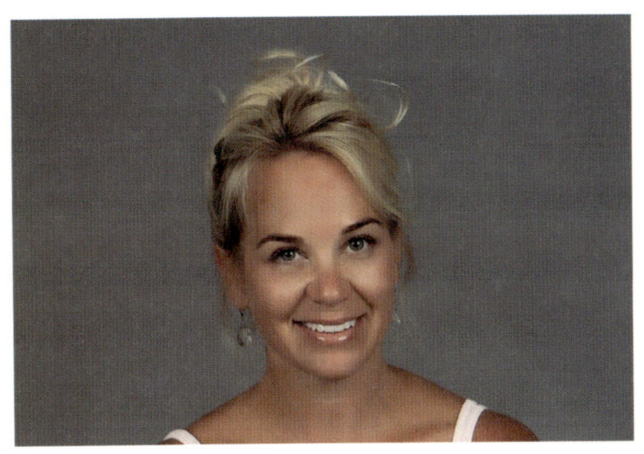

하죠. 그래서 의사는 플라크닐과 프레드니손을 처방해주며 평생 이 약을 먹어야 한다고 해요." 제니퍼는 테라피볼을 어디든 들고 다닌다. "최근 방문 때 약에 관해 의사가 이야기하기 시작했을 때 저는 볼을 건네주며 말했어요. '저는 이걸 선택할게요. 그리고 이걸 같이 공유하게 되서 기쁘네요. 왜냐하면 이것이야말로 절 도와줬기 때문이죠.'" 의사는 실망감에 고개를 저었다. 제니퍼를 말 안 듣는 나쁜 환자라며 6개월 뒤에 보자고 말했다. 하지만 제니퍼는 자신의 힘과 회복력을 믿으며 그간의 경험의 결과를 믿는다.

2012년에 스스로의 변화에 영감을 받아서 테라피볼 강사 자격을 취득했다. 그녀는 학생들에게 움직임이나 운동은 뛰어난 신체를 달성하는 것의 문제가 아니라 삶의 문제이며, 충만한 삶을 방해하는 감정적 신체적 통증을 이겨내는 것이라고 가르친다. 그녀는 자랑스럽게 말한다. "현재 저는 루푸스를 가진 몇몇 고객들을 가르치고 있으며, 그들에게 제 이야기와 함께 롤모델 볼을 공유할 수 있다는 것에 행복합니다. 그들의 삶에 변화가 일어나는 것을 보는 게 정말 좋아요."

제니퍼는 필라테스 스튜디오에 찾아오는 학생들만을 가르치는 것이 아니다. 최근 비행기에서 젊은 여성이 어머니에게 허리 통증을 호소하는 소리를 우연히 들었다. 통로 건너편으로 테라피볼 한 쌍을 건네주며 그녀는 이렇게 말했다. "이거 한번 써보세요."

몇 개월 전 그녀는 손을 심하게 베어 작업치료사를 방문한 적이 있다. 테라피볼로 꾸준히 자기관리를 한 덕에 그녀의 회복은 치료사가 본 어느 환자보다도 빨랐다. 작업치료사들은 볼을 이용하여 전신의 연부조직을 마사지하는 그녀에게 깊은 인상을 받았고, 그녀를 자신들의 직장으로 초대해 롤모델 메소드에 대한 강의를 해줄 것을 부탁했다. 제니퍼는 자신의 손에 생긴 근막 유착을 푸는 데 도움이 되었던 롤모델 볼을 사용한 효과적인 동작들을 알려줄 예정이다.

제니퍼는 만성질환과 약물, 그리고 자신의 한계의 늪에 빠진 이들에게 회복과 개선, 그리고 '균형 잡힌' 삶을 사는 롤모델이 되고 있다.

> 저는 통제권을 되찾았어요. 통증이 오면 저 크고 작은 볼을 문지르고 비틀고 굴려요. 그러면 통증이 없어져요! 사라져요!
>
> – 제니퍼 러블리

3 자세, 통증, 퍼포먼스: 당당하게 일어서는 법

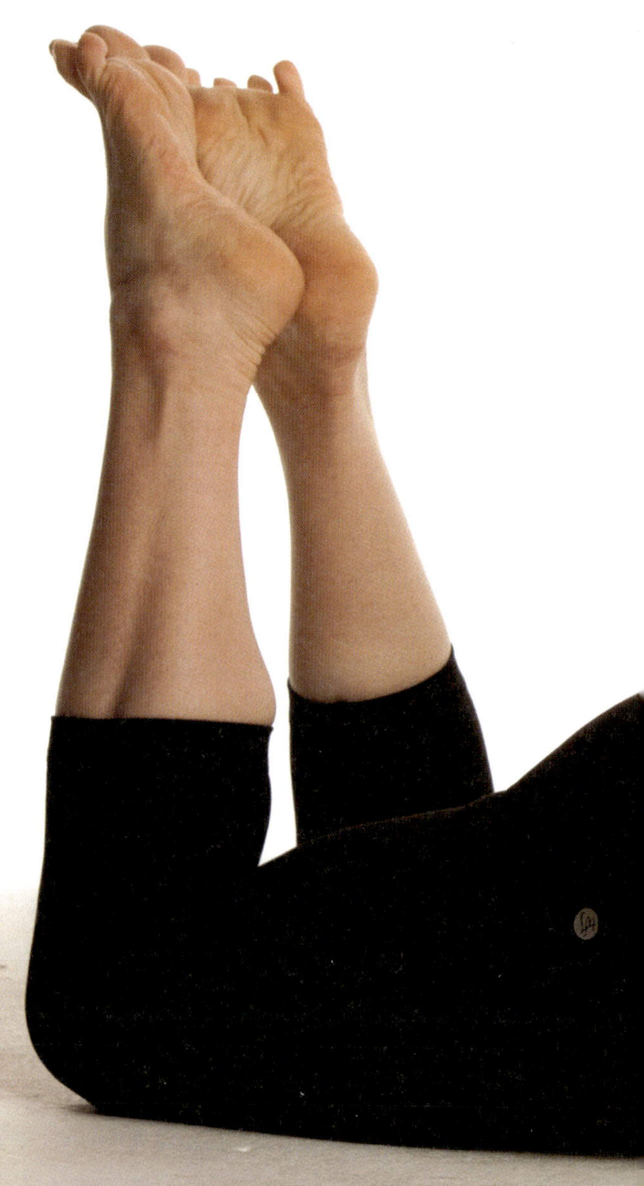

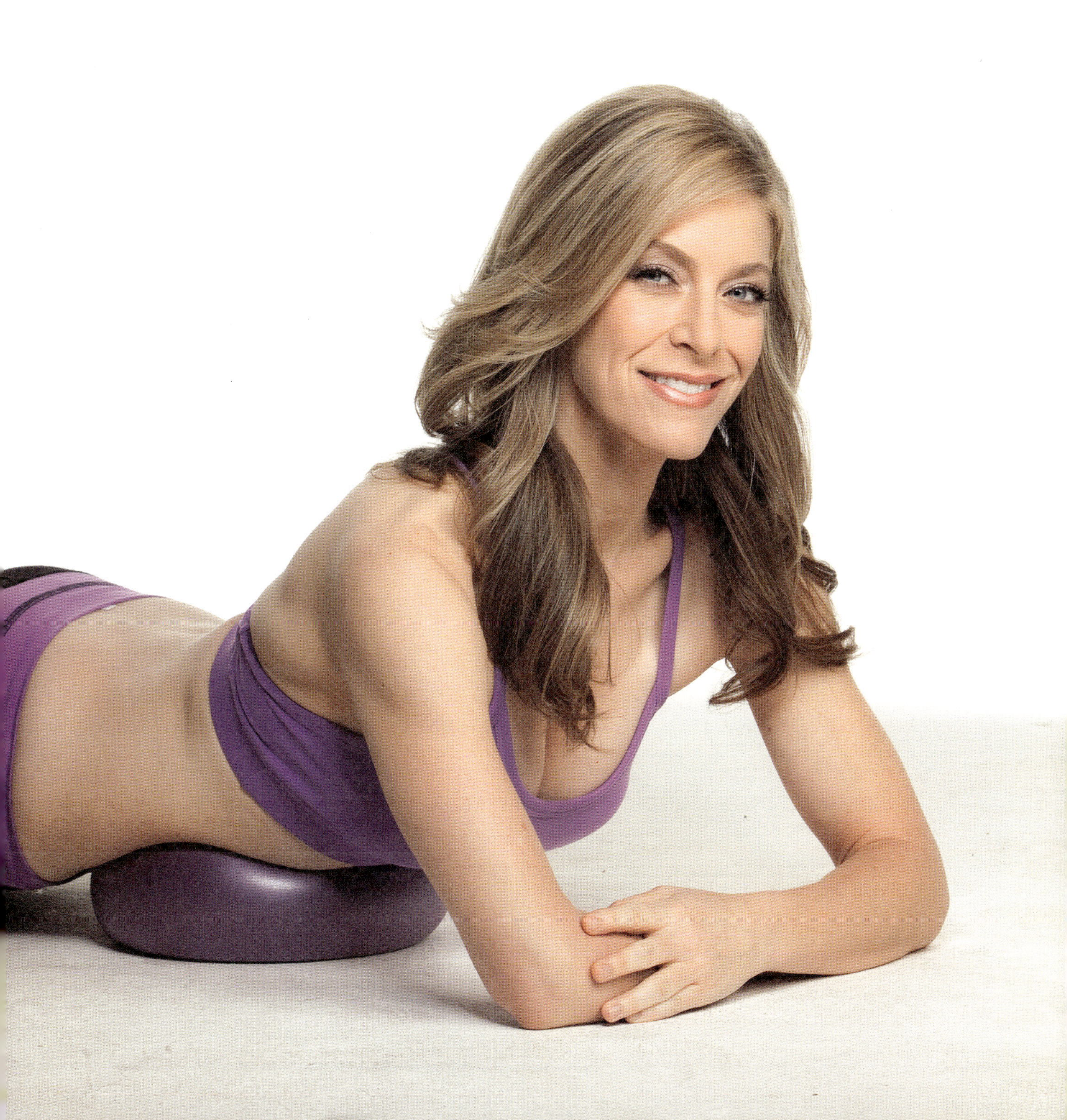

근골격계 질환은 지구상에서 가장 빠르게 증가하고 있는 질환이다.*

이 책은 몸의 조직, 긴장, 그리고 치료 방법 등과 친밀해지는 역할을 하기 위해 만들어졌다. 롤모델 테라피볼을 이용하여 내부의 유착과 울혈을 풀어주는 자가치유 방법을 익혔다면 자연스럽게 올바른 자세에 대해서 배우게 될 것이다.

자세posture는 라틴어로 '위치position'를 의미한다. 매일 매일 취하는 나의 자세가 건강을 해치도록 해서는 안 된다.

볼 마사지의 적용법과 효과에 대해 깊이 알아보기 이전에 삶에서 스스로 어떤 자세를 취하고 살아가고 있는지를 알아야 한다. 자세는 우리의 그림자와도 같아서 걷기, 서기, 호흡, 운동 등 우리가 하는 모든 일에 영향을 미친다. 움직임은 약물과 똑같이 정확한 복용법을 지켜야 건강에 도움이 된다.

나쁜 자세를 오랫동안 유지하게 되면 통증, 형태 변형, 수술, 약물과 같은 매우 불편한 일들이 연속적으로 발생하게 될 가능성이 커진다. 이러한 문제들은 또 다른 문제들의 원인이 되어 큰 대가를 치르게 한다. 스스로의 자세에 관심을 기울여야 더 나은 몸의 정렬을 유지할 수 있다. 운동을 열심히 해서 애플힙과 초콜릿 복근을 만들고 싶겠지만, 올바른 자세적 정렬을 유지하지 못한 채 운동을 한다면 실제로 신체 구조는 더 퇴화하게 된다. 스스로의 몸을 움직이는데 관심을 기울일 때 신체 조직이 최상의 기능을 발휘한다.

근골격계 관점에서 볼 때 우리의 몸은 우리가 요구하는 것에 따라 순응하게 되어 있다. 각각의 근육들은 우리가 움직이는 패턴에 따라 강해지고, 약해지며, 긴장되고, 늘어난다. 불행하게도 우리는 척추뼈의 퇴화, 디스크 탈출, 탈장, 무릎 연골 손상, 고관절 피로 골절 등과 같은 병을 유발하는 패턴에 길들여져 있다. 컴퓨터 모니터 앞에서 구부정하게 하루 8~12시간을 보내는 직장인들을 보라. 이러한 근골격계 질환은 충분히 예방이 가능하다. 이러한 질환은 몸뿐만 아니라 우리의 주머니 사정, 건강관리 시스템 더 나아가 우리의 경제를 위협할 것이다.

* 84쪽 참조

이 책을 선택했다는 것은 스스로의 몸을 의사, 진단명, 약물에 맡기기보다는 주체적으로 통증 없는 삶을 살아가도록 최선을 다할 준비가 되어 있다는 의미이다. 이 책은 몸과 마음을 완전히 변신시켜줄 것이다. 나의 역할은 롤모델 볼을 사용하는 방법을 가르치는 것이지만, 이 볼을 통해 얻은 새로운 지혜들을 일상에 적용시켜 변화를 이끌어내는 것은 스스로의 몫이다. 이러한 변화는 통증을 유발하는 신체 습관들을 개선하지 않으면 일어날 수 없다. 이 책을 선택했다는 사실만으로 이미 스스로의 몸을 귀중하게 보살피기 위한 첫걸음을 내디딘 것이다.

나의 몸과 함께 살아가기

우리의 몸은 매우 현명한 자립 생명체이다. 스스로의 몸에 대해 어떤 믿음을 가지고 있든지 간에 한 가지 분명한 것이 있다. 우리의 몸은 상상 이상으로 높은 수준의 지적인 형태를 갖추고 있다는 것이다. 어떠한 기계도 인체의 재생 능력 또는 정신적, 감정적, 영적인 능력을 흉내낼 수 없다. 생각해보라. 우리 신체 기능의 대부분은 자동적으로 이루어지며(신경과학자들은 이것을 '자율신경계적autonomic'이라고 한다. 이는 자동조절이 가능하다는 뜻이다) 환경을 감지하고 이에 반응하여 생명을 유지하도록 만들어졌다. 매일 일어나는 세포의 유지 보수 및 재생을 위해 여러분은 손가락 하나 까딱할 필요가 없다. 하지만 컴퓨터 키보드를 두드리며 사무실에 앉아서 일하고, 운전하여 출퇴근하고, 소파에 기대어 TV를 보느라 자연스럽게 서 있는 자세를 잃어버린다면 다른 종류의 스트레스를 추가하기 시작할 것이다. 그러한 순간에도 세포는 놀랄 정도로 빠른 속도로 죽고 다시 태어난다.

우리의 몸은 돌보는 데 신경을 거의 쓰지 않아도 살아남게 되는데, 그 이유는 간단하다. 몸의 역할은 살아남는 것, 그 한 가지이기 때문이다. 몇 주 동안 계속해서 감자칩과 다이어트 콜라만 마신다고 해도 몸은 그에 적응하는 방법을 찾아낸다. 하지만 결국 몸은 뭔가 다른 것을 원한다는 신호를 보내올 것이다. 예를 들어 '특정한 이유 없이' 수박이 너무 먹고 싶어질지도 모른다. 수분과 섬유질이 풍부한 이 과일을 통하여 스스로 만들어낸 영양적 불균형을 개선하기 위해서이다. 이것이 해결되지 않는다면 신체는 우리의 관심을 끌기 위해 이러한 증상들을 더욱더 격렬하게 만들 것이다. 만일 수면이 극히 부족한 상황이라면 우리의 몸은 결국 그냥 잠에 빠져들거나, 어떠한 사건을 일으켜 회복을 위해 쉴 수밖에 없게끔 만들 것이다. 우리의 몸은 놀라운 유기체이다.

우리의 몸이 하는 말을 듣는 방법을 배운다는 것은 이상한 뉴에이지 콘셉트처럼 들릴지 모르나 우리의 몸이 스스로를 감지하는 방법은 과학적인 근거를 바탕에 두고 있다(4장의 고유수용감각에 대한 내용 참조). 나쁜 습관은 내 몸과 마음을 정확하게 듣고, 느끼고, 보는 능력을 둔화시킨다. 인지 능력이 무뎌지는 것이다. 하지만 잘 보이고, 들리고, 느껴지지 않는 부분이라 할지라도 여전히 빛과 소리와 감각을 필요로 한다. 이는 훈련을 통해 다시 살아날 수 있다.

이 책은 생존을 위한 매뉴얼이다. 이 책은 몸이 보내는 신호를 듣는 능력을 발달시키고 통증 없이 살아갈 수 있도록 도와주는 가이드이다. 롤모델 도구들은 내 몸 어디에 통증이 있는지를 예민하게 인지할 수 있도록 도와준다. 이 볼을 통하여 과다 사용, 과소 사용, 오사용, 남용되어 혼란스러운 조직들을 감지하여 신체 블라인드 스팟을 찾아낼 수 있다.

통증은 몸의 '평소' 자세와 연관이 있을 가능성이 높다. 조직 내 세포 간의 모든 좋은 작용 가운데 단 한 가지 오류는 효율적인 자세만을 유지하려고 하는 것이다. 주변을 한번 관찰해보라. 사람들의 몸에 영향을 주는 자세적인 변형은 수천 가지이다. 몸이 생존에 그토록 최적화되어 있다면 몸의 구조를 관리하는 특정한 방법 또한 있어야 하는 게 아닐까? 우리는 왜 이토록 다양한 통증과 부상을 겪어야 하는 것일까? 왜 무릎과 고관절 인공관절수술 및 어깨관절 수술의 발생률이 급격하게 증가하고 있는 것일까? 왜 우리의 몸은 이토록 망가졌을까?

세계보건기구에 따르면 근골격계 질환 즉, 급격히 증가하는 경조직과 연부 조직의 퇴화가 가장 빠르게 증가하고 있는 질환 분야이며, 전 세계적으로 장애 발생의 두 번째 이유라고 한다.* 골관절염과 류머티즘, 골다공증, 골절, 목과 허리 통증은 보다 오랜 수명을 갖게 된 인류가 전반적으로 가지고 있는 '증상'이다. 근골격계 질환은 감기나 박테리아가 아닌 비전염성 질환이다. 타인을 통해 옮을 수 없다. 하지만 통증을 가지고 있다면, 또는 만성 통증으로 고통받는 사람과 함께 살고 있다면 이것이 몸과 마음과 영혼 그리고 지갑까지 털어가는 피해를 준다는 것 또한 알고 있을 것이다. 우리는 왜 이토록 역사상 유래 없이 빠르게 통증으로 인해 무너지고 있는 걸까?

* *The Lancet*, Global Burden of Disease Study 2010, published December 13, 2012. Accessed via www.thelancet.com/themed/global-burden-of-disease

통증과 근골격계 질환에 관한 사실과 통계

2010년 세계보건기구를 포함한 여러 기관들이 참여하고 2012년 12월 15일 '렌싯'에 발표된 세계 질병 부담에 대한 연구에 따르면, 근골격계 질환은 지구상에서 가장 빠르게 증가하고 있는 질병 분야이다. 근골격계 질환이란 다음을 포함한다.

- 골관절염 또는 류머티스 관절염과 같은 관절질환
- 허리와 목 통증
- 골다공증과 취약성 골절
- 연부 조직 류마티즘
- 스포츠 또는 직장에서의 부상
- 교통사고에 의한 트라우마

이러한 질환은 통증, 신체적 장애뿐 아니라 경제적인 독립성의 상실을 가져온다. 또한 전 세계 모든 연령 대의 수백만의 인류에 영향을 끼친다. 다음은 현재 이로 인해 고통받는 인구의 전 세계적 추산치이다.

- 허리 통증: 6억 3,200만
- 목 통증: 3억 3,200만
- 무릎 관절염: 2억 5,100만
- 다른 근골격계 질환: 5억 6,100만

이는 우리 스스로가 몸과 전쟁을 일으켰다고 할 수 있다. 우리는 포위당했다. 이제 스스로를 방어해야 한다. 롤 모델 볼을 사용해서!

현대인들의 자세에 관한 슬픈 진실

현대인들의 삶에서 가장 큰 문제는 생존 운용 방식이 매우 '근시안'적이라는 것이다. 더 이상 먹잇감이나 적을 찾기 위해 지평선 너머를 훑어보지 않아도 된다. 컴퓨터 모니터는 우리 눈 바로 몇 센티미터 앞에 존재하기 때문이다. 우리는 보통 목과 척추가 모니터를 향해 고정되어 있다는 듯 가동범위를 제한한 채 모니터에서 나오는 불빛을 바라보며 몇 시간 동안 앉아 있는다. 인터넷을 통해 세상에 쉽게 접속할 수 있는 반면 세상과의 신체적 관여도는 줄어들었다. 기술의 시대가 열리며 몸과 완전히 연결될 필요가 감소되었다. 끊임없이 쏟아지는 데이터의 수동적인 수용자가 되었다. 편안함과 안락함, 신속성의 추구는 우리에게 스스로 핸디캡을 주었다.

현대의 '발전'은 의식적인 예방보다는 수동적인 대응을 하는 삶을 영구화시켰다. 이주와 농경기반의 인류는 음식을 구하고 휴식 장소를 짓고 포식자로부터 도주하는 것에 대해 미리 대비하는 삶을 살았다. 지금은 모든 것이 스위치 하나로, 클릭 한 번으로, 자동차 키를 돌려 시동을 거는 것으로 가능해졌다. 몸의 퇴화로 인해 통증 없이 살아가는 능력이 고장나버렸다.

또한 우리는 그 어느 때보다도 앉아 있는 시간이 길어졌다. 앉아 있는 자세로 인한 스트레스는 신체의 노화와 퇴화 과정을 더 가속화시킨다. 우리의 몸은 움직이도록 만들어졌기 때문에 앉아 있는 시간이 길어질수록 자기 조절의 대사 엔진을 멈춰버리게 된다. 최근 연구들에 따르면 앉아 있는 것은 흡연보다 해로우며,* 움직임이 적어질수록 심혈관 질환, 암, 당뇨, 우울증, 근골격계 질환과 같은 치명적인 질환의 발생률이 높아진다.

단순히 오래 앉아 있는 것만의 문제는 아니다. 어떤 방법으로 앉는가, 몸을 덜 상하게 하며 앉는 방법을 다양하게 알고 있는가의 문제이다. 스스로 몸을 지탱하는 방법이 자신을 도울 수도, 해칠 수도 있다.

지금 스스로 어떻게 앉아 있는지 알고 있는가? 지금 한번 체크해보라.

1. 머리가 흉곽 앞쪽으로 거북이처럼 나와 있는가?
2. 어깨가 구부정하게 굽어 있는가?
3. 허리가 C자 모양으로 구부러져 있거나 무너져 있는가?
4. 다리를 꼬고 있는가?
5. 호흡을 얕게 헐떡이듯이 쉬고 있는가, 뱃속까지 깊게 쉬고 있는가?

스스로 인지하지 못하는 자세가 나를 해칠 수도 있다. 하지만 자세는 가장 쉽게 수정할 수 있으며, 지금 '당장' 고칠 수 있다.

* Selene Yeager, "Sitting is the new smoking—even for runners," *Runner's World*, July 20, 2013.

왜 많은 사람들이 올바른 자세를 유지하는 것에 실패할까?

신체는 편안한 자세를 추구한다. 중력에 저항하는 것은 힘든 일이며, 바르고 곧은 자세를 유지하기 위해서는 근력과 인지 능력이 필요하다. 특히 하루 종일 앉아 있거나 반복적인 작업을 해야 하는 직업을 가지고 있다면 더욱 그러하다. 아이러니하게도 사람들은 늘 건강과 몸매를 빠르게 고쳐주는 방법을 원하지만, 사실 발가락을 정면을 향하게 두고 발목 위에 무릎, 무릎 위에 골반, 골반 위에 흉곽, 흉곽 위에 두개골이 위치하도록 두는 것이 가장 확실하고 빠르게 건강한 신체를 유지하는 방법이다. 진통제 몇 알을 삼키는 것보다도 빠르며 돈 한 푼도 들지 않는다. 여기에 올바른 호흡법까지 추가한다면(7장 참조) 더할 나위 없을 것이다.

좋은(바른) 자세란 무엇인가?

바른 자세를 가지고 있다면, 몸은 생리학적 구조적인 스트레스가 없이 중력에 효과적으로 저항할 수 있다. 자세라고 하면 대부분은 조각상처럼 가만히 서 있는 것을 생각한다. 얼마나 지루한 생각인가! 사실 자세란 동적인 것이며, 이를 유지하기 위해서는 지속적인 상호작용이 필요하다. 움직이는 동안 올바른 자세를 유지하는 것은 매우 어려운 작용이다. 좋은 자세로 움직이기 위해서는 관절의 마찰을 최소화하며 각 동작을 할 수 있도록 신체가 준비되어야 한다. 이 말은 걷기, 허리를 구부려 바닥에 떨어진 물건을 집기, 근력운동, 달리기, 자전거 타기, 요가 등과 같은 활동을 할 때에도 바른 정렬과 자세를 유지할 수 있어야 한다.

* 노스웨스턴대학에서 무용을 전공하던 시절, 움직임에 대한 천재이자 펠든크라이스 기법의 창시자인 모세 펠든크라이스(Moshe Feldenkrais)의 훌륭한 이론을 접하게 되었다. 인간의 움직임 및 정렬에 대한 그의 분석은 좋은 공부 자료이다.

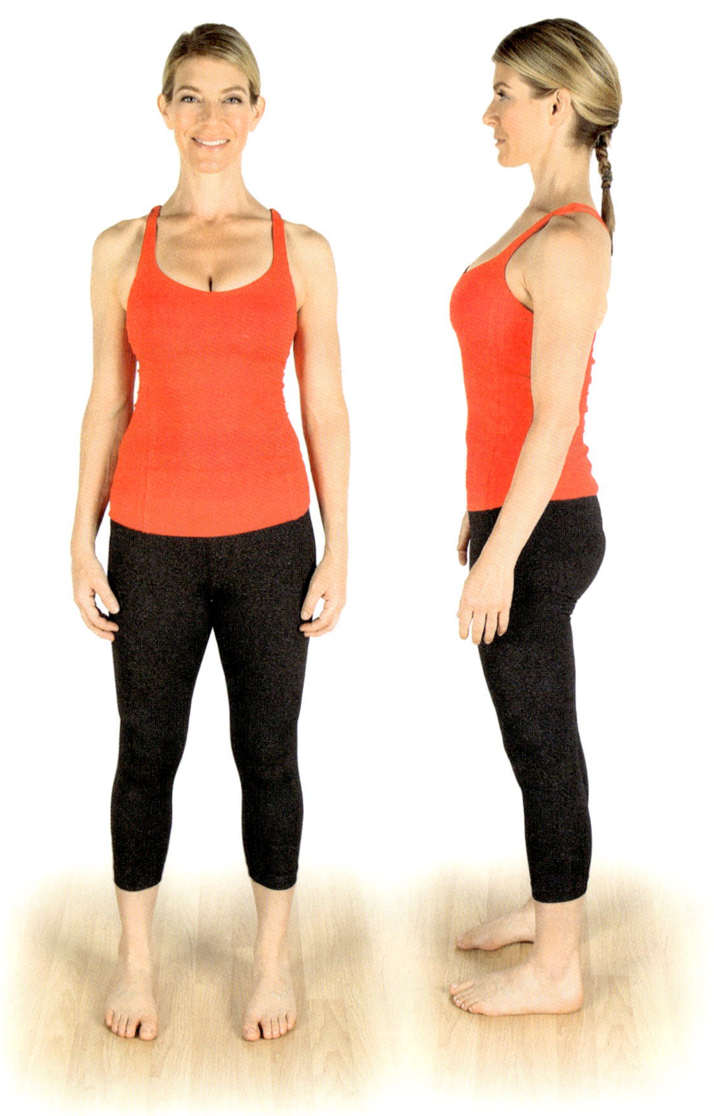

서기

바르게 서 있는 자세란 다음과 같다.

1. 양발은 대략 20~30cm(고관절너비)를 벌리고 발가락은 스키 활강을 할 때처럼 정면을 향하도록 한다(발을 팔자로 벌리고 스키를 타는 사람은 없을 것이다. 만약 그렇다면 발 위쪽의 모든 연부 조직과 강조직에 손상을 입게 된다).
2. 발목 위에 고관절이 위치해야 하며 체중이 골고루 분배되어야 한다. 한쪽 고관절에만 더 체중을 실어서는 안 되며 양발에 똑같이 균형을 맞추어 체중을 분배해야 한다.
3. 필요하다면 흉곽과의 정렬을 맞추기 위해(4번 참조) 엉덩이 근육에 살짝 힘을 주어 골반을 안정화시킨다. 이렇게 하면 가만히 서 있는 자세를 유지하는 것을 도와주며 골반이 기울어지거나 한쪽에 기대는 현상을 예방할 수 있다. 엉덩이 근육에 힘을 주는 정도는 개개인의 습관, 긴장도, 근력에 따라 다르다. 골반은 고관절과 큰 엉덩이 근육들로 둘러싸여 있는 그릇과 같다. 사실 골반은 그릇이라기보다는 깔때기처럼 생겼기 때문에 많은 것들이 이곳을 통해 빠져나갈 수 있다! 골반 뒤에 있는 튼튼한 뼈인 천골은 전체 척추의 받침대 역

할을 한다.

4. 흉곽이 골반 바로 위에 위치할 수 있도록 코어근육에 충분한 힘을 주어야 한다. 힘을 주는 정도는 개개인의 근력 및 평소 자세를 유지하는 습관에 따라 달라진다. 깔때기 모양의 골반 위쪽 테두리 바로 위에 흉곽의 아래쪽 테두리가 위치하는 것이 가장 이상적이다. 흉곽의 아래쪽은 태양과 같다. 태양이 햇빛을 사방으로 골고루 비추는 것을 상상해보라. 만일 흉곽이 앞으로 구부러져 있거나 옆으로 기울어져 있거나 뒤로 기대져 있으면 정렬 전체가 무너지게 된다. 골반과 흉곽의 불균형으로 인해 발생한 척추의 변형은 양쪽 모두에 영향을 준다(이러한 골반-흉곽의 정렬은 모든 기본적인 호흡 조직의 반사적인 정렬을 유지하는데 필수적이다. 호흡을 위한 횡격막의 상하 움직임은 골반 기저근을 건강하게 유지하는 것에 도움을 준다. 흉곽이 정상축에서 벗어나게 되면 이 원통 모양의 뼈를 채우고 있는 연부 조직이 뒤틀어진 패턴을 가지게 되고 트리거 포인트가 생기며 긴장도가 높아진다. 또한 골반과 흉곽의 정렬이 잘 맞지 않으면 그 사이에 위치한 척추뼈에 비정상적인 부하와 스트레스가 가해지게 된다).*

5. 뇌를 감싸고 있는 두개골이 심장 바로 위에 있도록 위치시킨다. 말처럼 쉬운 것만은 아니다. 경추를 약간 견인하는 것을 돕기 위해 고개를 작게 끄덕일 때처럼 턱을 살짝 안으로 집어넣고 가상의 머리 받침대로 두개골을 밀착시킨다. 이렇게 하면 외이도라고 부르는 귓구멍을 어깨와 고관절 바로 위에 위치시킬 수 있다.

6. 어깨를 귀 바로 아래에 둔다. 어깨는 앞으로 구부정해지거나 위로 올라오기 쉬운데 대부분의 일상생활의 활동이 어깨를 위로 해서 앞으로 끌어당기기 때문이다. 어깨 뒤쪽과 윗등의 근육을 활성화시켜 어깨를 뒤로 해서 아래로 끌어내리면 이러한 경향에 저항하여 바른 자세를 유지할 수 있다.

* 척추안정화와 자세역학에 대한 또 다른 평가방법에 대해서는 켈리 스타렛의 『비커밍 어 서플레오파드』(대성의학사, 2015)를 참조할 것을 추천한다.

척추의 굴곡

척추는 안으로 들어간 커브 두 개, 밖으로 나온 커브 두 개를 가진 자연스럽고 우아한 S자 모양의 굴곡을 이루고 있다. 허리와 목은 안쪽으로 들어간 곡선, 천골과 흉곽은 바깥으로 돌출된 곡선을 가지고 있다. 효율적으로 서 있는 자세를 위해서는 심장 위에 두개골이 위치하도록 두어야 하며, 심장은 골반 바로 위에, 골반은 발 바로 위에 두어야 한다. 이렇게 큰 뼈 간의 굴곡을 하루 종일 유지하기 위해서는 얼마간의 긴장이 필요하다. 이렇게 올바른 자세를 유지하면 할수록 결국 몸은 스스로 편안하게 '올바른 자세'를 유지할 수 있을 것이다. 처음 자세를 수정하려고 할 때에는 몸의 기본적인 균형을 깨는 요소인 구부정하거나 기대는 습관에 저항하려고 노력해야 한다.

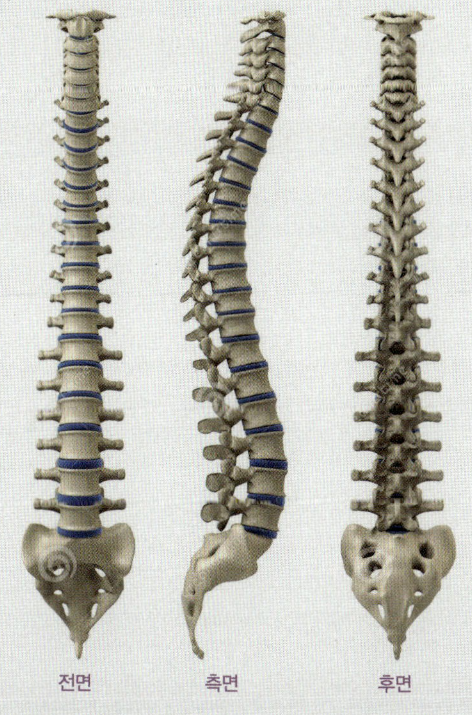

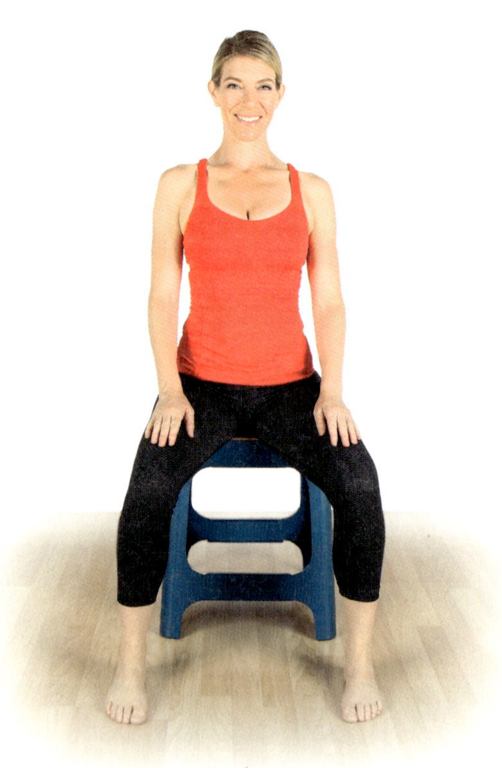

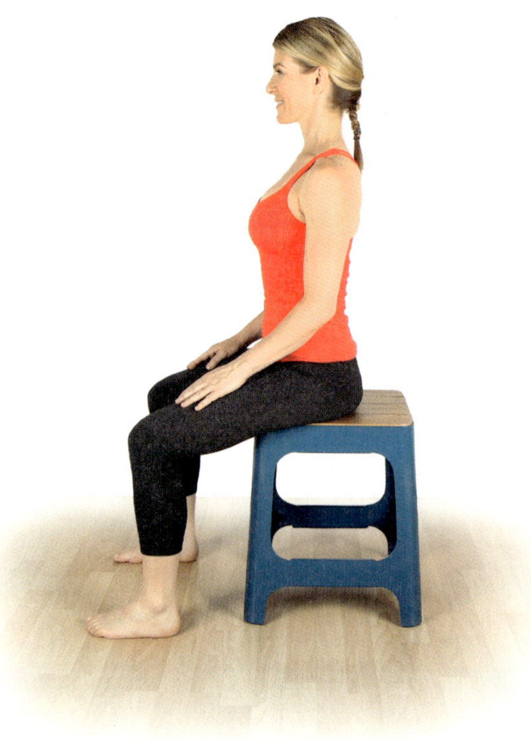

앉기

폭신한 소파나 자동차 또는 비행기에 앉아 있으면 골반을 제자리에 두는 것이 매우 어려워질 것이다. 엉덩이가 닿아 있는 표면이 폭신하다면 골반을 앞이나 뒤로 기울이기 때문이다. 나무 의자나 벤치에 앉아보라. 앉아 있을 때 올바른 골반의 정렬에 대한 감각을 깨울 수 있다. 바르게 앉아 있는 자세란 다음과 같다.

1. 골반 밑바닥에 위치한 좌골결절ischial tuberosity 또는 '궁둥뼈sit bone'라고 불리는 두 개의 뼈 돌출부가 표면에 닿도록 앉는다.
2. 무릎은 고관절너비보다 몇 센티미터 넓게 두어 골반을 수동적으로 안정화하도록 돕는다. 발가락은 정면을 향하고 발바닥은 바닥에 붙인다.
3. 흉곽이 골반 바로 위에 위치할 수 있을 만큼 코어 근육에 긴장을 유지해야 한다. 안정화를 위해 필요한 힘은 서 있을 때보다 훨씬 많이 필요할 것이다(앉은 채로 코어 근육을 활성화하는 것이 훨씬 어렵다. 이것이 앉아 있을 때 신체가 피곤해지는 이유 중 하나이다. 앉아 있으면 코어 근육을 활성화한 상태로 유지하는 것에 더 많은 에너지가 소모된다).
4. 눈과 머리는 정면을 향한다.
5. 어깨를 귀 바로 아래에 있도록 둔다. 어깨를 뒤로 해서 아래로 두기 위해 윗등과 어깨 뒷쪽 근육을 활성화해야 한다.

잠자는 엉덩이 근육

앉아 있는 자세에서는 엉덩이 근육들이 완전히 늘어난 상태가 되어 골반의 위치를 유지하는 역할을 효율적으로 해낼 수가 없다. 중력에 대항하여 몸을 바로 세울 필요가 없기 때문에 앉는 즉시 엉덩이는 수면 상태에 빠지게 된다. 이렇게 될 경우 지지층이 약해지기 때문에 몸을 바로 세우기 위해 코어 근육(특히 척추 근육)들이 세 배 이상 더 일을 해야 한다. 앉아 있는 동안 자세를 계속해서 바꾸게 되는 이유 중 하나는 몸통 근육들이 안정화를 위해 열심히 일하느라 매우 지치기 때문이다.

나쁜 자세로 인한 또 다른 피해

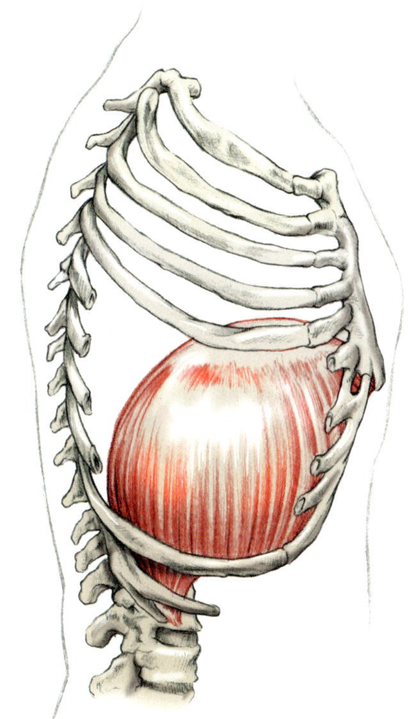
횡격막(측면)

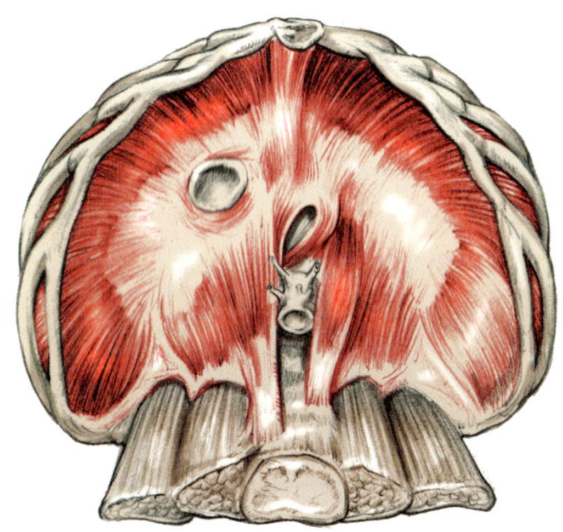
횡격막(하방면)

호흡이 좋지 못하면 자세가 나빠질 뿐만 아니라 전반적인 삶의 질이 떨어진다. 횡격막을 활성화하면 자세 개선뿐만 아니라 호흡도 편안해진다.

나쁜 자세로 인한 피해는 통증뿐만이 아니다.

나쁜 자세는 흉곽의 모양을 변형시킨다. 별것 아닌 것처럼 들리지도 모르지만 이러한 뼈 모양의 변형은 호흡 그리고 소화와 같은 중요한 신체 시스템에 지장을 준다. 구부정한 자세를 오래 유지하면 말 그대로 흉곽과 척추를 이루는 뼈들의 형태가 바뀌게 되어 측만증을 유발할 수도 있다! 흉곽과 척추뼈가 불균형하게 되면 인체의 가장 중심에 위치한 근육이 힘을 쓰는 방향이 바뀌어버린다. 이 근육이 바로 횡격막이다.

횡격막은 호흡에 사용되는 근육이다. 횡격막이 뻣뻣하고 약하다면 다양한 생리학적 기능부전이 발생할 수 있다. 횡격막은 뇌에서 감정과 스트레스 반응을 담당하는 부분과 직접적으로 연결되어 있다. 좋지 못한 호흡은 교감신경계에 부하를 가중시켜 불안감이 증가하며 감정을 조절하는 신경계의 능력이 떨어지게 된다(7, 9, 10장 참조).

횡격막은 또한 심장의 결합 조직, 주요 혈관, 대동맥, 대정맥과 직접적으로 닿아 있다. 횡격막의 모양이 뒤틀린다면 장기적으로 혈류의 기능에 영향을 주어 심장과 대동맥에 부담을 줄 수 있다. 또한 횡격막은 식도와 연결되어 있는 연부 조직이기 때문에 구부정한 자세는 식도 주변을 악화시켜 식도괄약근에 틈을 만든다. 이로 인해 음식이 역류될 수 있는데 이것을 위산 역류, 또는 가슴쓰림heartburn 현상이라고 부른다.

이러한 증상(스트레스, 심장 문제, 위산 역류 등)을 겪고 있는 많은 사람들 중 나쁜 자세가 그 원인일 것이라고 생각하는 이는 드물다. 통증은 자세로 인해 발생할 가능성이 크며, 나쁜 자세는 총체적인 기능부전을 일으킨다. 오랜 시간 동안 나쁜 자세를 유지하면 통증과 가동성의 제한 및 고통이 수반되며 수명이 단축되는 경우도 발생할 수 있다.

다음과 같은 자세로 서 있는 것은 자제해야 한다.

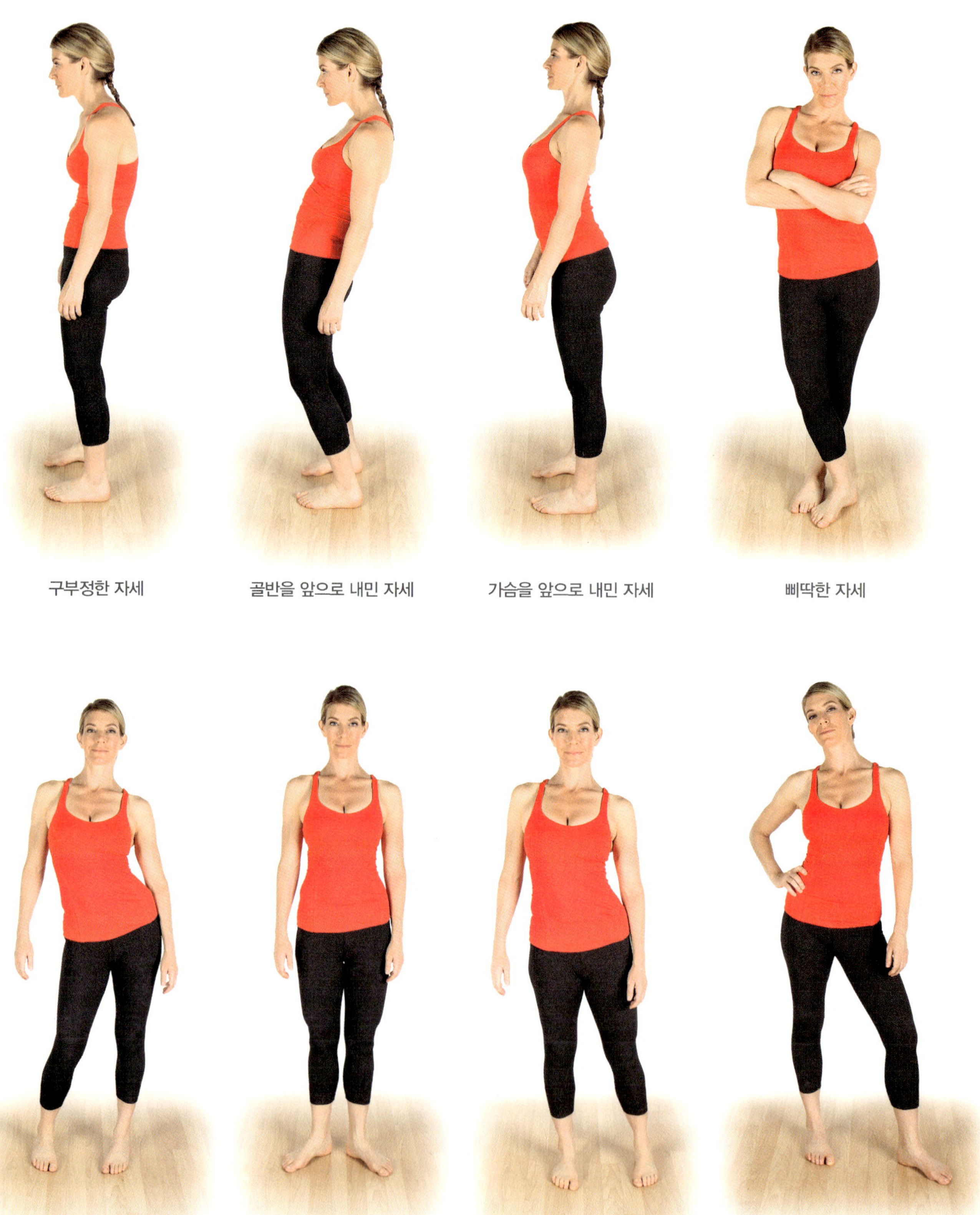

구부정한 자세 골반을 앞으로 내민 자세 가슴을 앞으로 내민 자세 삐딱한 자세

골반을 옆으로 내민 자세 팔자다리 짝다리 모델 자세

다음과 같은 자세로 앉아 있는 것은 자제해야 한다.

오리궁둥이
구부정한 자세
거북목
어깨를 움츠린 자세
짝궁둥이
다리꼬기
한쪽 양반다리
배배 꼰 자세
카페에 앉아 있는 자세

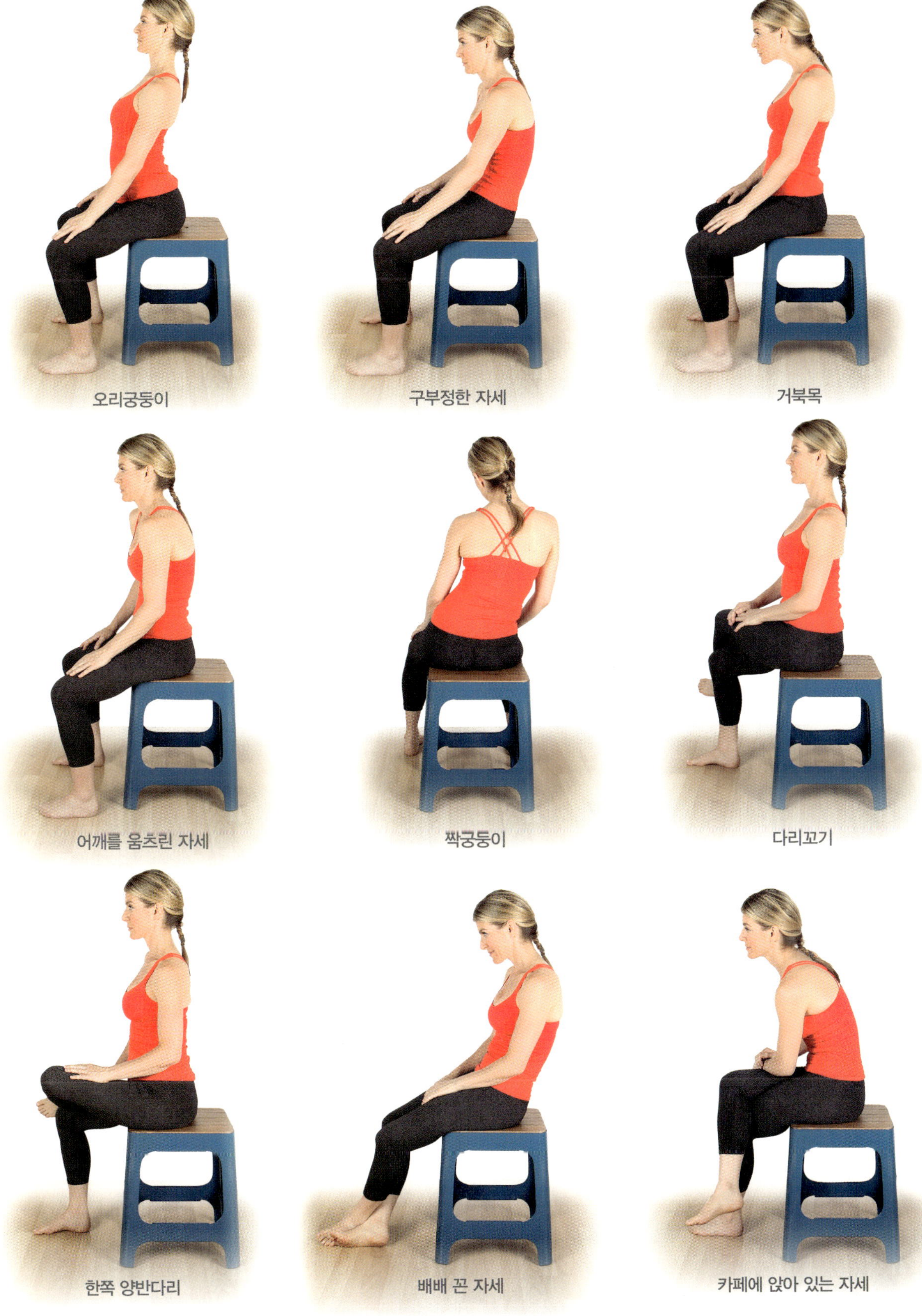

자세에 대한 학습

우리의 몸은 스트레스에 적응하며 뼈 또한 마찬가지이다. 1800년대 후반 줄리어스 울프Julius Wolff라는 외과의사가 뼈는 반복되는 부하에 적응한다는 사실을 발견하였으며, 실제로 뼈는 가해지는 스트레스에 따라 재형성된다. 뼈는 이렇게 적응하는 능력으로 인해 뼈 자체에 돌출 부위나 파인 부분을 많이 가지고 있다. 뼈는 강화되거나 약화될 수 있다. 뼈세포는 밀도를 증가시키거나 크기를 줄이거나 다공성을 증가시킬 수 있다.

신체적 모양은 유전적으로 결정되지만 그 안에서 형태를 변형시키는 것 또한 가능하다. 만약 지속적으로 뼈에 부적절한 방향으로 스트레스를 가한다면 뼈가 과다 성장하여 골극bone spur이라고 하는 것이 형성된다. 이러한 경우 대개 그 뼈 주변을 둘러싼 연골, 인대, 건, 골막, 근막과 같은 부드러운 결합 조직의 퇴화를 동반한다.

지속적으로 뼈에 부적절한 스트레스를 가한다면 (예를 들어 비효율적인 자세 습관으로 인한) 구조적인 시스템은 퇴화될 것이다. 즉, 연부 조직이 지금의 상태가 '정상'이라고 받아들이도록 지지 기반을 재조정하

몸은 움직이는 방식에 따라 변화한다: 기계적 에너지 변환

케이티 보우만은 나의 친구이자 가장 좋아하는 생체역학자이다. 생체역학자란 신체에 가해지는 힘이 몸에 어떠한 영향을 끼치는가를 연구하는 사람이다. 그녀의 책 『무브 유어 DNA』(대성의학사, 2016)를 일부 발췌하여 소개한다.

기계적 에너지 변환: 세포가 물리적 환경에 의해 만들어진 기계적 신호(압박compression, 장력tension, 유체전단력fluid shear)를 감지하여 생화학적인 신호로 전환하는 과정. 세포는 그 구조와 기능을 이에 맞춰 조정한다.

움직임은 우리의 생리학적 상태를 변화시키는 일련의 생화학적 과정을 만들어낸다. 움직임 '입력값input'이 생화화적 과정으로 전환되는 것을 기계적 에너지 변환이라고 한다.

생물학에 대한 탄탄한 지식이 있는 사람들에게 양해를 구하며, 인체의 구조에 대한 간단한 소개를 먼저 하겠다. 보다 쉬운 이해를 위해 학술적으로 정리해둔 인체에 관한 자료는 다음과 같다.

1. 인체는 기관계로 이루어져 있다. 즉, 인체는 장기들로 이루어졌다는 말이다.
2. 이러한 장기들은 조직tissue으로 이루어져 있으며, 이는 세포로 이루어져 있다.
3. 따라서 실제로 우리의 몸은 모두 세포로 이루어져 있으며, 이러한 각각의 세포들은 세포외기질extracellar matrix이라는 네트워크를 통해 서로 연결되어 있다.

세포외기질: 다당류와 단백질로 이루어진 복잡한 네트워크로, 세포의 구조를 이루고 세포의 반응을 조절하는 역할을 한다.

우리가 움직일 때 단지 신체(팔, 다리, 몸통, 머리)만을 움직인다고 생각하겠지만 사실 사지나 척추와 같은 큰 구조물뿐만 아니라 작은 세포 구조도 함께 재배치하고 있는 것이다.

세포에도 부하가 실린다

우리는 항상 부하를 경험하고 있다. 중력은 우리가 지속적으로 대응하고 있는 힘 중 하나이다. 뼈를 가지고 있지 않다면 신체를 지탱할 수 없듯이, 세포골격cytoskeleton이 없다면 세포 내 세포기관 또한 중력에 의해 무너져버릴 것이다. 허나 지구에서 중력이 지속적으로 작용할지라도 중력에 의해 형성된 부하는 중력에 대항하는 물리적 위치에 따라 달라진다. 예를 들어 중력은 늘 뼈에 작용하긴 하지만, 중력에 의해 발생하는 부하는 수직인 중력의 방향에 대해 뼈가 어떻게 배열되어 있는지에 따라 다르다. 한 달여 간의 침상 안정과 같은 수평적 자세는 근육과 뼈의 양을 감소시킨다. 같은 양의 중력, 같은 유

게 된다.

비효율적인 자세적 습관이 연부 조직과 뼈를 개조하게 된다면, 몸은 언제 폭발할지 모르는 시한폭탄으로 변하게 된다.

보상작용

'보상작용'이란 한 신체 부분의 해야 할 일이 원래 그 역할을 하지 않아도 되는 다른 신체 부위로 전가되는 것을 말한다. 우리 신체가 구조적인 변화에 적응하는 독특한 방법이다.

'뎀 본즈Dem Bones'라는 노래를 기억하는가?

발가락뼈는 발뼈와 연결되어 있고
발뼈는 발목뼈와 연결되어 있고
발목뼈는 다리뼈와 연결되어 있지
자, 이제 이 뼈들을 흔들어볼까

무언가에 걸려 넘어서 새끼발가락이 부러졌다고 해보자(혹시 새끼발가락이 그다지 쓸모없다고 생각하는 사람이 있다면 본인 발가락을 부러뜨려보시길. 새끼발가락이 얼마나 중요한지 깨닫게 될 것이다). 의사는 발가락을 고정하는 처치를 해주며(보통 새끼발가락이 부

전자이지만 자세가 달라지면 몸도 달라진다.

또한 중력이 세포에 작용하는 유일한 힘은 아니다. 외부적인 압박(뼈, 근육과 의자 사이의 상호작용과 같은), 마찰(새 신발과 발의 피부 사이에 발생하는 것과 같은) 그리고 견인(부러진 뼈를 맞추기 위해 잡아당기는 힘과 같은) 등과 같은 힘은 몸에서 세포 변형을 일으킨다. 움직임 또한 마찬가지이다. 근육과 같은 큰 조직의 신장과 단축은 그 조직 내 세포에서의 밀고 당기는 작용을 만들어낸다.

대부분의 사람들이 몸은 기계적인 입력값에 반응한다는 사실을 이해하고 있다고 생각한다. 시력 측정사들은 높은 안압이 시신경을 손상시키지 않도록 감시한다. 또한 우리는 움직임 없이 오래 앉아 있거나 누워 있는 사람에게 욕창과 같은 압력 손상이 발생한다는 사실을 익히 알고 있다. 새 신발을 신으면 처음에는 물집이 생긴다는 사실, 깁스를 하고 나면 근육이 눈에 보일 정도로 줄어든다는 사실 또한 잘 알고 있다. 우리는 이러한 일들에 매우 익숙하지만, 왜 이러한 현상이 발생하는지에 대해서는 그다지 궁금해하지 않는다. 왜, 정확히 어떠한 이유로 압력이 높은 환경에서는 시신경이 손상이 되어 녹내장을 일으키는 것일까?

마침내 기계적 에너지 변환 현상이 수많은 질병의 근본적인 메커니즘으로서 연구되고 있다. 기계적 에너지 변환에 의한 질환은 우리가 직간접적으로 만들어낸 기계적 환경 때문에 문제가 나타난 세포(그리고 조직, 그리고 기관)로부터 발생한다.

움직임, 자세, 근골격계의 휴식 상태는 우리의 기계적인 환경에 지대한 영향을 끼친다. 대부분 운동을 몸의 형태를 더 좋게 만들기 위한 도구로 생각하지만, '더 나은 형태'가 어떻게 발생하는지를 생각하는 사람은 거의 없다. 자, 여러분은 이제 알았을 것이다. 물리적 환경에 대한 경험을 바탕으로 신체가 그 모양을 개조하는 과정인 기계적 에너지 변환을 통해서 발생한다는 사실을 말이다. 보다 정확히 말하면, 몸의 신체적 표현은 우리의 세포가 겪은 부하의 총합이다.

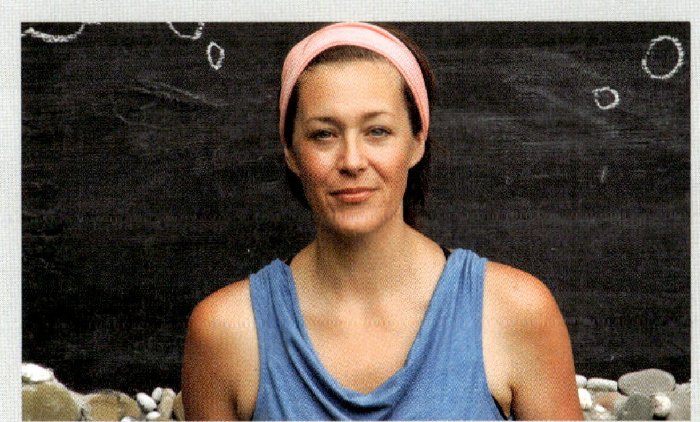

이학석사 케이티 보우만은 내가 가장 아끼는 동료 중 한 명이다. 그녀는 인간의 움직임과 그 생체역학적 의미에 대해 세상에 알리고 있다.

러지면 깁스를 하지 않는다) 앞으로 6주간 플립플랍(흔히 쪼리라고 부르는 여름용 슬리퍼: 역자주)만을 신으라고 말한다(의사가 그렇게 추천한 것이지 나는 개인적으로 플립플랍을 신는 것을 추천하지 않는다). 새끼발가락에 압박을 가하면 너무나 고통스럽기 때문에 발 안쪽을 디디며 걷기 시작할 것이며, 이로 인해 엄지발가락과 발목에 좋지 못한 스트레스가 가해진다. 이러한 발목의 스트레스는 하퇴의 긴 근육을 따라 무릎까지 전달되며, 이는 무릎이 움직이는 방향을 약간 바꾸게 된다. 무릎보다 위에 있는 고관절 또한 새끼발가락의 통증을 피하기 위해 다른 방법으로 움직임을 조절하게 되며, 그렇기 때문에 허리에 있는 근육 또한 긴장하게 된다. 한편, (무의식 중에) 부상도 없고 강한 반대쪽 고관절, 다리, 발에 기대어 많은 시간을 보낼 것이다. 이러한 보상작용 때문에 허리가 불편해지고 목에도 통증이 생길 것이다. 이러한 허리 경련과 목 통증은 새끼발가락의 추가적인 손상을 막기 위한 무의식적인 보상작용이 그 원인이며, 스스로 고관절과 척추 근육을 통해 만들어낸 새로운 긴장에 의한 결과일 가능성이 크다. '뎀 본즈' 노래 가사를 떠올려보라! 근막은 서로가 연결되어 있다(자세한 내용은 4장 참조).

불행하게도 이러한 유형의 보상작용은 아무런 도움이 되질 않는다. 사실 이렇게 조직을 새로운 기준에 맞추기 위해 몸이 보상작용 모드에 있을 때는 고통과 통증이 생기며, 이렇게 생긴 결절과 삐걱거리는 관절은 우리의 관심뿐만 아니라 의사, 마사지 치료사, 카이로프랙터, 진통제 등과 같이 돈이 드는 관심을 필요로 하게 된다. 통증은 우리의 돈과 시간을 소모시키며, 원하는 것을 할 수 없게 만든다. 미국 내에서 통증과 관련하여 사용되는 연간 비용의 추정치는 5,600~6,350억 달러에 이른다.* 신체의 보상작용이 특정 산업분야의 부흥을 일으켰지만, 우리 모두는 이러한 사이클을 깰 수 있는 파워를 가지고 있다.

나쁜 자세가 혈액 화학에 미치는 영향

이제까지 조성한 위협 전술이 아직도 먹히지 않았다면, 하버드 대학의 심리학자 에이미 커디Amy Cuddy의 '파워 자세'에 관한 연구를 한번 살펴보라. 그녀는 자세에 따라 분비되는 호르몬에 의해 신체 내 감정적 정보가 달라진다는 사실을 알아냈다. 한 그룹의 사람들에게 구부정하게 팔짱을 낀 자세를 취하게 했다. 이렇게 '파워가 없는 자세'를 취한 사람들은 코티졸 수치가 17%가량 높아지며 스트레스 수치가 올라갔고, 테스토스테론 수치는 10%가량 낮아져 자신감이 떨어졌다. 반면 파워풀하게 서 있는 자세를 취한 사람들은 테스토스테론 수치가 올라가고 코티졸 수치는 낮아졌다(www.wired. com/wiredscience/2012/05/st_cuddy/ 참조).

"우리는 이제까지 감정은 얼굴에만 드러난다고 생각해왔다." 커디는 말한다. "이제 얼굴 표정이 감정을 반영할 뿐만 아니라, 표정을 통해서 감정을 변화시킬 수 있다는 사실이 탄탄한 연구를 통해 밝혀졌다. 즉, 오랜 시간 동안 충분히 미소를 짓고 있으면 행복함을 느끼게 될 것이다. 이러한 발견을 통해 이 연구를 얼굴 표정에만 국한하는 것이 아니라(이는 10년 정도 전에 드러난 사실이다), 자세 및 신경내분비 수준을 측정하는 것까지 연장되었다(hbswk.hbs.edu/item/6461.html 참조).

그리하여 몸을 찌그러뜨린 채 있으면 통증이 쌓이는 데 그치는 것이 아니라 '파워풀한 자세'를 취하는 사람들보다 자신감도 떨어지고 스트레스 수치도 올라간다. 롤모델을 통해 우리의 몸을 웃게 만들 수 있다!

* Darrell J. Gaskin and Patrick Richard state in Appendix C of the book *Relieving Pain in America: A Blueprint for Transforming Prevention, Care, Education, and Research*: "통증으로 인한 연간비용은 2010년 심장질환(3,090만 달러), 암(2,430만 달러), 당뇨병(1,880만 달러)보다 크며 암과 당뇨병을 합친 비용보다 거의 30% 높다."

몸은 왜 나쁜 자세를 취할까?

몸은 마음을 따라간다. 정말이다. 의자에 기대어 구부정하게 앉고, 한쪽 고관절에 기대거나 하이힐을 신고 싶어하는 것은, 게다가 운동이나 스트레칭은 하기 싫어하는 것은 사실 우리의 몸이 아닌 마음인 경우가 많다. 자신이 생각하는 스스로의 이미지는 자세에도 스며들기 마련이다. 불편한 옷이나 신발에 몸을 맞추고자 하는 욕망은 몸의 구조와 몸을 움직이는 능력에도 영향을 끼친다. 스스로 어떤 자세를 취하는지 인지하거나 인지하지 못하거나 둘 중의 하나이다.

또는 효율성에 영향을 주는 큰 흉터scar tissue가 발생하여 이로 인해 자세가 망가졌을 수도 있고, 유전적 요건에 의해 신체가 고통받을 수도 있다. 두려움에 대한 반응에서부터 허세로 인한 태도에 이르기까지 감정적 상처들 또한 특정 자세적 행동을 유발할 수 있다. 다른 요인으로는 사무실, 식당, 극장, 자동차 의자의 모양과 같은 환경의 영향을 들 수 있겠다.

영양 또한 구조에 큰 영향을 준다. 영양가 높은 음식을 챙겨먹지 않는다면 자신이 가진 최상의 능력을 발휘할 수 없게 된다. 또한 나이가 들어감에 따라 구조가 변하게 된다. 결합 조직이 점진적으로 수분을 잃게 되며 근육량과 골밀도가 감소된다.

이 모든 것은 매우 '흔한' 현상이지만, '정상'적인 것은 아니다. 롤모델을 통해 신체 행동을 변화시키고 통증을 없앨 수 있다!

자세를 바르게 유지하라

'왜' 나의 자세가 일상생활의 즐거움을 위협하는지 그 이유를 아직 모를지 모르지만, 이유가 어떻든 간에 우리에게는 스스로를 변화시킬 수 있는 힘이 있다. 일단 통증을 유발하는 패턴과 습관을 의식했다면 그것을 바꾸기 위한 선택을 할 수 있다. 이제 평생 동안 통증 없이 살 수 있도록 몸을 변화시켜야 할 때이다.

병원에 가서 진통제를 처방받거나 최악의 경우 수술을 받게 되느니, 스스로 간단한 유지보수 작업을 하는 것이 낫다. 몸에 대해 배우고, 더 나은 선택을 하고, 스스로 신체 구조의 균형을 되찾아라. '지금 당장' 할 수 있다. 기본을 다질 수 있도록 스스로를 훈련하라. 지금은 스스로를 긍정적이고 더 나은 방향으로 성장시켜야 할 때이다. 좋은 소식은 우리의 몸은 지속적인 재생 상태에 있다는 것이다. 더 보기 좋으면서도 건강한 몸을 만드는 것이 가능하다는 말이다!

다음 두 가지로 간단히 요약할 수 있다.

1. 습관은 의식적으로 조절 가능하다.
2. 컨디션을 긍정적으로 변화시키기 위해 의식적으로 노력해야 한다.

어떤 자세를 취하고 있는가?

자세 체크 사항:

1. 머리를 심장 위에 위치시키고 시선은 정면을 응시하라.
2. 흉곽의 아랫부분은 골반 바로 위에 놓여 있어야 한다.
3. 앉아 있을 때는 양 발바닥을 바닥에 단단히 고정시킨다.
4. 서 있을 때는 양발에 체중을 골고루 분산시키고 발이 정면을 향하도록 한다.

보너스 호흡 체크:

하루 열 번 깊게 호흡하는 시간을 가지며 자세를 재확인한다. 앉아 있든 서 있든 모든 정렬의 포인트를 유지한다. 흉곽과 복부가 모든 방향으로 부풀도록 호흡할 때 어깨는 들썩이지 않는다. 배와 갈비뼈가 부풀었다 오그라들었다를 반복할 때 척추는 곧게 유지하며 움직이지 않는다. 몸통이 연부 조직으로 만들어진 구명조끼를 입은 것처럼 탄탄해질 것이다. 호흡을 마실 때 몸통은 바람을 넣은 풍선처럼 단단해지고 내쉴 땐 부드러워질 것이다.

4 과학:

근막과 고유수용감각

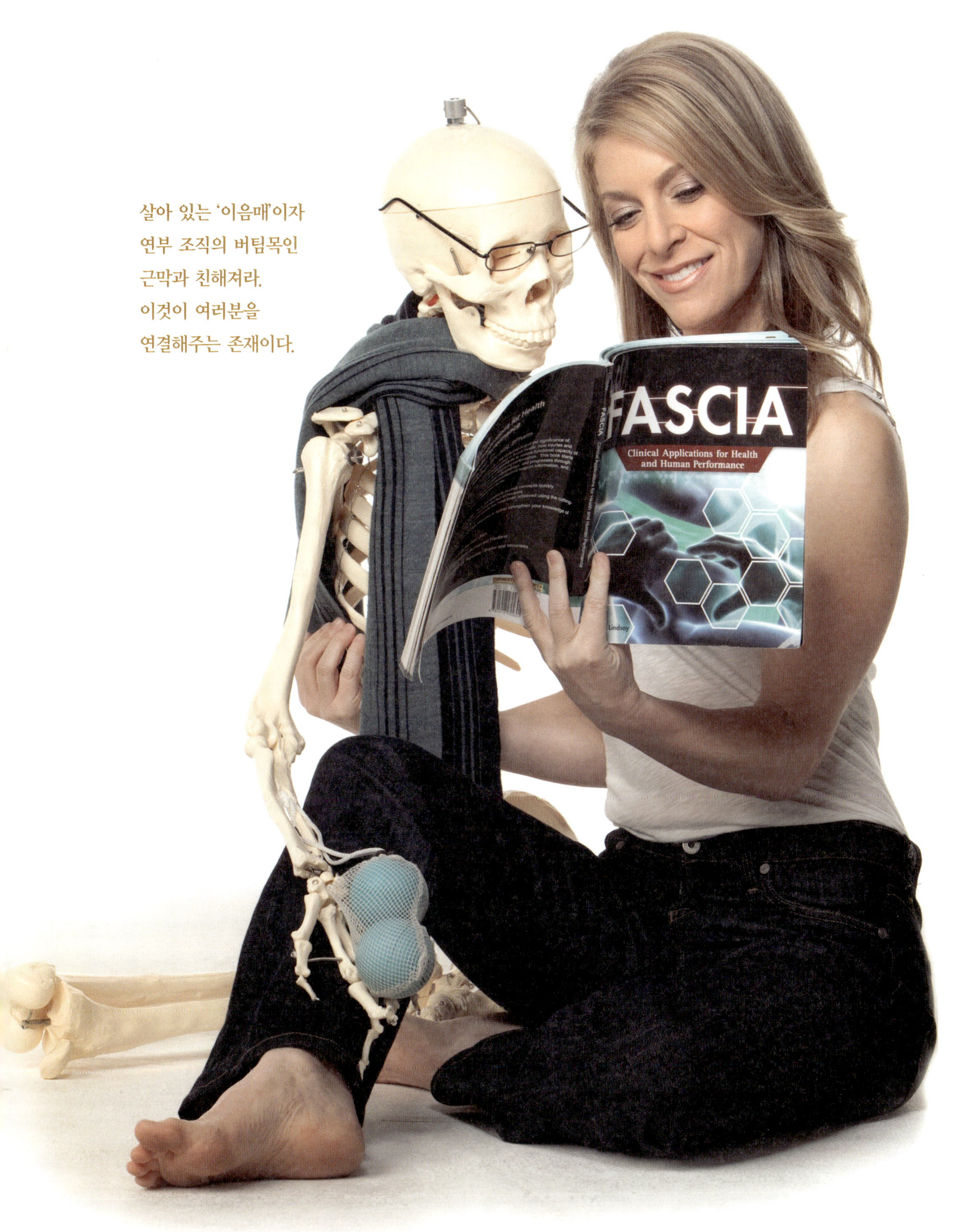

살아 있는 '이음매'이자
연부 조직의 버팀목인
근막과 친해져라.
이것이 여러분을
연결해주는 존재이다.

이 장의 제목이 책을 구입한 이유일 수도 있지만, 눈길을 돌리게 하는 부분일 수도 있다. 앞서 말한 바와 같이, 이 장 전체를 건너뛰어도 롤링으로 건강에 혜택을 보는 데는 문제가 없다. 자신의 몸에 효과가 있다는 것을 이해하기 위해 '과학적 지식'의 모든 부분을 알아야 할 필요는 없다.

하지만 이 장을 읽는다면, 무한한 해부학적 지식을 가지고 자신의 몸을 이해하는 것이 굉장히 재미있다는 사실을 발견하게 될 수도 있다. 롤모델 볼을 사용하는 것은 자신의 몸을 실험실로 바꾸는 방법 중 하나이다. 이 장에서 내가 설명하는 해부학과 생리학을 전문 과학자처럼 실험해보게 될 것이다. 그렇다고 해서 실험실 가운을 입을 필요는 없다. 그저 볼을 가지고 자신의 몸을 마사지하면 된다.

롤모델 방식이 스스로 건강을 관리하는 데 어떤 효과가 있는지에 대한 이해를 돕기 위한 과학의 기본적 요소만을 추출했다. 이 장에서 다루지 못한 부분이 많지만 여러분 스스로 계속 더 연구하도록 영감을 불어넣어줄 수 있길 바란다!

근막: 이음매 체계

신체 내부의 모든 것을 연결해주는 결합조직 버팀목에 대해 이야기하지 않고서 롤모델을 완전히 이해하는 것은 불가능하다. '근막'은 조직을 서로 연결해주는, 신체 어디에나 존재하는 살아 있는 이음매 체계이다. 매번 테라피볼을 문지를 때마다 신체 근막에 영향을 준다. 근막을 이해하기 위해서 먼저 결합조직connective tissue에 대해 알아보자.

신체의 결합조직은 3개의 초기 배아층의 중간인 중배엽mosoderm에서부터 발달된다(근막은 당신이 세포였던 시절부터 존재했다!). 결합조직이란 근막뿐만 아니라 신체 부분을 연결하는 다른 조직 모두를 망라하는 폭넓은 범주이다. 결합조직에 포함되는 조직들은 매우 많으며 3개의 그룹으로 나눌 수 있다.

- 강조직hard tissue: 뼈, 연골, 골막(뼈를 둘러싸고 있는 단단한 조직)
- 연조직soft tissue: 근막, 건, 인대
- 액체조직fluid tissue: 혈액, 림프

모든 결합조직은 똑같은 기본 조직에서 비롯되었기 때문에 같은 성분으로 이루어져 있다. 세포cell, 섬유fiber, 바탕질ground substance이 그 구성 성분이다.

- 결합조직 내 세포는 어떠한 결합조직에 속하는가에 따라 달라진다. 예를 들어 혈액은 혈소판, 적혈구, 백혈구로 이루어져 있으며 뼈는 대부분 조골세포, 파골세포, 뼈세포 등으로 이루어져 있다. 근막은 대개 섬유아세포를 가지고 있다.
- 조직 내 섬유는 모두 같다. 다만 콜라겐, 엘라스틴, 레티쿨린의 양에 따라 성질이 달라진다.
- 세포와 섬유는 바탕질이라고 하는 점성액으로 둘러싸여 있다.

바탕질: 젤과 같은 결합조직의 구성성분으로 그 안에 세포와 섬유가 존재한다.

세포와 섬유의 비율은 그 주변을 둘러싼 바탕질의 밀도와 더불어 결합조직의 유형 및 기능을 결정짓는다. 예를 들어 혈액은 많은 세포를 포함하고 있지만 바탕질 내에 섬유를 가지고 있지 않다. 뼈는 많은 세포와 콜라겐 섬유를 가지고 있지만 바탕질 내 액체의 비율이 낮다.*

결합조직은 신체에서 여러 가지 기능을 한다. 그 기능을 크게 두 가지로 구분할 수 있다. 결합connection과 보호protection이다.

결합조직의 결합 기능은 다음과 같다.

- 구조를 결합하고 분리한다.
- 장기를 지탱해준다.
- 몸 전체 구조에 버팀목을 제공해준다.
- 공간을 채운다.

결합조직의 보호 기능은 다음과 같다.

- 지방을 저장한다.
- 뼈를 만든다.
- 염증과 싸운다.
- 조직손상을 보수한다.
- 절연 기능을 한다.
- 윤활제 역할을 한다.

근막은 신체 내 수많은 결합조직의 한 가지 종류이지만 롤모델에서 가장 큰 역할을 한다. 근막결합조직은 그 독특한 구성 요소 때문에 특별한 기능을 한다.

근막에 대해 구체적으로 설명하기 전에 다음의 정의를 살펴보라. 많은 자료를 통합하여 세 가지의 설명 방식으로 함축시켰다. 가장 짧은 설명은 외우기 쉬워 짧은 블로그 글을 읽는 것에 익숙한 사람에게 적합할 것이다. 가장 긴 설명을 이해하려면 인터넷을 뒤져봐야 할지도 모른다.

* Deane Juhan, "Ground Substance", http://holistichealthservices.com/research/ground_substance.html

- **가장 짧은 설명:** 근막은 신체 내 살아 있는 수분을 함유한 니트 섬유와 같다. 이 이음매 체계는 신체를 연결해주는 연부 조직 버팀목이다.
- **짧은 설명:** 근막은 섬유로 된 젤과 같은 신체 그물이다. 이 이음매 체계는 구조, 보호, 회복, 신체 감각을 제공한다. 근막은 근육 단백질과 뼈, 인대, 건과 같은 다른 결합조직 구조물을 연결한다.
- **긴 설명:** 근막은 결합조직 체계의 연부 조직 구성 요소이다. 근막은 근육, 뼈, 장기, 신경, 혈관 그리고 다른 신체 구조물을 둘러싸거나 관통한다. 또한 근막은 상호 연결된 3차원적인 조직 그물로서 머리부터 발끝, 앞에서 뒤, 안에서 밖까지 이어져 있다. 구조적 통합성을 유지하고 버팀목을 제공해주며 보호 및 충격 흡수 역할을 한다. 또한 감각 뉴런의 집 역할을 한다. 근막은 혈류역학적, 림프적, 생화학적 과정에 중요한 역할을 하며, 세포 간의 상호 소통망을 제공해준다. 부상 후 근막은 조직 회복을 위한 환경을 만들어준다. 근막은 단단한 판과 같은 시트(대퇴근막 또는 장경인대 등과 같은)뿐만 아니라 관절과 기관의 주머니, 근육 격막, 인대, 지지띠retinacula, 건막, 건, 근막, 신경막, 그리고 다른 섬유성 콜라겐 조직 모두를 말한다.

근막, 파시아fascia는 라틴어로 밴드band 또는 번들bundle을 말한다. 근막조직의 구성 요소는 다음과 같다.

- **콜라겐collagen과 엘라스틴 섬유elastin fiber:** 이것은 섬유질의 반투명한 거미줄과 같은 물질로 고기를 조각조각 찢을 때 볼 수 있다.
- **거주세포resident cell:**
  - **섬유아세포fibroblast**는 근막 그물을 형성하는 섬유질을 생산한다.
  - **근섬유아세포myofibroblast**는 손상된 근막 내에 뻣뻣함을 만들어내는 수축성 세포이다.
  - **근막세포fasciacyte**는 근막의 바탕질 내 화학적 균형을 유지하도록 도와준다.
  - **지방세포adipcyte**는 보호 쿠션 역할뿐만 아니라 내분비 기능을 한다.*
- **이주세포migrant cell:** 면역과 염증 과정에 참여하는 대식세포macrophage와 비만세포mast cell.
- **유체fluid:** 움직임(슬라이드와 글라이드)이 가능하도록 액체가 있고 미끄러운 환경을 제공하는 히알루론산hyaluronan, 글리코사미노글리칸glycosaminoglycan 그리고 물.

근막은 위에 언급한 모든 것을 위한 구조적 고속도로라고 할 수 있다. 또한 다양한 유형의 감각뉴런뿐만 아니라 통각뉴런과도 연결되어 있다. 근막에는 신경이 매우 많기 때문에 커뮤니케이션 조직이라고 할 수 있다(이 장의 고유수용감각에 대한 정보는 4장 참조).

근막의 동역학: 탄성과 크립

근막 내 콜라겐섬유는 삼중나선 형태를 가지고 있는 콜라겐 분자로 이루어져 있다. 이로 인해 근막의 트레이드마크라고 할 수 있는 '크림프crimp'가 형성되는데 이는 특히 심층근막에서 확인할 수 있다. 크림프(주름)는 근막 내에 작은 물결처럼 보이는 것을 말한다(1980년대 스타일의 파마머리를 기억하는가?). 이러한 물결 모양은 근막이 충분히 늘어나고 다시 원래의 모양으로 돌아오는 것을 가능하게 한다. 생각해보라. '안전한 범위' 내에서 스트레칭을 한다면, 몸은 항상

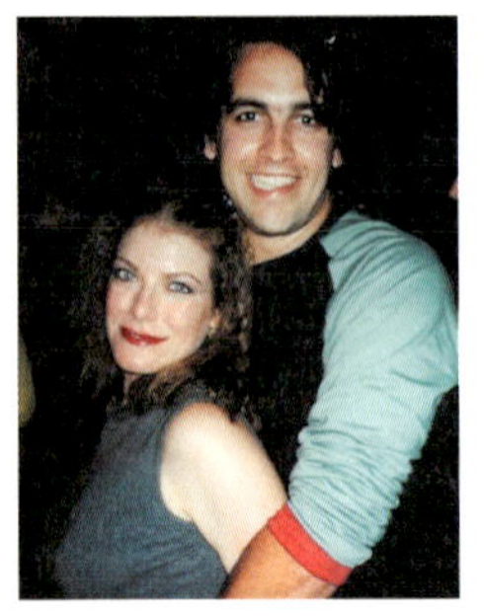

과거 사진: 대학 시절 무용을 배울 때, 이렇게 크림프 모양의 파마를 하곤 했다.

* Robert Schleip, Heike Jager, and Werner Klingler, "Fascia is alive: How cells modulate te tonicity and architecture of fascial tissues", in *Fascia: The Tensional Network of the Human Body*(Elsevier, 2012):157.

원래의 모양으로 돌아오게 되어 있다(안전한 범위를 넘어서 조직이 찢어질 때까지 스트레칭을 하지 않는 한).

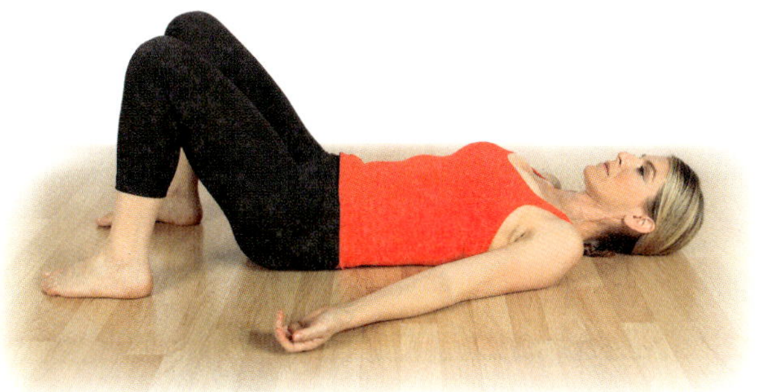

예를 들면 이렇게 왼손바닥이 천장을 향하도록 누워 손가락에 힘을 빼 자연스럽게 구부러진 상태로 둔다.

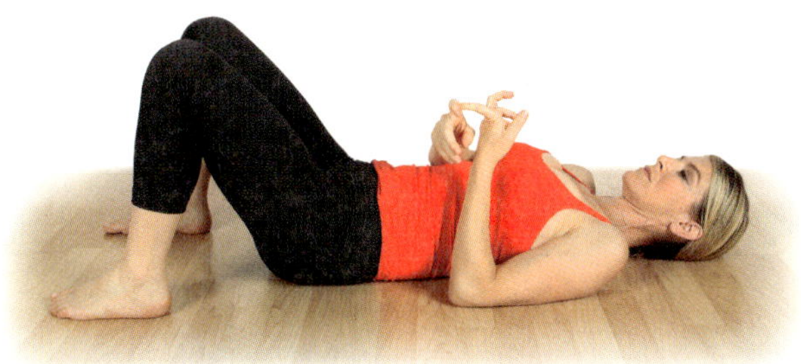

오른손을 이용하여 왼쪽 검지손가락을 가능한 만큼 펴준다. 30초간 유지한다. 그 후 다시 구부러진 상태로 돌아오도록 둔다.

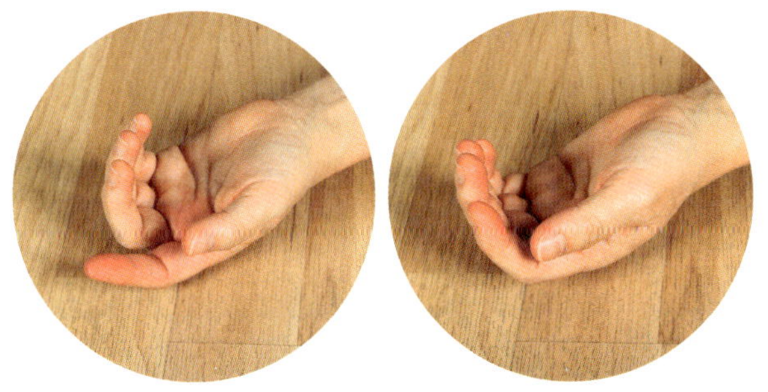

손가락이 다시 원래의 상태로 돌아오는 데는 몇 분이 걸릴 수도 있지만, 결국에는 원래대로 돌아온다.

왼쪽 검지손가락의 근막이 늘어난 상태를 영원히 지속시킬 수는 없다. 이렇게 모양이 일시적으로 바뀌는 것은 근막의 '점탄성viscoelasticity' 때문이다(점성viscous: 꿀이 뚝뚝 떨어지는 것 + 탄성elastic: 고무줄이 늘어났다 줄었다 하는 것).

이러한 근막의 점탄성이 우리의 몸을 여러 모양으로 바꿀 수 있게 만들어준다. 하지만 지속적으로 한 자세만 유지한다면 몸은 그 자세에 맞추어 형태를 바꾸기 시작한다. 이것을 크립creep(역자주: 지속적 스트레스나 높은 온도 또는 하중에 의해 변형이 서서히 일어나는 현상)이라고 한다. 조 머스콜리노는 자신의 책 『운동학Kinesiology』에서 다음과 같이 설명한다. "**크립** 현상은 부정적인 영향을 미칠 수 있는데, 환자가 나쁜 자세를 오래 유지하여 조직의 모양과 구조가 바뀌는 현상을 예로 들 수 있다. 반면 긍정적인 영향은 마사지나 운동을 통해 환자의 나쁜 자세나 조직의 모양이 올바르게 변화되는 것이라고 할 수 있다."*

볼로 마사지를 하게 되면 뻣뻣하고 과도하게 긴장된 조직에 국소적인 스트레칭이 발생하여 체액의 흐름이 향상된다. 이렇듯 뻣뻣한 조직은 최적의 상태를 복원할 필요가 있다. 롤모델 볼은 고무로 된 작은 수술용 메스이다. 하지만 이 메스를 사용한다고 해서 절개를 하거나 꿰맬 필요는 없다. 고무의 밀착력과 압박만으로도 우리의 몸을 변화시킬 수 있다.

* Joseph E. Muscolino, *Kinesiology*(Elsevier, 2010): 64.

유동성: 몸은 수분으로 가득 차 있다

지구와 마찬가지로 우리의 몸은 대부분 물로 이루어져 있다. 몸속 액체의 70%는 세포 내에 분포되어 있으며 나머지 30%는 세포 바깥쪽에 존재한다.** 근막은 그 세포 안쪽에, 그리고 섬유질을 통해 수분을 머금고 있는 몸속 수분 창고와도 같다. 이러한 근막의 세포외액은 '근막 잠수복'의 세포와 섬유 사이에 흐르고 있다. 몸속은 수분으로 꽉 차 있다(그 수분을 담을 수 있는 피부를 가지고 있어서 다행이다!). 이것이 건강을 위해 체내에 수분을 충분히 공급해야 하는 이유 중 하나이다. 근막의 적절한 세포 기능과 복제를 위해서는 수분이 꼭 필요하기 때문이다. 그 안에 살아있는 성분인 섬유아세포는 균형 잡힌 영양을 내포한

** Frans Van den Berg, "Extracellular Matrix," in *Fascia: The Tensional Network of the Human Body*(Elsevier, 2012): 168.

용액(세포외액에 존재하는 바탕질)을 필요로 한다. 신체 각 부분을 연결하고 이어주기 위해 필요한 무생물 조직인 콜라겐과 엘라스틴 섬유를 생산해내기 위해서이다.

이러한 유체는 또한 몸의 구조들이 서로 잘 움직일 수 있도록 도와준다. 건강한 조직은 탄성을 가지고 있다. 물을 먹은 스펀지와 같이 유연하지만 부러지지 않으며 압박을 받은 후에도 본래의 모습으로 다시 돌아온다. 하루 종일 건강하지 못한 자세(앉기, 기대기, 구부정하기)를 하고 있으면 근막에 과도한 압박이 가해지며 국소적인 뒤틀림이 발생한다. 좋지 못한 신체 습관으로 인해 지속적으로 '과하게 압박된' 근막은 원래의 모양으로 돌아가기 위해 필요한 수분을 흡수할 수 없으며, 그 결과로 인해 모양이 변형되고 탈수된다. 탈수된 근막 조직은 매우 뻣뻣하고 끈끈해진다. 수분 또는 움직임의 부족으로 인해 조직이 만성적으로 탈수되면 근막은 말 그대로 서로 끈끈하게 달라붙어 '댐'이나 유착adhesion이 생기게 된다. 축축한 상태로 한 달 정도 싱크대에 내던져진 채 쭈그러든 대걸레의 질감을 생각해보라. 이렇게 된 걸레는 다시 물에 담그지 않는 이상 원래의 모양으로 되돌아오지 않는다.

오래된 대걸레나 마른 스펀지와 달리 근막은 물 한잔을 마신다고 해서 자동적으로 수분이 채워지는 것은 아니다. 근막이 유착되어 서로 붙어 있다면 물을 아무리 많이 마신다고 해도 그 섬유가 물을 흡수하지는 못한다. 뻣뻣해진 근막은 움직임과 마찰을 통하여 길들여야 주변의 수분을 다시 받아들일 수 있다. 이럴 때 롤모델 볼이 필요한 것이다. 밀착력을 가지고 있는 볼을 이용한 압박 및 다양한 롤링 테크닉을 활용하면 수분 분자가 콜라겐 섬유와 결합하는 것을 도와주어 근막에 영양을 공급할 수 있다.* 손상을 입은 근막 부위에는 유착된 콜라겐 섬유에 의해 과도하게 수분이 갇혀 있는 상태이기 때문에 환경적으로 염증이 발생하기 쉬우며 꽤 민감하게 반응할 수 있다. 이렇게 갇혀 있는 수분에는 세포 노폐물과 자극물이 가득 차 있어 탈수된 비기능적인 근막 및 그 안에 깊이 박혀 있는 신경을 자극한다.

탈수 조직에 대한 한 가지 극단적인 예로는 몇 주 또는 몇 달간 깁스를 하고 난 후 풀었을 때를 들 수 있다. 근육은 자연스럽게 매우 약해지는 반면, 손상을 입은 뼈와 근육 주변의 근막은 고정된 상태에 적응되어 마치 깁스와 같은 모양으로 뻣뻣해질 것이다. 이렇게 굳어진 근막의 탄성을 다시 회복하려면 수주간의 마사지, 물리치료, 고통스러운 재활 과정이 필요하다. 조직 내 체액 관류 현상의 부족으로 독소가 쌓여 근육의 트리거 포인트도 많이 생기게 될 것이다. 인체의 움직임은 필수적이며 기능을 되찾기 위한 약과 같다. 움직임은 따뜻한 체액이 들어오고 나가며 계속 순환할 수 있도록 도와주는 펌프와 같다. 영양은 흡수하고 쓰레기는 배출하는 것이다.

* Sandy Fritz, *Sports & Exercise Massage: Comprehensive Care for Athletics, Fitness and Rehabilitation*, 2nd Edition (Mosby, 2013): 34.

근막의 분류

근막은 크게 두 가지로 분류할 수 있다. 표층근막superficial fascia과 심층근막deep fascia이 그것이며, 그 중간에 성긴근막loose fascia이라고 불리는 것이 있다.

표층근막은 피부 바로 밑에 존재하며, 성글게 조직된 콜라겐 섬유망과 지방세포가 그물처럼 배열되어 이루어져 있다. 이 근막층은 스펀지와 같이 탄성이 있으며 푹신하다. 몸의 98%는 지방으로 채워진 표층근막으로 둘러싸여 있다. 이러한 표층 지방 쿠션

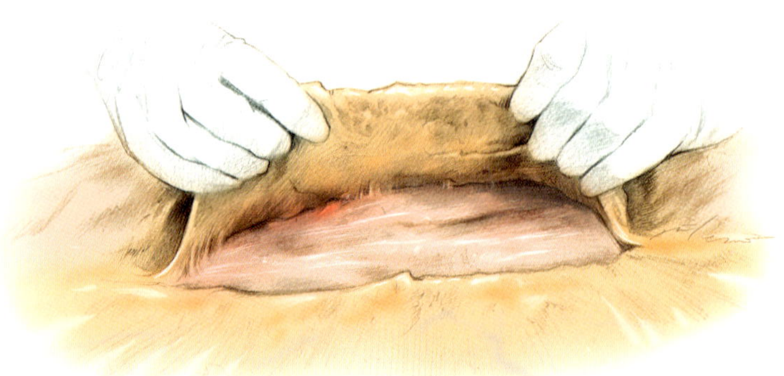

복부의 표층근막층을 걷어내면 성긴근막이 있으며 그 밑에는 심층근막이 존재한다.

으로 둘러싸여 있지 않은 신체 부위는 귀, 코, 입술, 눈꺼풀, 음순, 음낭뿐이다(길 헤들리Gil Hedley는 "이러한 부위에서 지방조직은 찾을 수 없지만 그 층에 대한 다른 표식이 존재할 수 있다"라고 말한다).

심층근막(심부근막fascia profunda이라고도 한다)은 튼튼한 덕 테이프같이 생겼으며 각각 다른 밀도의 물결 모양을 가지고 있다. 매우 촘촘하게 배열된, 근육을 감싸고 있는 두껍고 넓은 건막층과 같다.

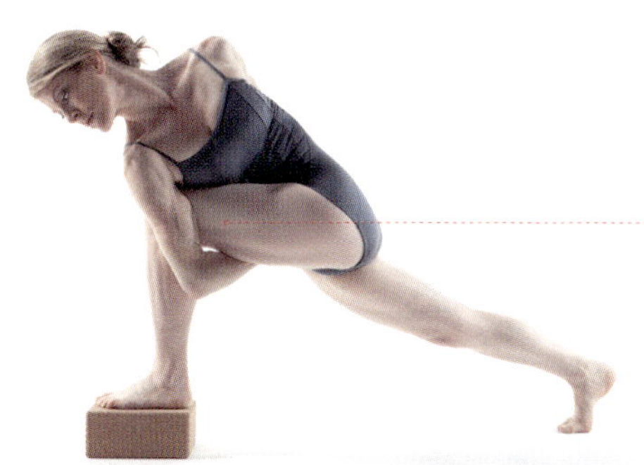

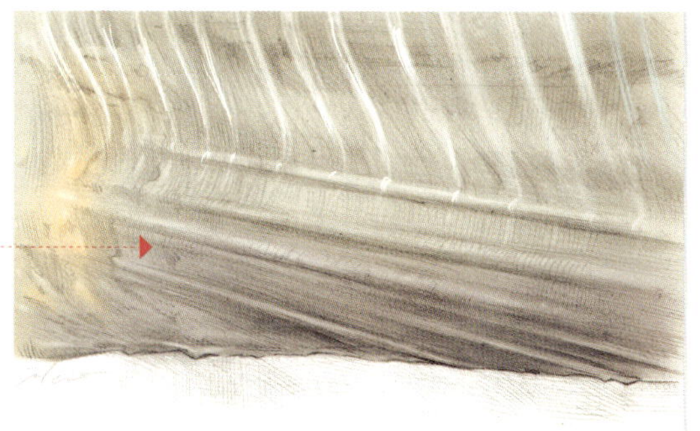

장경인대는 심층근막으로 분류된다.

조직의 위치: 표층근막 만져보기

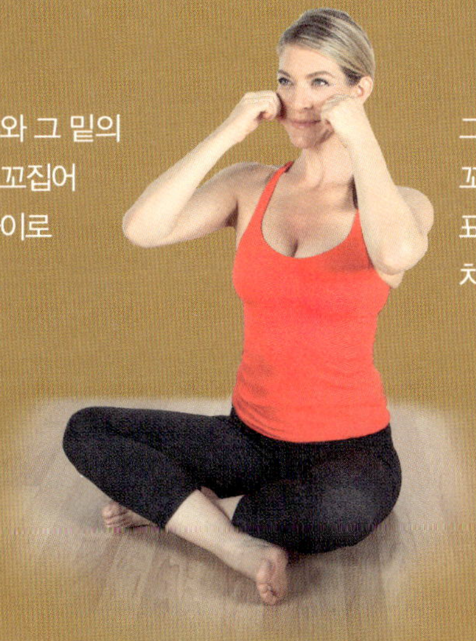

볼의 피부와 그 밑의 지방층을 꼬집어 손가락 사이로 굴려본다.

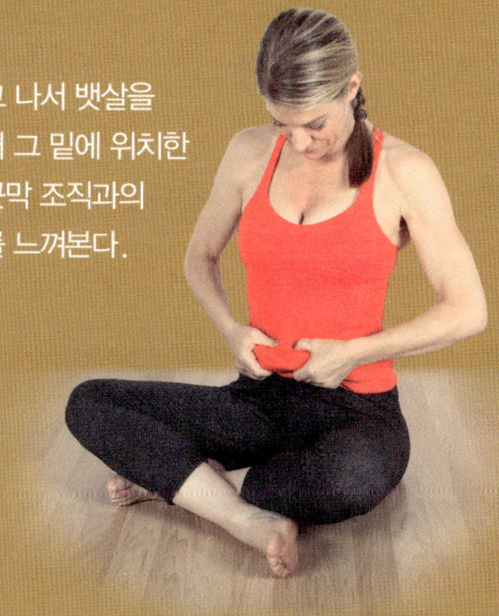

그러고 나서 뱃살을 꼬집어 그 밑에 위치한 표층근막 조직과의 차이를 느껴본다.

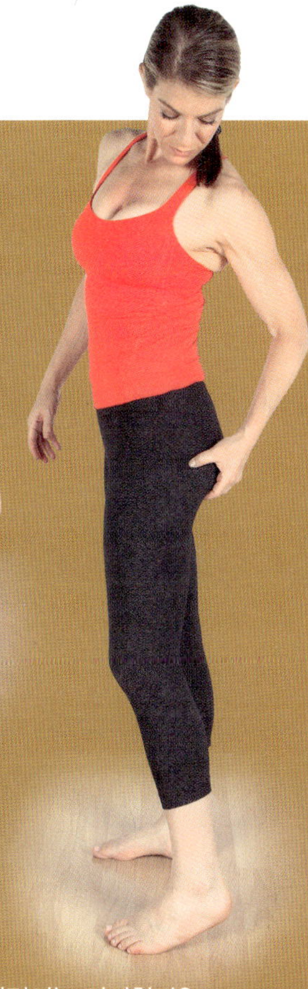

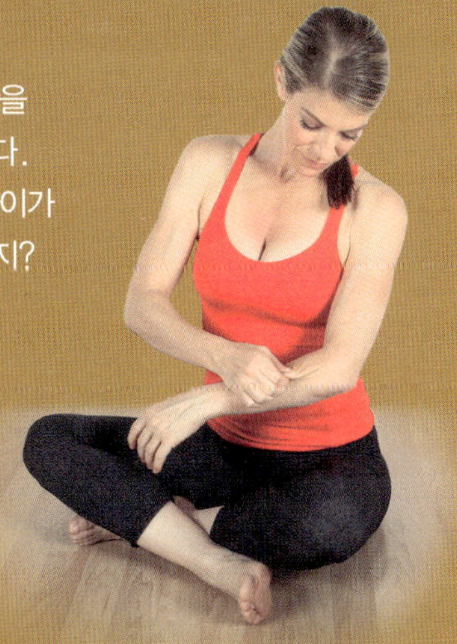

이제 전완을 꼬집어본다. 조직의 차이가 느껴지는지?

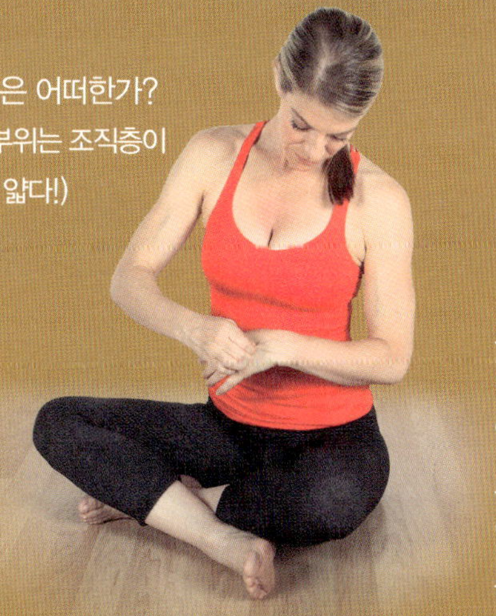

손등은 어떠한가? (이 부위는 조직층이 매우 얇다!)

엉덩이는 어떠한가?

표층근막은 신체 어디에 위치하는가에 따라 콜라겐과 엘라스틴 함유량 및 지방세포의 크기가 다르다. 예를 들어 엉덩이에는 더 두꺼운 '패딩'이 존재한다.

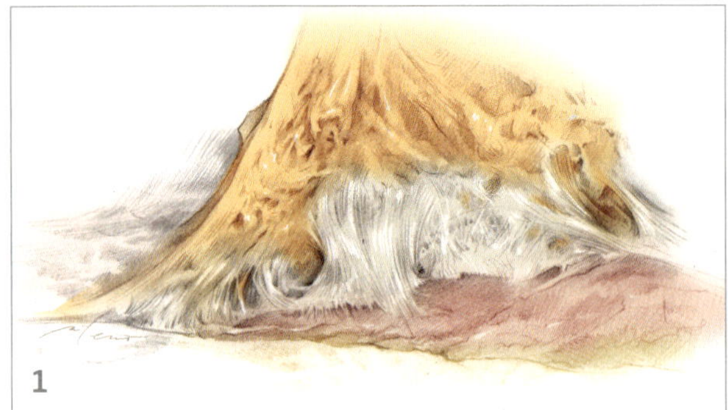

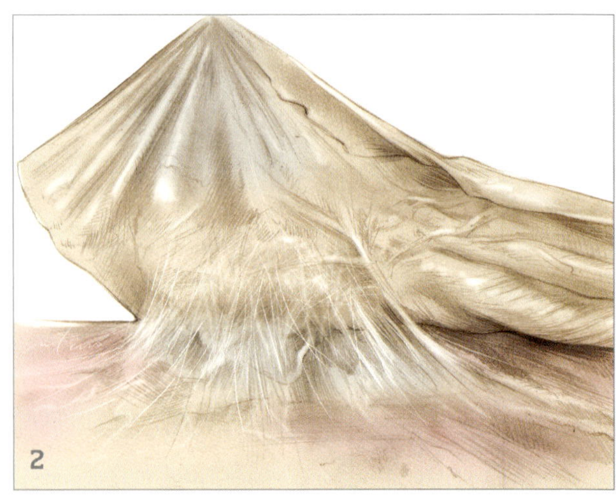

두 그림은 근막층 사이의 성긴근막 연결을 보여주고 있다. 그림 1(위)은 심층근막으로부터 표층근막을 떼어냈을 때 그 사이에 거미줄과 같은 막이 존재하는 것을 보여준다. 그림 2(왼쪽)는 근육으로부터 심층근막을 떼어내는 모습이다. 심층근막을 분리할 때 성긴근막이 늘어나는 것을 볼 수 있다. 이렇게 성긴근막층이 있기 때문에 미끄러지는 움직임(슬라이드 앤 글라이드)이 가능하다.

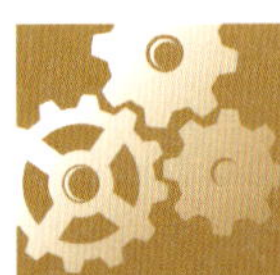

조직의 위치: 심층근막 만져보기

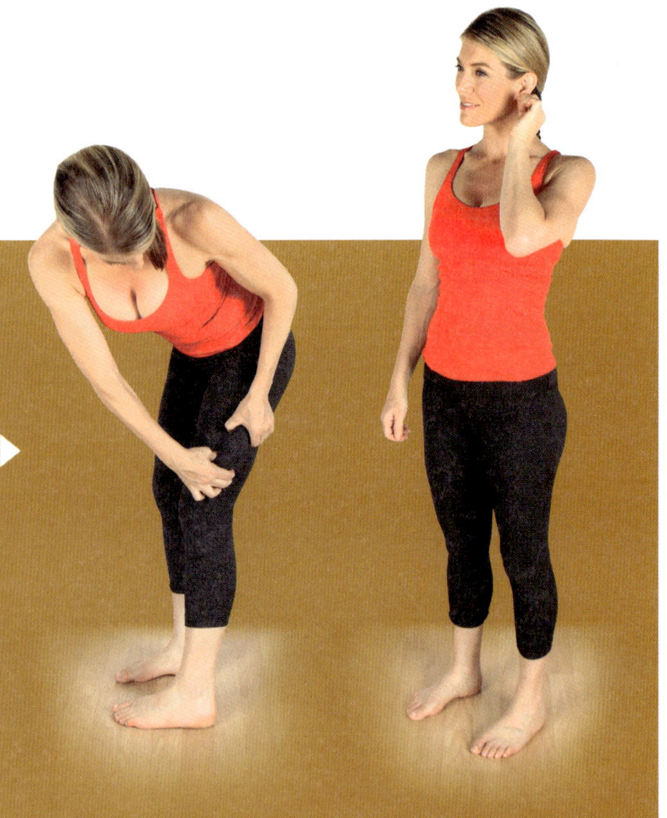

앉거나 선 자세에서 허벅지 옆쪽을 손가락으로 넓게 꽉 잡아본다. 스펀지와 같은 표층근막을 지나 더 넓고, 평평하며, 밀도가 높고, 깊고 긴 근막 띠인 장경인대에 닿아야 한다.

표층근막과 비교하여 심층근막이 얼마나 단단한지 깊게 촉진하여 느껴본다. 장경인대를 잡은 채로 일어나 무릎을 구부렸다 폈다를 반복한다. 무릎을 구부릴 때 심층근막이 단단해지고 펼 때는 느슨해지는 것을 느껴본다.

이제 손끝으로 귓불을 잡아 문질러본다. 여기에는 지방층이 있는 표층근막이 존재하지 않는다. 피부와 얇은 성긴근막층만 있으며, 이는 심층근막에 바로 붙어 있어 귓불의 모양을 형성한다.

이제 더 단단한 심층근막이 말랑한 연골로 연결되는 귀 윗쪽을 만져본다. 이곳을 문지르면 연골을 덮고 있는 심층근막을 만질 수 있으며, 조금 세게 압박하면 귀가 빠르게 뜨거워지는 것을 느낄 수 있다! 콜라겐 분자의 주름이 일시적으로 펴지면서 열이 발생되고, 젤과 같은 상태에서 액체 상태로 변하게 된다. 압박과 마찰을 가했기 때문에 발생한 현상이다!

성긴근막은 표층근막이나 심층근막으로 분류되지 않는다. 이 근막은 심층근막 사이, 심층근막과 근육근막 사이, 표층근막과 심층근막 사이를 연결해주는 근막이다. 이 근막은 구조적으로 거미줄 또는 막 membrane(막근막 membranous fascia으로 알려져 있다)과 같다. 성긴근막은 전신의 슬라이드 앤 글라이드 동작을 가능하게 해준다.

슬라이드 앤 글라이드: 상호 연결되어 있는 근막과 그 구조물 간에 움직임을 발생시키는 능력

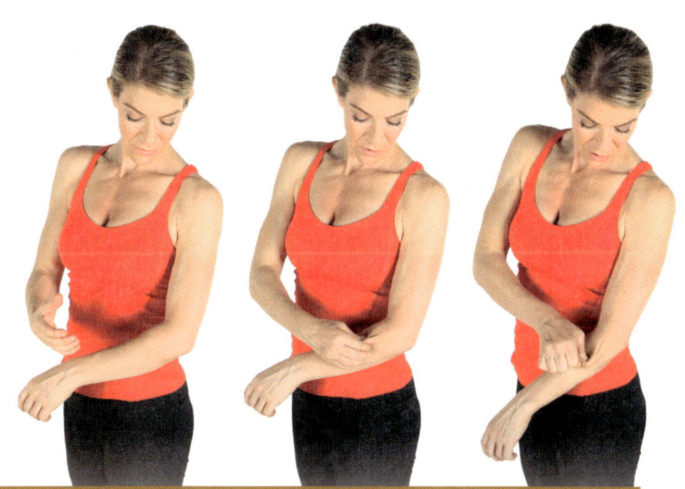

조직의 위치: 성긴근막 만져보기

▲

성긴근막은 표층근막, 심층근막과는 다르게 구분하기가 쉽지 않다. 이 근막의 위치와 움직임을 느끼는 방법 중 하나는 심층과 표층 간의 슬라이드 앤 글라이드 움직임을 만들어보는 것이다. 성긴근막은 심층과 표층이 서로 연결되어 있도록 해주는 미끄러운 이음새이다. 이 전이층 transition zone을 만지기 위해서는 전완의 피부와 붙어 있는 지방층을 크게 꼬집는다. 그리고 그 밑에 위치한 보다 단단한 심층근막 위로 꼬집은 덩어리를 최대한 움직여본다. 방향을 바꾸어가며 가능한 만큼 움직이고 비틀어본다. 당신은 지금 막근막 층을 가동화하는 엄청난 전단력(146쪽 참조)을 발생시킨 것이다.

▼ 자, 이제 스킨롤링 방법을 사용하여 전이층인 성긴근막을 가동화시켜보자.

양손을 이용하여 배꼽 옆의 살을 크게 꼬집는다. 아프지 않을 정도로 깊게 잡아본다.

꼬집은 채 위쪽으로 아래쪽으로 손가락을 움직이며 복부의 롤링 동작을 만들어낸다.

어떤 부분은 이어진 층이 더 탄탄하고 어떤 층은 느슨한 것을 알 수 있을 것이다. 표층근막과 심층근막 간의 슬라이드 앤 글라이드를 느낄 수 있는 부위를 전신에서 찾아본다.

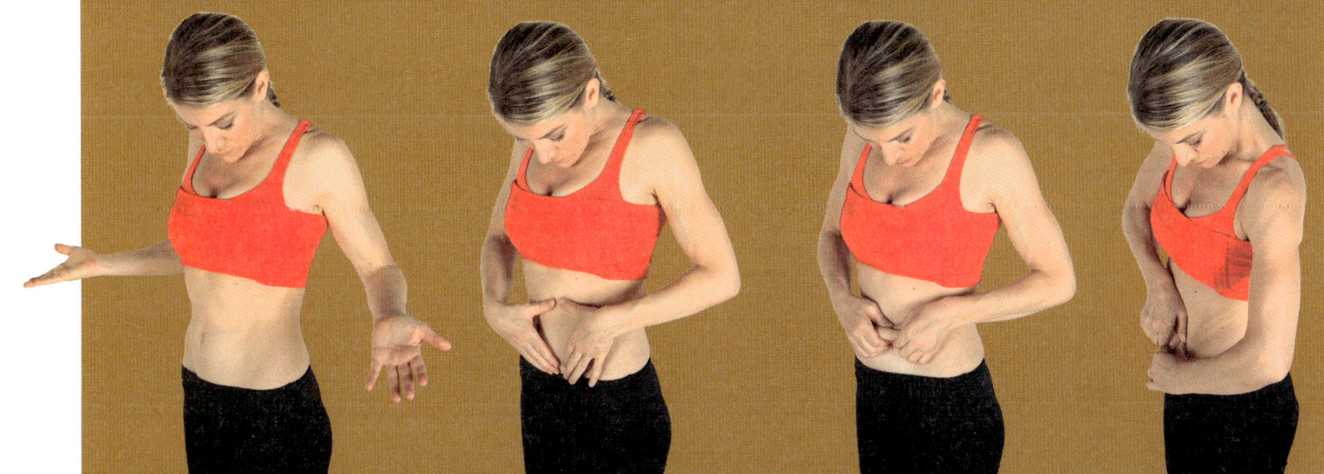

근막(근육막)

근육막myofascia은 친숙한 이름을 가진 근육 구조인 경우가 많다. 예를 들어 이두근biceps은 근육막 구조이며, 비복근(종아리근육) 또한 마찬가지이다. 모든 근육은 그 세포 및 섬유다발 하나하나, 그리고 그 전체를 근막이 감싸고 있다. 따라서 우리는 늘 근육에 대해서 이야기하지만 사실 근육muscle과 근육막은 같은 것이다(역자주: 우리말로 번역했을 때 fascia와 myofascia 둘 다 '근막'이지만 fascia가 더 큰 개념이다. 최근에는 이 둘을 구분해서 말하기 위해 fascia를 '인체막'이라고 번역하기도 하지만 여기서는 myofascia를 근육막이라는 표현과 혼용하여 사용한다).

인체에 근육이 없는 근막은 존재할 수 있지만 근막이 없는 근육은 존재할 수 없다. 심지어 혀가 붙어 있을 수 있는 것도 근막이 존재하기 때문이다. 간단히 말하면 다음과 같다. 몸에 있는 모든 근육의 표면뿐만 아니라 그 내부 구조 모두 근막과 연결되어 있다. 근막과 친하게 지내면 좋은 일이 생길 것이다!

근막fascia은 모든 세포, 세포다발, 세포다발의 다발을 휘감고 있으며, 이로 인해 근육막이라는 기관을 형성한다. 근막은 각 층마다 다른 이름을 가지고 있

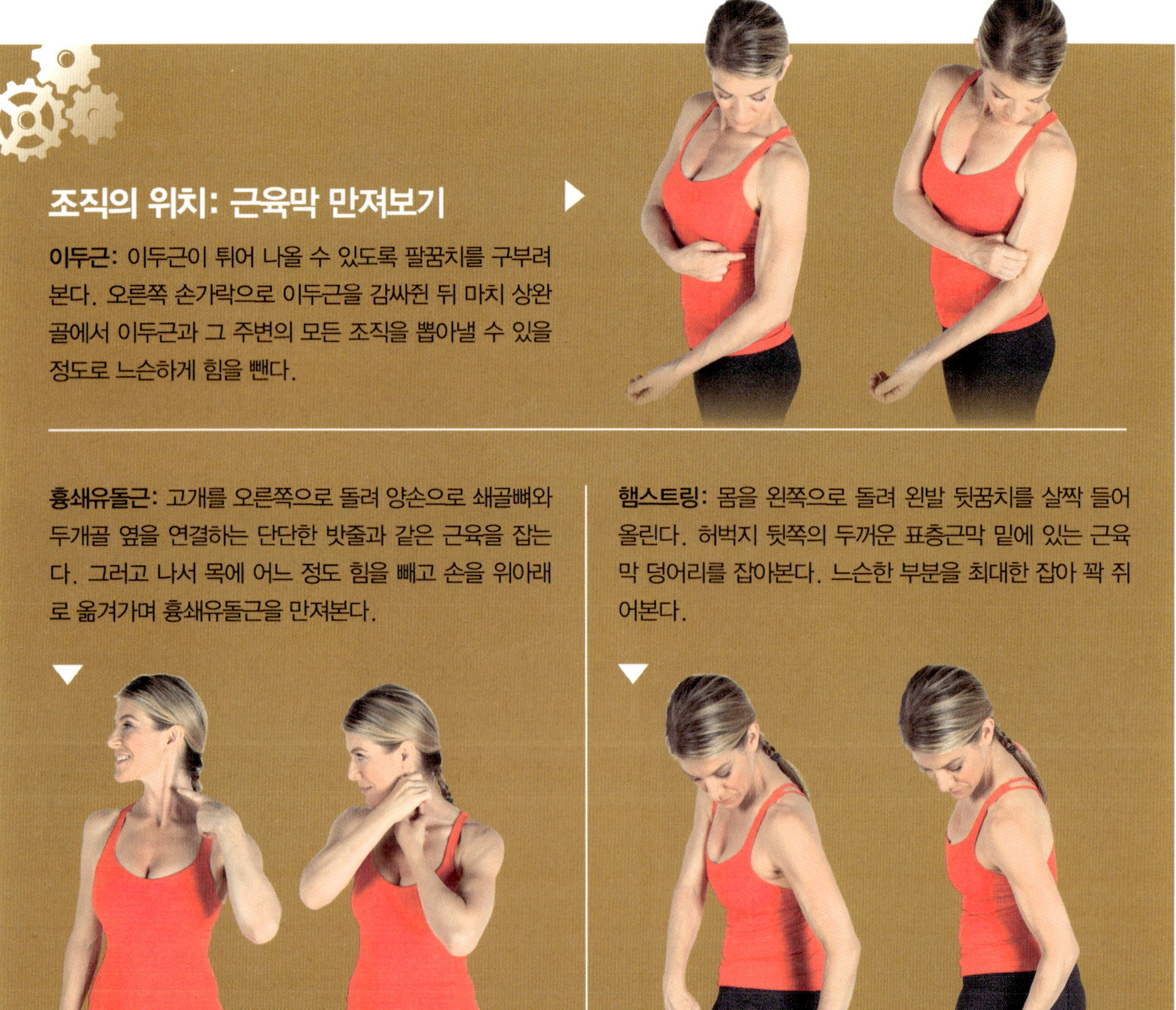

조직의 위치: 근육막 만져보기

이두근: 이두근이 튀어 나올 수 있도록 팔꿈치를 구부려 본다. 오른쪽 손가락으로 이두근을 감싸쥔 뒤 마치 상완골에서 이두근과 그 주변의 모든 조직을 뽑아낼 수 있을 정도로 느슨하게 힘을 뺀다.

흉쇄유돌근: 고개를 오른쪽으로 돌려 양손으로 쇄골뼈와 두개골 옆을 연결하는 단단한 밧줄과 같은 근육을 잡는다. 그러고 나서 목에 어느 정도 힘을 빼고 손을 위아래로 옮겨가며 흉쇄유돌근을 만져본다.

햄스트링: 몸을 왼쪽으로 돌려 왼발 뒷꿈치를 살짝 들어 올린다. 허벅지 뒷쪽의 두꺼운 표층근막 밑에 있는 근육막 덩어리를 잡아본다. 느슨한 부분을 최대한 잡아 꽉 쥐어본다.

다. 이 모든 이름을 기억하는 것은 중요하지 않지만, 신체 각 층의 최적의 상호 연결을 위해 근막이 여러 층으로 세분화된다는 사실을 이해하는 것은 도움이 된다.

오렌지는 근막의 세부 구조를 쉽게 이해하는 데 도움을 준다. 옆의 사진은 통 오렌지이다(사진 1).

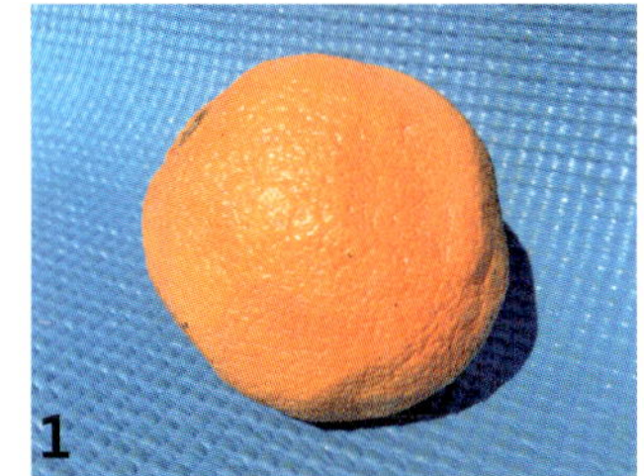

오렌지 껍질을 벗기면(사진 2) 껍질 안쪽의 두꺼운 하얀 부분이 같이 벗겨진다(사진 3). 이는 피부와 매우 단단하게 연결된 표층근막과 유사하다. 사진 4는 하얀 부분 또는 '표층근막'을 충분히 벗겨내 서로 붙어 있는 오렌지 조각들이 드러난 상태이다. 이 조각들은 '심층근막'이라고 할 수 있는 가장 바깥쪽 껍질에 의해 둥근 모양으로 서로 붙어 있다. 이 바깥쪽 껍질은 사람의 근외막과 유사하다.

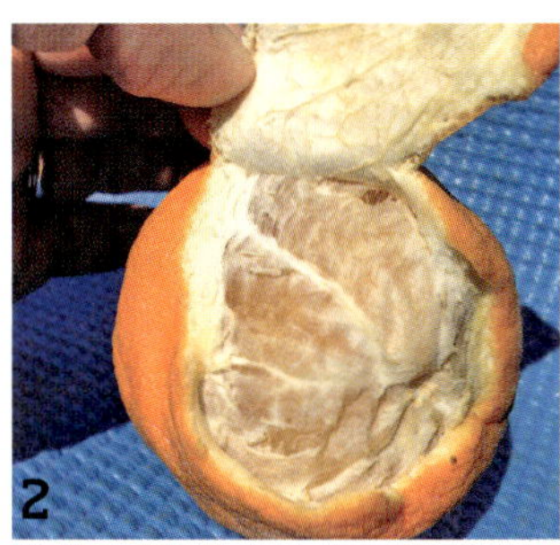

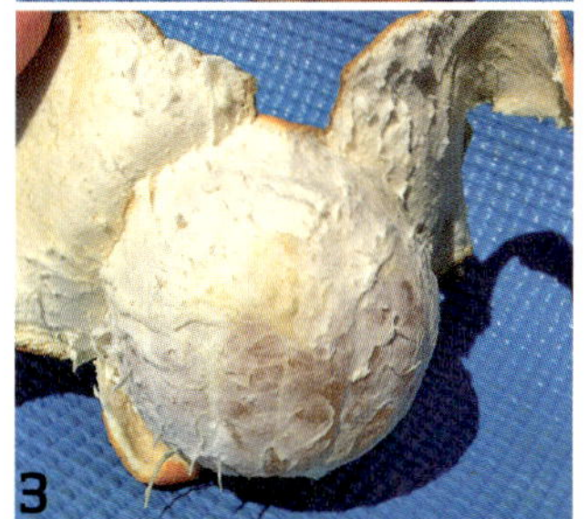

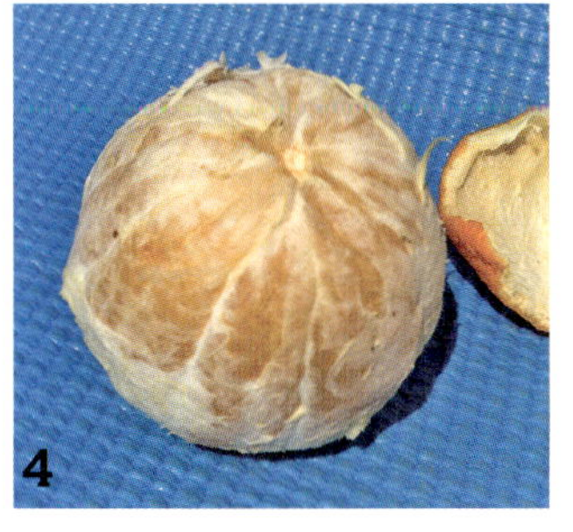

- 근외막epimysium: 이것은 여러 개의 근육다발을 감싸고 있는 근막이며, 우리가 익숙한 근육의 모양을 보여준다. 이 층에서 건tendon은 근외막과 주변 구조물을 연결해준다. 구조적으로 근외막은 심층 근막으로 분류된다. 오렌지를 단단히 감싸고 있는 하얀 부분의 가장 바닥 층이라고 할 수 있다. 이를 쪼개면 오렌지를 조각조각 분리할 수 있다.

각 오렌지 조각을 감싸고 있는 막 안에는 수많은 주스 알갱이들이 들어 있다(사진 5와 6). 이 막은 근육다발막이라고 불리는 근막층과 유사하다. 이 막을 벗겨내면(사진 7과 8) 그 안에 들어 있는 각각의 세포들을 연결하고 있는 가는 머리카락 같은 막들을 볼 수 있다. 이러한 상호 연결은 성긴근막이 한 층과 다른 층의 이음매를 느슨하게 연결하는 역할을 하는 것과 유사하다.

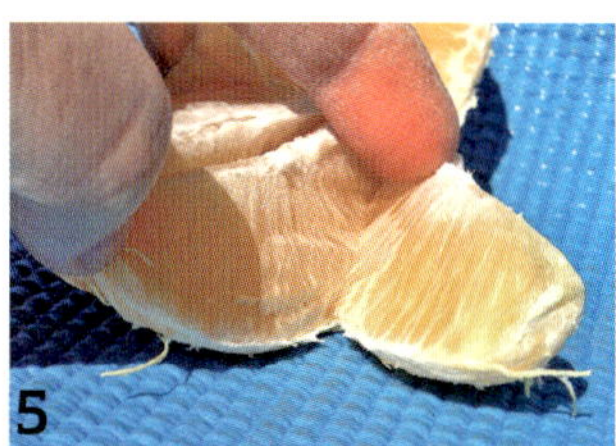

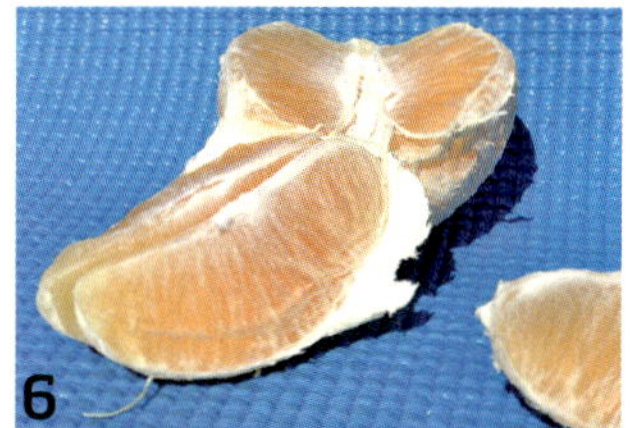

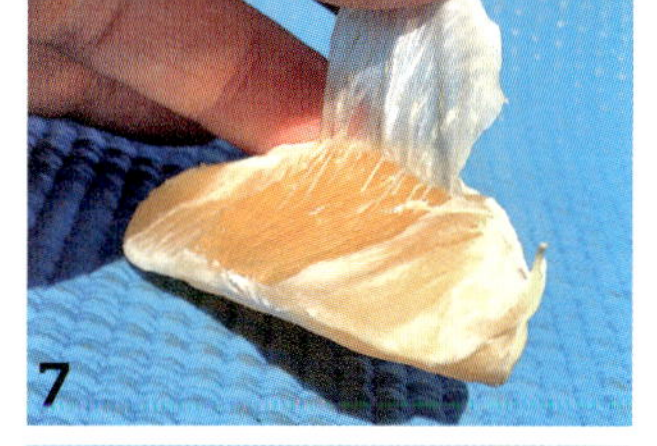

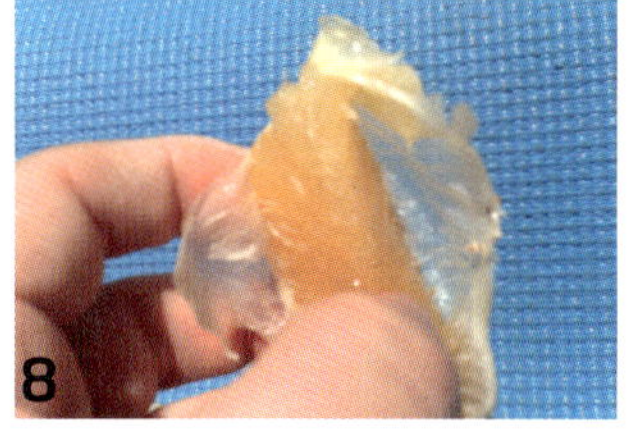

- **근육다발막**perimysium: 이 근막은 근육세포의 다발을 감싸고 있다. 이 층에서, 그 다발을 섬유다발fascicle이라고 한다. 근방추 감각 신경세포(고유수용체)가 위치한 층이기도 하다. 오렌지 한 조각을 감싸고 있는 막을 떠올려보라. 그 막을 가르면 수백 개의 주스 알갱이들이 들어 있다.

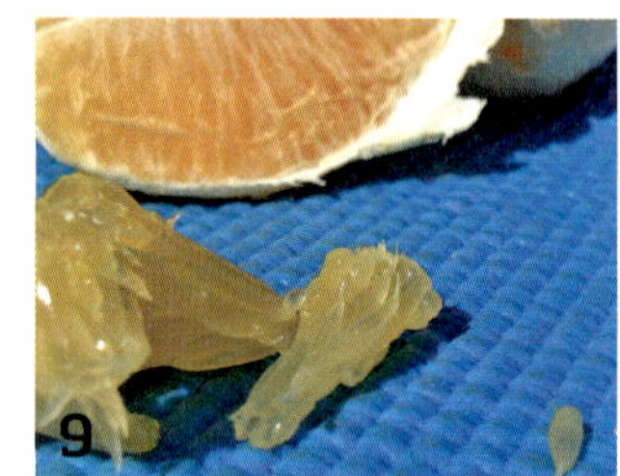

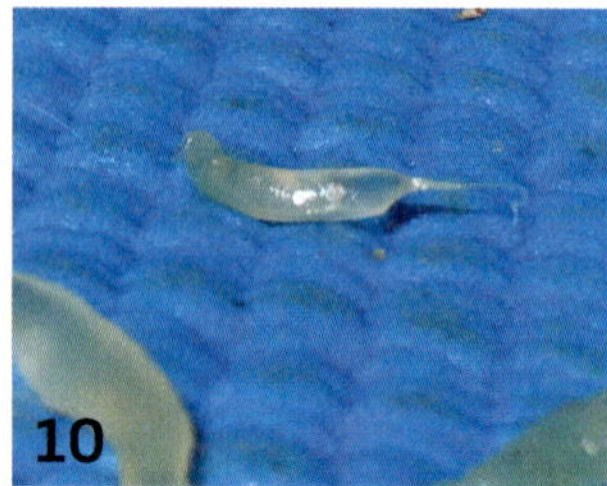

오렌지 조각의 가장 작은 단위는 주스로 가득 차 있는 아주 작은 주머니이며, 매우 얇은 막이 이를 감싸고 있다(그림 9와 10). 이는 근육세포를 감싸고 있는 근육섬유막과 유사하다.

- **근육섬유막**endomysium: 각각의 근육세포를 감싸고 있는 근막이다. 작은 오렌지 알갱이를 감싸고 있는 얇은 막을 생각해보라. 손으로 눌러 주스를 짜내면 아주 얇은 막만 남게 된다.

근외막, 근육다발막, 근육섬유막은 서로 휘감긴 채 근막의 온전한 모양을 유지하며 연결되어 있다. 근육막과 근처 구조물을 연결해주는 건tendon 또한 이러한 근막의 한 종류이다. 이 '케이스'들은 근육막, 건, 인대 또는 뼈를 감싸고 있는 골막periosteum 등의 옆 구조물과 연결되어 있다. 이렇게 우리의 몸의 내부는 모두 연결되어 있다. 이는 허리 마사지 후에 몇 주간 달고 다니던 어깨 통증이 갑자기 사라지는 이유를 설명해준다. 우리의 근막은 몸 전체를 꿰는 이음매 구조를 형성하기 때문에 한 부분을 치유하면 전신에 영향을 준다. **몸 전체는 상호 연결되어 있다!**

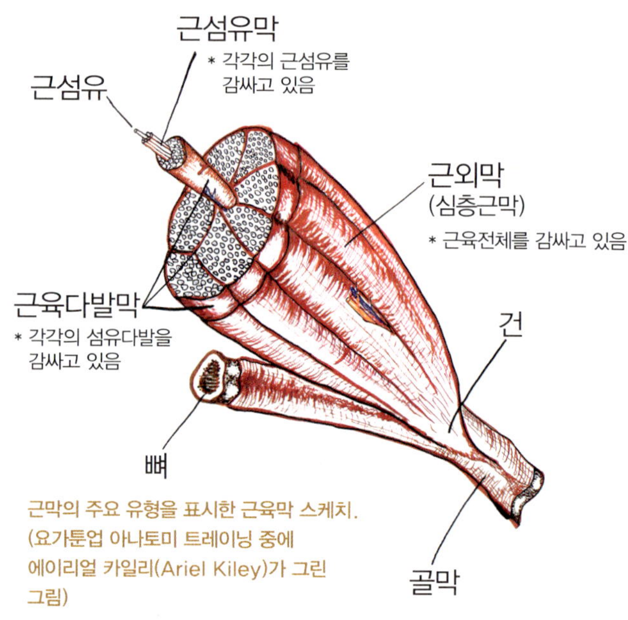

근막의 주요 유형을 표시한 근육막 스케치. (요가튠업 아나토미 트레이닝 중에 에이리얼 카일리(Ariel Kiley)가 그린 그림)

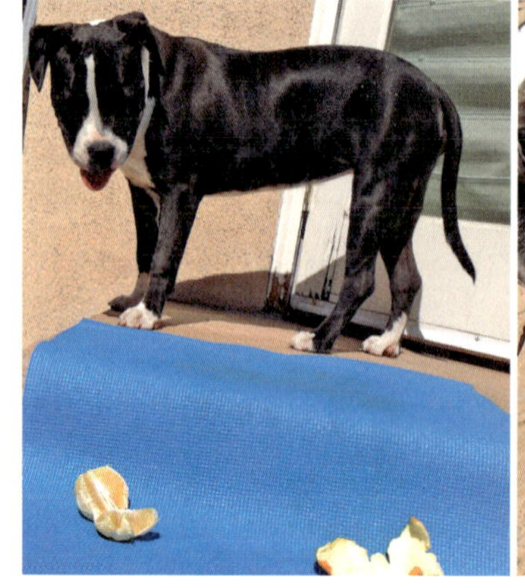

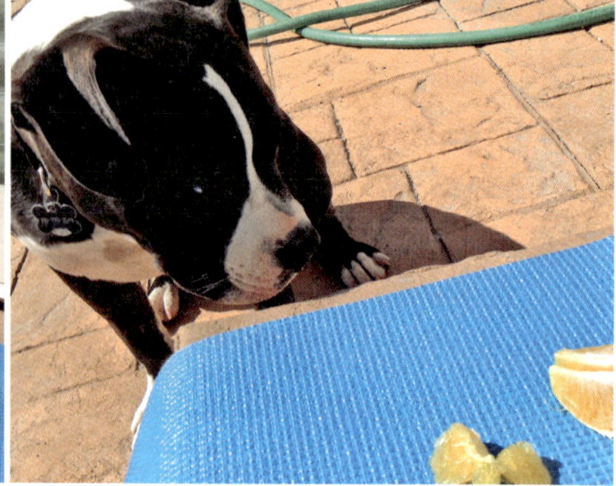

우리 집 강아지 헤일리가 오렌지 조각에서 눈을 떼지 못하고 있다.

롤모델 볼을 사용한 근막 리모델링

몸속 세포는 재생가능한 자원이다. 세포는 끊임없이 태어나고 죽는다. 긍정적인 변화와 적응이 전신에 지속적으로 발생할 수 있도록 최대한 건강한 환경을 조성해주는 것은 스스로에게 달려 있다.

우리는 몸속 환경을 이끄는 선장과 같다. 3장에서 설명한 바와 같이 몸은 스트레스에 반응하는 적응기계이다. 스트레스에 적응하여 더 강해지거나, 스트레스에 적응하여 기능장애가 발생하거나 둘 중 하나이다. 내 몸을 오늘 잘 관리한다면 내일이 편안해질 것이다. 하지만 축적된 효과는 7년 동안 나타나며, 이는 몸의 모든 세포가 재생되어 교체되는 기간이다.

내 몸의 '내부 인테리어'가 좋아지거나 나빠지는 것은 셀프케어에 얼마나 공을 들이는가에 달려 있다.

근막과 그 안에 있는 콜라겐은 약 2년마다 바뀌게 된다.* 롤모델 메소드를 사용하면 지금으로부터 2년 후엔 몸의 안팎을 스스로 리모델링할 수 있다. 우리는 조직에 몇 년 동안 흡수된 긴장, 나쁜 습관, 흉터를 변화시킬 수 있는 파워를 가지고 있다. 이제 이 도구들을 사용해 신체 리모델링을 위한 최적의 환경을 조성할 수 있다.

* www.fasciaresearch.de/Schleip_TrainingPrinciplesFascial.pdf

근막 리모델링과 신체 단련

뼈와 마찬가지로 근막은 밀도나 이완 증가를 위해 신체에 가하는 스트레스에 반응한다. 근막의 적은 세포 수 때문에 근육이나 혈구만큼 빠르게 수리와 재생이 되지 않는다. 근막을 보수하기 위해서는 시간이 필요하다. 운동 후 회복시간은 대략 48~72시간 정도이다(www.fascialfitnesstoday.com/Images/MassageMatters_Spring2012.pdf 참고). 그렇기 때문에 이틀 연속으로 오버헤드 스쿼트 개인기록 갱신을 하는 건 좋은 발상이 아니다. 몸의 버팀목들이 새로운 정상 상태를 수립할 때까지 최소 48시간의 휴식과 회복이 필요하다.

6개월 안에 MRI에서 시합까지: 한 운동선수의 회복 이야기

친애하는 질에게,

제 변화에 대한 질문에 답하자면 저는 더 이상 스쿼트를 해도 아프지 않아요. 저는 회복했어요. **정말로 회복했어요.** 이제 고장난 조직들로 운동하지 않아요. 몸을 아끼니까 온전히 잘 움직여져요. 근력은 오로지 완전히 기능하는 몸에서만 얻을 수 있습니다.

당신에게 말하지 못한 사실이 있는데, 왼쪽 엉덩이에 만성적인 통증이 있었지만 수년 동안 숨겨왔어요. 유착된 근막이라고 내내 의심하고 있었어요(장경인대와 외측광근은 리놀륨linoleum[매끄러운 실내 바닥에 까는 재료] 같았고 외회전근은 잠겨 있었습니다!). 하지만 관절와순이 찢어지지 않았는지 확인하기 위해서 MRI를 찍었죠. 그 결과로 고관절 염증이라는 모호한 진단을 받았습니다.

올해 6월 실력 있는 도수치료사 노엘 니에브Noelle Nieve(뉴욕에서 테라피볼 트레이닝을 받은 사람 중 한 분)에게 치료받기 시작했고 알파볼을 열심히 사용하기 시작했습니다. 치료사의 효율적인 도움과 알파볼로 통증을 없앴어요. 치료를 시작한 지 4주 뒤 지하철 계단을 오를 때 고관절에 통증이 없어진 사실을 깨달았어요. 더 이상 아프지 않다는 데 깜짝 놀랐으며, 이제 내 건강을 스스로 지킬 수 있도록 해주는 롤모델 볼이라는 도구를 가지게 되었다는 사실을 깨달았습니다. 내가 그렇게 오랫동안 통증을 참아왔다는 것을 믿을 수가 없었죠.

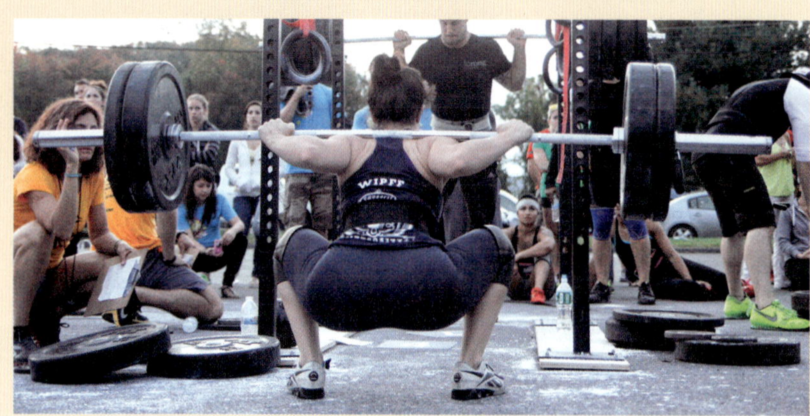

엘리자베스는 이 시합에서 통증 없이 200파운드(약 90kg)를 들어올려 개인기록을 경신했다.

이 스쿼트 사진은 부상 치료를 시작한 지 4개월 후인 2013년 코네티컷에서 열린 비스트 오브 더 이스트Beast of the East 대회(크로스핏 대회 중 하나)에서 찍었어요. 선수들의 웜업 공간은 매우 복잡하고 위협적이었기 때문에 주된 웜업 도구로 볼을 사용했어요. 볼은 제 신체 조직들이 시합 준비를 할 수 있게 해주었을 뿐만 아니라 광란의 와중에 마음을 달래고 긴장을 풀며 집중할 수 있게 도와줬어요. 그날 아주 적은 노력으로 불가능하다고 여겼던 목표를 달성할 수 있었어요. 그 전까지는 시합에서 긴장감 때문에 제 개인기록을 깨본 적이 없었어요. 그 주말에는 차분하고 자신 있게 거의 모든 경기에서 개인기록을 갱신했죠.

사진 속 경기는 4명의 팀원이 각각 최대 중량 백스쿼트 8회를 20분 동안 하는 팀 경기예요. 당시 목표는 185파운드(약 83kg)였어요. 목표 무게를 쉽게 끝내고 195파운드(약 88kg)까지 올렸죠. 90초를 남기고 200파운드(90kg)로 8번 스쿼트를 끝냈어요. 41살에 140파운드(63kg)의 제가 4,640파운드(2,104kg)를 20분도 안 되서 들어올리고 통증 없이 끝마쳤어요.

MRI 검사에서 시합까지는 6개월 정도 걸렸네요.

제 몸에 대한 자신감을 되찾았고 저는 그 어느 때보다 더 잘 지도하고 경쟁하고 있어요. 마치 시합에 대한 두려움 그리고 당신과 나 자신, 내 학생들 모두가 숨어 있던 통증을 전멸시키는 마법의 '고무탄'을 가지게 된 기분입니다.

행운을 빌며,
엘리자베스가

엘리자베스 위프Elizabeth Wipf, 41살
리드코치, 디렉터
크로스핏 버츄어시티
코칭 프로그램
브룩클린, 뉴욕

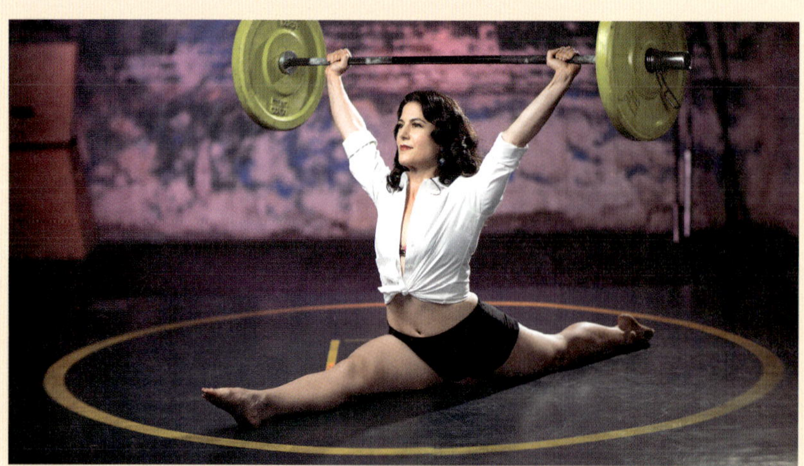

엘리자베스는 롤모델 볼을 3년 넘게 사용하고 있으며, 수십 년간 리프팅을 하고 있다.

고유수용감각: 내 몸 안의 지도

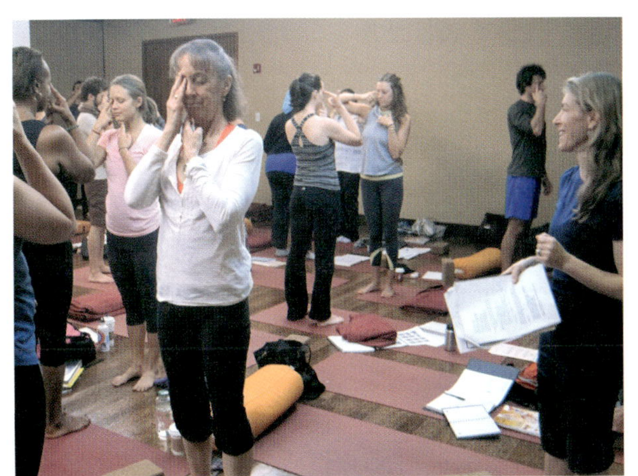

내가 가르치는 해부학 트레이닝에서 자주 사용하는 이 퀴즈는 일명 해부학 음주 테스트이다. 참가자들은 눈을 감고 자신의 신체에서 내가 불러주는 부위를 찾는다. 스스로 해부학에 대해 아는 것과 모르는 것이 무엇인지를 뚜렷이 알 수 있는 훌륭한 방법이다.

나는 근골격계 질환의 가장 큰 원인 중에 하나는 전신 인지 능력의 부족이라고 생각한다. 대부분의 몸은 과다 사용, 과소 사용, 오용으로 인한 블라인드 스팟들로 가득 차 있다. 이러한 신체 블라인드 스팟은 신체의 비협응성과 움직임의 혼돈을 유발한다. 부상을 당했을 때 움직임의 우아함을 잃게 된다는 것을 알아차린 적이 있는가? 뇌는 몸을 움직이기 위해 감각 신경을 통한 피드백에 의존한다. 이렇게 정보를 수집하고 이해하는 뇌의 능력을 '고유수용감각proprioception'이라고 한다. 고유수용감각은 훈련 가능하며, 이 능력을 향상시키는 것은 장기적으로 건강에 매우 중요한 요소이다.

고유수용감각: 스스로를 감지하는 신체 능력; 신체 내부의 GPS 시스템이라고 할 수 있다. 신체 각 부분의 자세, 위치, 방향, 움직임을 감지하는 능력을 말한다.*

* Jaap C. van der Wal, "Proprioception, mechanoreception and the anatomy of fascia," in Fascia: *The Tensional Network of the Human Body* (Elsevier, 2012): 81.

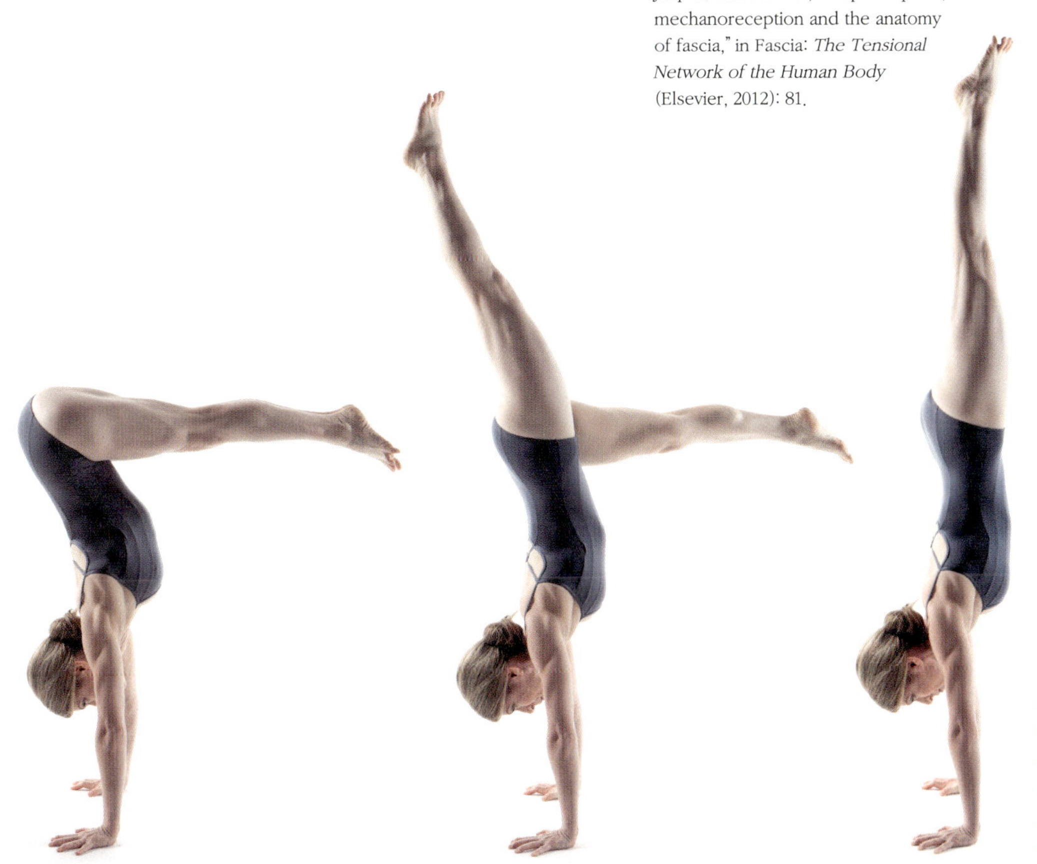

아크로바틱한 자세의 발전을 위해서는 모든 신체 부위가 어디에 위치하고 있는지를 정확하게 알고 있어야 한다.

평균대 위에 있는 체조선수, 밧줄을 타는 곡예사, 중력에 저항하는 자세를 하고 있는 요기니를 생각해보라. 이들은 A지점에서 B지점으로 가기 위해 흔들림 없는 정확성을 가지고 움직여야 한다. 모든 세포 하나하나가 의도와 목적을 가지고 단합되어야 한다. 신체적 자각 능력을 발달시키기 위한 신경계 훈련 과정은 반복, 집중, 수련을 통해 가능하다. 그것은 스스로의 완전한 구현을 의미한다. 나는 이것을 체화(體化)된 지도Embody Map라는 용어로 표현한다.

체화된 지도: 정적 또는 동적인 상태에서 신체 모든 부위의 상호 관계를 지속적으로 인지하는 위치 감각. 내 몸 안의 고유수용감각적 위치에 대한 예리한 자각.

안타깝게도 많은 사람들은 체화된 지도에 대한 개념이 없이 지금 유행하는 운동에 뛰어들곤 한다. 몇 주 동안 운동을 하다가 곧 부상을 당한다. 어떤 운동을 선택하든지 간에 롤모델 볼을 사용하여 몸을 체계적으로 준비한다면 고유수용감각을 향상시켜줄 것이다. 하지만 내 몸의 블라인드 스팟을 인지하지 못한 채 운동을 지속한다면 계속해서 똑같은 패턴으로 다치게 될 것이다.

이 볼은 우리 뇌에 자세에 대한 피드백을 제공하는 신경을 자극함으로써 신체의 정렬이 맞는지 아닌지를 감지할 수 있게 해준다. 움직임과 관련된 자세에 관하여 더 나은 선택을 할 수 있게 해준다. 체화된 지도가 보다 자세하고 세밀해질수록 우리의 몸은 보다 튼튼하고 민첩해질 것이다.

운동을 할 때마다 이 모토를 기억하라.

좋은 자세로 운동을 하면 좋은 자세를 얻게 된다!

롤모델 메소드를 잘 활용하기 위해서는 내 몸의 지도를 완전히 파악해야 한다. 고무 매스를 가지고 절개 없이 스스로의 몸을 수술하는 것과 같다. 고유수용감각을 깨어나게 하기 위해 자신만의 체화된 지도를 제작할 수 있다.

내 몸의 지도를 깨어나게 하는 가장 쉬운 방법은 볼로 신체 깊은 곳까지 촉진해보는 것이다. 그리고 그러한 깊은 촉진을 통해 얻은 자각을 일상생활에서 수행하는 모든 움직임에 적용해보려고 시도하라. 이러한 기술은 실습을 통해 획득할 수 있다. 책으로 읽는 것으로는 얻을 수 없다. 매일 몸을 치유하고 촉진하는 연습을 해보라. 일단 8장에 나와 있는 시퀀스들을 숙달하게 되면 자신에 관한 해부학을 흡수하게 된다. 그러면 볼을 사용하여 치유하고 이완하는 새로운 방법들 또한 창조하게 될 것이다.

볼을 매일 사용하게 되면서 움직임의 정교함과 협응력이 극적으로 향상되었다.

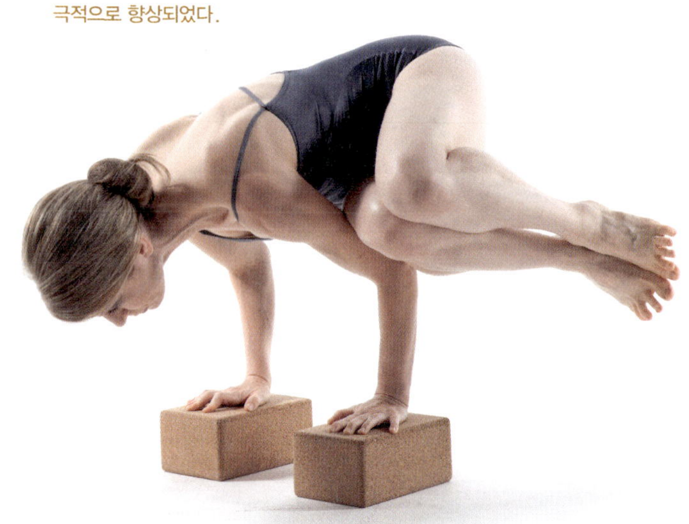

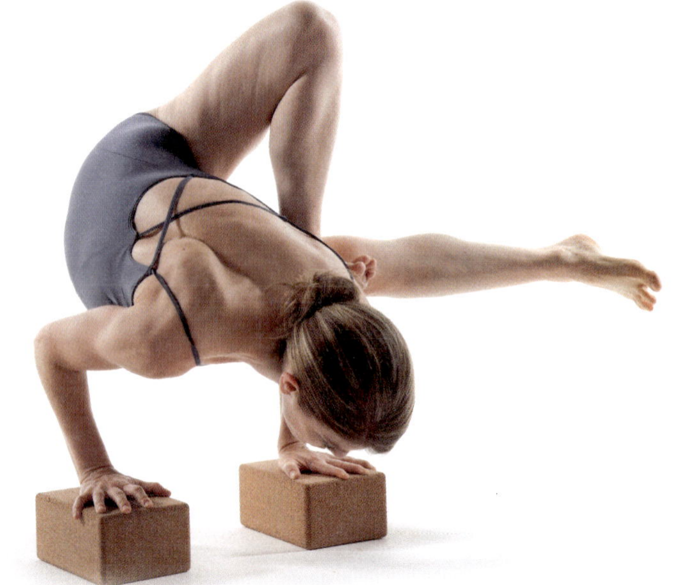

해부학은 머릿속에만 존재하는 것이 아니라, 몸 안에 살아 있는 것이다: 체화의 과정

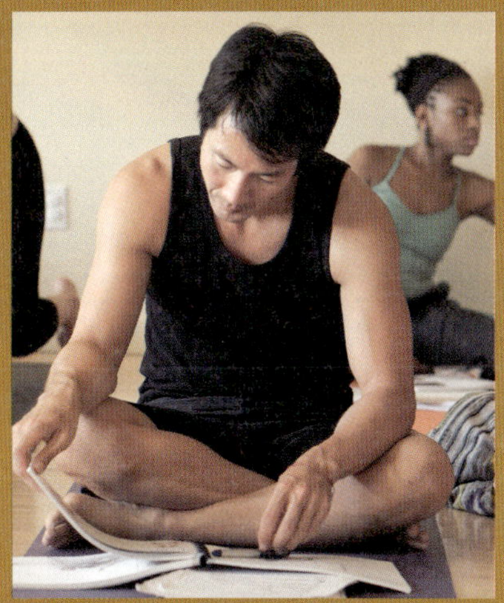

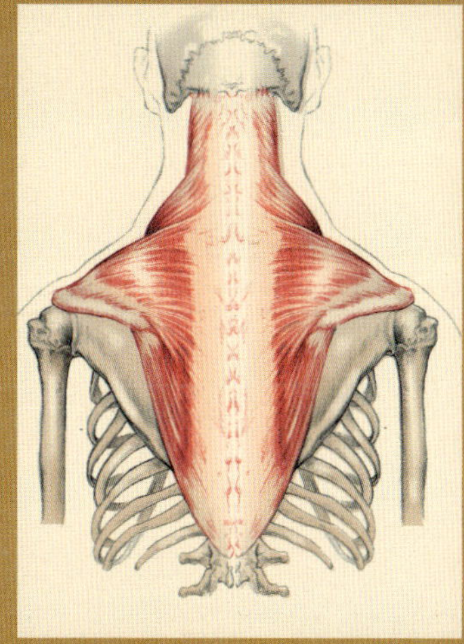

해부학 트레이닝에서 체화 과정을 돕기 위해서 처음엔 찾고 있는 근막 구조에 대한 그림을 살펴본다. 여기서 보고 있는 것은 상부승모근이다.

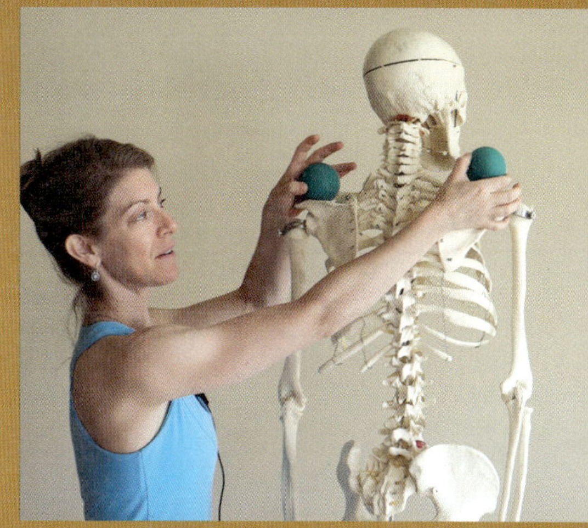

그러고 나서 뼈 모형에 대고 볼의 위치를 보여준다.

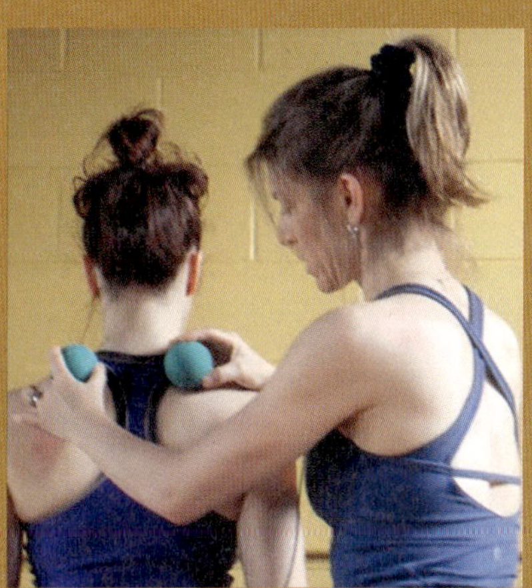

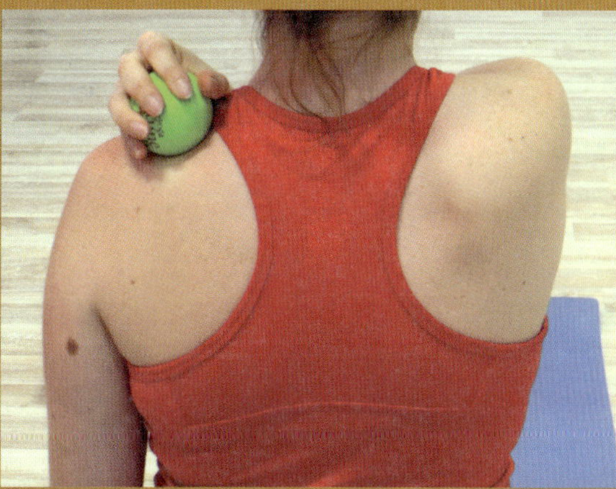

그 후에는 사람 몸에 볼을 대어 보여준다 (왼쪽).

그 후 학생들은 자신의 몸에서 그 부위를 찾아 손으로 만져본다 (오른쪽).

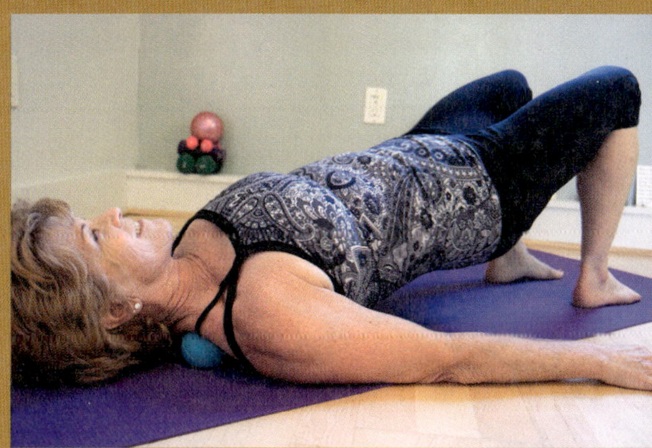

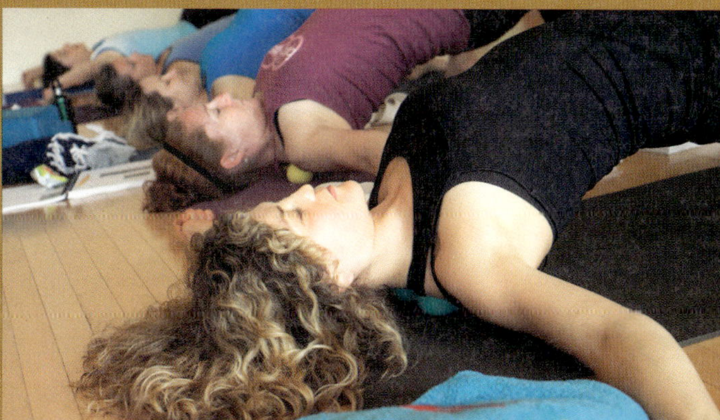

그러고 나서 볼 마사지를 시작한다.

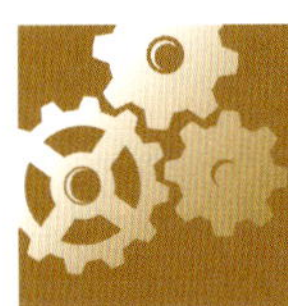

몸 안에 나침반

내 몸의 지도를 체화하기 위해서는 운동감각적인 자각(촉각에 대한 모든 감각)과 고유수용감각(보지 않고도 몸이 어디 있는지 감지하는 능력)을 개발해야 한다. 롤모델 볼을 사용하면 몸 내부에 대한 감각과 조직을 항상 올바르게 활성화하는(또는 비활성화하는) 능력이 발달되면서 정렬을 올바르게 유지하는 동시에 신체의 자연스러운 설계에 따라 효율적으로 움직이게 된다. 몸의 지도를 명확하게 하면 조직과 관절이 불균형하게 손상되는 것을 줄일 수 있으며, 통증을 예방하고 감소시키면서 건강과 삶의 질을 증진시킬 수 있다.

터치의 과학: 감각신경종말

체화된 지도를 깨우는 방법을 배운다고 하면 로제타스톤의 암호를 해독하는 것처럼 어렵게 생각할 수 있다. 하지만 롤모델 메소드를 사용하여 내 몸의 감각을 강화시키는 것은 생각보다 쉽다. 우리의 신체는 새로움과 자극을 갈망하는 신경종말의 향연이라고 할 수 있다. 이 볼은 신경종말에 아주 적절한 자극을 주어 조직의 감각이 발달하는 것을 돕는다. 규칙적으로 꾸준히 조직에 자극을 가하면 신경 전도성이 보다 정확해지며 신경의 균형과 기능을 스스로 유지하는 데 도움을 준다. 볼은 모든 신경을 마사지할 것이다. 좌골신경과 같이 큰 신경은 자극하면 불편할 수 있으므로 피해야 하지만, 보다 작은 신경종말들을 자극하면 치료의 효과가 있다.

특히나 도움이 되는 신경감각종말sensory nerve ending은 고유수용감각과 관련된 것들이다. 이렇게 촉각-또는 압박-감각 정보를 고유수용감각에 전달해주는 신경종말을 기계적수용기mechanoreceptor라고 한다. 또한 볼 롤링을 할 때 때론 정말 불쾌하고 고통스러운 감각을 느낄 때가 있기 때문에 통각수용기nociceptor의 고통스러운 감각을 구분할 수 있어야 한다. 통각수용기 신경종말은 어디에 통증이 존재하는지에 대한 정보를 전달한다.

이러한 신경종말은 몸의 신경 네트워크 안에서 근막을 통해 연결되어 있으며, 각각 다른 깊이에서 다른 유형의 촉각을 통해 접근할 수 있다. 테라피볼을 통해 이러한 신경종말들을 지속적으로 자극할 수 있다.

기계적수용기: 촉각과 압박에 대한 감각 정보를 중추신경계에 전달하는 신경종말.

통각수용기: 통증에 대한 자각을 뇌에 전달하는 감각신경종말.

1. **근방추**muscle spindle: 이 감각기는 구체적으로 근섬유의 다발을 감싸고 있는 근육다발막(108쪽 참조) 안에 존재하는 신장 감각기이다. 이 감각기가 지속적으로 원만한 압박을 받게 되면 연결된 조직의 국소적 신장이 촉진되며 교감신경적 흥분이 감소된다. '즉, 근방추를 이완시키면 근육방어 또는 브레이싱 현상이 줄어들어 근막이 늘어나게 된다.'
2. **골지건기관**Golgi tendon organ: 이 신장 감각기는 근건접합부, 건막부착 부위, 관절의 인대, 관절낭을 포함한 모든 종류의 건 안에 위치한다. 이러한 부위의 고유수용감각을 자극하면 관련된 근육의 긴장도뿐만 아니라 인근 골지건기관 또한 영향을 받는다. '즉, 골지건기관을 이완하면 관절 부위와 질긴 연부 조직 이음새 부분의 건 긴장이 감소된다.'
3. **파치니소체**Pacinian corpuscle: 척추 인대와 후관절, 심부관절낭, 근조직, 근건접합부 등에 위치하는 감

각기로서, 빠른 압력 변화와 진동에 대해 반응하여 움직임과 자세에 대한 신체 감각을 고조시키는 데 도움을 준다. '즉, 파치니소체를 마사지하면 국소적 긴장이 감소되고 고유수용감각이 증진된다.'

4. **루피니종말**Ruffini ending: 이 신경종말은 말초관절의 인대, 관절낭의 바깥층, 뇌경막에 위치한다. 또한 표층근막의 가장 깊은 층에 널리 퍼져 있으며, 표층과 심층 근막 사이의 미끄러짐 표면을 구성하는 성긴 막 조직에도 풍성하다. 루피니종말은 특히나 스트레칭, 그리고 측면에서 가해지는 느리고 깊은 압박에 의해 자극된다. 이는 중추신경계의 교감신경적인 긴장도를 전반적으로 억제할 수 있다.* '즉, 루피니종말을 마사지하면 전신의 긴장이 감소되고 고유수용감각이 증진된다.'
5. **사이질섬유**interstitial fiber: 미엘린으로 감싸져 있지 않은 이 신경종말은 촉각과 통증에 대한 정보를 전달한다.** 이러한 신경종말은 전신에 분포되어 있으며, 특히나 골막(뼈를 둘러싸고 있는 단단한 막)에서 밀도가 높다. 이 섬유는 지속적 압박과 빠른 압박 변화에 반응한다. 이 신경종말이 자극을 받으면 혈관확장vasodilation이라고 하는 현상이 발생한다. 이 감각기를 마사지하면 통증을 포함한 여러 유형의 촉각을 전달한다. 또한 혈류와 체액 순환에 영향을 준다. '즉, 이 복잡한 신경섬유들을 마사지하면 쾌감과 불편함의 대립되는 감각을 발생시킬 수도 있다.'

몸에 20,000개의 근방추가 존재하며, 이것이 가장 밀집된 곳이 목 뒤쪽이라는 것을 알고 있는가?***

* Robert Schleip et al, *Fascia: The Tensional Network of the Body* (Elsevier, 2012).

** Excerpted in part from Schleip's article "Fascial plasticity – a neurobiological explanation" in *Journal of Bodywork and Movement Therapies* 7, no. 1 (2003): 11–19 and 7, no. 2 (2003): 104–16.

*** Jonathan Cole, *Pride and a Daily Marathon* (Bradford Books, 1995): 26.

여기서 얻어갈 수 있는 사실을 크게 정리하자면 다음과 같다.

롤모델에서 가장 중요한 생물학적 사실은 이것이다. 통증(통각수용기)과 고유수용감각(신체감각)은 상호 억제하는 관계를 가지고 있다.

근막의 고유수용감각을 증진시키면 통증에 대한 인식이 감소된다. 바꿔 말하면, 통증이 증가하면 고유수용감각 능력이 감소하게 된다.****

다른 말로 하면:

통증을 더 많이 가지고 있을수록 협응력이 감소하여 부상이 발생하기 쉽다. 롤모델 볼은 통증을 이완하면서 협응력과 신체감각을 향상시킬 수 있다.

**** "고유수용성 신호는 잠재적 근막의 통각을 억제하는 경향이 있다. 특히나 마음챙김 상태와 동반될 경우에 그러하다." Robert Schleip and Amanda Baker, *Fascia in Sport and Movement* (Handspring Publishing, 2015).

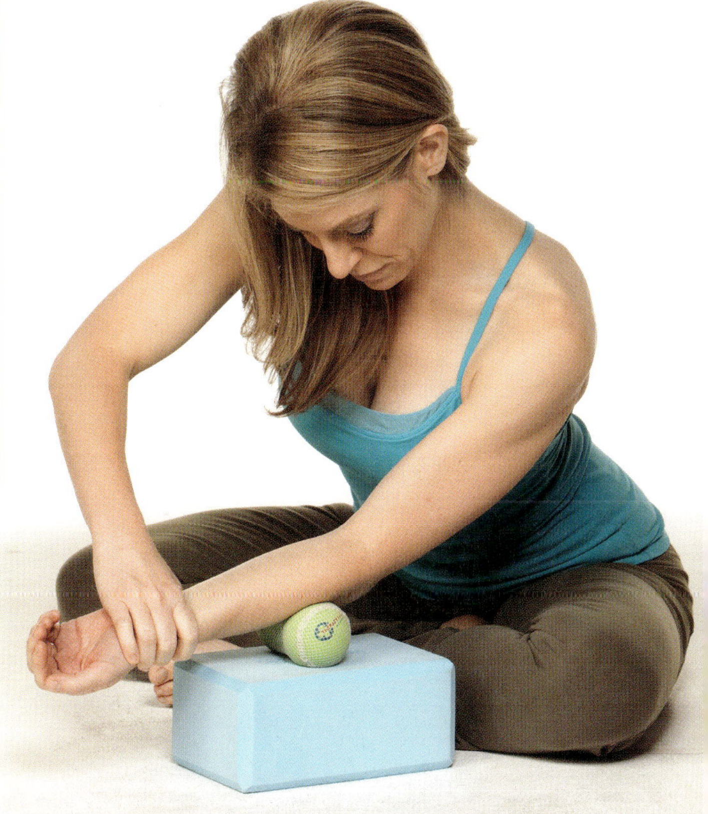

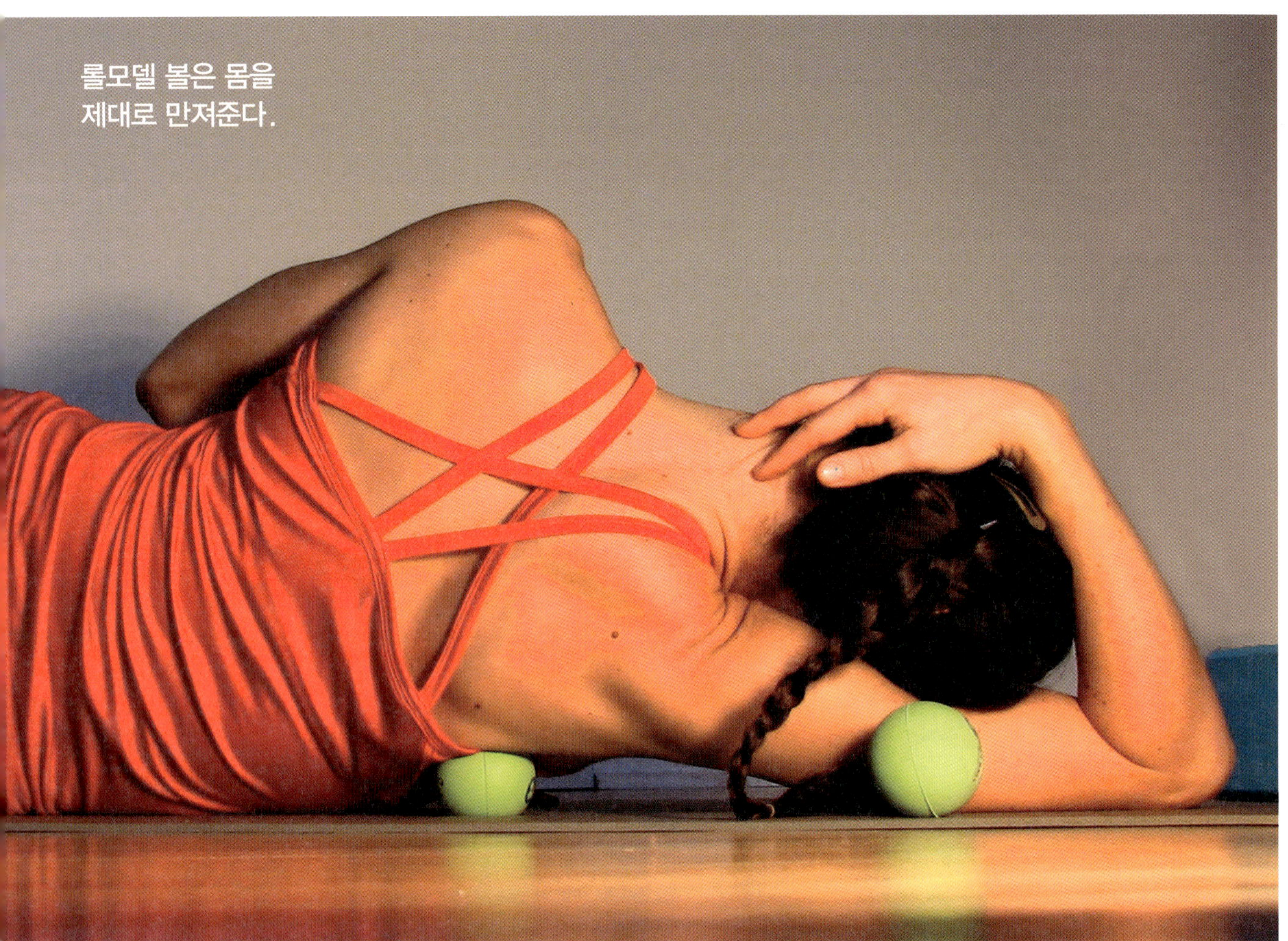
롤모델 볼은 몸을 제대로 만져준다.

롤모델 볼은 밀착력이 우수하고 탄성을 가지고 있어 이러한 신경종말들을 자극할 수 있으며, 이를 통해 뇌에 신호를 전달할 수 있다. 통증이 가장 큰 목소리를 낸다면 그것이 뇌의 집중을 장악할 수 있다. 하지만 이 볼을 사용한다면 이러한 감각신경의 대화 스위치를 전환하여 뇌에 자세에 관한 감각신호를 보다 잘 전달하도록 만들 수 있다. 뇌에 정보가 잘 전달된다면 자세의 정확성을 유지하며 더 나은 움직임을 할 수 있는 가능성이 더 높아진다. 이것이 지속된다면 통증에 대한 인식 또한 변화할 것이다.

고유수용감각에 대한 추가적 정보

고유수용감각 기능에 대한 내용은 내가 이 책에서 다룰 수 있는 범위보다 조금 크다. 몸의 내부를 감지할 수 있는 능력에는 전정기관계vestibularsystem 또한 포함되며, 이는 귀 안쪽에 있는 균형 조절 기관을 말한다. 이 계통은 미끄러지거나 넘어지는 것을 방지하는 전반적인 협응력에 아주 중요한 역할을 한다. 롤모델 메소드는 근막과 근막 조직 내에 위치한 촉각 수용기를 자극하는 데 집중하기 때문에 전정기관계에 대해 심도 있게 구체적으로 다루지는 않는다. 하지만 머리/목과 턱 시퀀스를 사용하면 전정감각에 약간의 영향을 줄 것이다. 고유수용감각을 기반으로 한 훈련의 범위를 확장시키고 싶다면 www.tuneupfitness.com의 코스 소개를 참조하라.

요약:
감각신경과 근막

우리의 근막에는 피부를 제외한 다른 신체 조직에 비해 6배나 많은 감각신경세포가 존재한다.* 근막은 두 번째로 중요한 감각기관이다. 신체적으로 느끼는 감각의 상당 부분은 근막을 통해 연결된 신경종말의 기능에 의해 전달된다.

다른 조직과 마찬가지로 신경은 적절한 움직임, 영양, 체액이 균형 잡힌 환경에 의존하며 그래야만 신호를 올바르게 전달할 수 있다. 이러한 신경종말들이 조직의 긴장 또는 탈수에 의해 영양을 공급받지 못하고 찌그러져 있다면 감각 또는 위치에 관해 명확하게 소통하지 못할 것이다. 수많은 신경종말들이 위치와 자세에 대한 정보를 우리 뇌에 전달해준다(112쪽 체화된 지도 참조). 위치와 자세는 협응력으로 전환된다. 롤모델 볼을 사용하여 이러한 조직에 윤활유를 바른다면 근막 환경을 개선할 수 있으며, 이를 통해 협응력 및 발레리나와 같은 우아함을 얻을 수 있다.

흥미로운 사실은 몸에서 슬라이드 앤 글라이드 동작이 가장 활발하게 이루어지는 부분에 루피니종말이라고 하는 감각신경세포가 풍부하다는 점이다. 이 루피니종말은 성긴근막층 안에 가장 널리 퍼져 있는 고유수용감각기이다. 표층근막과 심층근막 사이에 있는 이 층에 접근하기 위해서는 피부와 그 아래에 있는 지방층을 꼬집어 비틀고 쥐어짜며 최대한 움직여본다. 그 밑에 있는 심층근막 위로 움직임이 발생할 것이다. 잘했다! 지금 근막층과 그 안에 위치한 루피니종말을 가동화한 것이다.

루피니종말이 무성한 이 전환층을 흥분시키면, 루피니종말은 우리의 중추신경계로 2개의 메시지를 전달한다.

1. 자극한 부분에 신체 인지 능력, 고유수용감각이 증가하였다.
2. 교감신경의 흐름이 낮아졌으며, 신경계 전체가 차분해지면서 몸의 전반적인 긴장이 줄어들었다 (교감신경계와 이완에 대한 자세한 사항은 9장 참조).

역사적으로 근막은 다른 신체 시스템과 비교하여 지금과 같은 주목을 받은 적이 없다. 하지만 근막에 대해 지금까지 들어본 적이 없다면 앞으로는 더 많이 듣게 될 것이라고 확신한다. 근막에 대한 연구들이 점점 많아지고 있을 뿐만 아니라, 롤모델 볼을 사용할수록 스스로 자신만의 연구 또한 진행하게 될 것이다. 낯설게 생각할 필요는 없다. 전신의 움직임과 정확한 자세에 대해 몸이 하는 말을 주의 깊게 듣는 것, 이러한 모든 것들이 근막의 인지 능력을 향상시켜준다. 우리의 연부 조직 버팀목은 계속 우리와 함께 움직여왔지만 특정 각도, 벡터, 촉진 방법을 사용한다면 신체 이음매에 대한 자각을 더 고조시킬 수 있다. 8장에 소개되는 시퀀스를 통해 이러한 고유수용적 통찰력을 얻는 데 도움을 받을 수 있을 것이다.

* Robert Schleip, *Terra Rosa* e-magazine (December 2012): 12). Accessed via www.terrarosa.com.au/articles/Terra_News%2011.pdf

통증과 고유수용감각의 스위치를 전환하기

에릭 존슨, 47살
부동산 관리인
톨루카 레이크, 캘리포니아

에릭을 처음 만났을 때 그는 41살이었다. 60파운드(27kg) 무게의 발목 및 하퇴 교정기를 착용하고 있었으며, 지금까지 본 이들 중에 가장 구부정한 C자 체형을 지니고 있었다. 그의 손목과 손은 너무나 약해서 본인 셔츠의 단추를 잠글 수조차 없었다. 사실 전신이 약하고 통증으로 가득해서 침대에서 구를 수도 없었고 옷을 입는 것조차 계속되는 자극을 유발했다. 정신과 의사의 소개로 나를 방문한 그는 참을 수 없는 만성적인 통증과 불가능한 휴식, 엄청난 불안감을 호소했다. 법적으로 허용된 처방 진통제의 한계치인 100mg의 펜타닐을 먹고 있었다. 모르핀보다 100배나 강하고 길거리 헤로인보다 수백 배나 강한 약이다. 그가 말했다.

> 저는 여러 의사와 전문의에게 치료를 받고 있고 집중 정신 치료를 받고 있어요. 이완과 동시에 운동할 기반을 만들 수 있는 방법을 배워야겠어요. 저는 빈번히 계속되는 '투쟁 또는 도주(극심한 스트레스에 대한 반응으로서, 위협에 맞서거나 도망칠 채비를 하는 반응)' 상태에 35년간 머무른 것 같아요. 근육위축증 때문에 제 몸에서 가장 약한 부위는 손목과 발목이에요. 위축증은 근육과의 신경 소통이 되지 않기 때문에 생겼어요. 몸은 존재하지만, 그냥 움직일 수가 없어요.

에릭은 샤르코-마리-투스병Charcot-Marie-Tooth disease이라고 불리는 유전성 운동 및 감각 신경병증을 앓고 있었다. 말초기관을 오가는 신경 신호가 서서히 약해지는 병이다. 뇌와 신체를 서로 연결하는 신경 전도가 심각하게 망가져서 계속 악화되고 있었다. 치료법은 없었다. 샤르코-마리-투스병을 앓고 있는 사람들은 발목과 발, 손목, 손의 움직임의 통제를 잃어버리고 팔다리가 점차적으로 약해지고 시들어간다. 이들은 신경을 돕는 보호막 역할을 하는 미엘린수초myelin sheath가 없어져간다. 미엘린수초가 없는 신경말단은 기능 장애를 일으켜서 종종 통증 신호를 내는 통각수용기처럼 작동한다. 한때 근육을 움직이는 운동뉴런이었던 신경들이 동작을 지시할 능력을 잃어버린다. 감각신경세포, 고유수용체, 기계적 수용기였던 신경들이 동작, 위치, 온도, 촉감을 인지할 수 없게 된다. 에릭은 신경 대부분이 아팠다. 그를 처음 만났을 때 발도 마비되어 발가락을 움직일 수 없었다.

2008년 에릭을 가르치기 시작했을 때 펜타닐은 그저 그가 복용하는 수많은 약 중에 하나일 뿐이었다. 통증과 기분을 다스리기 위해서 옥시콘틴(효과가 모르핀과 유사한 진통제)과, 웰부트린(항우울제), 가바페닌(신경병증성 통증 치료제), 노르트립틸린(정신 안정제), 대마초, 클로나제팜(간질 치료제)을 복용하고 있었다. 요실금과 위산 역류 때문에 플로맥스(진통소염제)와 프릴로섹(제산제)도 복용 중이었다. 그는 의사로부터 병의 진행을 감수하고 평생을 진통제를 끼고 사는 방법 외에는 별다른 도리가 없다고 진단받았다. 그의 비유에 의하면 '고문당하는 것'과 같이 느꼈기 때문에 운동 또한 할 수 없었다. 사람들은 에릭이 발목을 섬세하게 움직이거나 엄지손가락을 완벽히 움

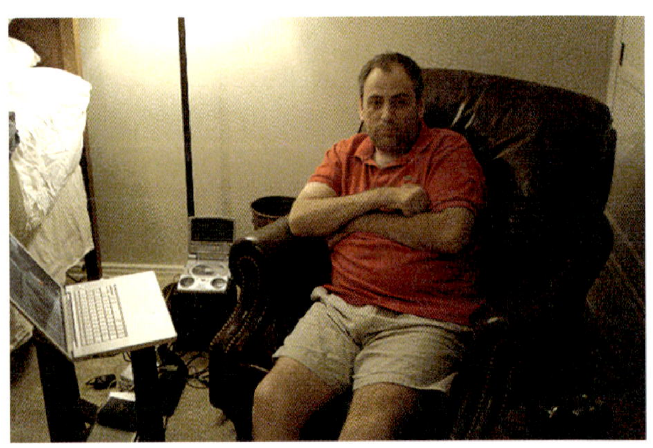

내가 에릭을 처음 만났을 때

직이는 것은 절대 불가능할거라고 말했지만, 우리는 이 말뿐만 아니라 에릭이 들은 수많은 진단들이 틀렸다는 것을 입증했다.

에릭은 본인의 몸을 움직이거나 심지어 느끼는 것조차도 불가능했다. 고유수용성감각은 거듭 그를 좌절시켰고, 툭하면 넘어지고 습관적 탈구에 시달렸다. 고통에 인질로 잡혀 구원이 보이지 않는 기분이었다. 그의 몸에는 탈출구가 없었고 고통은 나날이 테러와 같았다. 나는 첫 번째 세션에서 어떠한 운동을 가르쳐야 통증을 감소시킬 수 있을지 파악하기 위해 노력했다.

먼저 누워서 숨 쉬는 법을 가르쳤다. 발을 조정하기 위해서 가까이 다가갔을 때 에릭은 격하게 움츠러들며 비명을 질렀다. "만지지 마세요! 어렸을 때 성폭행을 당해서 누가 만지는 게 싫어요!" 그의 트라우마는 샷건처럼 나를 관통했다. 그의 상처는 육체뿐만 아니라 자아와 영혼에 깊이 연결되어 있었다. 신체적 장애 외에 그는 역겨운 성인 판타지의 대상이었으며 7살 때부터 12살까지 성적 학대를 받았다고 고백했다. 에릭은 도망칠 수 없던 이들 중 하나였다. 엄격한 종교적 신념을 고려해볼 때 그의 가족이나 어른들이 그 사실을 알게 되는 게 두려웠을 것이다.

나는 침착하게 놀라움을 가라앉히며 답했다. "아무 문제 없어요. 만지지 않을게요. 대신 이걸 전해주고 싶어요." 그리고 2개의 해진 롤모델 볼을 건네주었다. "볼들을 이용해서 스스로를 만지는 방법을 배울 거에요." 에릭은 등 상부에 공을 위치시키고 수십 년간 버텨오던 긴장 부위를 마사지하기 시작했다. 나는 압박 부위로 직접 호흡하는 방법과 초반의 불편함을 참고 긴장을 푸는 방법을 가르쳤다. 에릭은 황홀한 이완과 함께 첫 20분간 척추 셀프마사지를 마쳤다. 그는 그렇게 기분이 좋을 줄 몰랐다고 한다. 그리고 그 모든 걸 스스로 해냈다. 엉덩이에 도움되는 다른 스트레칭과 강화운동을 가르쳤고 명상으로 수업을 마쳤다. 나는 철저한 비접촉의 경계를 지켰고 첫 충격의 순간을 제외하고 절대 어색하다고 느끼지 않았다.

첫 세션 다음 날 에릭은 내게 메일을 보내서 몇 년 간 이렇게 깊이 자본 적이 없다고 말했다. 그 후 몇 년 동안 성실히 주 2회 재활을 실시했다. 시간이 흘러 나는 그의 신뢰를 얻었다. 둘 다 말 그대로 미지의 영역으로 나아가고 있다는 것을 알고 있었다. 그는 손을 대는 치료를 허락하지 못했던 사람이었다. 그는 불치병에 의해 수십 년간 방치되어 이 의사 저 의사로 옮겨다니던 환자였다. 나는 에릭을 질병이나 증상으로 보지 않고 인간으로 바라보았다. 육체적, 감정적 통증의 상호 연결은 그의 집중력과 행동력에 좋은 영향을 주었고, 유익한 습관을 개발하는 능력을 발달시켰다.

나는 의료진의 견해 때문에 에릭이 나약함, 무력함, 절망감을 신념으로 내면화했다는 사실을 알아차렸다. 슬프게도 이 재능 있는 남자의 자존심은 결국 무너져 있었다. 따라서 진척 상황을 고려해 가능과 불가능에 대한 어떠한 선입관도 믿지 않기로 했다.

나는 매번 만날 때마다 새로운 시선으로 그에게 접근했다. 그는 어떤 날은 상상도 할 수 없는 고통을 겪었고, 어떤 날은 원기 왕성할 혈기를 가지고 있었다. 어떤 모습으로 찾아오건 간에 나갈 때는 더 나은 자세로, 통증을 개선하여 건강해진 상태로 떠났다. 이 모든 걸 단 한 시간의 테라피볼 롤링과 요가튠업 교정 운동(11장 참고)으로 달성했다. 그 어떤 의사도 그의 체중이나 신체, 정신, 자신감의 변화를 예측하지 못했다. 또한 복용하던 통증 약들을 5년에 걸쳐 꾸준히 줄이게 될 줄은 상상도 못했다.

함께 운동한 지 2년이 흐른 뒤 에릭은 내가 진행하는 코어 집중 트레이닝에 참석하겠다고 선언했다. 그 무렵에 그는 깊은 코어 운동과 코어져스볼 운동, 횡격막 강화운동 덕분에 요실금과 위산 역류를 뿌리 뽑은 상태였다. 그에게 말했다. "내 트레이닝에는 많은 파트너 운동과 신체 접촉이 있어요. 그래도 괜찮을까요?" "저는 준비됐어요." 그가 답했다. 사실 그는 내 핵즈오 시범에 몇 번이나 가장 먼저 손을 들고 지원할 정도로 준비가 되어 있었다.

그리고 함께 운동한 지 2년 반이 흐른 뒤, 에릭은 발목/다리 교정기 착용을 중단하고 다시 테니스화를 신고 싶다고 말했다. 다음 세션에 그는 새 운동화를

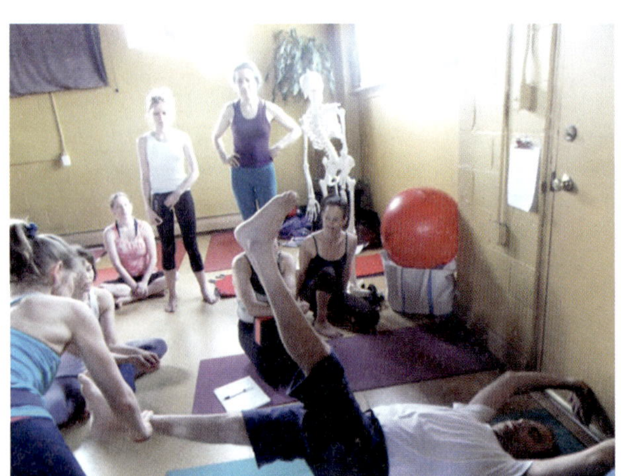
에릭이 시범을 보이고 있다. 내가 에릭에게 처음으로 손을 댄 때이다.

들고 왔다.

나는 의사가 신발끈은커녕 동전 하나 집어들지 못할 거라고 말하던 그 손가락으로 그가 스스로 신발끈을 묶는 모습을 지켜보았다. 에릭은 새로 태어났다.

그의 고유수용감각기를 일깨우기 위해 사용했던 롤모델 테크닉은 내가 다른 모든 학생들에게 사용했던 방법이다. 하지만 에릭은 본인을 속박했던 껍질을 벗어 던지고 스스로를 알아가기를 갈망하고 있었다는 점에서 지금까지 만났던 어떤 사람들과도 달랐다. 셀프마사지와 운동, 명상에 대한 열망은 내 다른 모든 학생들을 뛰어넘었다. 변화하고자 하는 의지가 새로운 셀프케어 습관이 생기도록 동기부여를 했다. 과제를 꾸준히 했고 집안 곳곳에서 마사지와 운동을 했다. 그가 매일 꾸준히 하는 셀프케어는 상상도 할 수 없는 혜택을 가져다주었다. 지난 6년간 에릭은 생전 처음으로 피부 아래에 있는 파워풀한 고유수용감각을 일깨웠다. 그는 규칙적으로 (새로운) 근육을 움직이고 열정적으로 경험을 쌓아가고 있다.

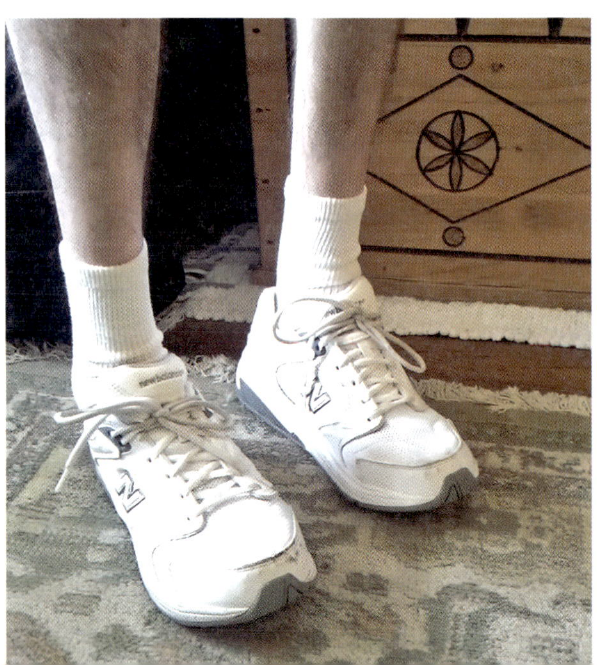

성실히 수업한 지 3년 반이 되던 날 나는 에릭과 같이 통증의학과를 찾아갔다. 그는 서서히 진통제를 줄여나갔고 살이 빠졌고 반사작용이 향상되었으며 근육량이 증가했다. 한 번도 병의 진행이 이전처럼 이루어지지는 않았으므로 에릭의 의사는 나를 만나보고 싶어했다. LA에 위치한 시다스-시나이Cedars-Sinai 척추센터의 통증관리 및 재활병원의 책임자인 애브람 가트Avrom Gart 박사는 에릭이 진통제에서 완전히 손을 떼도록 격려했고 그게 다음 목표라는 데 우리의 의견이 일치했다.

중독성이 강한 마약성 진통제를 끊는 건 간단한 문제가 아니다. 금단현상은 끔찍하여 진통제를 끊으면 몸은 상처입은 괴수처럼 반응한다. 심적으로 극도로 고통스러운 신호를 보내며 환상이 떠오른다. 중독을 이겨내기 위한 전략은 다른 무언가에 의존성을 옮기는 것이다. 에릭은 롤모델 볼이 있었다. 그는 나와 함께 그리고 스스로 자신을 치료하고 일상에 통증이 끼어들지 못하게 하기 위해서 수년간 볼을 사용해왔다. 하지만 신체 호르몬의 효과가 나타나서 통증을 해결하는 것이 가능할지는 미지수였다. 강인함과 평정심을 유지한 채 롤모델 볼의 사용을 고수할 수 있을까? 아니면 평생 약물에 의존하여 살아갈 것인가?

4년차가 되었을 때 에릭은 펜타닐을 성공적으로 끊을 수 있었다. 우리 둘과 나머지 의료진들은 결코 쉬운 과정이 아니었으며 좌절도 있었음을 인정한다. 하지만 결국 해냈다. 의학적으로 불가능함을 이루었다. 그는 샤르코-마리-투스병의 진행을 멈췄으며 우울감에 젖어 퇴보하는 삶에서 진보적이고 낙관적이며 개혁적인 삶으로 바꾸었다.

에릭은 대다수가 당연시하는 소근육 운동 능력을 되찾았다. 신발끈을 묶을 수 있을 뿐만 아니라 손톱도 스스로 깎을 수 있다. 그의 큰 근육의 운동패턴 또한 조화롭고 명확해져서 침대에서 쉽게 일어날 수 있었으며 스쿼트도 할 수 있고 오랫동안 플랭크 자세를 유지할 수 있었다. 그 다음에는 60파운드(27kg)의 군살을 뺐으며 부모님의 울퉁불퉁한 잔디밭을 맨발로 넘어지지 않고 질러갈 수 있었다. 위산 역류와 요실금을 뿌리 뽑는 등 생리적인 진전도 있었다. 만성적인 고혈압은 140/90에서 120/70으로 떨어졌고 안정된 상태를 유지했다. 그리고 머리에 탈모반(脫毛斑)까지도 사라졌다(자연적인 검은 머리털 재생은 그가 가장 자랑스러워하는 성과 중 하나이다)!

에릭의 근육량이 증가할수록 그의 방치된 몸은 잠에서 깨어나기 시작했다. 이 내면에서 시작된 변화의 궁극적인 결과는 우리가 함께한 3년의 후반기에 접어들며 나타났다. 마침내 치료와 친분의 손길을 다시 허용할 정도로 스스로를 변화시켰고 사랑하는 여자친구와 만남을 가지기 시작했다.

에릭은 같은 질병을 가진 이들에게 정말 놀라운 롤모델이다. 2011년 요가치료 국제심포지엄International Symposium on Yoga Therapy과 2012년 벤쿠버 국제근막연구학술대회에서 사례 연구로 그의 여정을 발표했다. 에릭은 고유수용성감각 호전이 어떻게 몸의 통증을 줄여주는지 보여주는 대표적인 인물이다. 그는 신체 조화의 향상이 어떻게 사고와 부상 그리고 나아가 통증까지 축소하는지 보여주는 걸어다니는 광고판이다. 이 모든 것을 그는 최악의 불리한 패를 가진 상태에서 해냈다. 롤모델 도구와 다른 요가툰업 운동을 활용해서 제 기능을 하지 못하는 비효율적 결합 조직들을 이완하였고, 전체적인 자기수용 능력을 향상시켜 새로운 힘을 깨웠으며, 스트레스를 엄청나게 줄였다. 그의 삶은 영원히 달라졌다.

다음은 에릭이 그의 의사인 시다스-시나이 척추센터의 애브람 가트 박사에게 준 가르침이다.

"에릭은 어마어마한 진전을 보여주었어요. 통증과 신경근장애가 요가툰업으로 어떻게 대폭 개선되는지 두 눈으로 직접 봤어요. 이 치료법은 섬세하게 각 개인의 요구에 부응하죠. 일률적인 접근 방식이 아닌, 믿을 수 없을 정도로 지능적인 재활 방식이에요."

다음은 에릭이 나에게 준 가르침이다.

우리의 뉴런은 회생 불가능한 것이 아니다. 이것들은 회복될 수 있다.

다음은 에릭이 스스로 깨달은 것이다.

"나는 충분하다. 충분히 가지고 있다. 모든 것이 괜찮다."

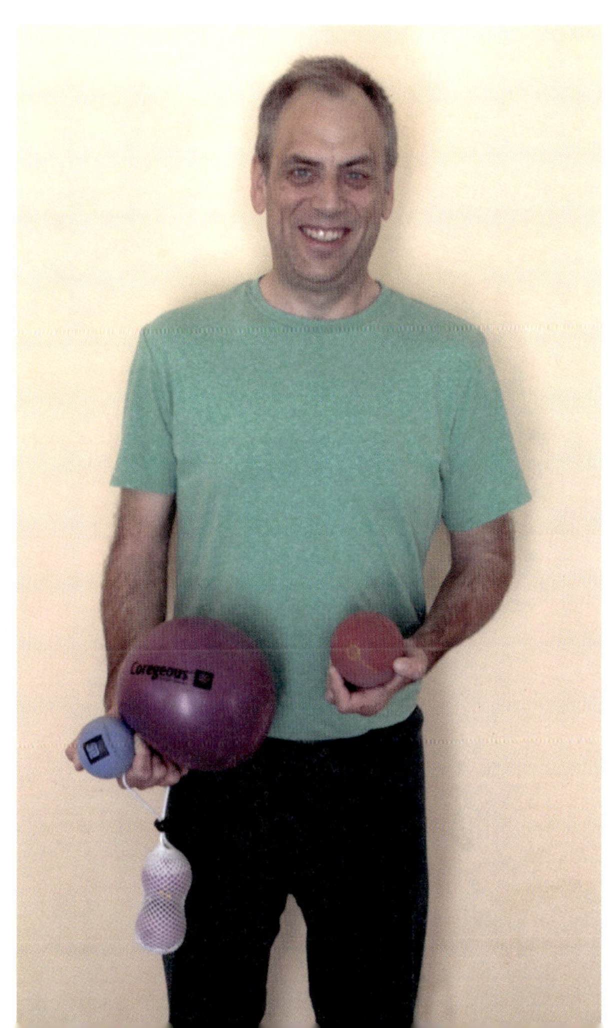

5 네 몸을 알라:

뼈와 근육의 위치

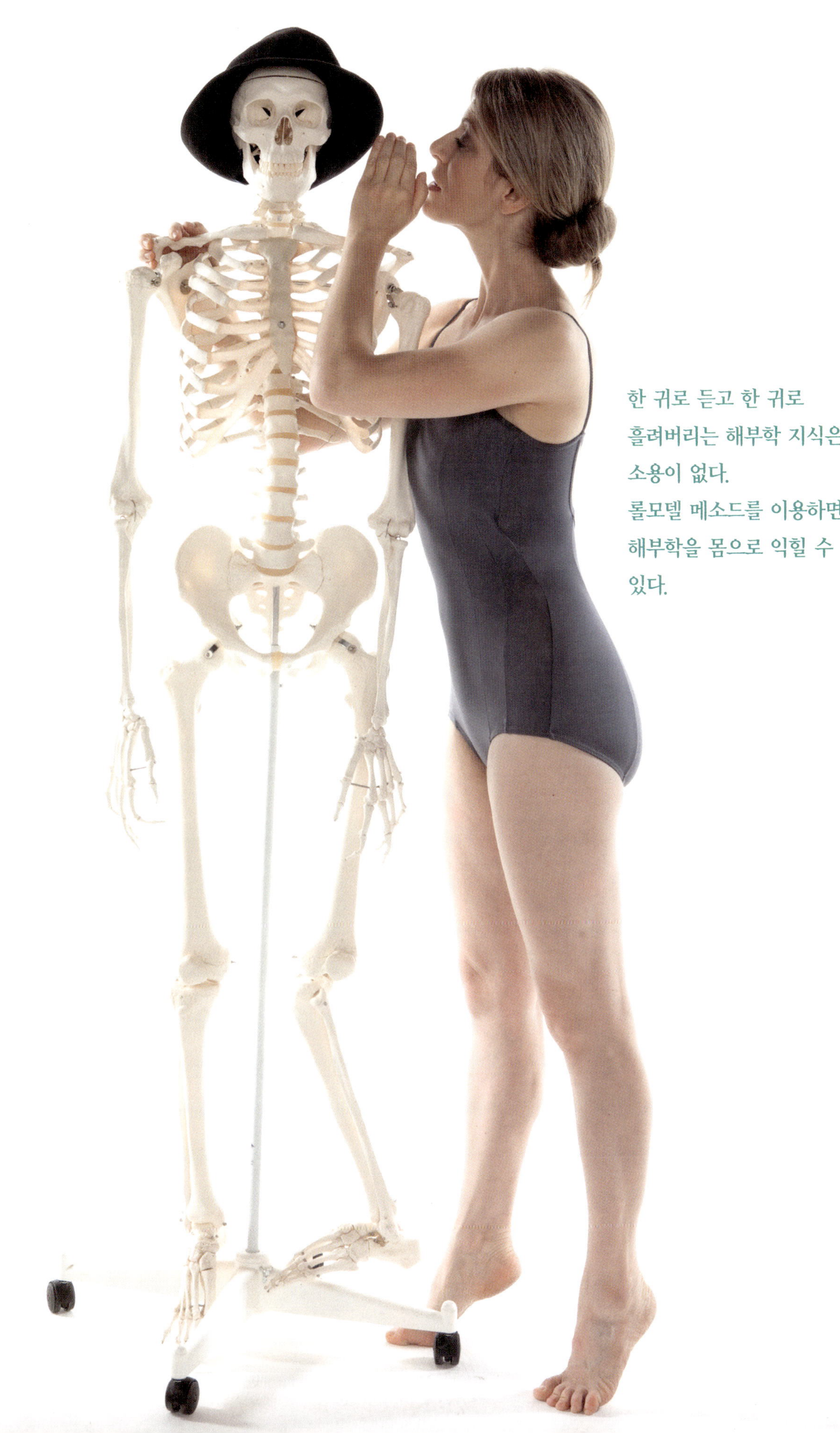

한 귀로 듣고 한 귀로 흘려버리는 해부학 지식은 소용이 없다.
롤모델 메소드를 이용하면 해부학을 몸으로 익힐 수 있다.

신체 부위의 이름을 아는 것은 즐겁고 뿌듯한 일일 뿐만 아니라, 통증 개선을 위한 시작이기도 하다. 내 몸을 마사지하기 위해 해부학 박사학위나 의료인 면허가 필요한 것은 아니다. 우리 모두는 스스로 치유할 수 있는 능력을 가지고 태어났으며, 해부학적으로 능숙하건 본능적인 감각을 사용하건 간에 자신의 뻣뻣한 부분을 마사지할 권리가 있다. 따라서 바로 마사지를 시작하고 싶다면 지금 이 장을 건너뛰고 나중에 살펴보아도 된다. 언제가 되었건 이 장을 꼼꼼히 공부한다면 롤모델 볼이 어떻게 그리고 왜 다른지에 대해 더 깊게 이해하게 될 것이다.

내가 해부학에 대한 지식을 나누는 것은 롤모델 메소드가 왜 이렇게 효과가 좋은지 설명하고 싶은 내 개인적인 갈망 때문이다. 인체에 대한 수많은 지혜는 이제껏 숨겨져 있었으며 나는 여러분께 그것을 알려주고 싶다. 이 테크닉을 수년간 가르쳐온 경험과 흔히 발생하는 질문을 바탕으로 이 '마법공'의 가능성을 밝혀줄 중요 내용만을 추렸다. 롤모델 볼은 흔한 속임수나 장치가 아닌 모든 병원, 구급상자, 자동차, 가방에 반드시 있어야 할 중요한 셀프케어 도구이다.

신체 부위의 이름을 알게 되면, 특히나 의사 또는 치료사들과 내 신체의 문제에 대해서 이야기해야 할 때 강력하고 파워풀한 힘으로 작용할 것이다. 의사가 치료 방법을 설명할 때 사용할 수 있는 용어들에 대한 기본적인 이해가 생길 것이며 자신에게 가장 좋은 방법이 어떤 것인지 선택할 수 있게 될 것이다. 지식은 파워이다.

해부학적 구조에 대해 공부하는 것은 그것을 몸으로 느끼기 위해서이다. 몸으로 느끼기 위해서는 고유수용감각을 깨워야 한다. 멈춰 있거나 움직일 때 내 몸의 위치를 잘 인지할 수 있다면 볼 마사지 또한 더욱 쉽고 현명하게 할 수 있을 것이다.

꼭 알아야 할 36개의 뼈 랜드마크

뼈의 위치를 알아두면 몸 구석구석의 지형을 잘 파악할 수 있으며, 롤모델 볼을 사용하여 셀프마사지를 할 때 이정표 역할을 한다. 종종 이러한 뼈 랜드마크는 옷, 자세, 두꺼운 표층근막에 의해 가려져 있다. 따라서 볼의 위치를 정확하게 하기 위해서 예리한 감각을 발달시켜야 한다.

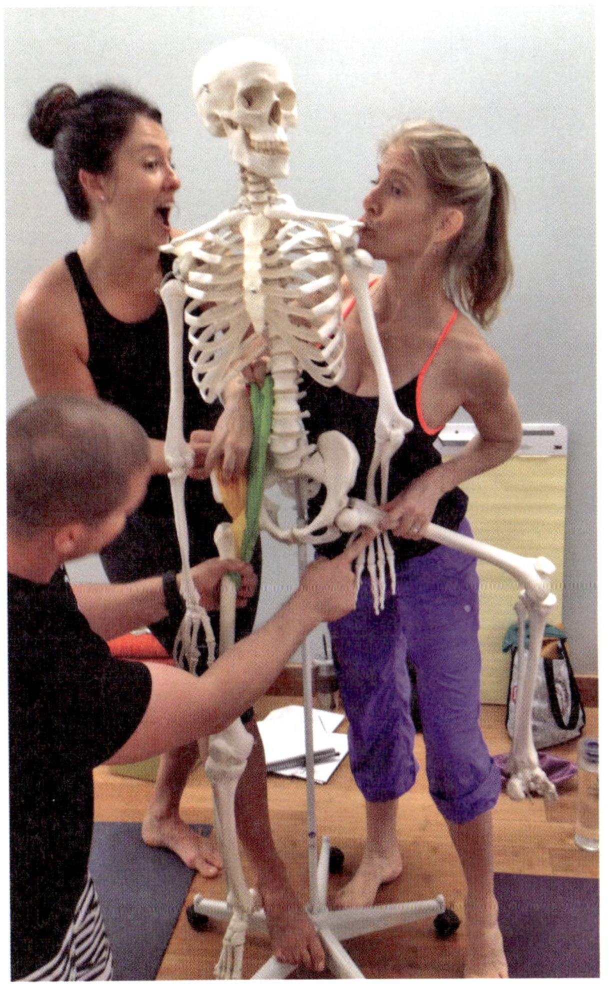

내 수업시간에서 해부학을 공부하며 재미를 느끼는 것은 필수 요소이다.

자랑스럽게 잉크를 묻히고 있는 알렉산드라 일리스(Alexandra Ellis). 내측연, 하각, 견갑극과 같은 견갑골의 돌출 부분을 잘 보여주고 있다 (더 많은 정보는 132쪽 참조).

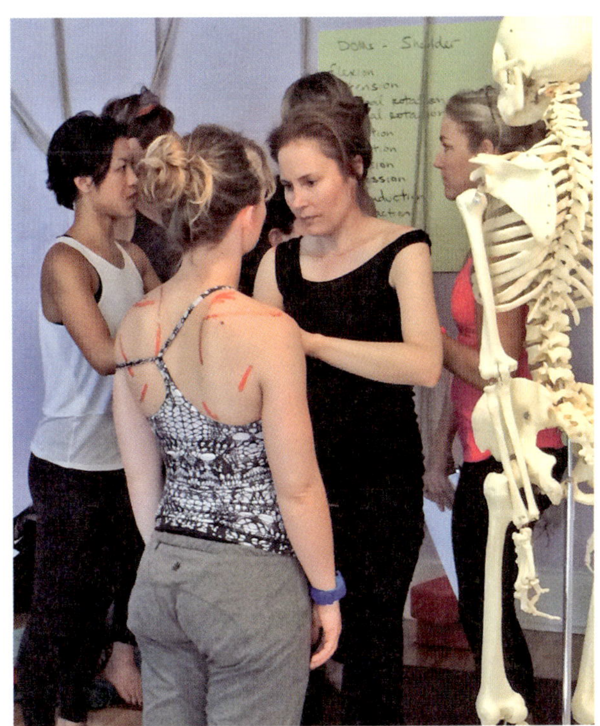

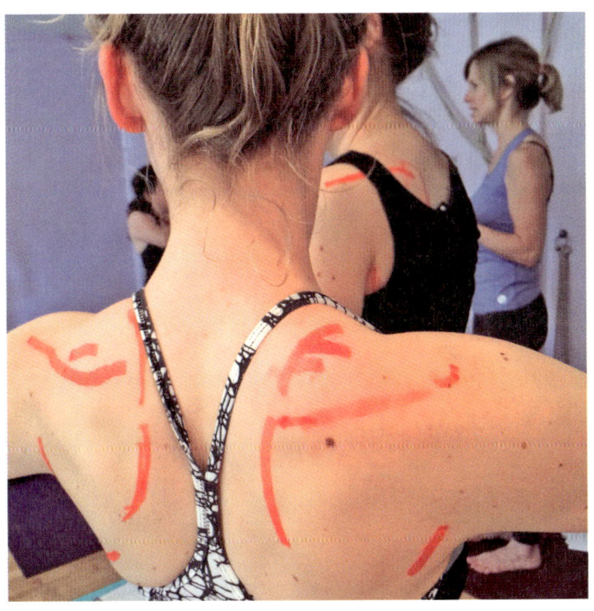

다음은 '꼭 알아야 할' 뼈의 랜드마크로서, 주요 근육 구조의 부착 지점이다.
이러한 랜드마크를 감지하고 볼 수 있도록 훈련한다면 스스로의 자세를 시각화하는 데 도움이 된다.

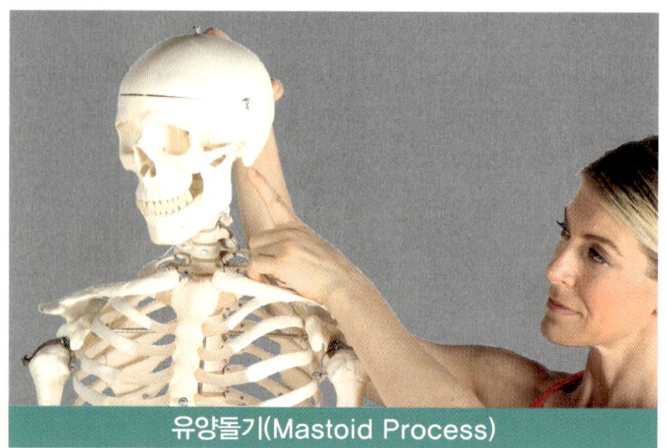
유양돌기(Mastoid Process)

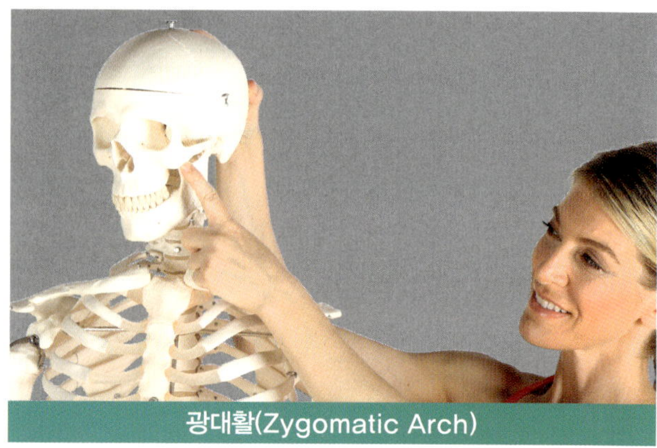
광대활(Zygomatic Arch)

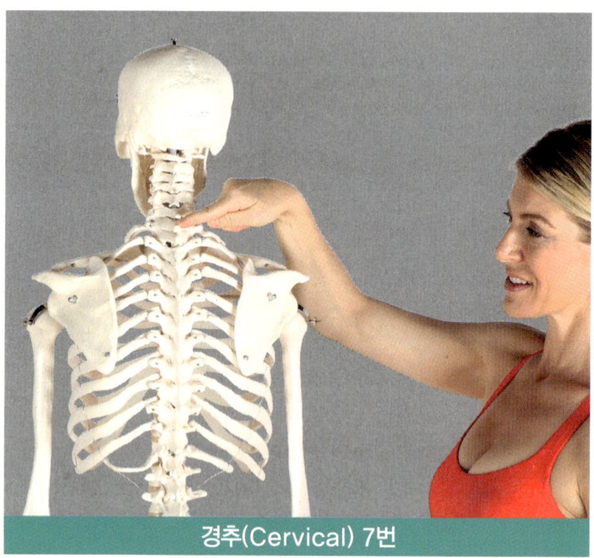
경추(Cervical) 7번

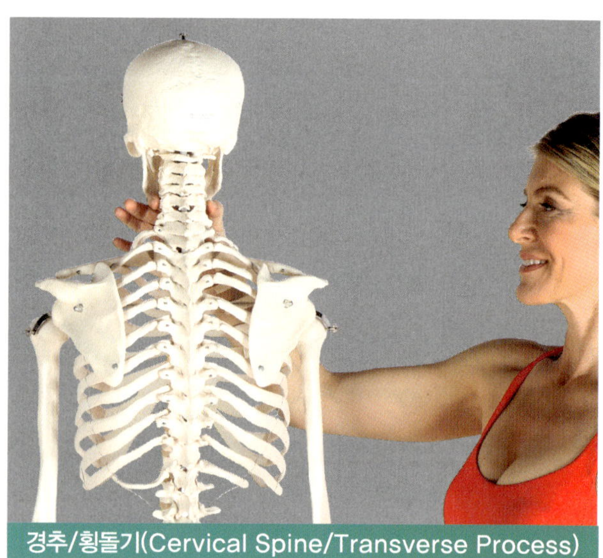
경추/횡돌기(Cervical Spine/Transverse Process)

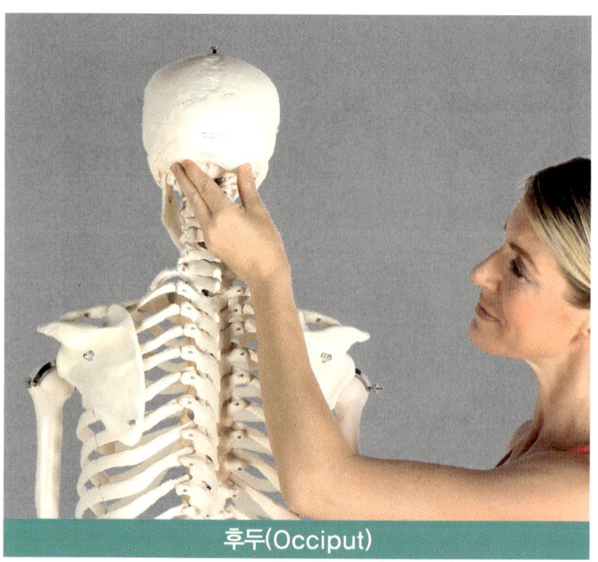
후두(Occiput)

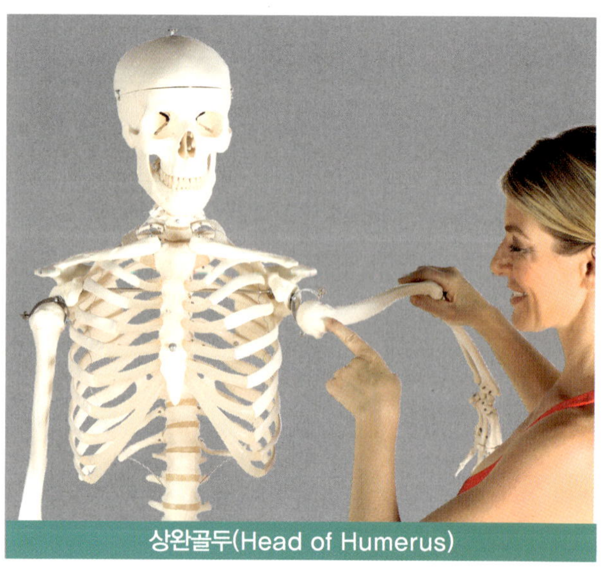
상완골두(Head of Humerus)

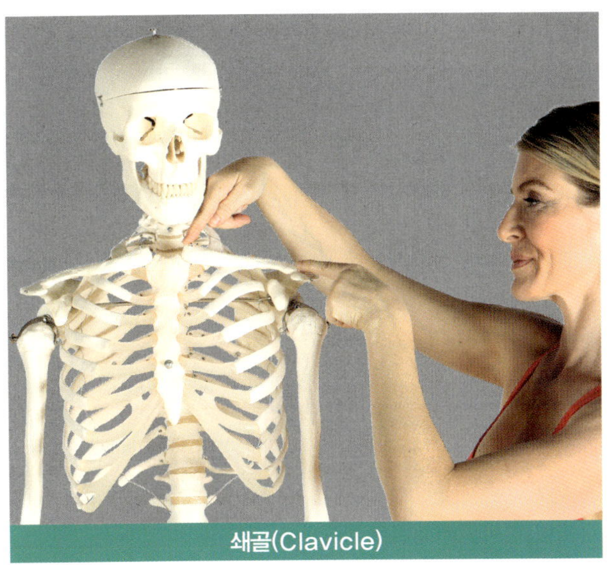
쇄골(Clavicle)

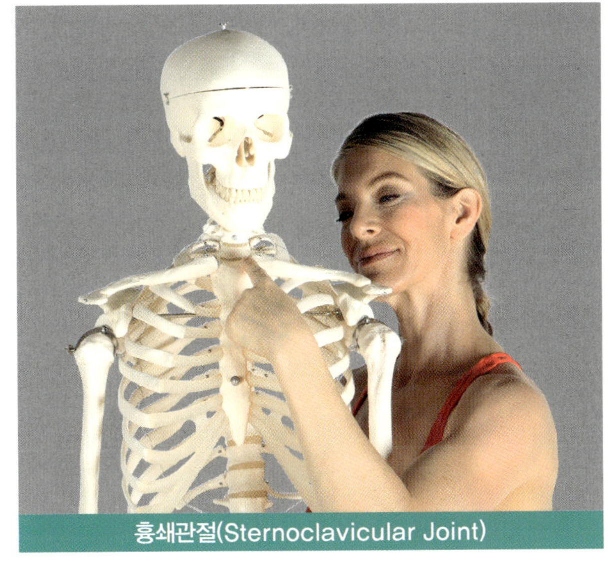
흉쇄관절(Sternoclavicular Joint)

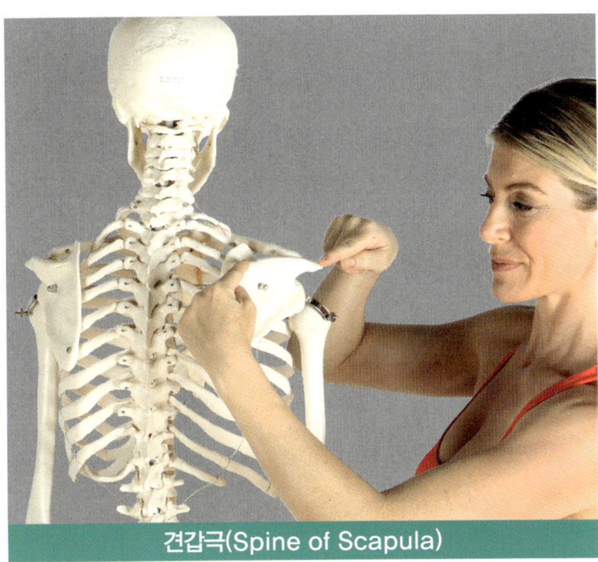
견갑극(Spine of Scapula)

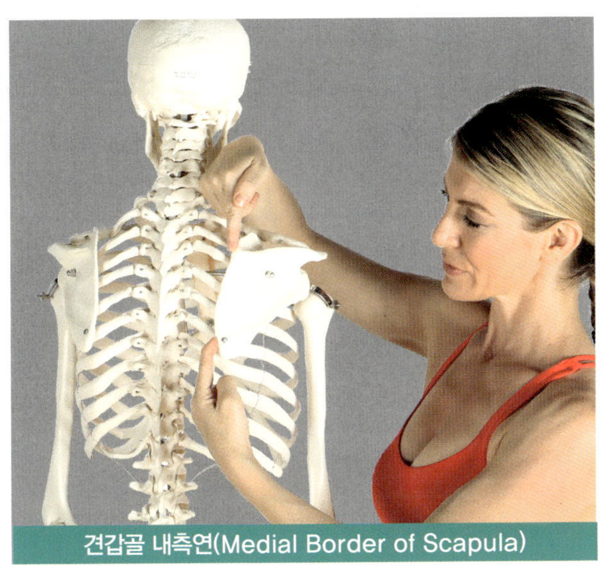
견갑골 내측연(Medial Border of Scapula)

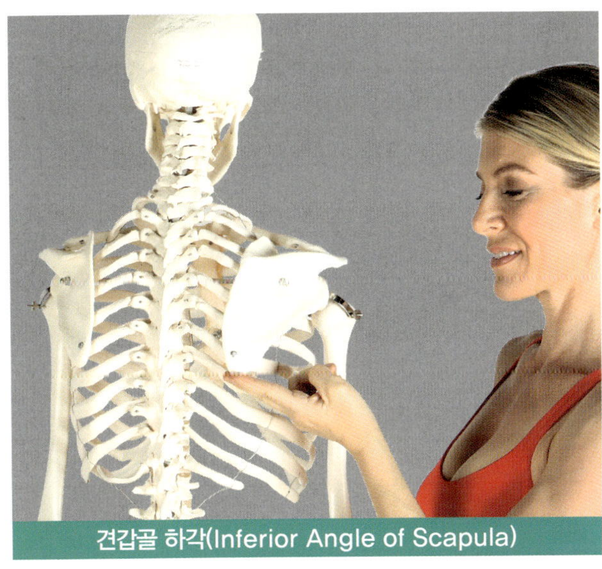
견갑골 하각(Inferior Angle of Scapula)

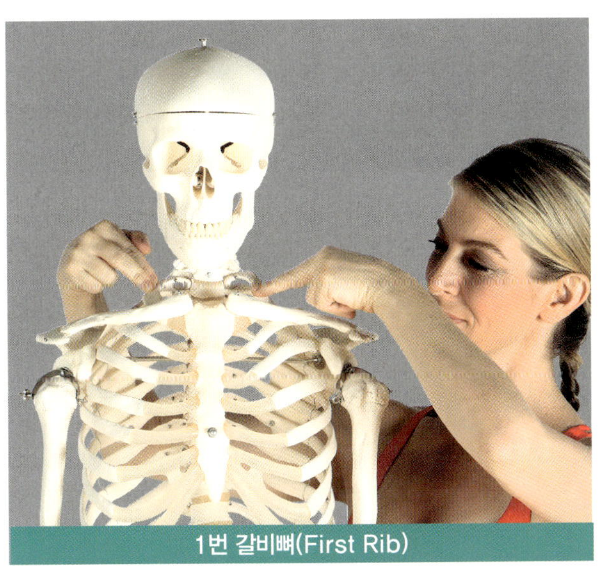
1번 갈비뼈(First Rib)

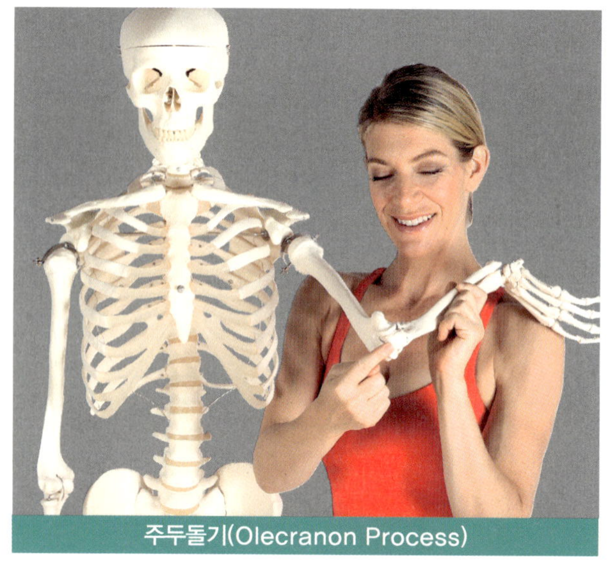
주두돌기(Olecranon Process)

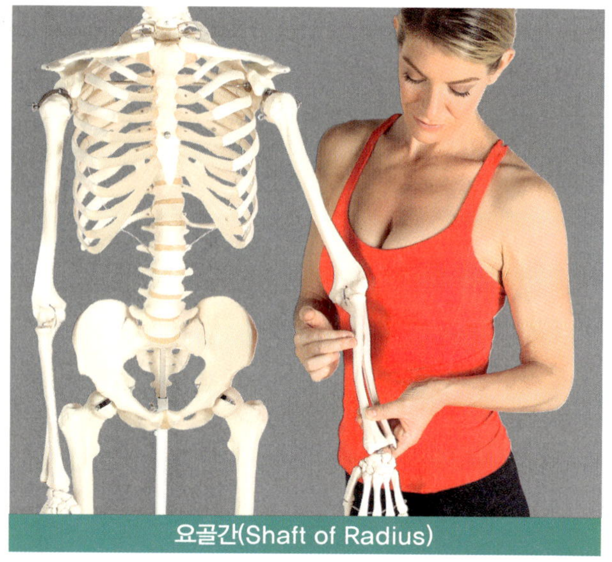
요골간(Shaft of Radius)

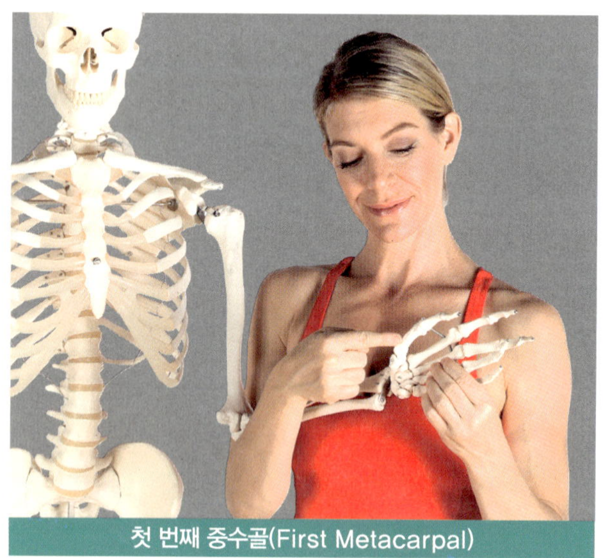
첫 번째 중수골(First Metacarpal)

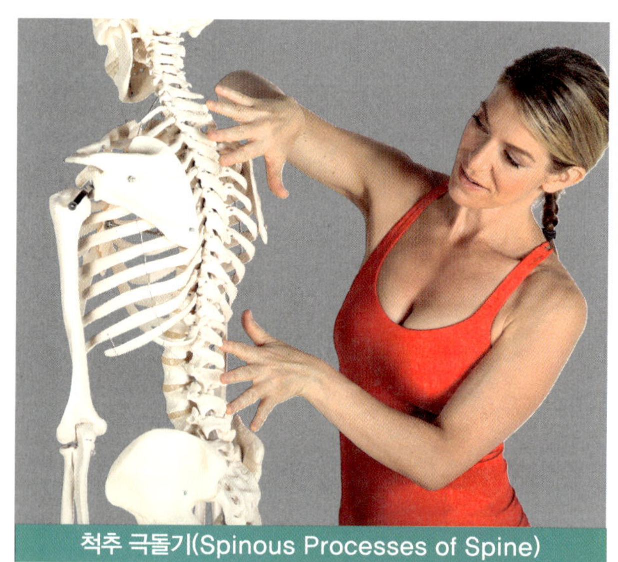
척추 극돌기(Spinous Processes of Spine)

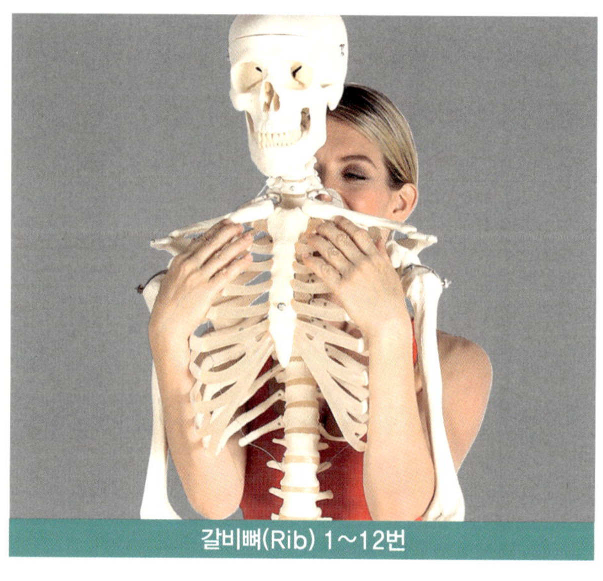
갈비뼈(Rib) 1~12번

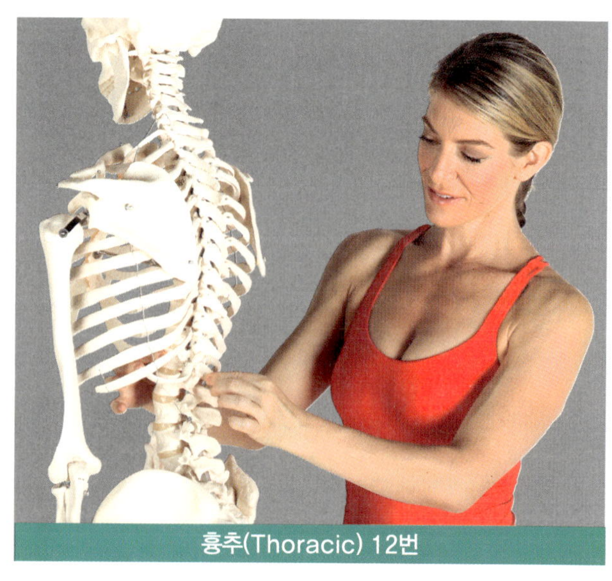
흉추(Thoracic) 12번

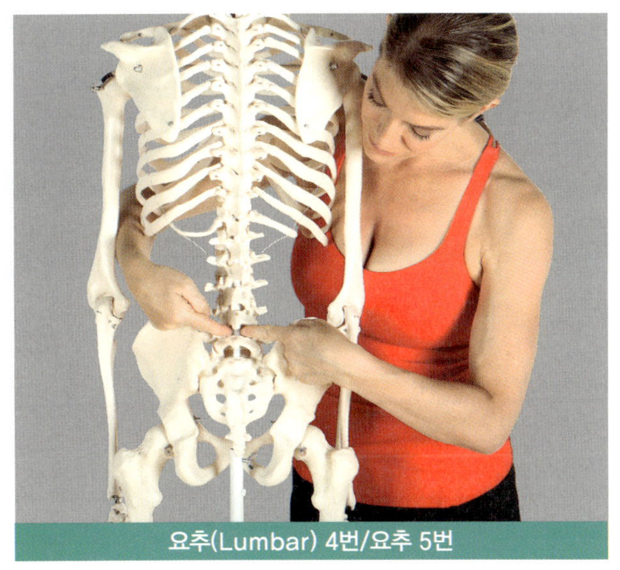
요추(Lumbar) 4번/요추 5번

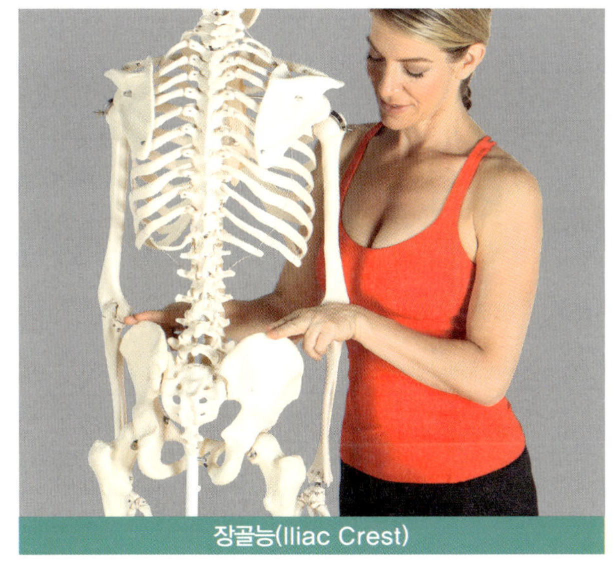
장골능(Iliac Crest)

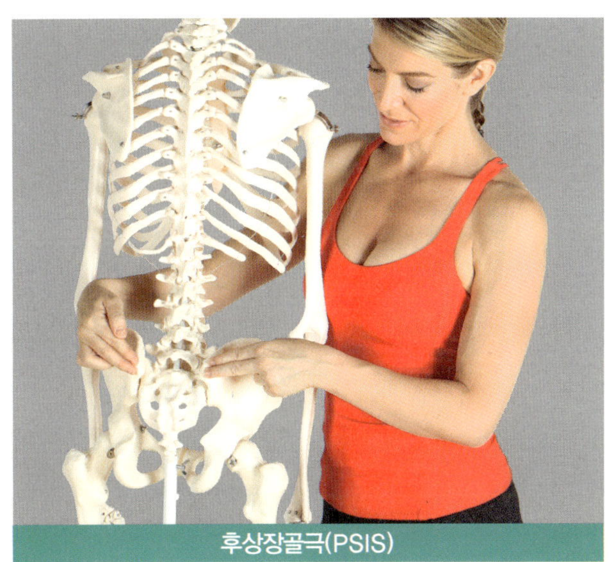
후상장골극(PSIS)

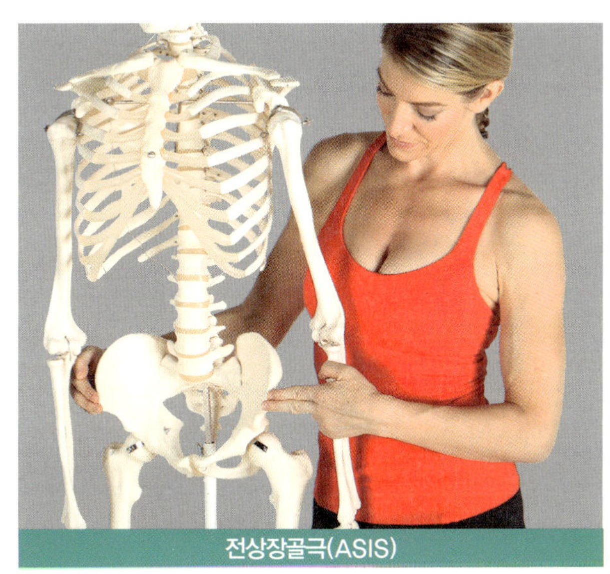
전상장골극(ASIS)

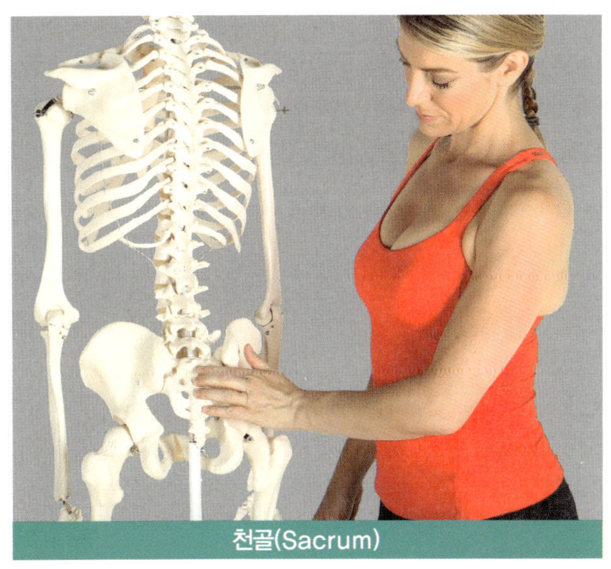
천골(Sacrum)

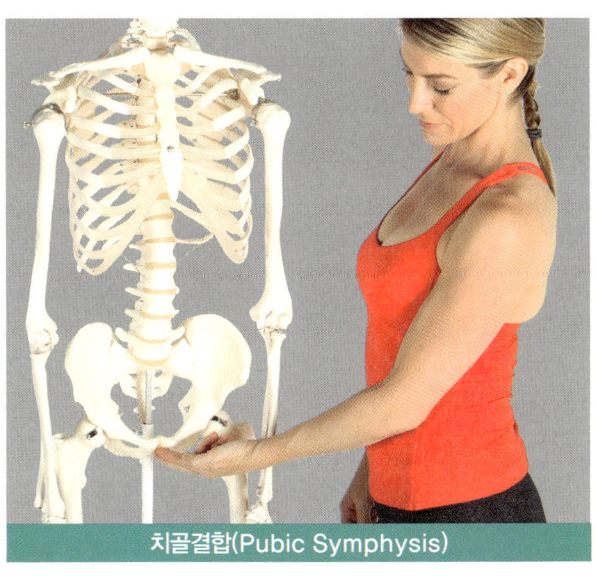
치골결합(Pubic Symphysis)

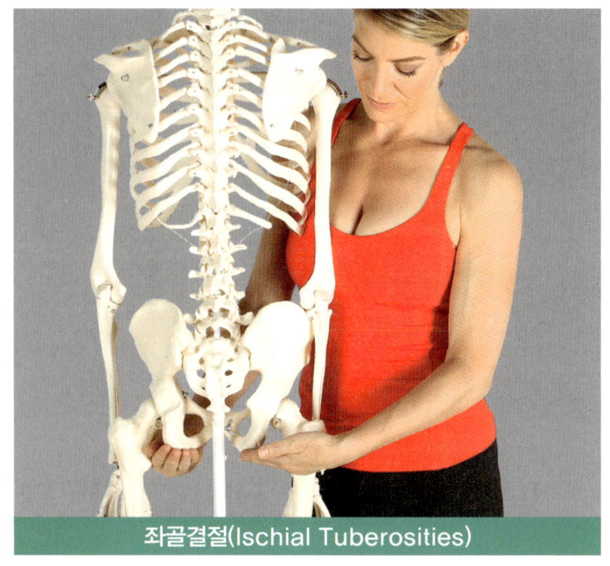
좌골결절(Ischial Tuberosities)

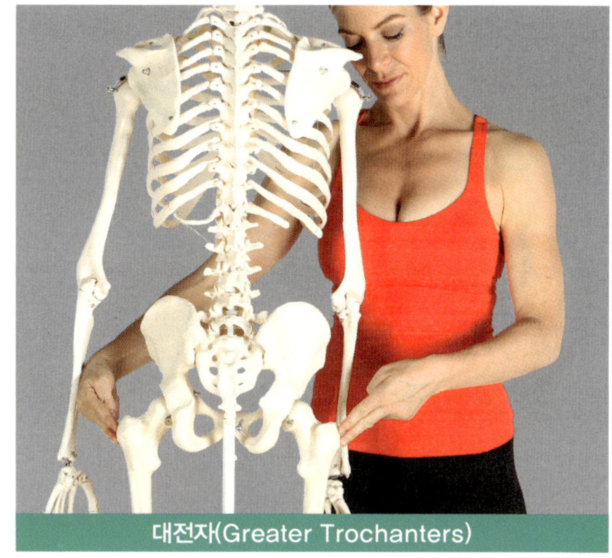
대전자(Greater Trochanters)

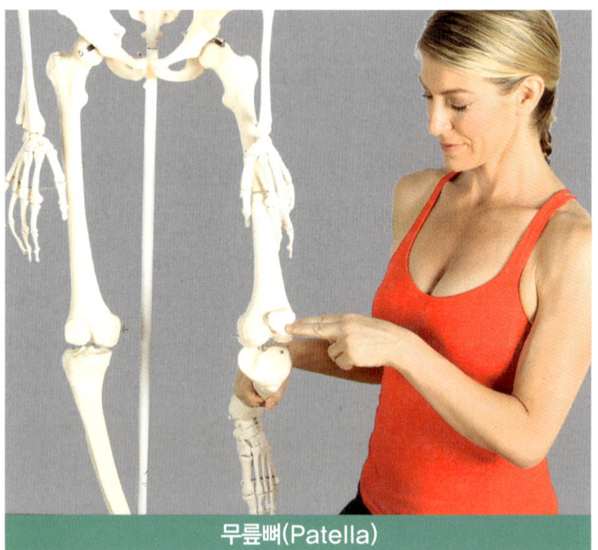
무릎뼈(Patella)

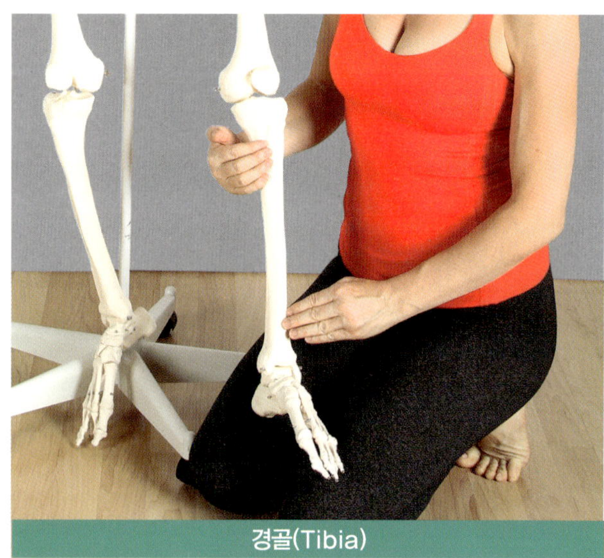
경골(Tibia)

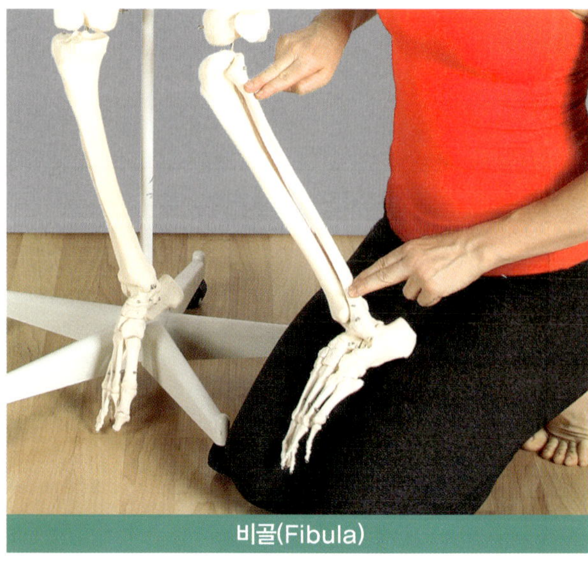
비골(Fibula)

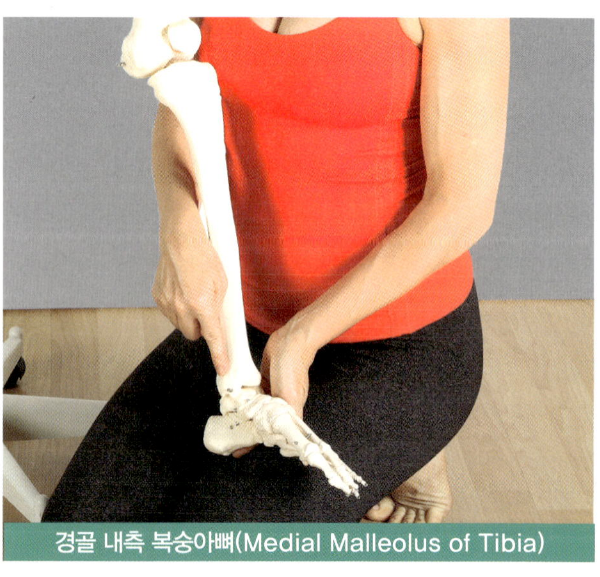
경골 내측 복숭아뼈(Medial Malleolus of Tibia)

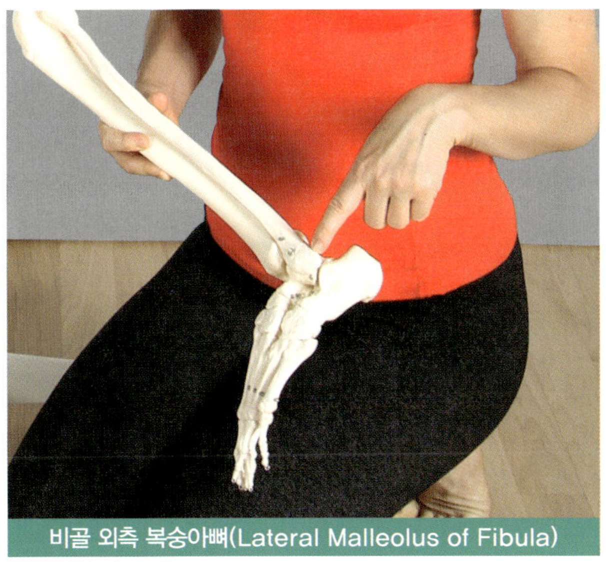
비골 외측 복숭아뼈(Lateral Malleolus of Fibula)

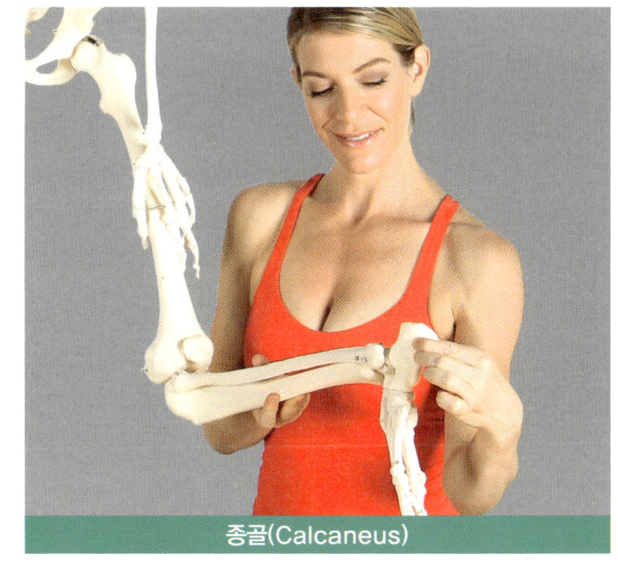
종골(Calcaneus)

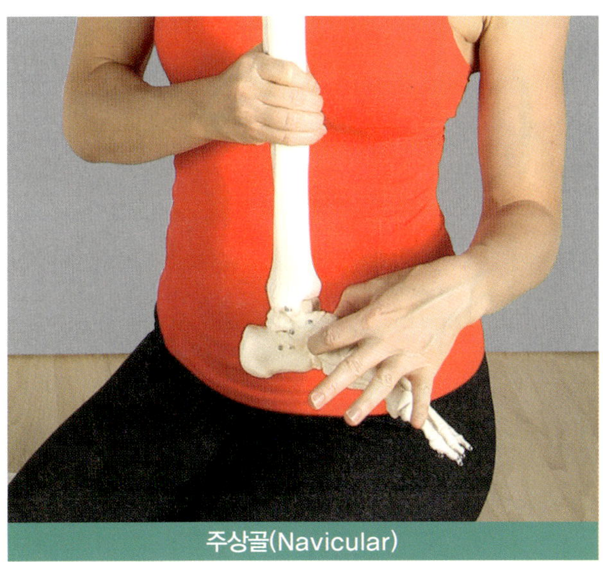
주상골(Navicular)

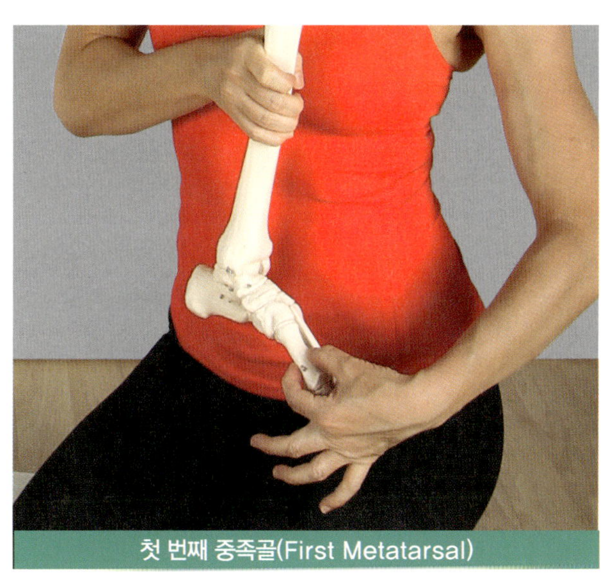
첫 번째 중족골(First Metatarsal)

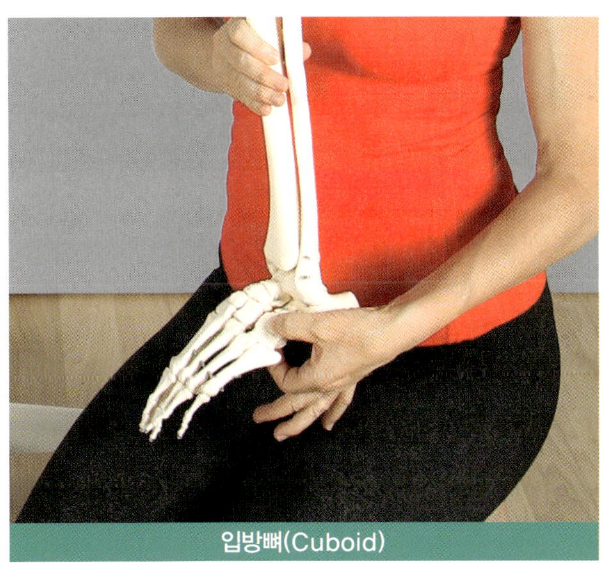
입방뼈(Cuboid)

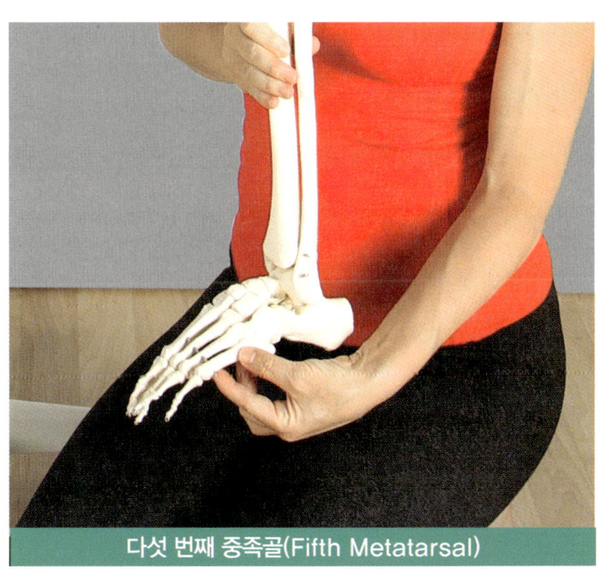
다섯 번째 중족골(Fifth Metatarsal)

전 세계적으로 이루어지고 있는 롤모델 테라피볼 트레이닝에서 나는 학생들에게 서로의 몸에 뼈 랜드마크를 그리도록 시킨다. 자신의 몸과 상대방의 몸을 통해 뼈의 위치를 느끼기 위해서이다. 또한 개개인별 신체의 차이 및 오른쪽과 왼쪽의 차이를 발견하는 눈을 훈련할 수 있다. 이러한 뼈 랜드마크를 알고 있는 것은 굉장히 유용하다. 만일 이 책을 함께 공부할 친구가 있다면 무독성 수성 마카를 사용하여 서로의 몸을 캔버스 삼아 그려보는 시간을 가져보는 것을 추천한다. 자신의 구조 및 상대방의 구조를 보는 눈을 기를 수 있을 것이다.

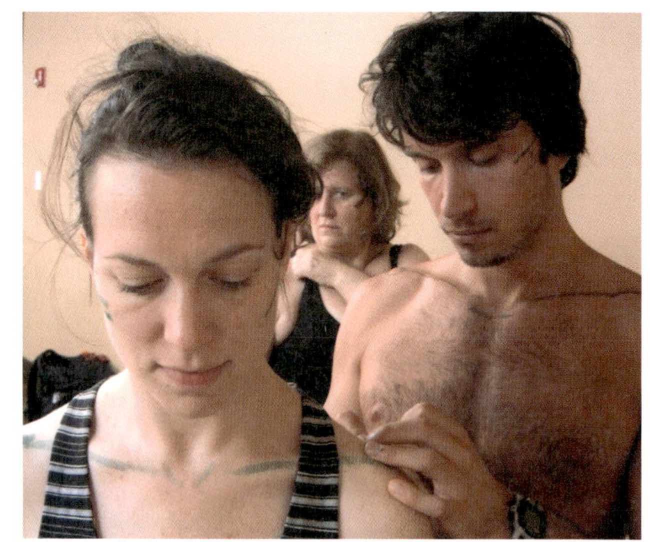

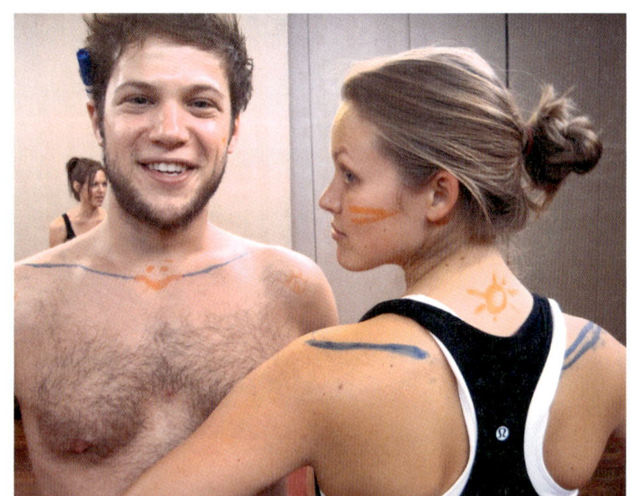

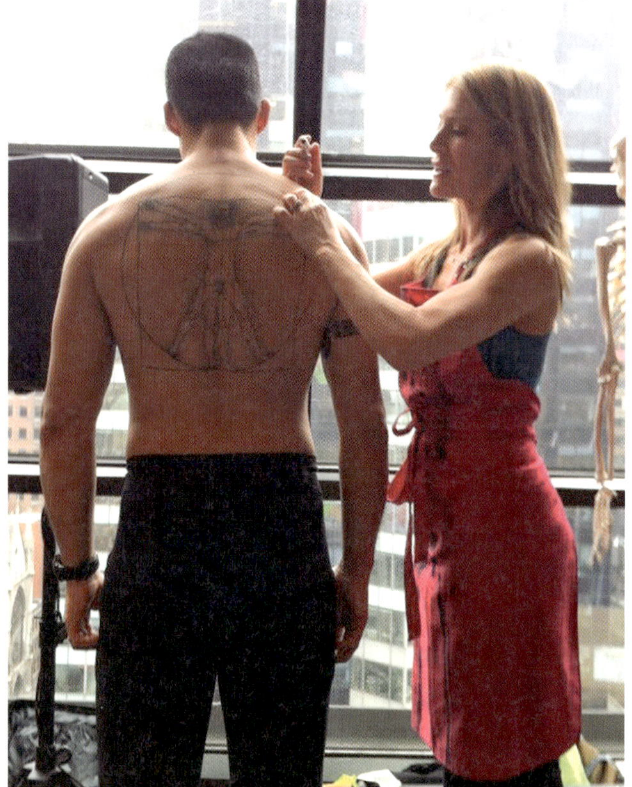

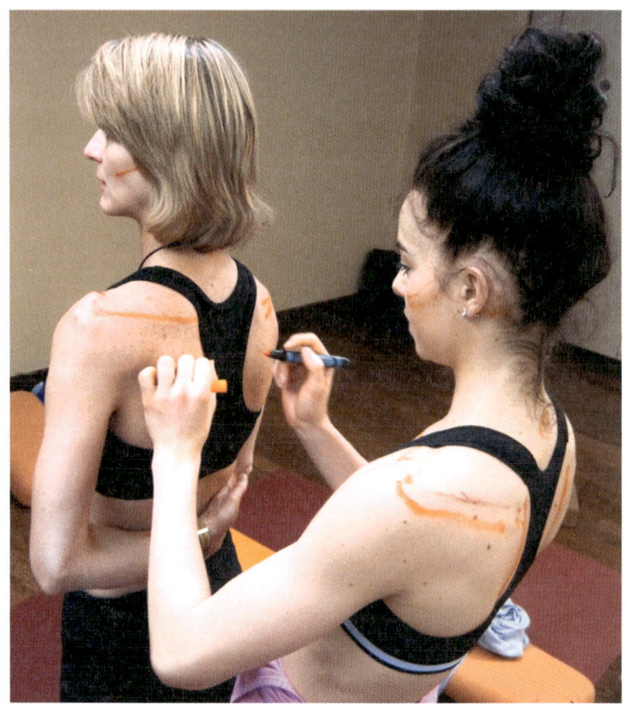

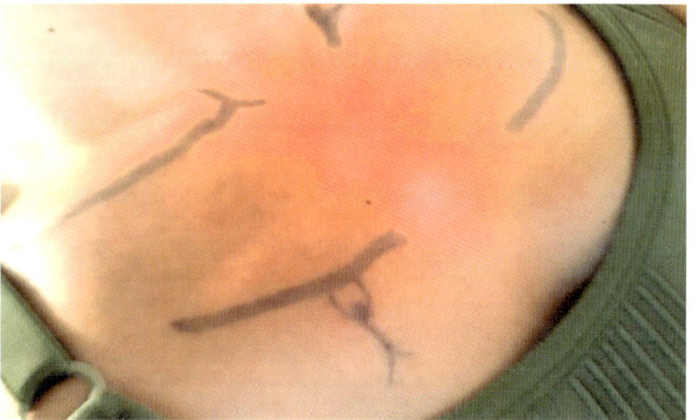

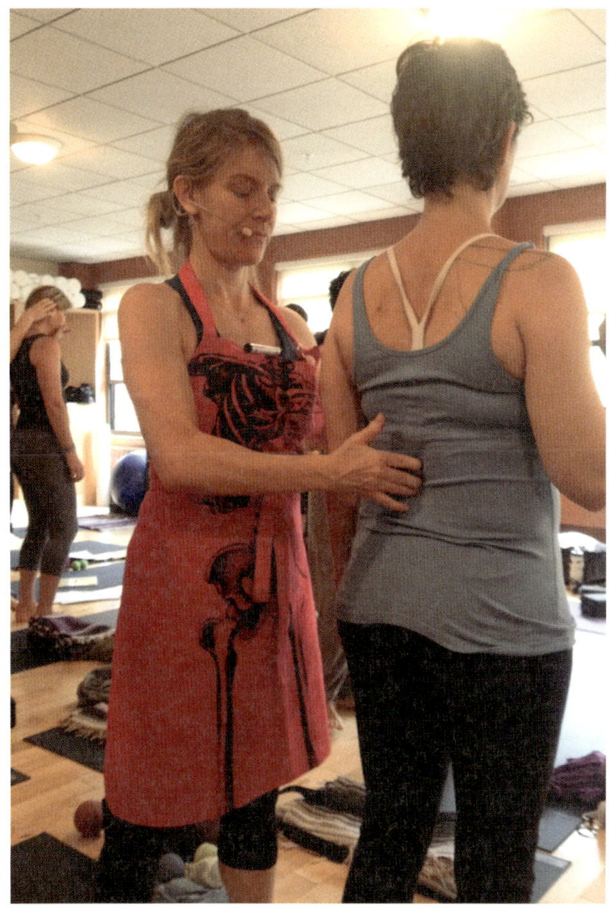

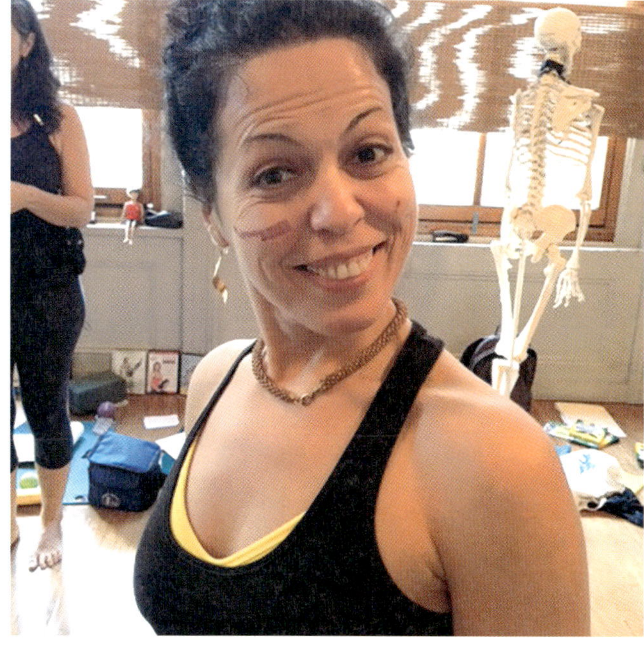

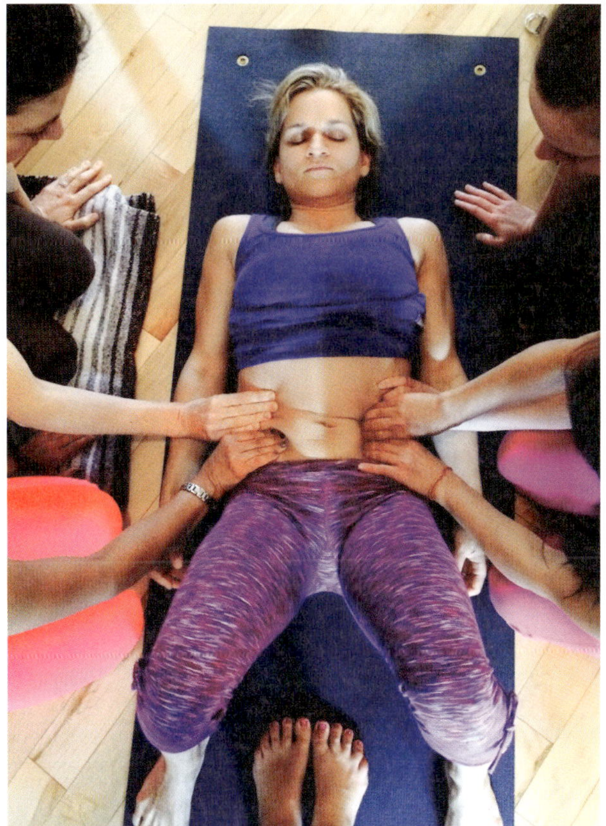

다음은 뼈 위치에 대한 추상적인 개념을 확실하게 체화된 경험으로 만들어줄 수 있는 방법이다.

1. 각각의 랜드마크를 느껴보라. 이러한 뼈의 위치를 '둘러보고', '여행'하는 도구로 롤모델 볼을 사용해보라. 쉽게 만질 수 있는 부분이 어딘지 느껴보고 그 주변의 조직을 호기심을 갖고 살펴보라. 이러한 뼈 랜드마크들과 연부 조직 부착 부위들을 연구해보라.
2. 해부학 책이나 온라인을 통해 사진이나 그림을 살펴보며 이러한 뼈의 위치를 암기해본다. 이름을 소리내어 말해보고 주변 친구나 가족(피트니스 종사자라면 자신의 학생)의 몸을 공부해보라. 수많은 사람들의 몸을 탐색해보고 서로 간의 차이점을 찾아보라. 언제 어디서건 이러한 구조를 알아볼 수 있는 눈을 길러라.
3. 이러한 뼈 랜드마크에 부착된 크고 작은 근육들을 공부해보라. 이를 통해 활용 가능한 인체 지도를 발달시킬 수 있을 것이다.

꼭 알아야 할 44개의 근육

인체에는 700개가 넘는 근육(근막 구조)이 있다. 롤모델 볼을 사용하여 이러한 근육들의 거의 대부분을 직접적으로 또는 간접적으로 만져볼 수 있다. 여기서는 전체 근육에 단 6%에 해당되는 44개의 근육에 대해 소개하기로 한다.

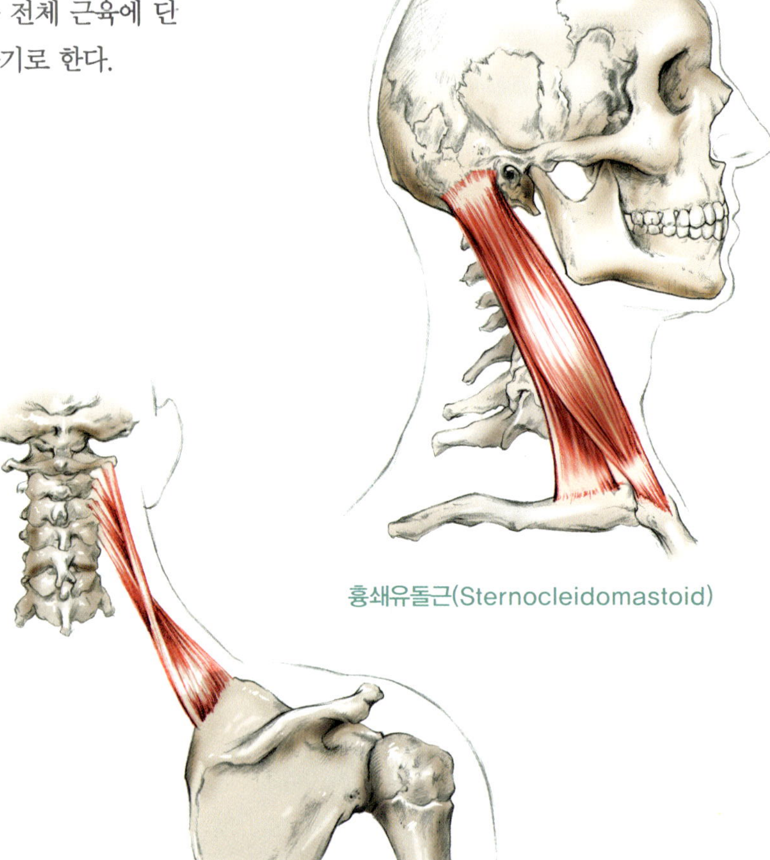

흉쇄유돌근(Sternocleidomastoid)

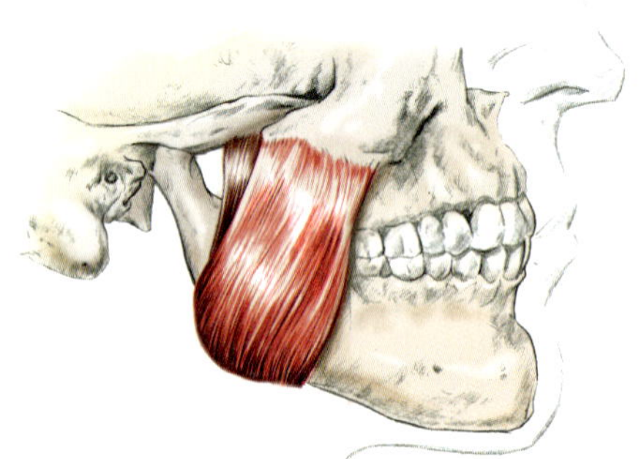

교근(Masseter)

견갑거근(Levator Scapula)

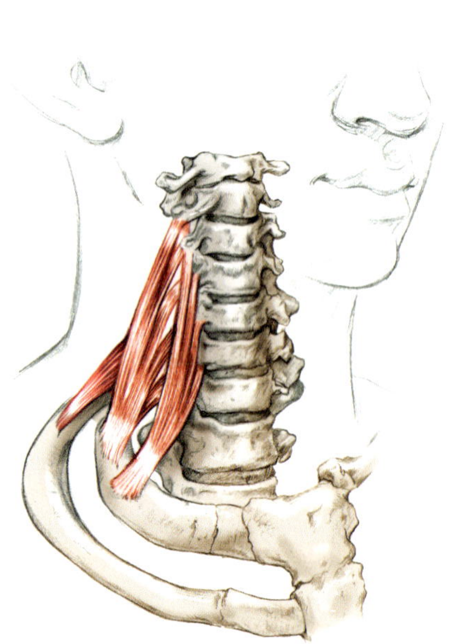

사각근(Scalenes)

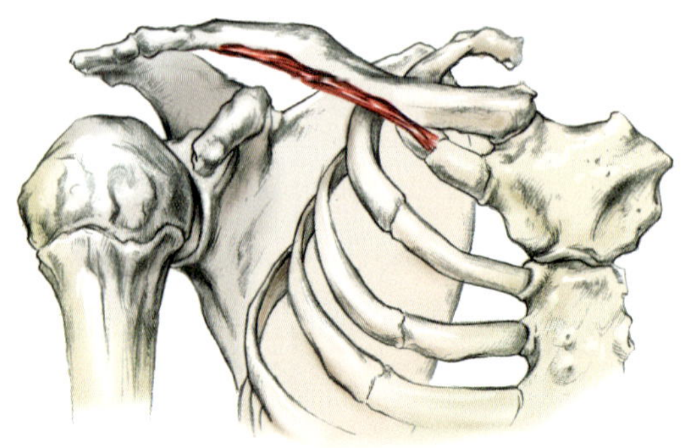

쇄골하근(Subclavius)

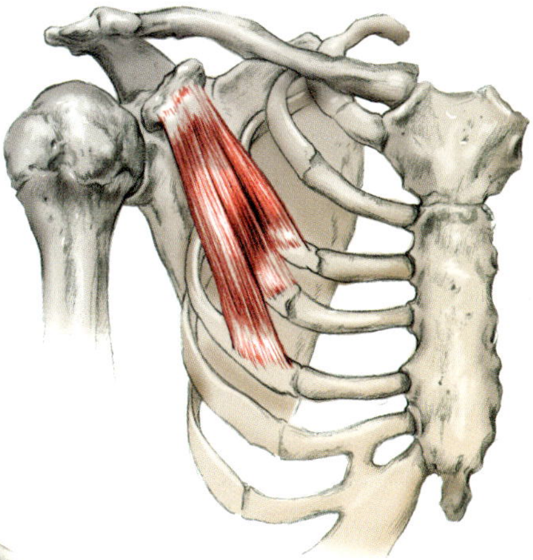

소흉근(Pectoralis Minor)

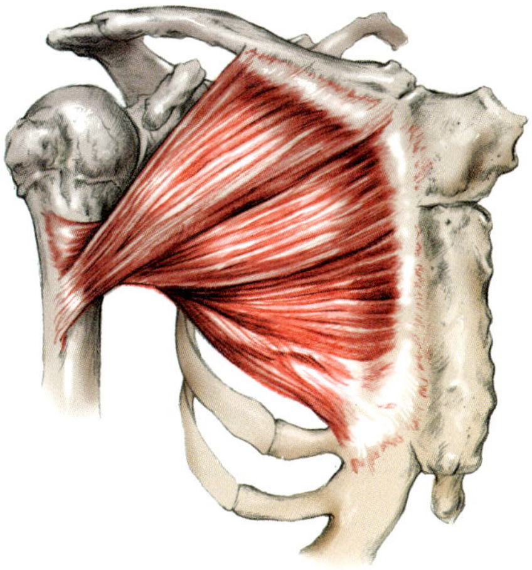

대흉근(Pectoralis Major)

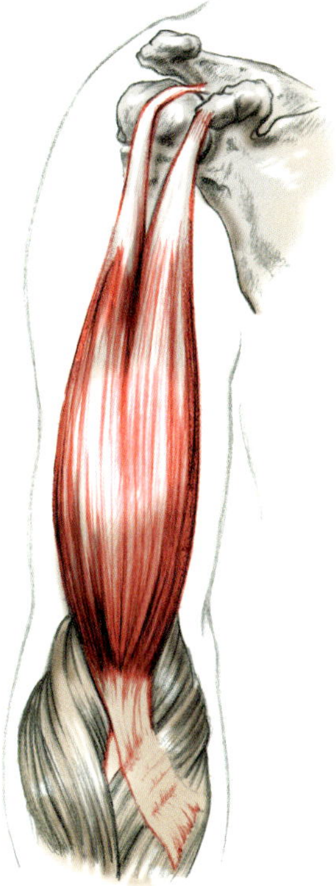

상완이두근(Biceps Brachii)

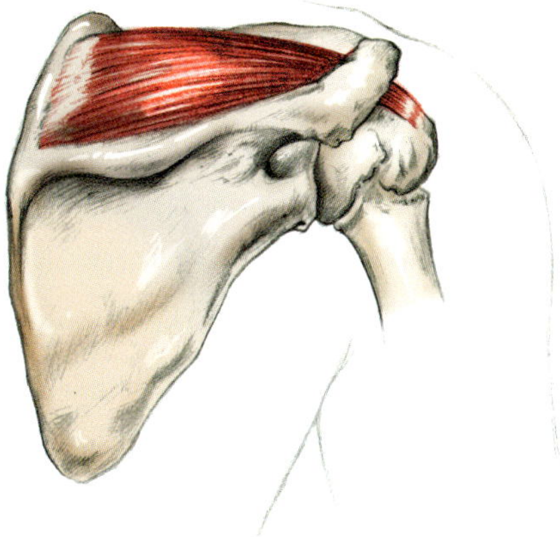

극상근(Supraspinatus)

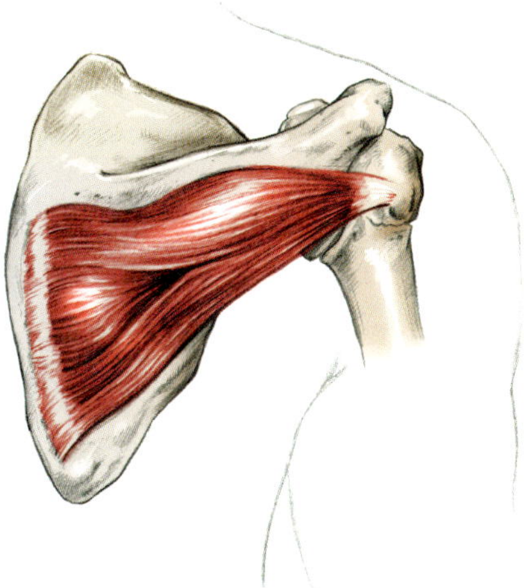

극하근(Infraspinatus)

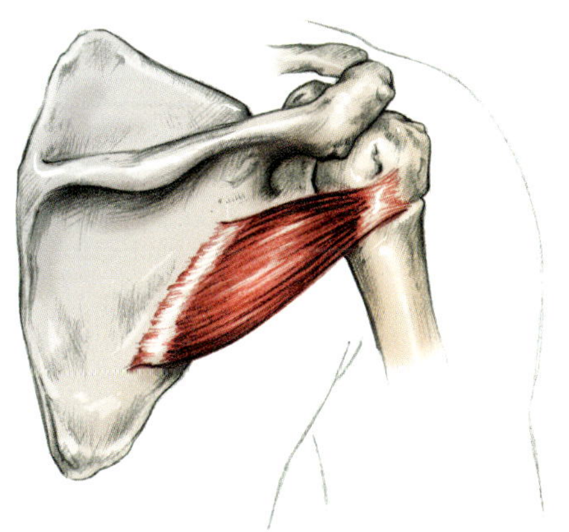

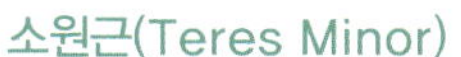

소원근(Teres Minor)

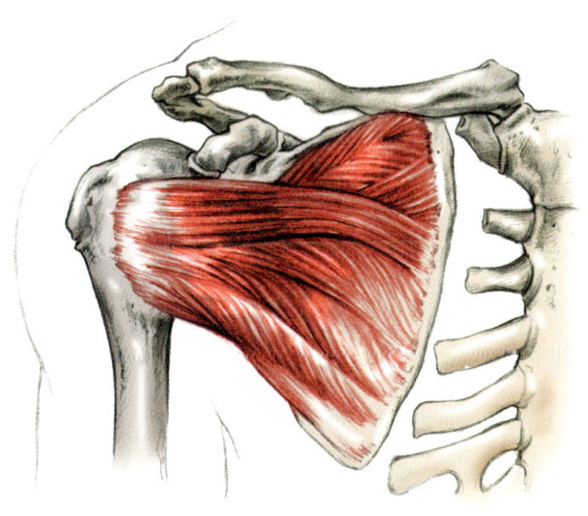

견갑하근(Subscapularis)

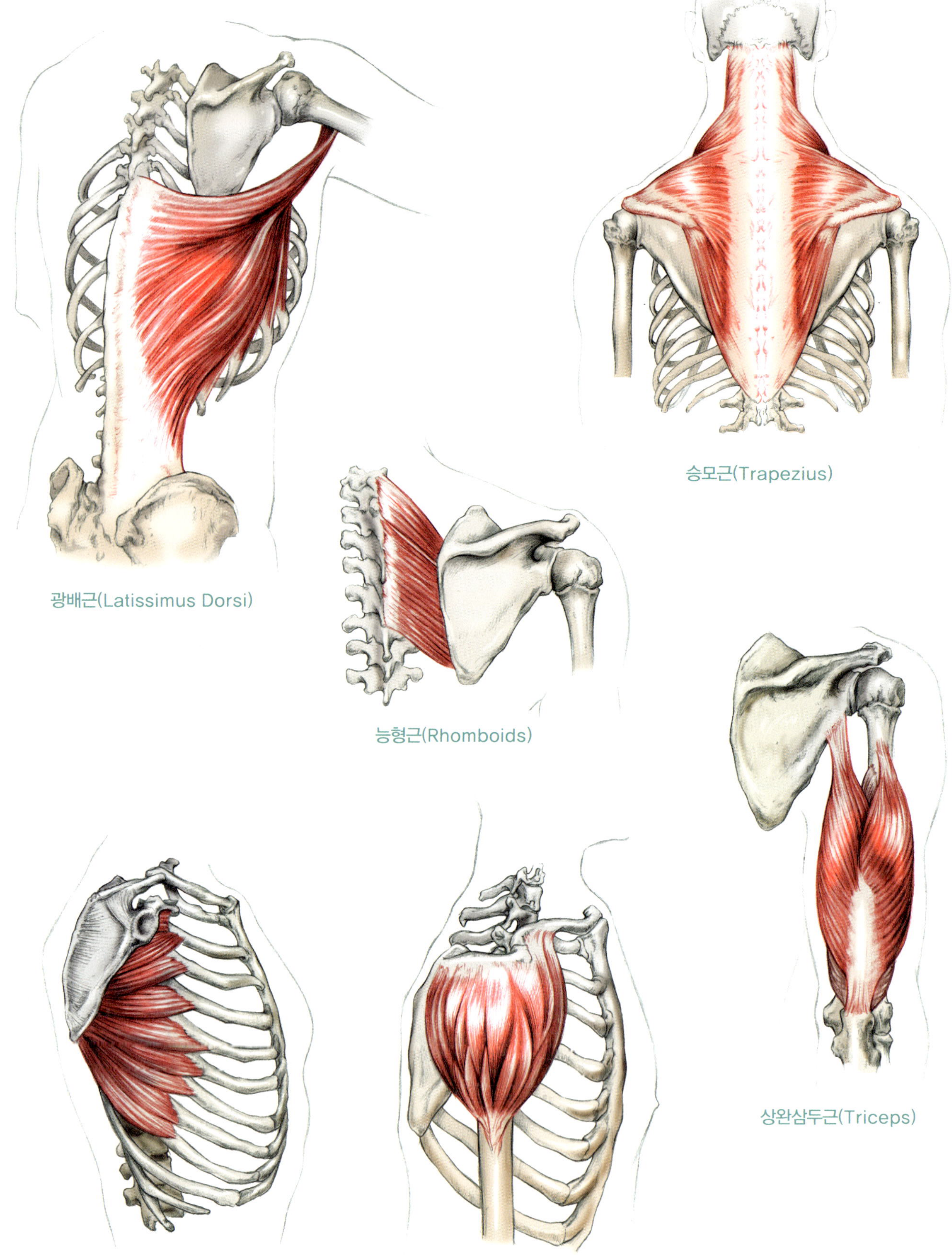

광배근(Latissimus Dorsi)

승모근(Trapezius)

능형근(Rhomboids)

상완삼두근(Triceps)

전거근(Serratus Anterior)

삼각근(Deltoids)

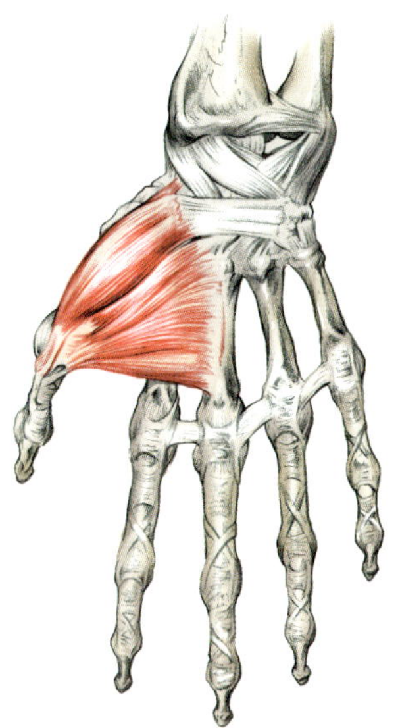

모지구(그룹)
(Thenar Eminence)

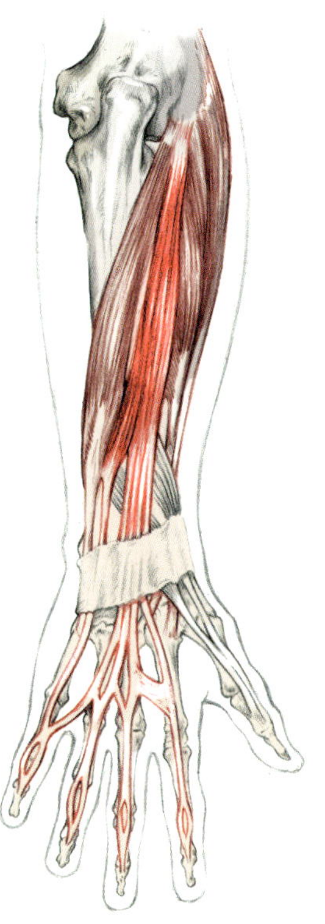

지신근
(Extensor Digitorum)

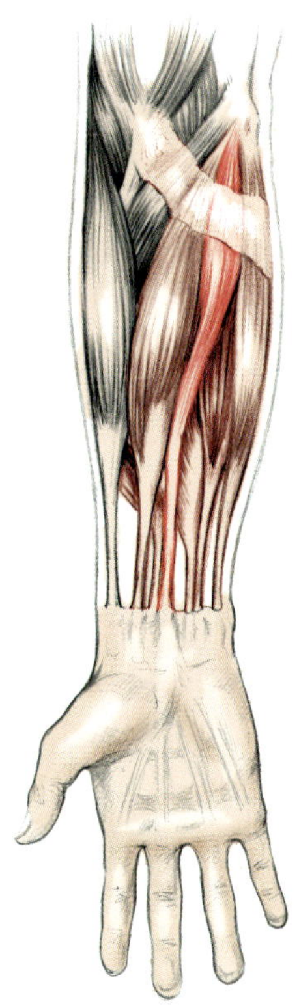

천지굴근
(Flexor Digitorum Superficialis)

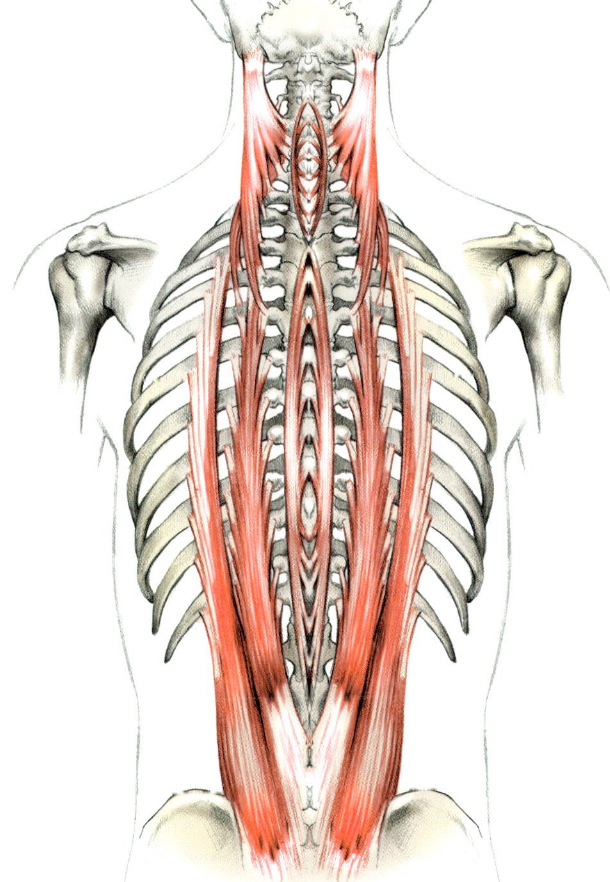

척추기립근(Erector Spinae)

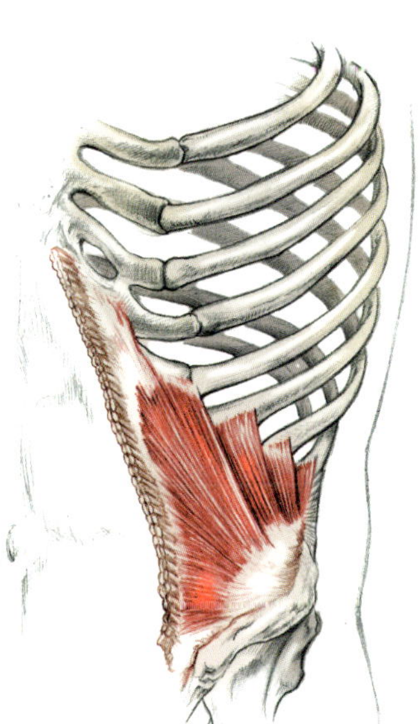

외복사근과 내복사근
(External and Internal Abdominal Obliques)

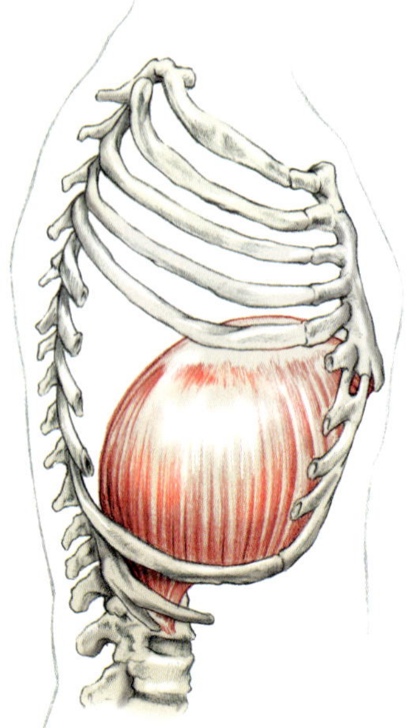

호흡기 횡격막(측면)
(Respiratory Diaphragm)

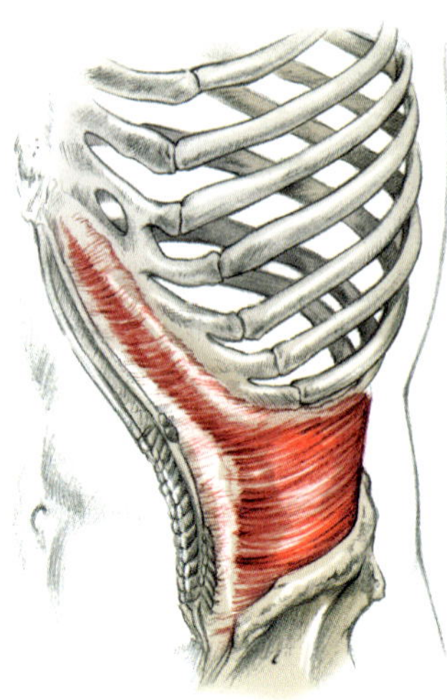

복횡근
(Transversus Abdominis)

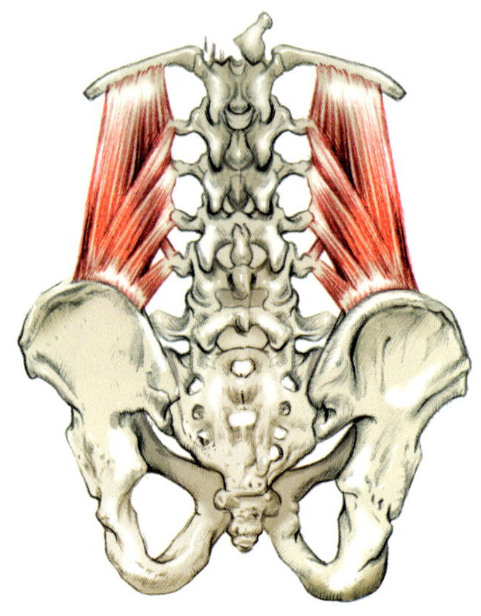

요방형근
(Quadratus Lumborum)

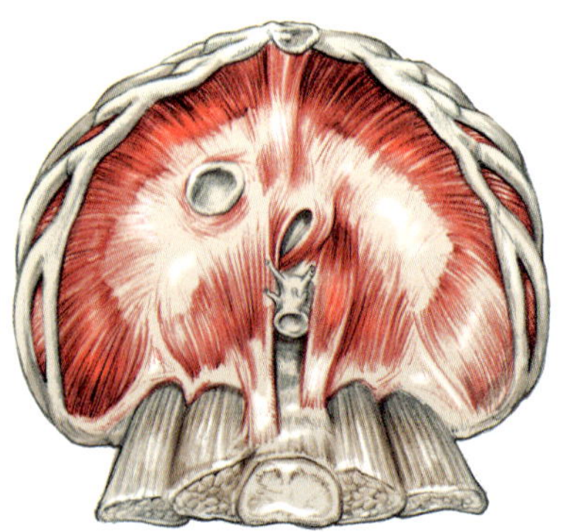

호흡기 횡격막
(하면)

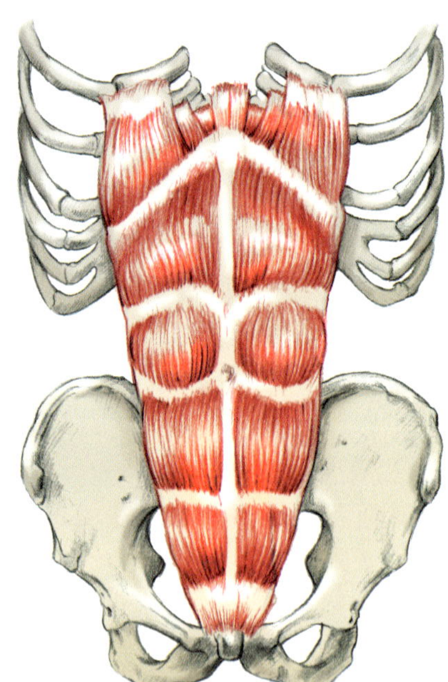

복직근
(Rectus Abdominis)

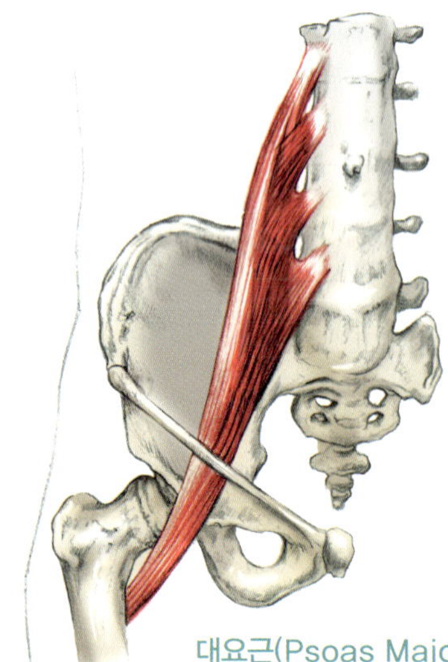

대요근(Psoas Major)

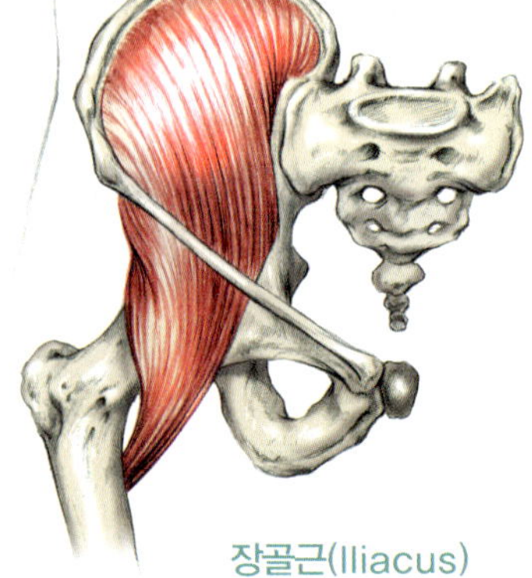

장골근(Iliacus)

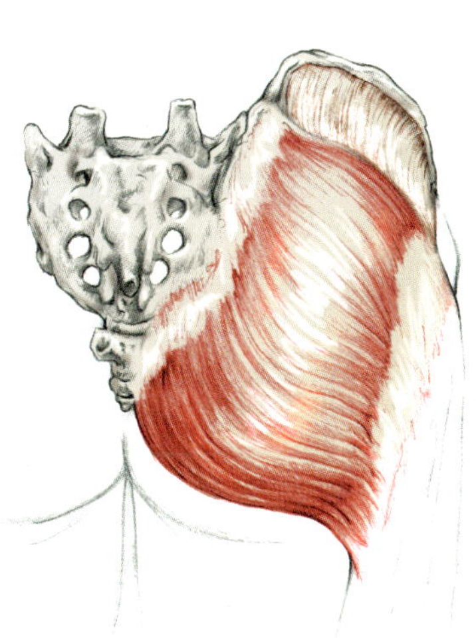

대둔근, 중둔근, 소둔근
(Glutus Maximus,
Medius, Minimus)

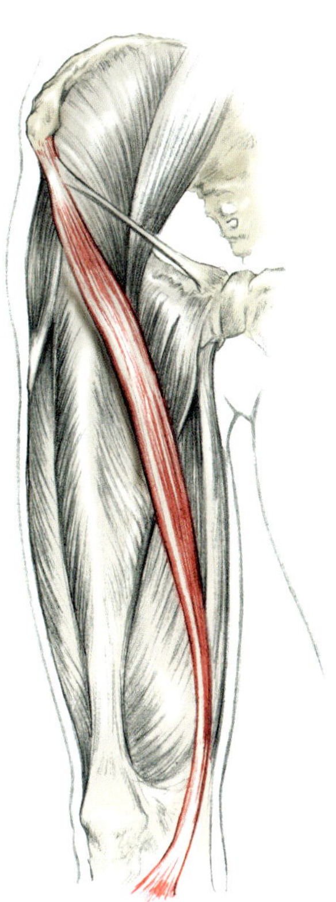

봉공근(Sartorius)

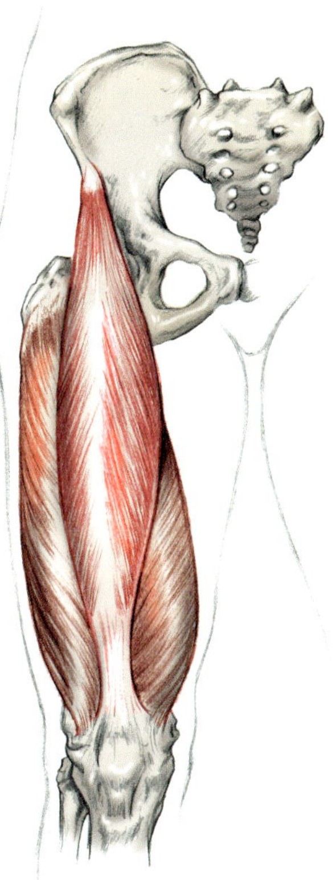

사두근 그룹의 대퇴직근
(Rectus Femoris of
Quadriceps Group)

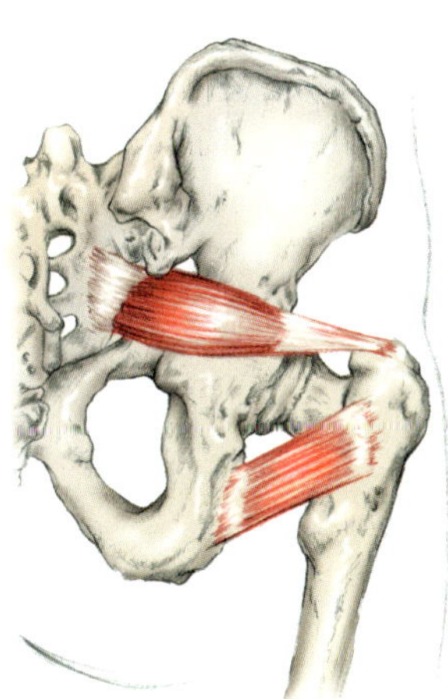

이상근과 대퇴방형근
(Piriformis and
Quadrtus Femoris)

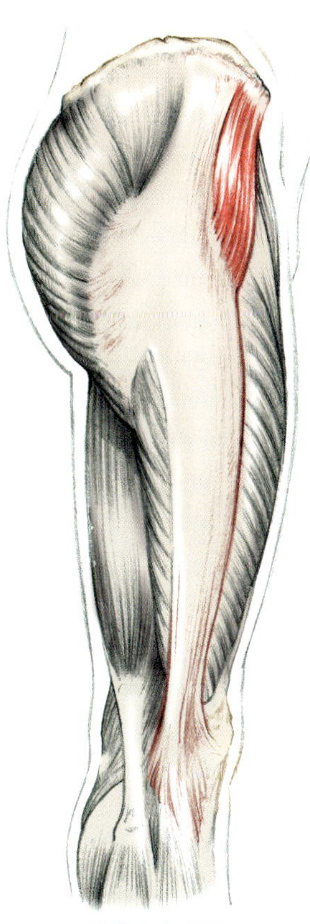

대퇴근막장근
(Tensor Fascia Latae)

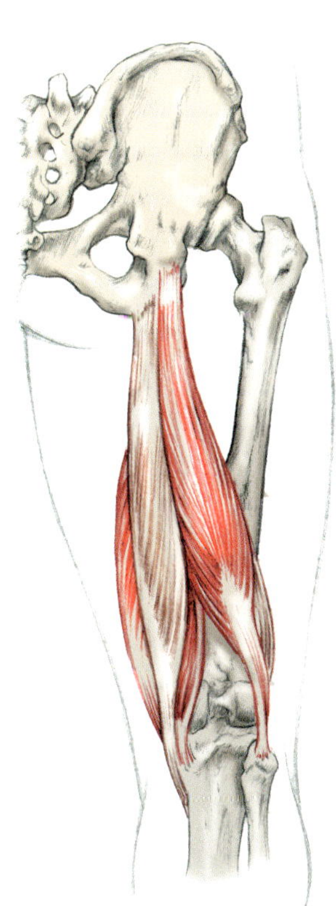

햄스트링 그룹-대퇴이두근, 반막양근,
반건양근(Hamstrings—Biceps
Femoris, Semimembranosus,
Semitendinosus

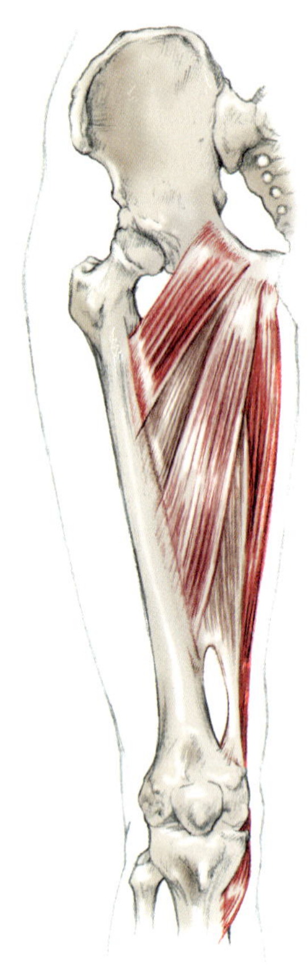

내전근(Adductors)
(박근[Gracilis]을 포함한 그룹)

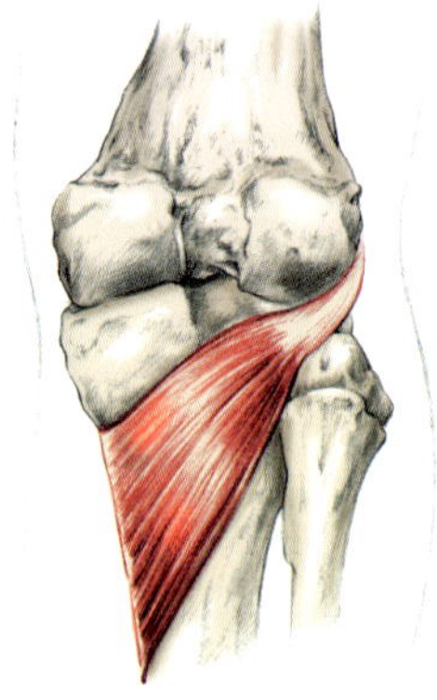

슬와근
(Popliteus)

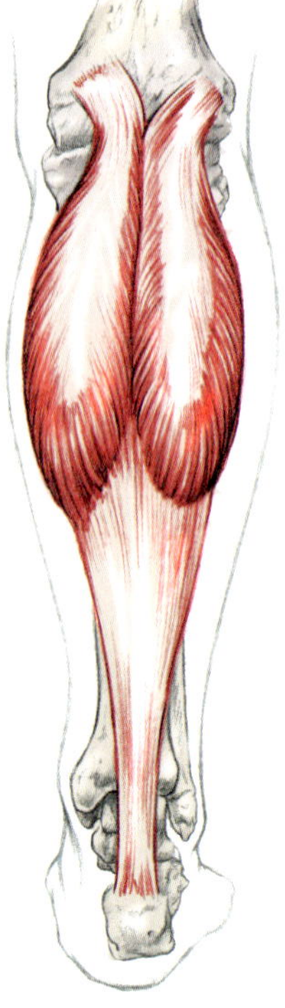

비복근
(Gastrocnemius)

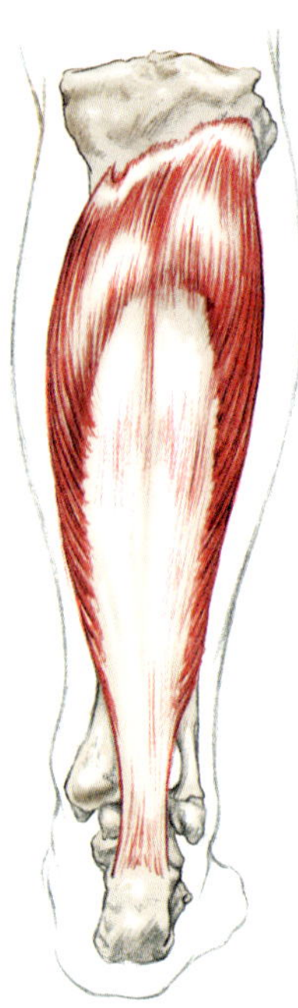

가자미근
(Soleus)

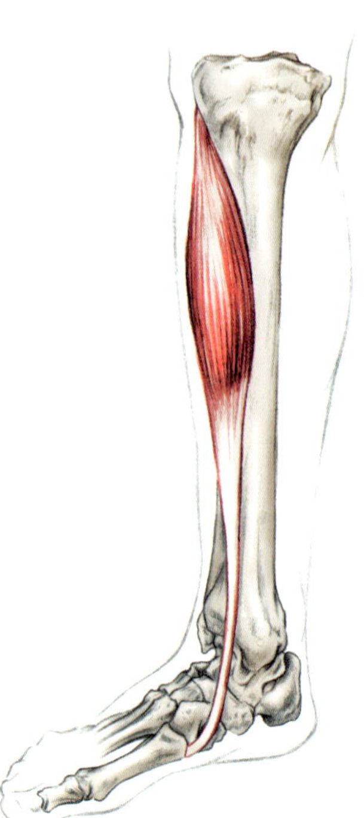

전경골근
(Tibialis Anterior)

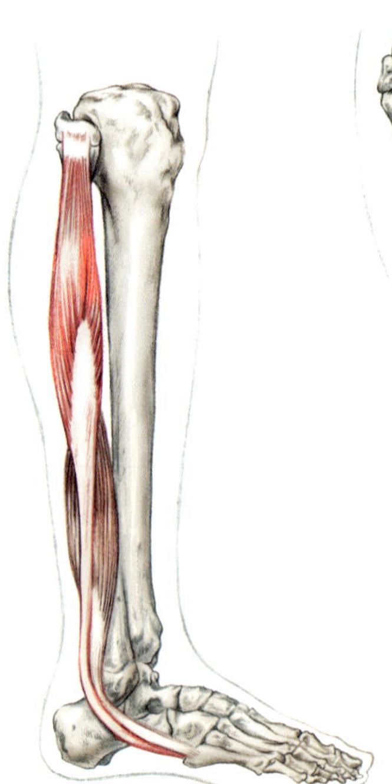

장비골근
(Peroneus Longus/
Fibularis)

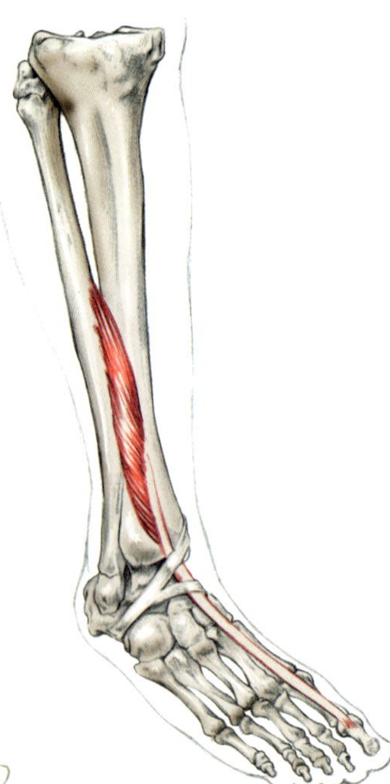

장무지신근
(Extensor Hallucis
Longus)

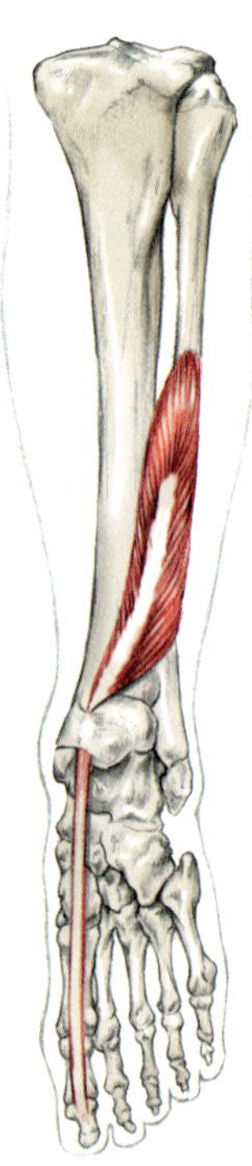

장무지굴근
(Flexor Hallucis
Longus)

통증이 위에 언급된 어떠한 근육과도 관련이 없을 수 있지만 다행히도 근막은 몸의 모든 것과 상호 연결되어 있다. 최소한 위에 언급된 근육만이라도 공부해 둔다면 그 주변 조직들을 면밀히 공부할 수 있도록 옳은 방향으로 이끌 것이다. 스스로의 몸을 촉진하여 이 근육들과 친숙해져라. 해부학 책과 웹사이트, 그리고 롤모델 볼을 이용하면 된다. 문제를 일으키는 조직을 찾아낼 수 있는 연부 조직의 지도를 얻어, 지속가능한 변화를 만들어낼 수 있다.

근막 구조를 공부하면서 근육에 그려진 선에 대해 자세히 살펴보길 권한다. 이러한 선의 각도를 '견인력작용선line of pull'이라고 하며 이는 한 근육이 주변 구조, 특히 관절을 어떻게 잡아당기는지를 나타낸다. 근육의 견인력작용선을 잘 알면 그에 맞춰 마사지를 할 수 있다. 예를 들어 척추기립근이 등의 위아래로 붙어있다면 볼을 위아래로 굴려 '스트립Strip' 할 수도 있고, 좌우로 굴려 '크로스파이버CrossFiber' 하거나 허리에 아치를 만들었다가 이완하면서 '수축/이완contract/relax'을 할 수도 있다(9가지 주요 롤링 테크닉에 대해 궁금하다면 6장 참조).

견인력작용선: 근육의 기시, 정지점에 관련된 근섬유 및 근막의 구조에 따른 움직임의 벡터

근육 기시점Muscle Origin: 수축 시 덜 움직이는 근육 부분(보통 더 근위부 즉, 몸의 중심선에 가깝다).

근육 정지점Muscle Insertion: 수축 시 더 움직이는 근육 부분(보통 더 원위부 즉, 몸의 중심선으로부터 멀다).

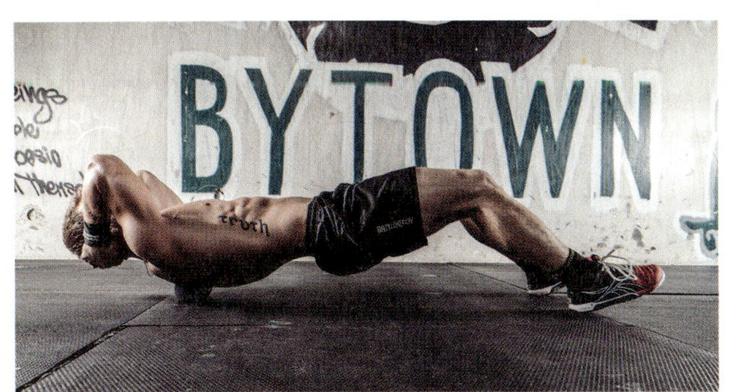

근육의 '시작(기시점이라고 한다)'과 '끝(정지점이라고 한다)'이 어디인지 구분하는 것 또한 도움이 된다. 근육의 기시점과 정지점을 알면 볼의 위치를 정확하게 할 수 있으며, 이는 부상을 다룰 때 매우 유용하다. 또한 각 근육이 그 주변 구조들과 어떻게 연결되어 있는지에 대한 인지 능력을 향상시킬 수 있다. 사실 이러한 근육 조직들은 모든 표면을 따라 100% 연결되어 붙어 있다. 각 조직은 그 주변을 감싸고 있는 근막과 지속적으로 연결되어 있다(모든 조직이 상호 연결되어 있어 어디가 기시점이고 정지점인지 알 수 없다는 사실을 깨닫게 된다면 전통적인 '기시와 정지점'의 개념은 구식으로 느껴질 수 있다). 이러한 근막은 연부 조직을 감싸고 있으며 그 안에 있는 근육의 위치, 기능 및 생리학적 건강에도 영향을 끼친다.

또한 인체는 여러 층으로 이루어진 구조이기 때문에 롤모델 볼로 어떤 특정한 근육을 마사지하면 그 위와 밑에 있는 근육막까지 같이 자극할 수 있다.

몇몇 근육을 알게 된다면 내 몸 구석구석을 공부하고, 만져보고, 탐색하고 싶은 호기심이 샘솟을 것이다. 여러분은 어떨지 모르겠지만, 나라면 장차 의사의 수술 메스가 내 몸을 파헤치도록 하기보다는 지금 이 고무볼로 스스로의 몸을 탐험하는 것을 선택하겠다.

6 필수적인 9가지 롤모델 볼 테크닉

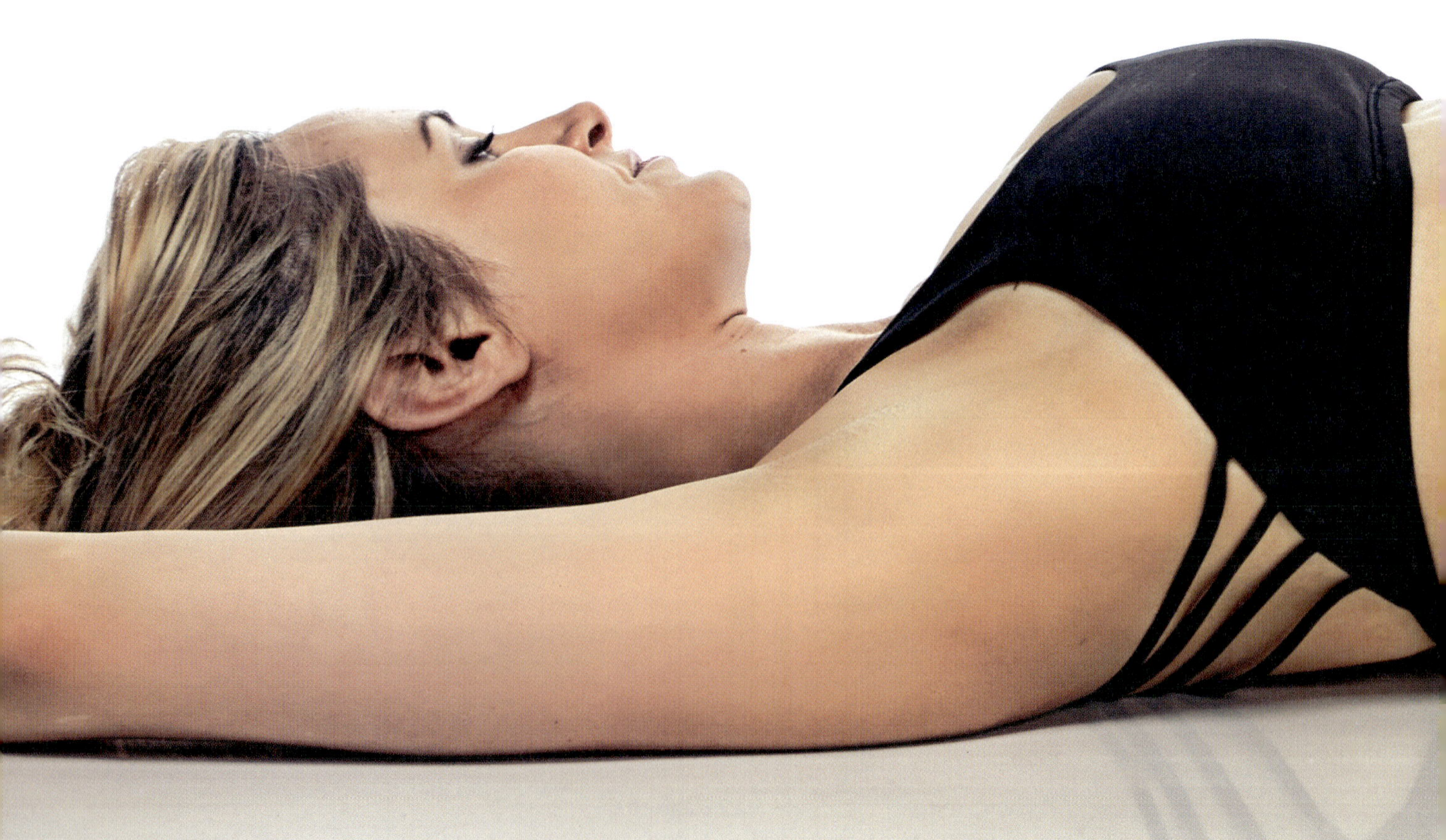

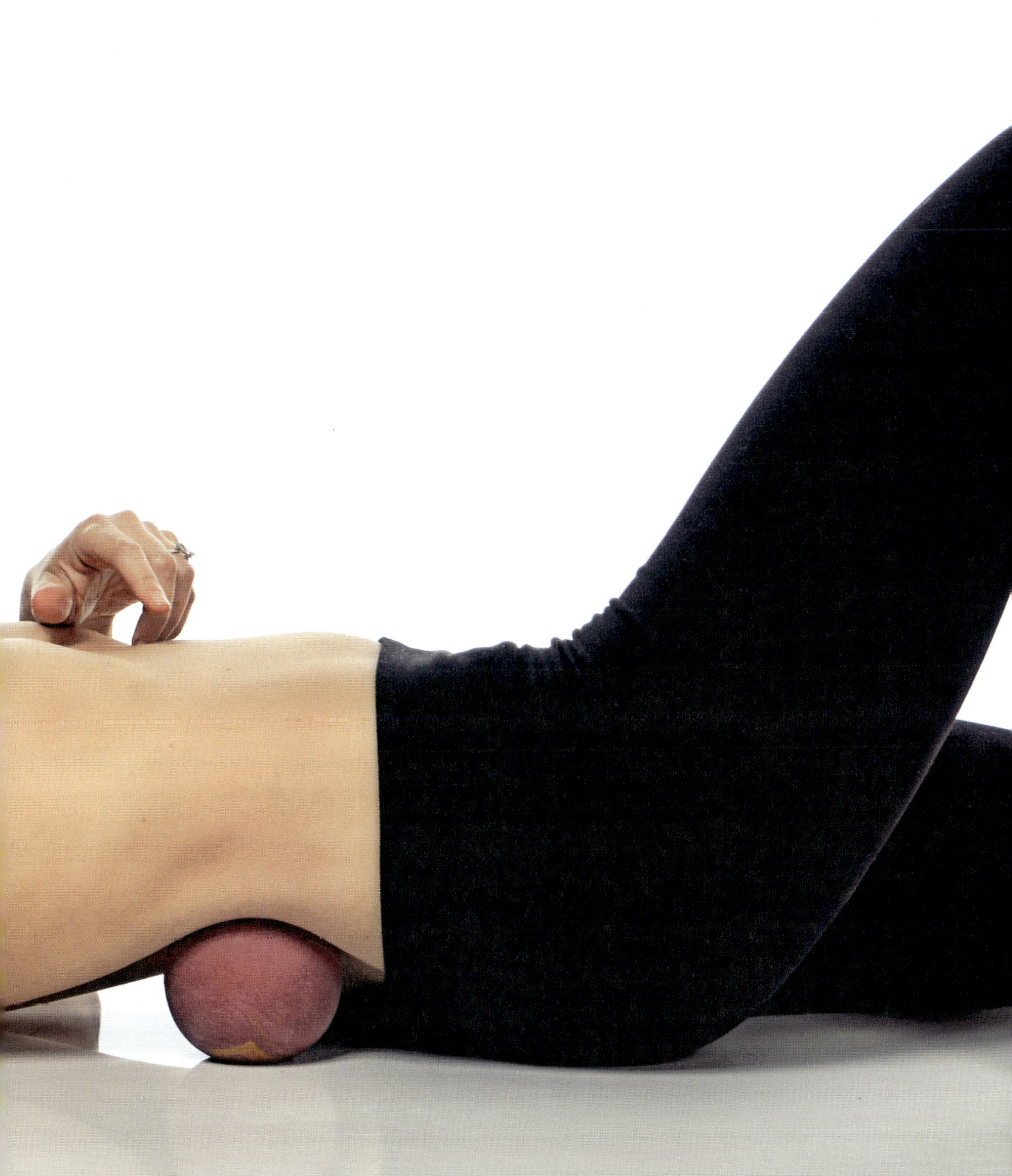

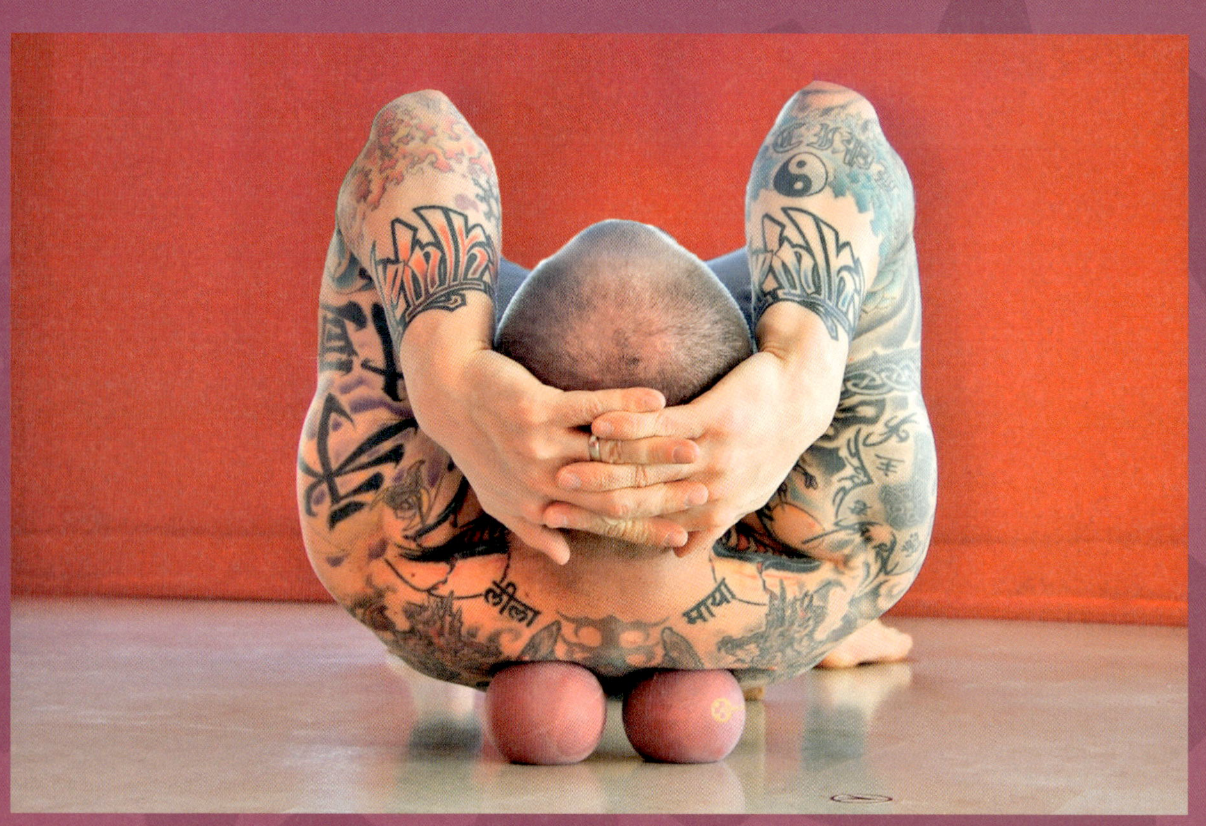

롤모델 볼을 사용하여 마사지하는 데는 여러 가지 방법과 테크닉이 존재한다. 이 장에서는 볼 마사지할 때 사용할 수 있는 9가지 주요 방법에 대해 자세히 소개할 것이다. 내 몸을 가장 잘 아는 사람은 나 자신이며, 어떤 테크닉은 특정 부위에 큰 효과가 있을 수 있지만 다른 부위에는 별로 영향을 주지 않을 수도 있다. 여러 가지 테크닉과 함께 다양한 크기의 볼을 사용하여 스스로에게 가장 깊은 이완을 주는 방법을 찾아보라.

이 9가지 테크닉은 몸의 블라인드 스팟, 긴장의 패턴, 불균형을 인지하는 데도 도움을 준다. 어떠한 테크닉은 아무런 느낌도 없는 반면 다른 테크닉은 똑같은 부위에 감춰져 있는 긴장의 근원을 찾아낼 수 있다는 사실에 깜짝 놀라게 될 것이다. 인내심과 호기심, 그리고 자신의 통증을 해결할 방법을 찾고자 하는 의지만 있으면 된다.

이 움직임들은 8장에 자세히 소개된 롤모델 시퀀스의 중심이 된다. 이 장을 참조하여 각 테크닉에 대한 이해도를 높이기 바란다.* 몸의 뻣뻣함을 완화하기 위해 시퀀스 내에서 사용된 테크닉을 다른 테크닉으로 자유롭게 변경해보는 것도 좋다. 이것이 통증을 개선하는 열쇠가 될 것이다.

* 시퀀스에서 소개된 롤모델 메소드 테크닉에 대한 비디오를 보고 싶다면 웹사이트 www.tuneupfitness.com/roll-model-videos를 참조하라.

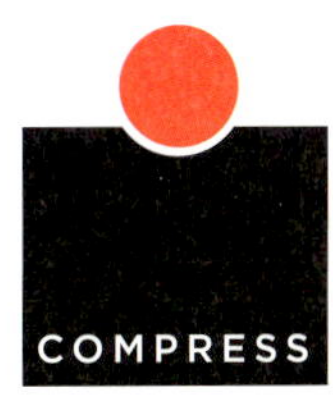

1. 서스테인드 컴프레션

서스테인드 컴프레션sustained compression 테크닉은 롤모델 볼을 사용하여 유착, 트리거 포인트, 조직이 긴장된 부분의 '중심점'(하나가 아닐 수도 있다!)을 찾아 직접적으로 지속적인 압박을 가하는 방법이다(압박을 가하는 방향은 접근 각도에 따라 달라진다). 볼이 마치 늪으로 가라앉듯이 연부 조직 속으로 쑤욱 들어가도록 하고 90~120초 정도 유지한다.

생리학적으로는 어떤 일이 발생할까: 깊은 호흡과 함께 지속적인 압박을 가하면 근방추(신장 감지기/근육 내에 존재하는 고유수용감각기)는 수축을 중단하라는 신호를 받게 된다. 지속적인 압박을 가할 때는 '견딜 수 있는 불편함'의 범위 내에 있어야 근방추가 수축하고 있는 습관에서 벗어나도록 도울 수 있다. 연관된 근막들 또한 볼의 압박을 받아들일 수 있도록 늘어나게 될 것이다.

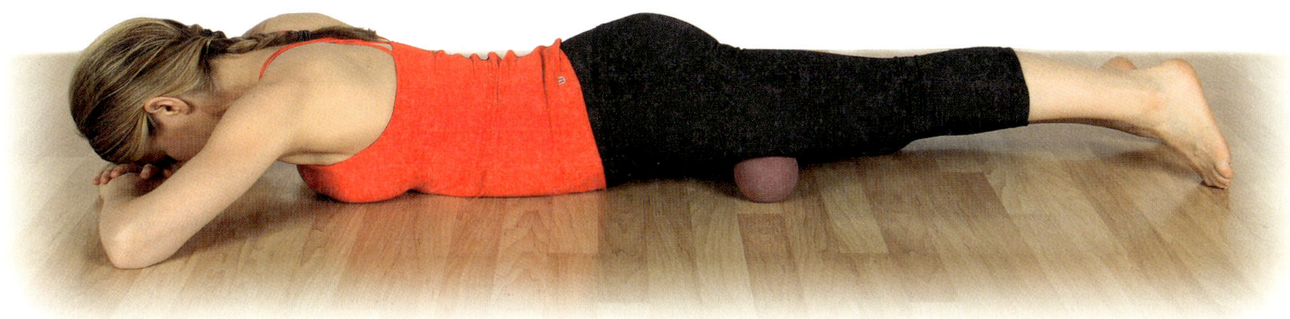

방법: 마치 늪으로 가라앉듯이 볼이 연부 조직 속으로 쑤욱 들어가도록 한다.

SKIN ROLL

2. 스킨롤링/쉬어

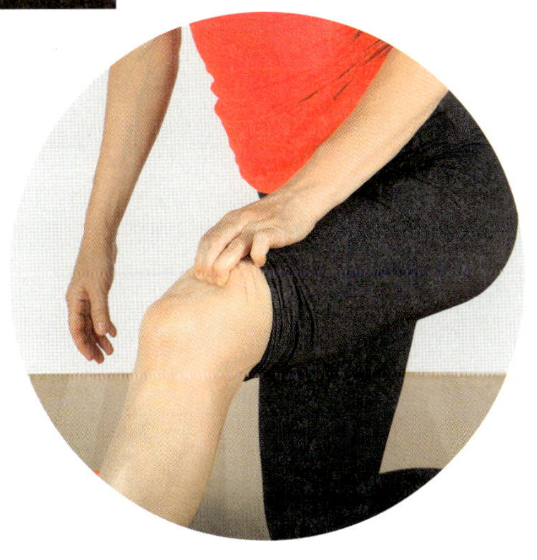

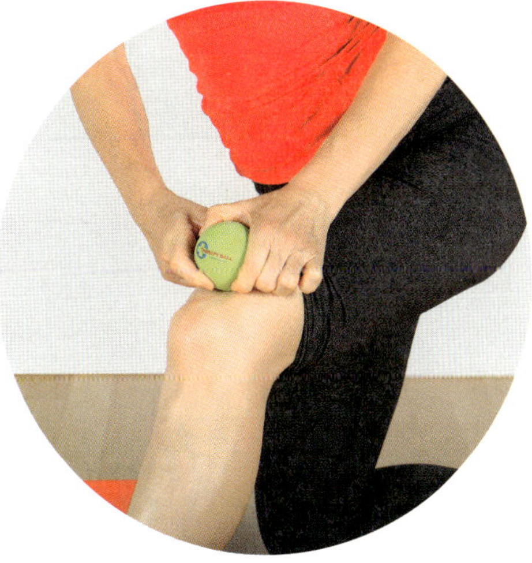

방법: 볼을 사용하여 피부와 그 밑에 있는 조직들을 몸에서 떼어내듯이 당기고, 비튼다.

스킨롤링skin-rolling 또는 **쉬어**shear는 롤모델 볼을 사용하여 피부를 가볍게 꼬집어 피부와 그 밑에 위치한 조직들을 몸에서 떼어내듯이 잡아당기고 비트는 근막 스트레칭 방법을 말한다. 이 테크닉의 목적은 심층근막과 근육을 덮고 있는 피부와 지방층(표층근막) 간의 움직임을 만들어내는 데 있다. 볼은 피부와 그 밑의 스펀지와 같은 층에 작용하여 심층근막보다 빠르게 표층근막이 주름지고 접히고 겹쳐질 수 있도록 해준다. 이것은 마치 자동차 타이어가 진흙 길에 바퀴 자국을 남기는 것과 같다. 타이어는 끈적끈적한 진흙 표층에 달라붙어 그 밑에 있는 보다 마르고 단단한 땅으로부터 긁어낸다. 이 테크닉의 효과는 조직을 따뜻하게 데워주며 탄성이 생기게 해주어 '폭신' 해지도록 만들어준다. 마치 납작해진 베개를 두드려 다시 폭신하게 만드는 것과 같다. 옷 위에 적용해도 될 정도로 롤모델 볼의 그립감은 강력하지만, 스킨롤링은 맨살에 적용하는 것이 가장 효과적이다. 하지만 옷을 여러 겹 입고 한다면 이러한 전단력을 발생시키기 어렵다.

생리학적으로는 어떤 일이 발생할까: 볼은 피부와 그 아래층의 표층근막에 밀착된다. 이러한 밀착력과 함께 공을 움직이면 피부를 잡아당기면서 전단력이 발생하며, 이러한 전단력은 심층근막 위에 있는 표층지방층을 '휴식 시 정상 범위' 훨씬 이상으로 이동시킨다. 밑에 있는 심층근막으로부터 지방층을 움직이면 히알루론산hyaluronic acid의 생성을 촉진시켜 국소 조직의 수분 보충에 도움을 준다. 또한 루피니종말(표층과 심층근막 사이에 존재하는 고유수용감각기)을 자극하며, 이는 두 가지 효과가 있다.

1. 롤링 부위의 고유수용감각, 즉 신체 감각을 증가시킨다.
2. 교감신경계 흥분을 가라 앉히고 부교감신경계를 활성화시킨다(신경계에 대한 자세한 내용은 365쪽을 참조). 다시 말해 스킨롤링/쉬어 테크닉은 전반적인 진정효과를 만들어낸다.

히알루론산: 근막 조직에 의해 신체에 생성되는 윤활액. 이 액체는 연부 조직의 여러 층 사이의 슬라이드 앤 글라이드 현상이 발생할 수 있도록 해준다.

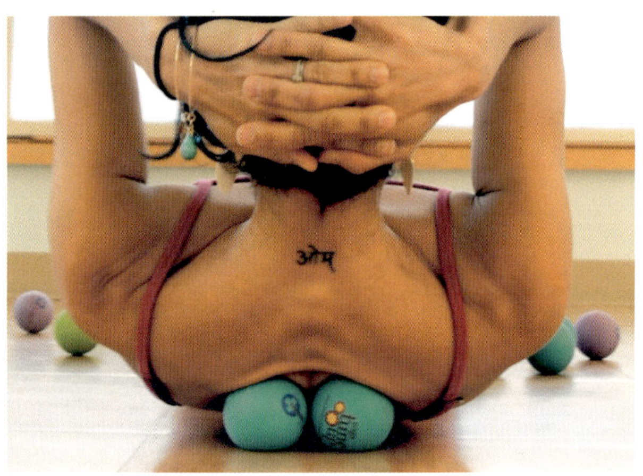

압박이 적용되기 이전에 피부를 잡아당기는 롤모델 볼의 효과를 확인할 수 있다. 이것이 볼의 밀착력 있는 압박에 의해 발생하는 전단력이며, 피부와 그 밑에 있는 근막을 이동시킨다.

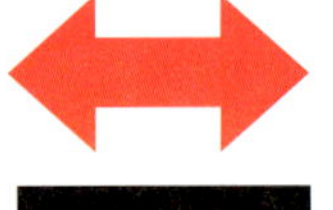

3. 스트립핑

방법: 마치 엉킨 머리카락을 빗듯이 볼을 근육 끝에서 반대쪽 끝까지 미끌어뜨린다. 볼은 근육의 길이를 따라 고무 빗과 같은 작용을 한다.

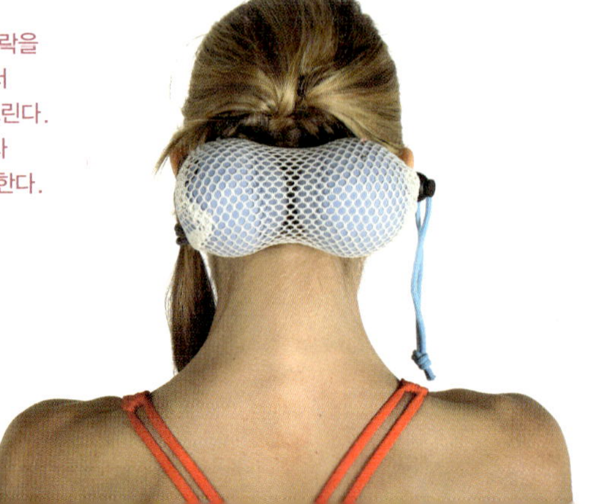

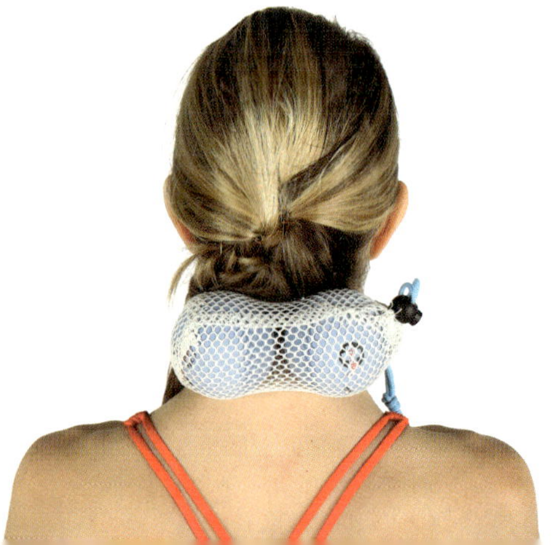

스트립strip은 롤모델 볼을 근육의 '결'을 따라 움직이는 것이다. 근육을 스트립핑하기 위해서는 근육의 기시점과 정지점을 숙지하여 볼이 견인력작용선을 따라가도록 하는 것이 필수적이다. 예를 들어 척추기립근 군을(척추의 위아래로 붙어 있는 근육)을 스트립핑하고 싶다면 척추를 따라 위아래로 볼을 굴려야 한다. 전경골근(정강이에 붙어 있는 근육)을 스트립핑 하고자 한다면 볼을 정강이뼈를 따라 위아래로 움직인다. 134~141쪽의 꼭 알아야 할 근육들을 참조하여 근육의 견인력작용선을 확인하라.

생리학적으로는 어떤 일이 발생할까: 근육의 끝에서부터 끝까지 길이를 늘리기 위해 볼을 굴리는 것은 마치 헝클어진 머리카락을 빗는 것과 같다. 이는 근육의 휴식기 길이를 재설정해준다(뒷장의 '스트립핑과 크로스파이버' 참조).

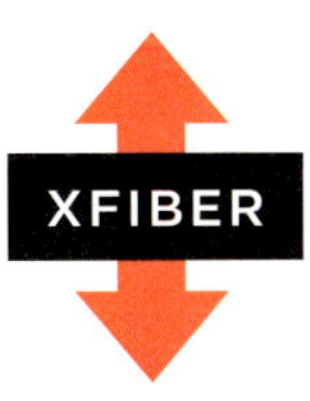

4. 크로스파이버

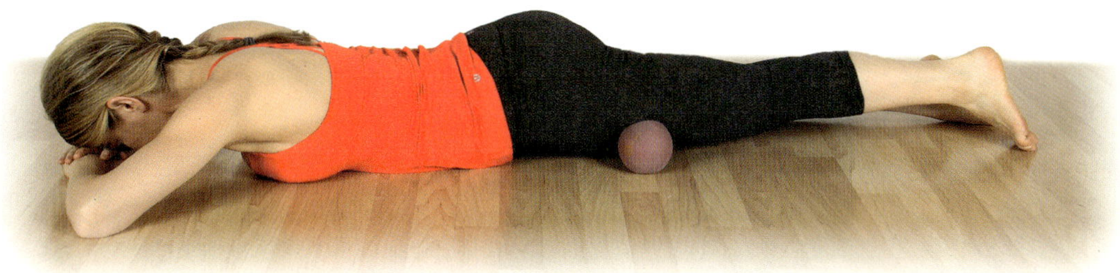

방법: 서로 엉겨 붙은 국수가락을 떼어내듯이, 볼을 근섬유결의 반대 방향으로 움직인다.

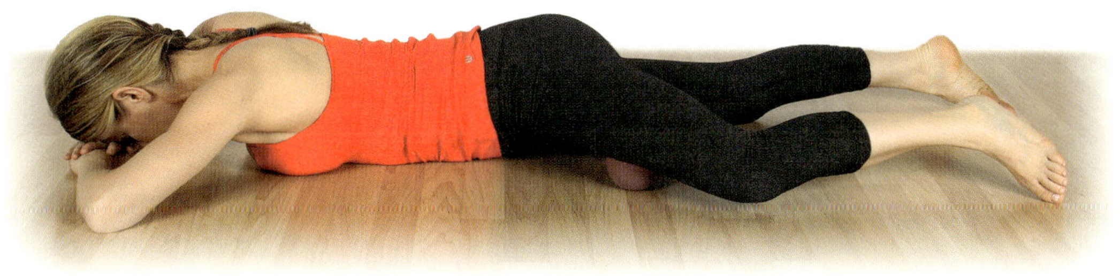

크로스파이버CrossFiber는 근육의 '결' 반대 방향으로, 또는 근육을 가로질러 롤모델 볼을 움직이고 미끄러뜨리는 것을 말한다. 크로스파이버는 근육의 견인력작용선을 '가로지르는' 다양한 사선 각도로 적용될 수 있다. 근육을 크로스파이버하기 위해서는 볼이 근육 방향과 엇갈리게 지나갈 수 있도록 전통적인 근육의 기시 정지점을 숙지하는 것이 필수적이다. 예를 들어 대퇴사두근을 크로스파이버 하고 싶다면 볼을 허벅지의 좌우로 움직여야 한다. 요방형근을 크로스파이버 하려면 볼을 허리의 좌우로 움직여야 한다. 134~141쪽의 꼭 알아야 할 근육들을 참조하여 근육의 견인력작용선을 확인하라.

생리학적으로는 어떤 일이 발생할까: 크로스파이버는 근막의 긴장을 다루는 가장 효과적인 방법 중에 하나이다. 크로스파이버를 적용하면 탈수되어 서로 유착된 부분을 떨어뜨릴 수 있다. 또한 섬유아세포를 자극하여 엇갈린 방향으로 콜라겐을 생성하도록 도와 건강한 근막의 형태인 주름진 물결 모양을 되찾도록 해준다.

스트립핑과 크로스파이버: 늘이고 줄이기

많은 근육들이 과도하게 늘어난 자세를 오래 유지하기 때문에 통증을 유발한다(늘어난 채 굳어 있는 상태). 예를 들어 목 근육에는 수많은 결절과 트리거 포인트가 존재할 가능성이 크다. 이는 구부정한 자세로 책상에 앉아 있거나 문자를 보내려고 고개를 숙인 상태에서 목 근육이 무거운 머리를 지탱하고 있기 때문이다. 이렇게 길어진 목 근육의 근 조직이 머리가 앞으로 더 나가는 것을 막기 위해 국소적으로 과도하게 수축된 상태로 띠를 이루어 트리거 포인트를 형성한다. 머리가 약 1인치(약 2.5cm) 앞으로 나갈수록 머리를 지탱하는 근육들에 10파운드(약 4.5kg) 무게의 추가적인 스트레스와 부하가 가해진다.* 따라서 목 근육들에 피로 및 통증이 발생한다.

스트립핑을 사용하면 이미 '과도하게 늘어나 있는' 근육들을 더 늘어나게 만든다. 이러한 근육을 짧게 만들고 싶다면 크로스파이버 테크닉을 사용하면 된다.

이와 반대로 부상, 과사용, 잘못된 습관으로 인해 긴장된 자세로 인해 통증을 유발하는 근육들도 있다. 이러한 경우 근육들은 '짧아진 상태로 굳어' 있기 때문에 끝과 끝을 늘여주는 스트립핑을 통해 근막의 탄성을 다시 회복할 수 있다. 이로써 주변 연부조직 이음매와 관절의 제한된 가동범위를 향상시킬 수 있다.

예를 들어 주로 책상에 오래 앉아서 생활하는 현대인들의 고관절 굴곡근은 짧아져 있는 상태로 스트레스를 받는 경우가 많다(반면 고관절 굴곡근과 반대되는 일을 하는 엉덩이 근육들은 늘어난 상태로 굳어 있다). 과도하게 긴장된 채 짧아진 고관절 굴곡근의 근막결을 따라 롤모델 볼을 스트립핑 한다면 보다 이상적이고 적당한 길이를 회복할 수 있다. 이렇게 짧아진 상태의 고관절 굴곡근에 크로스파이버를 적용하면 긴장이 해소되지 않을 수도 있지만, 그 반대되는 역할을 하는 엉덩이 근육은 늘어난 상태로 굳어 있기 때문에 크로스파이버로 효과를 볼 수 있다.**

근육이 짧아진 상태인지 늘어난 상태인지 잘 모른다고 해서 볼 마사지를 중단하지는 말라. 이 내용은 유용한 정보이긴 하지만 법칙은 아니다. 왜냐하면 대부분의 근막들은 상호 연결되어 있고, 어떠한 테크닉을 사용하건 간에 마사지 부위 내에 건강하지 못한 조직에 긍정적인 영향을 줄 가능성이 크다.

* http://erikdalton.com/forward-heads-funky-necks/

** 이러한 개념에 대해서 더 공부하고 싶다면 토마스 마이어의 『근막경선해부학』을 참조하라.

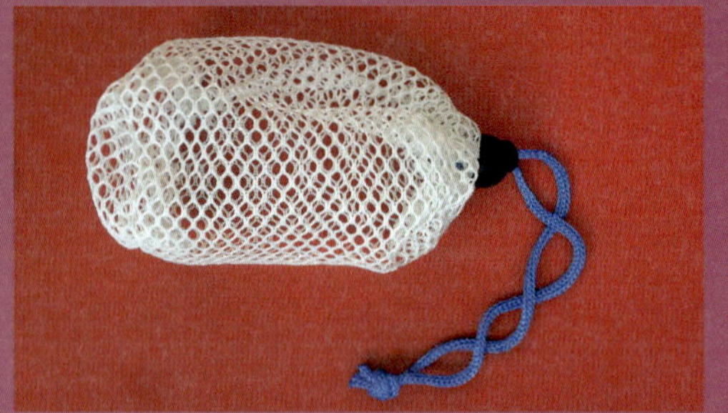

이 비어 있는 스너그-그립 토트가 정상적인 근막이라고 한다면, 세포 모양이 다이아몬드인 것을 확인할 수 있다.

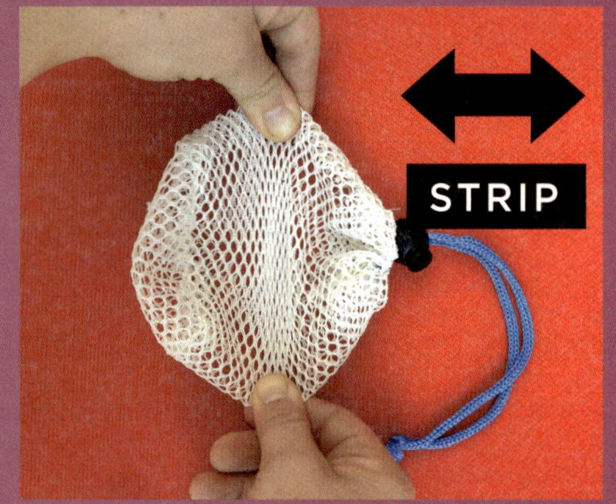

위 그림은 토트가 짧아진 채로 굳어진 모양이다. 이렇게 과하게 긴장되고 수축된 근막에 스트립핑 마사지를 적용하면 원래의 균형 잡힌 다이아몬드 모양을 되찾을 수 있다.

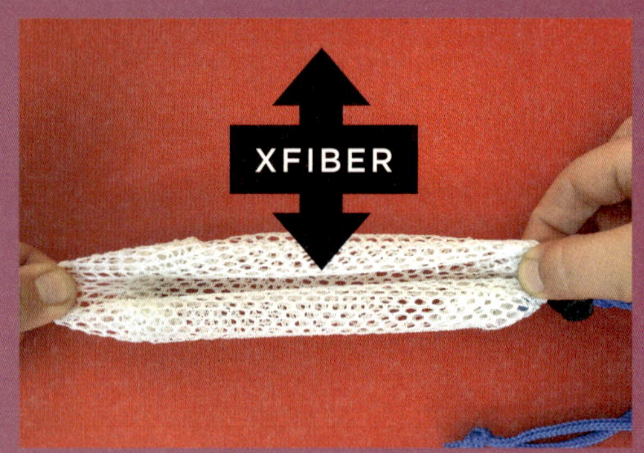

위 그림은 토트가 늘어난 상태로 굳어진 모양이다. 이렇게 과도하게 늘어난 채 긴장된 근막에 크로스파이버 마사지를 적용하면 원래의 균형 잡인 다이아몬드 모양을 찾을 수 있다.

요약하자면, 짧아진 근육은 스트립핑 하고 늘어난 근육은 크로스파이버링 한다.

5. 핀 앤 스트레치

PIN&STRETCH

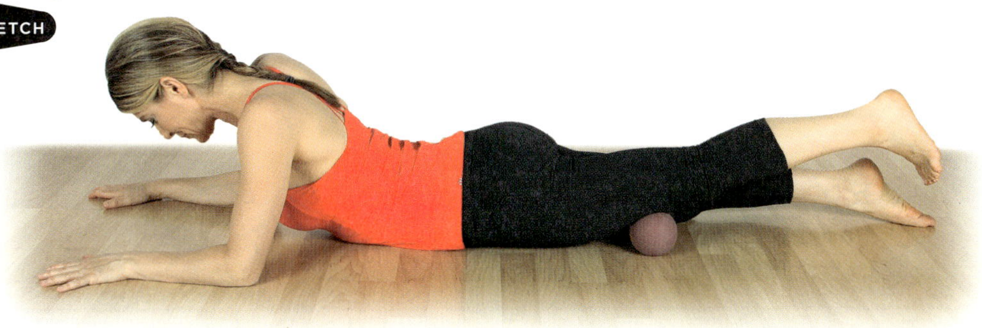

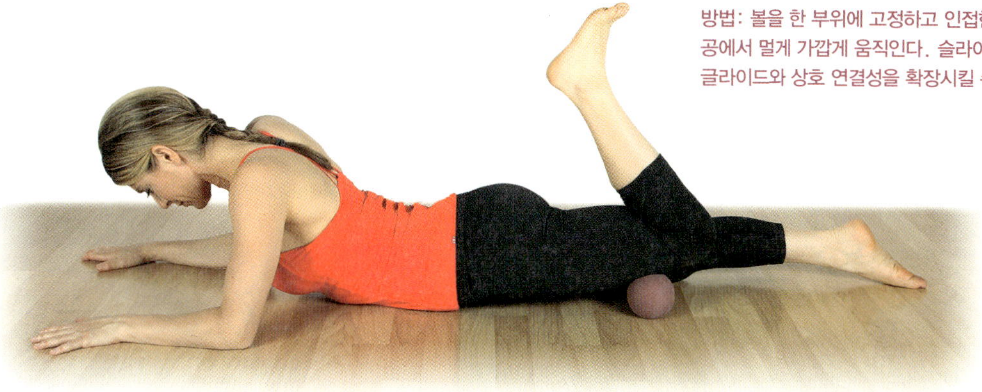

방법: 볼을 한 부위에 고정하고 인접한 팔다리를 공에서 멀게 가깝게 움직인다. 슬라이드 앤 글라이드와 상호 연결성을 확장시킬 수 있다.

핀 앤 스트레치pin & stretch 테크닉을 적용하기 위해서 근육 내에서 민감하고 뻣뻣하여 기타줄과 같이 탱탱한 부분을 찾아 볼을 위치시킨다. 체중을 이용하여 압박해서 목표 부위와 바닥 또는 벽 사이에 볼을 끼운다. 이제 볼을 고정한 부분과 가까운 팔 또는 다리를 가능한 모든 방향으로 움직인다. 다시 말하자면, 볼이 고정되어 있는 민감한 부분의 윗쪽 관절 또는 아래쪽 관절을 움직인다. 볼에 의해 조직이 고정된 채 그 주변 관절을 움직이면 해당 부위의 근막 섬유가 이완되며 늘어날 것이다.

생리학적으로는 어떤 일이 발생할까: 이 테크닉은 트리거 포인트를 없애고 신체 인지 능력을 발달 시키는 데 굉장히 효과적이다.

1. 근육의 한 지점에 압박을 가한 채로 그 나머지 부분(근육 밸리)을 스트레치 하면 근막의 탄성이 회복되고 근섬육의 수축 능력이 향상된다. 이 테크닉을 적용함에 따라 트리거 포인트가 비활성화되면서 근육이 스스로 최적의 길이와 기능을 회복할 수 있도록 훈련시킬 수 있다.
2. 핀 앤 스트레치는 결절이 형성된 부분(볼을 고정시켜놓은 부위)과 그 주변 조직(움직여서 스트레칭 되는 부분)과의 직접적인 관계를 확인하는 데 도움을 준다. 먼 근막 부착 부위까지 느껴지는 감각을 인지할 수도 있다.

이러한 지식을 통해 우리는 견인력작용선 내에서 움직이는 부분과 볼로 고정되어 있는 부분이 제한된 정도가 얼마나 다른지 알아낼 수 있다. 이를 통해 이 부분에서 움직이는 패턴과 움직이지 않는 패턴의 균형에 대한 인지력이 높아진다. 움직일 때는 신체 부분을 고정된 부분으로부터 멀어지거나 가까워지도록 스트레칭 한다. 이러한 스트레칭은 근막과 근섬유 사이를 보다 탄력 있게 만들어주고, 수분을 공급해주며, '인지 능력'을 높이고, 이완된 상태로 만든다.

핀 앤 스트레치를 적용할 때에는 근막이라는 커다란 '직물' 내에서 뚜렷한 섬유들의 '줄기'를 발견할 수 있을 것이다. 이는 고유수용감각을 높여주며 신체를 상호 연결된 유기체로 인식하는 데 도움을 줄 것이다.

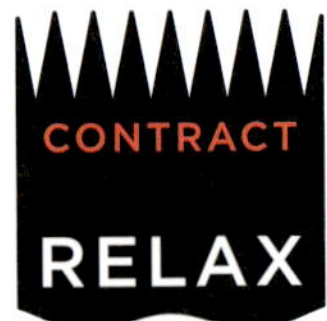

6. 컨트랙트/릴렉스 (고유수용성 신경근 촉진법)

컨트랙트/릴렉스Contract/Relax 테크닉은 고유수용성 신경근 촉신법(PNFproprioceptive neuromuscular facilitation)으로도 알려져 있다. 목표로 하는 조직에 볼을 고정해두거나 움직이는 도중 능동적으로 수축시킨다. 바꿔 말하면 볼을 위치시켜둔 조직을 단단하게 수축하고 7초에서 30초간 유지한 후 이완하는 것이다.

생리학적으로는 어떤 일이 발생할까: 수축과 이완은 골지건기관(GTO)—건과 근막 접합 부위(자세한 내용은 111쪽 참조) 내에 위치한 고유수용성 신장 감지기이다. 목표한 조직을 수축하면 GTO가 자극을 받아 빠른 반사 고리를 통해 척수와 소통한다. 조직을 이완할 때는 근육 및 이와 연관된 결합 조직이 느슨해진다. 이 방법을 사용하면 해당 근육과 그 외부에 있는 근막들도 탄성이 높아지며 이로 인해 볼이 저항 없이 더 깊게 들어갈 수 있도록 해주어 트리거 포인트를 없애는 데 도움이 된다(컨트랙트/릴렉스와 PNF는 같은 의미이므로 두 용어를 번갈아 사용할 수 있다).

방법: 볼을 긴장된 부분에 고정하고 그 부위를 수축한 후 이완한다.
컨트랙트/릴렉스는 근육 브레이싱을 없애는 가장 빠른 방법이다.

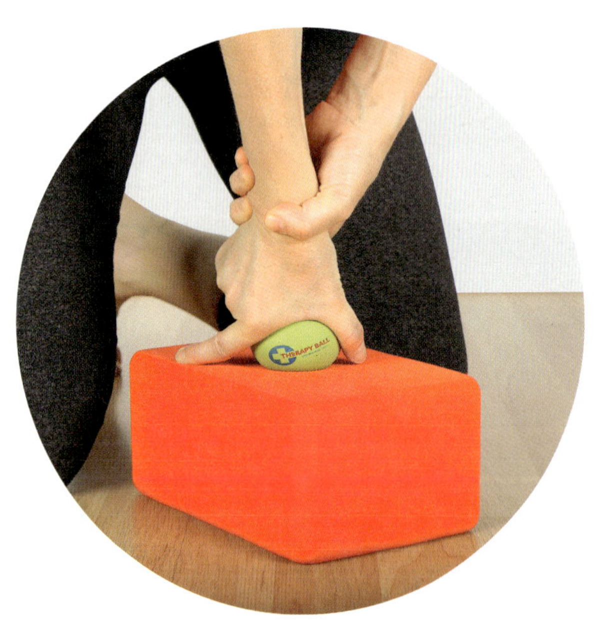

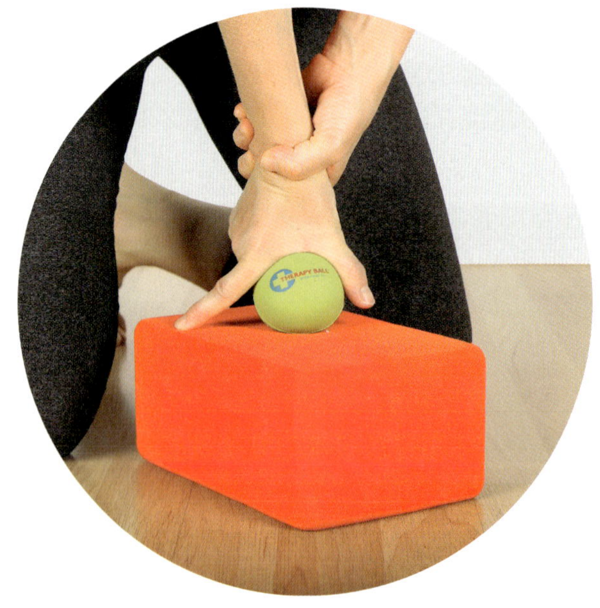

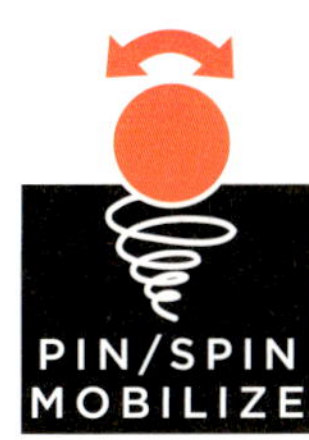

7. 핀/스핀 앤 모빌라이즈

핀/스핀 앤 모빌라이즈Pin/Spin & mobilize는 다양한 테크닉이 결합된 것이다. 이 방법은 조직에 가능한 많은 움직임을 일으켜 빠르게 변화를 이끌어낸다. 볼을 목표한 지점에 두고 체중을 싣는다. 손을 사용하여 볼을 돌려 조직의 깊숙한 곳까지 쥐어짠다. 조직 깊숙한 곳까지 볼이 파고들도록 하면 그 주변 관절을 다양한 방향으로 가동화시킬 수 있으며, 근막의 상호 연결성을 분명하게 인지할 수 있다. 볼을 한곳에 고정시키고 몸을 돌려도 똑같은 효과를 얻을 수 있다. 효과를 극대화하기 위해서는 볼로 피부를 최대한 끌어당겨 한쪽 방향으로 돌린 후 관절을 움직이고 다시 돌리고 또 움직인다. 90초에서 120초 후에 그 조직을 반대 방향으로 돌린다.

생리학적으로는 어떤 일이 발생할까: 볼을 조직에 대고 돌리면 스킨롤링/쉬어링 효과가 극대화된다. 핀 앤 스핀 방법을 활용하면 연부 조직 운동성과 관절 가동성을 연결하는 상호 연관된 긴장을 찾을 수 있다. 핀 앤 스트레치 방법을 사용하면 근막과 그 주변 조직의 연결 관계를 분명히 알 수 있다. 목표는 볼을 트위스트하여 가능한 많은 근막 조직을 한 번에 잡는 것이다. 이는 근막 내부 및 근막들 사이의 움직임을 자유롭게 해주며, 체액의 흐름을 자극하고, 온기를 발생시켜준다. 이 테크닉은 다른 어떤 테크닉보다도 스스로의 몸이 얼마나 유동적인지를 깨닫게 해준다. 핀/스핀 앤 모빌라이즈는 몸 내부의 연부 조직을 말랑말랑하게 만들어줄 것이다.

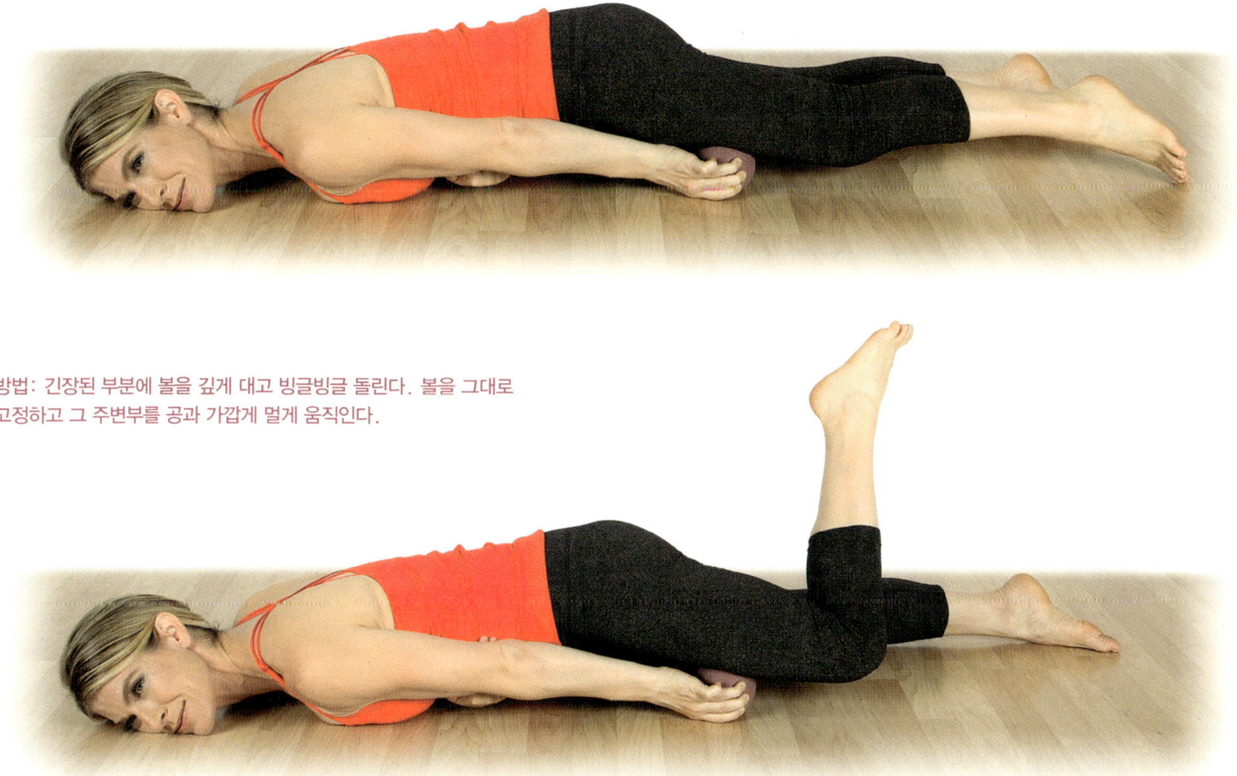

방법: 긴장된 부분에 볼을 깊게 대고 빙글빙글 돌린다. 볼을 그대로 고정하고 그 주변부를 공과 가깝게 멀게 움직인다.

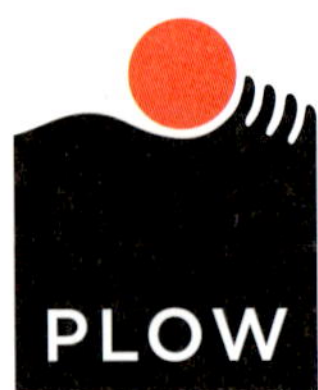

8. 볼 플라우

볼 플라우Ball plow 테크닉은 신체의 이음매 구조를 충분히 활용한다. 특히 심층근막층 간의 슬라이드 앤 글라이드 능력을 강화시켜준다. 또한 심층근막층 위에 덮힌 넓은 표층근막층을 가동화하고 움직이는 데 좋은 기술이다. 볼 한 개 또는 여러 개를 붙여 '알뜰주걱'처럼 활용한다. 이는 근막의 여러 층을 한 번에 밀어내는 역할을 한다. 볼 플라우 기술은 한 근육이 다른 근육과 만나는 부분에 있는 근막 경계 부분을 찾아낸다. 볼을 마치 제설기처럼 활용하여 조직을 한 방향으로 어마어마하게 이동시킨다.

스트립핑이나 크로스파이버와는 달리 볼 플라우 테크닉의 의도는 가능한 많은 연부 조직을 잡아 그 덩어리를 한 방향으로 움직이는 것이다. 효과를 극대화하기 위해서는 한 방향을 플라우를 하고 다시 공을 제자리로 가지고 와서 같은 부분을 같은 방향으로 여러번 플라우 한다. 한 방향으로 이 테크닉을 적용한 후 다른 부위로 옮기거나 다른 테크닉을 사용하면 된다.

이 테크닉은 승모근, 광배근, 대둔근, 대퇴사두근과 같이 넓은 조직에 적용하는 것이 가장 효과적이다. 주로 얇은 표층근막에 적용하는 스킨롤링과는 달리 볼 플라우는 심층근막층을 목표로 깊게 적용하는 테크닉이다. 볼 플라우는 심층근막을 퍼올려 움직임에 따라 밀어내는 것을 목표로 한다. 그 위를 덮고 있는 연결된 표층근막과 조직 또한 자연스럽게 플라우 효과를 얻을 수 있을 것이다.

생리학적으로는 어떤 일이 발생할까: 한 방향으로 가해지는 깊은 전단력은 가동화시키는 조직면을 따라 근막 내부의 움직임을 향상시켜준다. 조직의 수분 공급을 촉진하여 온기와 깊은 이완을 유발시킨다. 볼 플라우는 넓은 조직에 대한 최대 관류를 일으켜준다. 이는 조직의 탄성을 극대화해준다.

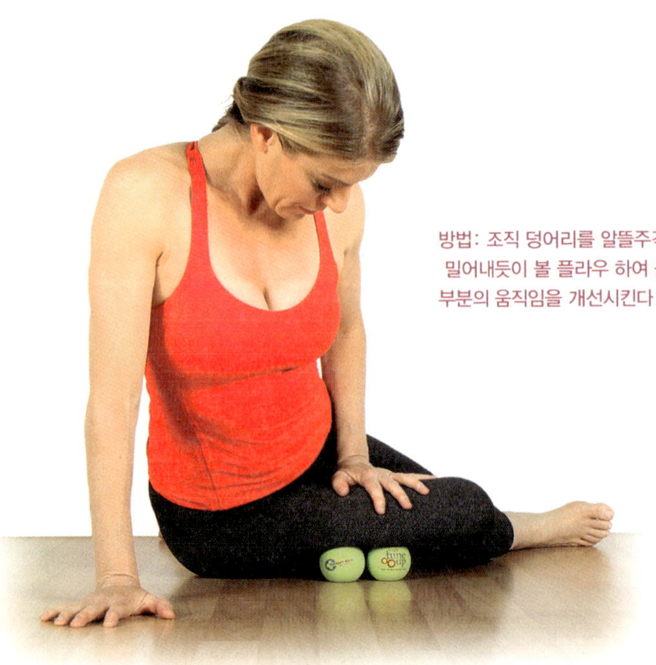

방법: 조직 덩어리를 알뜰주걱으로 밀어내듯이 볼 플라우 하여 근막 이음매 부분의 움직임을 개선시킨다.

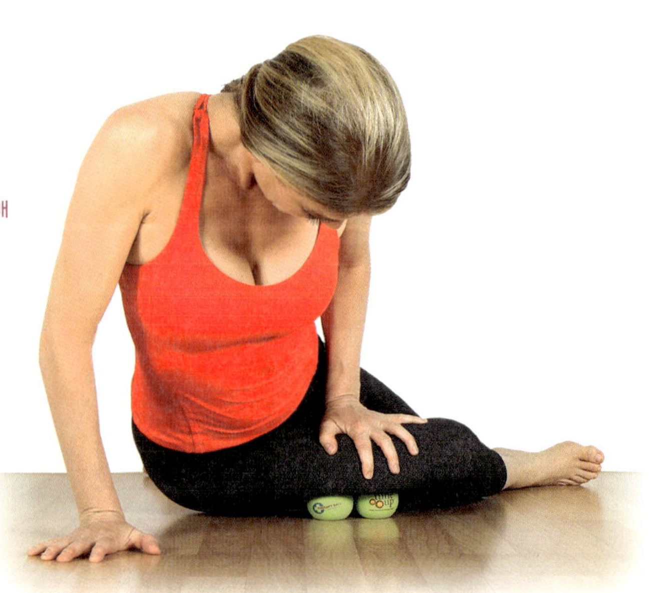

STACK

9. 볼 스택

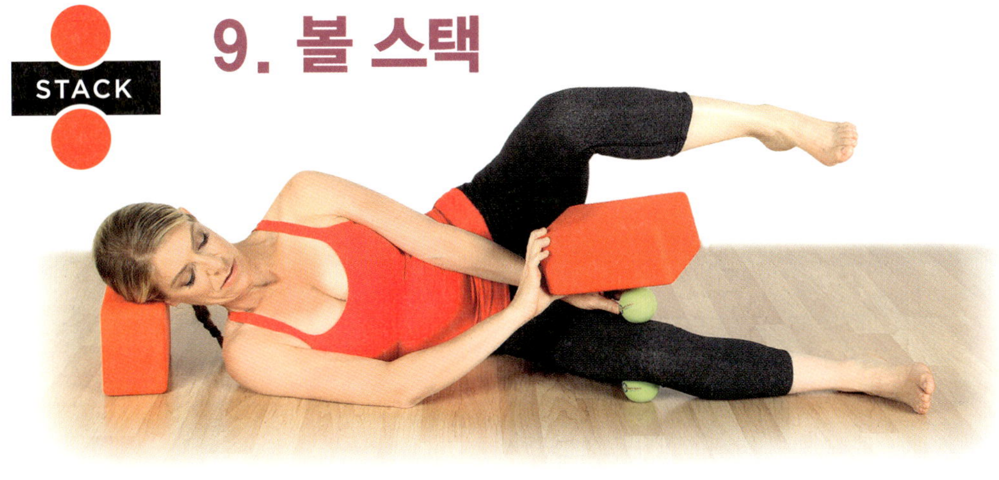

방법: 연부 조직 사이에 볼을 쌓아 올려 조직이 서로 붙어 있는 부분을 떼어낸다. '뼈 근처에 있는 긴장'을 없애주는 좋은 방법이다.

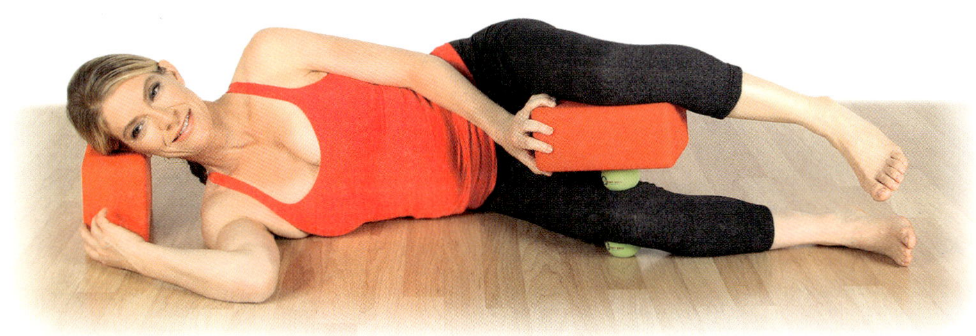

볼 스택ball stack 테크닉은 목표한 부위에 엄청난 압박을 주며 안으로 파고드는 방법이다. 마치 큰 고무 바이스 그립이나 C-클램프처럼 근막의 큰 덩어리를 꼬집어 늘리고 파고들어 조직을 뼈로부터 떨어뜨린다. 볼 스택은 팔다리, 심지어 두개골과 얼굴 부위에 가장 효과적이다. 이 테크닉에서는 같은 크기, 혹은 다른 크기의 볼을 여러 개 사용한다. 볼을 원하는 조직 아래에 놓고 또 다른 볼 하나를 그 반대쪽 조직 위에 놓은 후 동시에 볼 사이의 조직을 압박한다. 손, 팔, 다리, 또는 책이나 요가블럭 등을 사용하여 압박이 잘 전달되도록 돕는다.

일단 이 테크닉을 잘 익혔으면 핀 앤 스트레치나 컨트랙트/릴렉스와 같은 다른 테크닉과 조합하여도 된다. 나는 주로 심층근막이 연결되는 부위—근육과 다른 근육이 만나는 부분에 이 테크닉을 적용할 때 가장 효과가 컸다. 예를 들어 위 사진의 쿼드 케밥(223쪽 참조)의 경우, 외측 대퇴사두근과 햄스트링(외측광근과 대퇴이두근)이 만나는 곳에 볼을 하나 두고 안쪽 대퇴사두근과 안쪽 허벅지 중간(내측광근과 박근) 사이에 볼을 두었다.

생리학적으로는 어떤 일이 발생할까: 볼 스택을 적용하면 더 큰 근막 연결 부위에 압박을 주어 볼 하나로는 닿기 힘든 부분의 근막을 다룰 수 있다. 이 방법은 심층근막의 근막 부착 부위에 압박을 가한다. 심지어 근막이 들어올려지거나 뼈로부터 떨어지는 듯한 감각을 느낄 수도 있다. 이렇게 양쪽으로 압박을 적용하면 볼 스택이 된 주변 조직 모두를 빠르게 이완시킬 수 있으며, 뼈 주변의 긴장까지 해소할 수 있는 훌륭한 방법이다.

7 호흡 리셋

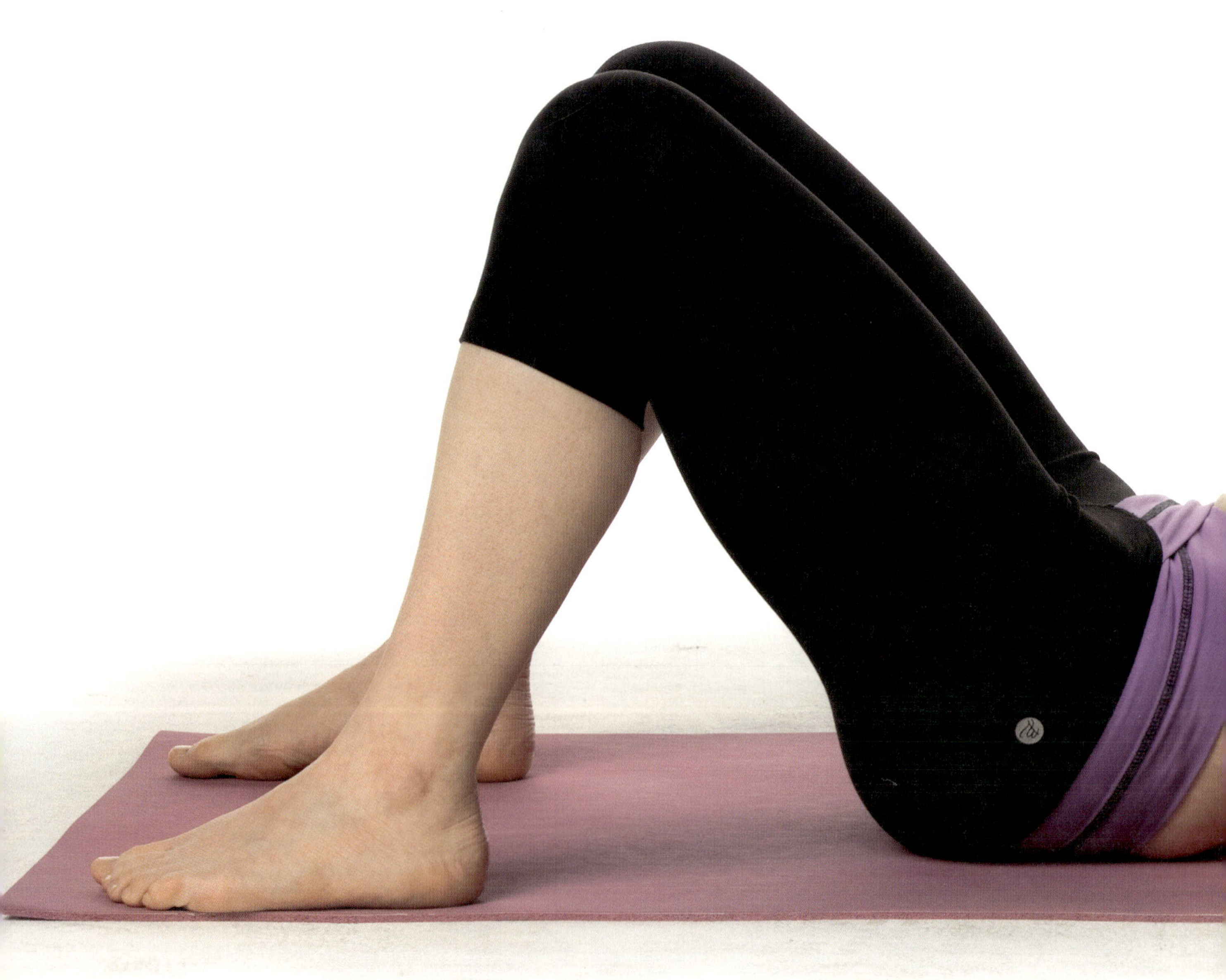

// 대부분의 사람들은 죽지 않을 만큼만 숨을 쉰다. //

– 에스더 고케일Esther Gokhale,
『척추가 살아야 내 몸이 산다』의 저자

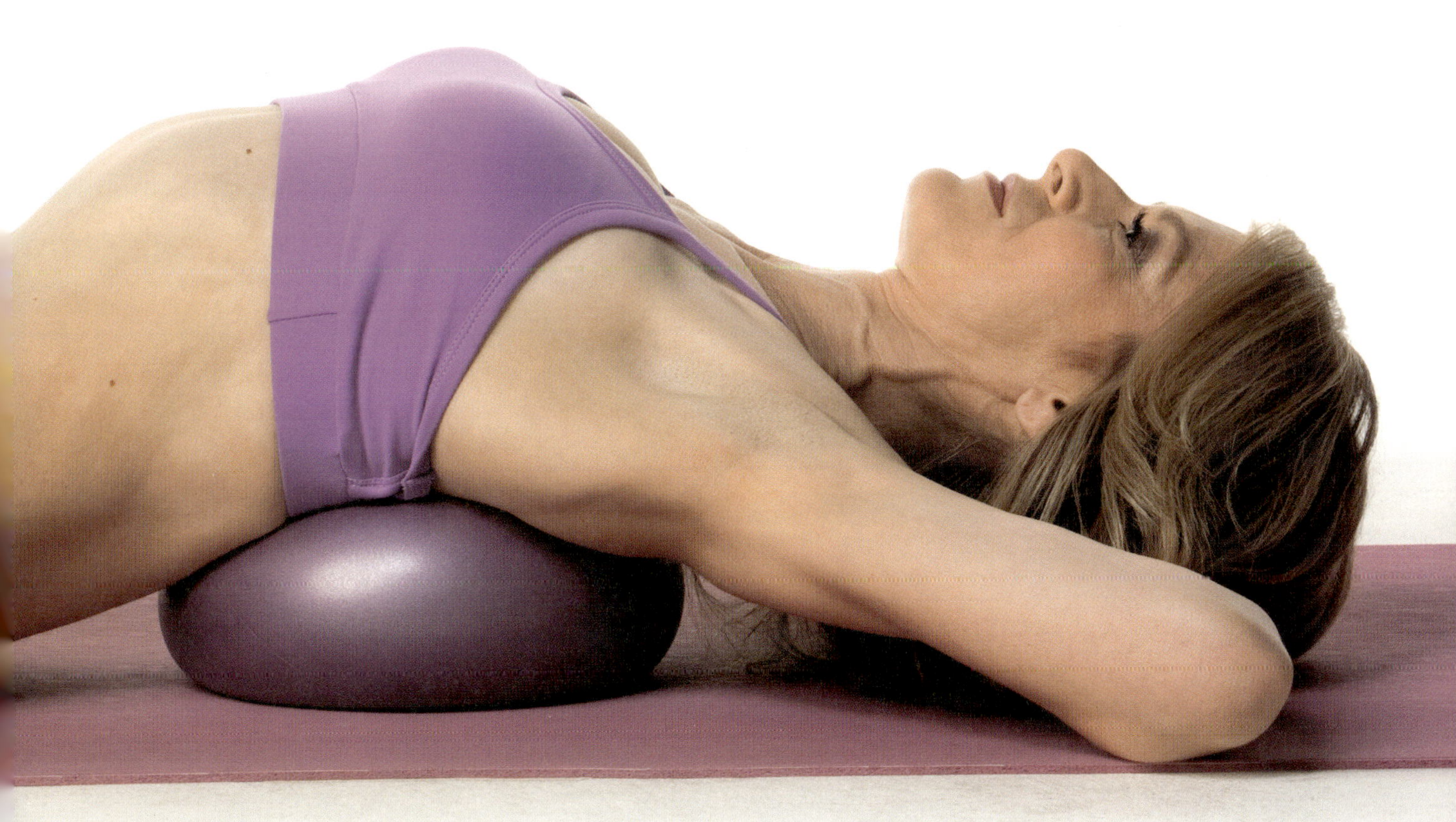

호흡은 살아 있기 위한 원초적인 충동이다. 이 리듬은 개인 건강의 주요 척도로써, 가장 체화된 방식으로 능숙하게 숨을 쉬기 위해서는 호흡과 관련된 근육, 근막 조직, 뼈, 관절, 신경에 대해 어느 정도 이해하는 것이 도움이 된다. 이 장에서는 호흡의 깊이에 대해 자세히 다룰 것이다. 각자의 롤모델 프로그램을 최적화하기 위해 건강과 유연성이 얼마나 필수적인지 알게 될 것이다.

호흡근은 특히 몸통 전체에 풍부히 분포되어 있다. 가장 깊은 호흡근은 흉곽, 척추 및 골반뼈 가장 안쪽 표면에 있다. 각 조직은 호흡을 촉진하기 위해 안정을 유지하거나 움직이기 때문에 몸통의 어느 근육이든 호흡근이 될 수 있다. 만약 근육이 안에서 바깥으로, 혹은 바깥에서 안으로 짧아져 있거나 경직되어 있다면 스트레스를 유발하는 육체적, 감정적, 생리적 신체 갑옷을 만든다. 이러한 조직을 느슨하게 하고 개선하기 위해선 롤모델 볼을 사용해 '비수술적' 수술을 시행해야 한다.

몸의 호흡근을 각자의 몸에 맞게 다시 맞출 수 있는 정장의 안감이라고 생각해보라. 예를 들어 싸구려 짝퉁 기성복 정장을 구입한다면 겉감과 안감이 잘 들어맞지 않을 것이다. 바느질은 아무렇게나 박혀 있고, 몸을 움직이는 것도 불편할 것이다. 그러나 내 몸에 꼭 맞는 맞춤 양복을 구입하면 옷감의 모든 박음질이 자연스럽고 효율적으로 움직이며 게다가 아름답기까지 하다. 우리 대부분은 맞춤 코어 대신 '짝퉁' 코어를 입고 다닌다. 자, 이제 내 몸을 나에게 꼭 맞도록 바꿀 때이다.

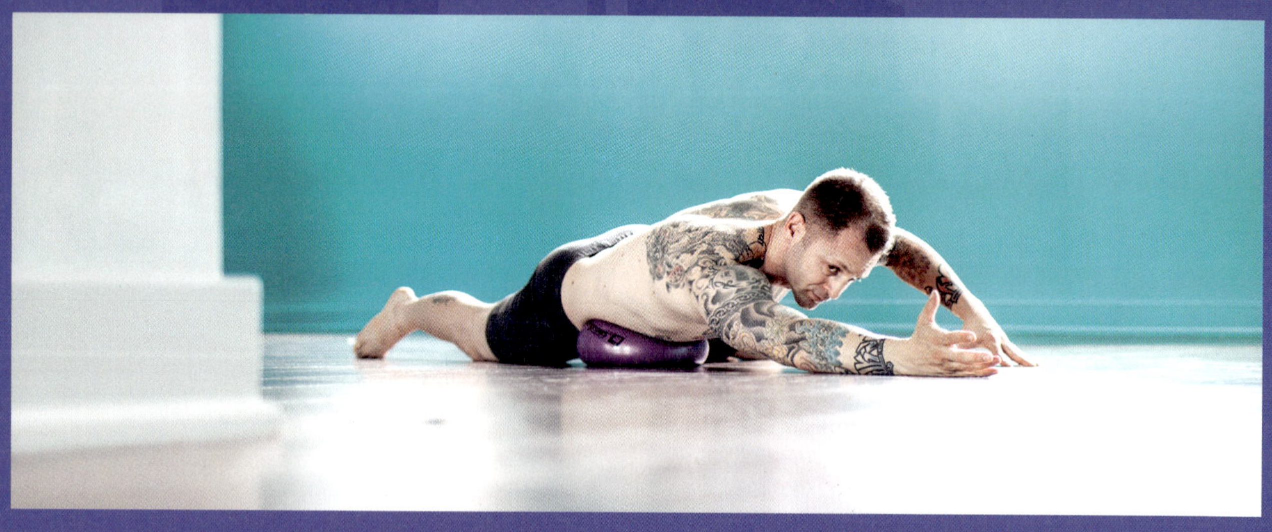

호흡기 횡격막

횡격막diaphragm은 호흡계의 '심장'이다. 횡격막은 그 주위를 둘러싸고 있는 코어 근육, 또는 그 위에 놓인 심장보단 덜 알려져 있지만 분명 몸에서 가장 중요한 근육이다. 만약 이 근육이 멈춘다면, 곧 숨을 멈추게 될 것이다. 이 돔 모양의 근육은 폐와 심장을 다른 기관들과 분리하는 역할을 한다. 위치는 여섯 번째 갈비뼈 안쪽에서 시작되어 요추를 따라 부착되어 있다. 이 근육이 수축할 때(흡기 시), 피스톤 플런저와 같은 하향 작용을 통해 폐로 산소를 끌어당기고, 이완할 때(호기 시), 플런저는 다시 올라가서 이산화탄소가 빠져나가게 된다.

이 근육이 경련할 때 생기는 증상인 딸꾹질을 하기 전까지 대부분의 사람들은 횡격막을 인지하지 못한다. 이것은 너무 깊이 감춰져 있고 감각 뉴런이 거의 없기 때문에 횡격막의 역할을 인식하기는 어렵다. 이 근육의 움직임을 알아차리는 가장 간단한 방법은 그것을 둘러싸고 있는 구조물의 움직임을 느끼는 것이다. 흡기 중 횡격막은 수축하여 그 아래의 연부 조직 층과 그 내부에 감싸진 장기를 하강시킨다. 이렇게 장기를 둘러싸고 있는 근막은 횡격막과 함께 그 경계 면에서 서로 이어져 있다(길 헤들리는 장난스레 횡격막을 '복부 주머니' 꼭대기에 달린 '비니모자'로 비유한다). 건강한 복부는 풍선처럼 모든 방향으로 부풀어 오른다(이것은 온 힘을 다해 견디거나 억지로 배를 내밀 때 장기가 돌출되는 방식과는 다르다). 숨을 내쉴 때, 횡격막은 이완하여 다시 위로 올라가 풍선처럼 부풀었던 복부의 압박을 이완한다. 복부는 다시 부드러워지고, 이러한 복부의 움직임은 각 층이 상호 연결되어 있다는 증거이다. 간단히 말하자면, 매번 숨을 마실 때 배는 부풀고, 숨을 내쉴 때 꺼진다.

이 근육은 체성 신경과 자율 신경 모두에 의해 조절되는 특이한 근육이다. 이는 자발적으로도 비자발적으로도 조절이 가능하다는 것을 의미한다(조절을 하건 하지 않건 간에 계속해서 작동한다). 이로 인해 횡격막은 자신의 행동을 바꾸고자 하는 의지를 위한 첫 단계가 된다. 요가, 혹은 기공 같은 많은 동양 무술들은 신경계에 접근하고 마음의 상태를 조절하기 위해 호흡 기술을 연마하는 전략을 개발했다. 이러한 호흡 운동은 모든 호흡기 관련 근육과 함께 횡격막을 깊이 발달시킨다. 또한 모든 '코어' 근육을 비롯해(횡복근, 복사근, 복직근), 등근육(광배근, 척추기립근, 다열근, 요방형근 등), 늑간근, 흉근, 능형근, 승모근 등 모든 몸통 조직을 단련시킨다! 의식적인 수축과 이완을 통해 횡격막을 움직이면 그 조직과 가동성이 변화하여 횡격막 내 근방추와 골지건기관(체성 고유수용체-4장 참조)에 영향을 준다. 이 지속적인 통제 활동은 의심할 여지없이 의식을 변화시키며, 각성 또는 진정 상태에 영향을 미친다. 또한 심호흡은 폐 용량과 혈액 화학 수치를 향상시킨다. 이 각각의 요소들은 신경계의 의식적 조절에도 영향을 미친다.

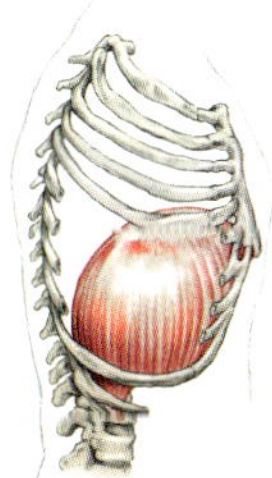
횡격막 (측면)

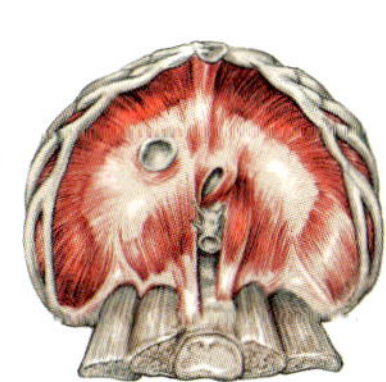
횡격막 (하면)

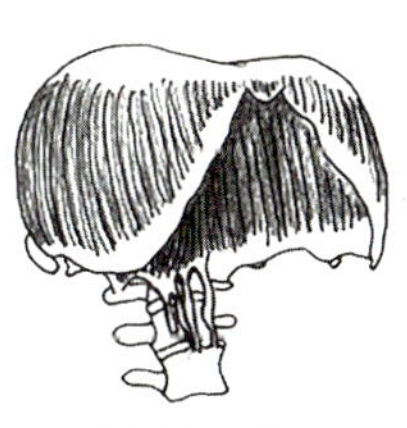
흉추 횡격막

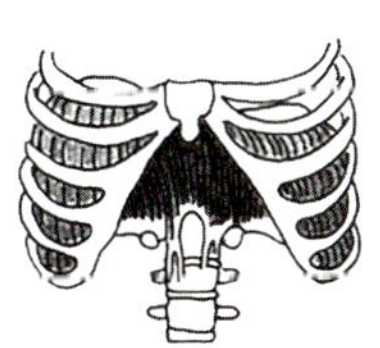
갈비뼈와 요추에 부착되어 있다.

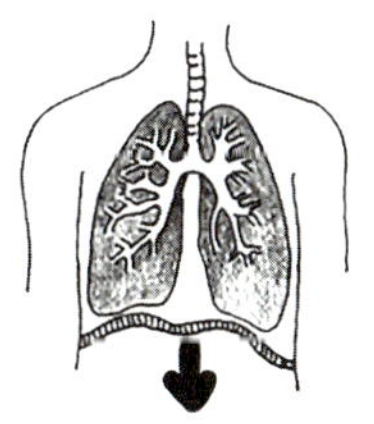
횡격막은 숨을 마실 때 아래로 움직인다.

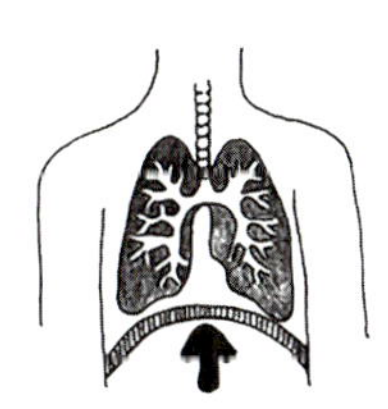
횡격막은 숨을 내쉴 때 위로 움직인다.

Images by Harijot Khalsa and Ismael Pinteño

횡격막을 만져보고 싶다면? 이렇게 해보라.

왼쪽이나 오른쪽 갈비뼈 아래에 손가락을 끼운다.

그리고 복부 조직이 느슨해지도록 부드럽게 숨을 내뱉고, 늑골 아래에서 손가락을 조금 더 위로 찔러 넣을 수 있도록 척추를 앞으로 구부린다.

일단 할 수 있는 만큼 이완하고 손가락이 흉곽 안쪽으로 깊이 들어갔다면, 손가락이 들어간 쪽으로 숨을 깊이 마셔보라. 손가락이 약간 밀려날 것이다. 그리고 크게 '하' 소리를 내거나 기침을 한다. 그러면 횡격막이 활성화되어 손가락을 밀어낼 것이다.

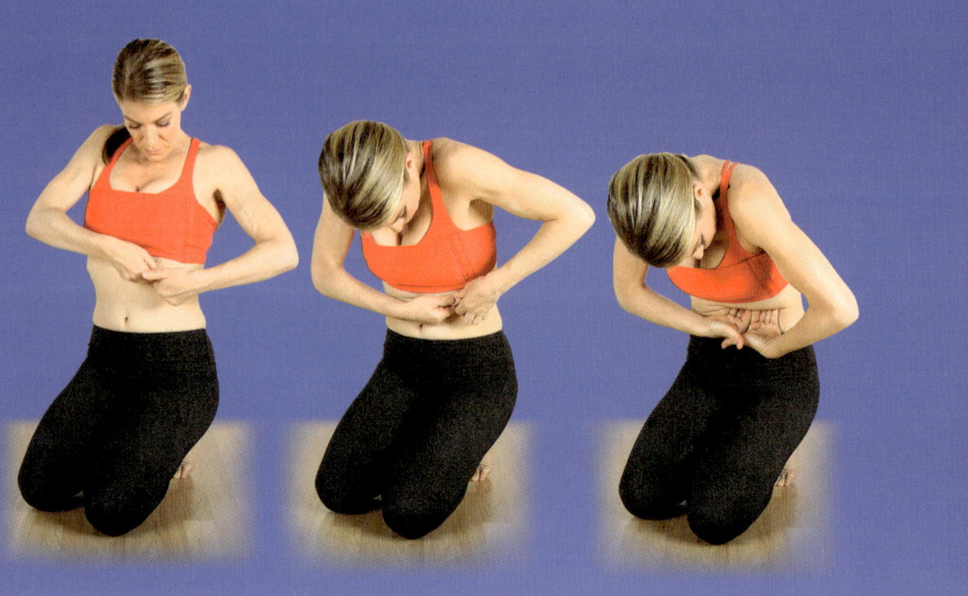

스트레스 반응

몸통과 호흡 근막이 뻣뻣하고, 움직이기 어려운 긴장 상태에 머물러 있다면 깊은 호흡을 통해 신경계를 안정시키고 이완하는 데 어려움을 겪을 것이다. 이 모든 신체적 갑옷은 우리를 스트레스로 지치게 하거나, 신경을 상향 조절시키고, 교감신경계를 활성화시키고, 영구적인 투쟁-도주 반응(교감신경계가 스트레스 또는 기타 응급 상황에 대응하여 시작하는 모든 생리적 반응)을 일으킨다. 호흡기 조직에 볼을 사용하는 목적은 올바른 기능을 수행하도록 하는 것이다. 호흡 조직을 풀고 재설정하는 것은 스트레스를 감소시키고 자연스러운 이완제 역할을 한다. 공을 사용하면 신경계 중 부교감신경에 의해 지배되는 하향 조절 상태로 들어설 것이다. 진정제를 복용하는 것과 유사하지만, 부작용은 없다(9장 휴식의 '역할' 참조).

불안한 상태가 오래 지속될수록 몸은 허약해진다. 얕고 빠른 호흡은 공포 반응 및 높은 수준의 코티졸과 관련이 있다. 시간이 지남에 따라 공포, 트라우마, 고갈, 과부하 상태에 있는 사람들은 모든 단계에서 자신의 수행 능력에 영향을 받는다. 대부분의 질병은 스트레스 때문에 약화된 면역 체계로 인해 발병할 수 있다. 치유를 위한 열쇠는 깊은 복식 호흡으로 쉽게 얻을 수 있는 휴식과 이완을 통해 부교감신경의 영역 안에서 더 많은 시간을 보내는 것이다. 몸을 위한 '조용한 시간' 동안, 성장 호르몬이 방출되어 손상된 조직에 침투해 이를 치료하고 몸을 균형 있게 되돌린다. 깊은 호흡은 신체를 부교감신경 우세 상태로 되돌리는 오래된 비밀이다.

교감신경: 각성, 행동, 방어를 위해 신체를 준비시키는 자율 신경계의 일부분. 이화작용으로, 신체의 에너지를 연료로 활성화하여 신체를 지치게 한다. 얕은 쇄골 호흡을 통해 느낄 수 있다.

부교감신경: 휴식, 소화, 재생을 좌우하는 자율신경계의 일부분. 동화작용으로, 신체를 만들고 재건한다. 깊은 복식 호흡을 통해 느낄 수 있다.

호흡이 일어나는 세 가지 장소

횡격막 외에도 호흡에 관여하는 근육은 많다. 호흡을 위한 이 2차 근육들은 인체의 세 영역에 무리지어 분포되어 있다. 각 유형의 호흡은 각기 다른 방식으로 신경계, 그리고 그 후 근육이 이완된 정도에 영향을 미친다.

1. 복식 호흡(abdominal breathing) 또는 배 호흡은 횡격막과 허리둘레를 수평으로 감싸는 벨트 모양의 근육인 복횡근을 사용한다. 복횡근은 등 허리 근막이라고 불리는 결합 조직의 넓은 평면을 통해 아래 척추에 부착되어, 비슷한 면에 있는 복부 건막(복직근 혹은 복직근초 주위를 감싸는 다수의 층으로 이루어진 깊은 근막)이라고 하는 넓은 조직 앞쪽에 붙는다. 이 호흡법은 진정 효과가 가장 좋고, 부교감신경을 활성시킨다. 잠든 아이의 배가 팽창하고 수축하는 모습을 생각해보자. 이 호흡법은 롤모델 볼 마사지에서 가장 이상적인 호흡법으로 부교감신경계의 활성화를 도와 볼 마사지하는 근막을 이완할 수 있도록 해준다.

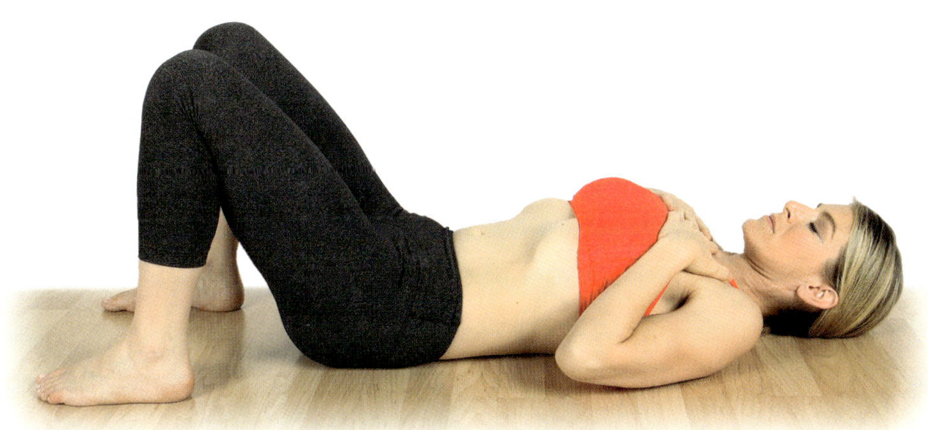

2. 흉식 호흡(thoracic breathing) 또는 가슴/갈비뼈 호흡은 횡격막, 늑간근, 대흉근, 소흉근, 능형근을 사용한다. 폐의 산소 포화도를 높이고 총 폐활량을 늘리는 데 사용된다. 흉식 호흡에서 복횡근은 긴장 상태로 유지되어 횡격막의 하방 수축을 제한하고 허리뼈를 안정시킨다. 흉식 호흡은 복식 호흡만큼 편안하게 이뤄지지 않아 종종 권장하지 않기도 하지만 이 호흡법은 완전한 기능을 위해 절대적으로 중요한 부분이다. 흉부로 호흡하지 않는다면 흉추에 갈비뼈를 연결하는 수십 개의 관절은 사용되지 않은 채 굳어질 것이다. 그러나 흉식 호흡을 과도하거나 독점적으로 사용하면 신체의 투쟁-도주 반응을 유발해 부정적인 결과를 낳는다.

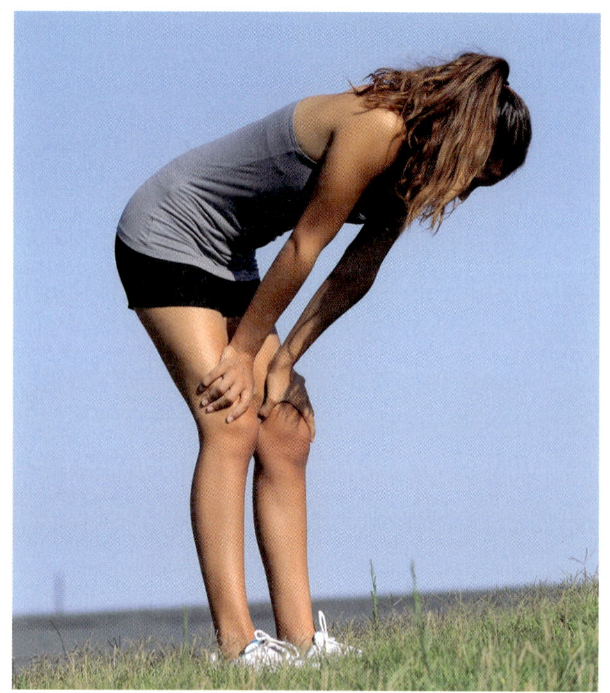

3. 쇄골 호흡(clavicular breathing) 또는 스트레스 호흡은 실질적으로 횡격막을 제외한 소흉근, 상부승모근, 견갑거근, 흉쇄유돌근, 사각근, 쇄골하근을 사용한다. 이것은 응급 상황에 인체가 기본적으로 취하게 되는, 극도로 흥분된 공황 상태의 호흡법이다. 예를 들어 총소리에 놀라게 되면 어깨가 움츠러들고 공기가 폐의 가장 윗부분으로 올라간다. 쇄골 호흡의 또 다른 예는 이제 막 결승선을 통과한 달리기 주자들이 어깨를 들썩이며 손을 허벅지에 대고 고개를 숙인 채 호흡을 들이키기 위해 안간힘을 쓰는 모습이다.

천식 환자는 이 호흡법에 익숙하여 주로 목과 어깨를 긴장하고 있다. 그러나 우리 중 많은 사람들 역시 컴퓨터나 핸드폰 사용으로 인한 좋지 못한 자세로 인해 이 근육에 강철 같은 뻣뻣함과 불균형을 갖고 있다. 이러한 긴장의 축적은 몸이 가장 스트레스를 많이 받는 호흡근의 사용법을 흉내내는 것과 같다. 주중에 롤모델 볼을 자주 사용하여 이 스트레스 받은 호흡근의 긴장을 내려놓도록 해야 한다. 내부의 리셋 버튼을 누르는 것처럼, 이 방법이 집중력과 생산성을 높여줄 것이라 보장한다(자신의 위의 경우에 해당되는 것 같다면, 시퀀스 14: 목, 시퀀스 10: 흉곽 마사지 & 호흡을 일상생활 중에 정기적으로 시행하라).

복식 호흡을 활용하며 흉식 호흡을 지능적으로 함께 사용한다면 누구에게나 도움이 될 것이다. 복식-흉식 호흡법은 볼 롤링을 할 때 이완된 각성을 도와주는 환상의 조합이다. 그러나 이 균형 잡힌 호흡을 유지하기 위해서는 횡격막과 늑간근을 완전히 움직이지 못하게 방해하는 조직을 풀어야 한다.

> 습관적인 가슴(chest) 호흡은 육체적, 정신적 문제를 반영할 뿐만 아니라, 발생시키기도 한다. 미약하지만 만성적으로 교감신경계를 과도히 자극하면서 심박수와 혈압을 높게 유지하고, 소화와 배출을 어렵게 하고, 손과 발을 차갑고 습하게 한다.
>
> – 데이비드 코울터David Coulter, 하타 요가 해부학

복식-흉식 호흡 입문

작고 단단한 공으로 더 깊이 파고들기 전에 스스로의 호흡을 파악하기 위해 이 기술들을 시도해 보라.

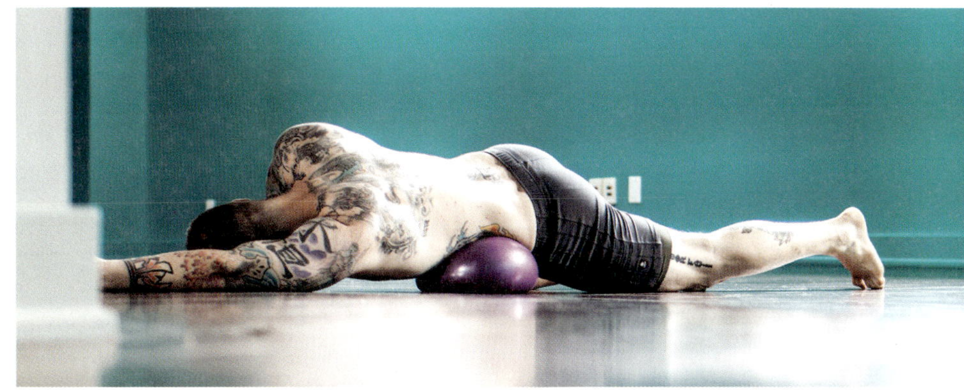

1. **배에 손을 얹고 복식 호흡 하기:** 배꼽 근처 복부에 손을 가만히 올려놓는다. 숨을 마시며 장기를 부풀려 복부와 손이 올라오도록 한다. 숨을 내쉴 땐 배 위의 손이 바닥 쪽으로 가라앉도록 둔다. 이것을 안간힘을 쓰거나 '전력을 다하지 않고', 10회 반복한다. 그리고 2단계로 넘어간다.

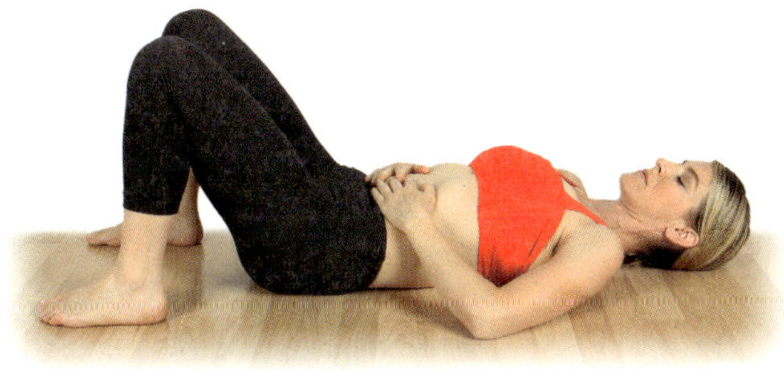

2. **코어져스볼로 복식 호흡 하기:** 코어져스볼을 배꼽 바로 아래에 두고 3분간 그 위에 엎드린다. 복식 호흡을 연습한다. 숨을 마실 때 복부는 공 쪽으로 부풀고, 숨을 내쉴 때 복부는 수동적으로 움츠러들어 공이 배에 파묻힐 것이다.

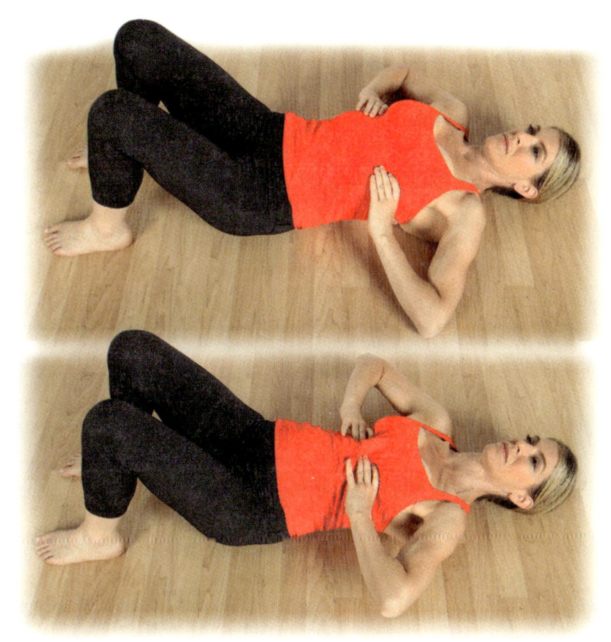

3. **흉식 호흡:** 눕거나, 앉거나, 서서 손을 갈비뼈 양옆에 두고 엄지손가락은 등 쪽을 향하고 네 손가락은 넓게 편 모양으로 갈비뼈를 감싼다. 갈비뼈를 단단히 감싸 '손가락틀'을 만든다. 손의 긴장을 풀지 않고 갈비뼈에 8번 숨을 들이마시고, 자신의 갈비뼈(혹은 손가락) 사이를 서로 떼어 놓으려는 늑간근의 움직임을 느낀다.

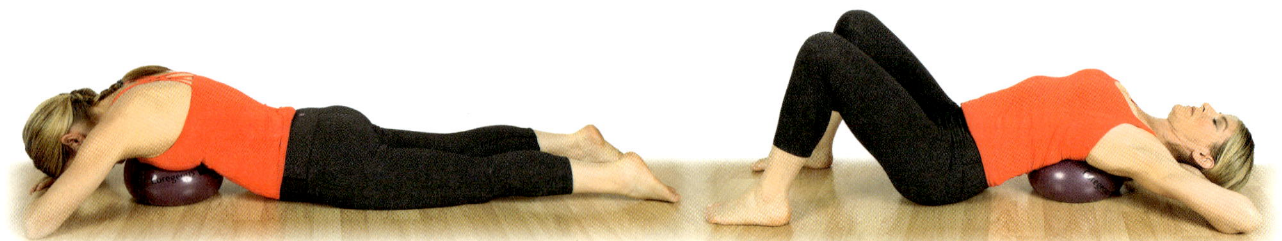

4. 코어져스볼로 흉식 호흡하기: 코어져스볼을 흉골 아래에 두고 그 위로 3분간 엎드린다. 쉬는 동안 흉식 호흡을 연습한다. 숨을 마실 때, 흉곽이 공 쪽으로 부풀 것이다. 숨을 내쉴 때, 흉곽은 더 평평해지고 얇아지는 것처럼 보일 것이다.

이 간단한 운동은 각자의 호흡 패턴을 인식하고 볼 마사지를 위한 다양한 호흡 전략을 발견하도록 도와준다.

5. 코어져스볼로 등허리에서부터 흉식 호흡하기: 코어져스볼을 갈비뼈 뒤쪽에 놓고 그 위에 몸통을 늘어뜨려 눕는다. 편안히 허리의 아치를 유지하기 힘든 경우 베개, 담요, 손, 책 등을 머리 뒤에 두어 이 자세에서 긴장을 풀 수 있도록 한다. 흉곽이 모든 방향으로 확장하도록 숨을 마신다. 숨을 마실 때마다 가슴과 등이 동시에 커지고, 숨을 내쉴 때마다 작아지는 것을 느껴본다. 흉곽 호흡으로 인해 부풀어오르는 압박감이 발생하는 것을 느끼며 3분간 지속한다.

면역 반응 및 장기 마사지

감기를 이겨내기 위해 코어져스볼 위에 엎드려 호흡하는 것은 좀 이상한 방법처럼 보일 수 있지만, 크고 유연한 공을 코어 아래 끼워두는 것은 엄마가 끓여주는 치킨수프보다 나을 수도 있다.

장기는 림프액이 신체에서 가장 풍부한 부위이다. 림프계(유체 결합 조직)는 질병과 싸우는 세포 대부분을 저장하고, 림프관과 여타의 피하관은 독특한 형태로 일방통행한다. 운동, 자세, 촉지, 근수축으로 압력을 가하고 쥐어짜지는 것 이외의 관에서의 상향 운동은 일어나지 않는다. 림프관 주변을 움직이는 것은 질병을 퇴치할 수 있는 세포를 혈류로 밀어넣는 것을 도와준다.

복부의 림프는 면역력이 풍부한 세포로 가득 차 있다. 그 안의 백혈구는 내장의 박테리아 환경에 민감하게 반응하는 이른바 림프계의 수퍼 히어로이다. 소화관 림프를 북쪽에 있는 더 큰 혈관 방향으로 움직이게 하는 것이 쉬운 일은 아니다. 하지만 몸을 뒤집거나 강하게 복부를 수축하고 움직이면 그렇게 할 수 있다. 아니면 코어져스볼을 이용한 셀프마사지를 이용할 수도 있다.

리사 호지Lisa Hodge는 2012년 국제근막학술대회에서 쥐에 관한 획기적인 연구를 발표했다.* 그녀는 쥐에게 폐암을 감염시킨 후 한 번에 4분간, 매 회 사이 휴식하며 쥐의 배에 리드미컬한 마사지를 하는 7일간의 프로토콜을 만들었다. 그녀는 복부 마사지를 받은 쥐의 폐 종양 크기가 감소하고 폐렴이 훨씬 줄어든 것을 발견했다.

다행히도 우리의 림프관은 몸 전체에 퍼져 있으며, 면역을 증진시키는 이 흐름은 볼을 굴릴 때마다 쉽게 자극된다. 기분이 언짢을 때가 있다면, 배를 공에 두고 굴리는 것을 고려해보자.

* Lisa M. Hodge, PhD, "Osteopathic lymphatic pump techniques to enhance immunity and treat pneumonia," *International Journal of Osteopathic Medicine* 15, no. 1 (2012): 13–21.

볼 마사지를 위한 호흡법

롤모델 시퀀스 전체를 아울러 다음과 같은 방법으로 호흡하게 된다. 일단 시퀀스에 익숙해진 후 호흡법을 바꾸어가며 다양한 효과를 확인할 수 있다.

1. 복식 호흡: 숨을 마실 때 풍선처럼 배를 부풀리고, 내쉴 때 공기를 빼낸다. 복식 호흡은 가장 편안하고 깊이 휴식하기 위한 전제 조건을 수립할 수 있는 방법이다.
2. 흉식 호흡: 숨을 마실 때 풍선처럼 흉곽을 부풀리고, 내쉴 때 공기를 빼낸다. 흉식 호흡은 횡격막이 충분히 움직이는 것을 방해하기 때문에 복식 호흡만큼 편안하진 않지만, 늑간근을 깨우고 갈비뼈를 움직이는 데 도움이 된다.
3. 복식-흉식 호흡: 숨을 마실 때 복부를 팽창시킨 후 흉곽까지 그 움직임을 연결시킨다. 숨을 내쉴 때 이 모든 부위를 이완하고 공기를 빼낸다. 이 호흡법은 모든 호흡근을 최대로 사용하고 점진적으로 폐활량을 증가시킨다.
4. 컨트랙트/릴렉스 호흡: 이 방법은 위의 세 호흡법 중 어느 것으로도 시도해볼 수 있다. 컨트랙트/릴렉스 호흡법은 복부, 흉곽, 혹은 둘 다 이용해 숨을 끝까지 마신 후 5~10초간 숨을 참는다. 숨을 참는 동안, 호흡근은 경직된다. 그 후 숨을 내쉬며 모든 호흡근을 이완한다. 다시 정상 상태로 돌아오면 다음 라운드를 시작한다. 컨트랙트/릴렉스 호흡법은 극단적인 힘을 이용해서는 안 되며 눈이 충혈되거나 얼굴이 빨갛게 달아오를 만큼 몰아붙이지 않아야 한다. 숨을 참을 만큼의 긴장만 유지한다.

   이 유형의 호흡법은 아주 짧은 시간에 호흡근의 유연성을 높일 수 있다.

어떤 호흡법을 사용하든,* 자신의 호흡을 잘 인지하고 있어야 한다. 주의를 집중하여 호흡한다면 롤모델 볼을 통한 휴식을 극대화할 것이다. 나는 종종 학생들에게 이렇게 말한다. "호흡은 안정망과 같다. 강력한 신체의 블라인드 스팟을 만났을 때 호흡을 유지할 수 없다면, 무언가 고쳐야 할 필요가 있다." 호흡을 연습하는 것은 정신적인 훈련이다. 생체는 스스로 극복할 수 없을 것 같은 감정적, 육체적 스트레스에 대처하기 위한 무료 도구를 제공한다. 깊은 호흡은 언제든 스스로 조절할 수 있다. 그저 그 호흡이 당신을 격려하도록 두면 된다.

* 시퀀스 전반에 사용하는 호흡법의 비디오를 보려면 www.tuneupfitness.com/roll-model-videos를 방문하라.

한 손을 배 위에, 다른 한 손은 가슴 위에 두고 복식-흉식 호흡을 연습한다. 커다란 연부 조직 풍선처럼 배가 먼저 부풀고, 그다음 갈비뼈 또한 풍선처럼 부푼 후 자연스레 두 부위 모두 텅 비는 것을 느껴본다. 팽창하고 수축할 때마다 손이 올라가고 내려갈 것이다.

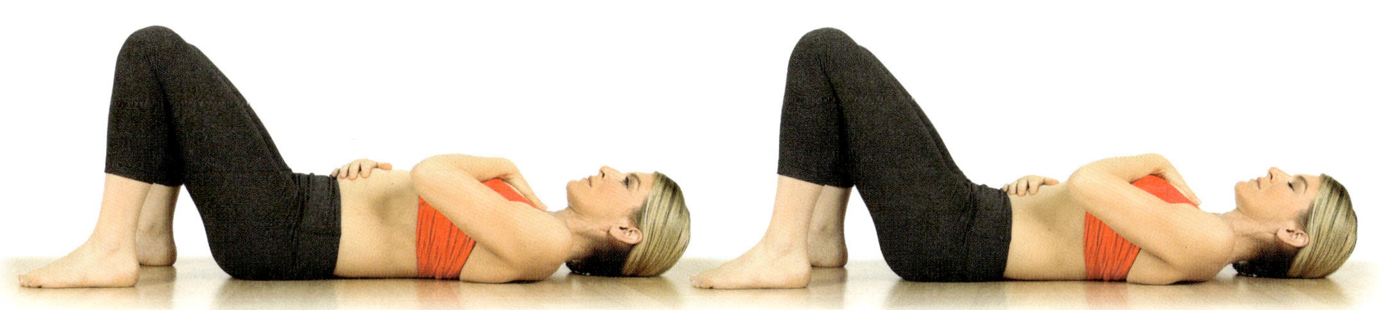

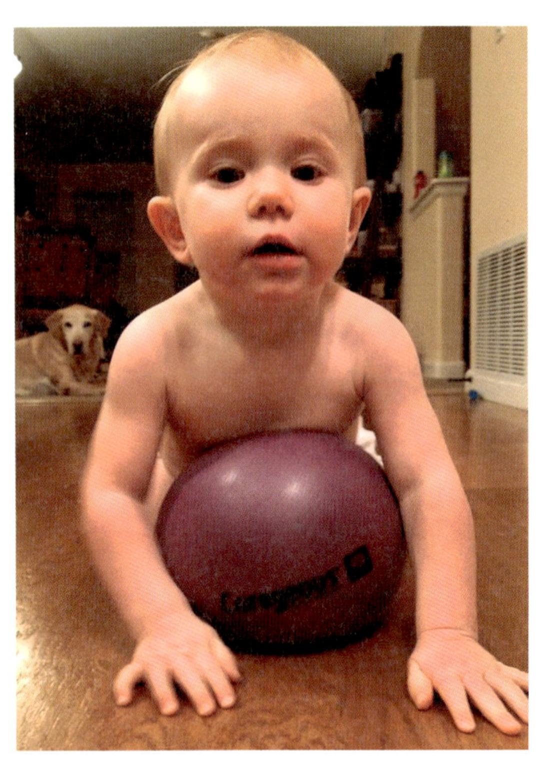

아기의 호흡: 아기는 수년간의 스트레스와 나쁜 습관을 쌓은 적이 없기 때문에 호흡 습관이 자연스럽게 인체 본연의 설계를 따르는 편안함으로 가득 차 있다. 우리는 자라면서 자신만의 방법으로 호흡하게 된다. 이 아기는 어느 날 엄마가 코어져스볼을 이용해 호흡 습관을 개선하는 것을 본 후 뒤따라 코어져스볼 위로 올라갔다.

희망을 잃지 말라: 천식을 극복하는 한 호흡 한 호흡

켈리 스타렛, DPT, 40살
물리치료사, 인체 기능 전문가
샌프란시스코

켈리 스타렛은 스트렝스와 컨디셔닝, 프로페셔널 스포츠, 퍼포먼스 향상, 그리고 크로스핏 분야에서 초대형 스타이다. 켈리의 인기 있는 유투브 채널에는 본인이 직접 만든 수백 가지의 자가 교정 운동을 담은 모빌리티 WOD Workout of the day(그날의 운동)가 게시되어 있다. 최근 통계에 의하면 1,800만 명이 이 유투브 동영상을 시청했다. 켈리는 미국 국가대표팀으로 카누 슬랄롬 slalom canoe과 급류 카약 whitewater kayak에 참가하여 우승을 차지한 우수한 운동선수이다. 그의 첫 저서인 『비커밍 어 서플 레오파드 Becoming a Supple Leopard』는 《뉴욕타임즈》와 《월스트리트저널》 베스트셀러에 등극했으며 아마존 사이트의 대히트작이었다(켈리와 나는 빅토리 벨트 Victory Belt라는 걸출한 출판사와 일하고 있다). 켈리는 관대하고, 도발적이며, 주변을 열광시키는 사람이며 내가 만난 사람 중에 가장 웃긴 사람 중 한 명이다. 배가 아플 때까지 나를 웃기곤 한다.

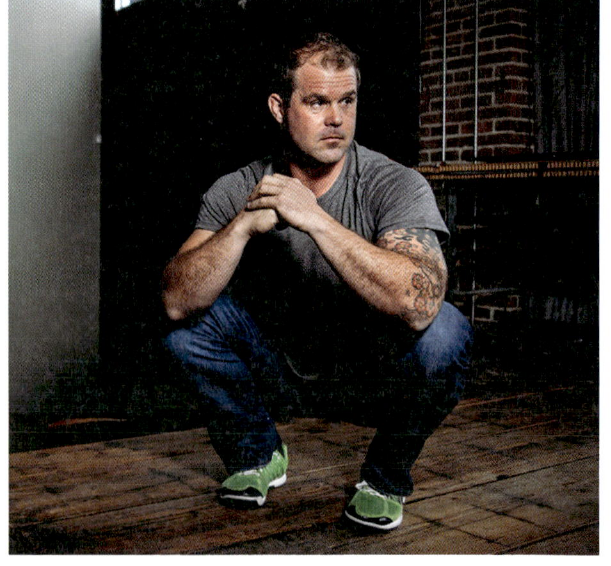

켈리를 직접 대면한 건 몇 년 전 그의 자그마한 이동식 주거시설에 딸려 있는 치료 클리닉에서였다. 그 시설은 금문교에서 1마일도 떨어지지 않은 바람

이 많이 부는 쌀쌀한 주차장에 위치한 그의 샌프란시스코 크로스핏 체육관의 모퉁이에 위치해 있었다. 2011년 초에 서로 아는 친구 사이였던 키스 위튼스타인Keith Wittenstein을 통해 이메일로 서로를 소개받았다. 그리고 켈리의 모빌리티 WOD 영상을 수십 개 찾아보며 자가치료 건강관리에 대하여 비슷한 세계관을 공유하고 있다는 것을 알게 된 후에 몇 번 메일로 연락을 했었다. 마침 켈리가 있는 지역에 지도자 과정을 가르치러 가는 길에 잠시 클리닉에 들러서 몇 가지 자가치료 요법을 알려줬다. 켈리의 훌륭한 비디오 목록에서 부족하다고 생각했던 호흡기능 개선을 위한 요법이었다.

15분간의 만남과 대화 그리고 나의 의견을 공유하면서 켈리는 친구인 제시 버딕Jesse Burdick에게 본인의 핸드폰을 건내, 내가 호흡 방법을 소개하는 동영상을 3개 촬영하도록 했다. 즉흥적인 모빌리티 WOD 동영상 3개는 횡격막의 메커니즘과 요근, 그리고 신경계와 호흡과 퍼포먼스 간의 상호작용에 대해 솔직하게 말하고 있다. 촬영하면서 켈리는 오랫동안 감춰왔던 비밀을 밝혔다. 심각한 천식을 앓고 있다는 것이었다.

2,200만 명의 미국인들은 폐에서 공기가 오가는데 영향을 미치는 질병 즉 천식을 앓고 있다.* 천식 발작이 일어나면 기도가 세 가지 방식으로 좁아진다.

1. 폐 안에 있는 모든 연부조직관(soft-tissue tubing) 주위 근육들의 수축
2. 기도 내부의 부어오름
3. 과도한 점액 생성

모든 반응들은 폐의 표면적을 줄여서 산소를 공급하는 신선한 공기가 혈류에 들어오지 못하고, 이렇게 되면 이산화탄소가 배출되지 못하게 된다. 천식 발작이 일어나면 숨이 막히고, 마치 질식하여 익사당하는 기분이 든다.

어릴 때 어머니가 매일 알레르기와 감정적 스트레스, 신체활동으로 유발된 천식 발작으로 고통받는 모습을 보며 자라났다. 발작의 격통을 겪는 사람을 위해 할 수 있는 게 없던 방관자로서 무시무시한 경험이었다. 발작이 일어나면 어머니는 필사적으로 도망친 것처럼 어깨를 들썩이며 숨을 헐떡거렸다. 질식은 신경계에게 생사가 걸린 일이었기에 신체의 공포는 굉장했다. 등과 어깨, 목, 그리고 흉곽이 공기를 빨아들이고 이산화탄소를 내뱉기 위해서 과도하게 관여한다. 이 과사용과 보상작용은 많은 천식환자들에게 해당 부위에 특정 근육군 통증을 남긴다. 대다수의 천식 환자들은 발작을 방지하거나 가라앉히기 위해서 알약이나 흡입제를 복용한다(이 중에 가장 '효과적인' 약은 장기간 부작용을 초래하는 스테로이드이다). 천식은 미국 내에서 매년 50만 명 이상의 입원을 야기하며 미국 의료보험제도상 가장 비싼 5가지 질병 중 하나에 속한다.**

'질 밀러가 여러분의 흉추와 호흡을 고쳐드립니다.'라는 제목의 5분짜리 첫 번째 비디오에서는 켈리와 내가 횡격막과 신체 내 다른 조직과의 연결을 설명한다. 나는 롤모델 볼로 하는 립락Rib Rock 움직임을 공유했다(292쪽 참고). 의미심장하게 긴 제목의 '질 밀러가 여러분의 복부를 끝장낼 것입니다!(그리고 요근, 찌그러진 내장과 엉겨붙은 복부까지)'라는 두 번째 비디오에서는 코어져스볼을 사용하여 복부의 모든 근육층에 사이로 전단력을 만들어서 매끄럽게 움직이는

* www.aafa.org/display.cfm?ID=5&Sub=105&Cont=725
** www.healthcaresouth.com/pages/asthmadef.htm

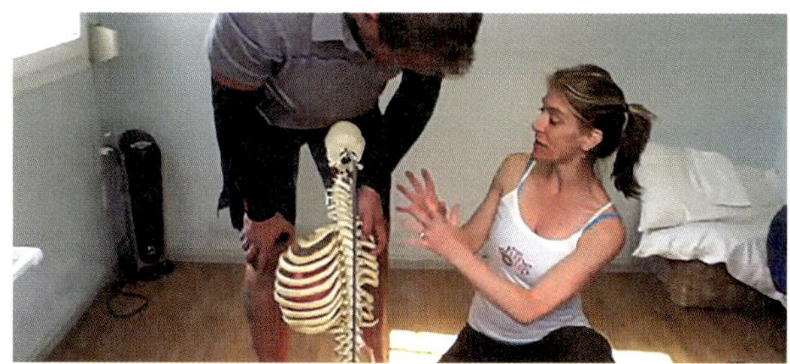
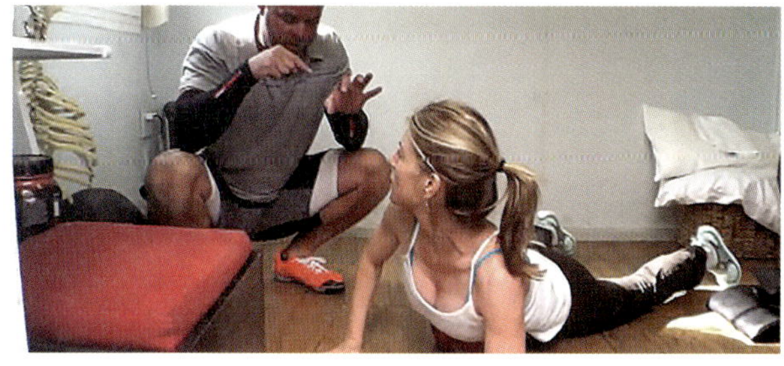

우리 둘이 최초로 함께 만든 모빌리티 WOD

16살의 천식 운동선수 켈리 스타렛

방법을 알려주었다. 켈리는 진지한 얼굴로 카메라를 바라보며 "방금 해봤는데 끔찍하고 역겨워요. 이것 때문에 좀 토할 것 같아요. 최고에요."라고 농담을 던졌다. 이어서 그의 수백만 명의 시청자들 앞에서 처음 듣는 내용을 말했다. "횡격막 부위가 항상 당겼어요. 어렸을 때 숨을 잘 못 쉬었죠. 천식이 있었어요."

1989년 고등학교 시절 켈리는 호흡에 아주 큰 문제가 있다는 사실을 알아챘다. 내과 의사인 아버지가 켈리가 심각한 운동 유발성 천식athletic-induced asthma을 앓고 있다는 사실을 처음 진단했다. 이후 알레르기와 주변 환경에 의해 유발되는 것도 알게 되었다. 얼마 지나지 않아 훈련과 시합을 하기 위해 매일 16~20번씩 알부테롤 흡입기albuterol inhaler를 들이마셔야 했다. 기절(또는 더 심각한 상황)의 위험에도 불구하고 탁월한 운동선수가 되기 위해 노력했다.

켈리는 '천식 운동선수'였다. 즉 볼더에 위치한 콜로라도 대학교에 보조금을 받으며 다닐 수 있었다. 자격 요건을 입증하기 위해서, 트레드밀을 달려서 천식 발작을 유도하여 호흡량을 측정해야 했다. 평상시의 40%였었다. 실험실 기사는 켈리가 검사 이후에도 여전히 살아있고 소름끼치는 점수로 운동을 '아주 훌륭히' 수행하는 사실에 충격을 받았다. 이후 10년 넘게 천식에 시달리며 켈리의 몸은 용케 살아가기 위한 자신만의 방법을 만들어냈다. 천식이 확 치솟을 때의

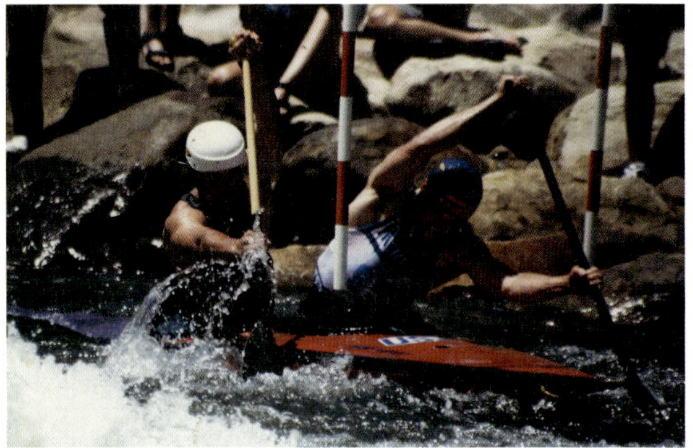

카약을 타는 모습

으스러지고 생매장당하는 기분을 기억했다. "저는 어디에나 호흡기를 엄청 많이 가지고 있어요. 항상 호흡기를 가지고 있죠." 1998년에 카누 슬랄롬에 출전할 때 국가올림픽 위원회에 그의 호흡기를 등록했다. 매 훈련 때마다 발작이 일어날 수 있었지만 집요하게 연습을 했다.

최악의 발작은 켈리가 가장 좋아하는 운동인 스키를 탈 때 찾아왔다. 찬 공기는 엄청난 자극이었고 슬로프에서도 호흡기를 꼭 챙겨야 했다. 커피가 호흡기와 비슷한 효과를 가지고 있다는 사실을 발견하고 폐를 돕기 위해서 진하고 뜨거운 커피를 마시기 시작했다. 켈리는 한 번도 입원한 적이 없으며 최악의 발작들을 호흡기와 수 갤런의 커피로 모면했다. 가끔 에피네프린 전문가에게 처방전이 필요 없는 7가지 종류의 약을 처방받았지만 그는 약물치료를 좋아하지 않았다. 대신 꾸준히 호흡기에 의존했고 대회에서 생존하고 승리하기 위해서 때론 시간당 두 번씩 호흡기를 사용하곤 했다. 그렇게 승리를 거머쥐어서 슬랄롬과 급류 카누의 국내 챔피언이 되었고, 2000년도 세계 급류 타기 대회에 미국 국가대표로 출전하여 미래의 아내 줄리엣(두 번의 세계 챔피언을 거친 급류 타기 선수)을 만났다.

그와 동시에 그의 카누 경력은 끝이 났다. 직접적인 원인은 천식이 아니라 자주 마비가 오는 심각한 손목 신경통이었다. 손목 치료를 했지만 켈리는 경기에 복귀할 수 없었다. 기본적인 천식 호흡 패턴이 신경통과 복잡하게 얽혀 있는 사실을 알게 되기까지 수

년이 걸렸다. 과사용된 경부근육이 근본적으로는 엄지손가락까지 이어지는 신경을 봉합시켜버렸다. 호흡 패턴을 바꾸지 않고는 문제를 고칠 수 없었다. "수동성 천식 호흡 패턴의 영향이 있을 거라고 확신했어요. 경부근육과 사각근이 신경을 강하게 압박하는 건 우연은 아니에요." 돌이켜보면 켈리가 신체, 마음 그리고 신경계를 훈련시키는 방법은 거친 파도와 같아서 최고의 선수들도 해내지 못했을 것이다.

1. 패들링 스포츠에 수년간 몸담으며 하루 2번, 1년에 300일을 훈련했다. 이 말인즉 그만큼 습하고 추운 환경 및 극한의 상체 운동(일반적으로 카누를 타고 있는 한쪽 방향으로만)에 노출되었다.
2. 근골격계 불균형을 해소해줄 적절한 근력, 컨디셔닝, 모빌리티 훈련 프로그램을 교육받지 못했다.
3. 천식으로 인한 스트레스성 호흡 패턴은 비대칭성을 지속적으로 증가시켰다.

매 훈련마다 비능률적 움직임을 더해갔다. 그의 친구인 물리치료사 그레이 쿡Gray Cook은 "매번 문서 프로그램의 저장 버튼을 누르는 격이다"라고 했다.

신경통으로 인해 켈리의 인생이 완전히 달라졌다. 줄리엣과 결혼했고 샌프란시스코로 이사와서 2003년에 크로스핏을 발견하였다. 인간이 행하는 크로스트레이닝Cross-Training(다른 종목들을 함께 훈련) 시스템의 창의적인 토양이 시작될 때부터 뛰어들었다. 또한 항염 식단을 도입했다. 유기농 음식을 먹고, 인슐린의 급상승을 자제하고, 알레르기 유발 물질에 노출을 최소화하고, 유산소 역치를 훈련(젖산이 쌓이는 지점을 넘어가지 않는 최대 신체 운동)을 하면 할수록 천식 증상이 줄어드는 사실을 깨달았다. 그 사이에 샌프란시스코 크로스핏 체육관을 열었다. 사람들의 모빌리티를 향상시키기 위한 코칭 미션이 형태를 갖추기 시작했다.

새 목표를 가지고 켈리는 물리치료학교에 입학했고 2007년 사무엘 메리트Samuel Merritt 대학에서 박사학위를 취득했다. 학교에서 천식에 대해 배운 적이 있지만 고객을 직접 도와주는 방법을 가르쳐주진 않았다. 본인의 천식과 손목 통증을 겪으며 신체의 모든 시스템은 상호 의존적이라는 독특한 발상을 하게 되었다. 신경통과 목결림의 연관성을 이해했을 때가 바로 이때쯤이었다. 즉, 좋지 않은 호흡 패턴이 손목 통증에 원인이 되었다. 그래서 본인의 호흡 패턴을 다시 바꾸기 시작했다.

2012년 6월에 내가 켈리를 만났을 무렵엔 300편 이상의 유투브 영상을 찍었다. 천식 증상은 사라졌지만 자가치료 접근법에 몇 가지 블라인드 스팟이 있었다. 내가 수년간 훈련한 요가, 명상, 내장 마사지, 하향조절 훈련은 마치 켈리의 양에 음을 더한 것과 같았으며, 그의 땅콩버터에 잼을 더한 것과 같았다. 켈리가 아직까지 해결하지 못한 부분은 목근육, 늑간, 횡격막, 요근, 요방형근 간의 뻣뻣해진 연부 조직이었으며, 그는 그것을 '짓눌려져 긴장된 조직'이라 불렀다. 그의 '문서 파일'을 파쇄해야 할 때였다. 켈리의 몸통 안쪽과 주변에는 슬라이드 앤 글라이드 움직임이 전혀 발생하지 않았다. 내가 가져온 밀착력 있고 탄성 있는 롤모델 도구와 몇 가지 사용 방법을 통해서 마침내 오랜 나쁜 호흡 패턴으로 인해 쌓인 긴장을 풀었다. 롤모델로 훈련을 할 때 켈리가 말했다. "내 호흡법은 자연스럽게 횡격막을 사용하는 호흡 패턴이 아니라 수동적으로 보조하는 방식이었어요. 그리고 이를 회복하는 핵심 개념은 횡격막을 통해서 부교감신경계에 접근하는 거지요. 코어져스볼은 즉각적으로 호흡이 올바른지 아닌지 피드팩을 줘요."

켈리는 복부에 세심하게 코어져스볼을 사용하기 시작했고 그의 선수들과 코치들에게 엉망진창으로 경직된 복근을 풀도록 가르쳐주었다. 또한 요근이나 횡격막, 요방형근 셀프마사지를 매 10일에서 14일 간

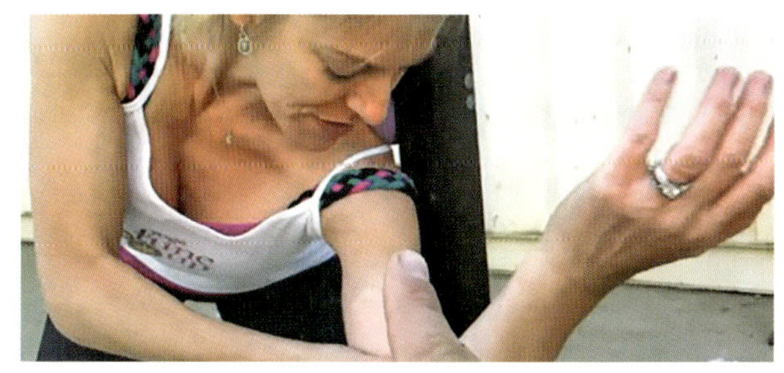

2012년 1월 '질 밀러와 당신의 유연하지 못한 목' 비디오에서

격으로 수업과 치료비디오에 넣기 시작했다. 이 운동을 탈장 수술 환자, 임산부, 제왕절개 환자, 골반기저부 기능 장애 환자의 복부 조직 재활, 호흡 장애 등을 가진 이들에게 추천했다. 또한 켈리는 아무리 강력한 선수라 할지라도 감정적 스트레스로 인해 민감한 조직에 피해를 입는 것을 피할 수 없다는 사실을 그의 학생들과 코치들에게 가르쳤다.

몇 개월 뒤, 다른 교정방법을 공유하기 위해 켈리를 찾아갔다. 교정방법의 별명은 '질 밀러와 당신의 유연하지 못한 목'이며 또한 장난스런 명칭으로 으르렁대는 목Neck Gnar(329쪽 목 시퀀스)이다. 이 교정방법은 오리지널 요가튠업 테라피볼을 사용하여 첫 번째 늑골을 움직이면서 사각근과 호흡을 수동적을 보조하는 다른 근육들을 마사지한다. 켈리는 손목 통증의 최후의 흔적으로 이 부위를 발견했다. 이는 팔까지 내려가는 신경에 악영향을 미치고 있었다. 우리의 최초 합작품은 스트레스 호흡 패턴과 그에게서 파생된 신체 증상에 집중했었지만, 켈리와 나는 호흡에 직접적인 연관이 없는 다른 만성질환을 앓고 있는 수백 명의 시청자들로부터 피드백을 받았다. 켈리가 말한 대로 '신체는 시스템들의 시스템system of systems'이며, 특정 부위에 문제를 해결하면 다른 부위에 긍정적인 파급 효과를 보인다.

켈리는 코어져스 볼을 배에 두고 엎드렸을 때 정확히 어떻게 어디로 호흡을 해야 하는지 촉각적인 피드백을 받는 것을 좋아한다. "볼로 숨을 쉬면 어떻게 제대로 호흡을 해야 하는지를 알려줍니다. 하지만 다른 방법으로는 깨우치기 어렵죠. 지금 이 글을 읽고 있는 천식이 있는 자식을 가진 부모들은 치료의 일환으로서 아이가 코어져스볼 위에 엎드려서 복식 호흡을 하도록 해야 해요." 켈리는 자가 복부 마사지가 허리 통증을 제거해준다고 강하게 주장한다. "복부마사지는 횡격막과 호흡의 역학적 부분에 접근할 수 있도록 해줘요. 천식이나 다른 안 좋은 호흡 패턴에서 오는 경직을 풀어주는 동안 척추 정렬을 개선하도록 하지요."

횡격막은 부교감신경계(이완 반응, 회복, 하향조절)로 통하는 고속도로이다. 여러분의 호흡 근육이 단단하고 여러분에게 불리하게 움직이고 있으면 부교감신경계는 이러한 역할을 할 수 없다. 2012년 6월에 우리는 앞선 개념들을 발전시켜서 '하향 조절, 심박수 가변성, 적응, 스트레스, 이완하기Down Regulation, Heart Rate Variability, Adaptation, Stress, and Turning Off'라는 제목의 26분짜리 영상에 담았다.

천식에 대해 켈리가 이렇게 말했다. "천식의 자연적인 메커니즘을 살펴보면, 부신이 '식겁'한 상태에요. 과도한 스트레스 상태에서 부정확한 호흡을 하도록 훈련해왔기 때문에 과도한 교감신경 반응이 기본값으로 설정되어 있는 거죠. 통제불능 상태를 느끼는 건 쉽지만 물리적으로 어떻게 해결하죠? 올바른 호흡 패턴을 가지고, 조직 기능 장애와 이로 인한 비효율적

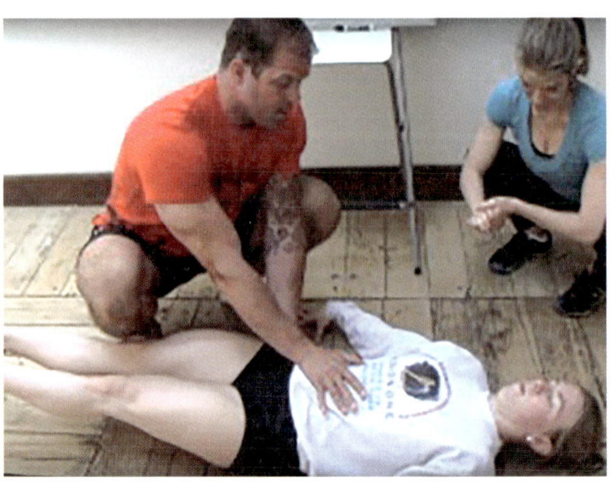

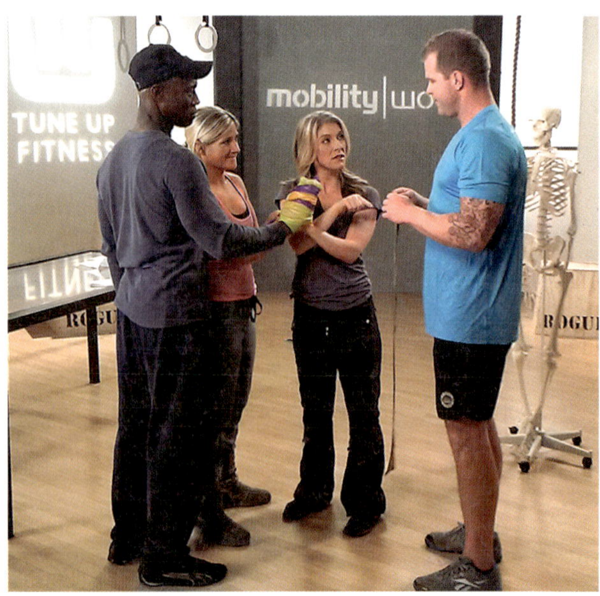

'트리트 와일 유 트레인' 촬영장에서의 켈리와 나, 그리고 롤모델 그렉 레이트와 표지 모델 사라 쿠쉬

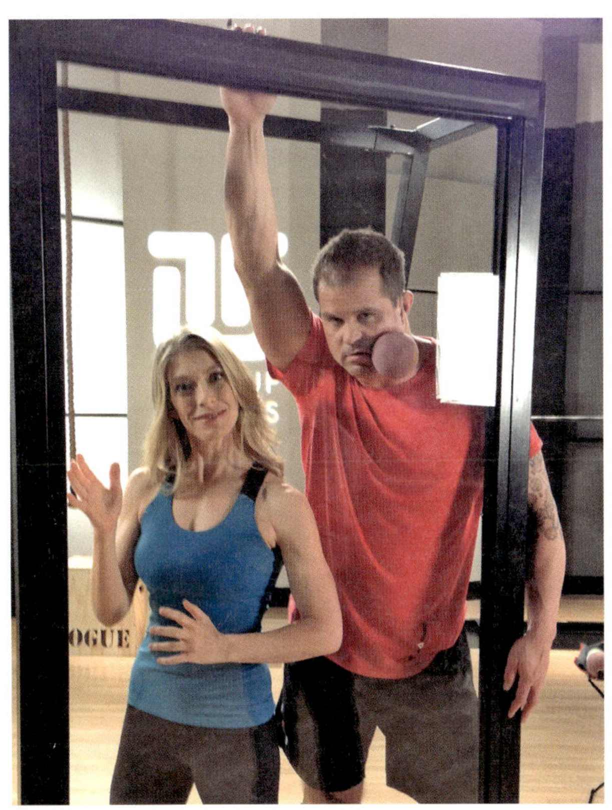

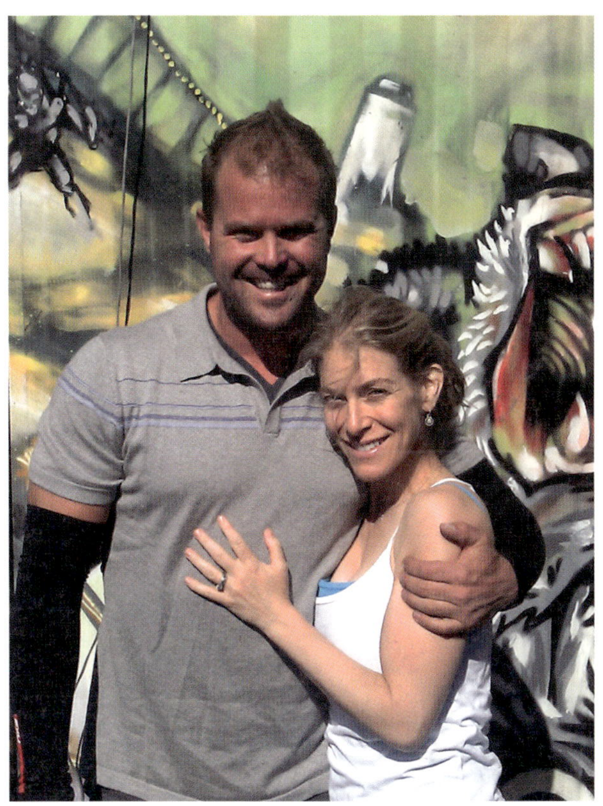

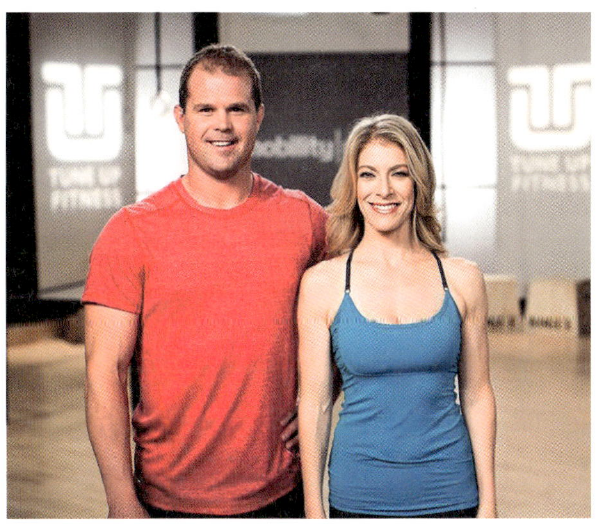

독창적인 발상을 사랑하는 우리 둘

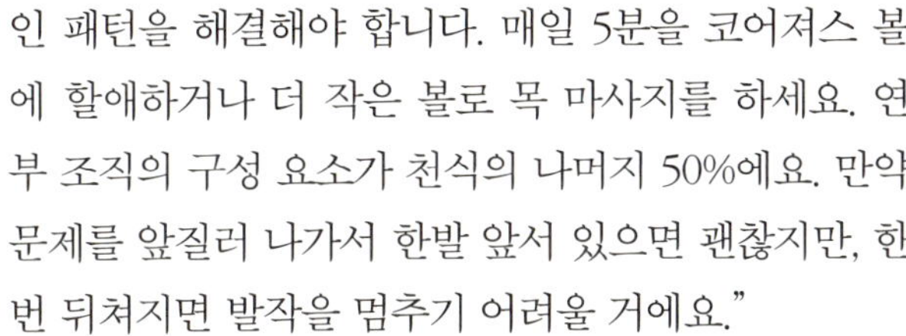

인 패턴을 해결해야 합니다. 매일 5분을 코어져스 볼에 할애하거나 더 작은 볼로 목 마사지를 하세요. 연부 조직의 구성 요소가 천식의 나머지 50%에요. 만약 문제를 앞질러 나가서 한발 앞서 있으면 괜찮지만, 한 번 뒤쳐지면 발작을 멈추기 어려울 거에요."

켈리 스타렛은 여러 가지 이유로 우리의 롤모델이 된다. 그는 나의 생각과 건강, 프로그래밍에 큰 자극을 주는 사람 중 한 명이다. 연부 조직 관리를 비롯한 생활 방식의 개선을 통해 천식의 진행을 막고 동시에 삶에서 천식을 제거할 수 있다는 사실을 증명했다. 만약 천식을 앓고 있다면 장기적인 건강을 위해 매일 몇 분을 할애하여 위에 소개한 운동을 하기를 켈리와 나는 소망한다.

켈리가 말했다.

> 사람들은 직관적으로 약물을 끊길 원하며, 나의 경우 이는 자연스러운 과정이었습니다. 관심을 가지고, 본인의 느낌을 알아차리고, 언제 흡입기를 사용하게 되는지를 살펴보세요. 비상 호흡 상황에서 위에 근육들이 항상 긴장되므로 이를 해결하십시오. 천식은 제가 앓는 병이지만 통제할 수 있어요. 천식에 굴복할 필요가 없어요.

천식이 인생을 망치게 하지 말라. 롤모델 테라피 볼로 관리할 수 있다.

8 신체 리셋을 위한 시퀀스

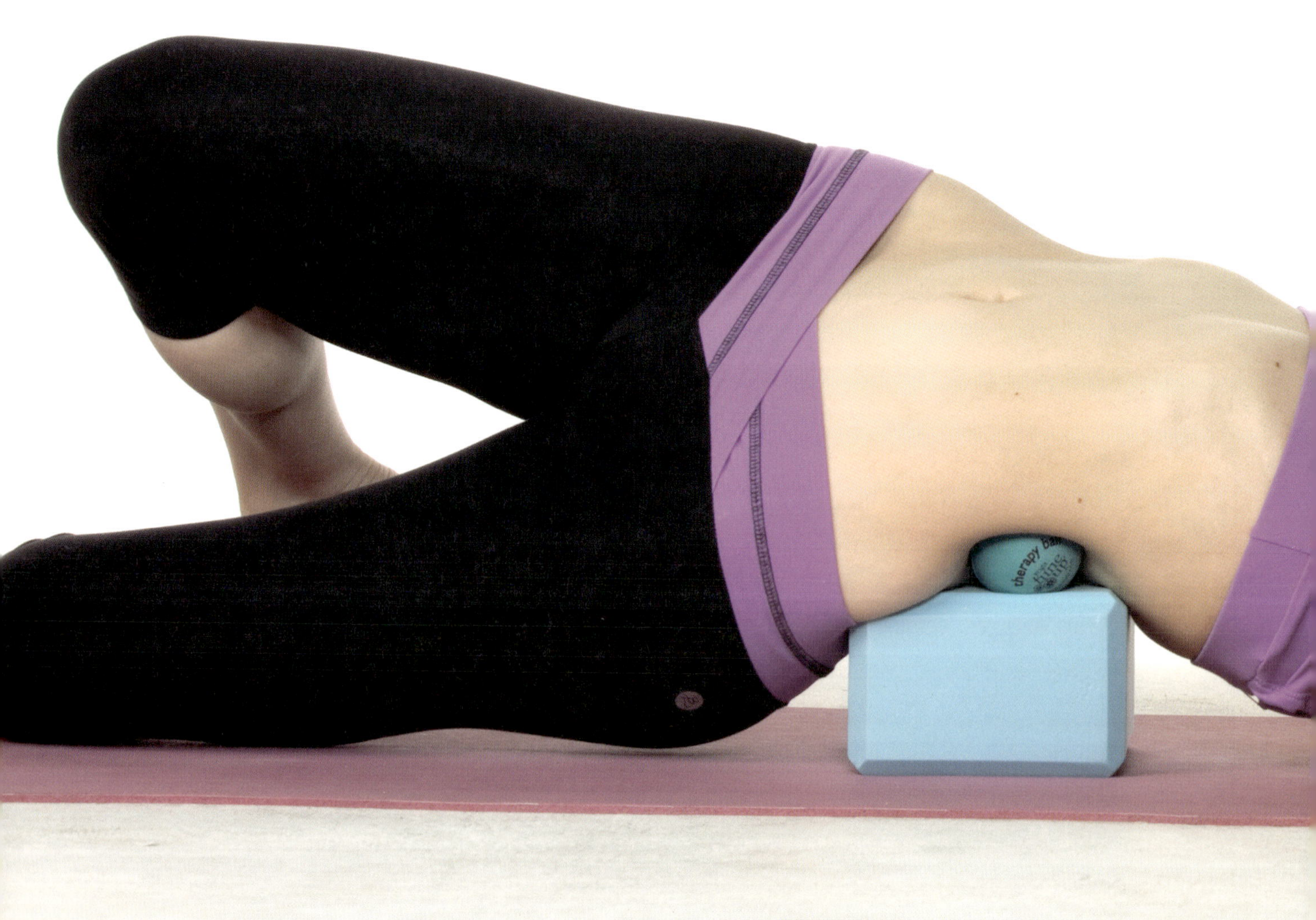

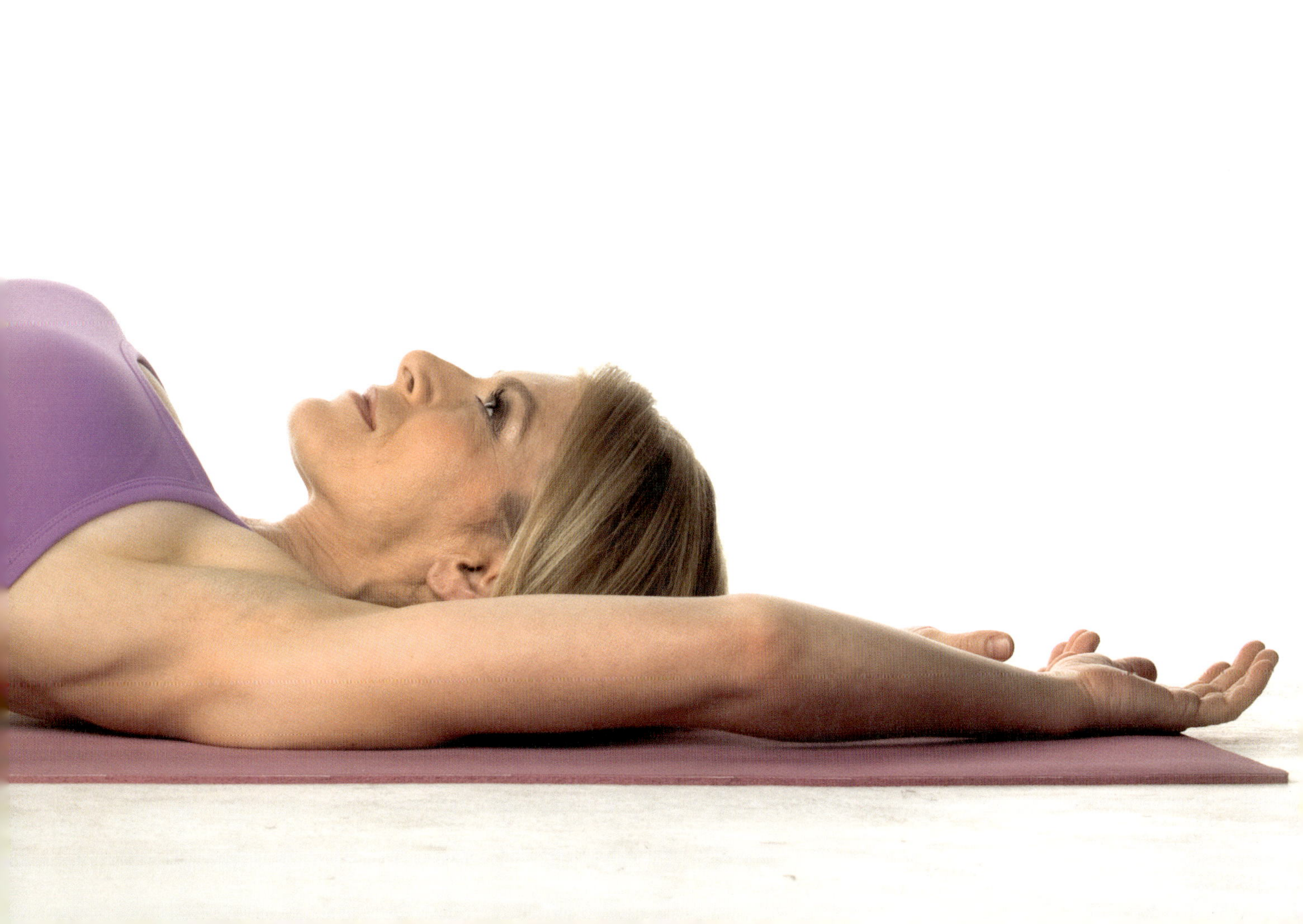

드디어 이 책의 핵심 부분에 도달하였다. 약을 끊고, 수술을 피하고, 통증을 경감하고, 움직임의 가능성을 최대화하고, 그 어느 때보다도 뛰어난 수행 능력을 발휘하는 삶을 살기 위해 '볼을 선택한' 수많은 사람들을 도운 방법들을 모아놓은 부분이다.

자신의 통증과 관련된 신체 부위에만 이 방법을 적용해도 좋지만, 열린 마음으로 다른 부위도 탐험해 볼 것을 권한다. 그 결과에 매우 놀라게 될 것이다! 근막들은 서로 연결되어 있기 때문에(4장 참조), 한 부분의 불균형으로 인해 다른 부분에 통증이 발현될 수도 있다. 예를 들어 허리 통증이 있다고 해서 단순히 허리 시퀀스만 한다면 이 문제의 모든 범위를 다룰 수 없을지도 모른다. 허리 통증이 있는 경우, 복부와 고관절이 통증의 원인인 경우가 많기 때문에 이들 부위 또한 신중히 다루어야 한다. 최소한 이런 인접 신체 부위들은 허리 통증이 만들어내는 연부 조직 긴장에 가장 많은 관련이 있는 것은 확실하다.

자산만의 내면의 성소에 온 것을 환영한다. 여기 열쇠가 있다. 이제 내 몸의 상호 연결성을 깨우칠 시간이다.

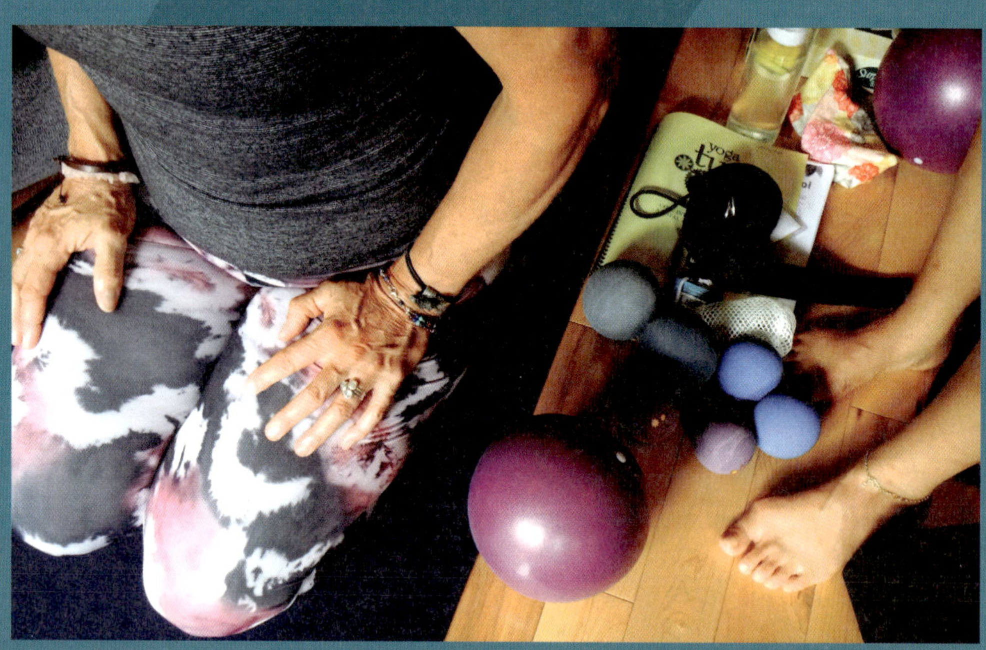

'고무 알약'으로 가득 채워진 당신의 새로운 움직임 약장

롤모델 테라피볼 시퀀스는 무엇이며, 어떻게 그것을 사용하는가?

롤모델 테라피볼 시퀀스는 신체 여러 부위의 심부조직을 셀프마사지하는 과정이다. 각 시퀀스는 특정 근육, 결합 조직, 관절을 대상으로 하며, 몸 전체의 근육과 근막에 압박, 마찰, 침투, 움직임, 순환, 이완 및 연장을 유도하도록 만들어졌다. 숙련된 마사지 치료사의 능숙한 손길을 모방하기 위한 신기하고 새로운 방법들을 차용해 이 볼을 사용한다.

이 시퀀스들은 전 세계에서 수천 명의 학생들에게 클래스 및 개인 훈련 세션, 그리고 DVD와 온라인 비디오를 통해 현장검증된 것들이다. 특정 신체 부위의 모든 것을 하나도 빠짐없이 샅샅이 다루는 것은 불가능하지만, 이 책을 통해 신체를 행복하고 활발하게 만들어주며 그 어느 때보다도 더 잘 움직일 수 있도록 해주는 멋진 시퀀스들을 배울 수 있다. 시퀀스에 익숙해지면 6장에 소개한 9개의 롤모델 볼 테크닉들을 통합해 사용해보라. 이러한 테크닉들을 혼합하여 스스로를 안정시켜주는 움직임을 발견하라. 뼈 랜드마크 및 근육들에 대한 지식을 갈고 닦으면(5장 참조) 셀프케어 건강관리에 대한 수준을 계속해서 높일 수 있을 것이다.

이러한 시퀀스들을 적용할 때 시퀀스의 시작과 끝에 소개된 체크인과 리체크를 반드시 하길 바란다. 이를 통해 변화가 발생했는지의 여부를 확인할 수 있다. 아마도 즉각적인 효과에 깜짝 놀라게 될 것이다! (체크인과 리체크에 관한 자세한 사항은 177쪽 참조)

이러한 시퀀스들은 새로운 움직임의 약장과 같다. 이 약장은 유용한 부작용만 가지고 있는 고무 '알약'들로 가득 차 있다. 적용 위치와 상태에 따른 가장 적절한 압력과 밀착력 및 침투력을 찾기 위해 다양한 크기의 볼을 번갈아 사용해보라. 매일 꾸준한 마사지를 통해 건강을 유지하고, 특정 통증이나 고통을 줄이기 위해 볼을 사용하는 시간을 점차 늘려라.

> 저는 허리와 무릎 통증을 겪고 있습니다. 허리 통증이 느껴지기 시작하면 롤모델 볼을 꺼내죠. 일전에 우리 가족의 자동차를 차도로 미는 것을 도와주다가 허리에 날카로운 통증이 느껴지기 시작했습니다. 그 후 저는 테라피볼을 꺼내 통증 부위를 문지르기 시작했죠. 말 그대로 각 척추뼈의 통증을 밀어 없애는 것처럼 느껴졌습니다. 그 다음 날 허리의 통증이 전혀 없었어요. 롤모델 볼은 나의 진통제이며, 이 볼을 알게 된 것은 정말 행운입니다.
>
> – 제슬린 무어(Jeslene Moore), 발레이오, 캘리포니아

각 시퀀스를 끝마치는 데는 약 10분에서 20분 정도의 시간이 걸린다. 시간이 충분하다면 한 시퀀스 전체를 끝내고, 시간이 부족하다면 한 시퀀스 내의 몇 가지 포인트만을 선택하거나 여러 가지 다른 시퀀스와 섞어서 수행할 수도 있다. 볼을 사용하는 시간은 매일 늘어날 것이며, 롤모델 메소드를 통해 숨어 있던 통증을 발견하고 경감시킬 수 있을 것이다. 또한 우리 몸을 통증이 뚫고 들어올 수 없는 유연한 요새로 개조해줄 것이다.

볼 마사지를 적용할 신체 부위를 한눈에 볼 수 있도록 소개한다.

코어와 몸통을 위한 글로벌 쉬어 테크닉

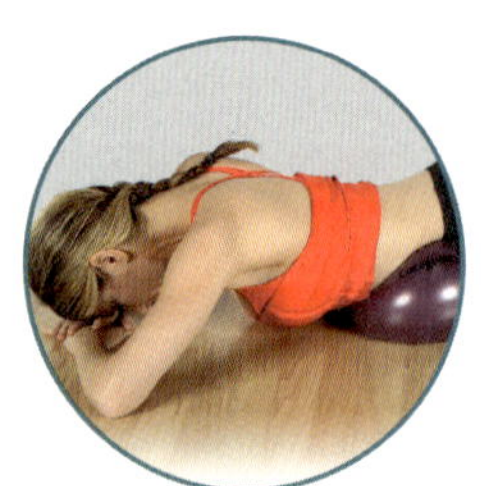

시퀀스 1:
글로벌 쉬어 웜업

하체 시퀀스

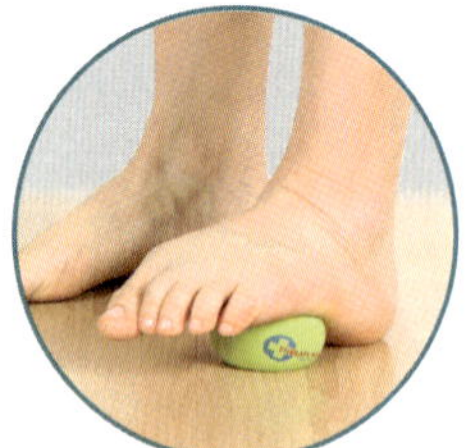

시퀀스 2:
발: 세이브 유어 솔

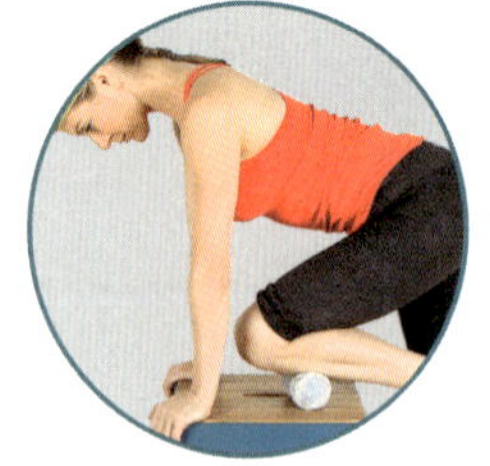

시퀀스 3:
발목과 아래쪽 다리

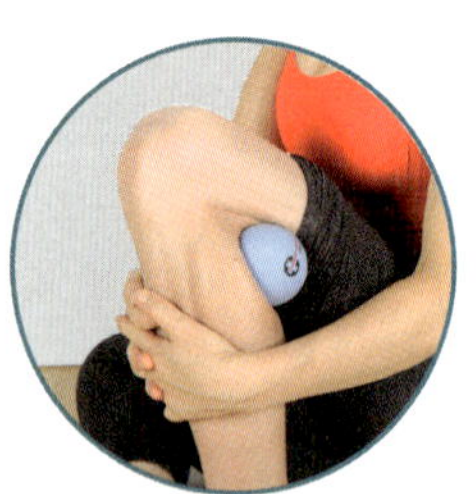

무릎과 그 주변

시퀀스 4:
무릎 마사지

시퀀스 5:
탄력 있는 허벅지

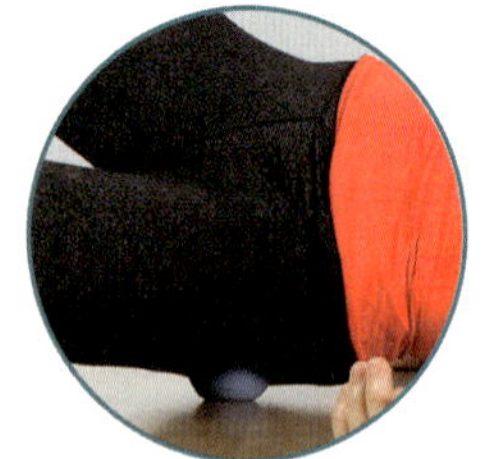

고관절과 엉덩이

시퀀스 6: 건강한 고관절과
탄력 있는 엉덩이

시퀀스 7: 골반

보너스: 골반기저근

척추 시퀀스

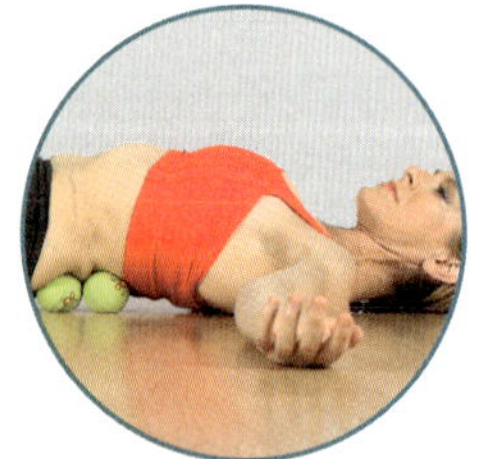

시퀀스 8: 허리

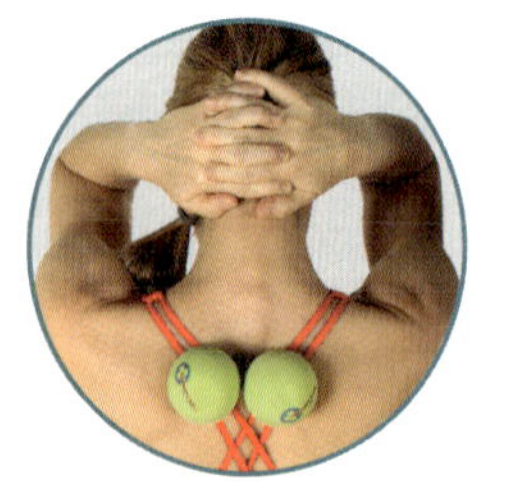

윗등

시퀀스 9: 등 상부

시퀀스 10:
흉곽 마사지 + 호흡

어깨부터 손가락까지 시퀀스

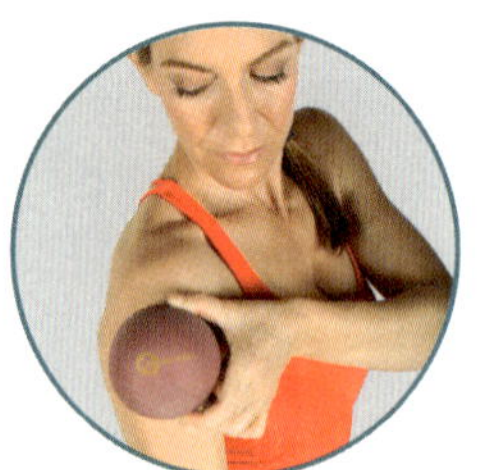

시퀀스 11: 어깨 – 회전근개

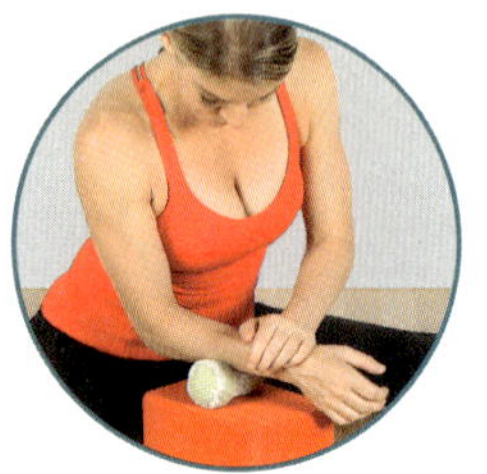

시퀀스 12: 어깨 – 팔꿈치

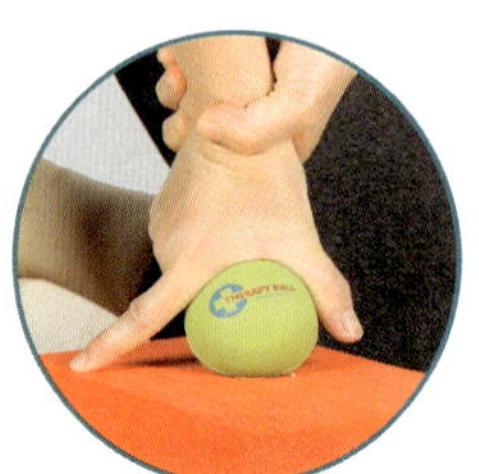

시퀀스 13:
전완, 손가락, 손과 손목

목과 머리 시퀀스

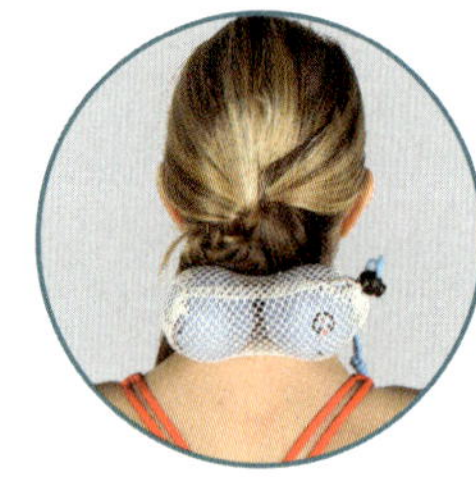

시퀀스 14: 목

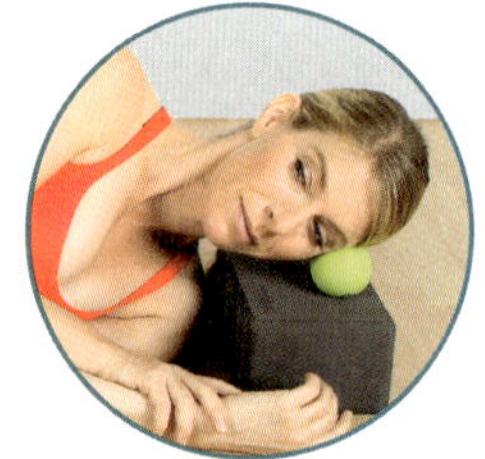

시퀀스 15:
머리, 얼굴 & 턱

프리스타일 탐험

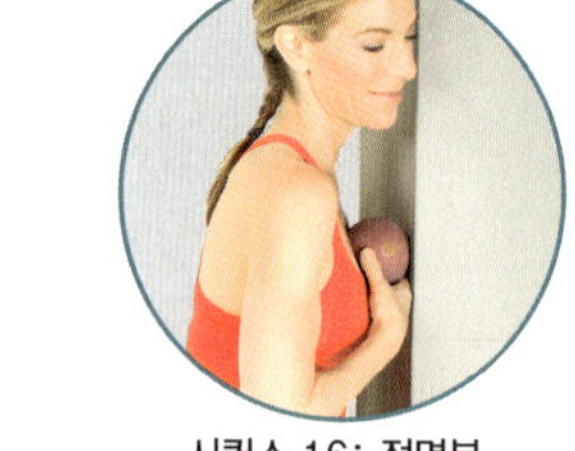

시퀀스 16: 전면부

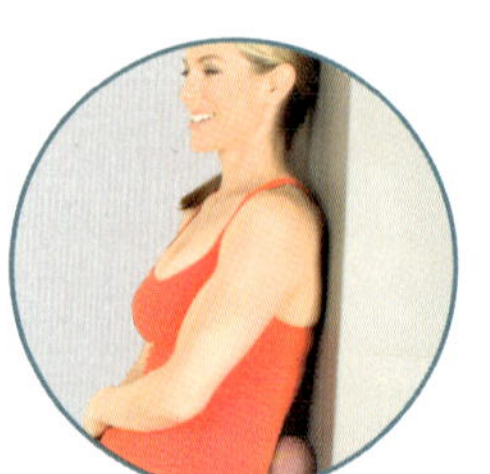

시퀀스 17: 후면부

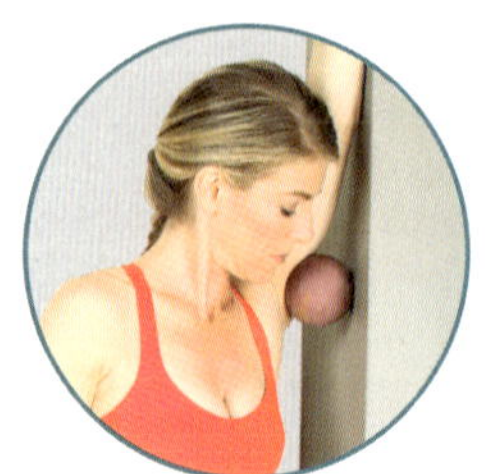

시퀀스 18: 측면부

당신의 움직임 구급상자: 시퀀스를 위한 도구들

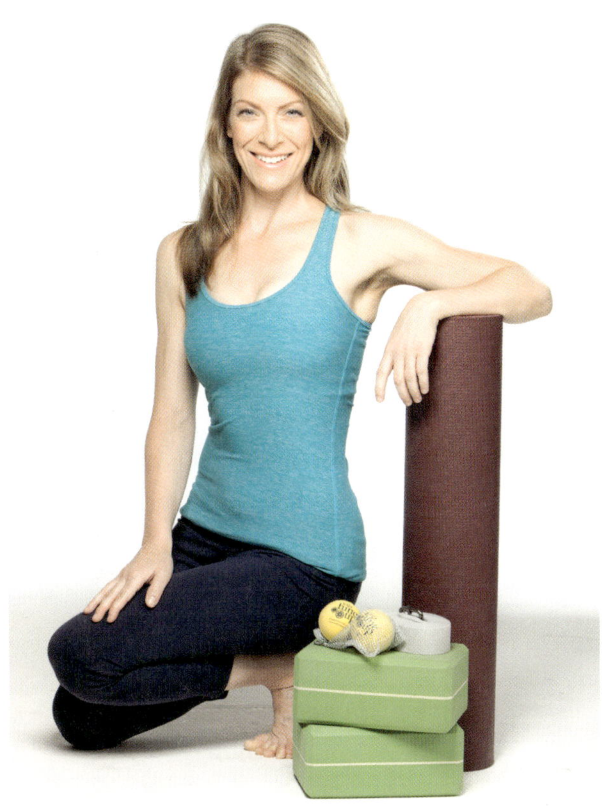

롤모델 볼 풀세트와 몇 가지 추가적인 도구들만 있다면 시퀀스를 수행할 모든 준비가 된 것이다. 이러한 도구를 모두 갖추지 않았더라도 선호하는 볼이나 도구로 대체할 수 있다. 아래에 소개된 몇 가지 도구들은 스포츠용품점이나 온라인에서 쉽게 구매할 수 있다. 롤모델 볼과 스트레치 스트랩은 www.tuneupfitness.com에서 구매 가능하다.

롤모델 볼

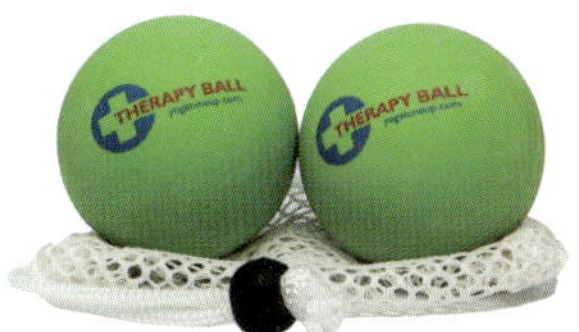

오리지널 요가튠업볼

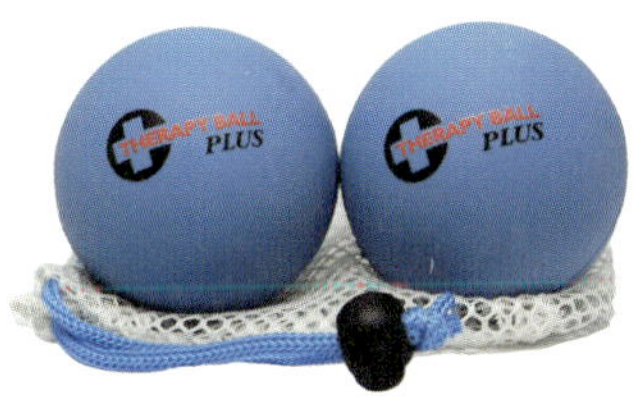

테라피볼 플러스

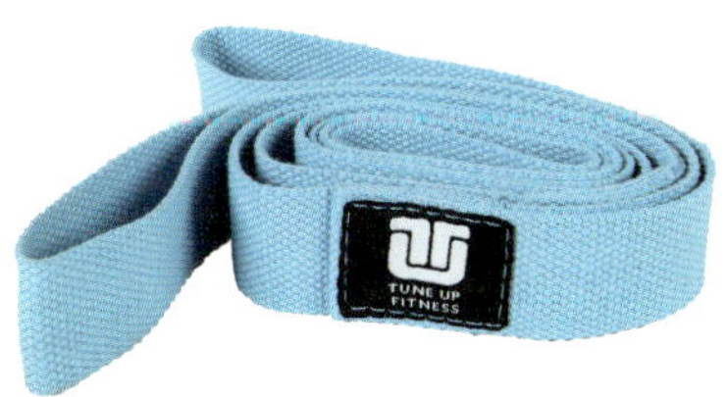

스트레치 스트랩
대체 도구: 긴 벨트나 스카프

롤모델 볼은 테니스볼이나 라켓볼로 대체할 수 있다. 코어져스볼 대신에 부드러운 담요를 만 것이나 아주 부드러운 아동용 공을 사용할 수 있다.

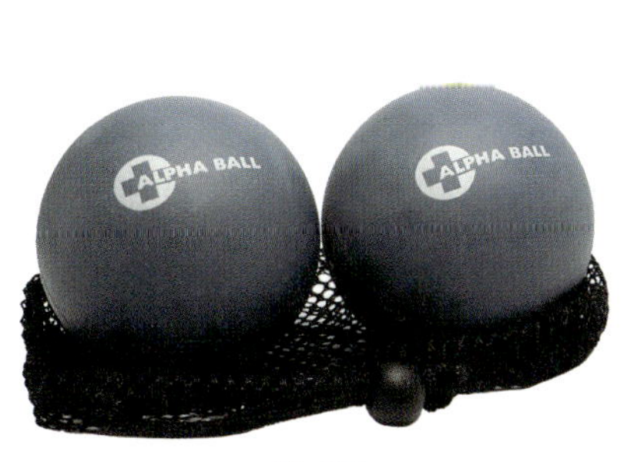

알파볼

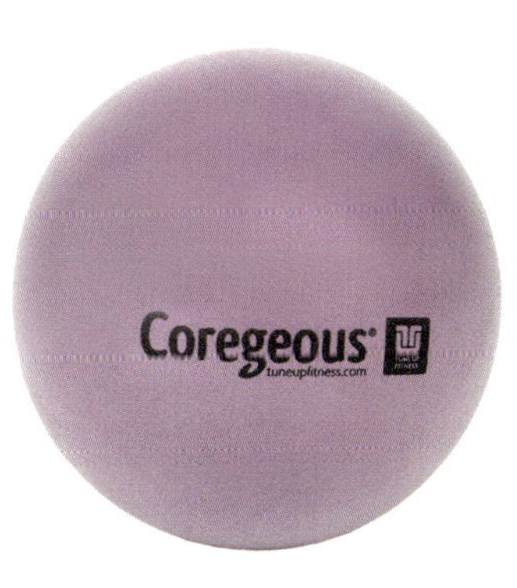

코어져스볼

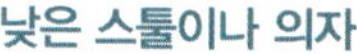

낮은 스툴이나 의자

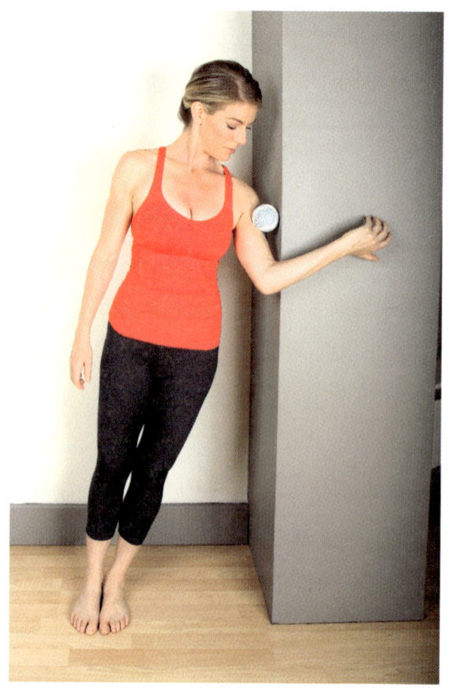

벽의 모서리나 출입구

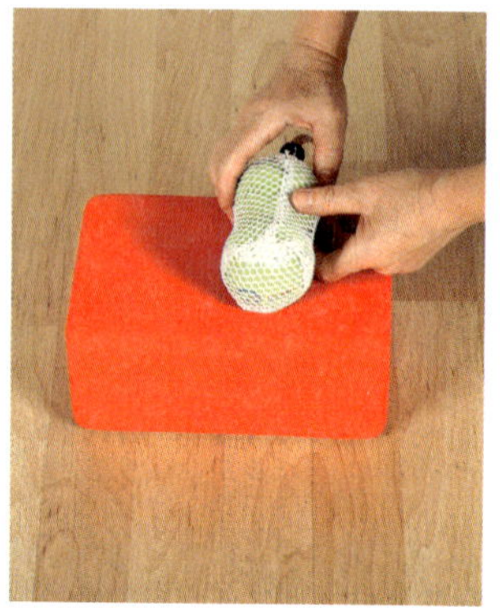

블록 한두 개
대체 도구: 큰 책 또는 두껍고 단단한 베개

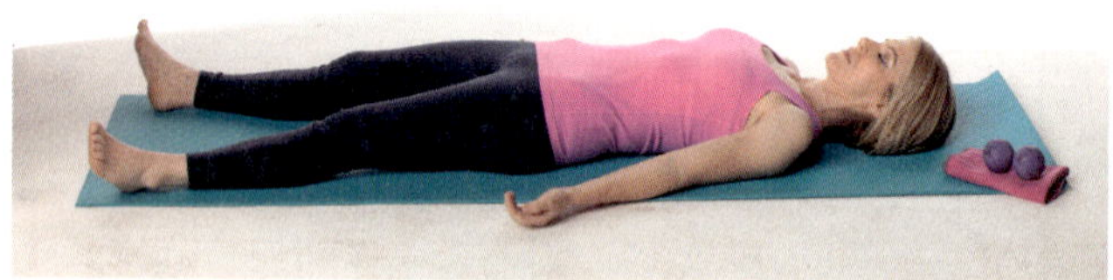

매트

시퀀스를 연습함에 따라 각 시리즈를 위한 자신만의 최적의 셋업을 찾게 될 것이다. 각자의 특정한 통증을 해결하는 새로운 방법들을 발견할 수 있을 것이며, 새로운 도구들을 추가하거나 위에 언급한 도구들을 없애게 될 수도 있다.

빠르게 복습해보는 강도 조절 방법: 압력을 견디기 힘들다면 어떻게 해야 하는가

1. 볼을 벽(혹은 침대나 소파)으로 가져가 마사지한다.
2. 더 큰 볼을 사용하거나 두 개의 볼을 사용한다.
3. 볼을 약간 위나 아래, 오른쪽 또는 왼쪽으로 옮긴다.
4. 표면에 스킨롤링이나 쉬어링만을 적용한다.
5. 변화가 있을 때까지 컨트랙트/릴렉스를 반복한다.

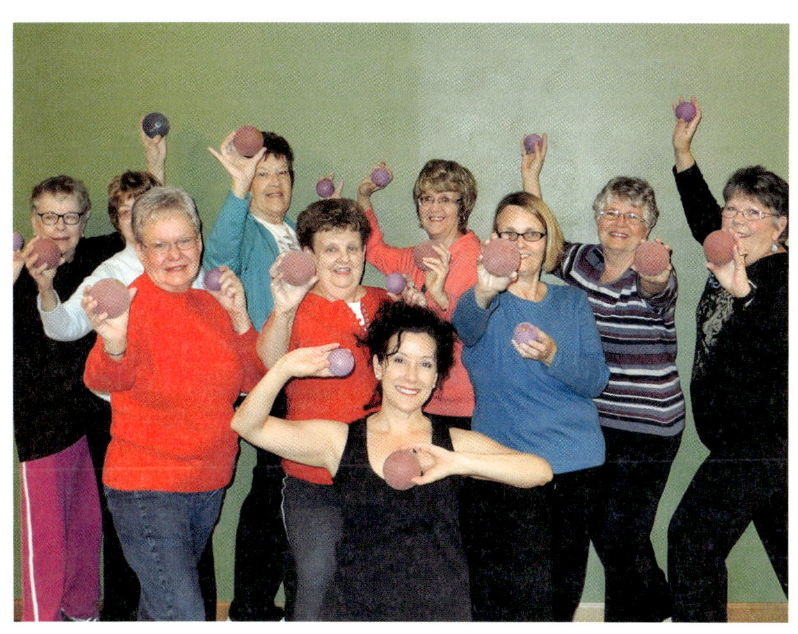

이 사진은 우리 스튜디오의 시니어 요가반에서 찍은 것입니다. 이분들은 롤모델 볼의 엄청난 팬입니다! 모두 볼을 하나 또는 여러 개씩 가지고 있습니다. 나는 요가툰업 자세들과 테라피볼 마사지법이 어떻게 이들의 통증을 이완해주고 보다 활기차게 삶을 살아갈 수 있도록 해주었는지에 대한 경험담을 매일 같이 듣고 있습니다. 이들은 테라피볼을 의사, 물리치료사, 친구들, 정원사 등 자신들이 아는 모두에게 소개시켜주고 있습니다. 이분들은 볼을 정말 사랑합니다!

– 캐시 파벨(Cathy Favelle),
워토마, 위스콘신

체크인/리체크

이 장에 소개된 어떠한 시퀀스를 하게 된다 하더라도 그 후 변화를 느끼게 될 가능성이 크다. 롤링 이후의 목표가 긴장 해소, 더 나은 움직임, 이완 혹은 인지 중 어떤 것이든 마사지로 인해 특정한 변화가 일어날 것이다. 치료적인 측면에서 이러한 전후 비교를 테스트/리테스트라고 부르지만 나는 체크인/리체크Check In/ReCheck라 한다. 기본적으로 다음과 같은 순서를 따른다.

1. 롤링을 하기 전에 목표로 하는 부위를 인지하려고 노력하며 다음 사항을 **체크인**한다.
   - 통증
   - 가동범위
   - 스트레스 수준
   - 호흡
   - 인지

2. 롤링 후 위와 같은 요소들은 **리체크**하라. 때론 한 가지 요소를, 어떤 경우에는 여러 가지 요소들을 체크하게 될 것이다.

이 장에서는 각 시퀀스를 위한 간단한 체크인을 제공한다.* 롤링의 전후 이러한 움직임들을 수행하고 변화를 감지하라. 실험을 통하여 자신만의 체크인 움직임이나 스트레칭을 자유롭게 만들어보고 그것이 도움이 되었는가를 확인하기 위해 롤링 후 항상 리체크를 한다.

* 각 시퀀스에서 사용된 체크인/리체크의 비디오를 확인하고 싶다면 www.tuneupfitness.com/roll-model-video를 참조하라.

예를 들어 목과 턱의 시퀀스를 시행할 땐 목을 다양한 방향으로 움직이는 것으로 체크인을 시행할 수 있다.

1. 사이드밴드
2. 포워드밴드(굴곡: 사진에는 없음)
3. 백밴드(신전: 사진에는 없음)
4. 로테이션
5. 로테이션 후 포워드밴드(굴곡)

시퀀스를 시행한 후, 하나 혹은 모든 것의 범위를 확인해보라.

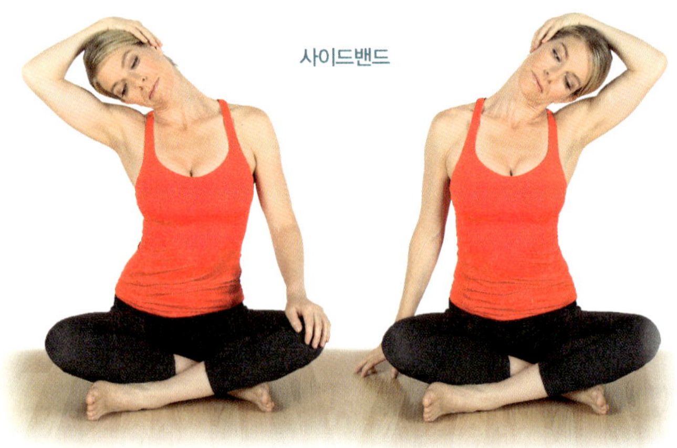
사이드밴드

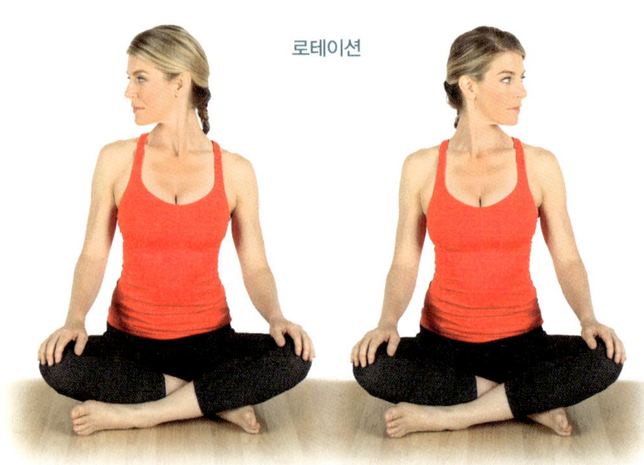
로테이션

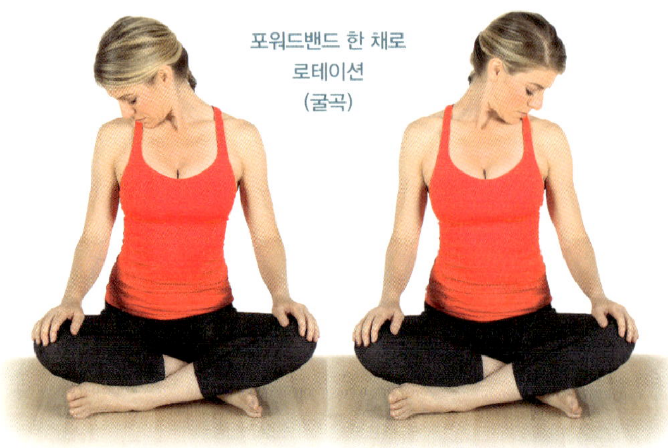
포워드밴드 한 채로 로테이션 (굴곡)

체크인/리체크의 목표는 변화와 향상을 관찰하는 기회를 제공하는 것이다. 각 관절의 움직임을 잘 알고 있다면 매우 체계적인 체크인을 사용할 수 있다. 운동학kinesiology에 관한 도서 또는 인터넷 검색을 통해 관절의 다양한 움직임들을 알아낼 수 있으며,이는 여러분의 탐험을 더 풍성하게 만들어줄 것이다. 이러한 관절의 큰 움직임은 주변 조직들을 동원한다. 때로는 이러한 움직임들이 기분 좋게 느껴지겠지만, 어떤 때에는 통증과 불편함을 즉각적으로 유도할 것이다. 신체를 불편한 방향으로 움직이는 것은 문제를 악화시키기도 하지만, 염증과 기능부전이 발생하는 조직의 위치에 대한 단서를 제공하기도 한다. 이 책에서 제시한 접근법으로 이러한 문제를 해결할 수 없다면 전문가와 상의하라.

예를 들어 2006년 나는 회전근개 중 극하근에 손상을 입었다. 어깨를 특정 방향으로 움직일 때 통증으로 인해 얼굴을 찡그렸지만 다른 방향으로 움직일 때는 통증이 없었다. 재활 과정을 통해 부상을 발생시키는 요인 및 부상으로 인해 보상 작용을 일으키는 움직임과 조직들에 대한 교육을 받았다. 나의 물리치료사인 션 햄튼Sean Hampton과 함께 정기적으로 가동범위를 확인하고 치료받으며 스스로를 관리하고 약점들을 강화하기 위한 훈련을 한 결과 마침내 손상은 완벽히 회복되었다.

* 현재 가장 선호하는 해부학 도서는 조셉 E. 머스콜리노(Joseph E. Muscolino)의 『The Skeletal System and Muscle Function』, 2nd Edition(Elsevier, 2010)이다.

이것이 내가 최초로 만들었던 지도자 과정 매뉴얼에 있는 어깨에 대한 여러 가지 체크인/리체크이다.

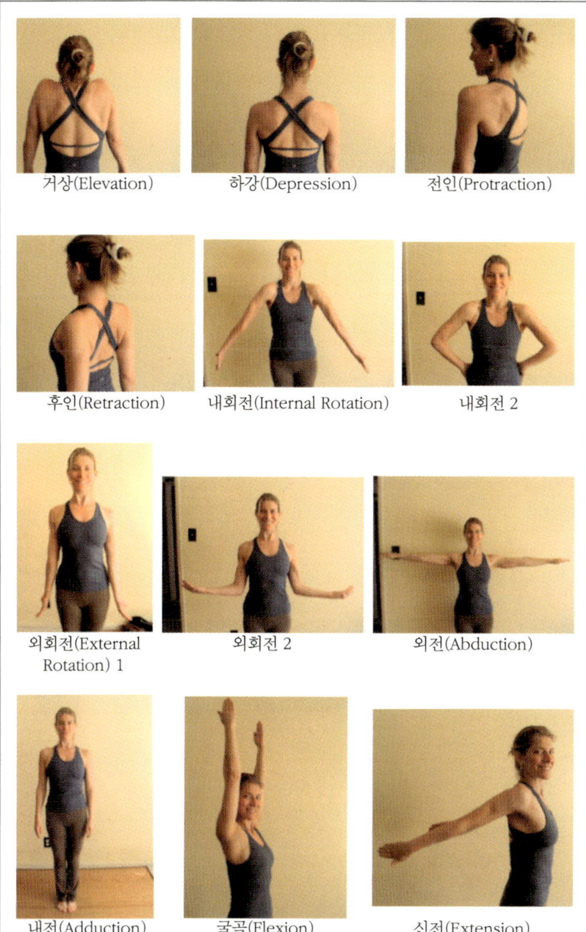

거상(Elevation) / 하강(Depression) / 전인(Protraction) / 후인(Retraction) / 내회전(Internal Rotation) / 내회전 2 / 외회전(External Rotation) 1 / 외회전 2 / 외전(Abduction) / 내전(Adduction) / 굴곡(Flexion) / 신전(Extension)

어깨의 움직임 방향에 대한 완전한 목록은 아니지만 무슨 말을 하고자 하는 것인지 이해할 수 있을 것이다. 어깨를 마사지하기 위해 한 개 이상의 체크인을 수행하고 나서 마사지 후에 리체크를 하라.

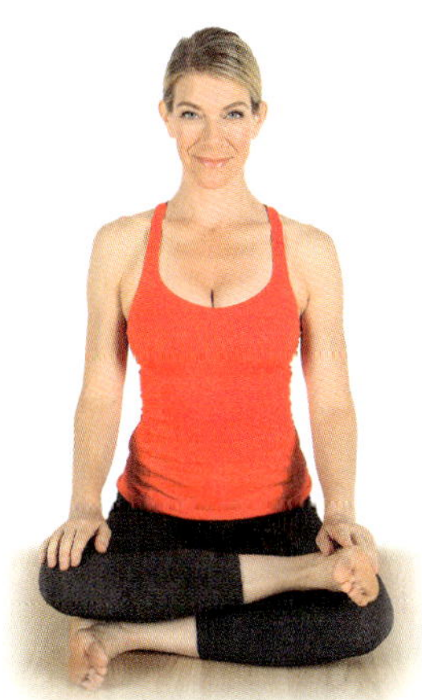

더블 피존은 건강한 고관절과 탄력 있는 엉덩이 시퀀스를 위한 체크인과 리체크이다.

체크인/리체크 선택사항

스스로 창의적인 체크인/리체크를 만들기 위해 다음과 같은 사항을 활용하라.

1. 롤링하는 조직과 직접적으로 관련된 관절을 동적으로 움직여라. 가능한 모든 방향에서 가동범위를 체크인하고 롤링 후 리체크한다. 예를 들어 목과 턱 시퀀스를 수행하기 전에 턱을 여닫는 것부터 시작하여 턱을 열어 좌우로 움직이고 원을 그리는 것으로 체크인한다.
2. 롤링하는 조직과 직접적으로 연결된 관절에 정적인 스트레칭을 하라. 다양한 스트레칭을 만들어 모든 가능한 방향에서 5~10회 호흡하라(세션당 하나를 선택하고 리체크 시 반복한다). 예를 들어 내가 제안하는 고관절과 엉덩이 시퀀스의 체크인은 더블피존(241쪽 참조)이다. 엉덩이 부위가 많이 늘어나는 이러한 스트레칭에서는 롤링 전후의 차이를 극명히 느끼게 될 것이다.
3. 볼을 굴릴 근육을 수축한 후, 롤링 후 다시 수축해본다. 예를 들어 위에 언급한 고관절 엉덩이 시퀀스에서 체크인을 위해 단순히 엉덩이를 수축하고 리체크를 위해 다시 엉덩이를 수축하는 것이다. 힘을 더 많이 생성할 수 있게 되거나 엉덩이 근육을 더 잘 수축할 수 있게 된 것을 느낄 것이다.
4. 롤링 전후 호흡을 관찰하라.
5. 롤링 전후 기분이 어떤지 느낀다.
6. 롤링 전후 열감이 느껴지는지 확인한다.
7. 롤링 전후 통증의 존재 또는 부재를 관찰한다.

이 책은 인체의 모든 통증에 대한 완벽한 진단을 제공하는 것이 아니다. 관찰하고 시도해볼 수 있는 일반적인 것들을 제공하지만 이 책으로 통증의 모든 부분을 다룰 수는 없다. 시간이 지나도 전후의 변화가 없다면, 전문가의 도움을 받아라.

코어/몸통을 위한 글로벌 쉬어 테크닉

글로벌 쉬어는 한 번에 가장 많은 고유수용감각기를 깨우기 위한 최고의 방법일 것이다. 거리 하나가 아닌 도시 전체에 불을 켜는 것과 같다. 더 작은 볼을 사용하여 구체적인 마사지를 하기 이전에 이 테크닉으로 빠르게 열을 내고 미리 기름칠을 할 수 있다.

글로벌 쉬어에서는 인지를 위한 주요 도구로 코어져스볼을 사용한다. 등이나 옆구리를 위해서는 알파볼을 사용할 수도 있다. 다음의 네 가지 롤모델 볼 테크닉(자세한 사항은 6장 참조)을 사용하면 최상의 효과가 나타날 것이다. 이러한 기법들은 자연스럽게 호흡을 통해 진화하며, 기능적인 호흡을 방해하고 있는 여러 겹의 몸통 연부 조직 및 강조직을 부드럽게 만들어 호흡근을 재정비하도록 도와줄 것이다.

이러한 각각의 기법들은 코어져스볼을 통해 피부와 표층근막이 움직일 수 있게 만든다. 심층근막 위에 놓인 탄력적인 상부층은 심부에 최대의 슬라이드 앤

1. 스킨롤링

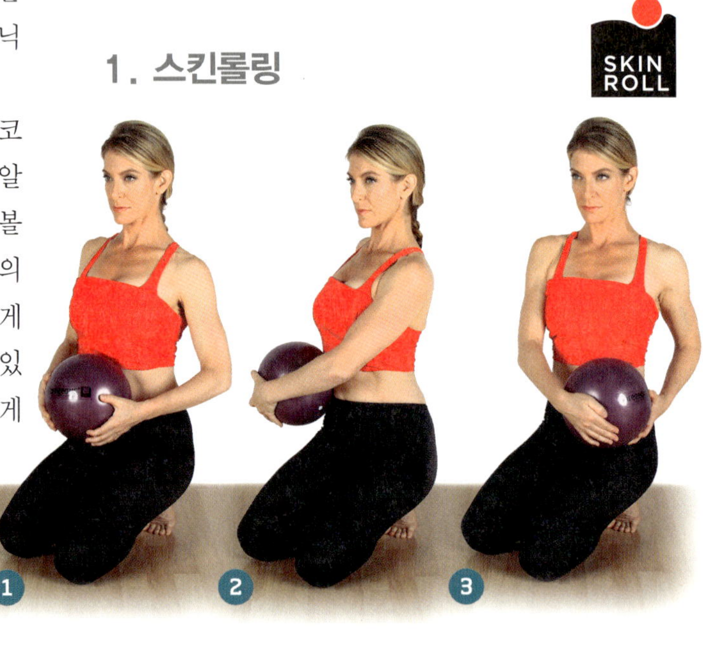

2. 컨트랙트/릴렉스

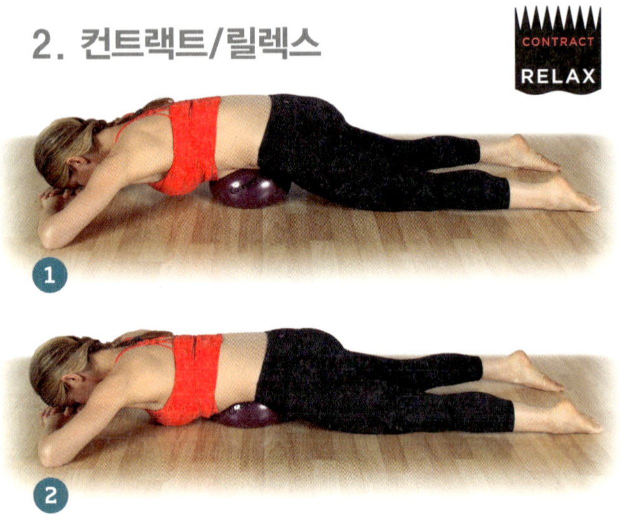

3. 볼 플라우

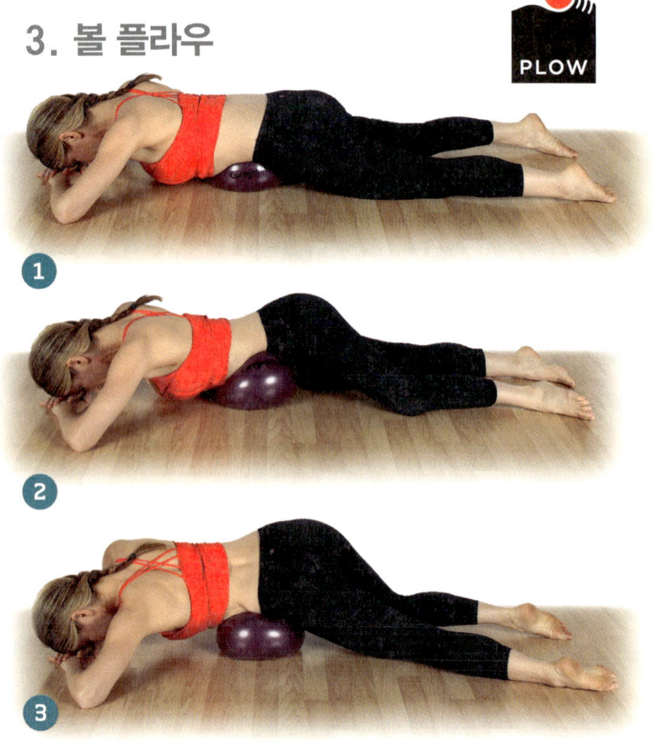

4. 핀/스핀 앤 모빌라이즈

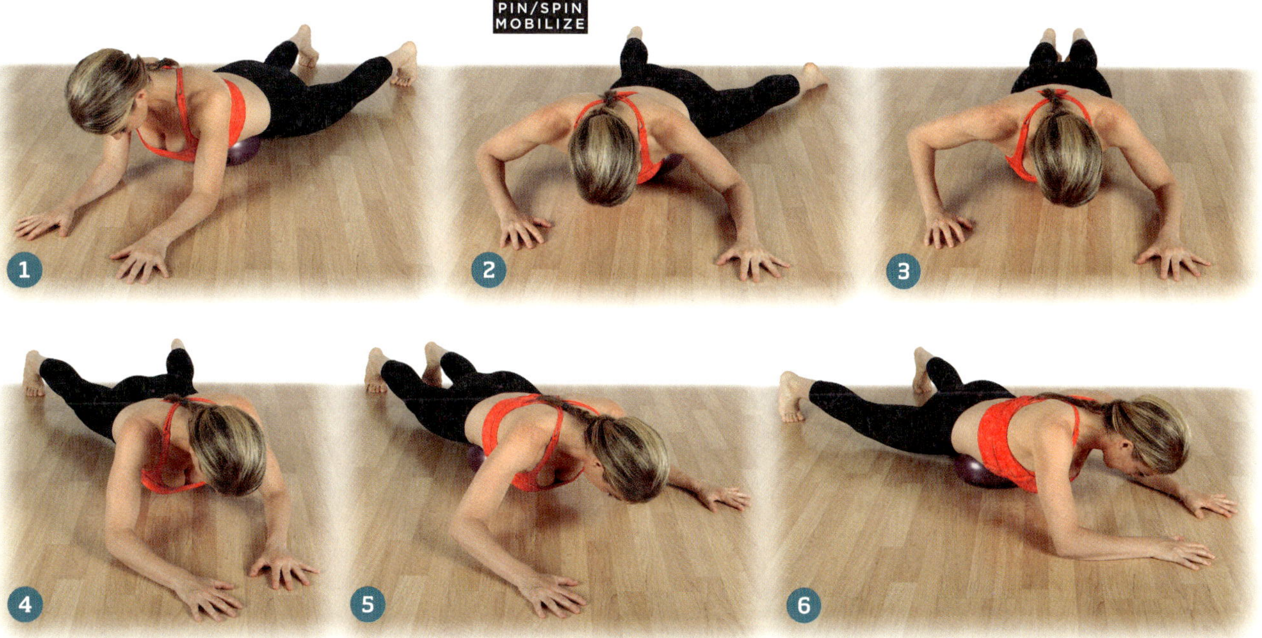

글라이드를 제공하기 위해 여러 방향으로 움직인다. 글로벌 쉬어를 최대화하기 위해 밀착력 있는 고무 부분이 피부에 달라붙어 있는 듯한 느낌이 들어야 한다(맨살이 가장 효과가 좋다). 이 볼은 몸과 뼈 모양에 맞추어 쉽게 몸 안쪽으로 들어갈 수 있다. 내측을 둘러싼 바깥층을 꼬집고, 비틀고, 압축하고, 다시 모양을 만들어 따뜻한 열감과 유동성을 만들어낼 수 있다. 또한 긴장, 시간, 흉터, 유착, 방치로 인해 서로 꿰매어진 듯한 느낌을 드는 부분들은 플라우 테크닉을 통해 해결할 수 있다. 때론 유착된 조직의 덩어리, 흉터의 자취, 나쁜 움직임 패턴을 발견할 수 있을 것이다. 또한 '사이막septum'이라고 불리는 심층근막의 이음매 또는 분할선을 만나게 될 것이다. 사이막은 한 근막 구조와 다른 근막 구조 사이를 나눠주는 '선'의 역할을 한다. 사이막이 하는 일은 조직들 사이의 연결성을 유지하는 것으로 근육막보다 두껍고 단단하지만 탄성 또한 가지고 있어야 한다.

코어져스볼은 겹쳐진 조직의 가장 넓은 층을 마사지하고 움직여준다. 크기가 크고 쉽게 변형되는 고무 재질을 가지고 있는 코어져스볼은 민감한 조직의 연결 부분의 손상 없이 큰 움직임을 만들어낼 수 있도록 해준다.

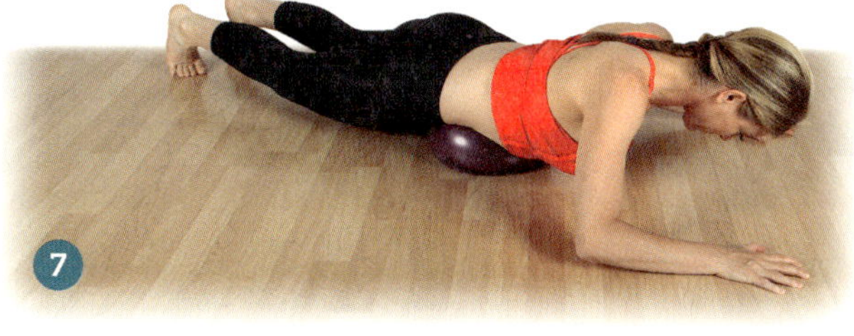

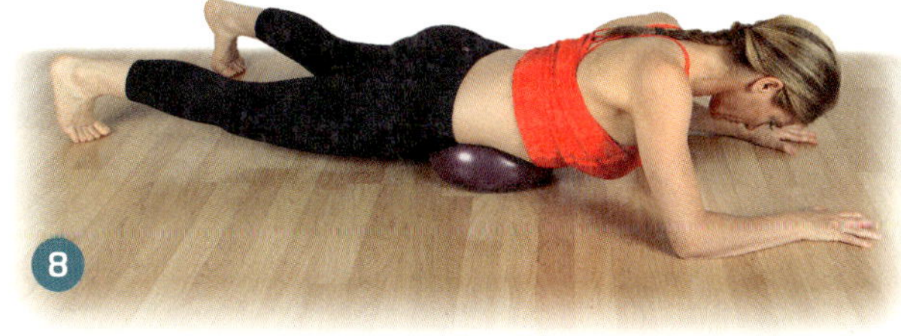

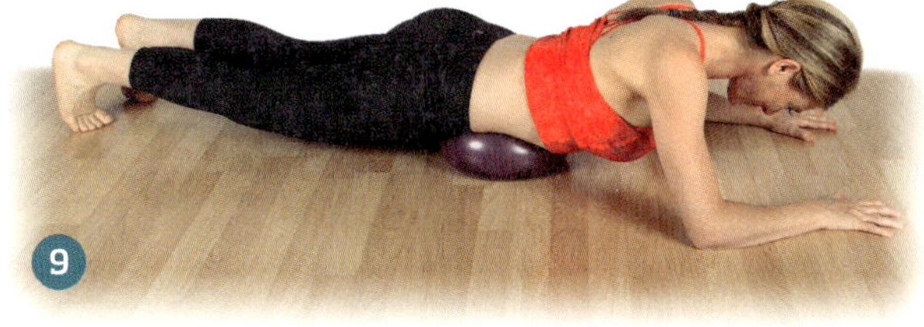

코어져스볼을 사용하여 몸통 조직의 전체에 전단력을 발생시켜 미리 열을 낸 후, 작은 볼을 이용하여 보다 정교한 연부 조직 마사지를 수행하라.

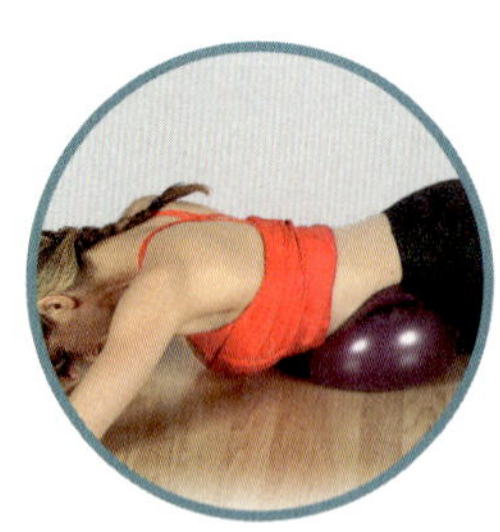

시퀀스 1:
글로벌 쉬어 웜업

준비물

코어저스볼

체화된 지도

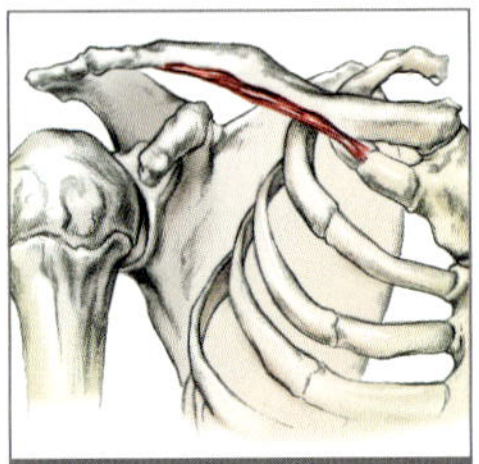

쇄골하근	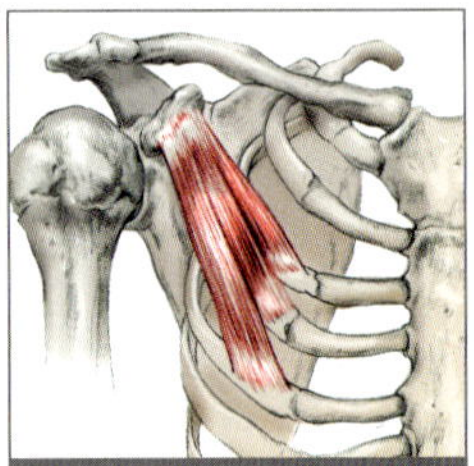 소흉근	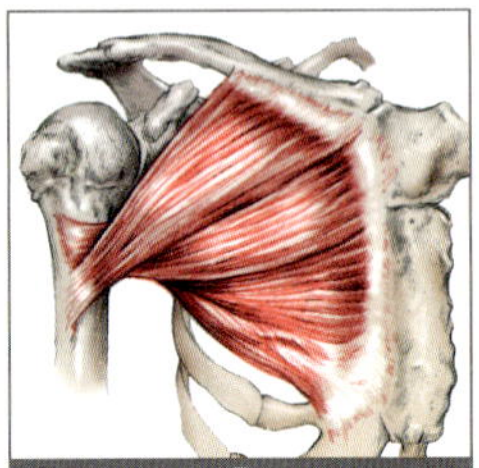 대흉근	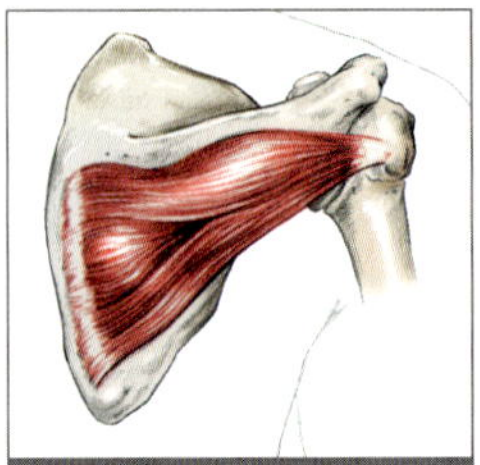 극하근	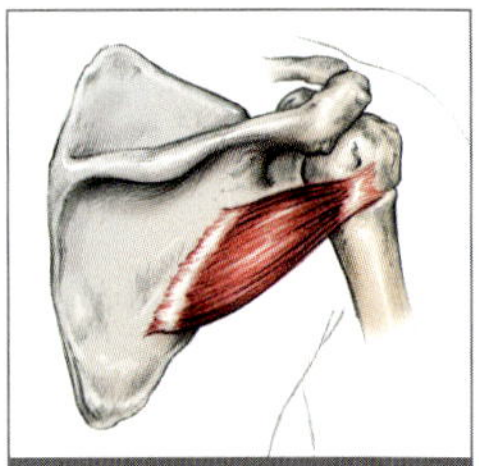 소원근
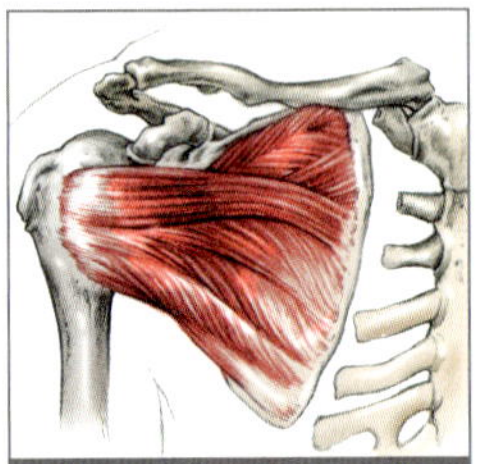 견갑하근	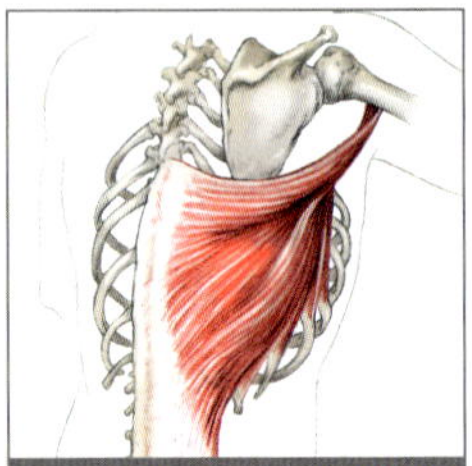 광배근	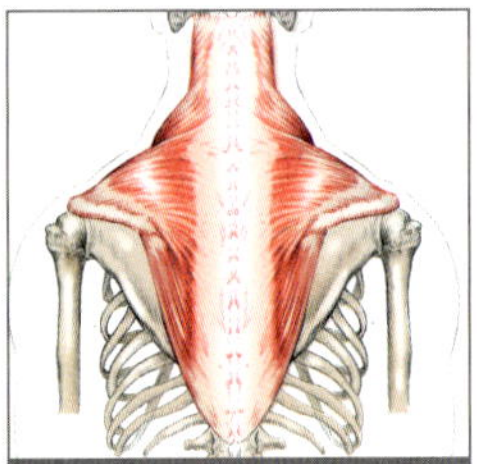 승모근	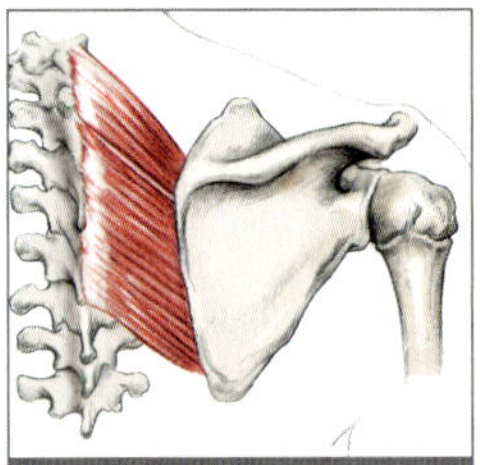 능형근	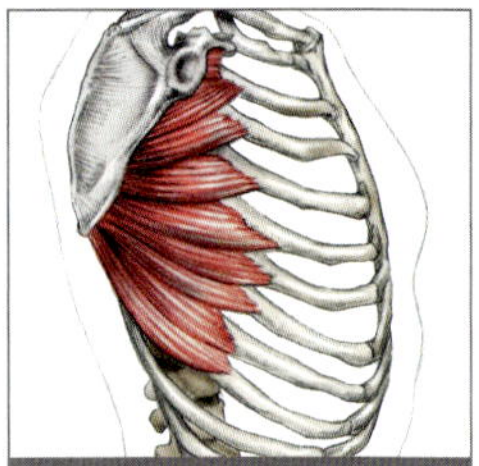 전거근
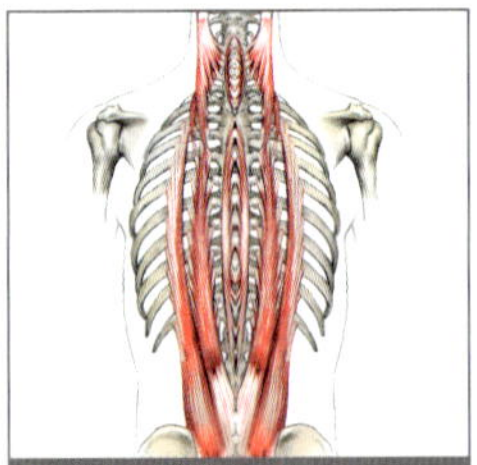 척추기립근	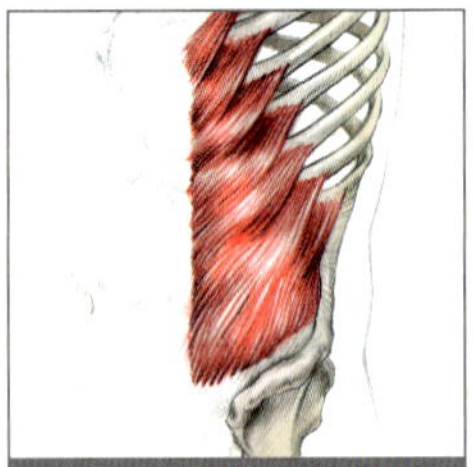 복사근	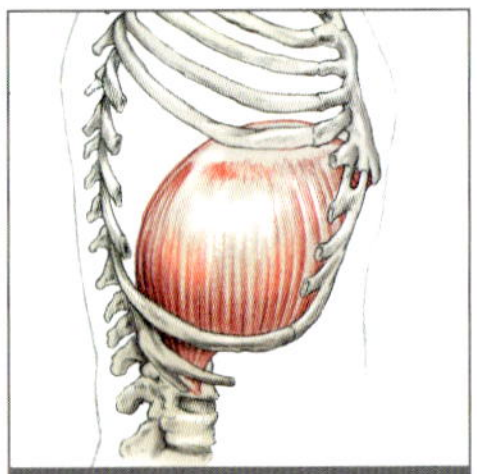 호흡기 횡격막	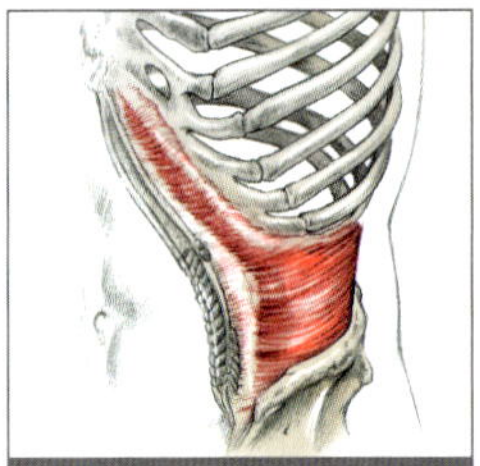 복횡근	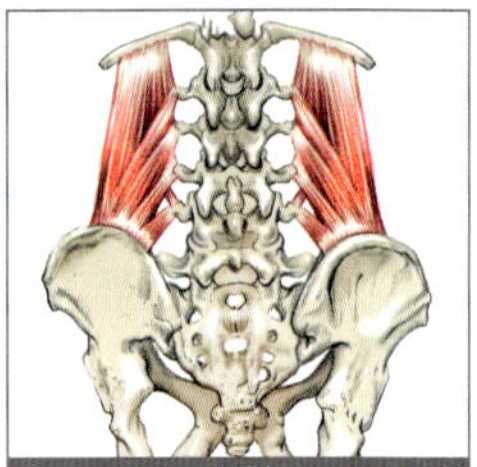 요방형근
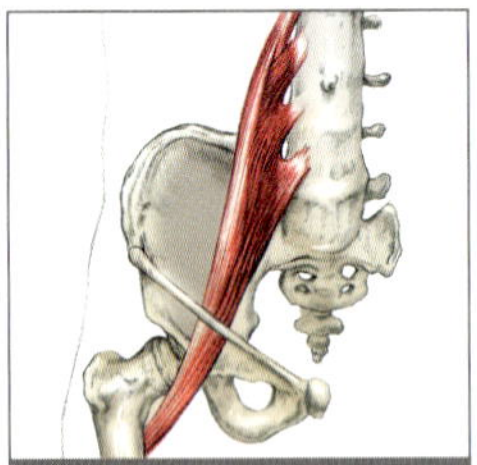 대요근	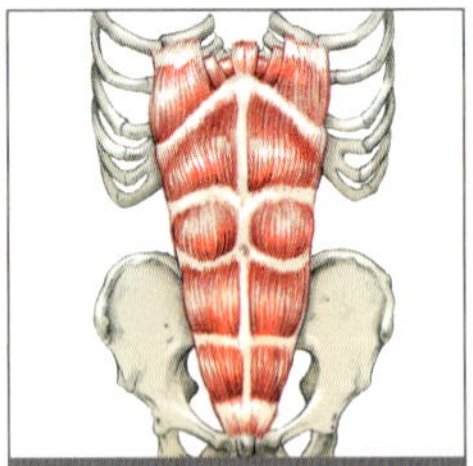 복직근	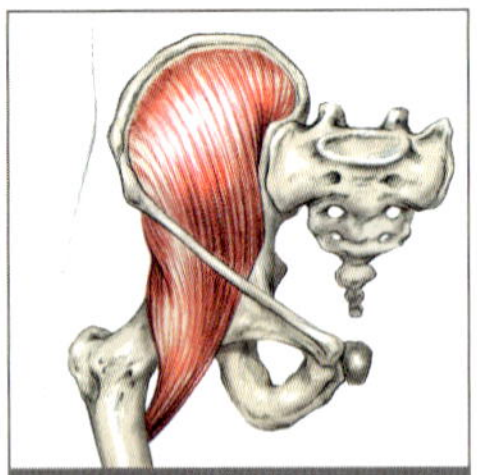 장골근	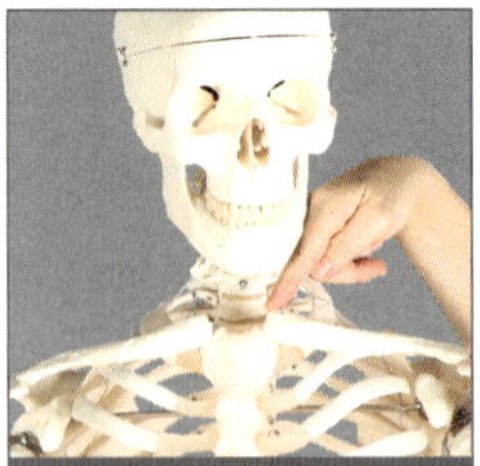 쇄골	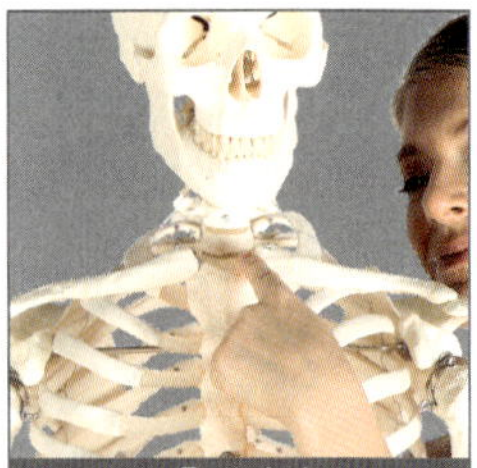 흉쇄관절
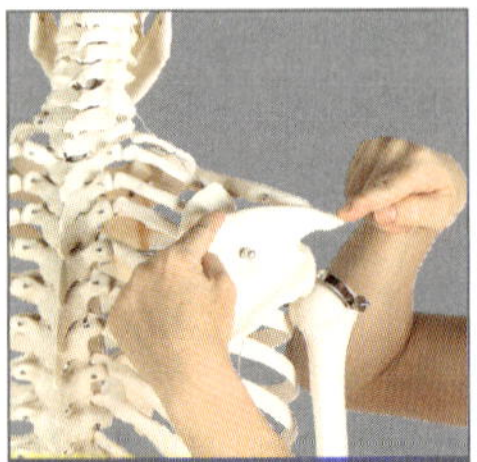 견갑극	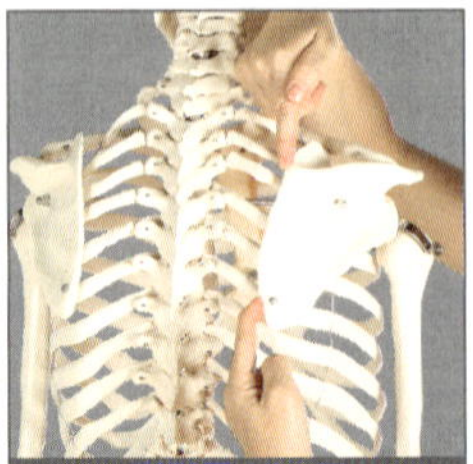 견갑골 내측연	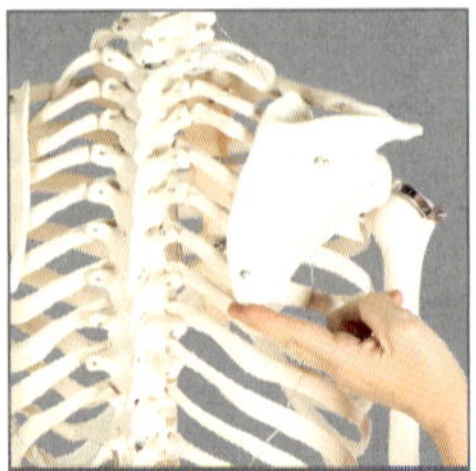 견갑골 하각	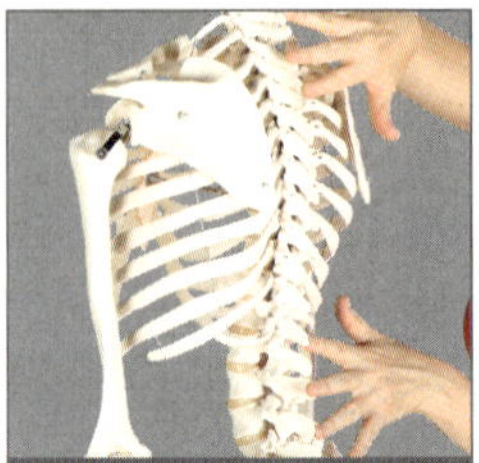 척추 극돌기	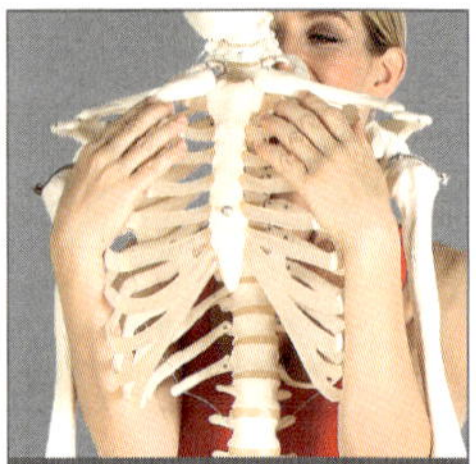 갈비뼈 1~12

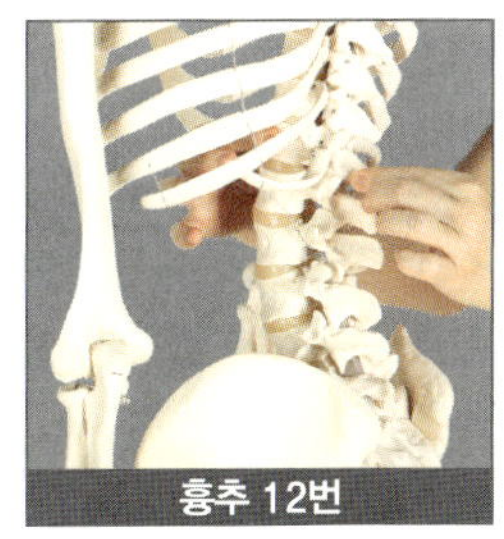
흉추 12번

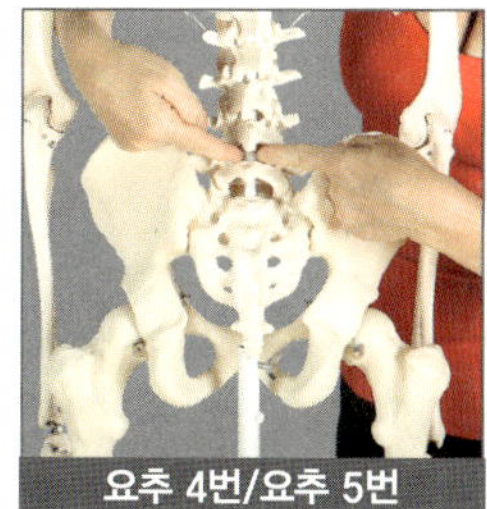
요추 4번/요추 5번

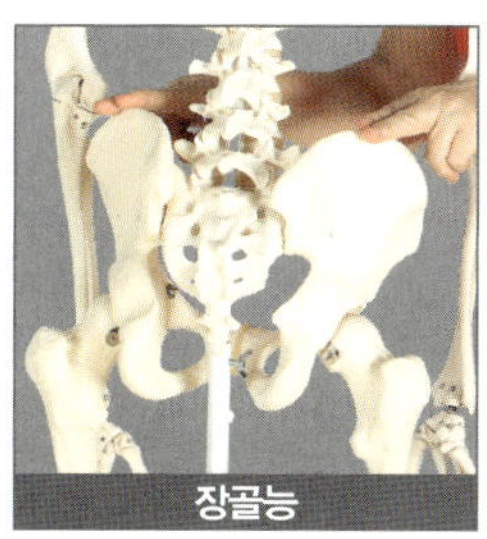
장골능

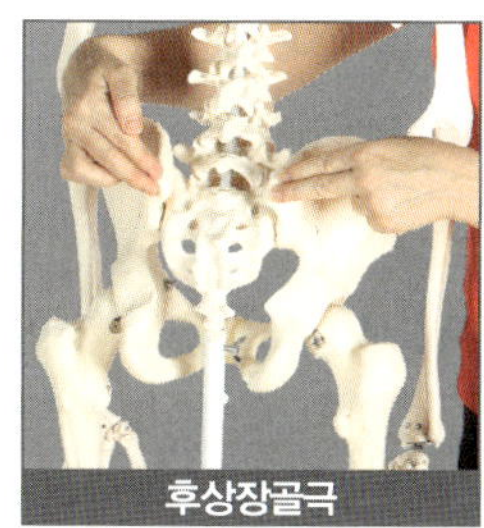
후상장골극

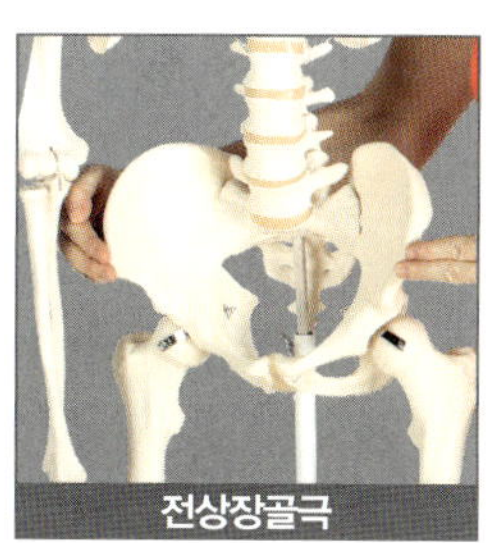
전상장골극

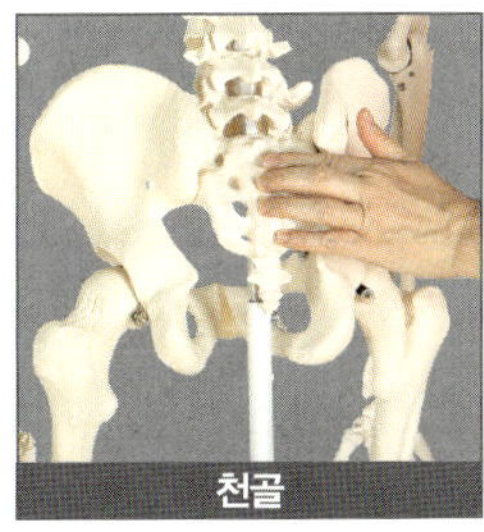
천골

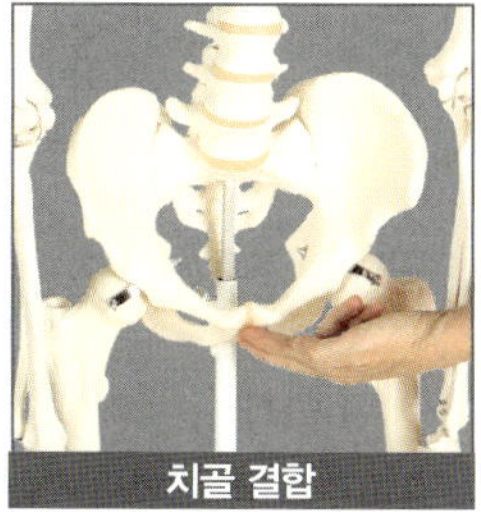
치골 결합

기본적인 볼 위치

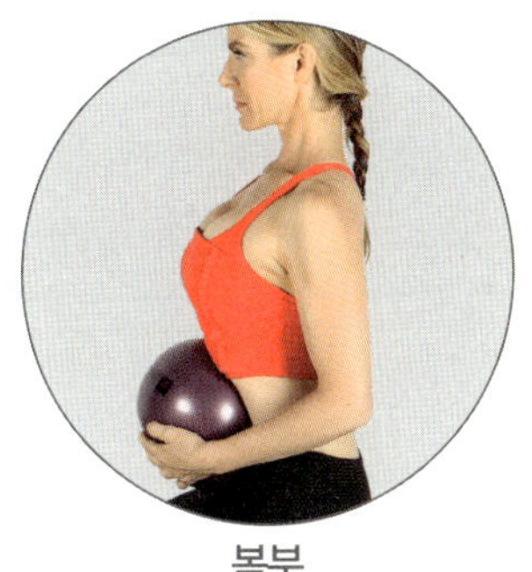
복부

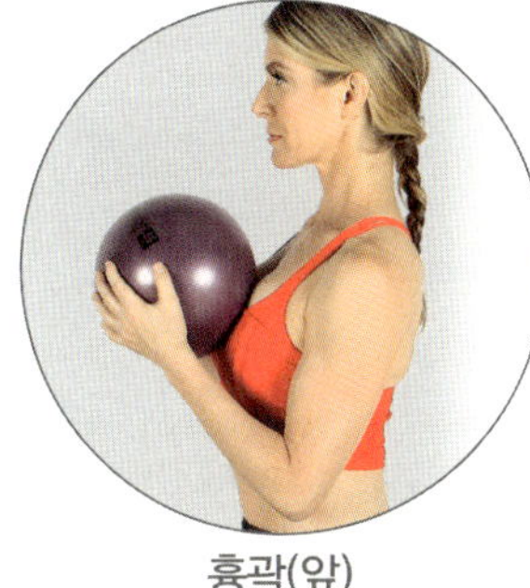
흉곽(앞)

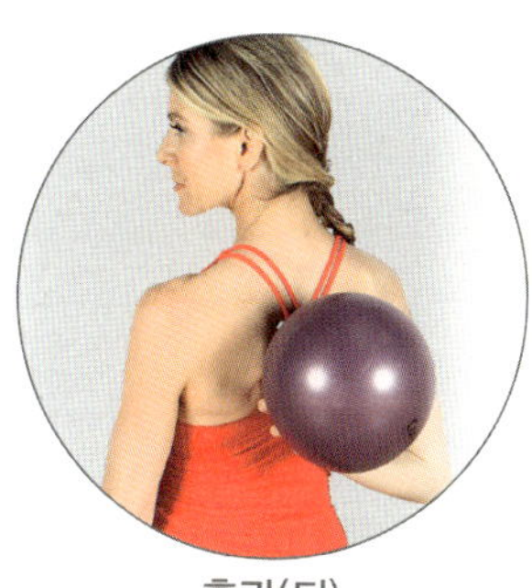
흉곽(뒤)

체크인: 복식-흉식 호흡

- 한 손은 복부, 다른 손은 가슴에 올려놓고 복식-흉식 호흡을 수행하라(호흡이 들어오는 느낌에 익숙해지면 손을 몸 위에 둘 필요는 없다. 팔을 옆으로 편안히 두어라).
- **(1)** 복부가 먼저 팽창되는 것을 느끼고, **(2)** 몸통의 아래부터 위쪽까지 커다란 연부 조직 풍선과 같이 흉곽이 부푼 뒤, 호흡을 내쉬어 복부와 흉곽을 비워낸다. 손은 각 들숨과 날숨에 따라 오르내릴 것이나.
- 이와 같이 5~10회 완전히 호흡한다.

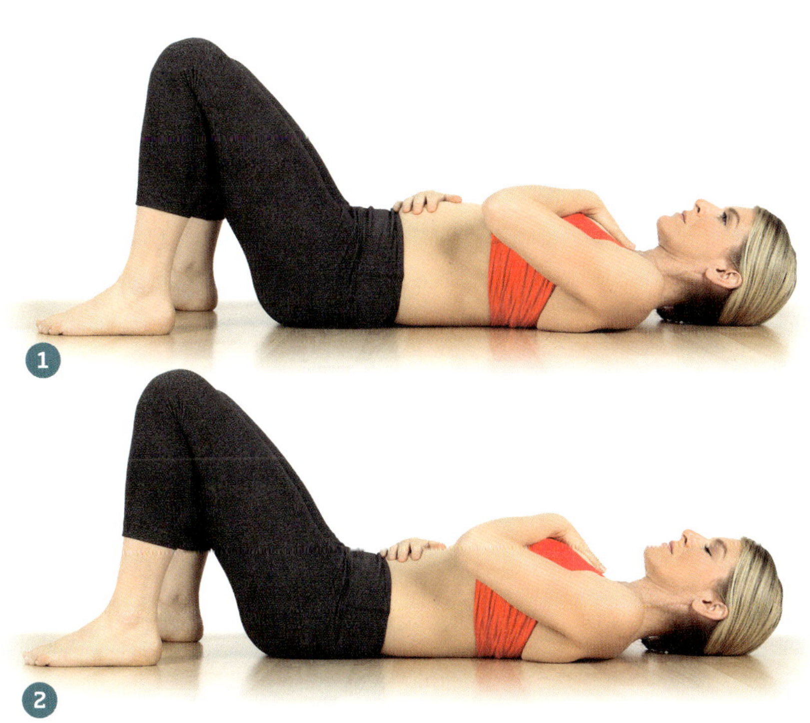

롤 시퀀스

앱도미널 필 Abdominal Peel

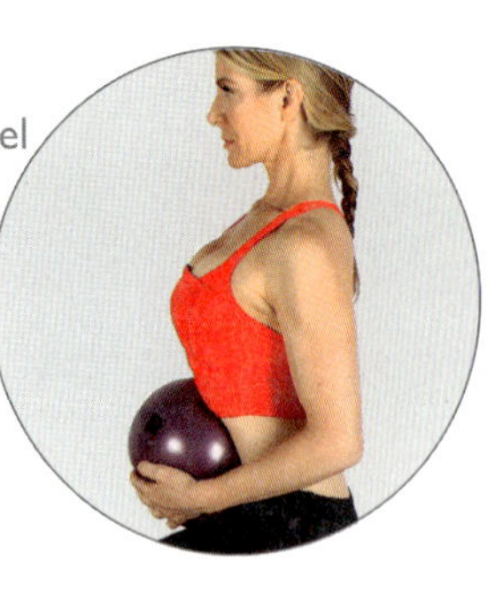

액션 1: 서스테인드 컴프레션과 복식 호흡

코어져스볼을 배에 대고 엎드린다. 5~10회 복식 호흡을 한다.

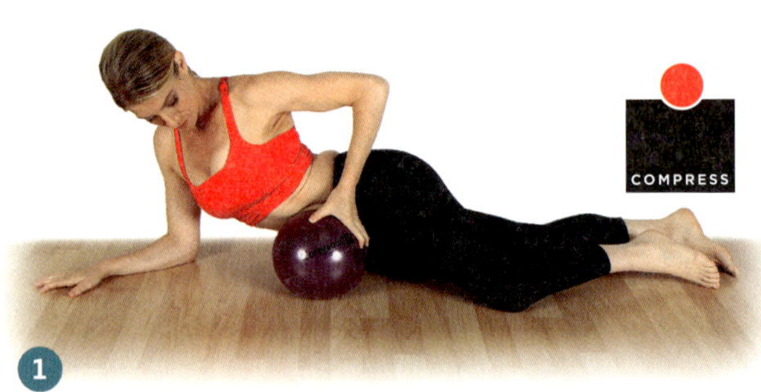

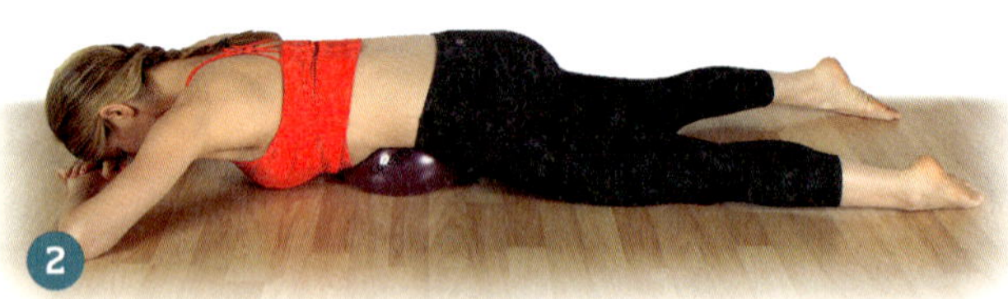

액션 2: 복식 호흡과 컨트랙트/릴렉스

- **(1)** 볼을 대고 숨을 들이마신 뒤 5~10초간 숨을 멈춘 채 복부를 단단하게 만든 후, **(2)** 숨을 내쉬어 볼이 배 안에 들어오게 한다.
- 5~10회의 호흡을 반복한다.

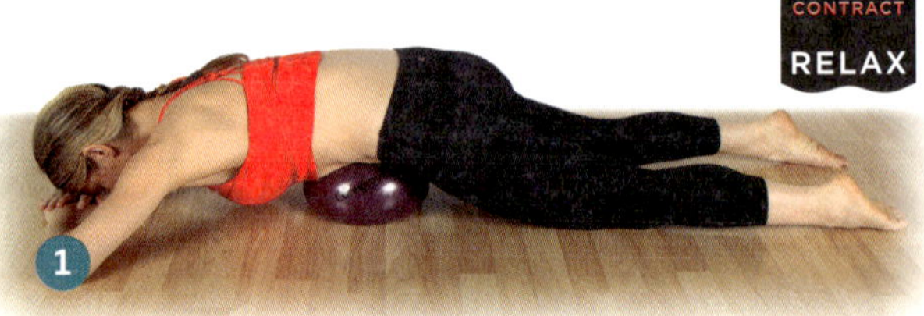

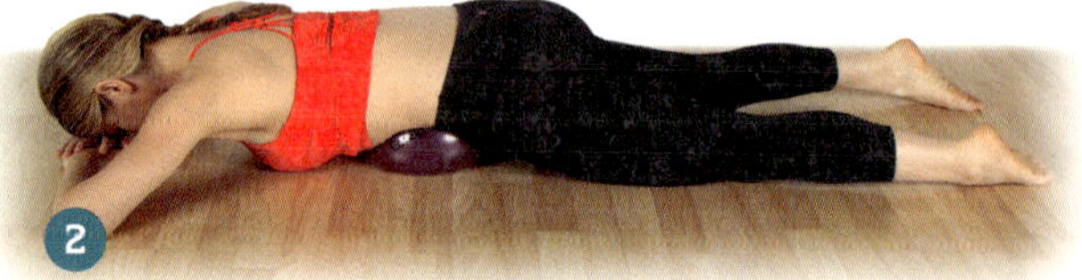

액션 3: 복직근 크로스파이버

- 볼이 복부를 가로질러 마사지하도록 몸을 좌우로 움직인다. 계속해서 복부로 숨이 들어오도록 하고 특히 긴장된 부분에서 컨트랙트/릴렉스 호흡을 적용한다.
- 볼을 배꼽 아래로 내려 복부의 가장 아래쪽과 골반을 크로스파이버 한다.
- 10~20회 전후로 반복한다. 매우 천천히 그리고 약간 빠른 속도로 움직여본다.

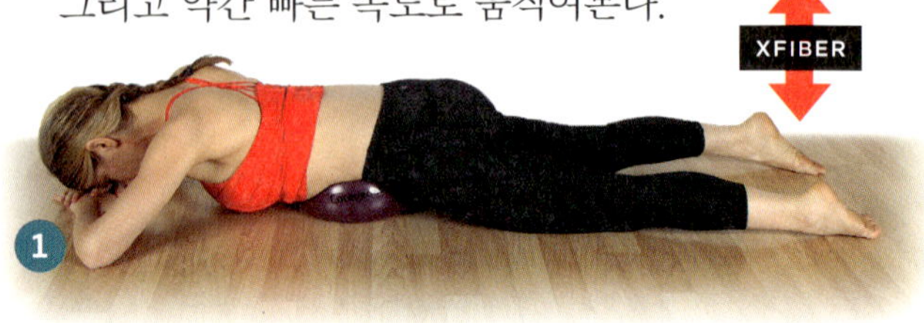

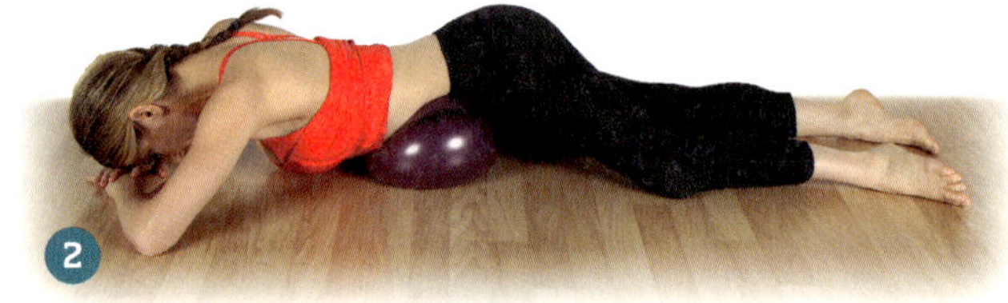

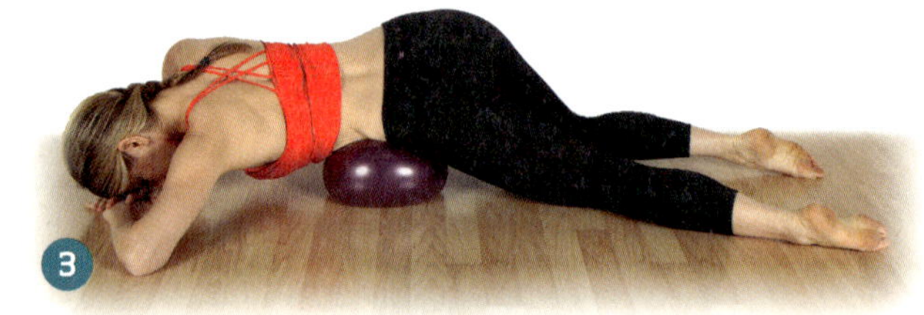

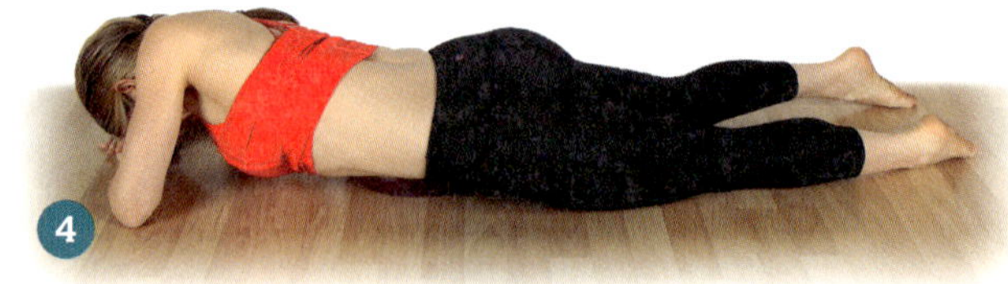

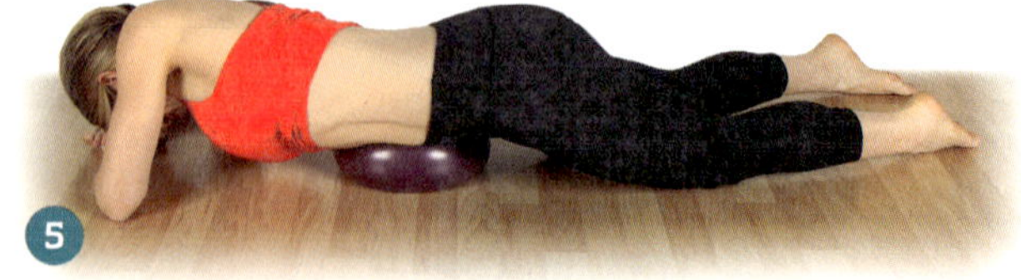

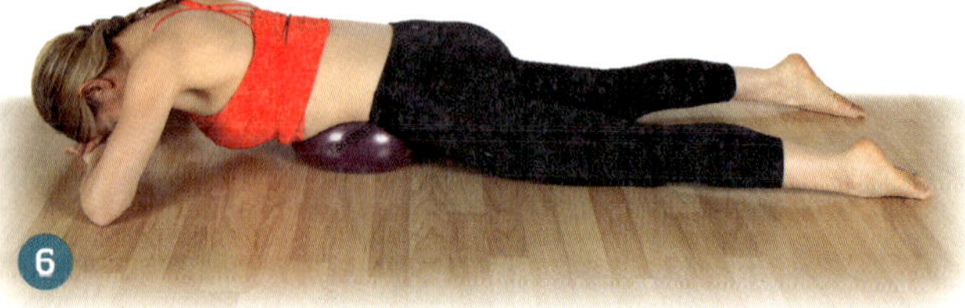

액션 4: 복직근 스트립

- 치골결합에서부터 '가슴뼈(흉골)' 아래까지 복직근을 따라 위아래로 볼을 굴린다. 계속해서 복부로 숨을 쉬고 특히 긴장된 부분에서 컨트랙트/릴렉스 호흡을 적용한다.
- 8~10회 스트립 한다.

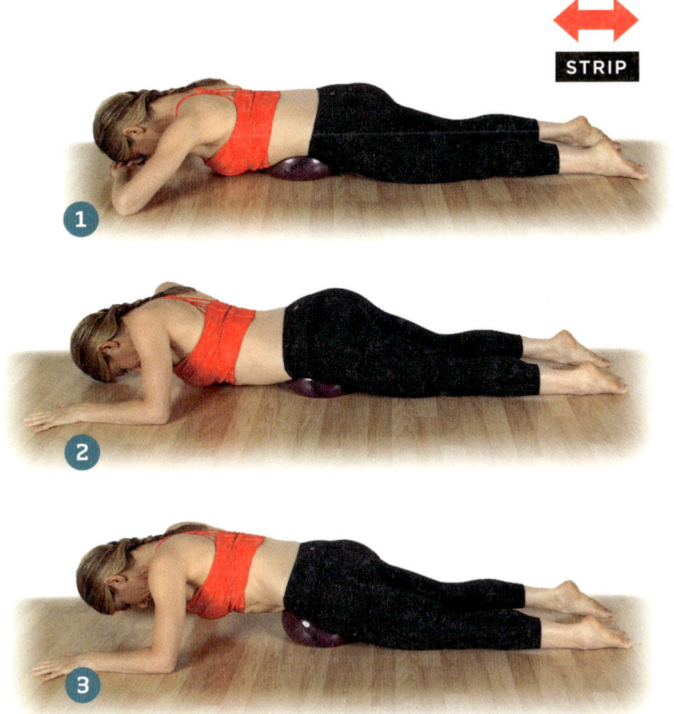

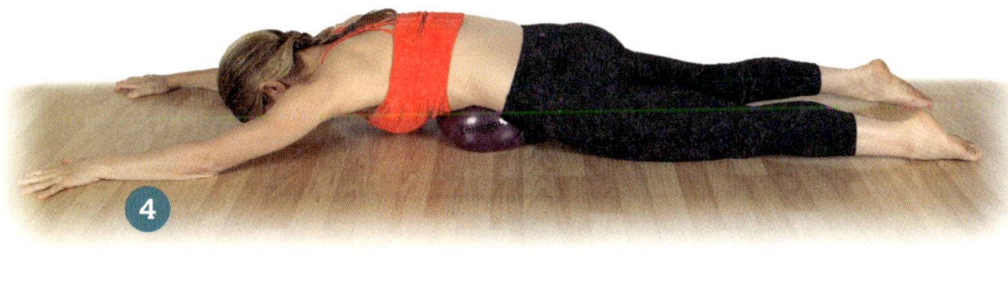

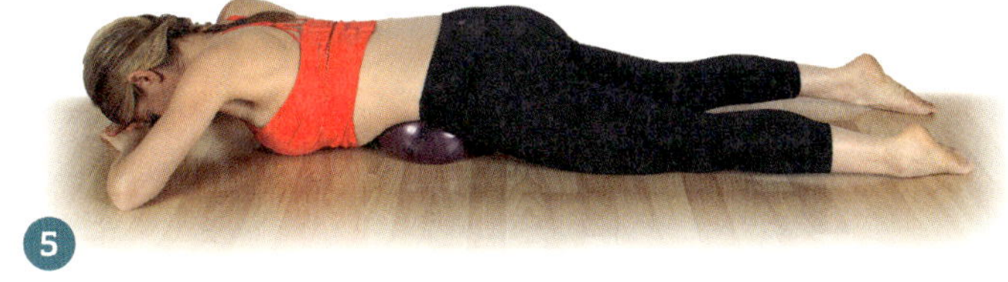

액션 5: 코어 크롤

- **(1)** 볼을 하복부 쪽에 둔 뒤
(2~3) 아기가 기어가는 것처럼 무릎을 번갈아 허리까지 미끄러뜨리듯 올린다. 빠르게 혹은 느리게 해보라.
- 한쪽당 5~10회 반복한다.

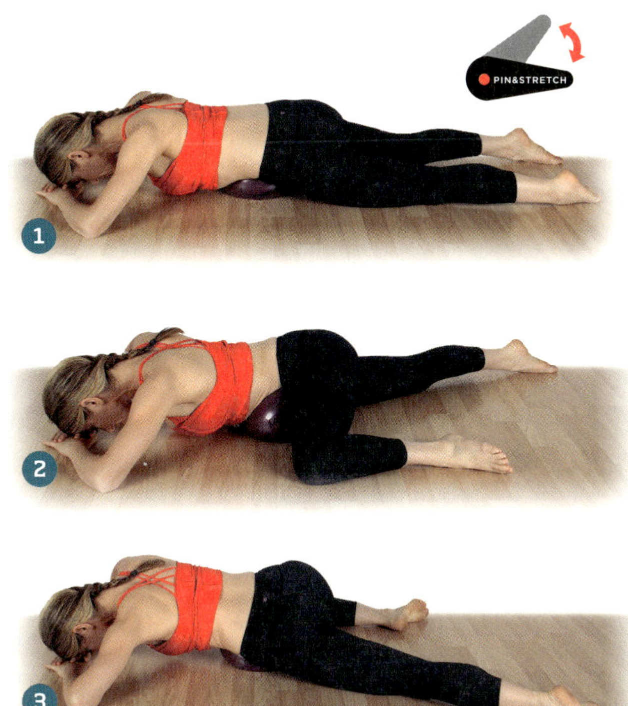

액션 6: 핀/스핀 앤 모빌라이즈

- **(1)** 코어져스볼을 배의 가운데에 두고 고정한다. (가능하다면) 맨살에 적용한다.
- **(2~4)** 볼을 '고정'해둔 채 오른쪽(혹은 왼쪽)으로 최대한 몸을 회전시킨다.
- **(5~7)** 몸을 볼 주변으로 천천히 회전시킨다. 최대의 비틀림과 전단력을 만들어내기 위해 볼은 계속해서 그 자리에 고정되어 있어야 한다.
- **(8~9)** 깊은 복식 호흡을 유지하며 몸을 천천히 회전시켜라. 열감과 함께 기분 좋게 꼬집히는 느낌이 들 것이다.

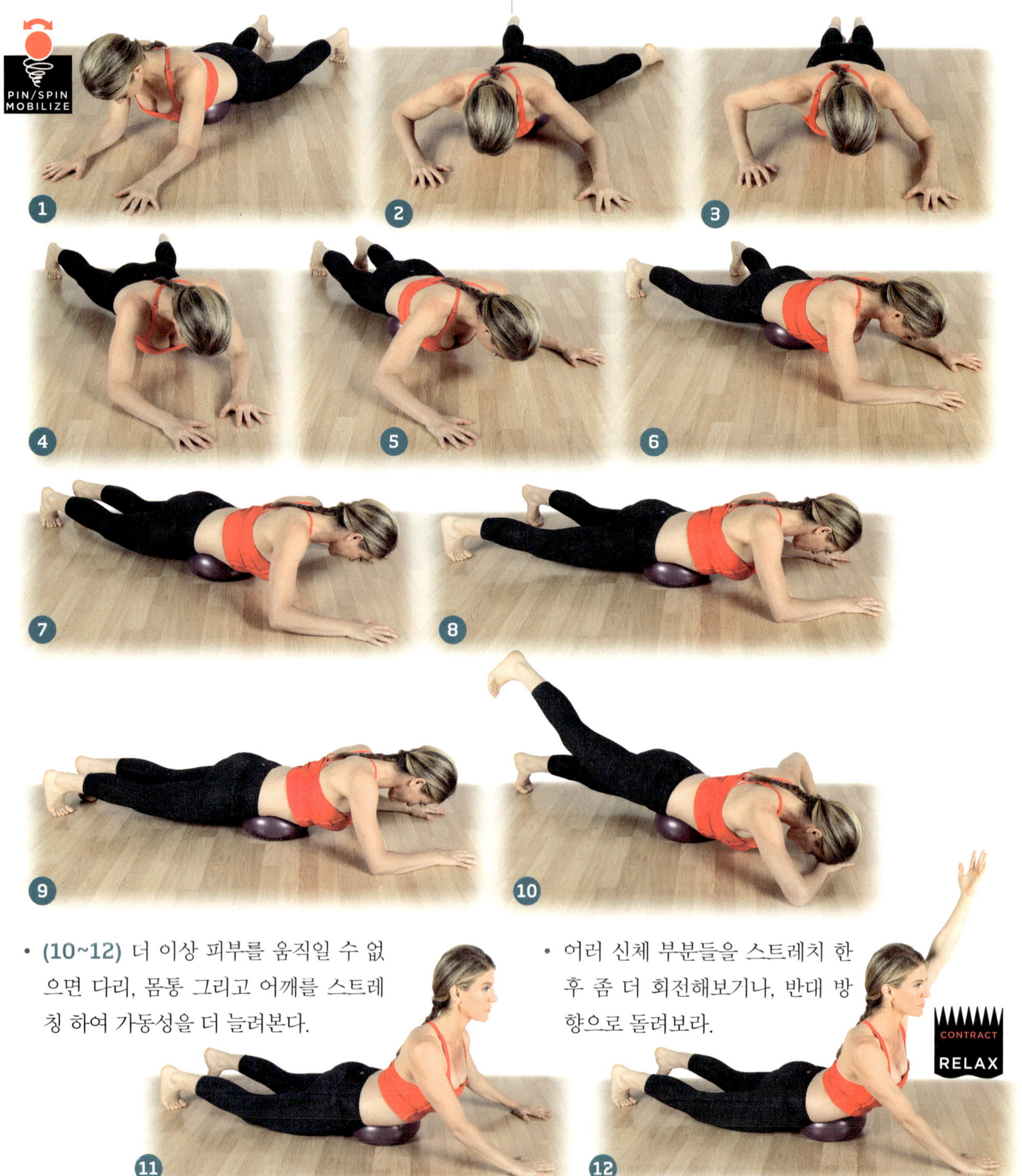

- **(10~12)** 더 이상 피부를 움직일 수 없으면 다리, 몸통 그리고 어깨를 스트레칭 하여 가동성을 더 늘려본다.
- 여러 신체 부분들을 스트레치 한 후 좀 더 회전해보거나, 반대 방향으로 돌려보라.

립케이지 리햅

Ribcage Rehab*

액션 1: 흉식 호흡과 컨트랙트/릴렉스

- **(1~2)** 코어져스볼을 명치에 댄 채 엎드린다. 5~10회 흉식 호흡을 한다.
- **(3-4)** 볼의 압력을 호흡 능력에 대한 피드백으로 사용하며 5~10회의 컨트랙트/릴렉스 호흡을 추가한다. 갈비뼈로 숨을 들이마시고 5~10초간 호흡을 멈췄다가 호흡을 내쉬며 볼이 가슴 쪽으로 들어가는 것을 느낀다.

* 가슴마사지에 대한 보다 자세한 내용이 궁금하다면 "To revert breast cancer cells, give them the squeeze" at www.sciencedaily.com/releases/2012/12/121217140544.htm을 참조하라.

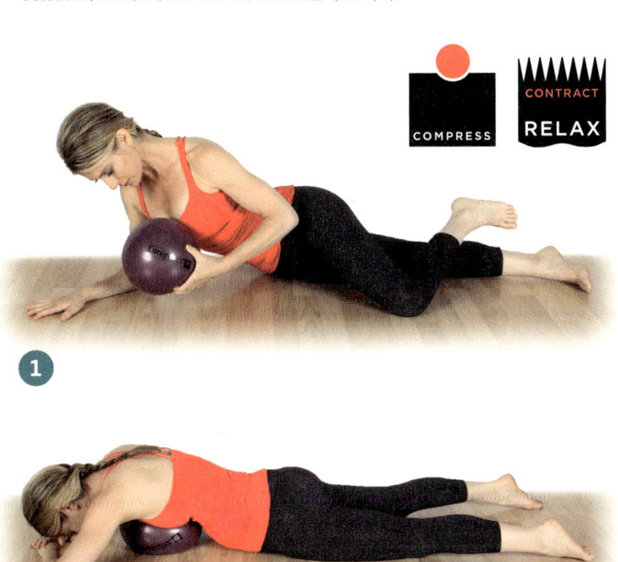

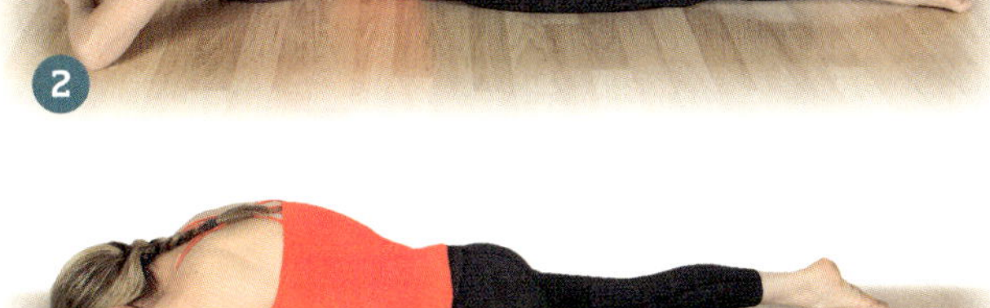

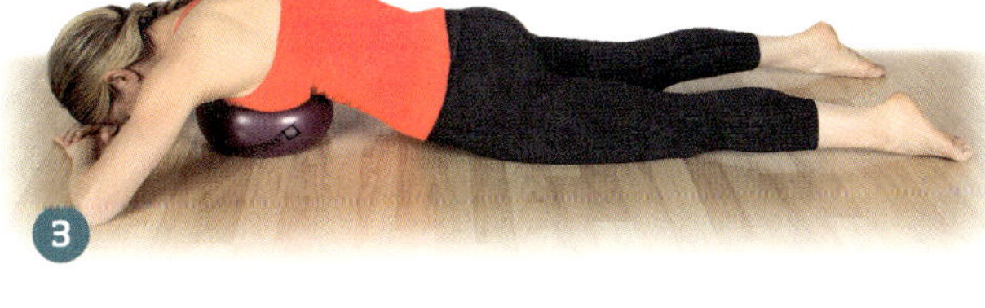

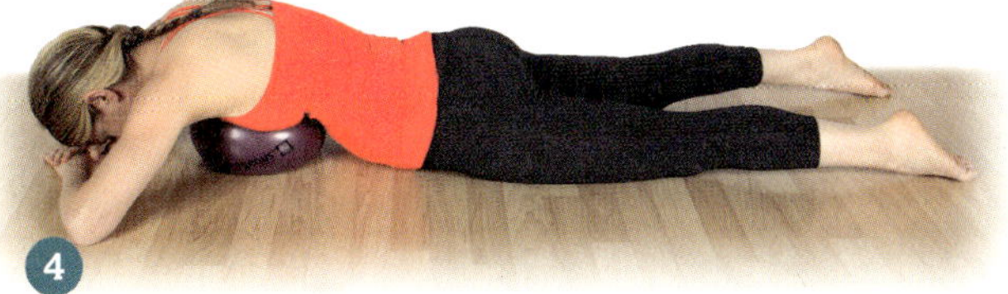

액션 2: 가슴근육 크로스파이버

- 천천히 몸통을 좌우로 밀어 명치와 가슴을 가로질러 흉곽의 가장자리까지 볼을 움직인다.
- 마사지하는 내내 흉식 호흡을 유지하고, 많이 긴장한 부분에서는 멈춰서 컨트랙트/릴렉스를 적용한다.

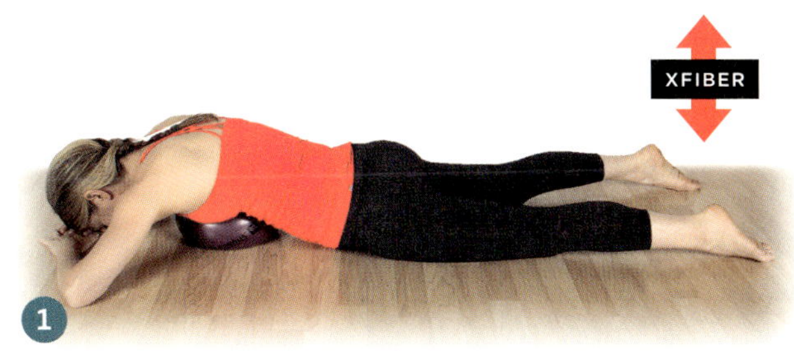

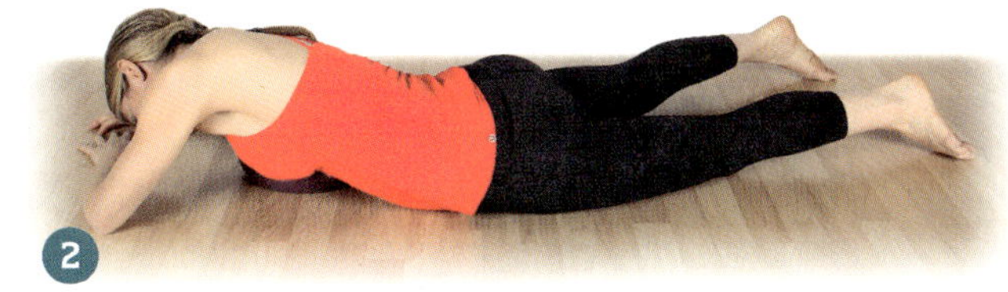

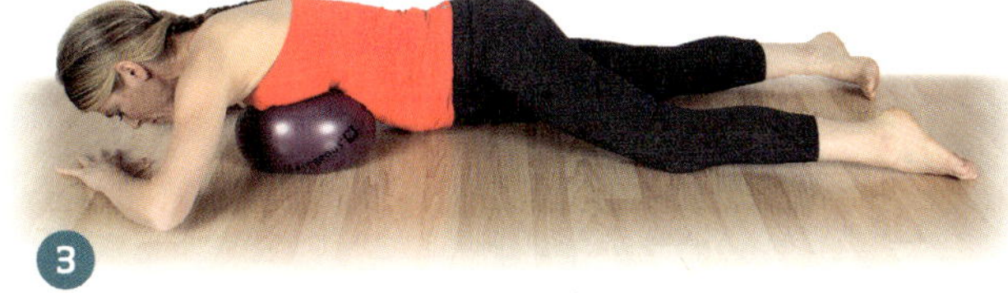

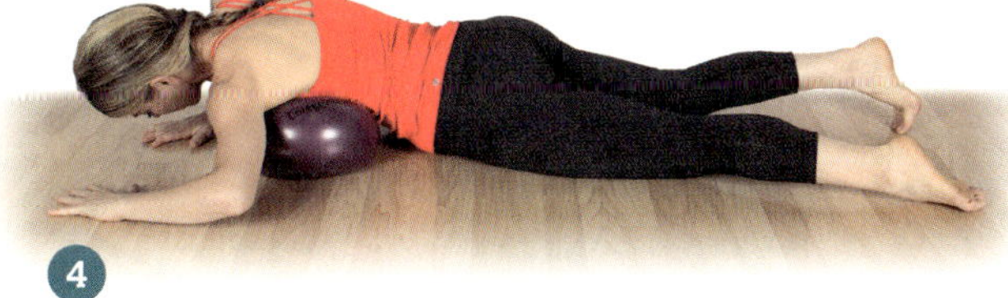

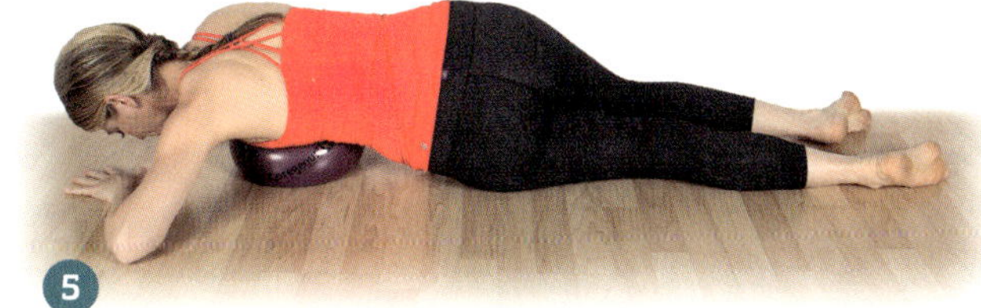

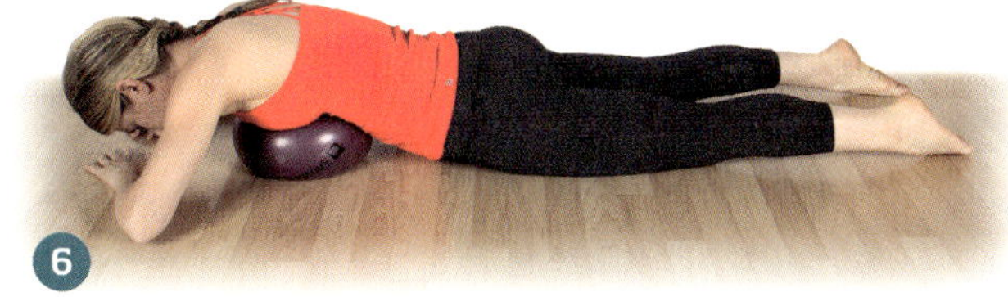

액션 3: 가슴근육 스트립

- 가슴 조직에 부담이 가지 않는 범위 내에서 흉골을 따라 볼을 양쪽 가슴의 위아래로 움직인다.
- 계속해서 흉곽으로 호흡하고, 특히 긴장된 부분에서는 필요할 경우 컨트랙트/릴렉스 호흡을 집중적으로 한다.

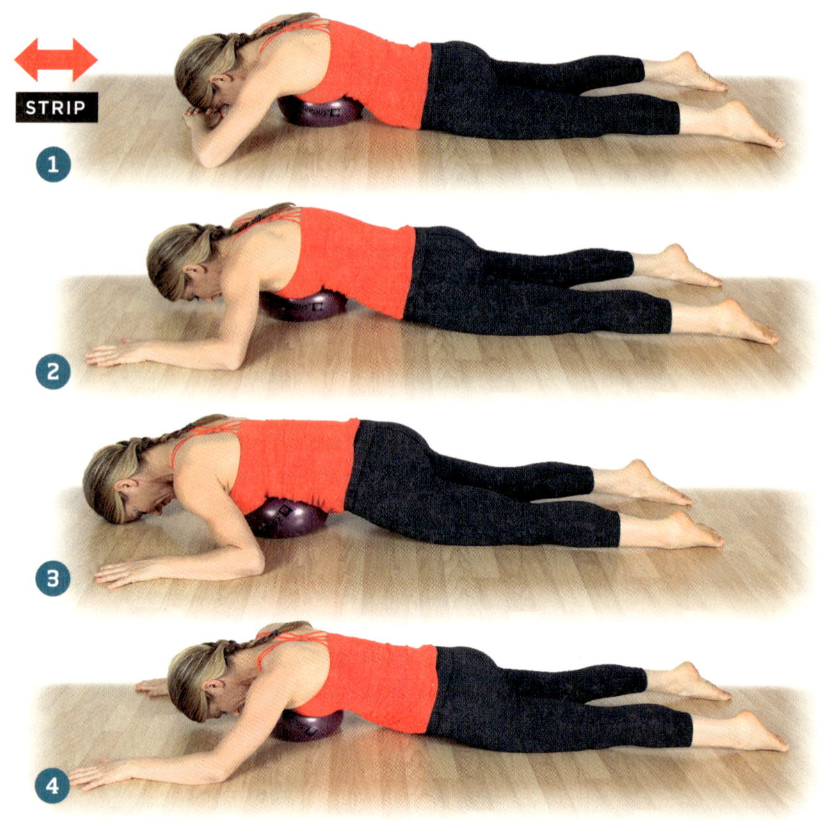

액션 4: 핀/스핀 앤 모빌라이즈를 통한 가슴 리셋

- **(1)** 코어져스볼을 흉골의 가운데에 두고 고정한다. (가능하다면) 맨살에 대고 누른다.
- **(2~3)** 볼을 원래 '고정한 자리'에 유지한 채 가능한 멀리 몸을 오른쪽(혹은 왼쪽)으로 회전시킨다.

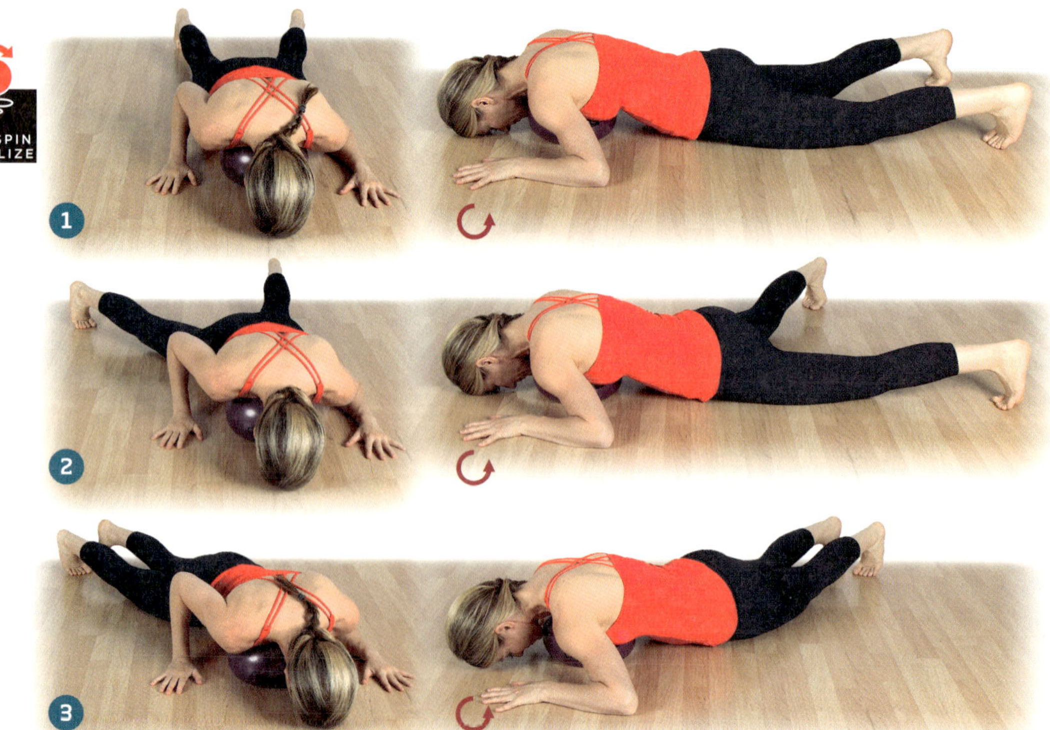

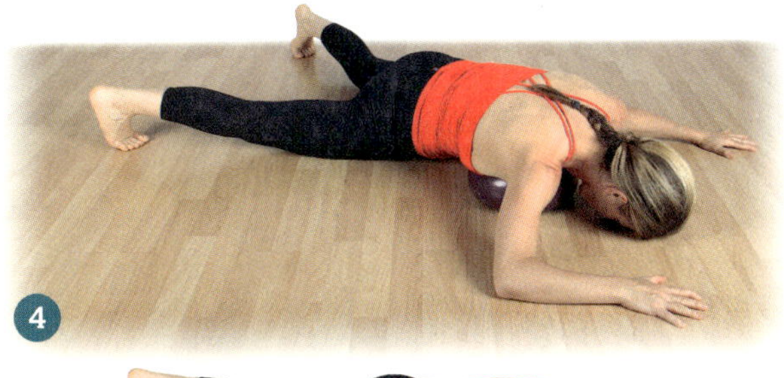

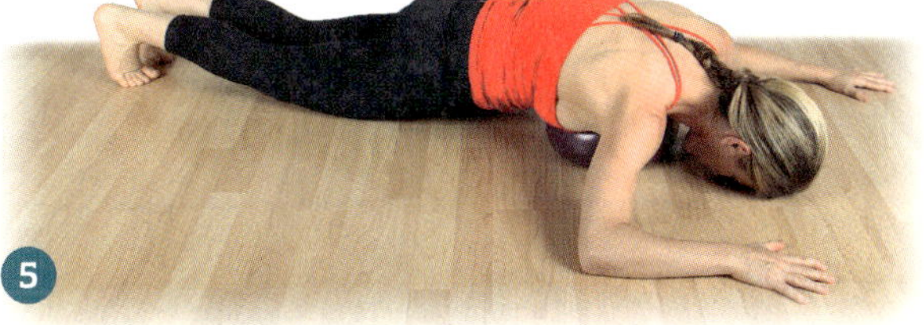

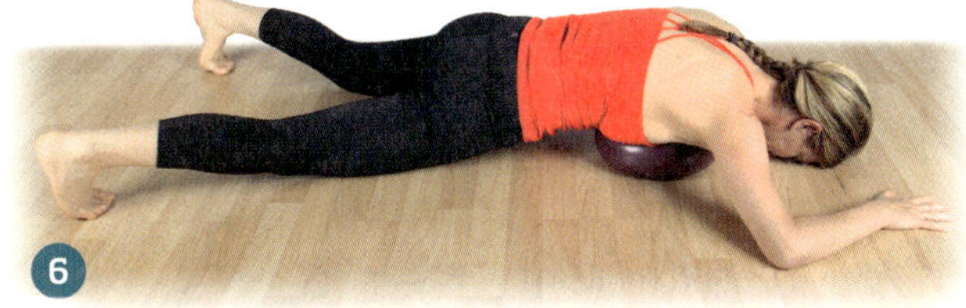

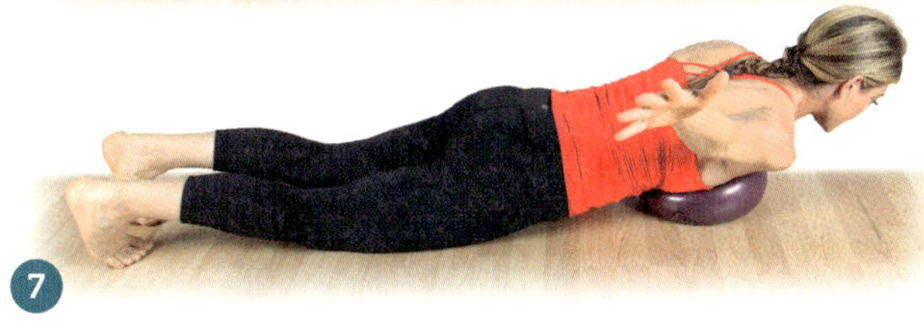

- **(4)** 천천히 몸을 볼 주변으로 돌린다. 볼은 최대의 비틀림과 전단력을 만들기 위해 제자리에 있어야 한다.
- **(5~6)** 깊은 흉식 호흡을 유지하며 몸을 천천히 회전시킨다. 열감과 함께 '기분 좋게 꼬집히는 느낌'이 들 것이다.
- **(7~8)** 더 이상 피부를 움직일 수 없을 때 어깨, 윗등 목을 스트레칭 하여 움직여본다.
- 이렇게 움직인 뒤 조금 더 돌려보거나 반대 방향으로 회전한다.

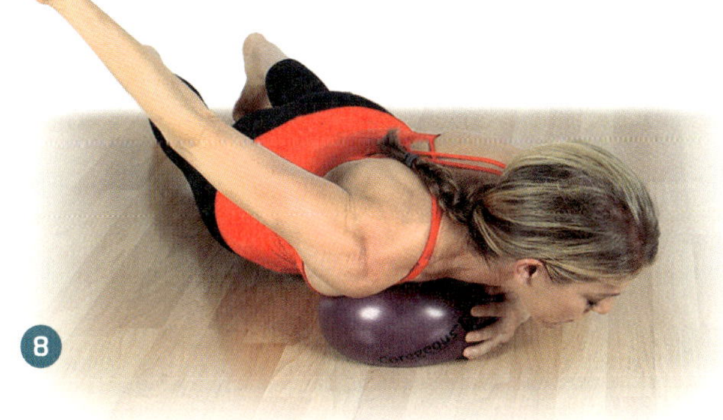

어퍼백 쉬어

Upperback Shear

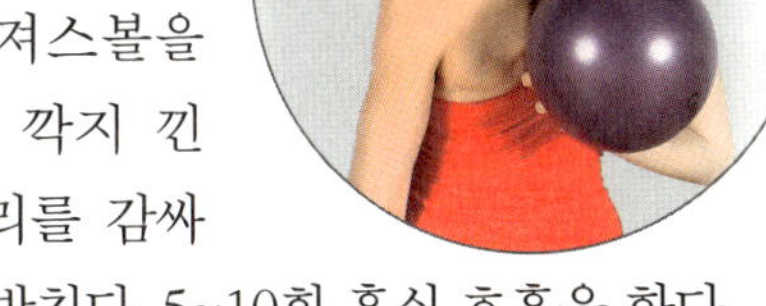

액션 1: 일반적인 롤링

- **(1~2)** 코어져스볼을 윗등에 두고 깍지 낀 양손으로 머리를 감싸 머리와 목을 받친다. 5~10회 흉식 호흡을 한다.
- **(3~4)** 흉식 호흡을 유지하며, 볼을 위아래로 움직이며 등 가운데와 옆쪽을 웜업한다.

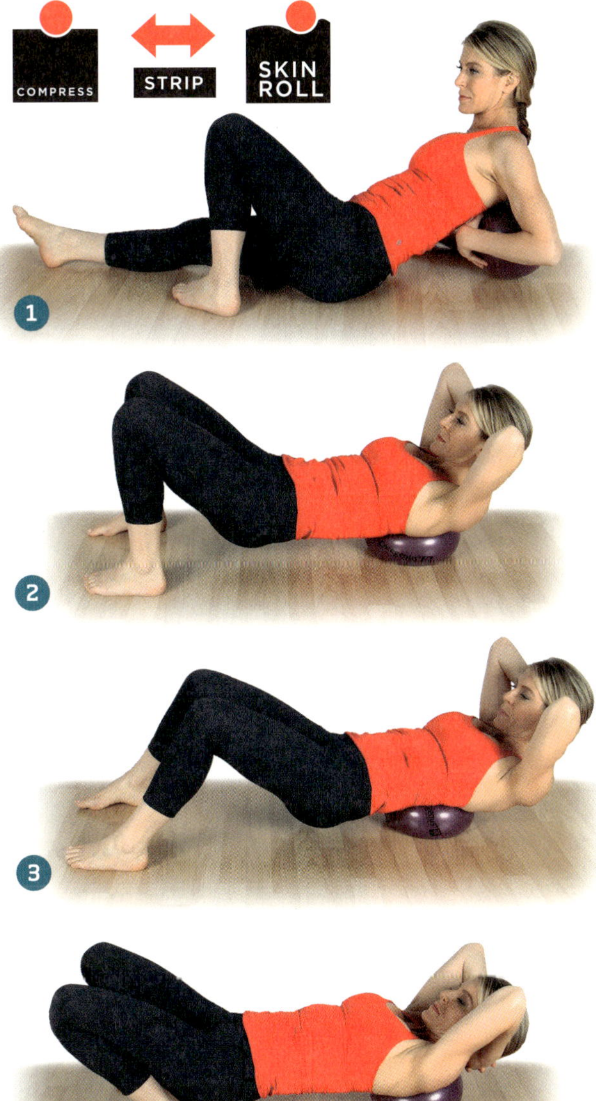

- **(5~7)** 흉식 호흡을 유지하며, 윗등을 가로질러 볼을 한 쪽 어깨에서 반대 쪽 어깨로 굴린다. 등 상부의 모든 영역을 탐색하라.

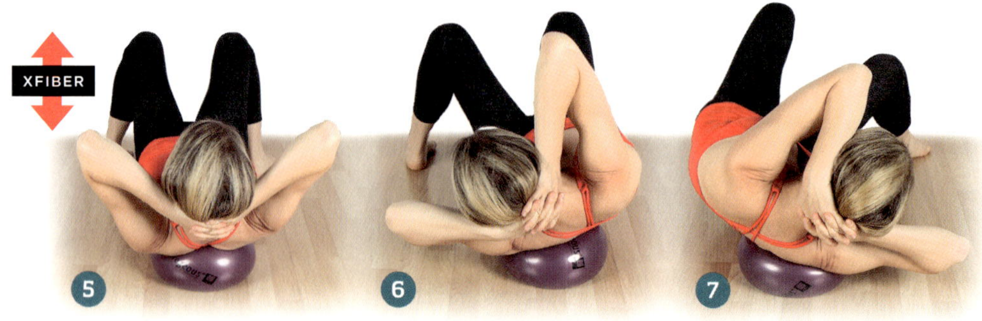

액션 2: 척추 신전

- 코어져스볼을 사용하여 척추 전체가 신전될 수 있도록 흉식 호흡으로 들이마신 뒤 천천히 골반과 머리를 바닥 쪽으로 내린다.
- 거기서 5~10회 복식 호흡, 흉식 호흡 또는 복식-흉식 호흡을 한다.

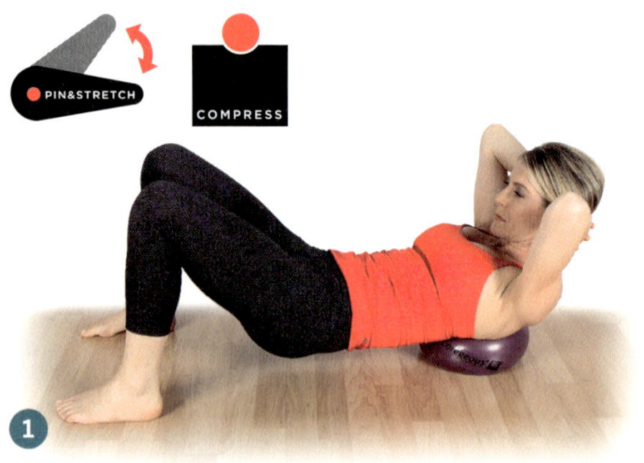

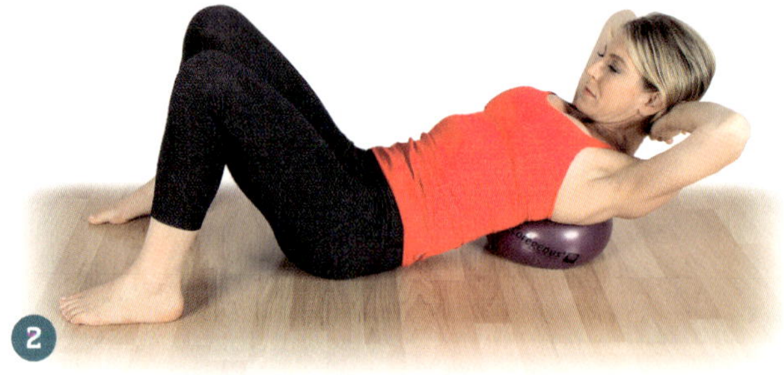

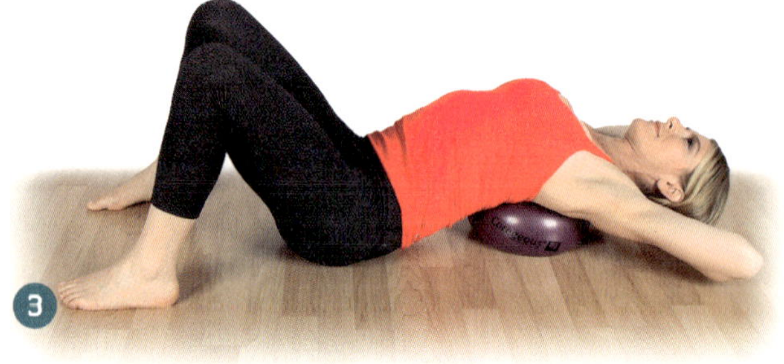

액션 3: 핀/스핀 & 모빌라이즈

- **(1)** 윗등에 볼을 고정한다. 맨살이 가장 좋다. 손으로 깍지를 끼어 머리를 받친다. 윗등으로 볼을 최대한 강하게 누르기 위해 복부와 엉덩이를 사용한다.
- **(2~13)** 천천히 (오른쪽 또는 왼쪽을 향해) 발을 옮겨 걸어가며 윗등의 피부/근막/근육막에 볼을 '돌려 고정'한다.
- **(14~15)** 조직이 팽팽하게 조여지면, 깊게 호흡하며 팔 · 어깨 · 등을 다양한 방향으로 움직여 가동성을 늘린다.
- 다시 제자리로 돌아와 다른 방향으로도 회전시킨다.

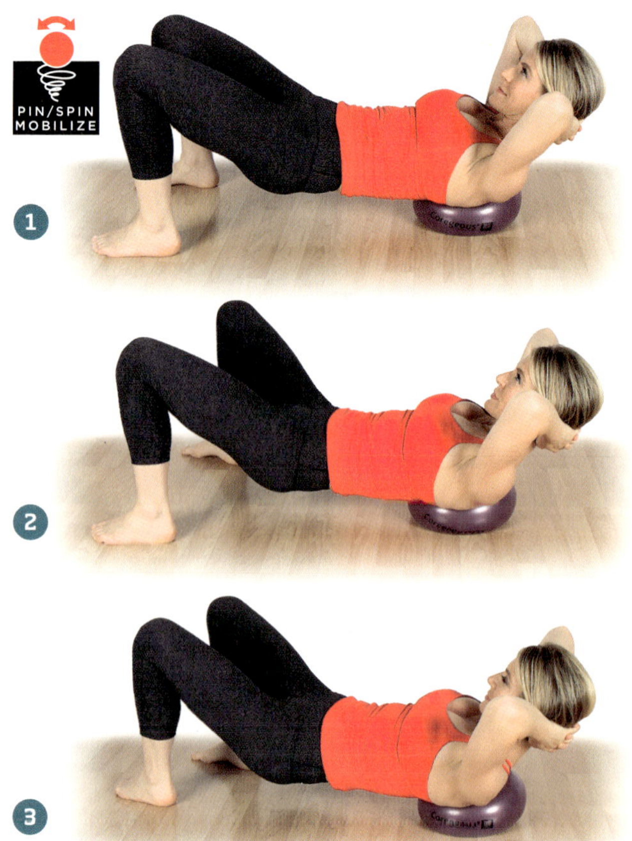

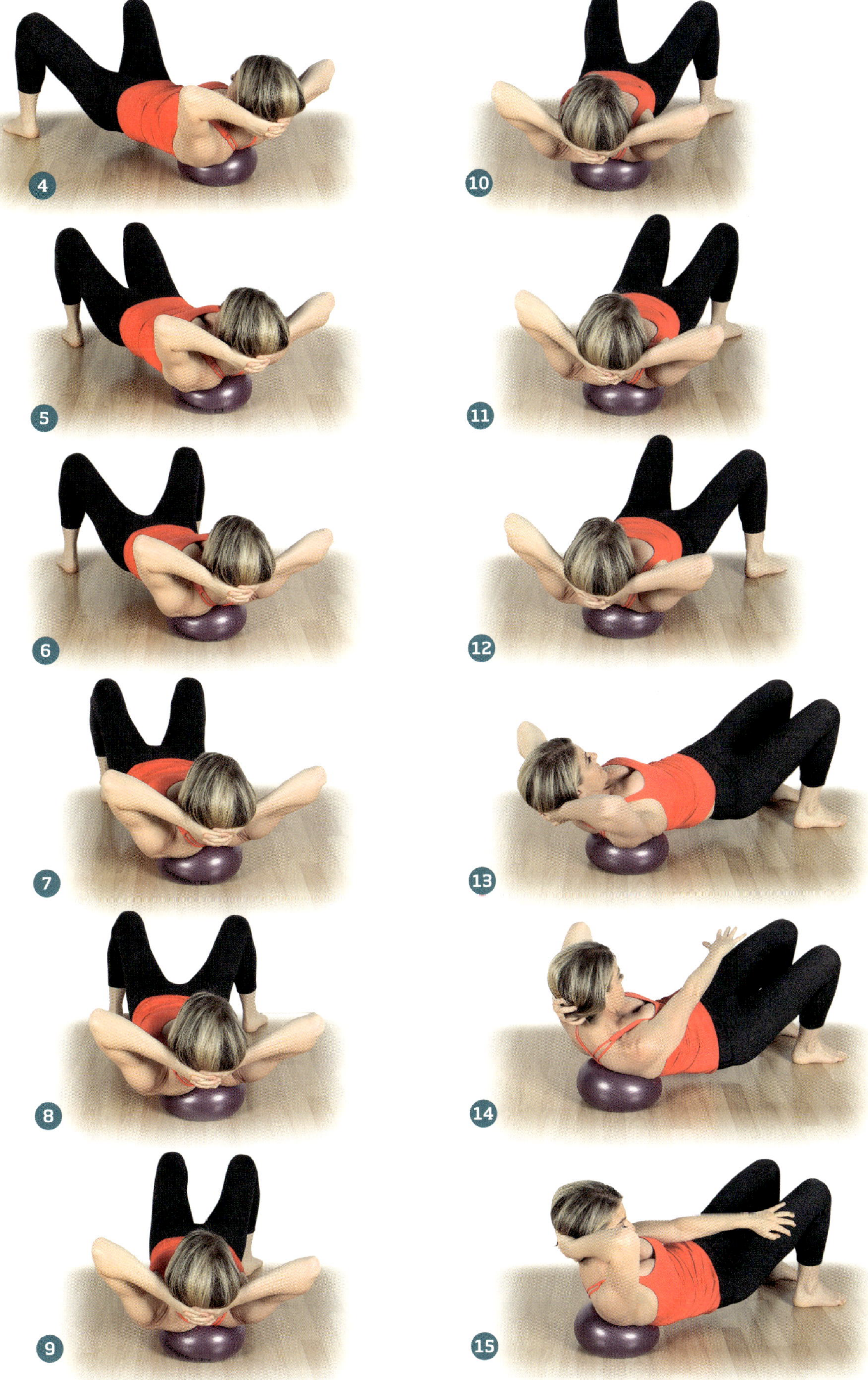
4
5
6
7
8
9
10
11
12
13
14
15

리체크:
복식-흉식 호흡

- 한 손은 복부, 다른 손은 가슴에 올려놓고 복식-흉식 호흡을 수행하라.
- **(1)** 복부가 먼저 팽창되는 것을 느끼고, **(2)** 몸통의 아래부터 위쪽까지 커다란 연부 조직 풍선과 같이 흉곽이 부푼 뒤, 호흡을 내쉬어 복부와 흉곽을 비워낸다. 손은 각 들숨과 날숨에 따라 오르내릴 것이다.
- 이와 같이 5~10회 완전히 호흡한다.

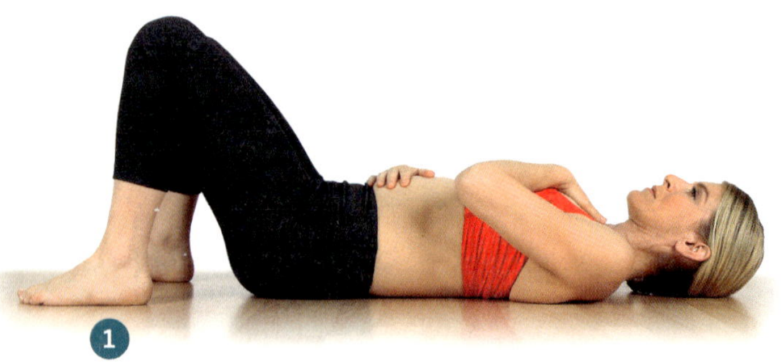

1

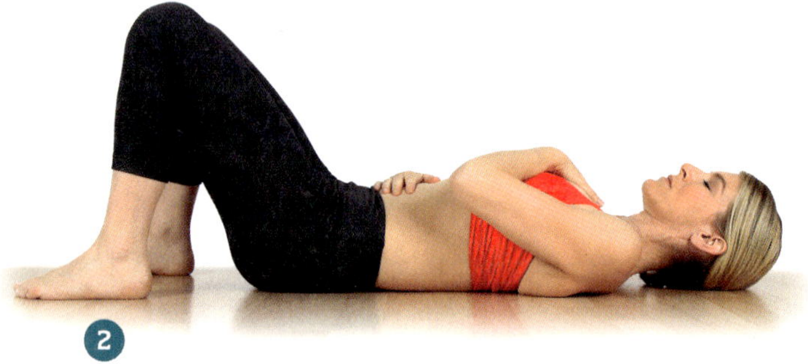

2

소감

1. 더 깊게 호흡할 수 있는가?
2. 허리가 바닥에 더 잘 닿는가?
3. 다음 문장을 완성하라. 나는 __________(를) 느낀다.

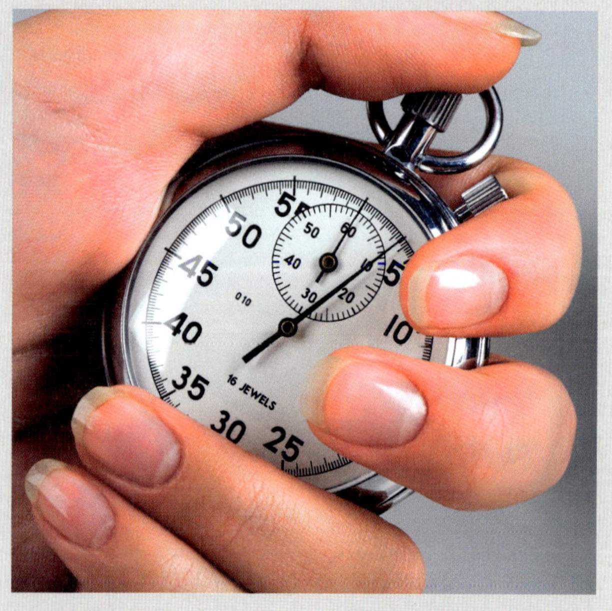

각 동작을 얼마 동안 지속해야 할까?

몇몇 동작들에 대해서 '5~10회 호흡' 또는 '5~10회 반복'이라는 대략적인 시간 또는 반복횟수를 명시하였다. 하지만 독자들 모두를 만족시킬 수 있는 구체적인 지속 시간에 대한 공식은 존재하지 않으며, 볼 마사지를 하는 시간은 롤링 목적, 통증의 지속 기간, 개인의 시간 제약에 따라 다를 수밖에 없다. 어떤 부위는 몇 초 또는 몇 분 안에 좋아지는 반면 다른 부위는 몇 주간 지속적으로 롤링을 해야 할 수도 있다. 내가 가장 좋아하는 '공식'은 켈리 스타렛 박사로부터 배운 것이다.

> "변화가 일어날 때까지 롤링하라.
> 또는 변화가 '더 이상 없을 때까지' 롤링하라."

바꿔 말하자면 얼마나 오랫동안 마사지를 지속할 것인가는 각자의 결정에 달려 있다.

흉터 그리고 마음의 상처: 삶을 되찾은 한 장기 기증자의 이야기

헬렌 맥어보이, 56살
밸런스 인 모션 운영자
노스 윈덤, 코네티컷

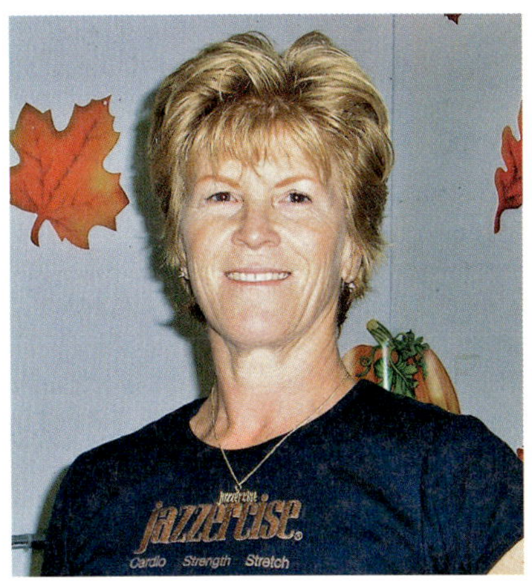

간 기증을 하기 전 헬렌의 모습

헬렌 맥어보이Helen McAvoy는 장성한 두 아들을 둔 56살의 어머니이며 벨런스 인 모션Balance in Motion이라는 스튜디오를 운영하고 있다. 지난 24년간 유명한 재저사이즈Jazzercise(재즈 댄싱이 가미된 에어로빅의 한 형태) 강사였으며 최근에 요가튠업 강사가 되었다. 코네티컷에 위치한 노스 윈덤 재저사이즈 센터에선 사람들로 가득한 교실에서 수업을 하는 그녀를 볼 수 있을 것이다. 그녀는 불꽃 같은 사람이다! 열정은 하늘을 찌르며, 찬란한 인생관으로 주변 사람들을 꾸준히 건강하게 운동하도록 고무시키는 강사이다. 나는 운이 좋게도 1년 전쯤 절망적인 고통과 통증을 이겨내기 위해 고군분투하는 헬렌을 학생으로 가르칠 기회를 갖게 되었다.

헬렌은 타인의 행복을 자신보다 우선시하며 마음이 따뜻하고 친절한 사람이었다. 12년 전에는 믿기 힘들만큼 이타적인 행동의 일환으로 자신의 스튜디오 매니저에게 장기를 기증하였다.

"신디는 크론병을 수년간 앓아오다가 원발성 경화쓸개관염primary sclerosing cholangitis에 걸렸어요. 그 병은 담관에 영향을 미쳐서 그녀를 더 자주 아프게 했죠. 신디는 은퇴한 간호사로 건강이 악화되고 있다는 걸 알아차렸고 치료 방법들을 잘 알기에 간 이식 수술을 원했어요. 간 기증자를 구하기 위해 많은 노력을 하고 여러 곳을 돌아다녔어요. 신디가 기증자를 구하는 몇 개월 동안 저는 고심했어요. 제 자신에게 말했죠. '내가 기증할 수 없을까?' 저는 건강했고 그 당시엔 제가 해야 할 일이라고 느꼈어요. 전혀 망설이지 않았고, 또 기증할 수 있다면 여전히 망설이지 않을 거에요."

"신디는 싱글맘으로 개인 사업을 운영하고 있는 제 상황을 알기에 저의 제안을 듣고 화를 냈어요. 그녀는 절대 안된다고 했지만 저는 괜찮다고 했죠. 그리고 해결됐죠. 저는 O형이어서 아주 적합한 기증자예요. 2002년 봄부터 뉴욕대학교에 몇 주 단위로 방문해서 훌륭한 의사인 테퍼맨 선생님과 다른 세 분의 외과 의사 선생님들과 함께 기증 절차를 밟아나갔어요. 테퍼맨 선생님은 수술실에서 카우보이 부츠를 신고 락 음악을 들어요! 멋지죠! 진찰받고 MRI 촬영을 통해 몸에 이상이 없는지 확인했어요. 또 수술 과정에 대해서 긴 면담을 받았어요. 담낭 제거와 오랜 시간 마취로 인한 수술 후 합병증에 대해 개략적인 설명을 들었어요. 그리고 '강요당하고 있나요?', '죽을 수도 있는지 알고 있나요?' 등과 같은 질문으로 된 전반적인 정신감정을 받아야 했어요."

"저에 대해 간단히 소개하자면, 저는 콜로라도 스노우메스에 사는 큰아들과 고등학생 아들을 둔 싱글

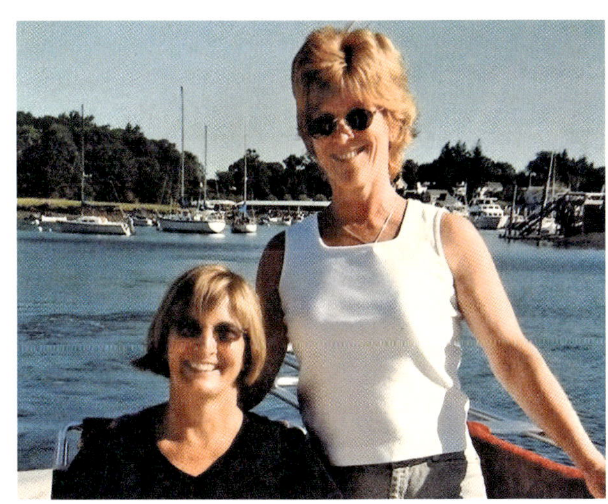
이 두 롤모델은 같은 간을 공유하며 살고 있다.

맘이에요. 두 아들뿐만 아니라 친구로 지내고 있는 전남편에게도 이야기했어요. 가족들에게도 말했는데 자매들이 성을 내면서 다리에서 뛰어내리는 편이 낫겠다고 했고 아버지는 멋지다고 했어요. 친구들은 지지했고 재저사이즈 가족들은 모두가 고무적이었어요. 여하튼 신디와 저는 제 직원들(당시 코네티컷 덥리버에 재저사이즈 센터를 운영 중이었어요.)과 마주 앉아서 어떤 상황인지 설명해줬어요. 저는 무언가 잘못될 것을 대비해 제 사업 등과 관련하여 미리 유언장을 작성해두었지만, 솔직히 아무 일도 없을 거라는 걸 알고 있었죠. 이 모든 과정을 밟아나가는 동안에 주 8개의 수업을 하고 사업을 운영하고 고등학생 아들을 돌봤죠."

"2002년 9월에 수술을 했어요. 10시간의 수술은 잘 됐고 제가 먼저 수술실에 들어가고 몇 시간 뒤 신디도 들어와서 나란히 누웠죠. 신디는 수술 8시간 뒤 합병증이 찾아와서 목숨이 위태로웠지만 간신히 회복했어요. 정말 다행이죠."

"처음 일어났을 때 관이 삽입되어 있었어요! 며칠 뒤 관을 제거했고 폐를 회복시키도록 폐활량계 공을 불어 올려서 호흡을 연습했어요. 처음에 공을 밀어 올리지 못해서 너무나 겁이 났어요. 첫 생각은 '재저사이즈를 다시 가르칠 수 있을까?'였죠. 크게 숨을 쉴 수 없었어요. 그 다음은 침대에서 일어나서 의자에 앉는 거였죠. 저는 구식의 제왕절개 수술을 두 번 받았기 때문에 복부 통증이 낯설지 않았어요. 하지만 흉골에서 오른쪽 고관절까지 이어진 47개의 스템플러심은 매우 낯설었죠. 10일 뒤 퇴원을 했지만 절개한 부위 끝부분에 배출관이 달려 있었어요. 몇 주 후에 스템플러심 47개를 제거했어요."

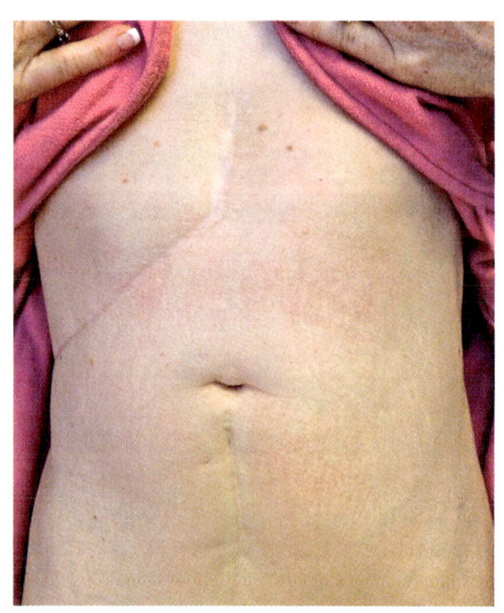
헬렌은 간 기증으로 인한 약 28cm의 흉터와 두 번의 제왕절개 수술로 인한 약 10cm의 흉터를 가지고 있다.

"회복 단계를 이야기하자면 세상에나 요가튠업 운동을 당시에 알았으면 얼마나 좋았을지! 하지만 당시 제 지식과 마사지 치료사였던 좋은 친구 덕분에 조직에 대한 문제를 이해할 수 있었어요. 움직임이 약입니다. 만세! 그리고 당연히 재저사이즈요! 재저사이즈는 계속 몸을 움직이고 비틀고 춤추게 했어요. 처음에는 최소한으로 움직였지만, 간이 다시 자라는 데는 대략 6주 정도의 시간이 걸립니다. 그래서 의료진은 제 간 우엽의 60%를 잘라냈고 남은 좌엽이 자라나서 빈 공간을 거의 다 메꿨어요. 11인치(약 28cm)의 거대한 절개 부위 흉터를 비타민E 오일로 직접 마사지했고 추수감사절 때 미국의 간 재단을 위한 수업을 하기 위해 천천히 강단으로 복귀했어요. 당연히 낮은 강도로요!"

"이것이 제 몸에 어떤 영향을 미쳤냐구요? 질, 이 글을 적으면서 깨닫게 되네요. 여태껏 제 몸이 다시 회복할 기회를 주지 않았어요. 수술 후 바로 내 자리로 돌아가 다른 사람들을 돕고 가르치며 엄마로서 역할을 다했어요. 재저사이즈 덕분에 동지애를 느낄 수 있었고 계속 몸을 움직이도록 해줬어요. 하지만 제 안에 쌓인 뒤얽힌 모든 감정들을 표현해내지 못했어요. 그래서 문제가 나타나기 시작했죠. 앉아서 아무런 움직임도 하지 않을 때면 흉터들이 달라붙는 문제를 경험했어요. 이제서야 아는 거지만 근막이 서로 달라붙는 것 말이에요! 하지만 당신 덕분에 볼 마사지를 해서 이완을 할 수 있어요. 몸을 움직이지 않으면 배설에도 문제가 생겼죠. 신디의 위장병 전문의에게 첫 결장경 검사를 받았어요. 의사는 결장 끝까지 확인할 수 없지만 흉터 조직이 달라붙어서 그런 것 같다고 했죠. 그래서 저는 초음파 검사를 받아야 했어요."

"제 몸의 정렬은 분명히 깨져 있었고 당신의 도움으로 정렬에 더 집중하고 있어요. 제 생각에 수술로 인해 몇 년간 제 몸은 무의식적으로 보상작용을 해왔어요. 운이 좋게도 이제는 롤모델 볼이 있어서 볼에 드러누워서 흉터 한 측면을 문질러요. 그럼 따뜻해지면서 긴장감이 풀리도록 도와줘요. 또 제 몸 중앙에 위치한 흉터가 어떻게 위아래 인접한 부위에까지 긴장감을 전달하는지 느낄 수 있어요. 모든 부위의 긴장이 풀리는 게 느껴져요. 기분이 좋죠."

"흉터가 제 몸에 평생 남을 영향을 미쳤다는 사실을 부인하진 않아요. 제 몸의 많은 층들이 절개되었다가 다시 꿰매어졌기 때문에 강렬한 저항감이 느껴지고 신체협응력이 떨어집니다. 가끔은 많은 수술 때문에 제 코어가 나머지 신체 부위와 연결이 끊어진 기분이 들어요. 감정적인 흉터들이 제 내면에 많이 존재하고 있었죠. 활기를 되찾고 제 나름대로 스스로를 다시 이어붙이기로 결심했어요. 진부하게 들릴지도 모르겠지만, 시작은 다른 사람을 살리기 위해서 절개수술을 받았으나 제 삶의 조각을 다시 꿰어 맞출 수 있는 굉장한 기회가 주어진 것처럼 여겨져요. 이 기회는 말 그대로 제 조직을 다시 이어 붙이면서 시작됐어요. 제 회복의 단계와 인생의 다음 장을 완전히 조정하는 건 매우 심오한 과정이에요. 롤모델 볼을 사용하여 스스로 해낼 수 있었죠."

"코어져스볼을 거의 매일 사용해요. 바닥에 엎드려서 흉골부터 시작해서 부드럽게 좌우로 움직여요. 그리고 가만히 멈춰서 조용히 호흡을 해요. 계속해서 점차 볼을 아래로 움직여서 요근 부위까지 내려요. 그 다음 코어져스볼을 좌우로 굴리죠. 복부 중심을 마사지할 때는 가만히 누워서 길게 숨을 들이쉬고 내쉬죠. 또한 대부분의 꿰맨 흉터가 몰려 있는 복사근으로 볼을 옮겨요. 전신에 코어져스볼을 쓰고 나면 숨을 깊게 들이마시게 되고 하품을 하게 되죠. 하품은 두 번째로 들이마시는 호흡을 의미하거나 몸이 더 팽창할 수 있게 되어 활기가 넘친다는 의미예요. 늑골과 늑간 근육 주위에 놀라운 스트레칭을 느끼게 되요. 지난 수년간 한 번도 진정한 호흡을 되찾지 못했다는 것을 깨닫게 되었죠."

"몇 달 전 제 모든 병력과 오랜 흉터 조직의 불편함 등을 모두 알고 있는 담당의에게 정기검진을 받았어요. 요즘 제가 무엇을 하고 있는지, 요가튠업 동작들이 제 흉터 조직의 제한을 푸는 데 어떻게 도움이

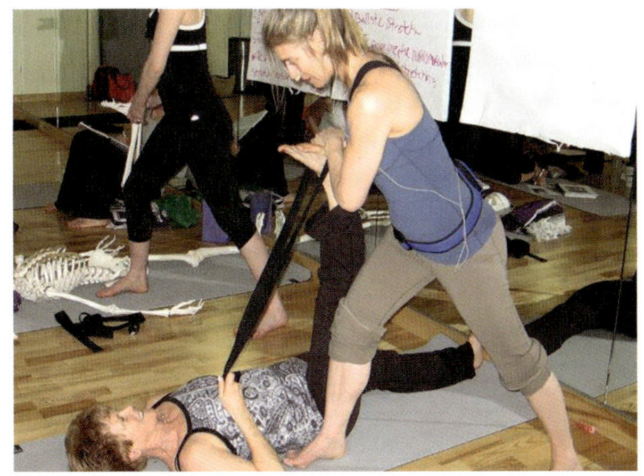

요가튠업 지도자 과정에서 나에게 깊은 고관절 스트레칭을 받고 있는 헬렌

되었는지 설명을 했어요. 담당의는 '굉장해요. 성과가 보이네요. 지금 하는 걸 계속하세요. 흉터 조직이 유착되는 문제를 방지해줄 거예요'라고 말했어요."

"1년 전에 비해서 제 몸을 돌볼 수 있는 파워가 훨씬 많이 생긴 기분이에요. 아직 배울 것이 많이 남았어요. 작년은 여러모로 새로운 깨달음을 얻었어요. 요가튠업은 정말 놀라웠죠. 제 몸을 움직이고, 내 신체 구조를 통해 해부학을 익히고, 학생들에게 전파할 수 있는 기회를 주었어요."

헬렌은 친구를 위해서 숭고한 희생을 했다. 자신이 사랑하는 이를 위해서 건강한 신체 일부를 선물해주었다. 기꺼이 몸을 열어서 타인에게 생명을 주었다. 이 같은 행동을 통해 완전히 새로운 시각으로 자신의 본질 및 신체 회복과 재성장의 잠재력을 발견했다. 그녀는 진정한 '롤모델'이다.

몇 달 전 담당의에게 정기검진을 받았어요. 요즘 제가 무엇을 하고 있는지, 요가튠업 동작들이 제 흉터 조직의 제한을 푸는 데 어떻게 도움이 되었는지 설명을 했어요. 담당의는 '굉장해요. 성과가 보이네요. 지금 하는 걸 계속하세요. 흉터 조직이 유착되는 문제를 방지해줄 거예요.'

– 헬렌 맥어보이

하체 시퀀스

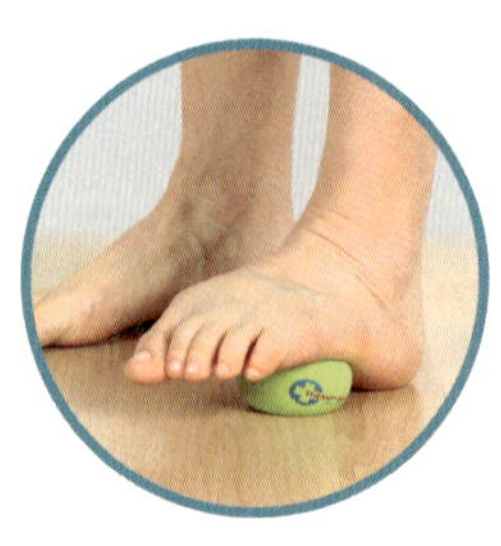

시퀀스 2:
발: 세이브 유어 솔

준비물

롤모델 볼:
오리지날 요가툰업 또는 플러스

의자 혹은 벽

체화된 지도

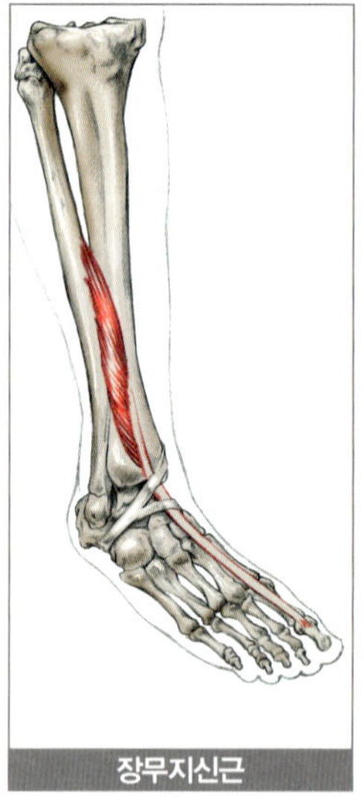
장무지신근

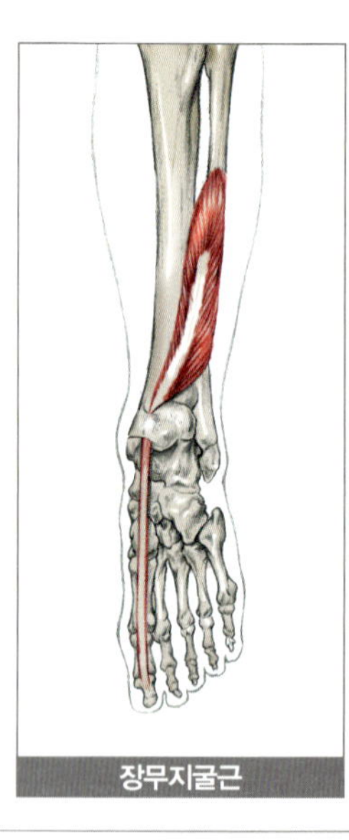
장무지굴근

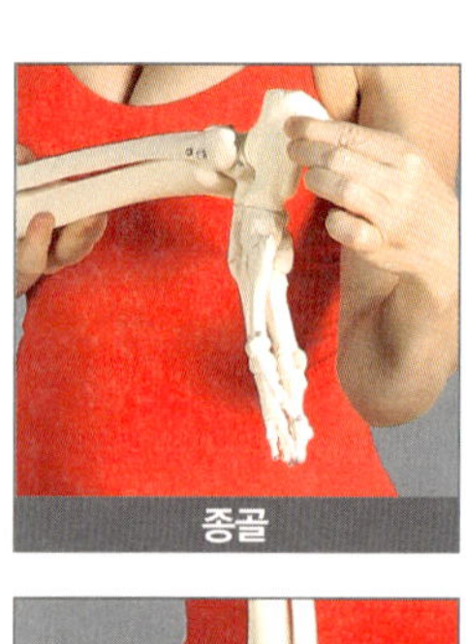
종골

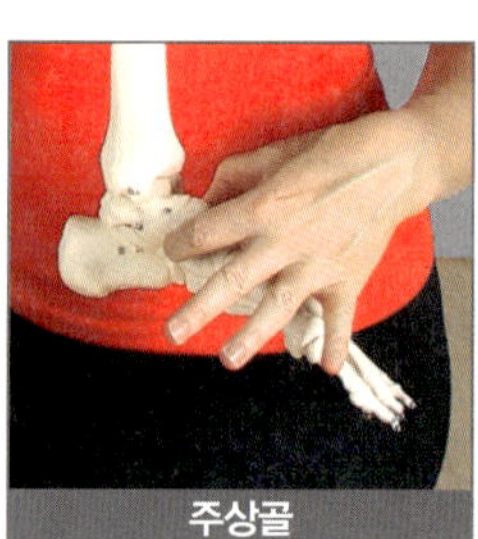
주상골

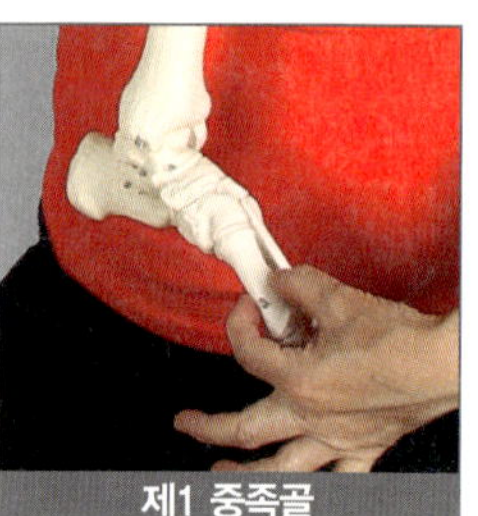
제1 중족골

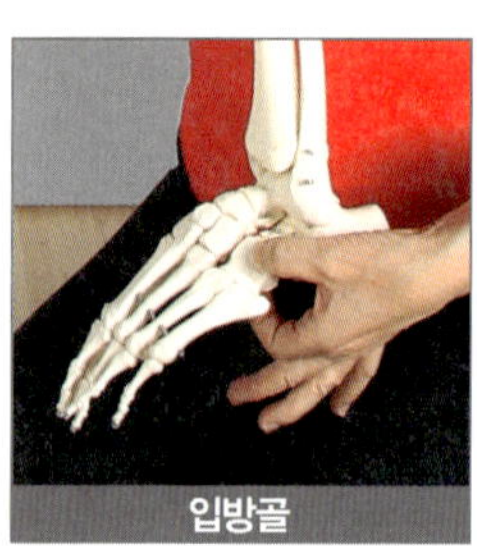
입방골

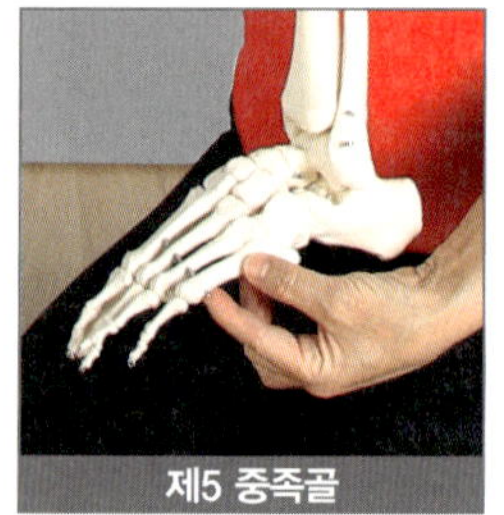
제5 중족골

기본적인 볼 위치

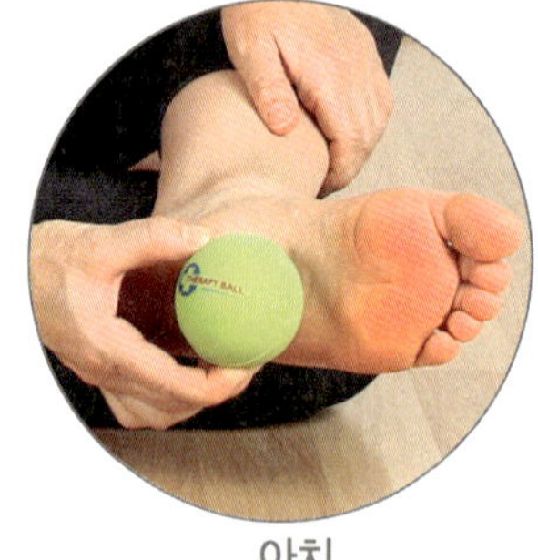
아치

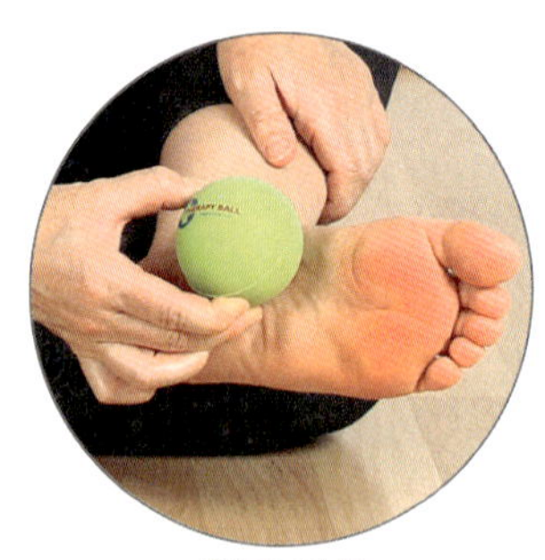
안쪽 아치

바깥쪽 아치

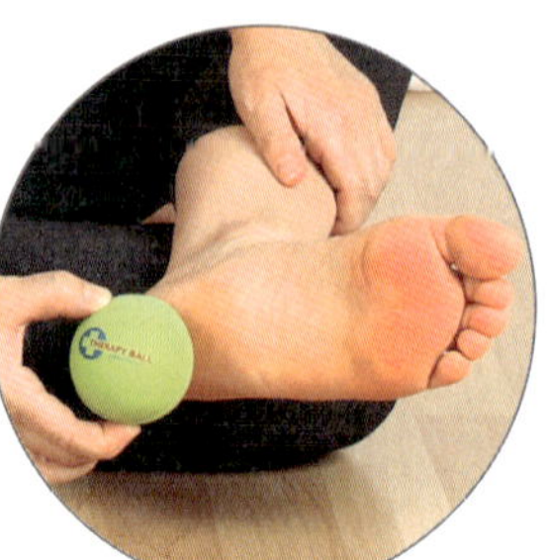
뒤꿈치

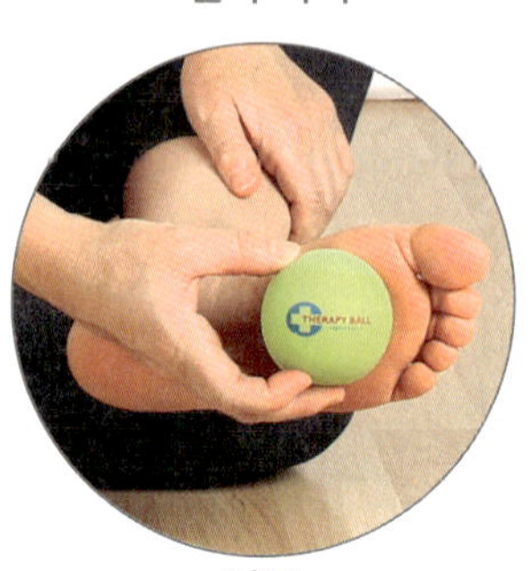
발볼

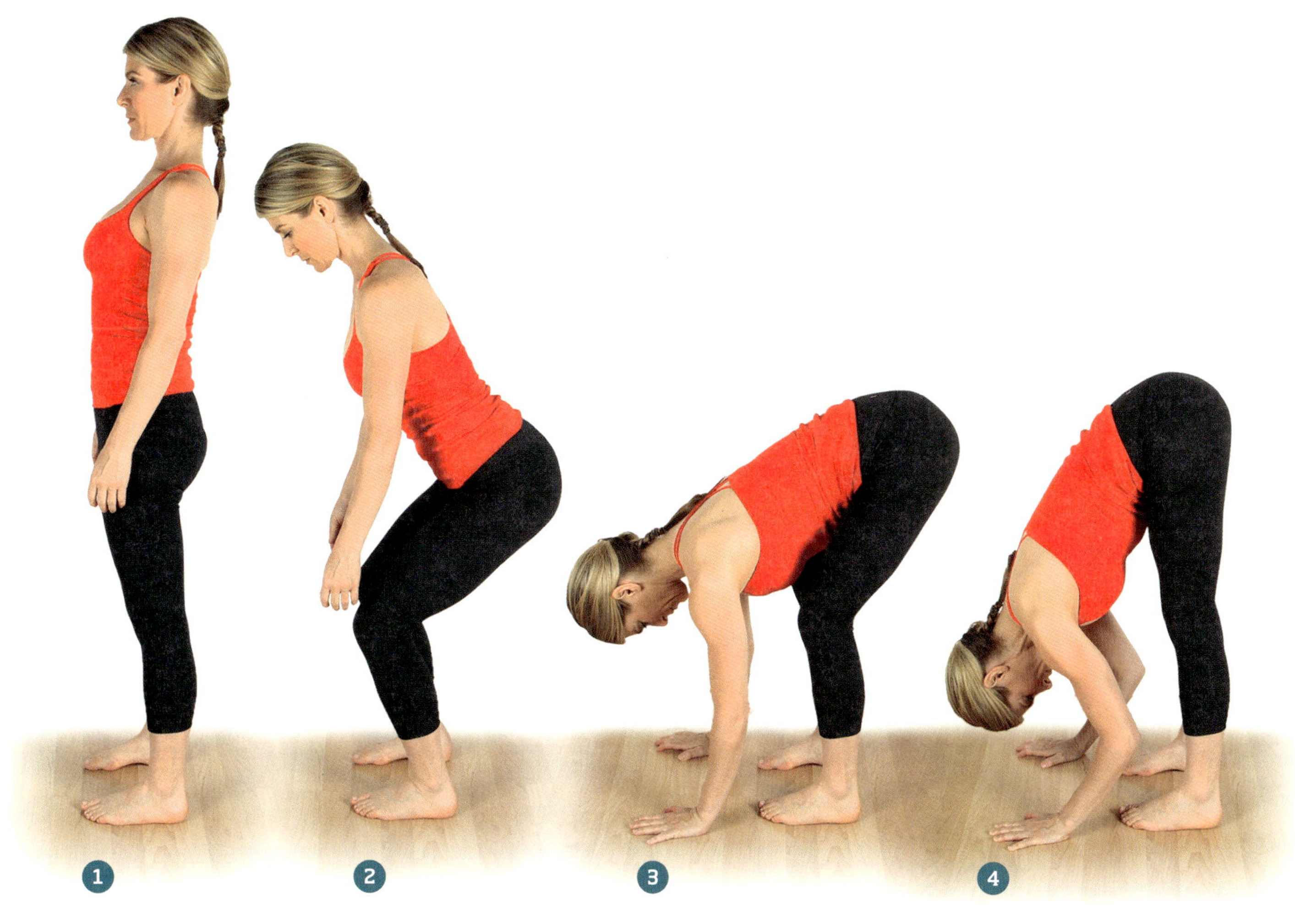

체크인: 포워드밴드

- **(1)** 바른 자세로 선다(86쪽 참조).
- **(2)** 척추의 움직임을 제한하기 위해 복부에 힘을 주고 고관절을 접은 상태에서 허벅지 뼈를 굴려 상체를 앞으로 구부린다.
- **(3)** 햄스트링의 유연성에 따라 손을 바닥, 의자 또는 벽을 짚은 채로 척추의 중립(구부러지지 않은) 상태를 유지한다(이 사진에서는 안타깝게도 내 척추가 약간 구부러져 있다. 이 경우 손을 의자에 두어야 한다). **(4)** 그리고 무릎을 펴서 허벅지, 무릎 그리고 종아리의 뒤쪽이 스트레칭 되는 것을 느낀다.
- 2~3회 복식-흉식 호흡을 하며 유지한다. 양쪽 중에 더 당기는 쪽이 있는지 확인한다. 그리고 허리가 평평한 상태를 유지하며 일어선다.

롤 시퀀스

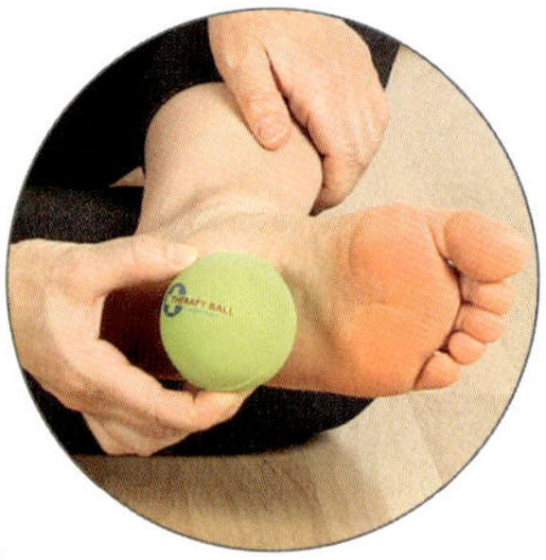

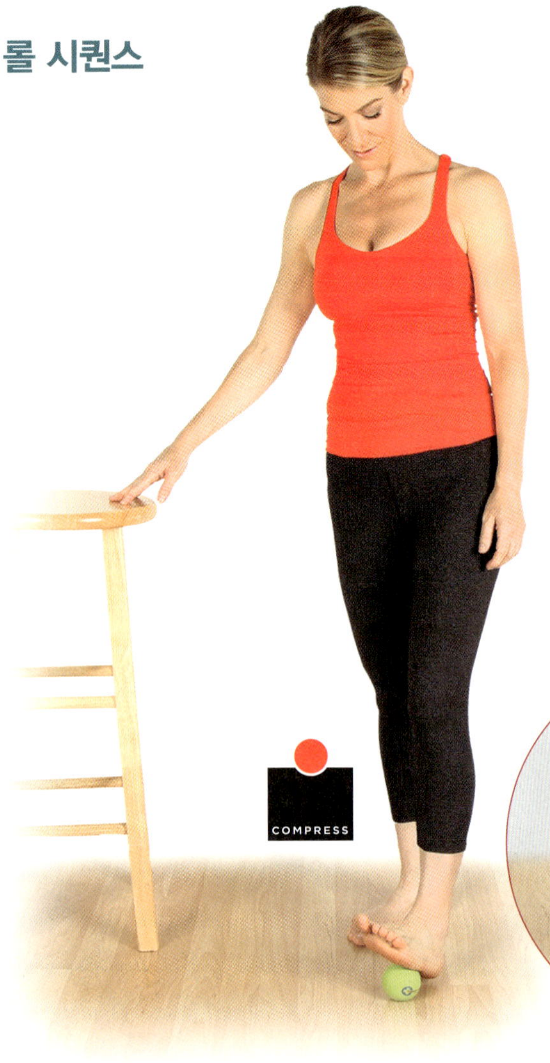

아치 크로스Arch Cross

액션 1:

- **(1)** 의자 혹은 벽 옆에 손을 짚어 균형을 잡는다. **(2)** 왼쪽 아치의 중앙 부분에 볼을 두고 밟는다. 발뒤꿈치는 땅에 댄다.
- 5~10회 복식-흉식 호흡을 하며 볼이 발 안쪽으로 들어가도록 한다.

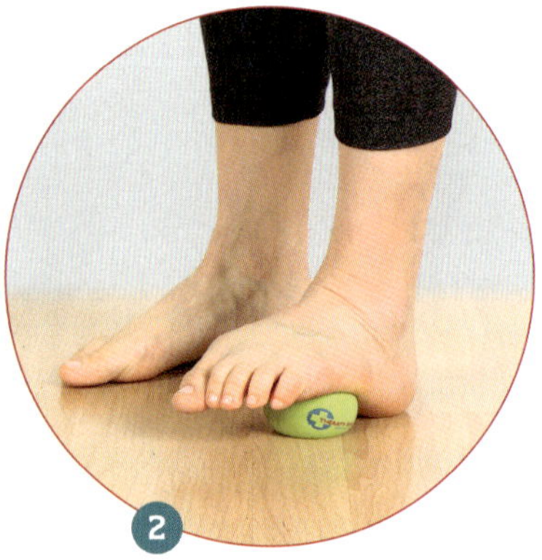

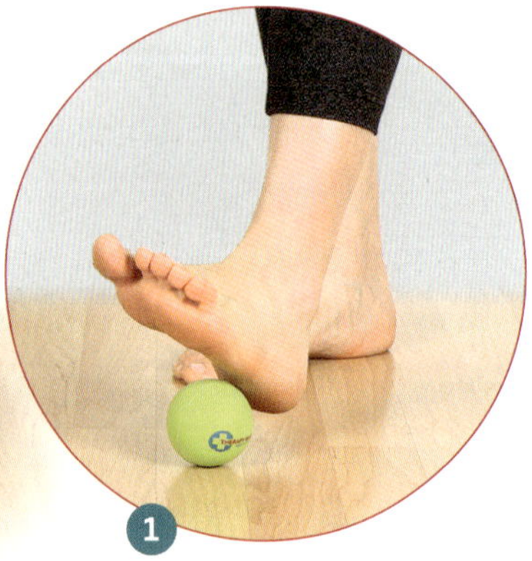

액션 2:

발목을 안쪽 바깥쪽으로 움직이며(발목 내번inversion과 외번eversion) 아치와 족저근막을 10회 정도 크로스파이버 한다. 왔다 갔다 하며 볼을 으깨듯이 누른다.

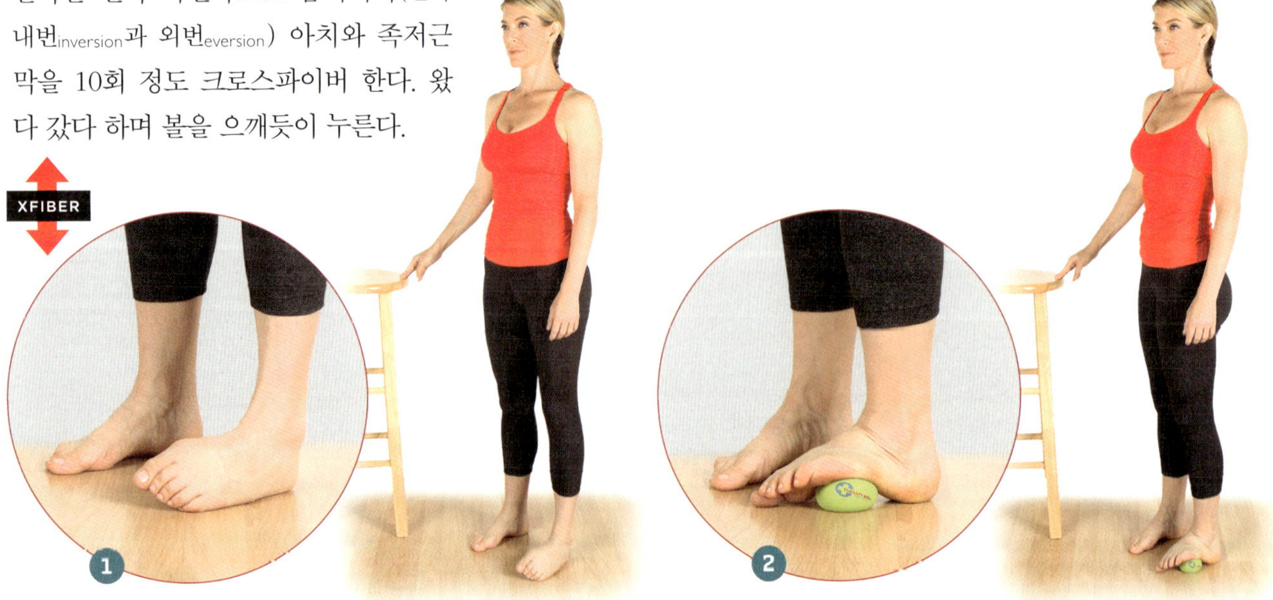

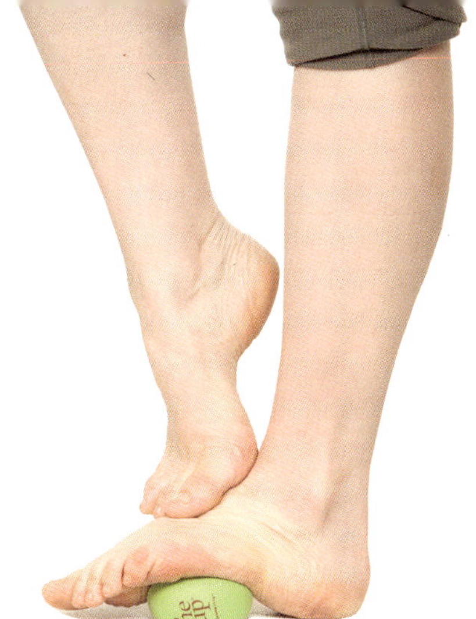

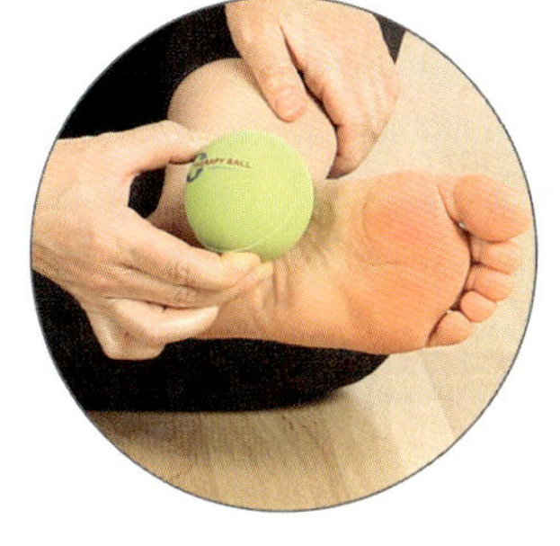

이너 아치 서포트

Inner Arch Support

- **(1)** 왼발의 아치 안쪽의 가장 높은 곳에 볼을 고정시킨다. 제1중족골과 주상골이 만나는 곳이다.
- **(2)** 강한 압력으로 볼을 짓누르고, **(3)** 발을 왼쪽으로 미끄러뜨려 피부에 밀착된 볼이 발의 안쪽 아치에 강한 전단력을 만들어내도록 한다.
- 볼을 제자리로 가져와 위 동작을 2~5회 더 반복한다.

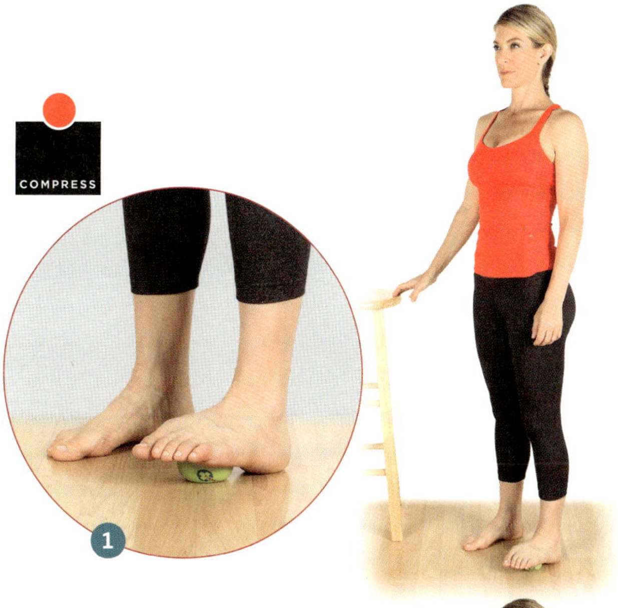

COMPRESS

1

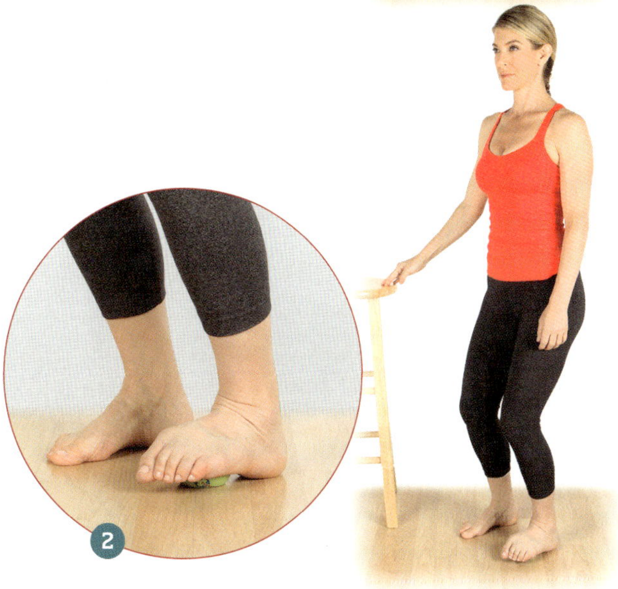

2

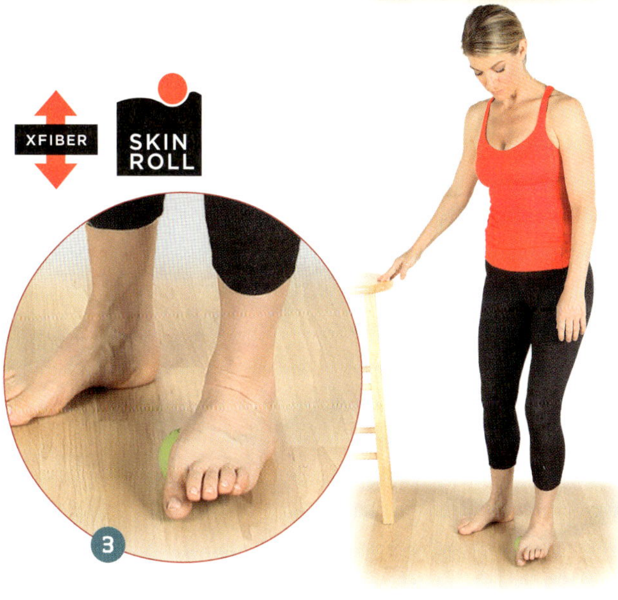

XFIBER

SKIN ROLL

3

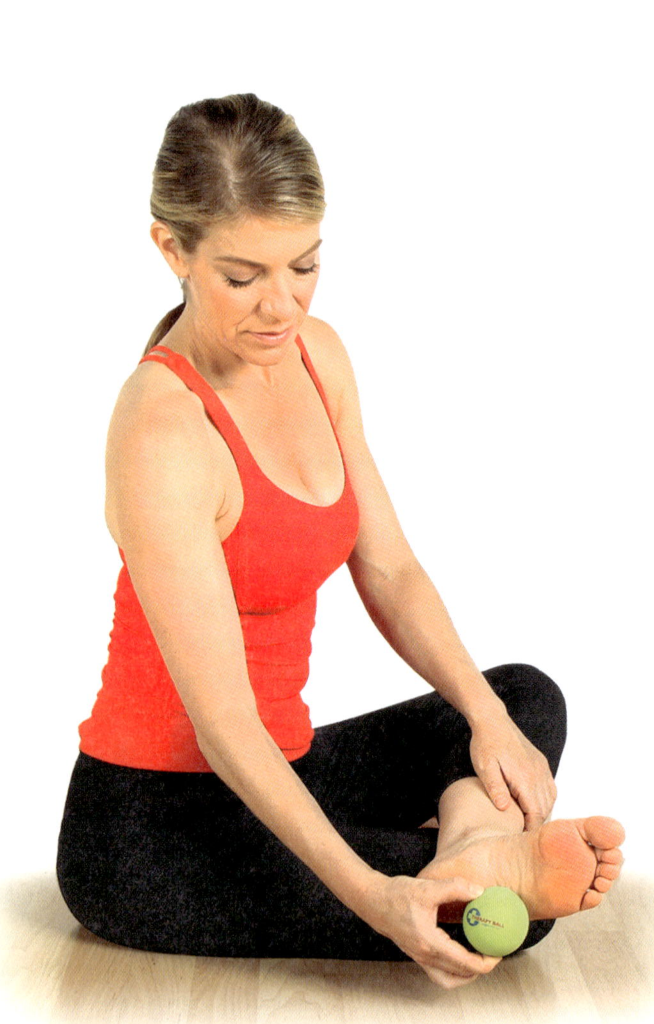

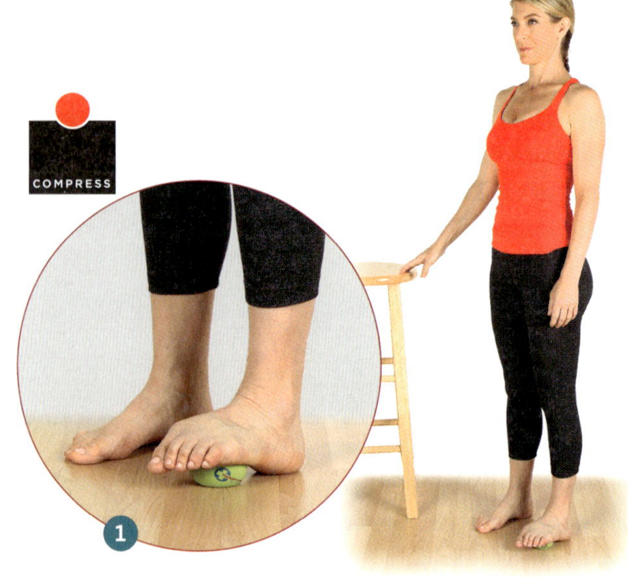

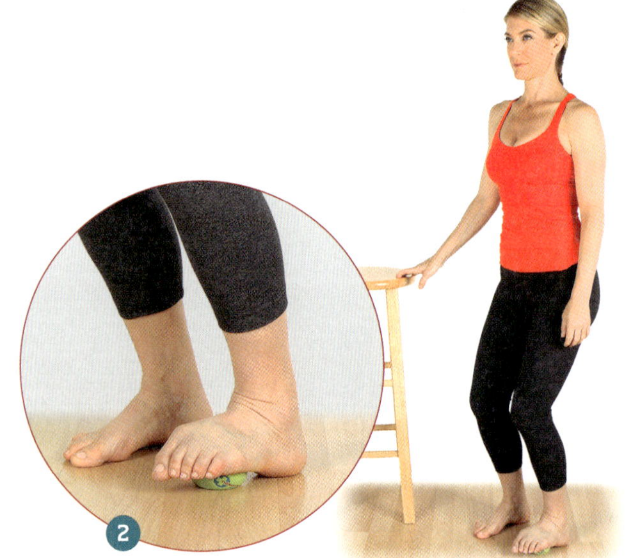

아우터 아치 서포트 Outer Arch Support

- **(1)** 볼을 아치의 바깥쪽에 두고 고정한다. 제5중족골과 입방골이 있는 곳이다.
- **(2)** 강한 압력으로 볼을 밟고, **(3)** 발을 오른쪽으로 미끄러뜨려 피부에 밀착된 볼이 발의 바깥쪽 아치에 강한 전단력을 만들어내도록 한다.
- 볼을 제자리로 가져와 위 동작을 2~5회 더 반복한다.

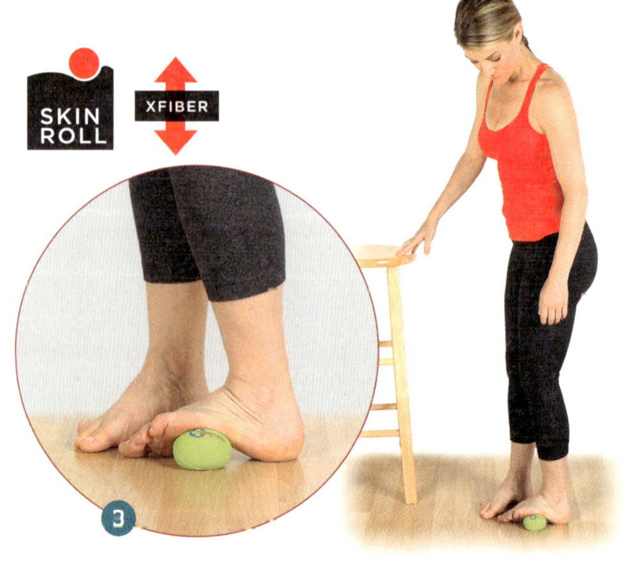

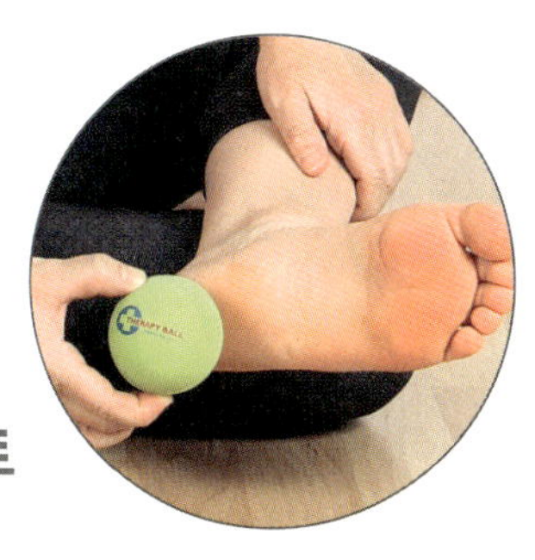

스틸레토 트리트먼트

Stiletto Treatment

볼을 종골이 있는 발뒤꿈치 쪽에 두고 발가락은 바닥에 둔다. 체중을 볼 쪽으로 싣고 마치 신발에 붙은 껌을 떼어내려고 하는 것처럼 볼을 좌우로 가볍게 문지른다. 이 동작을 약 30초간 반복한다.

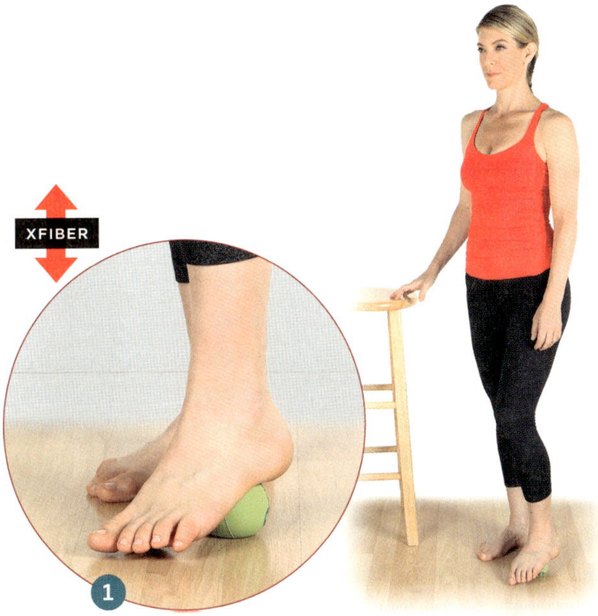

XFIBER

1

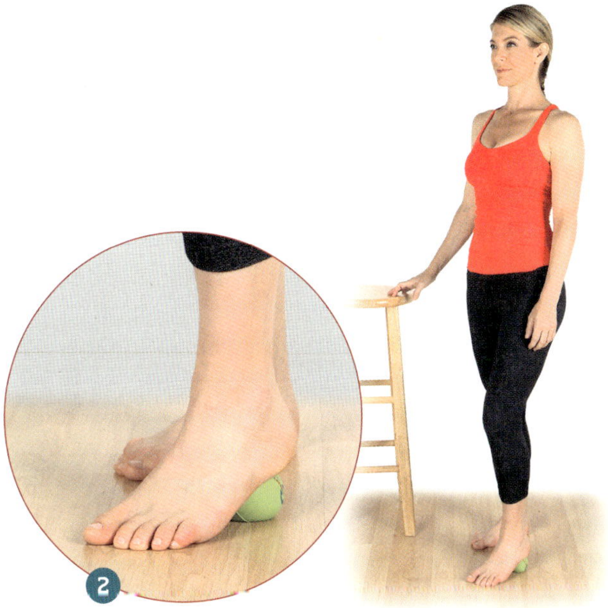

2

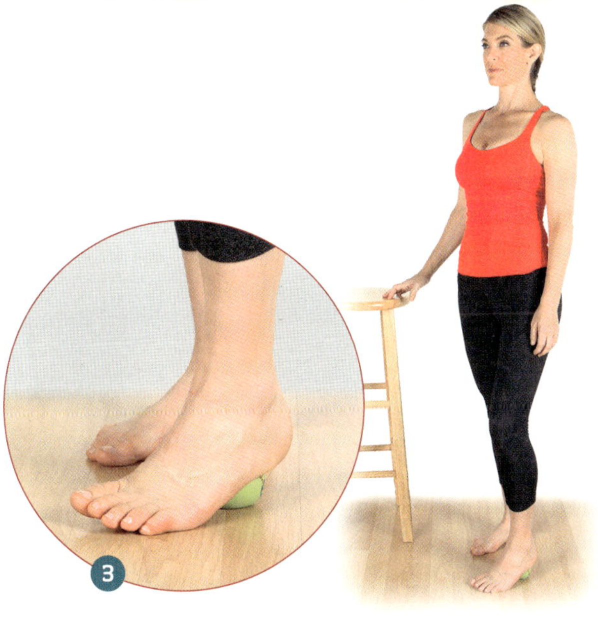

3

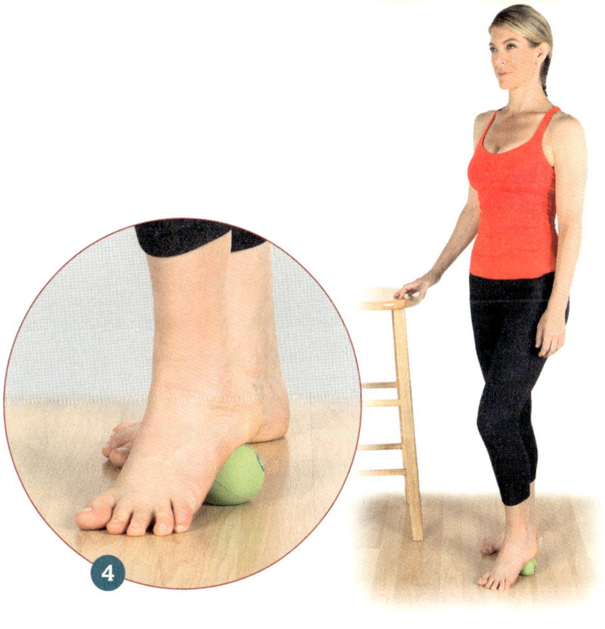

4

토 모션Toe Motion

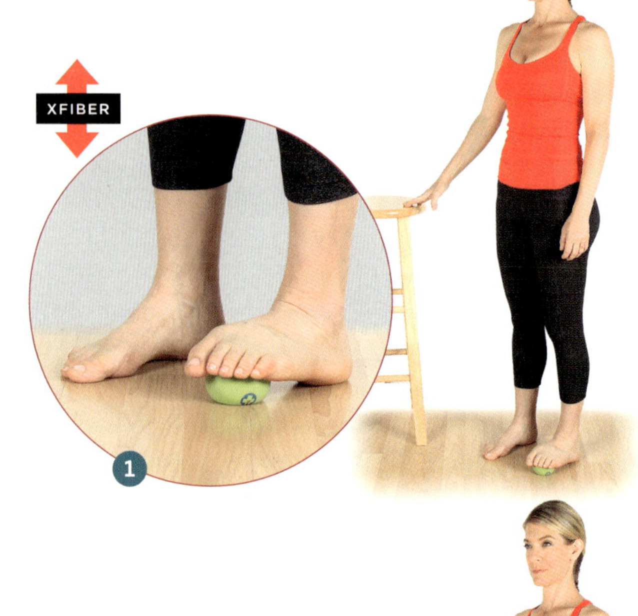

액션 1:

(1) 롤모델 볼을 발볼에 댄다. 이곳이 발의 횡아치이다. 발을 10회 정도 좌우로 움직여 크로스파이버 하는데 **(2)** 발목의 내번과 **(3)** 외번을 반복하여 발의 긴 뼈들이 서로 펼쳐질 수 있도록 한다.

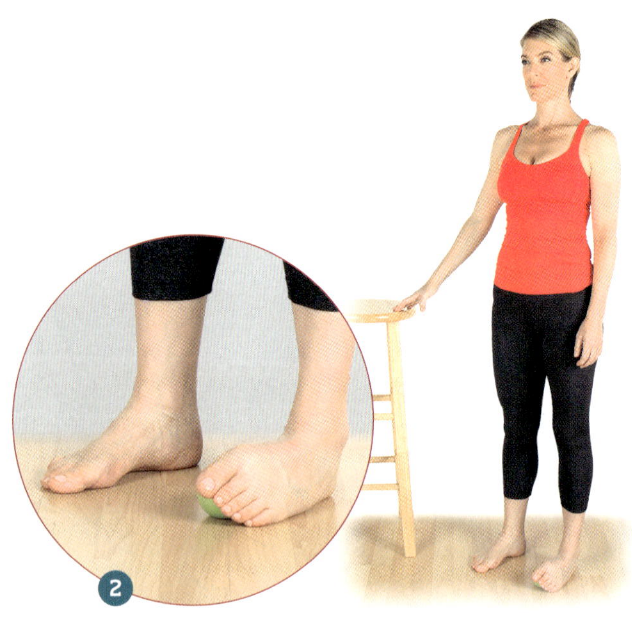

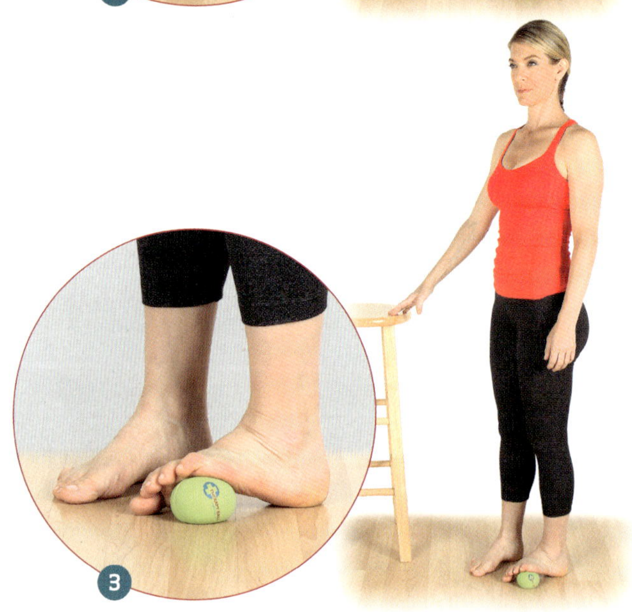

액션 2:

- **(2)** 발가락으로 볼을 꽉 쥐어 '발주먹'을 만들고 **(3)** 발가락을 펼쳐 볼에서 5개의 발가락을 들어올린다. 이를 5회 반복한다.

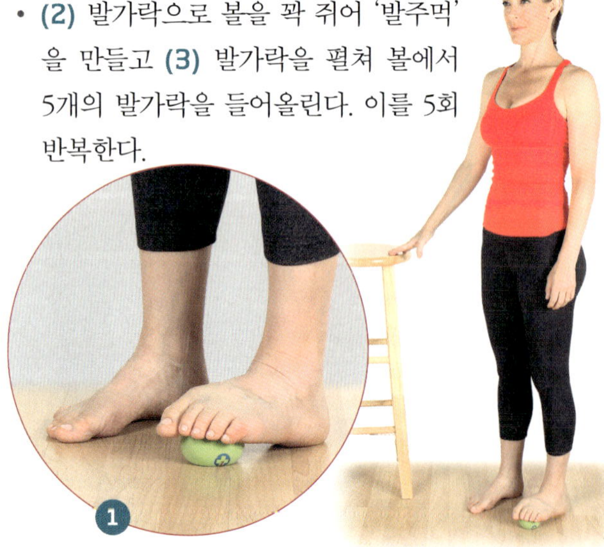

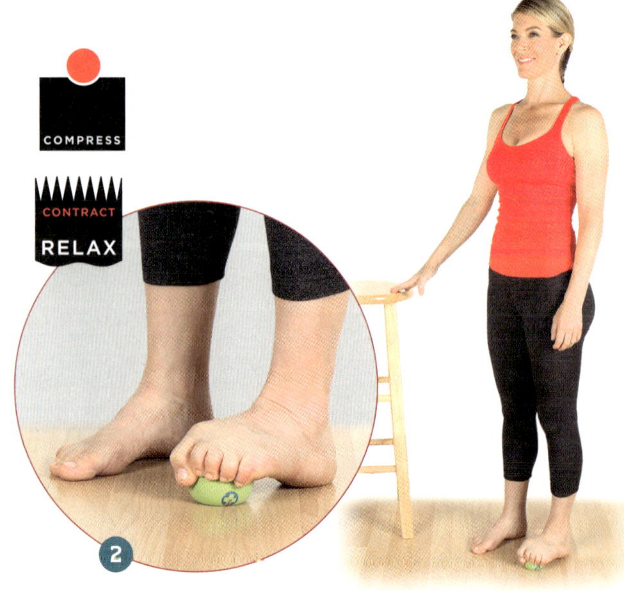

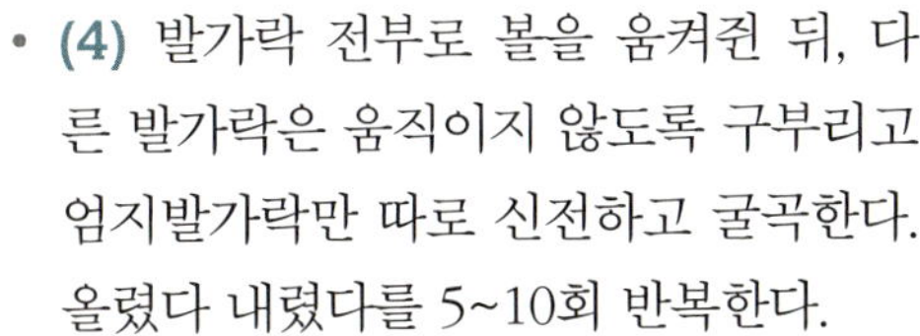

- **(4)** 발가락 전부로 볼을 움켜쥔 뒤, 다른 발가락은 움직이지 않도록 구부리고 엄지발가락만 따로 신전하고 굴곡한다. 올렸다 내렸다를 5~10회 반복한다.

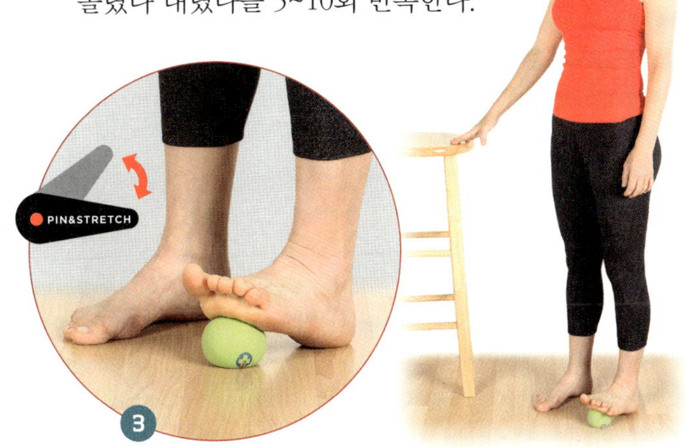

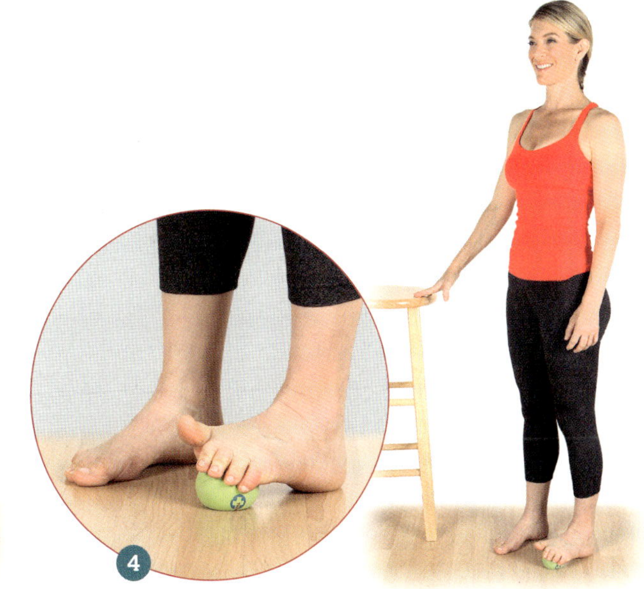

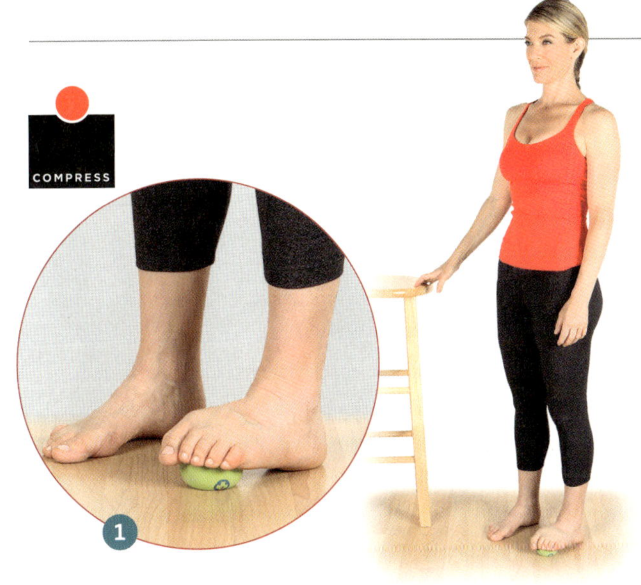

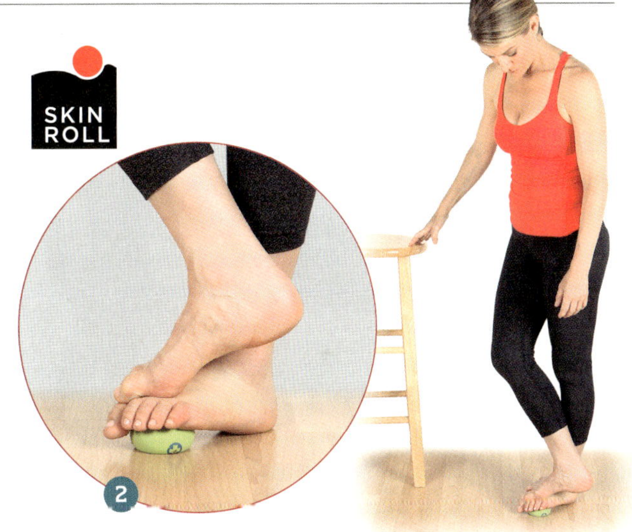

액션 3:

(1) 왼발을 볼에 올려두고 **(2)** 오른발을 왼발 위에 올린다. **(3)** 마치 '팬티스타킹을 벗을 때처럼' 오른쪽 발바닥으로 왼쪽 발등을 문질러 스킨롤링 및 전단력이 발생하도록 한다. 왼쪽 발등 전체에 기분 좋은 열감이 느껴질 때까지 반복한다.

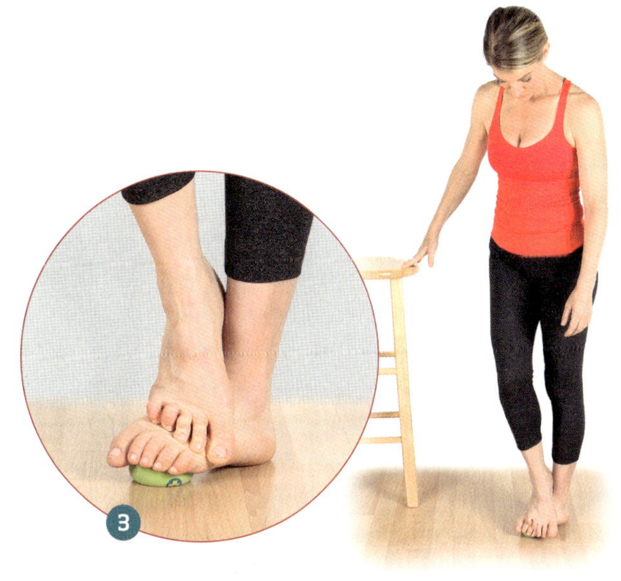

액션 4:

볼을 발의 중앙 부위로 다시 가져와 발에 길이를 따라 위아래로 여러 번 굴린다.

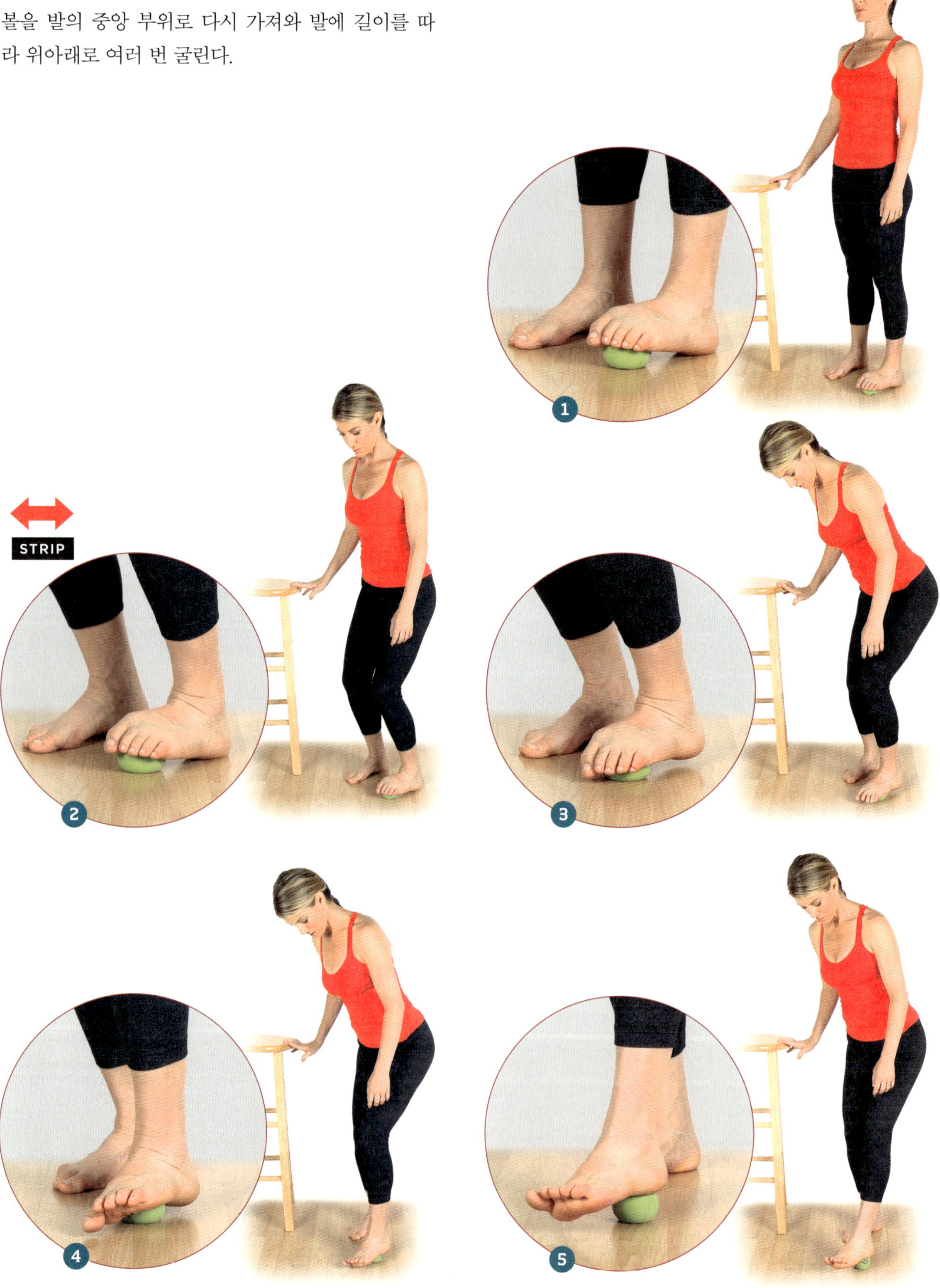

한쪽 발에 시퀀스를 적용한 후 리체크를 수행한다.

리체크: 포워드밴드

- **(1)** 바른 자세로 선다(86쪽 참조).
- **(2)** 척추의 움직임을 제한하기 위해 복부에 힘을 주고 고관절을 접은 상태에서 허벅지 뼈를 굴려 상체를 앞으로 구부린다.
- **(3)** 햄스트링의 유연성에 따라 손을 바닥, 의자 또는 벽을 짚은 채로 척추의 중립(구부러지지 않은) 상태를 유지한다(이 사진에서는 안타깝게도 내 척추가 약간 구부러져 있다. 이 경우 손을 의자에 두어야 한다). **(4)** 그리고 무릎을 펴서 허벅지, 무릎 그리고 종아리의 뒤쪽이 스트레칭 되는 것을 느낀다.
- 2~3회 복식-흉식 호흡을 하며 유지하며, 방금 마사지를 한 쪽과 하지 않은 쪽을 비교하여 더 부드러워졌는지 확인한다.
- 허리를 편 채로 일어선다.
- 반대쪽 발에도 이 시퀀스를 적용한다.

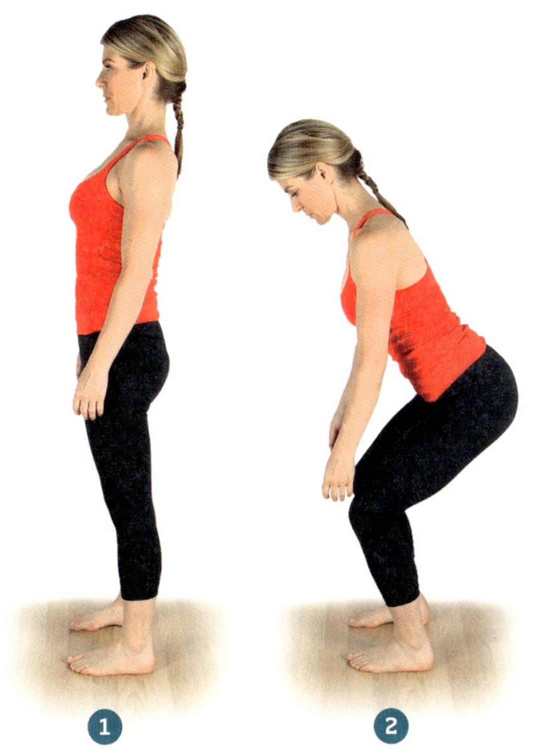

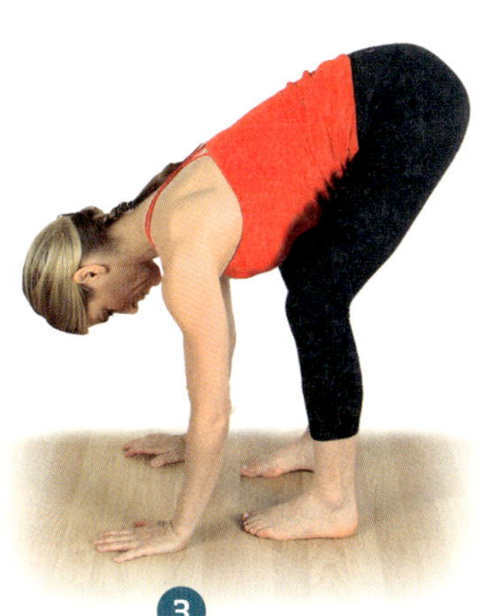

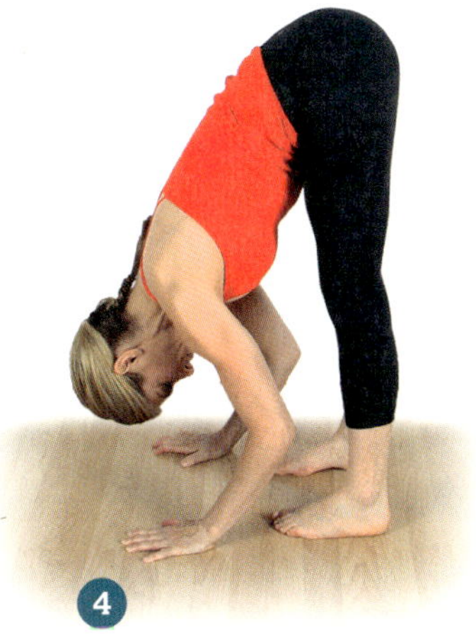

다른 발의 시퀀스를 끝낸 뒤, 리체크를 수행하라.

양쪽 다리 뒤의 제한이 줄어든 것을 느끼는가? 이러한 리체크는 우리의 신체가 근막으로 상호 연결되어 있다는 원리를 이해하도록 도와준다. 종아리, 햄스트링, 엉덩이 근육과 허리 근육은 발바닥의 근막과 연결된 조직이다. 본질적으로 동일한 '뒤쪽 이음매'를 공유한다. 발바닥을 롤링하면 위쪽에 있는 모든 조직에도 도움이 된다.

소감

1. 발이 더 넓어지고, 평평해지고, 아치가 더 생긴 것을 느끼는가?
2. 자세가 달라진 것을 느끼는가?
3. 다음 문장을 완성하라. 나는 ____________(을) 느낀다.

시퀀스 3: 발목과 아래쪽 다리

준비물

롤모델 볼: 주머니에 든 오리지널 요가튠업, 플러스 또는 알파볼 한 쌍

매트

스트레치 스트랩 또는 벨트

블록 또는 스툴

체화된 지도

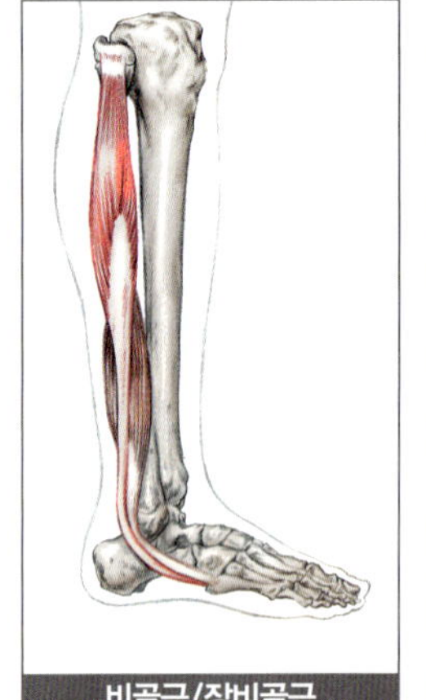
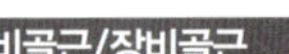
비골근/장비골근

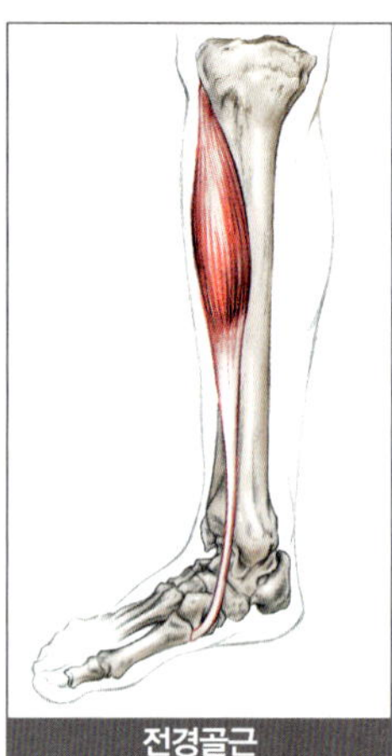
전경골근

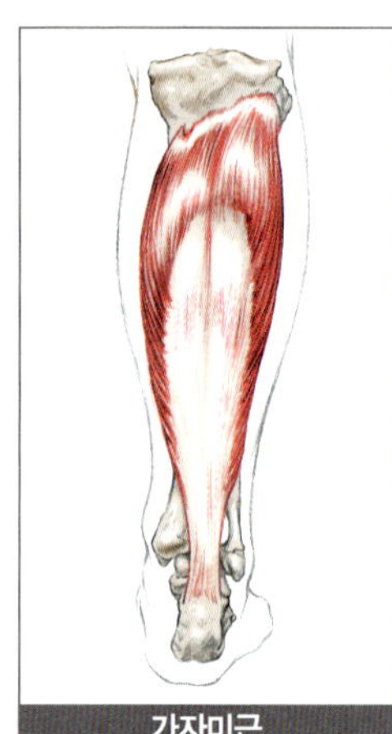
가자미근

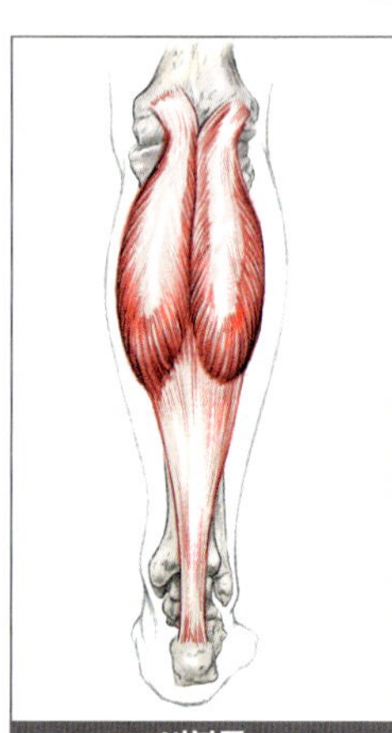
비복근

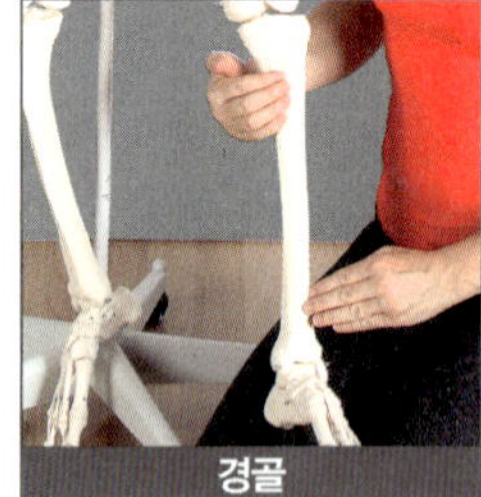
경골

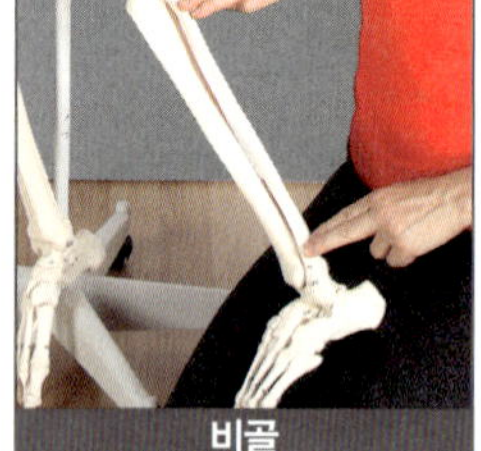
비골

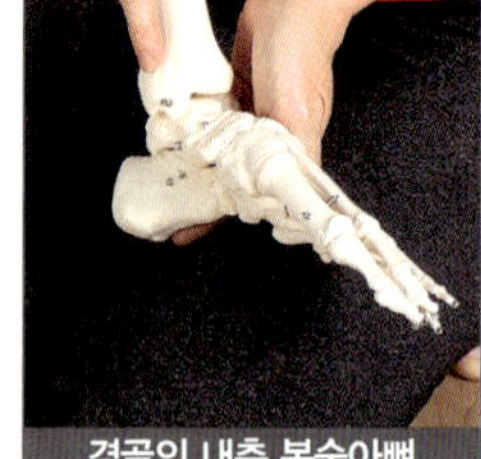
경골의 내측 복숭아뼈

비골의 외측 복숭아뼈

기본적인 볼 위치

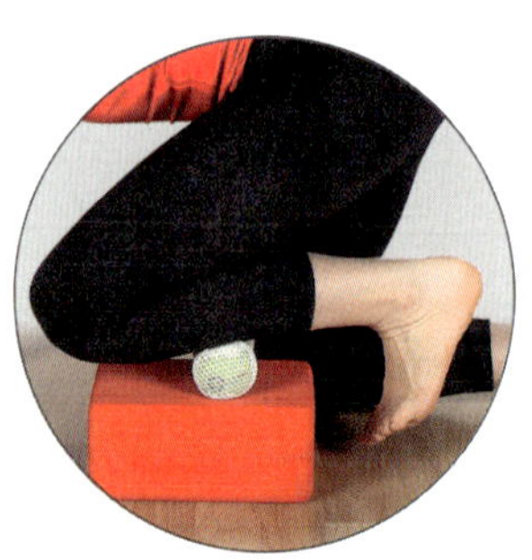
정강이

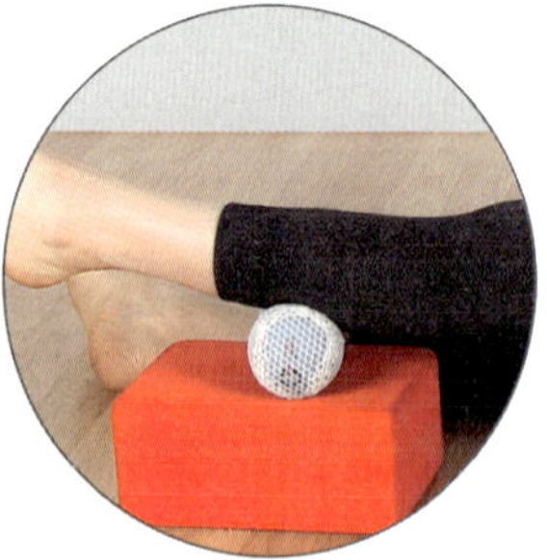
종아리

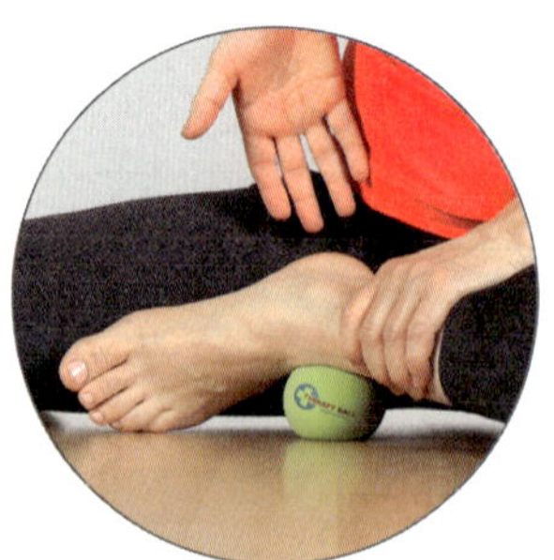
발목 안쪽과 바깥쪽

체크인: 무릎 꿇고 앉기

- **(1)** 스트랩이나 벨트로 발목을 묶는다. **(2)** 붕대를 감는 것처럼 당긴다(너무 세게 묶거나 버클을 채우지 않는다). **(3~4)** 발목을 배측굴곡dorsiflextion하여 발바닥 부분이 길게 스트레치 되게 하고, 스트랩을 가능한 단단하게 당긴 채 발뒤꿈치 위에 앉는다. (발과 발목에 압박을 견디기 힘든 경우 앞쪽으로 기댄 채 손을 바닥에 짚어 압력을 완화한다. 무지외반증으로 통증을 느낀다면 발 사이에 부드러운 수건을 끼운다. 이 자세에서 무릎이 불편하다면 타월이나 담요를 말아서 무릎 뒤쪽에 끼우고 앉는다.)
- **(5)** 5~10회 복식-흉식 호흡을 한다.
- **(6~7)** 발끝을 뻗어(저측굴곡plantar flex) 발등 부분과 발목이 스트레치 되게 한다. 안쪽 발목뼈(내측 복사뼈)가 서로 멀어지지 않도록 스트랩을 다시 조인다.
- 5~10회 복식-흉식 호흡을 한다.

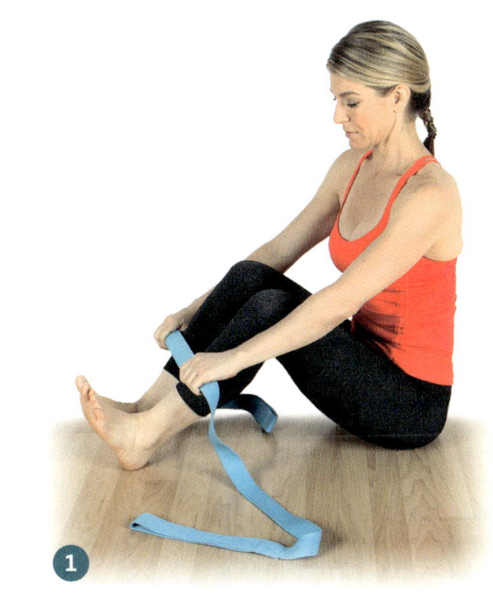

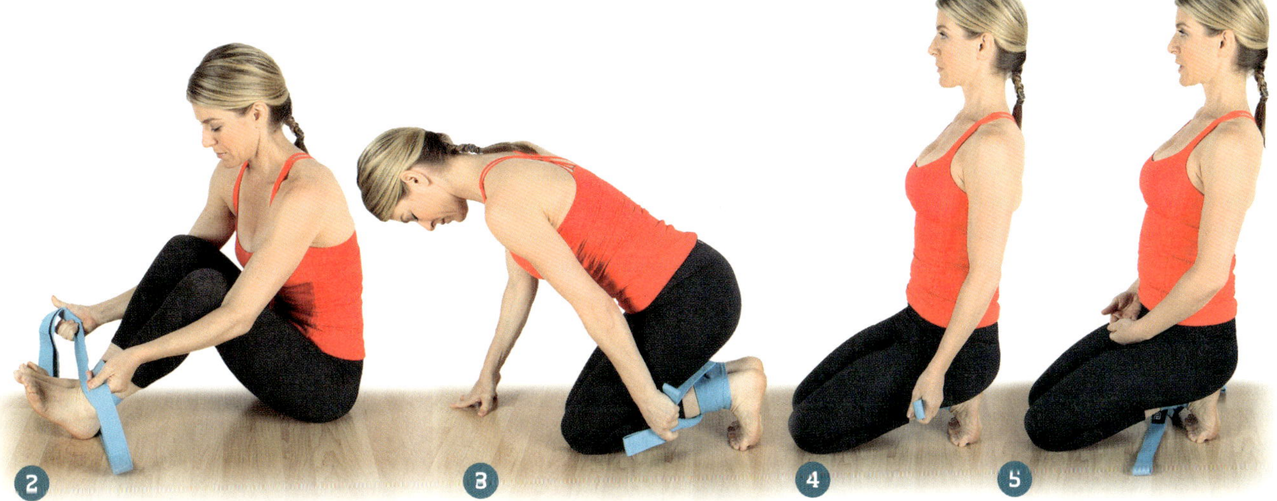

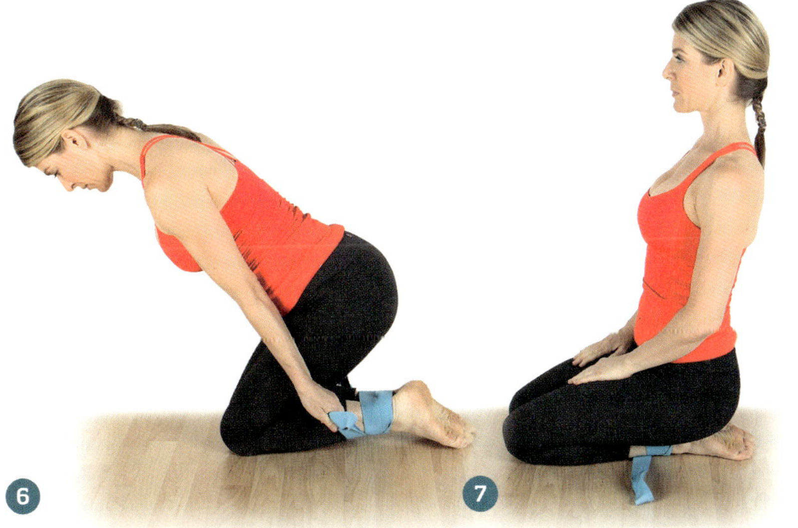

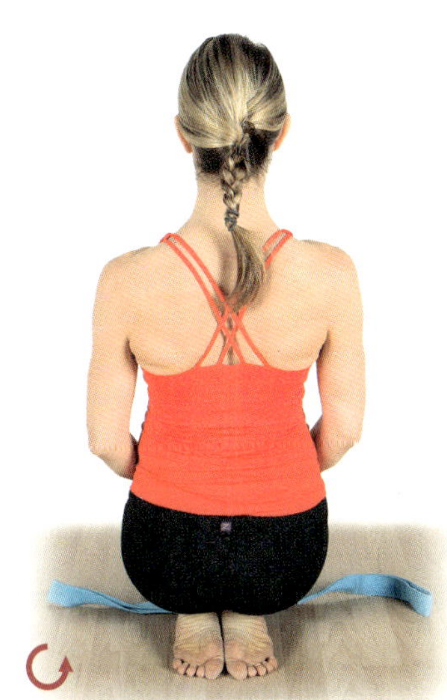

롤 시퀀스

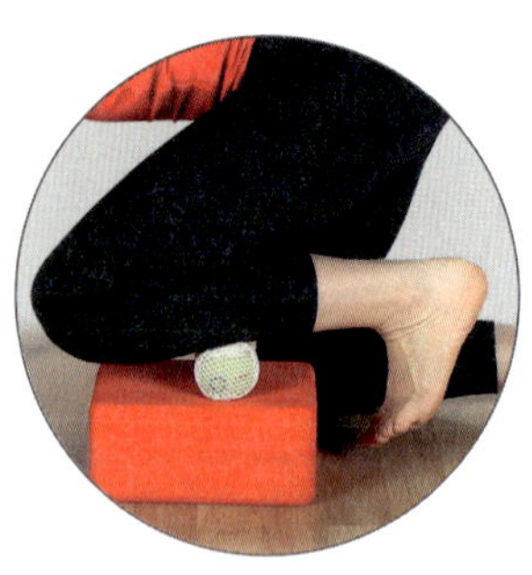

신롤Shin-Roll

액션 1:

(1) 주머니에 든 볼을 블록 위에 둔다. **(2)** 왼쪽 정강이를 볼 사이에 올려놓는다. **(3~4)** 무릎 아래에서부터 발목 위쪽까지 정강이를 따라 볼을 굴려 전경골근과 장비골근을 스트립핑 한다.

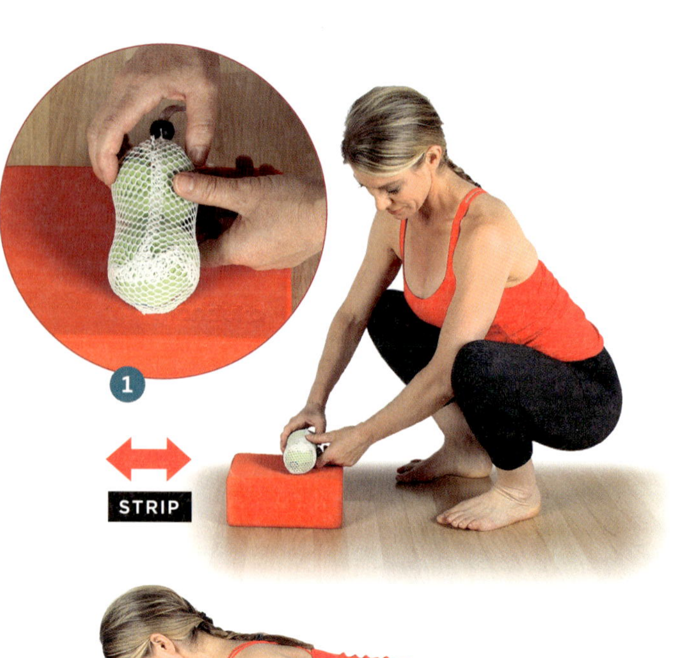

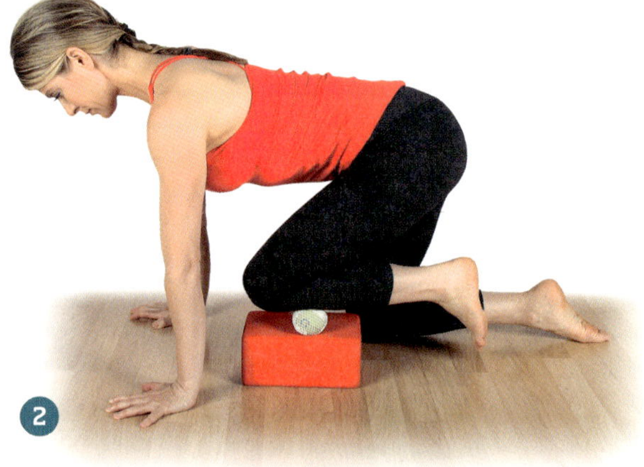

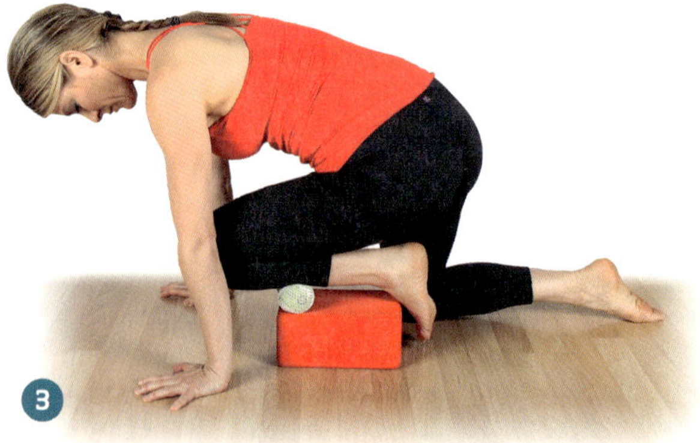

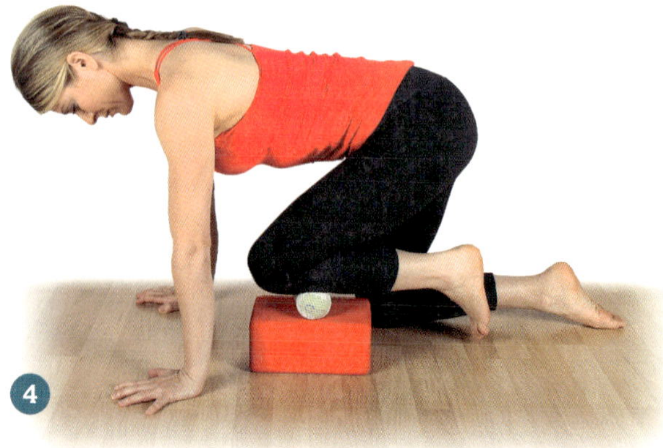

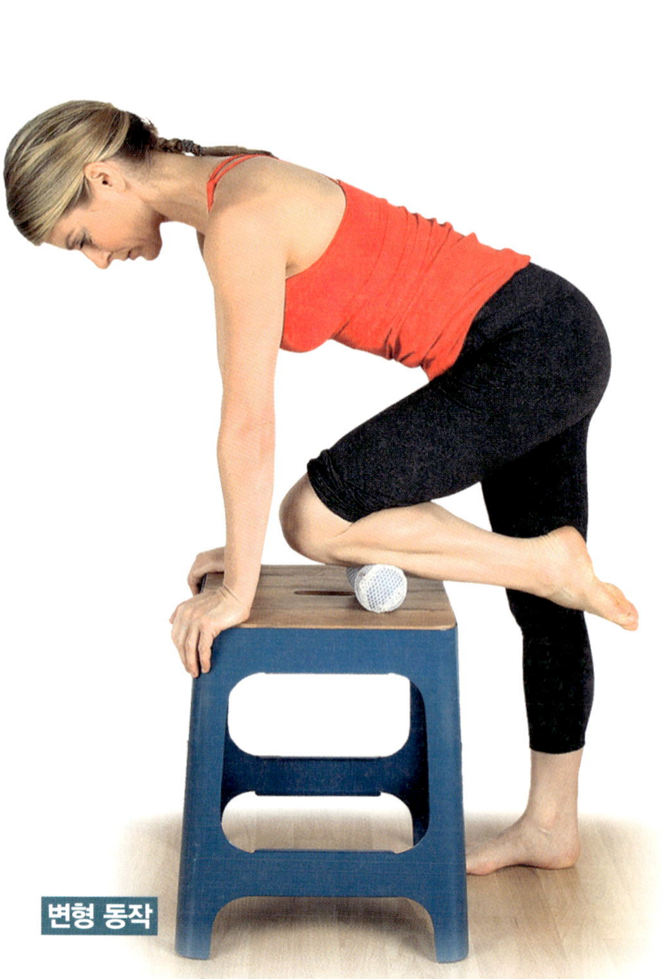

변형 동작

액션 2~3:

- **(1)** 정강이 위쪽에 볼을 고정한다. **(2~3)** 발목을 밀고 당겨(저측굴곡과 배측굴곡) 핀 앤 스트레치를 적용한다. **(4~6)** 그리고 발목으로 원을 그린다.
- 볼을 정강이 아래쪽에 두고 이러한 동작을 반복한다.

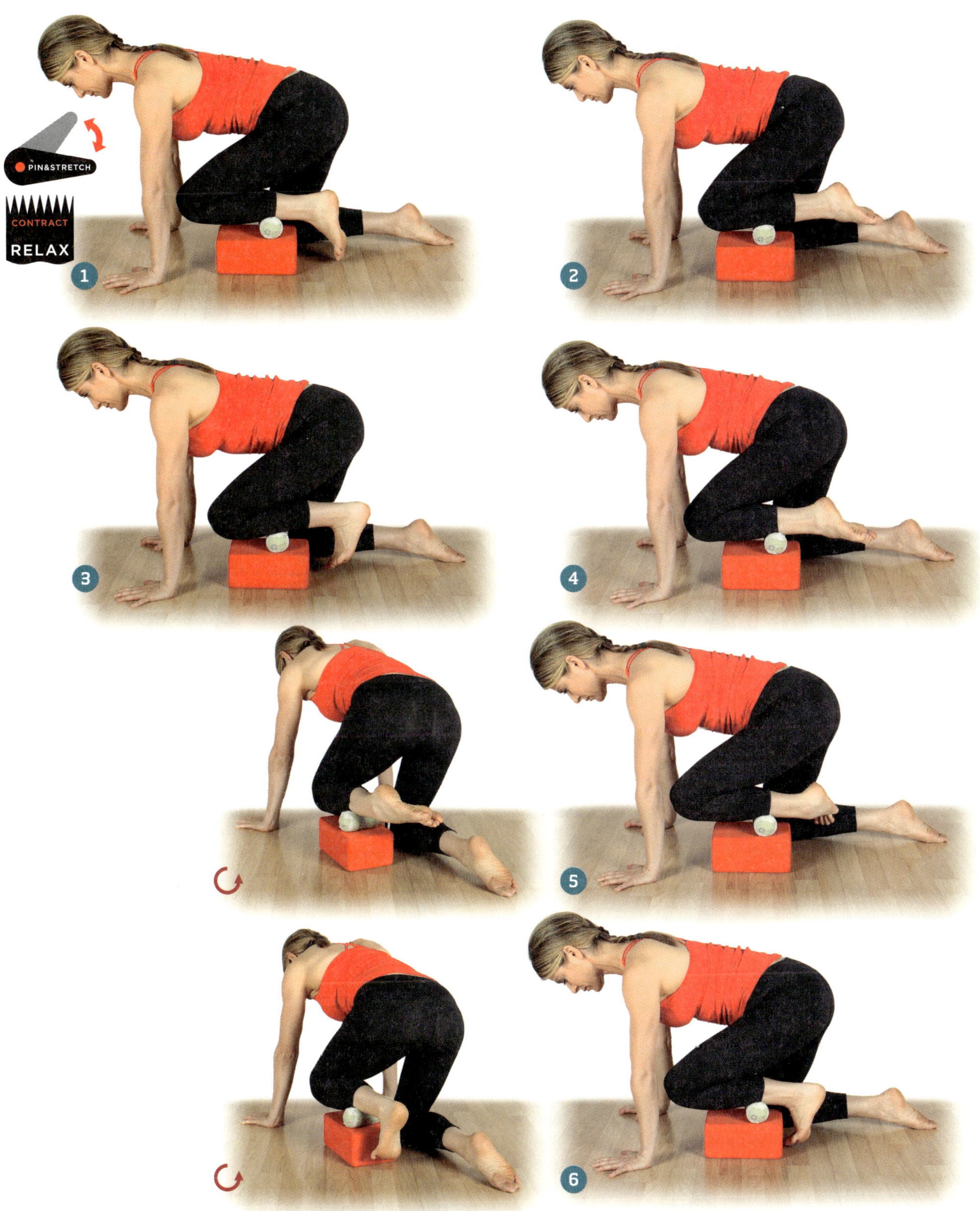

액션 4: '스크류볼'

(1) 정강이에서 추가적인 전단력이 필요한 부분을 선택한다. **(2)** 체중을 실어 오른쪽 정강이를 왼쪽 종아리 위에 올려둔다. **(3~6)** 주머니에 든 볼이 연부 조직 깊숙이 나선형으로 들어갈 수 있도록 하체를 좌우로 비튼다. 때때로 멈추어 왼쪽 발목을 움직여준다. 정강이의 다른 지점을 골라 반복한다.

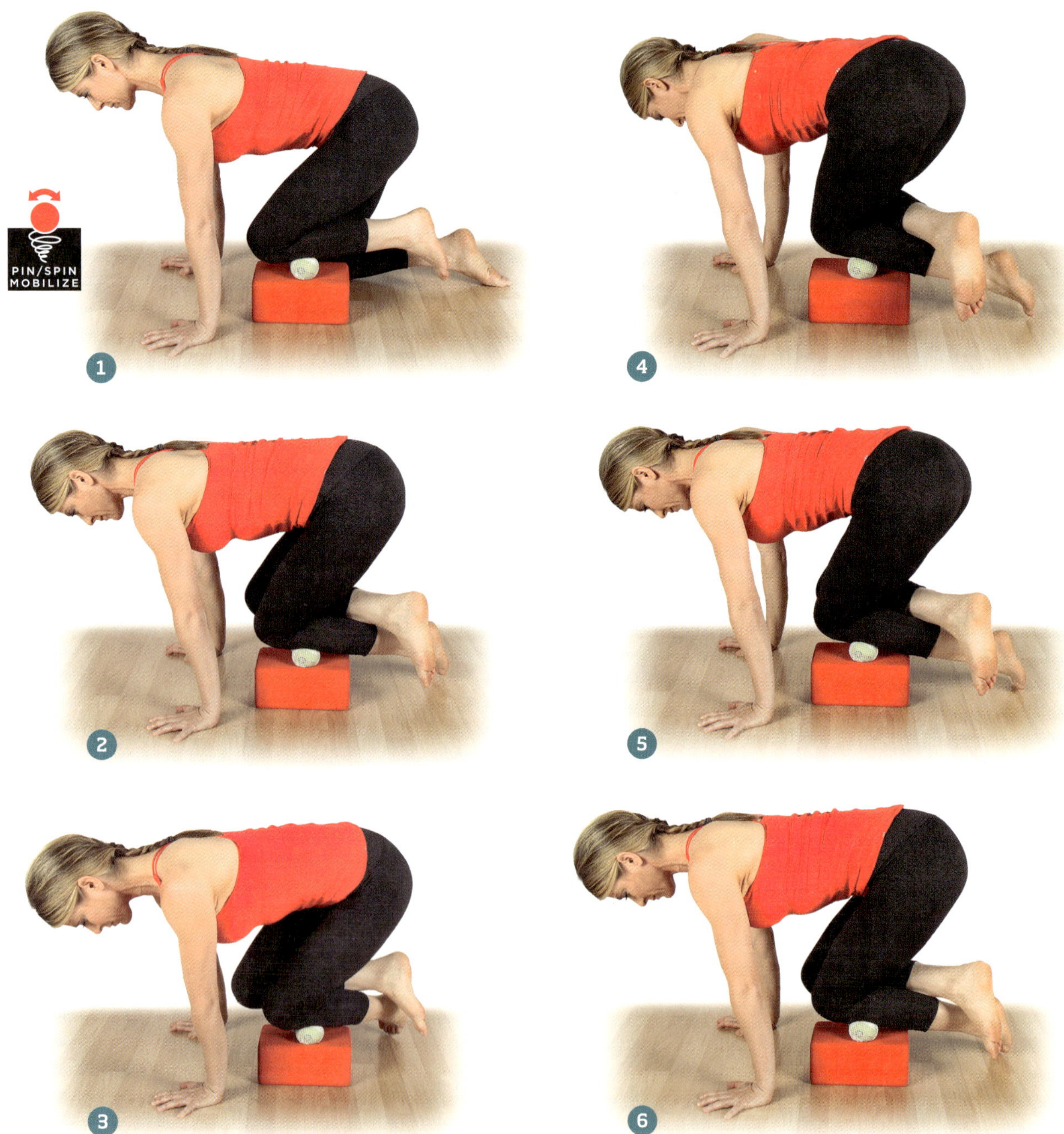

액션 5: 볼 플라우

(1) 볼을 주머니에 넣은 채, 볼 하나를 다리의 하퇴와 발이 만나는 지점(거퇴관절talocrural joint)에 둔다. (2) 볼을 이 접합부에 두고 체중을 왼쪽으로 싣는다. 볼이 외측 복사뼈 쪽으로 조직을 밀어낼 것이다. (3) 이곳의 연부 조직과 강조직이 당겨진 상태를 유지한 채 발목을 밀고 당긴다.

다리를 바꾸어 액션 1~5를 반복한다.

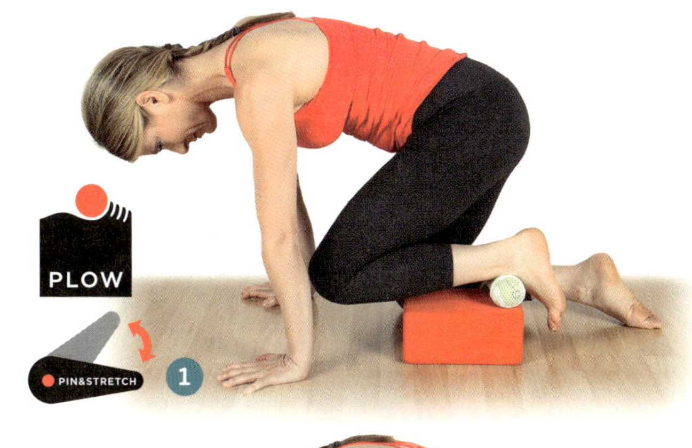

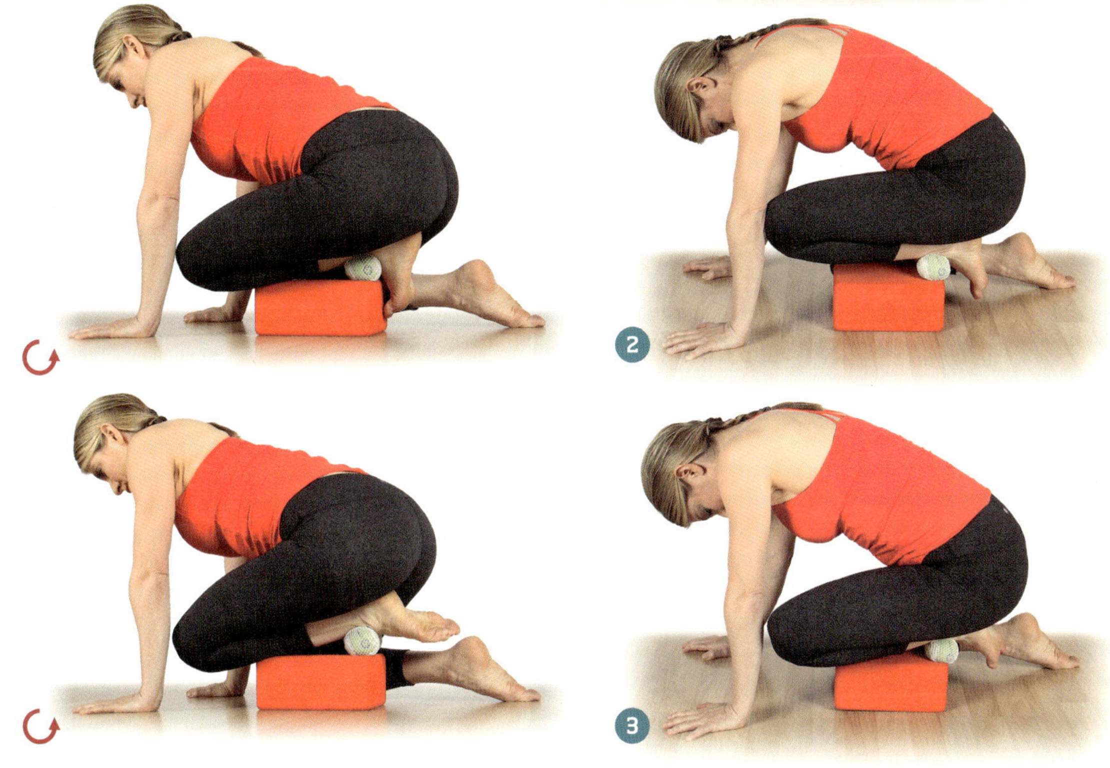

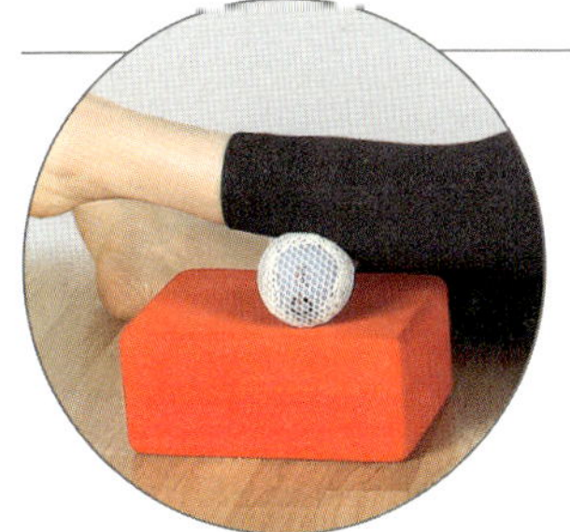

카프 매쉬Calf Mash

액션 1:

(1) 주머니에 든 볼을 블록 위에 두고 바닥에 눕는다. 왼쪽 종아리를 볼 위에 올린 후, (2) 오른쪽 종아리를 왼쪽 정강이 위로 교차한다. 5~10회 복식-흉식 호흡을 한다.

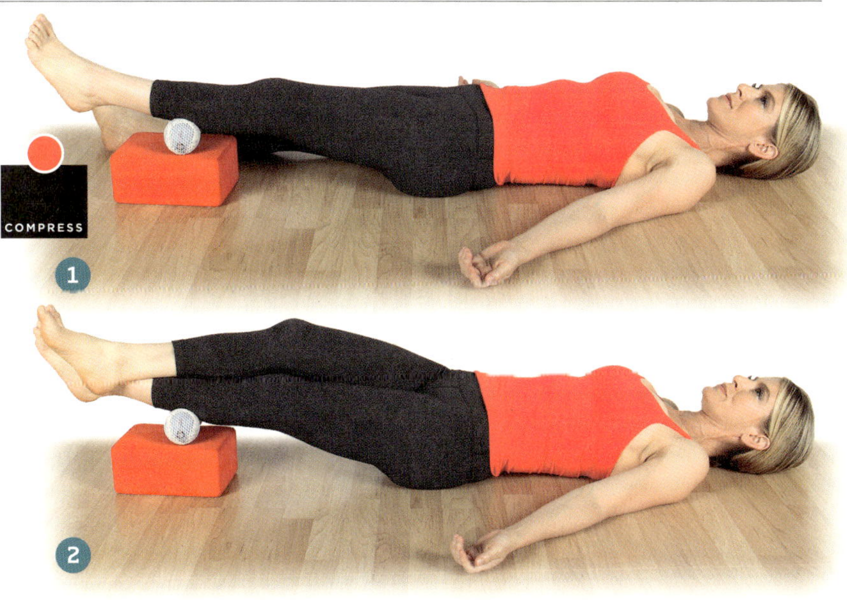

액션 2:

두꺼운 조직들을 크로스파이버 하기 위해 종아리를 좌우로 흔든다. (가능하다면) 골반을 바닥에서 1~2인치 정도 들어 볼에 좀 더 체중을 실어 압력을 더한다. 계속해서 종아리를 좌우로 움직인다.

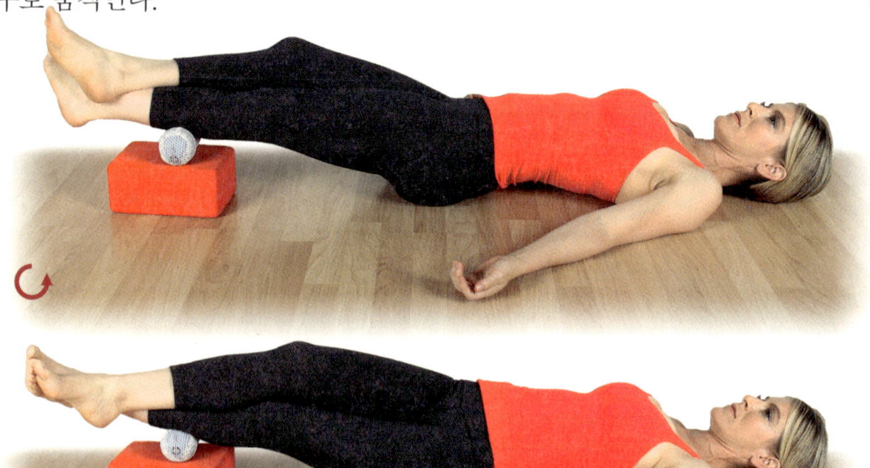

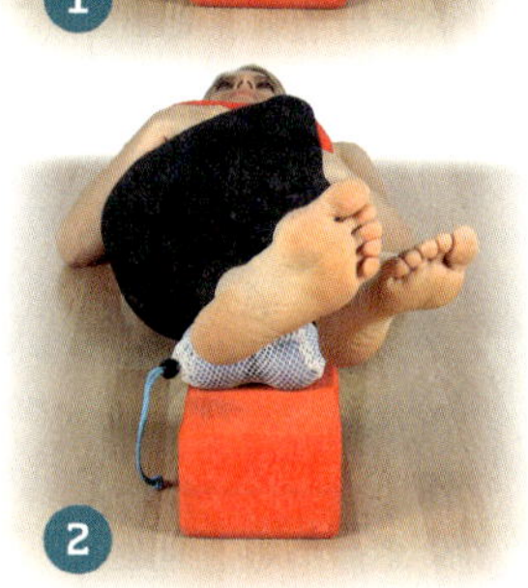

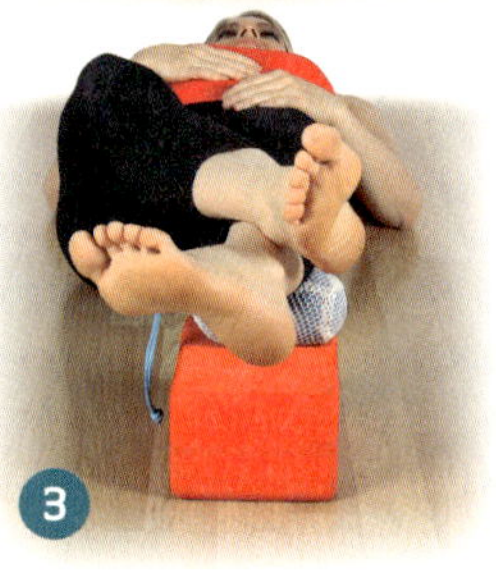

액션 3:

무릎을 구부리고 펴서 종아리를 스트립핑 한다. 볼은 발목 위에서부터 무릎 바로 밑까지 종아리를 따라 위아래로 롤링될 것이다.

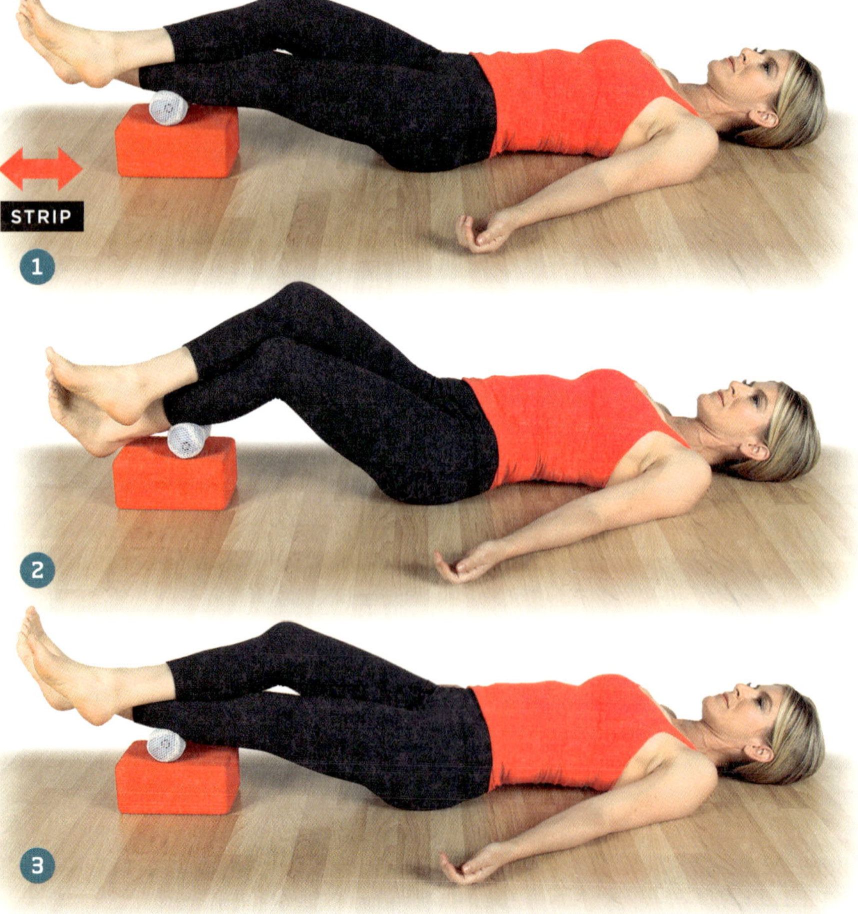

액션 4:

(1~2) 종아리 뒤쪽의 어디에든 볼을 올려두고 발목을 밀고 당긴다.

(3~5) 밀고 당기거나 발목으로 원을 그리면서 발목을 다양한 방향으로 돌려준다.

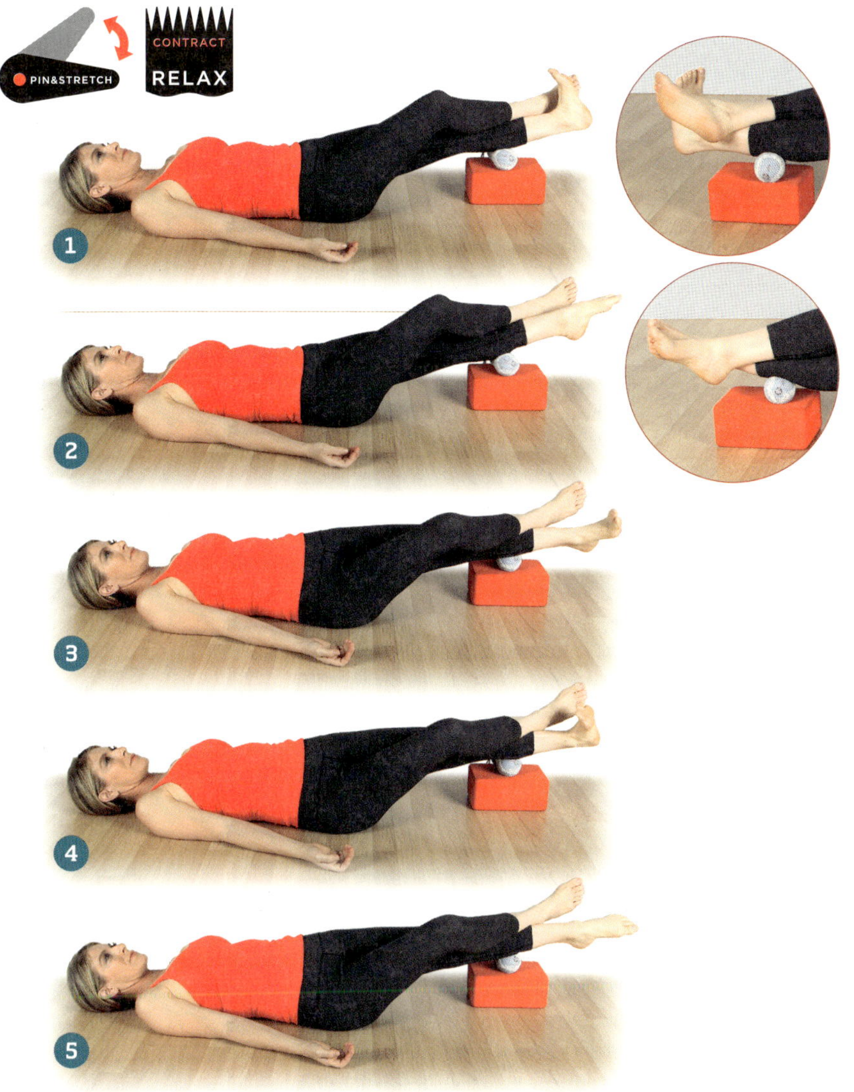

보너스 테크닉: 카프 스택Calf Stack

두꺼운 근막 부분에 슬라이드 앤 글라이드 움직임이 발생할 수 있도록 종아리의 안쪽과 바깥쪽에 알맞은 사이즈의 볼을 둔다. 발목을 밀고 당기고 돌린 후 종아리를 따라 볼을 더 위쪽 또는 아래쪽으로 옮긴다.

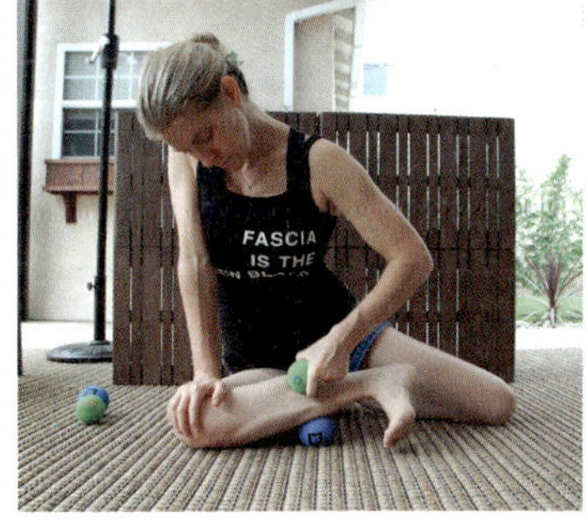

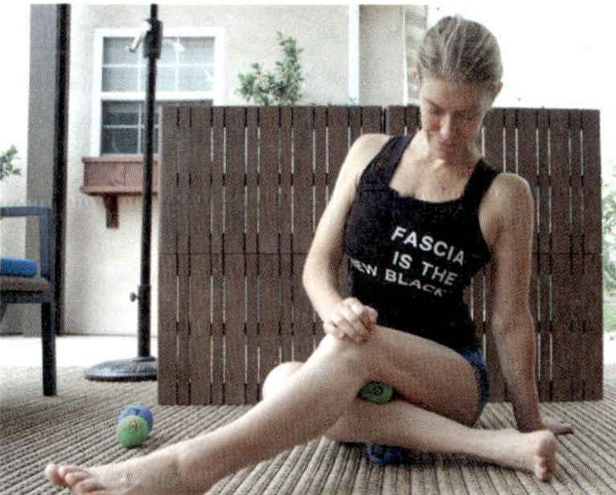

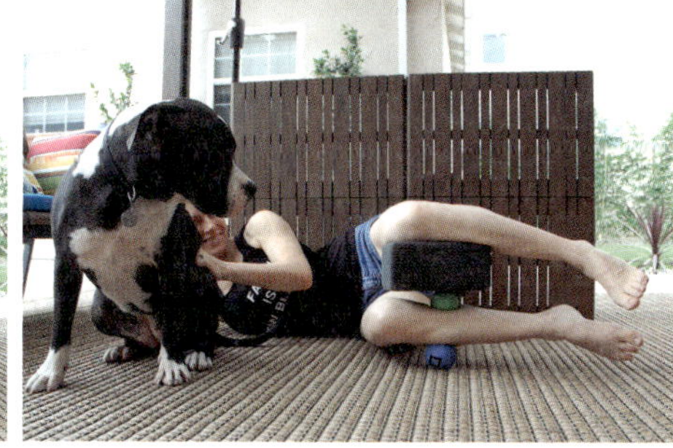

레티나큘럼 리셋Retinaculum Reset

액션 1:

(1) 왼발의 외측 복사뼈 앞쪽(발목 바깥쪽에 튀어나온 뼈 부분으로 비골의 끝부분)에 볼을 두고, (2) 볼로 비골뼈를 잡고 플라우 테크닉을 사용해 아킬레스건 쪽으로 밀어낼 수 있도록 발의 각도를 맞춘다. (3) 한 손 또는 양손으로 압력을 유지한다.

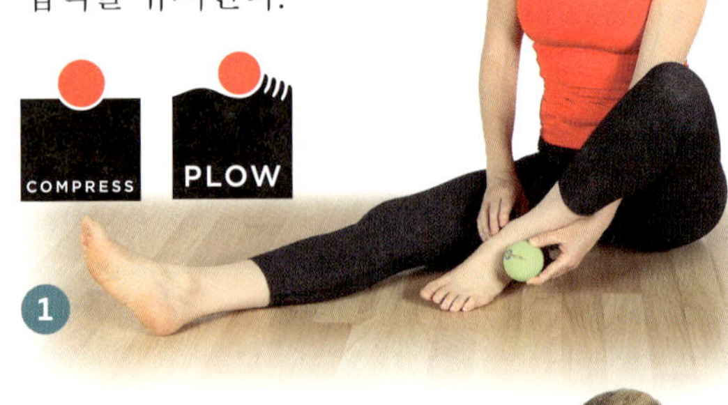

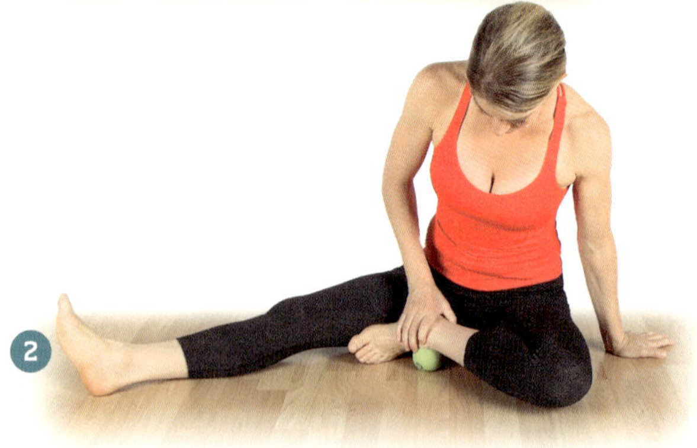

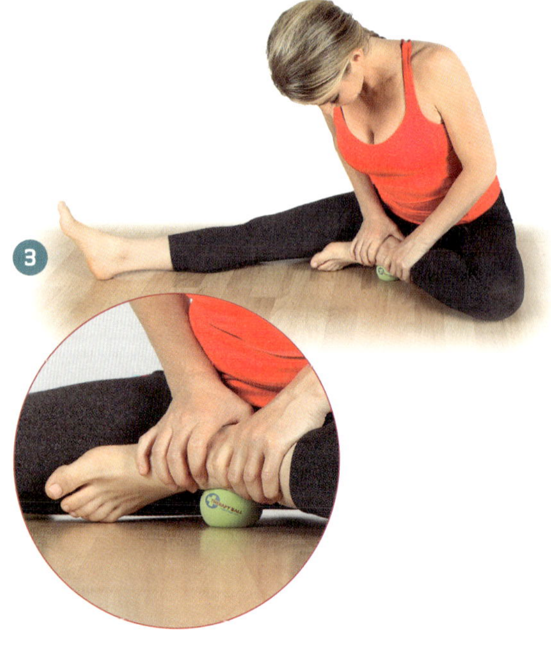

액션 2:

(1) 액션 1에서 누르는 압박과 플라우를 유지하며 (2) 발목을 밀고 당긴다. (3) 그리고 오른손을 이용하여 뒤꿈치뼈(종골)를 바닥을 향해 아래쪽으로 밀어낸다. 이 동작은 거골하관절 subtalar joint(발목의 세 개 관절 중 하나)을 가동화시킨다.

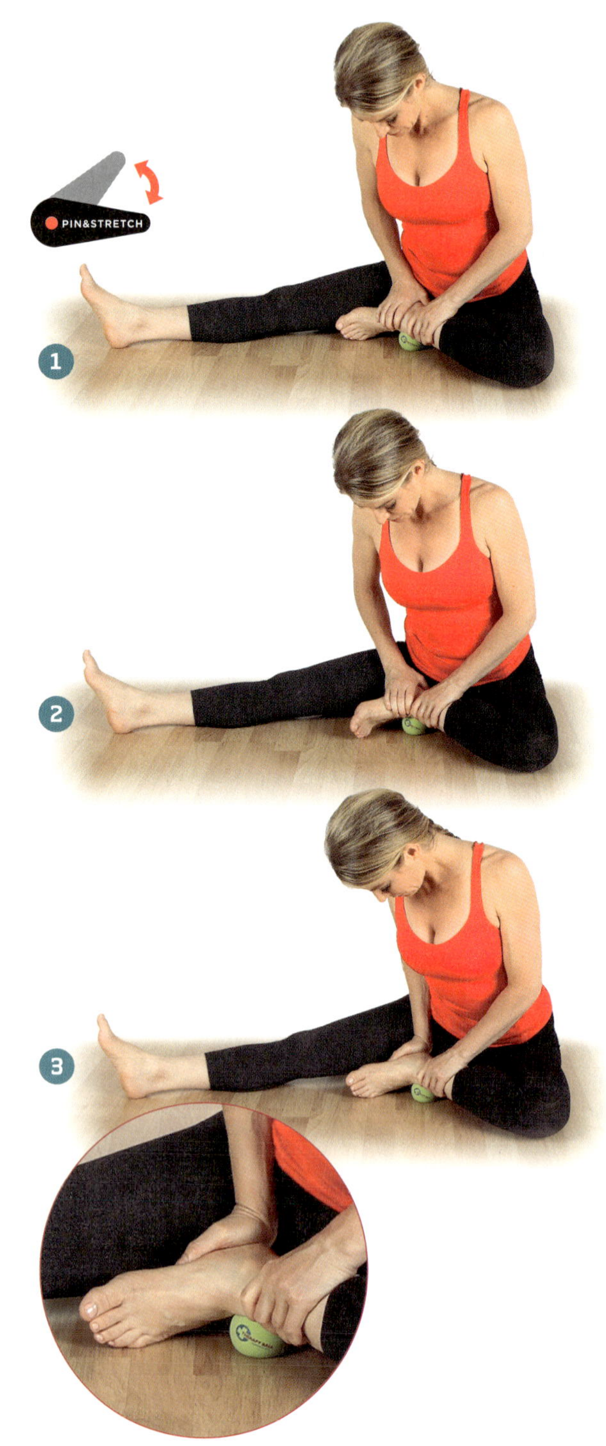

액션 3:

(1~3) 새로운 볼의 위치를 유지하며 오른손을 사용하여 볼을 회전시켜 조직 내에 단단히 고정시킨다. 왼손과 팔을 이용하여 발목과 볼에 계속해서 압력이 가해지도록 한다. **(4~5)** 오른손을 사용하여 모든 방향으로 비틀고 회전시켜 발뒤꿈치뼈를 움직이며 가동화한다. 그리고 볼을 반대 방향으로 돌린다.

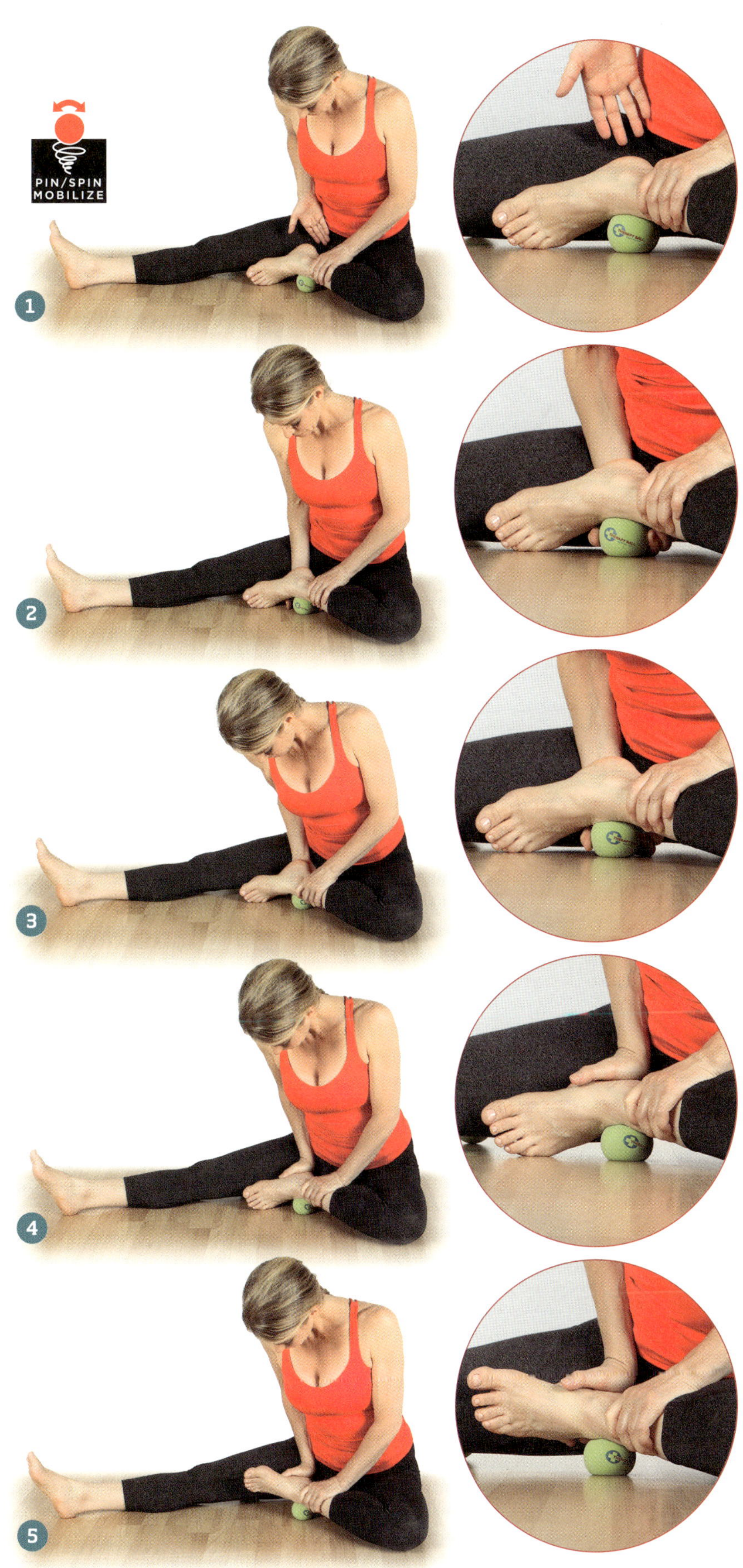

액션 4:

내측과 외측 복사뼈 양쪽에 볼을 고정시켜 볼 스택을 만든다. 볼 사이에 발목 관절을 두고 압력을 가한다. 가능한 많은 움직임을 해본다.

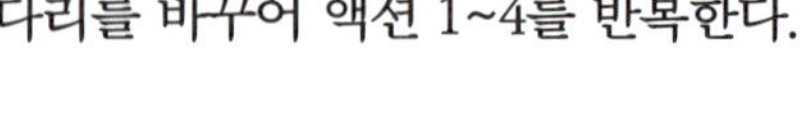

다리를 바꾸어 액션 1~4를 반복한다.

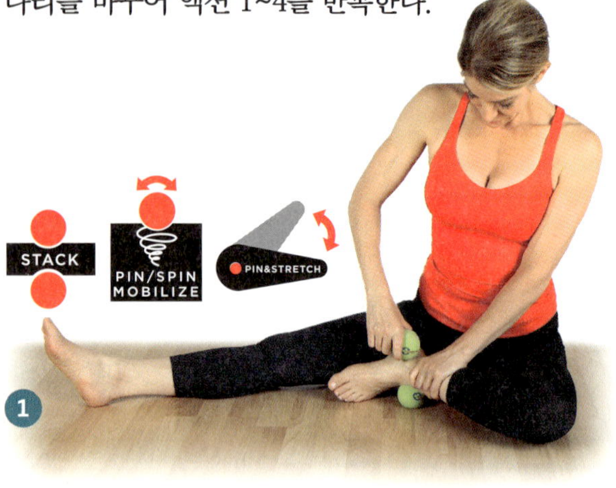

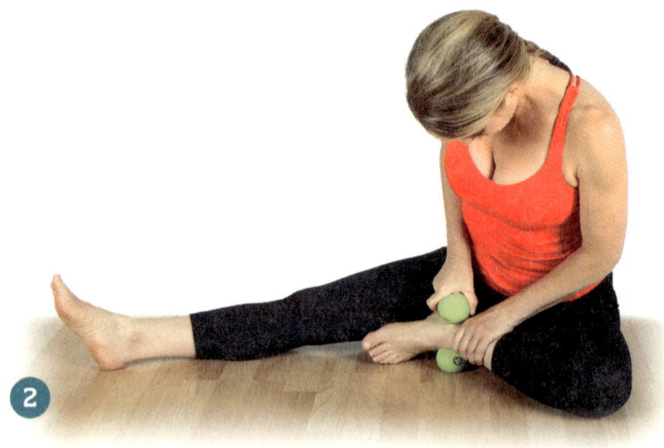

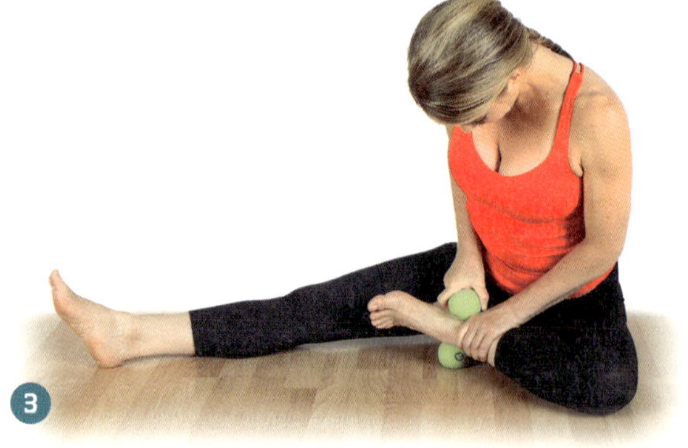

리체크: 무릎 꿇고 앉기

스트랩을 다시 발목에 감아 배측굴곡 상태(발바닥을 뒤쪽을 향하게)에서 두 번의 복식-흉식 호흡을 하고, 저측굴곡 상태(발바닥이 위를 향하게)에서 복식-흉식 호흡을 두 번 한다. 발목 가동범위 및 편안함의 정도에 변화가 있었는지를 확인한다.

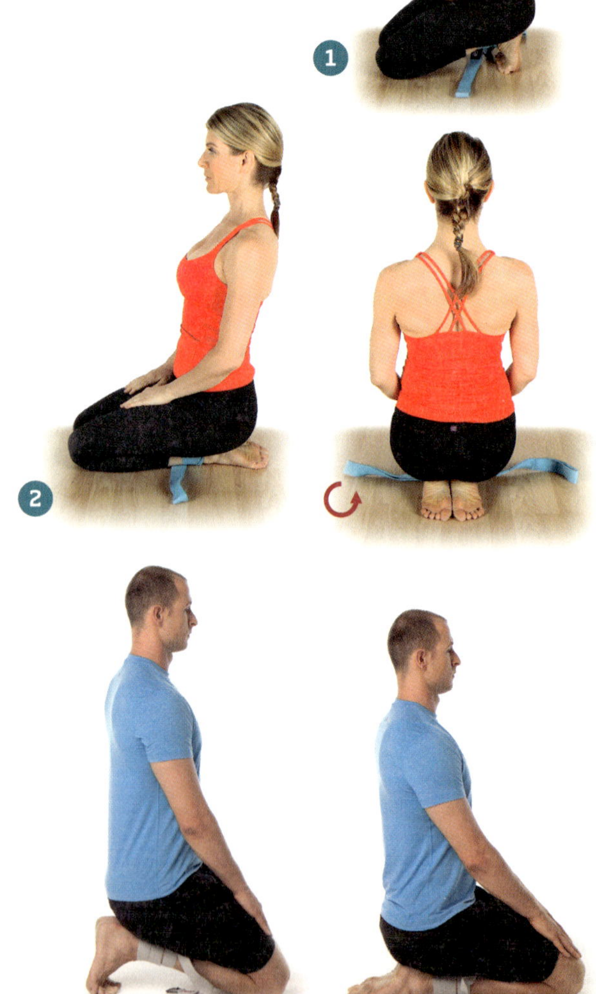

소감

1. 걸을 때 느낌이 어떠한가?
2. 발끝으로 걸어보고 어떠한지를 느껴보라.
3. 다음 문장을 완성하라. 나는 ____________(을) 느낀다.

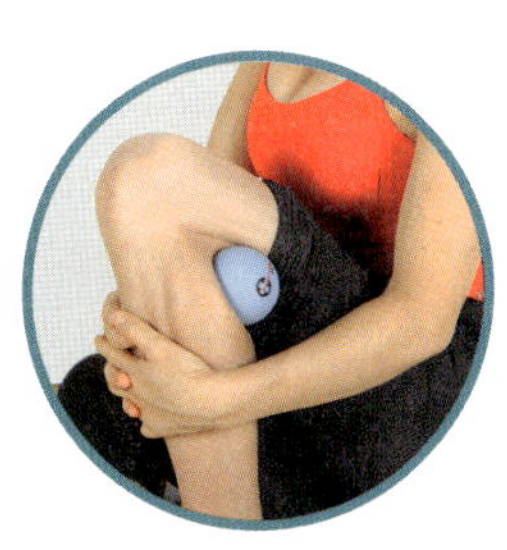

시퀀스 4: 무릎 마사지

준비물

롤모델 볼: 오리지널 요가튠업, 플러스 또는 알파

매트

블록 2개 혹은 스툴

체화된 지도

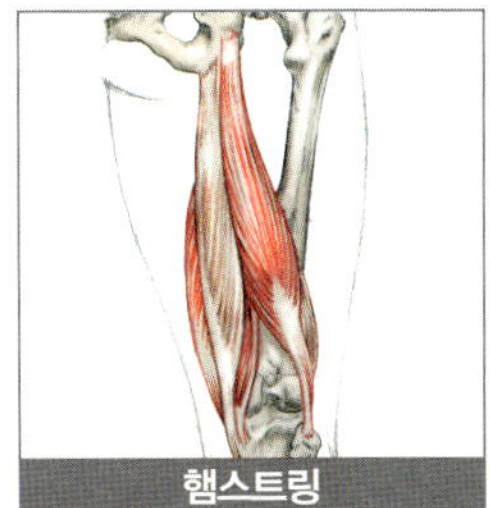
햄스트링

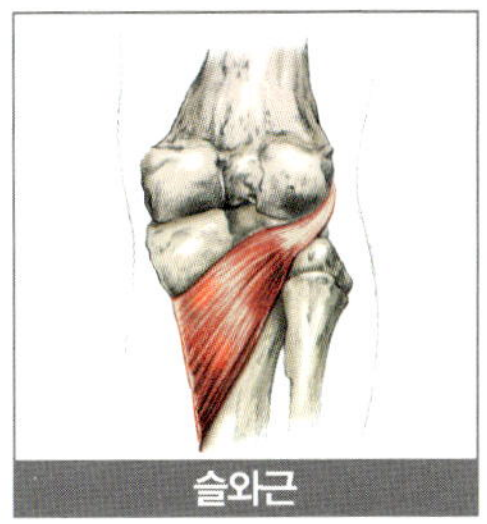
슬와근

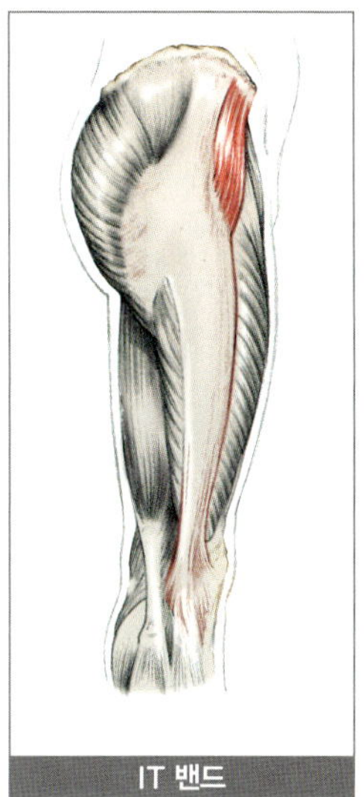
IT 밴드

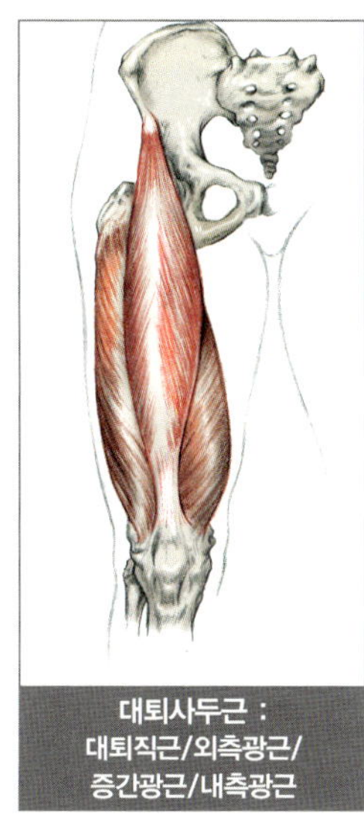
대퇴사두근 : 대퇴직근/외측광근/중간광근/내측광근

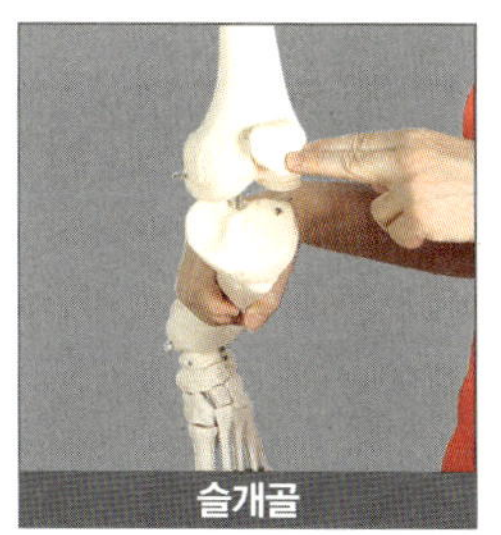
슬개골

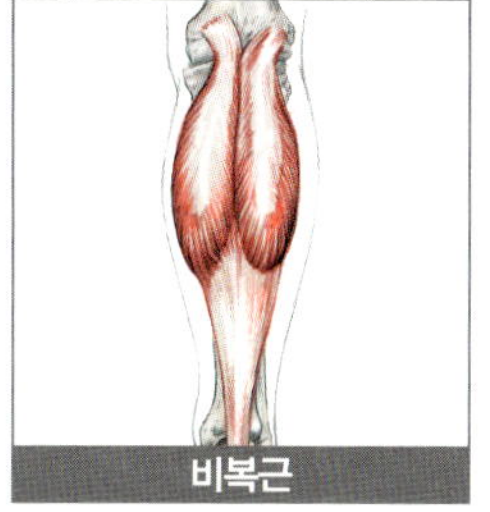
비복근

기본적인 볼 위치

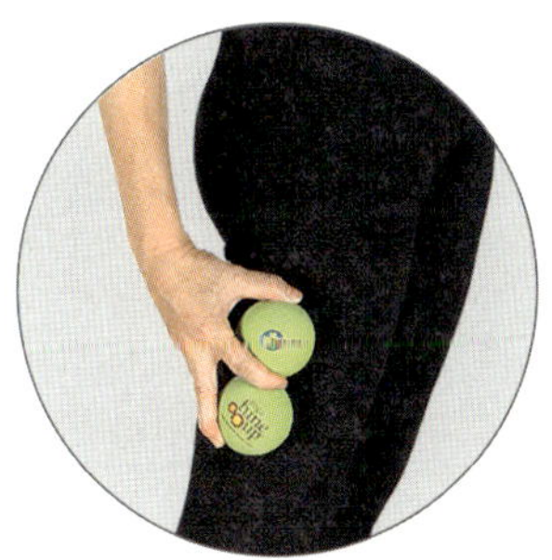
IT 밴드와 외측광근

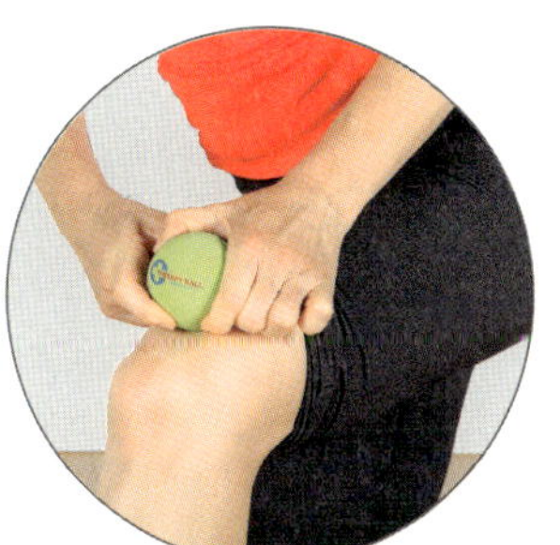
슬개상낭

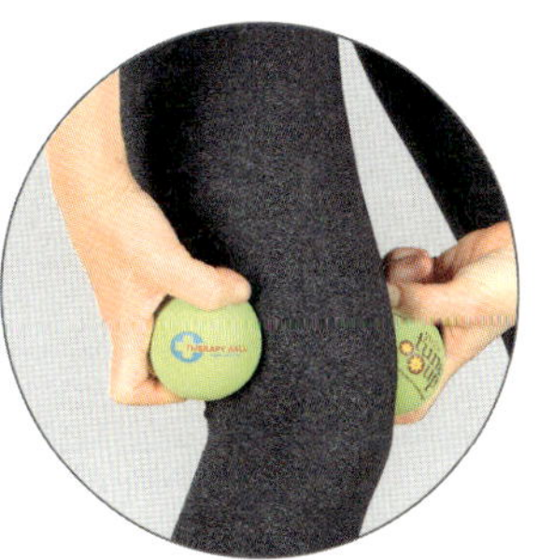
내측광근과 외측광근

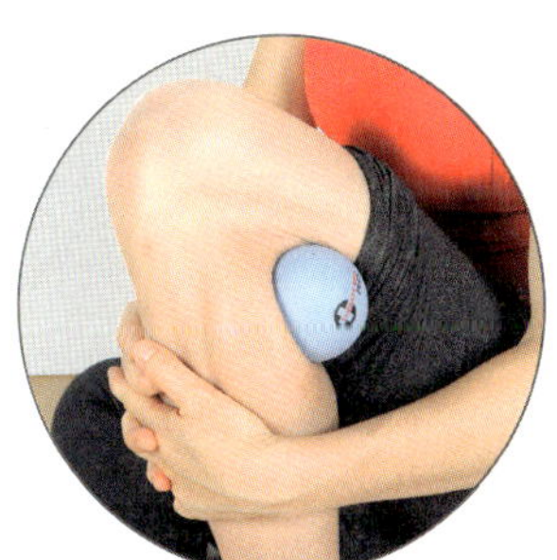
햄스트링 건

체크인: 차일드 포즈

- 얼굴을 바닥 쪽으로 두고 무릎과 고관절을 접는다. 손바닥이 위를 향하도록 하여 팔을 머리 위로 뻗는다. 엉덩이가 뒤꿈치와 얼마나 가까운지 확인한다. 엉덩이가 뒤꿈치에 닿지 않아도 괜찮다. 이 스트레치는 무릎의 가동범위를 확인하는 간단한 방법이다.
- 5~10회의 복식-흉식 호흡을 한다.

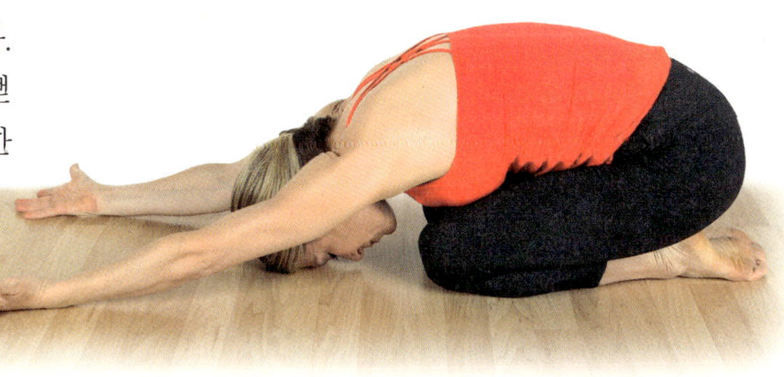

롤 시퀀스

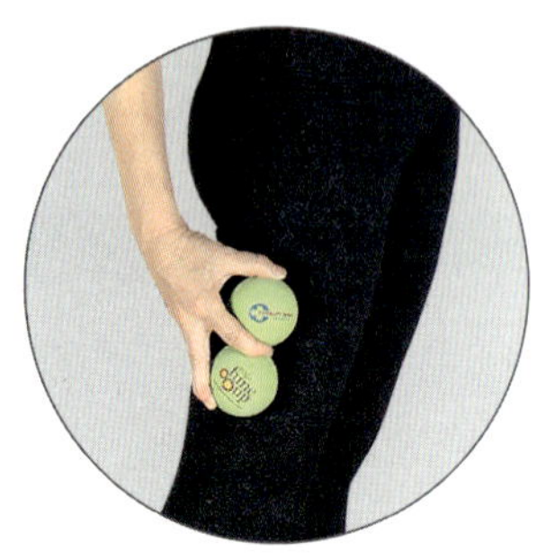

IT 밴드 멜트다운

IT Band Meltdown

액션 1:

- **(1)** 머리를 베개나 블록 위에 편안히 두고 오른쪽으로 눕는다. 주머니에서 뺀 두 개의 공을 오른쪽 허벅지 밑에 두고, 처음에는 압력을 최소화하기 위해 왼쪽 다리를 살짝 뒤쪽에 둔다. 깊게 호흡하여 볼이 허벅지에 편안히 들어올 수 있도록 한다. (주머니에 넣은 볼을 가지고 벽에 기대어 서서 이 시퀀스를 할 수도 있다.)
- **(2~4)** 볼이 IT 밴드와 외측광근의 결을 가로지를 수 있도록 오른쪽 허벅지를 앞뒤로 천천히 움직이기 시작한다.
- **(5~6)** 편안해지면 왼쪽 허벅지를 오른쪽 위에 올려두어 압력을 더하고 계속해서 크로스파이버를 한다.

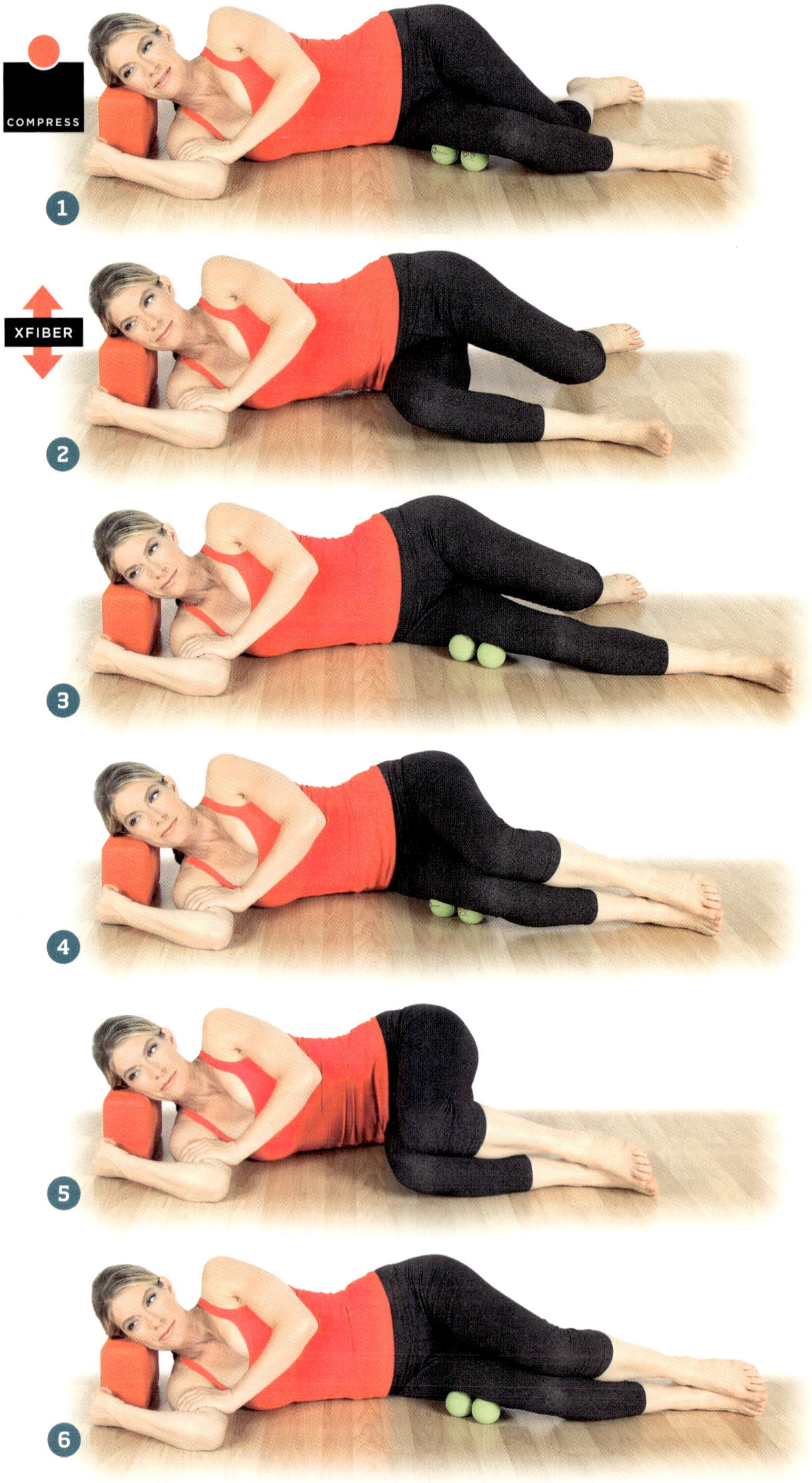

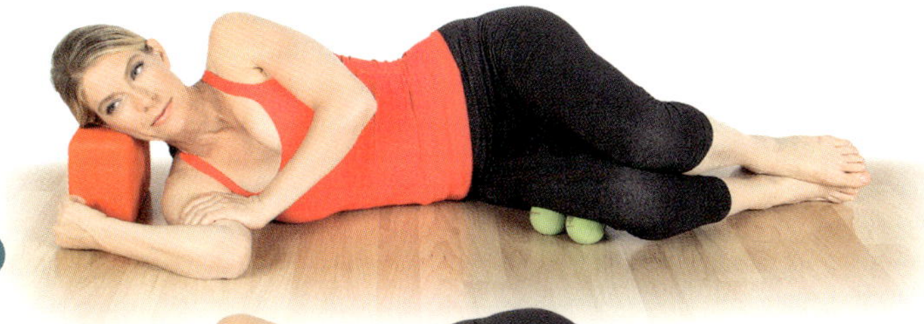

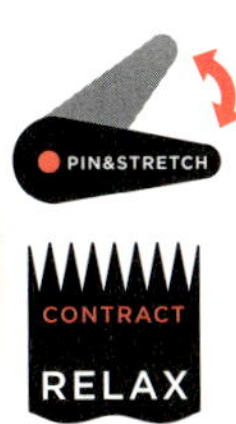

1

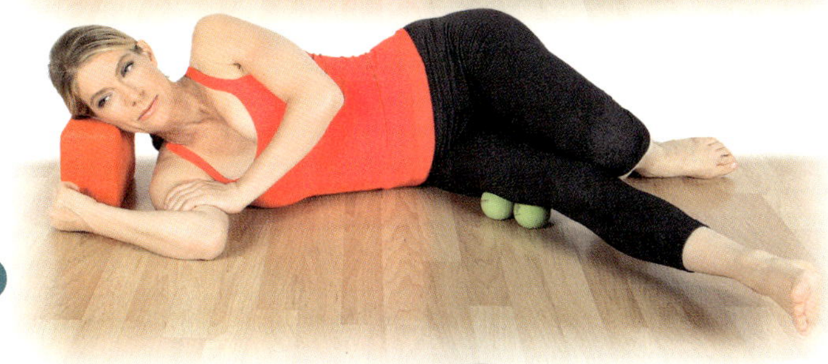

2

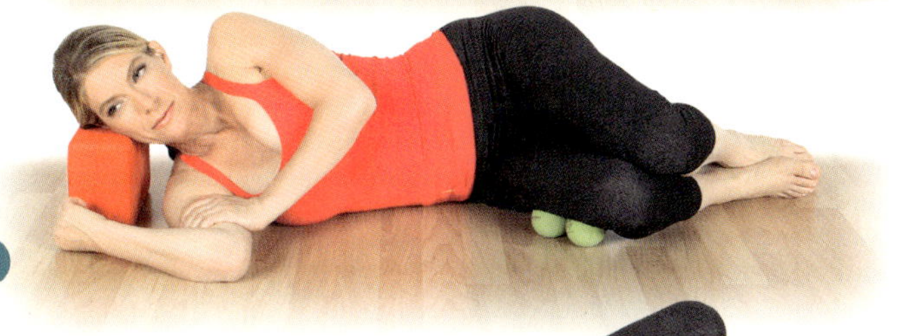

3

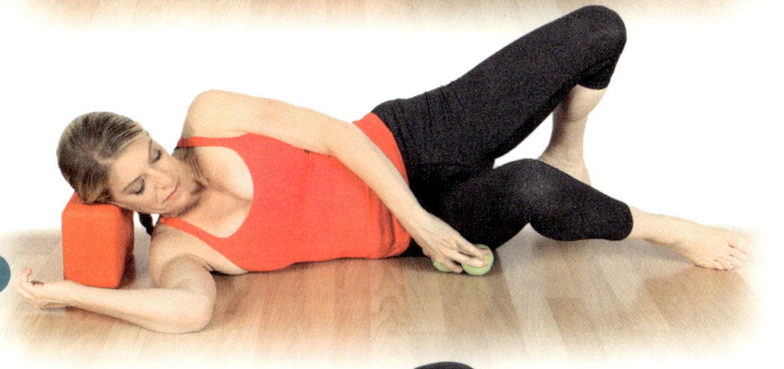

4

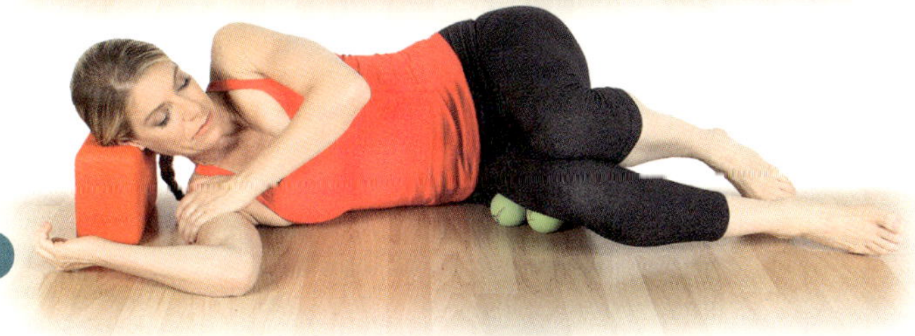
5

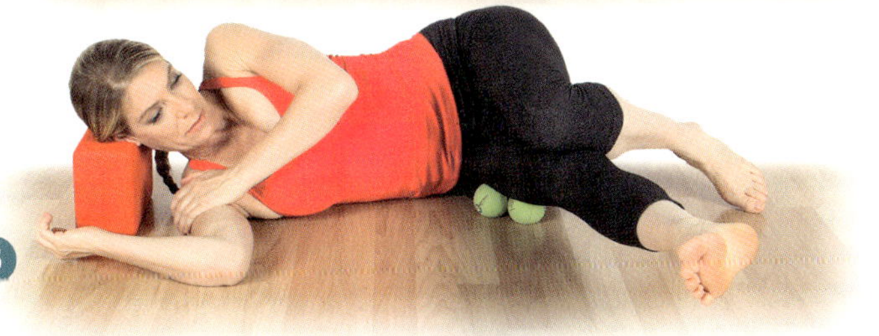

6

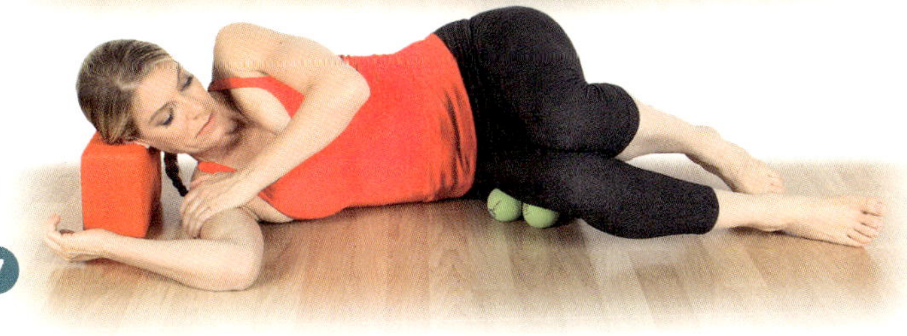

7

PIN&STRETCH

CONTRACT RELAX

액션 2:

(1~3) 같은 자세에서 무릎을 몇 번 접었다 편다. **(4~7)** 볼을 허벅지 위쪽과 아래쪽으로 옮기며 핀 앤 스트레치를 계속한다.

(아래 1~2) 볼에 체중을 더 싣기 위해 볼 하나를 빼거나 앉는 자세로 변형할 수 있다. 허벅지 바깥쪽을 따라 두세 군데의 다른 부위를 핀 앤 스트레치 하라.

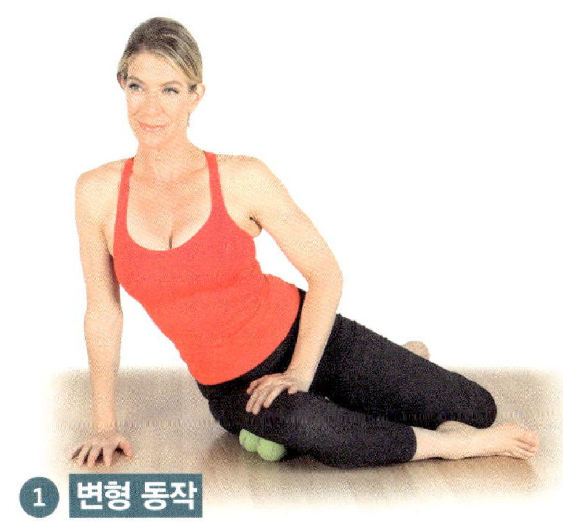

1 변형 동작

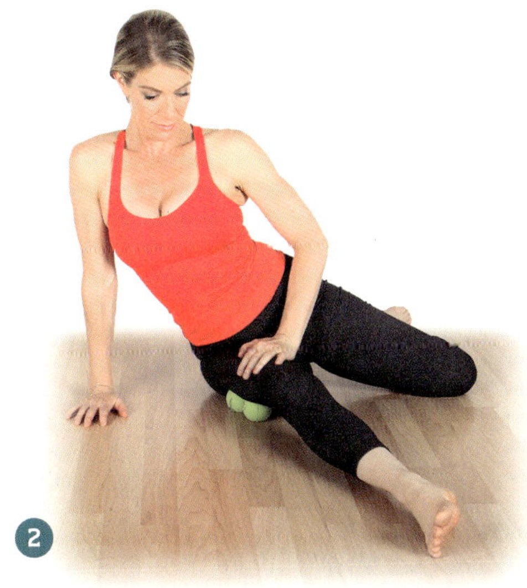

2

액션 3:

볼에 체중을 실어 앉는다. 볼을 허벅지 옆쪽에 고정하고 왼손바닥을 사용하여 대퇴사두근 그룹 전체가 햄스트링 방향으로 천천히 움직일 수 있도록 플라우 테크닉을 사용한다. 허벅지뼈(대퇴골) 주변을 감싸고 있는 근육 덩어리 전체를 움직여 뼈에서 떼어낸다는 느낌으로 수행한다.

다리를 바꾸어 액션 1~3을 반복한다.

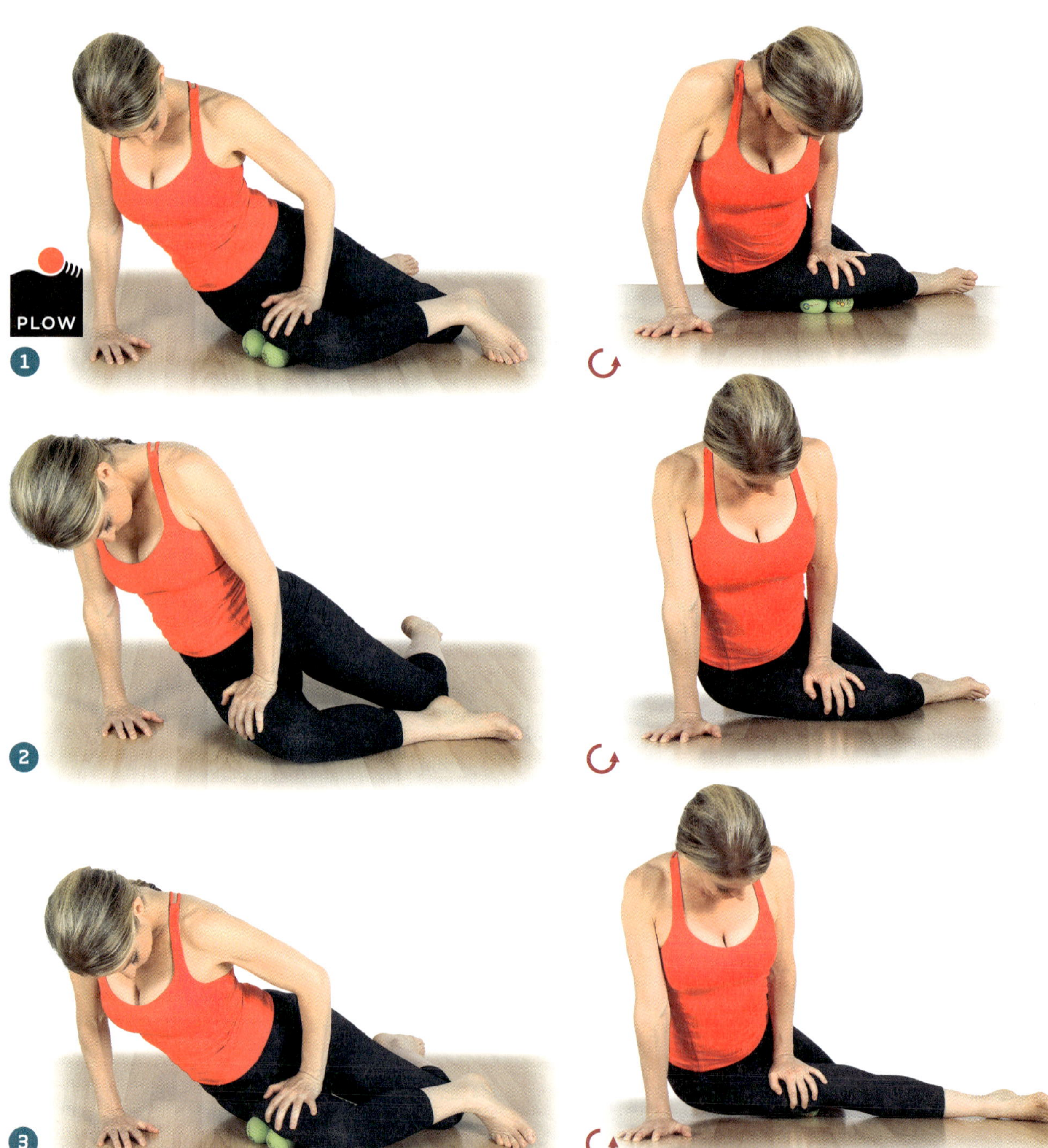

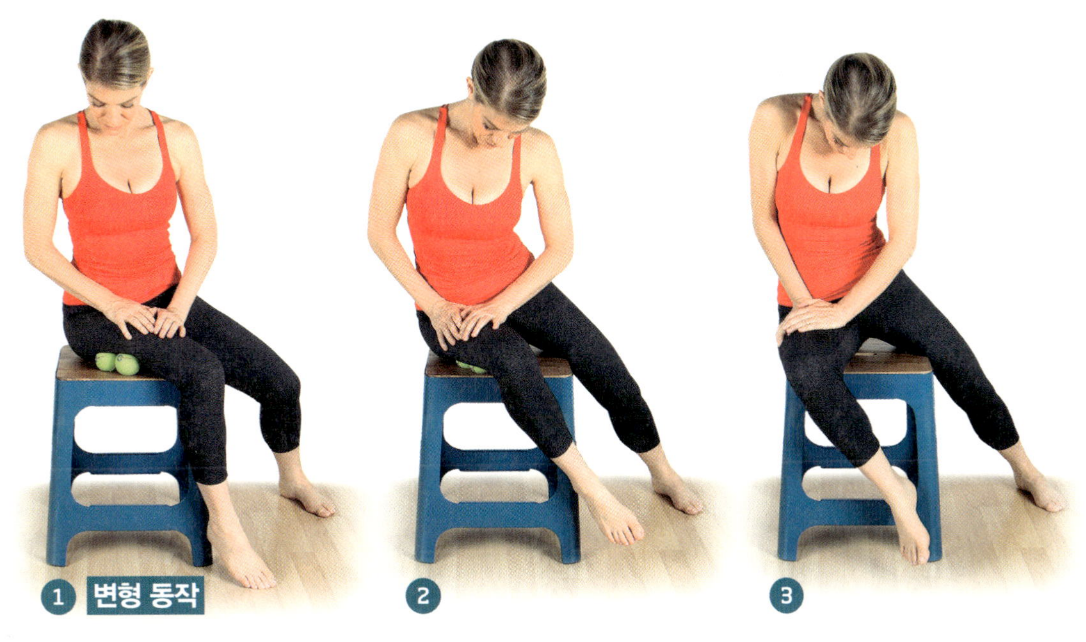

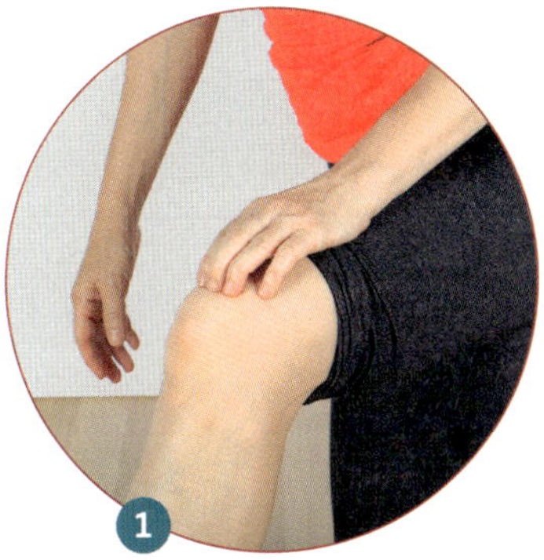

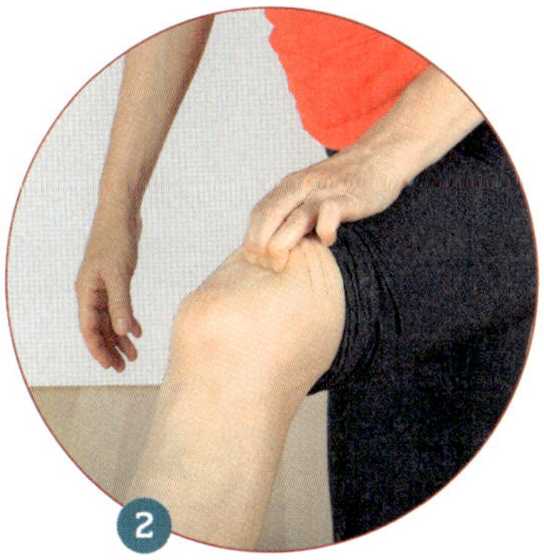

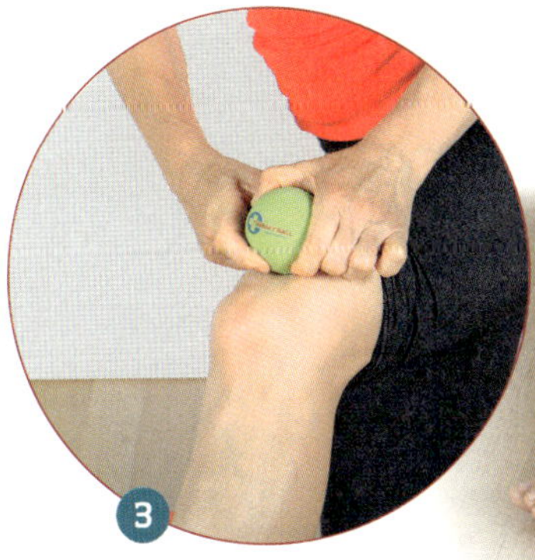

SKIN ROLL

COMPRESS

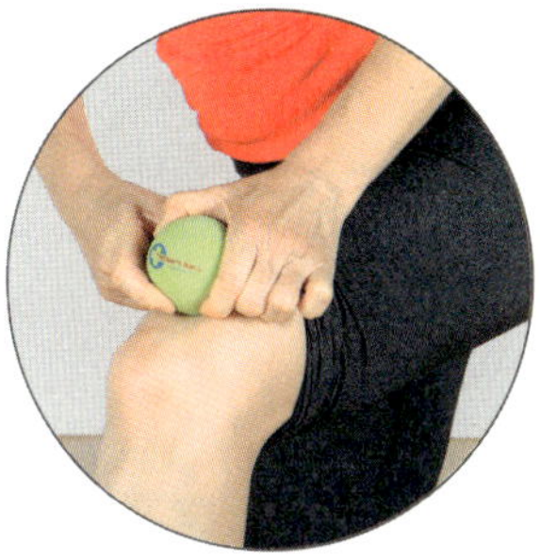

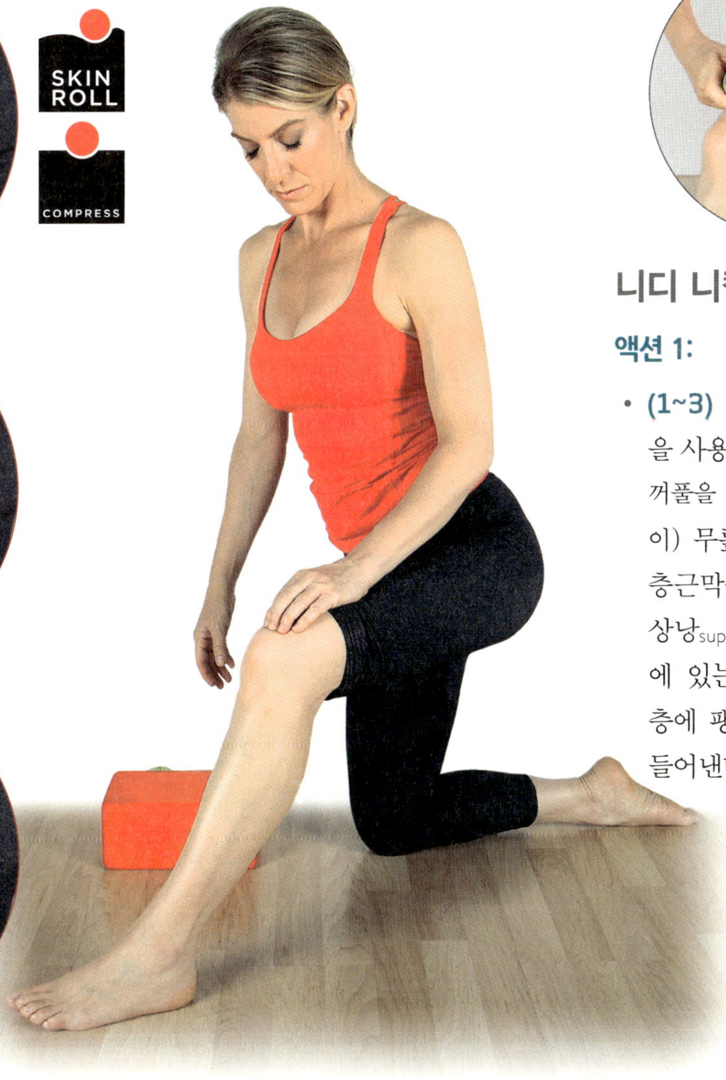

니디 니캡Kneady Kneecap

액션 1:

- **(1~3)** 적당한 크기의 볼을 사용하여 (마치 위쪽 눈꺼풀을 들어올리는 것과 같이) 무릎 위쪽 피부와 표층근막을 끌어당겨 슬개상낭suprapatellar pouch의 밑에 있는 매우 깊은 근막층에 팽팽한 긴장감을 만들어낸다.

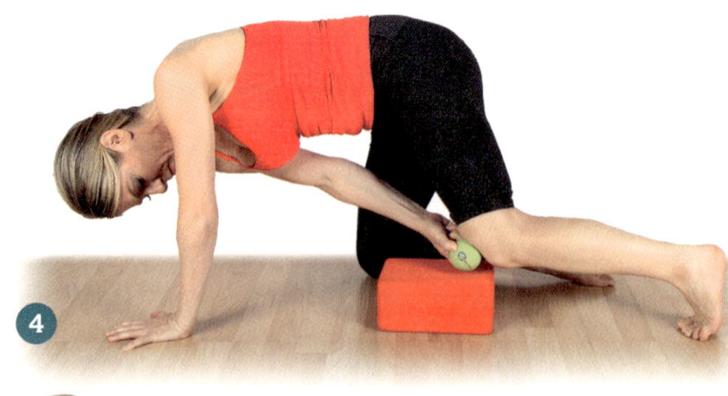

- **(4~5)** 블록이나 스툴 위에 볼과 무릎을 올려놓는다.
- **(6~8)** 아래 다리를 천천히 좌우로 흔들어 무릎 위쪽에 모여 있는 건들을 크로스파이버 한다.

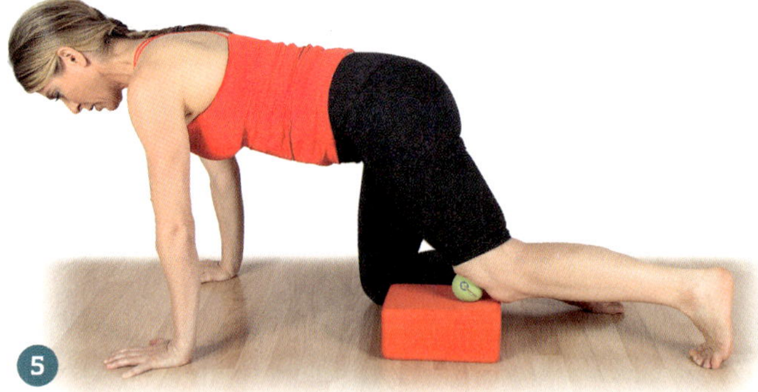

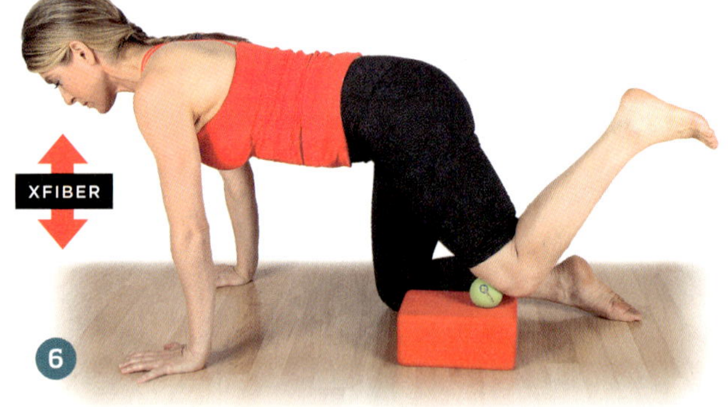

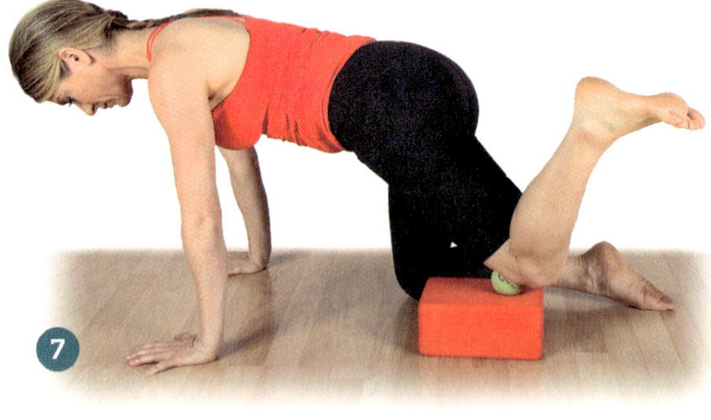

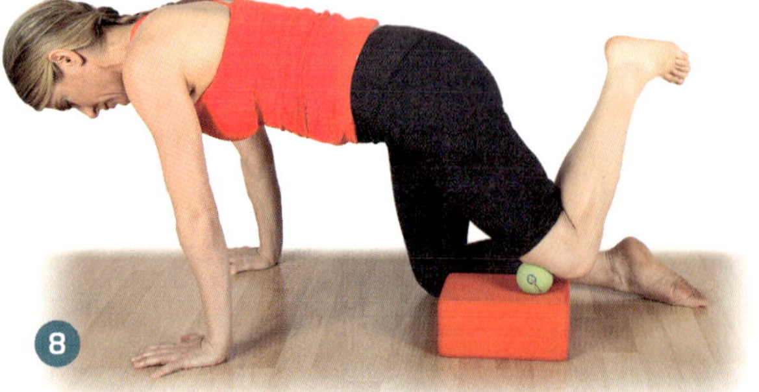

액션 2:

볼을 제자리에 두고, **(1)** 무릎을 펴며 대퇴사두근을 천천히 수축하고, **(2)** 무릎을 구부려 같은 부분을 스트레칭 한다.

다리를 바꾸어 액션 1과 2를 반복한다.

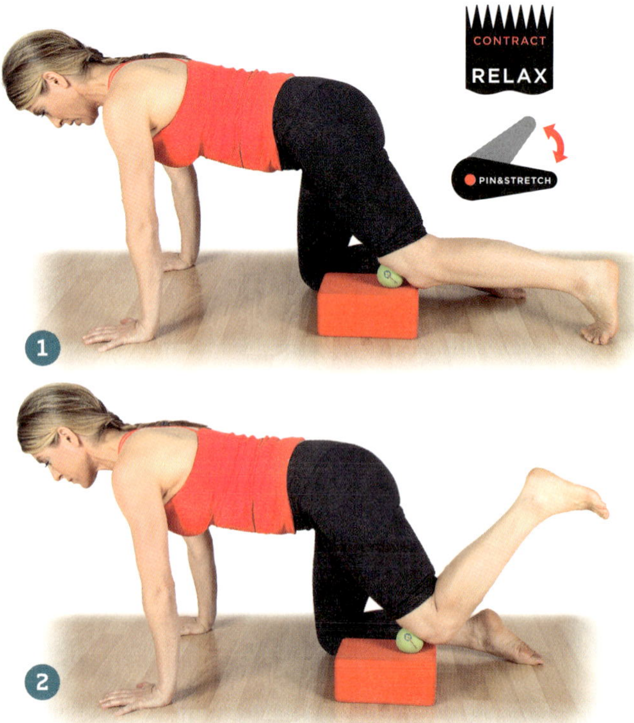

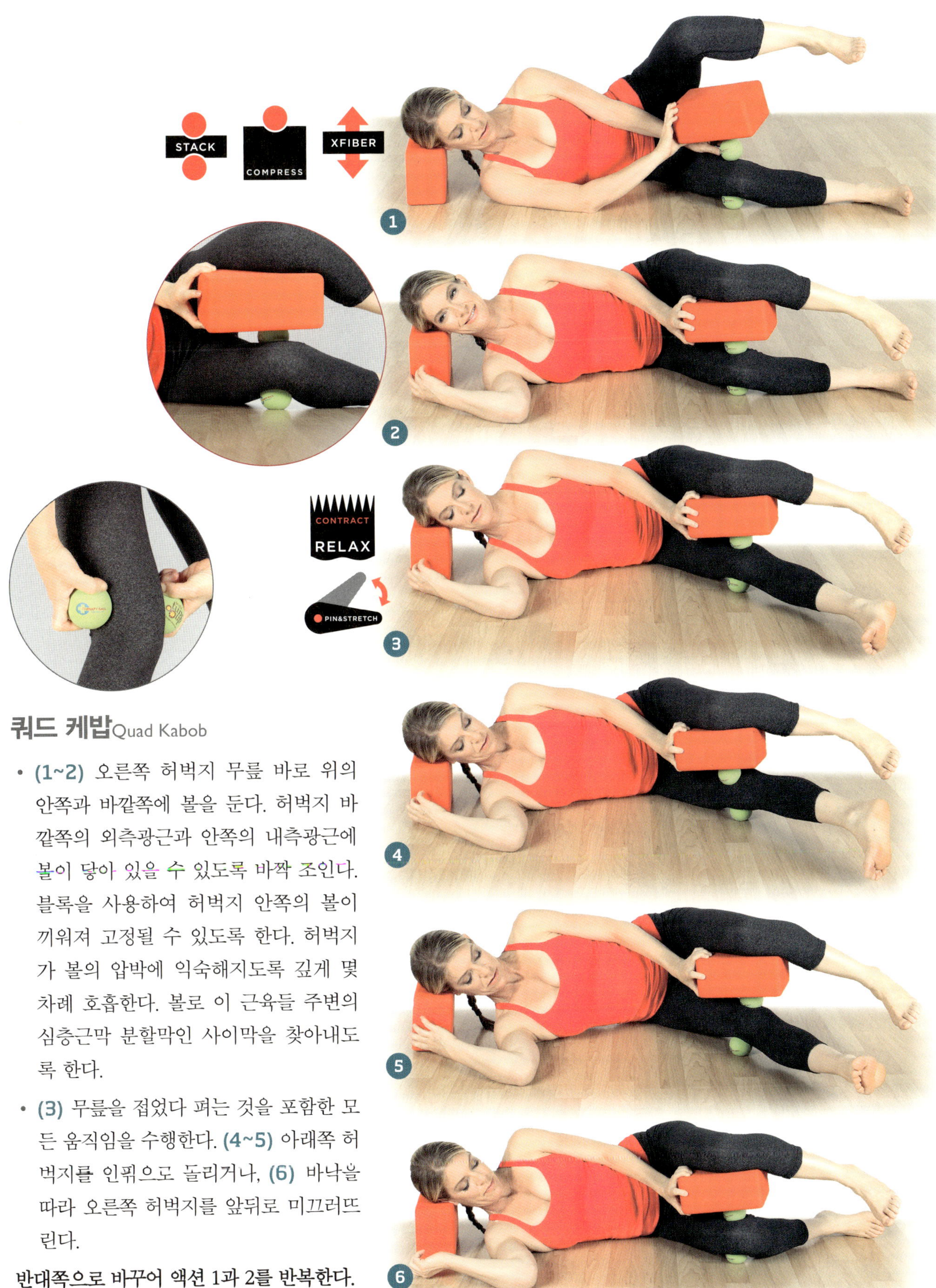

쿼드 케밥Quad Kabob

- **(1~2)** 오른쪽 허벅지 무릎 바로 위의 안쪽과 바깥쪽에 볼을 둔다. 허벅지 바깥쪽의 외측광근과 안쪽의 내측광근에 볼이 닿아 있을 수 있도록 바짝 조인다. 블록을 사용하여 허벅지 안쪽의 볼이 끼워져 고정될 수 있도록 한다. 허벅지가 볼의 압박에 익숙해지도록 깊게 몇 차례 호흡한다. 볼로 이 근육들 주변의 심층근막 분할막인 사이막을 찾아내도록 한다.
- **(3)** 무릎을 접었다 펴는 것을 포함한 모든 움직임을 수행한다. **(4~5)** 아래쪽 허벅지를 인퓌으로 돌리거나, **(6)** 바닥을 따라 오른쪽 허벅지를 앞뒤로 미끄러뜨린다.

반대쪽으로 바꾸어 액션 1과 2를 반복한다.

니 츄Knee Chew

액션 1:

(1~2) 구부린 무릎의 뒤 바깥쪽에 볼을 둔다. 손을 사용하여 견딜 수 있을 만큼 압박을 추가한다. 종아리가 불룩해질 것이다. 호흡을 하며 잠시 멈추었다가 다음 움직임을 시작한다.

- **(3~6)** 발과 발목을 좌우로 미끄러뜨린다.
- **(7)** 발목을 밀고 당긴다.
- **(8)** 볼을 꽉 안았다가 힘을 풀면서 햄스트링과 종아리 근육을 수축하고 이완한다.

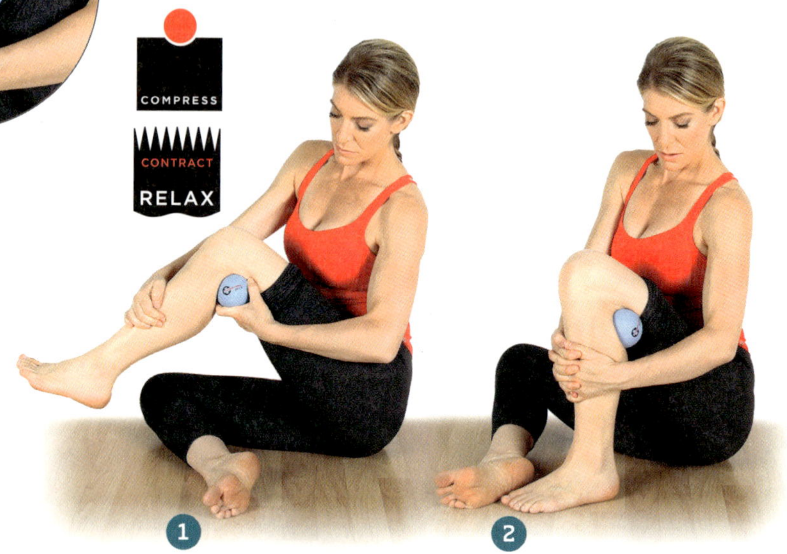

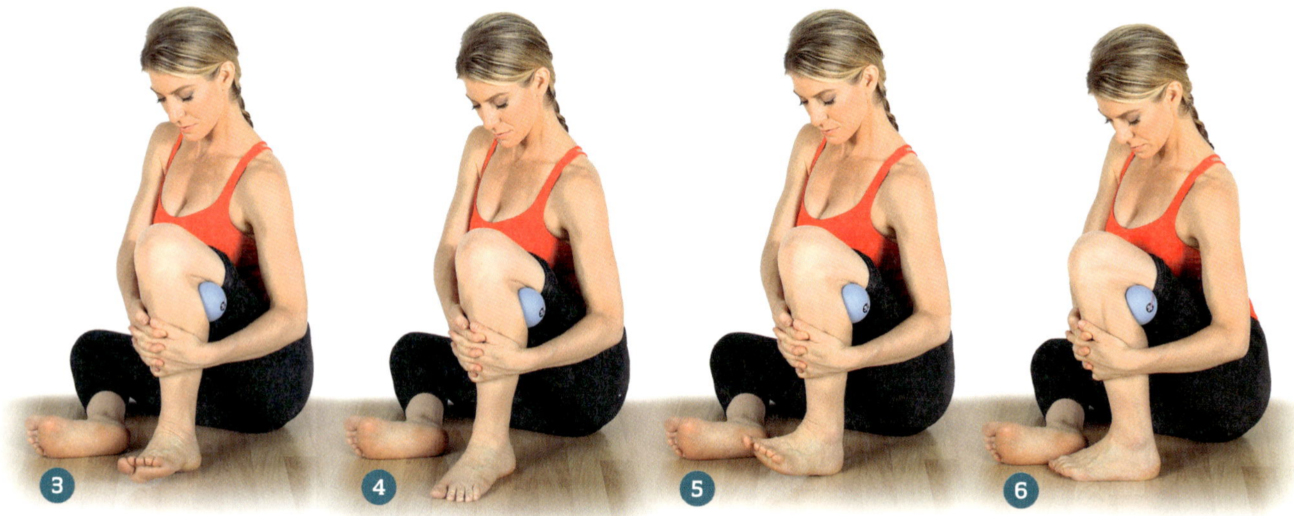

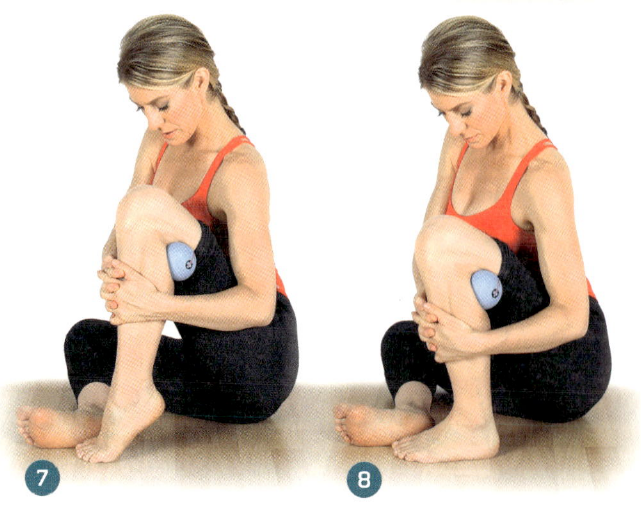

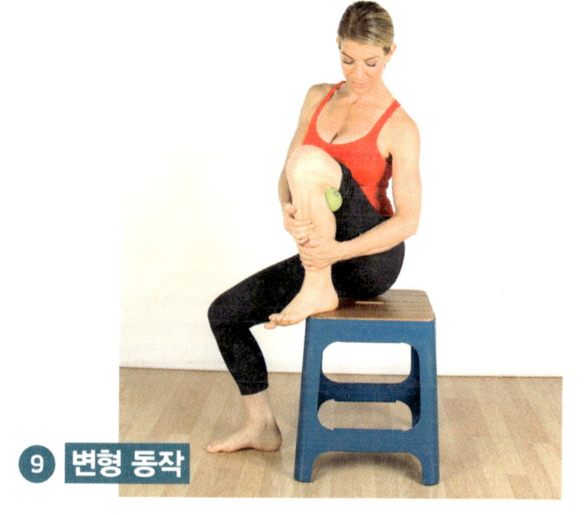

액션 2:

- **(1~2)** 볼로 가능한 많은 피부와 결합 조직을 끌어당겨 돌린 후, 발목과 발을 가능한 모든 방향으로 움직인다.

PIN/SPIN MOBILIZE

- **(3~5)** 볼을 무릎 뒤 안쪽에 두고 액션 1과 2를 반복한다.

다리를 바꾸어 액션 1과 2를 반복한다.

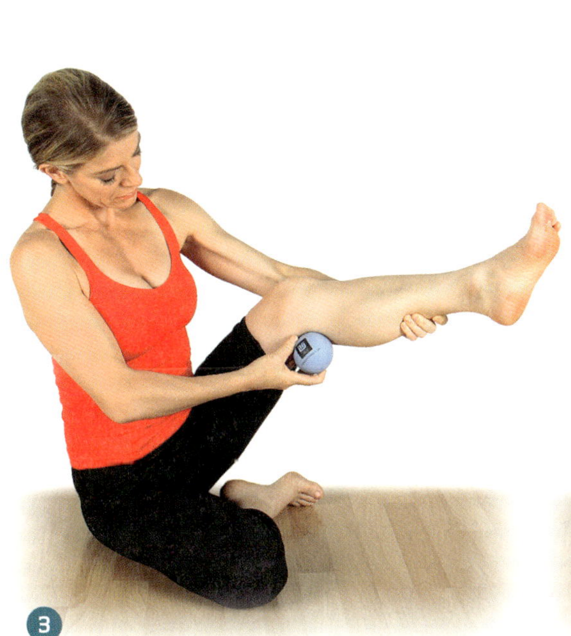

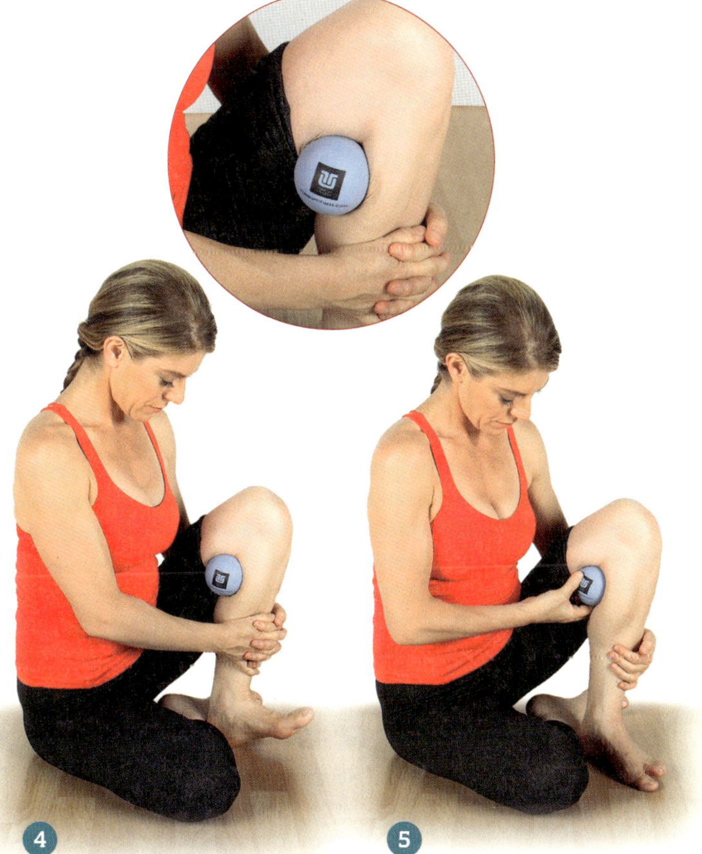

차일드 포즈 온 볼Child's Pose on Balls

(1) 무릎이 괜찮다면 볼을 무릎 뒤쪽에서 종아리 방향으로 1인치(2.5cm) 내린다. **(2)** 볼이 종아리 안쪽으로 파고들도록 엉덩이를 발뒤꿈치 쪽으로 보낸다. 볼은 종아리와 햄스트링 사이에 끼워질 것이다. **(3~4)** 깊게 호흡하며, 체중을 좌우로 옮겨 크로스파이버 한다.

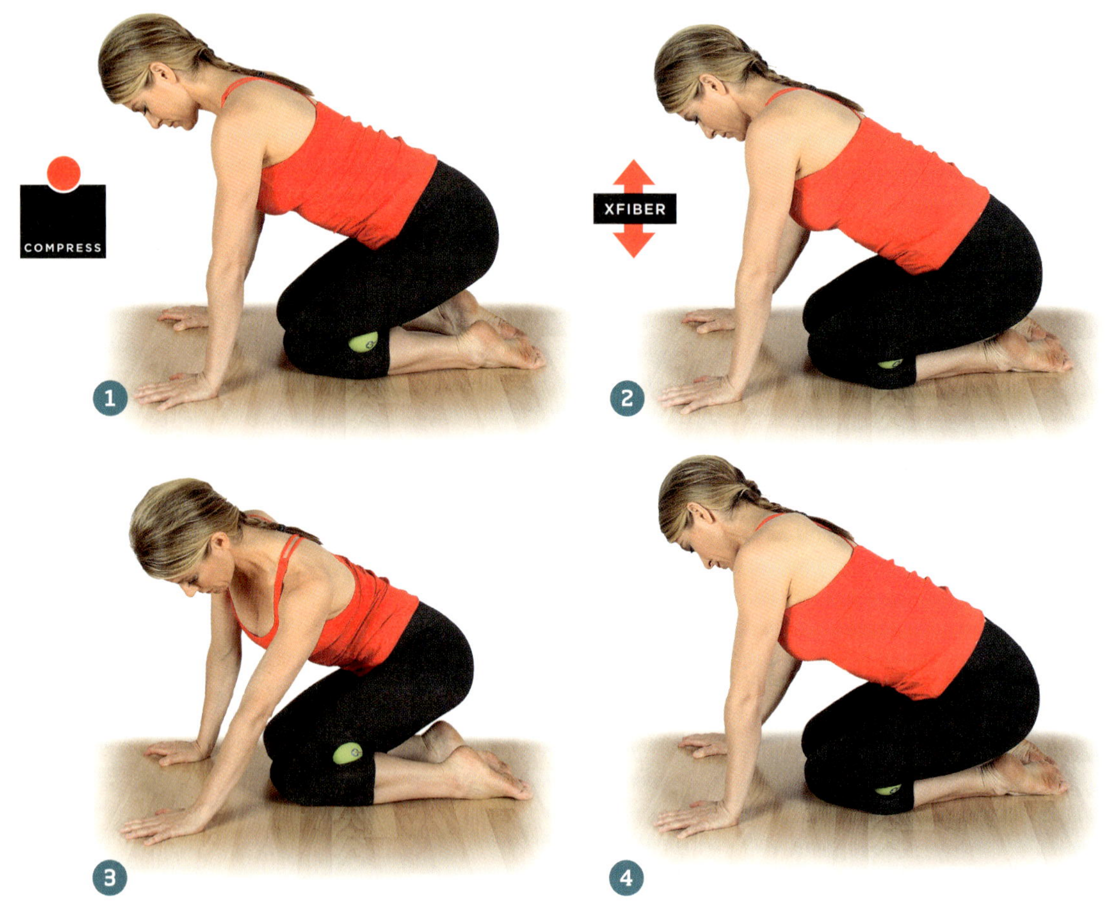

리체크: 차일드 포즈

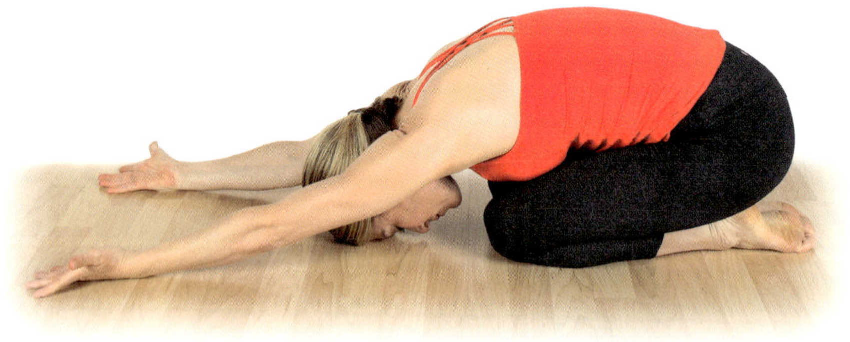

- 무릎과 엉덩이를 접어 얼굴이 바닥에 오게 하여 무릎의 가동범위를 검사한다. 엉덩이가 발뒤꿈치 쪽으로 얼마만큼 가깝게 내려가는지 확인하라. 이제 고관절이 발뒤꿈치에 가까워졌는가? 무릎에 부담이 덜한가?
- 5~10회의 흉식-복식 호흡을 하라.

소감

1. 대퇴사두근을 수축하라. 더 큰 힘이 느껴지는가?
2. 쪼그려 앉아본 뒤 느낌이 어떤지 확인하라.
3. 다음 문장을 완성하라. 나는 ____________(을) 느낀다.

회복되지 않던 전방십자인대 파열: 수술과 재활이 문제를 해결해주지 않을 때

티파니 크레스웰, 37살
펜 스테이트 리하이 밸리 대학 학생 행정부 책임자, 오웍스버그, 펜실베니아

티프 크레스웰-예거Tiff Cresswell-Yeager는 항상 운동선수였다. 고등학교에서는 농구와 골프와 육상을 했다. 현재는 펜 스테이트 리하이 밸리 대학에서 학생들의 과외활동(활동, 상담, 안내, 건강, 다양성 등 그 외 뭐든지)을 여러 방면으로 감독하고 있다. 하지만 직장에서 중요한 임무를 하며 스트레스를 받을수록 더 이상 운동을 하지 않는 자신을 발견했고 운동선수로서의 정체성을 잃어버렸다. 이민 1세대 대학생을 대상으로 한 7년간의 힘든 박사논문 연구 프로젝트를 마치고 2012년 사회학 박사학위를 취득했다. 논문 방어를 한 달 앞둔 시점에서 스트레스를 풀기 위해서 크로스핏을 시작했다.

티프는 첫 WOD부터 크로스핏과 사랑에 빠졌다. 이전까지 줌바나 스텝 에어로빅, 킥복싱과 같이 '반짝 유행하는 운동'을 시도해왔지만 항상 지겨워졌고 도전의식을 느끼지 못했다. 크로스핏은 마치 '자신을 위한 운동'같이 느껴졌고 심지어 오빠와 60살 노모까지 운동에 동참시켰다. 36살에는 운동선수 시절이 지나갔다고 생각했지만 다시금 강하고 젊어지는 기분에 빠져들었고 새로운 목표를 향해 질주했다. 2013년 1월 목표 설정 운동goal-setting exercise(크로스핏에서 흔히 하는)에 대해 칠판에 다음과 같이 적었다. '턱걸이를 하고 싶다. 1마일을 달리고 싶다.' 그리고 무엇보다도 '강한 정신력을 가지고 싶다'라고. 그래서 여전히 그녀가 두려워하는 쓰러스터thrusters(스쿼트를 하며 오버헤드 바벨 프레스를 하는 운동)와 같은 어려운 운동들을 더 하고 싶었다. 하지만 그녀의 강한 정신력이 곧 전혀 다른 그리고 훨씬 고통스러운 방법으로 시험에 들게 될 줄은 몰랐다.

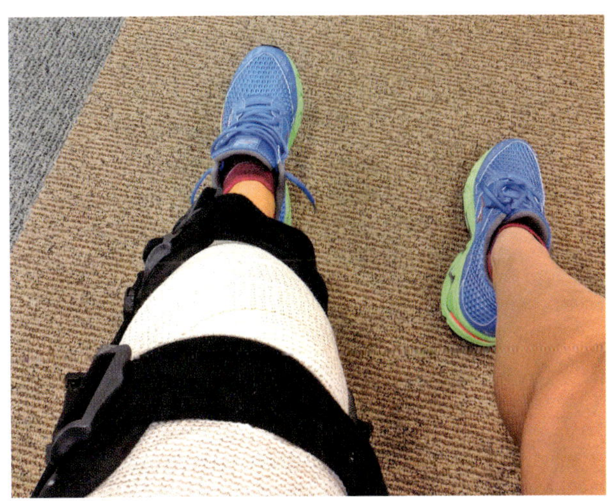
티파니가 왼쪽 무릎을 재활하던 첫째 날

목표를 적은 후 한 달여쯤 후 티프는 운동에 대한 기대감을 안고 즐겁게 크로스핏 박스로 차를 몰고 가는 길이었다. 대학교 내 다양한 학과들의 위기를 해결하는 임무를 가진 직책을 가지고 있었기 때문에 유달리 스트레스를 받은 날이었다. 박스로 가는 길에 '오늘 운동을 부셔버리겠어'라고 다짐했다. 그날의 WOD는 파이트 건 배드Fight Gone Bad였는데 예전에 프로 복싱선수가 이 운동을 한 후에 '마치 최악의 시합을 치른 것 같다'는 말에서 유래했다. 이름 그대로 티프의 시합은 최악이 되었다.

티프는 고등학교 시절 멀리뛰기와 삼단뛰기 선수였고 육상경기 코치를 했었다. 그래서 박스점프(철발판 위로 뛰어오르는 동작)를 할 때면 전혀 걱정이 없었다. 그녀에게 점프는 즐거움이었고 한계점으로 밀어붙이는 것을 좋아했기 때문에 코치가 8초를 남기고 "한 개 더!"를 외쳤을 때 "두 개 할 거에요!"라고 소리쳤다. 두 번째 점프에서 티프는 완전히 과신전된 무릎으로 착지했다. 팍 터지는 소리를 들었지만 그리 아프지 않아서 무릎 근육이 삐끗했거나 나이가 들어서 그랬거니 했다. 이후 1~2주 동안 카이로프랙터를 몇 번 방문했는데 아무 곳도 찢어진 곳이 없다고 했다. 그녀의 강한 대퇴근으로 계속 운동을 할 수 있었

지만 전혀 무릎이 나아지지 않았다. 마침내 학교의 감독이 정형외과 의사를 찾아가보라고 설득했고 의사는 한눈에 "전방십자인대가 찢어졌습니다"라고 말했다.

티프는 "전 아니에요!"라고 답했다. 인터넷으로 무릎 부상에 대해서 검색했을 때 전방십자인대 파열인 사람들은 걸을 수조차 없다고 했기 때문에 의사의 말을 믿을 수가 없었다. MRI 촬영 결과 전방십자인대뿐만 아니라 내측반월상 연골판(무릎 내측에 위치한 연골)도 20%가 파열되었다고 나왔다. 티프는 MRI상의 부상을 보고 너무나도 속이 상해 남은 진료시간 동안 누워 있어야 했다. 전방십자인대 파열은 곧 재활을 의미했고, 그녀는 며칠만 운동을 쉬려고 생각했지만 실은 헤아릴 수 없는 수개월의 휴식이 필요했다.

티프는 다시 달리고 운동하고 싶은 마음에 일주일 뒤 전방십자인대 재건 수술을 하기로 동의했다. 수술 후 첫 주는 회복에 대해 심적으로 굳건했다. 하지만 약효가 떨어지면서 무릎이 얼마나 아픈지 느끼기 시작했고 현실을 자각하게 되었다. 눈물을 흘리며 펴지지 않는 무릎을 신전하는 몹시 괴로운 물리치료를 받았지만 나아지지 않았다. 다리를 전혀 통제할 수 없었고 예전에는 튼튼했던 대퇴사두근마저 나약하고 쓸모없게 느껴졌다. 다리를 쭉 펼 수 없었기에 계단을 오르내리는 것뿐만 아니라 샤워마저도 불편하고 어려웠다. 식사를 할 때는 의자에 다리를 올리고 먹어야 했다. 편하게 운전하거나 교회에 오래 앉아 있을 수 없었으며 '처음에는 필요했기 때문에 착용했지만, 누군가와 부딪히거나 걸려 넘어질지도 모른다는 두려움 때문에' 바지 위에 무릎 보조기를 착용했다.

티프와 같이 왕성한 신체활동을 하는 사람에게 망부석처럼 꼼짝 않는 것은 엄청난 심리적 부담감을 준다. 몇 주 후 나아질 기미가 보이지 않자 모든 게 그녀를 짓누르기 시작했다. 하지만 그녀의 아버지가 말했다. "들어보렴. 내 생일이 4월 25일이잖니. 그때까지는 회복될 거란다." 티프는 마법과 같이 그날까지 회복될 거라 확신하고 마음을 굳게 먹기로 다짐했지만, 아버지 생일이 지날 때까지도 전혀 나아지지 않자 깊은 우울증에 빠졌다. "나의 정체성을 잃어가고 있었어요. 크로스핏으로부터 얻는 운동능력과 스트레스 해소에 너무 많이 빠져 있었어요. 심지어 직장에서의 정체성마저 잃어갔죠. 고군분투하고 있었어요." 그녀가 말했다. 게다가 티프는 물리치료사에게 일시불로 2,000달러를 냈다. 초기 카이로프랙틱 치료가 재활치료에 포함되어 보험에 보장된 24회 치료 후에는 매 치료마다 전액을 지불했다.

티프는 호전이 없는 상황에 비탄과 좌절감에 빠졌고 애초에 수술하기로 결정한 자신에게 화가 났다. 다시는 건강한 무릎으로 돌아갈 수 없다고 믿기 시작했다. 무릎 안쪽이 계속 아팠고 무릎 뒤와 뻣뻣한 종아리를 칼로 찌르는 듯한 느낌을 받았다. 매일 눈물로 지새웠다.

그녀는 크로스핏터 사이에서 유명한 켈리 스타렛의 모빌리티 WOD 트위터 계정을 팔로우하고 있었고, 2013년 5월경 켈리와 내가 요가튠업볼을 언급했던 사실을 떠올렸다. 티프는 나에게 "전방십자인대가 파열됐어요. 어디부터 시작해야 할까요?"라고 트위터

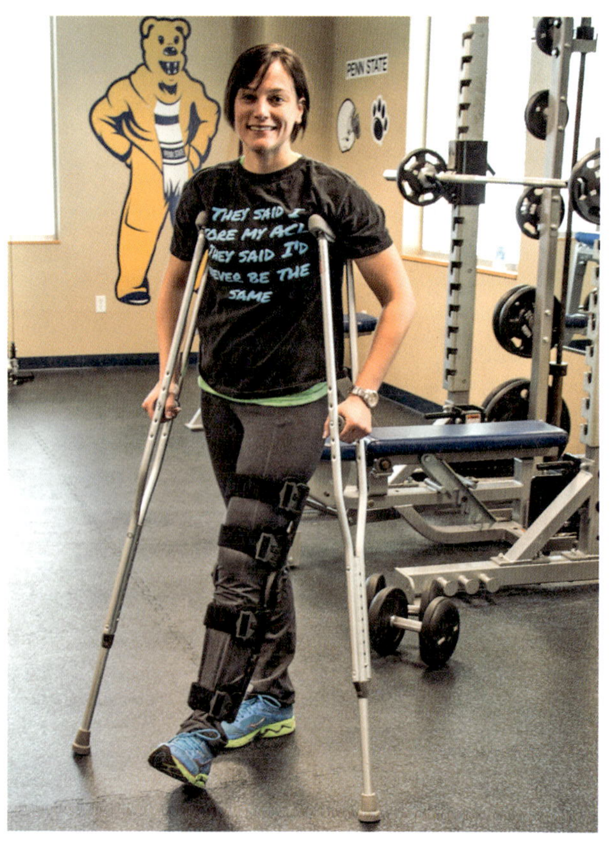

를 남겼다. 나는 요가툰업 사이트에 있는 니햅KneeHab DVD를 포함한 몇 가지 방법을 제안했다. 그녀는 이미 라크로스볼로 마사지(크로스핏에서 대중적인 기법)를 하고 있었으며 근막 이완의 효과를 알고 있었다. 그러나 이는 그녀의 최후의 노력이었다. 그즈음 그녀는 믿음을 거의 잃어버렸고 어떤 것도 도움이 될 것 같지 않았다.

처음에 그녀는 볼을 굴리기 무서웠다. 접합 부위의 재부상 및 오래 지속된 염증으로 인한 두려움이었다. 하지만 나는 니햅 DVD가 단계별로 구성되었다고 설명하며 그녀의 두려움을 잠재웠다. DVD는 티프의 통증과 회복주기를 단계별로 안내했다. 본인의 페이스에 맞춰나가고 어느 부분에서도 서두르지 않도록 격려했다.

티프는 나의 전문지식을 신뢰하며 빠져들었다. 명료한 설명이 마음에 들었으며, 맨 처음 롤모델 메소드를 활용한 프리햅 운동을 했을 때 '지금까지 경험했던 어떤 물리치료보다 즉각적인 통증 경감'을 느꼈다. 단 한 번의 세션으로 통증이 굉장히 경감되어 소염진통제를 끊었으며, 가동범위도 최고로 많이 향상되었다. 첫 경험은 끊임없는 고통에 잠깐의 휴식을 주었으며, 희미한 희망의 빛이 티프에게 비춰졌다. 그 후 부지런히 테라피볼로 정강이와 타이트한 IT 밴드, 엉덩이를 매일 문지르며 '좋은 통증'과 '나쁜 통증'을 알아내려고 애쓰며 매번 나쁜 통증을 줄이고 무릎 가동성과 신전 범위를 확보하려고 노력했다.

여름 내내 티프는 볼을 굴리며 니햅 운동을 매일 연습하여 대퇴사두근의 근력과 가동성을 회복했다. 가장 중요한 건 평상시의 긍정적인 모습을 되찾았고 가을에 사랑하는 크로스핏에 복귀할 수 있었다. 크로스핏에 복귀한 후 1마일 달리기 기록을 20초 단축하는 등 이전 PR(개인기록)들을 완전히 깨버렸고 수술 후 7kg이나 늘었던 체중을 (깨끗한 항염 팔레오 식단의 도움으로) 뺐다. 티프는 테라피볼을 어디든 들고 다니며("6쌍의 오리지널 요가툰업볼을 집안 곳곳에 놔뒀어요.") 같이 테라피볼 운동을 하자고 온 가족을 설득했다. 또한 롤모델 볼을 사용하여 하루 두 번 1시간 걸리는 통근으로 인해 쑤시는 어깨와 목, 등을 풀어주었다. 최근에는 남편과 함께 로드 바이크를 사서 10마일을 달렸다.

티프는 롤모델 운동법의 지지자이며, 심지어 근막을 과학적으로 이해하기 위해 뉴욕에서 열린 롤모델 테라피볼 트레이닝에 참석했다. "부상 회복이 마치 부상 예방처럼 느껴져요. 테라피볼은 제 몸을 탄력 있고 부드럽게 유지해줘서 이런 사태를 다시는 겪지 않도록 도와줘요. 또다시 이겨내지는 못할 것 같거든요. 테라피볼은 제게 다시 희망을 안겨주었으며, 이것은 통증과 재활을 다룰 때 정말 중요해요. 당신의 경험과 전문성이 어둠에서 절 구했어요. 나 자신을 되찾은 기분이에요."

티프의 동생과 시누이는 최근 아이를 낳았으며 그녀는 조카와 뛰어놀게 될 날을 손꼽아 기다리고 있다. 그녀는 활기를 되찾았으며 다시 젊어진 기분이다. "기운이 넘쳐요." 그녀가 말했다. 그리고 이제 그녀는 언제든 건강을 유지할 수 있는 도구를 가지고 있다.

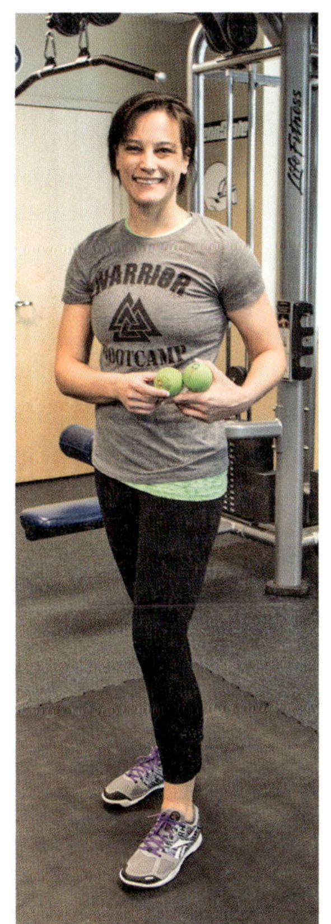

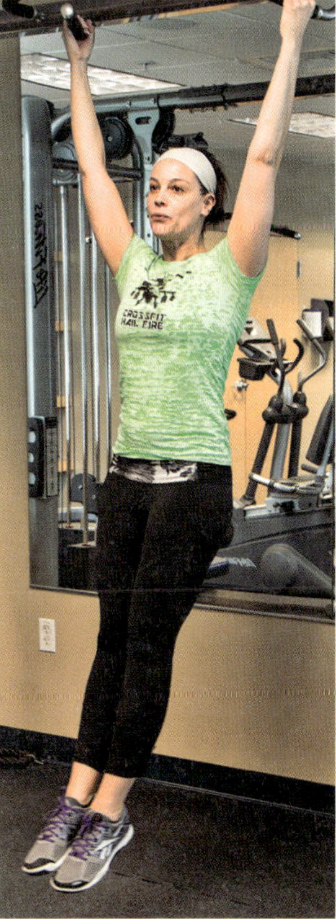

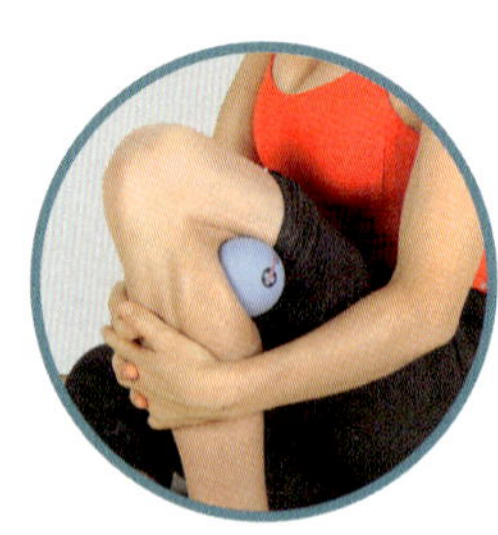

시퀀스 5:
탄력 있는 허벅지

준비물

롤모델 볼: 오리지널 요가툰업, 플러스 혹은 주머니에 든 알파볼 한 쌍

매트

블록

스툴 혹은 의자

체화된 지도

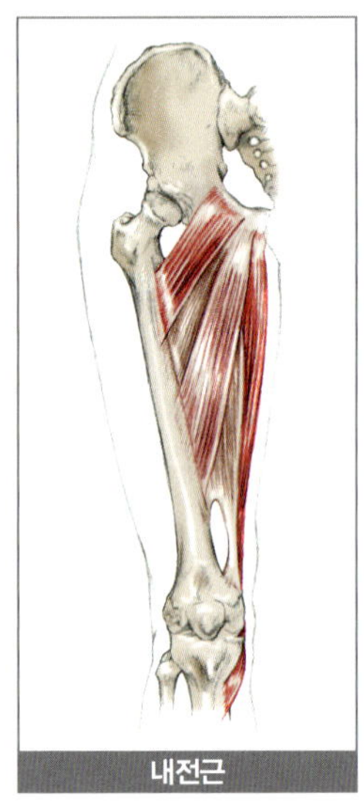
내전근

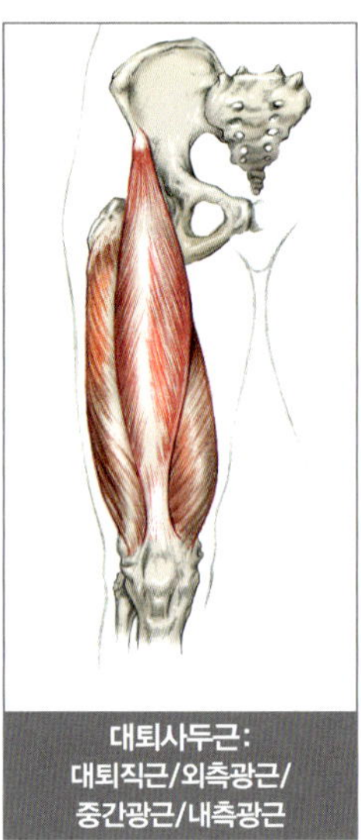
대퇴사두근: 대퇴직근/외측광근/중간광근/내측광근

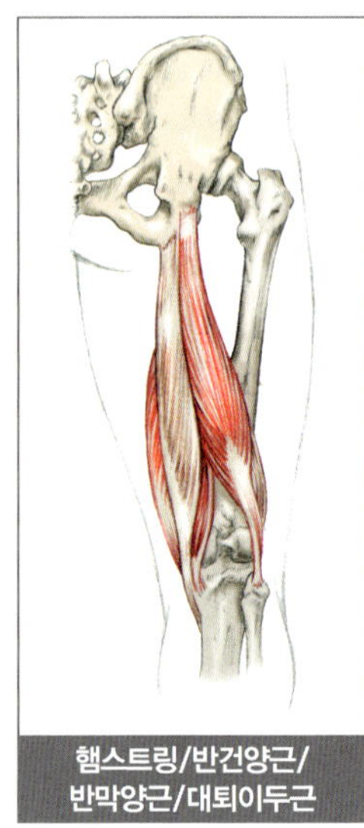
햄스트링/반건양근/반막양근/대퇴이두근

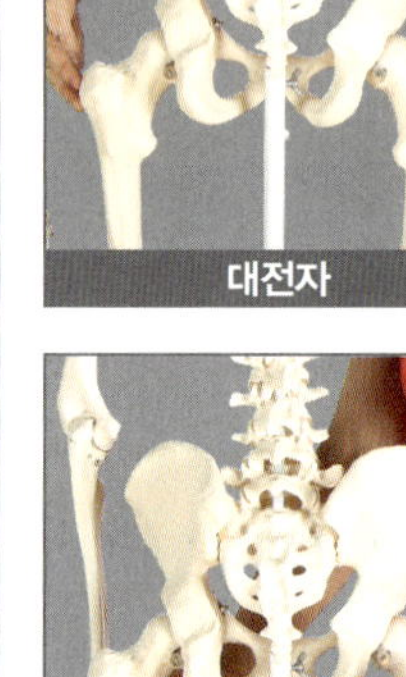
대전자

좌골결절

기본적인 볼 위치

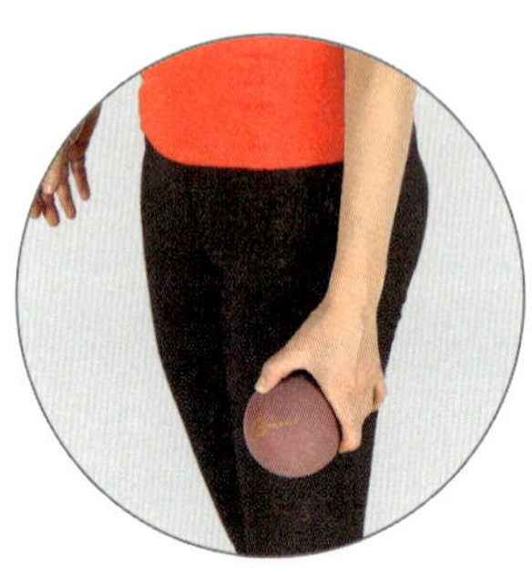
대퇴사두근 그룹

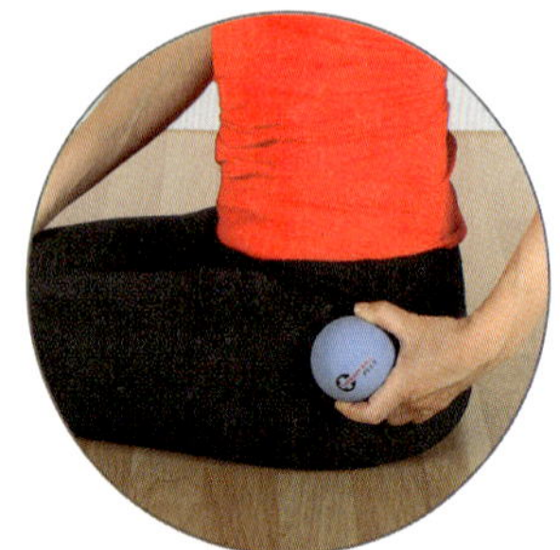
대전자

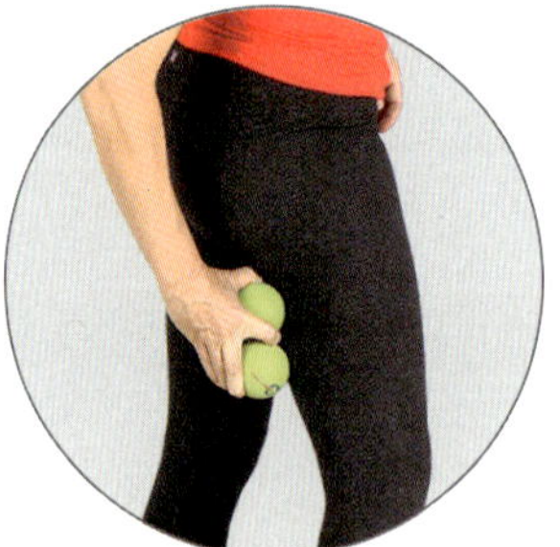
햄스트링

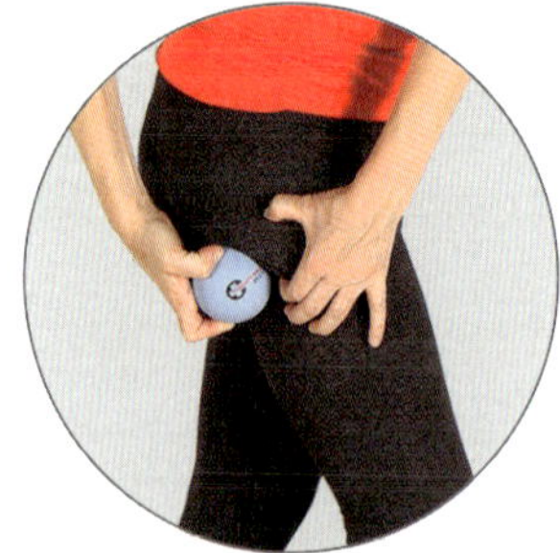

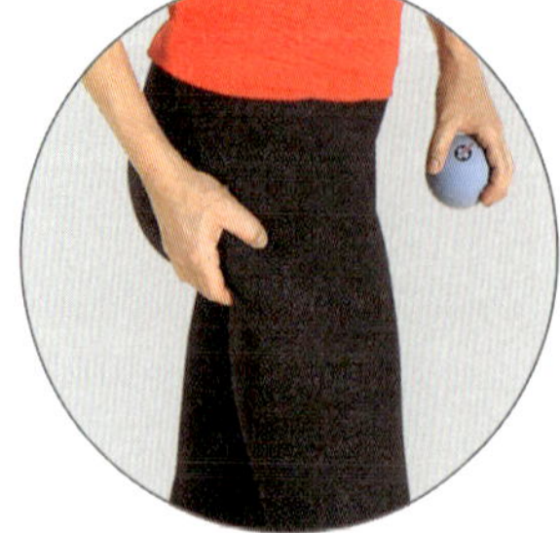
엉덩이 근육과 IT 밴드가 만나는 곳

체크인:
블록(혹은 스툴)을 이용한 트위스터

- **(1~2)** 발을 60~90cm 넓이로 서서 척추중립을 유지하며 (척추가 구부러져서는 안 됨) 앞으로 구부린다. 유연성에 따라 손이 닿는 곳에 블록이나 스툴을 둘 수 있다.
- **(3)** 머리와 발을 돌려 반대 방향을 향할 수 있도록 블록 또는 스툴을 오른쪽으로 끌고 간다. **(4)** 허벅지와 고관절이 더 이상 갈 수 없으면 멈춘다. 오른쪽 다리가 왼쪽 다리 앞에 있게 될 것이다.
- 5~10회의 복식-흉식 호흡을 하며 유지한다.

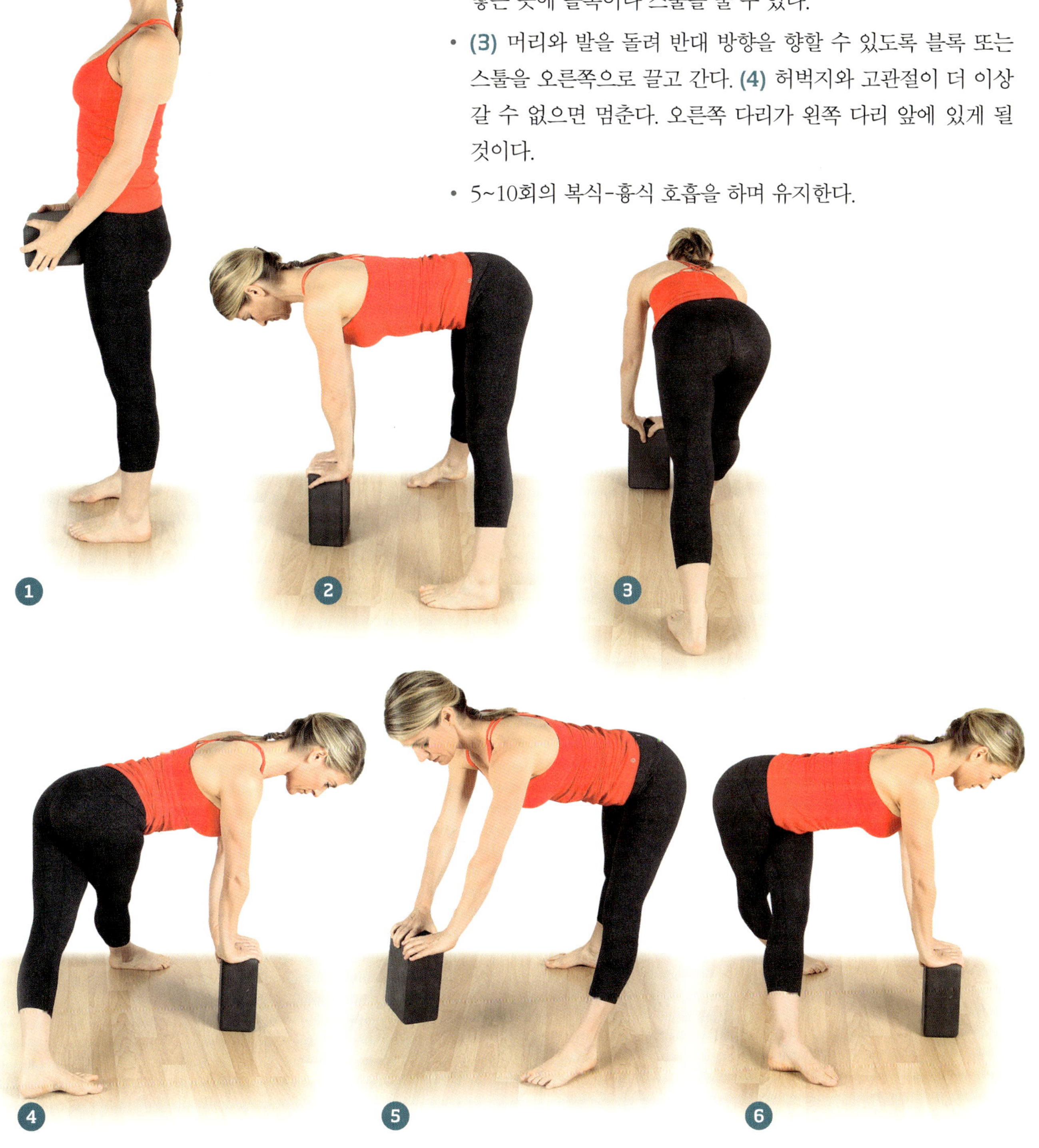

- **(5~6)** 제자리로 돌아와 반대 방향으로 비튼다. 왼쪽 다리가 오른쪽 다리 앞쪽에 놓인 채 트위스트될 것이다.

롤 시퀀스

햄스트링 플러프Hamstring Fluff

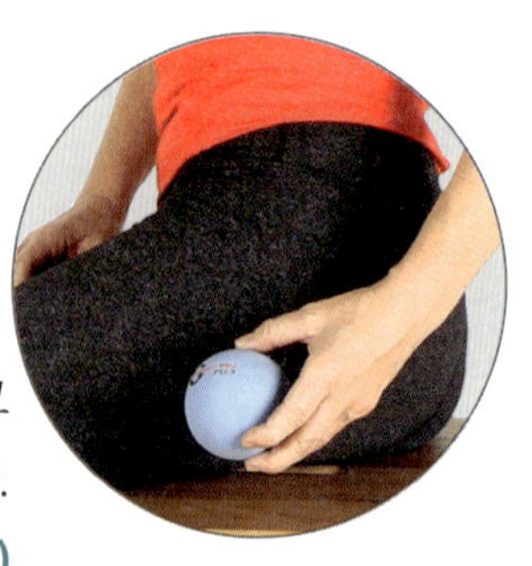

액션 1:

(1~2) 왼쪽 궁둥뼈(좌골결절) 바로 아래에 볼을 두고 의자나 스툴 위에 앉아 볼을 햄스트링에 끼워넣는다. 압력을 느낄 수 있도록 깊게 몇 회 호흡한다. **(3~4)** 왼쪽 무릎을 좌우로 움직여 햄스트링을 크로스파이버 한다.

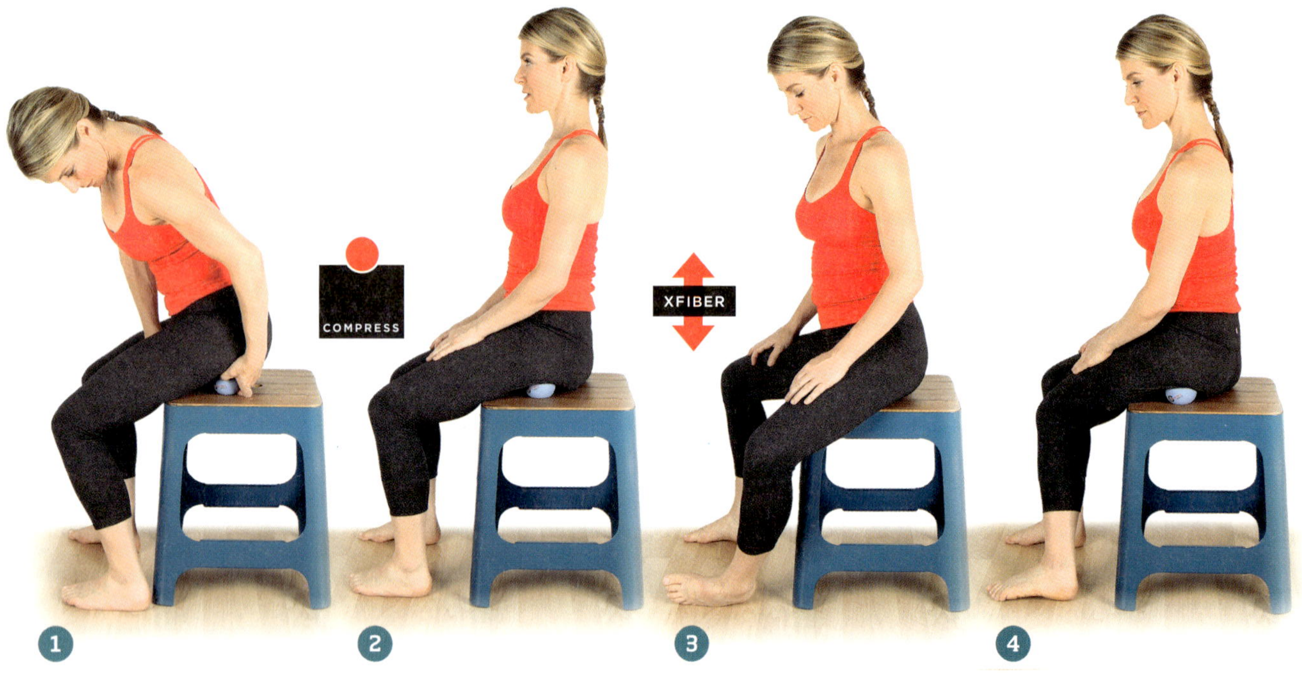

액션 2:

왼쪽 무릎을 능동적으로 안팎으로 돌리며 컨트랙트/릴렉스 기법을 더하여 안쪽 허벅지와 바깥쪽 엉덩이 근육을 깨운다. 바닥에 있는 왼발의 위치가 바뀔 것이다. 허벅지를 이 자세로 유지하며 볼이 햄스트링 안팎을 누르는 동안 수축과 이완의 강도를 높인다.

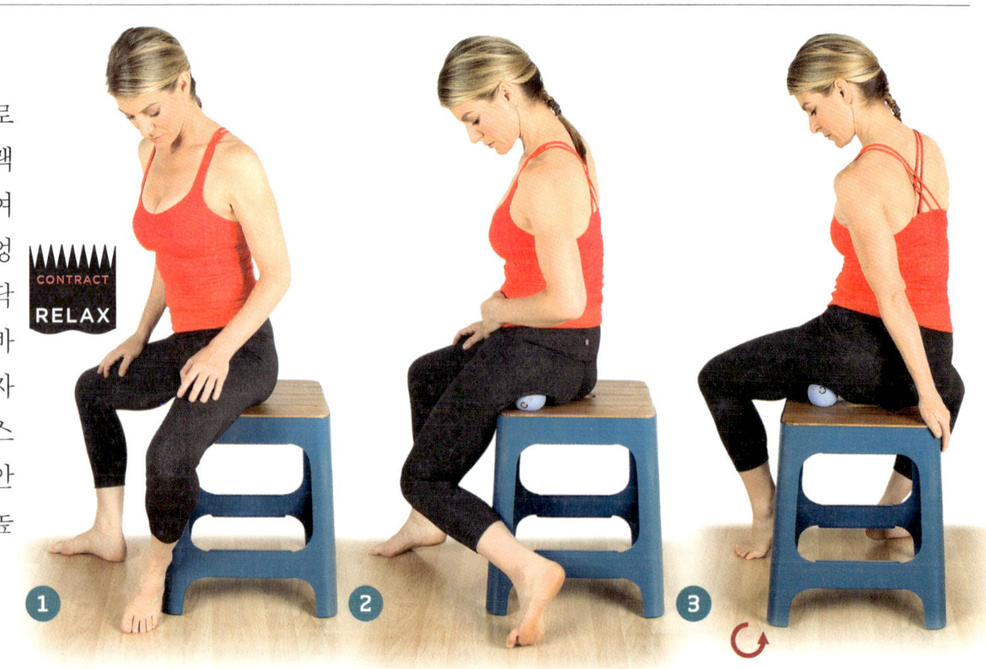

액션 3:

(1~2) 왼쪽 발목을 오른쪽 위에 올려두고, **(3~6)** 볼이 대둔근과 IT 밴드, 햄스트링 근육의 이음매 사이를 따라갈 수 있도록 한다.

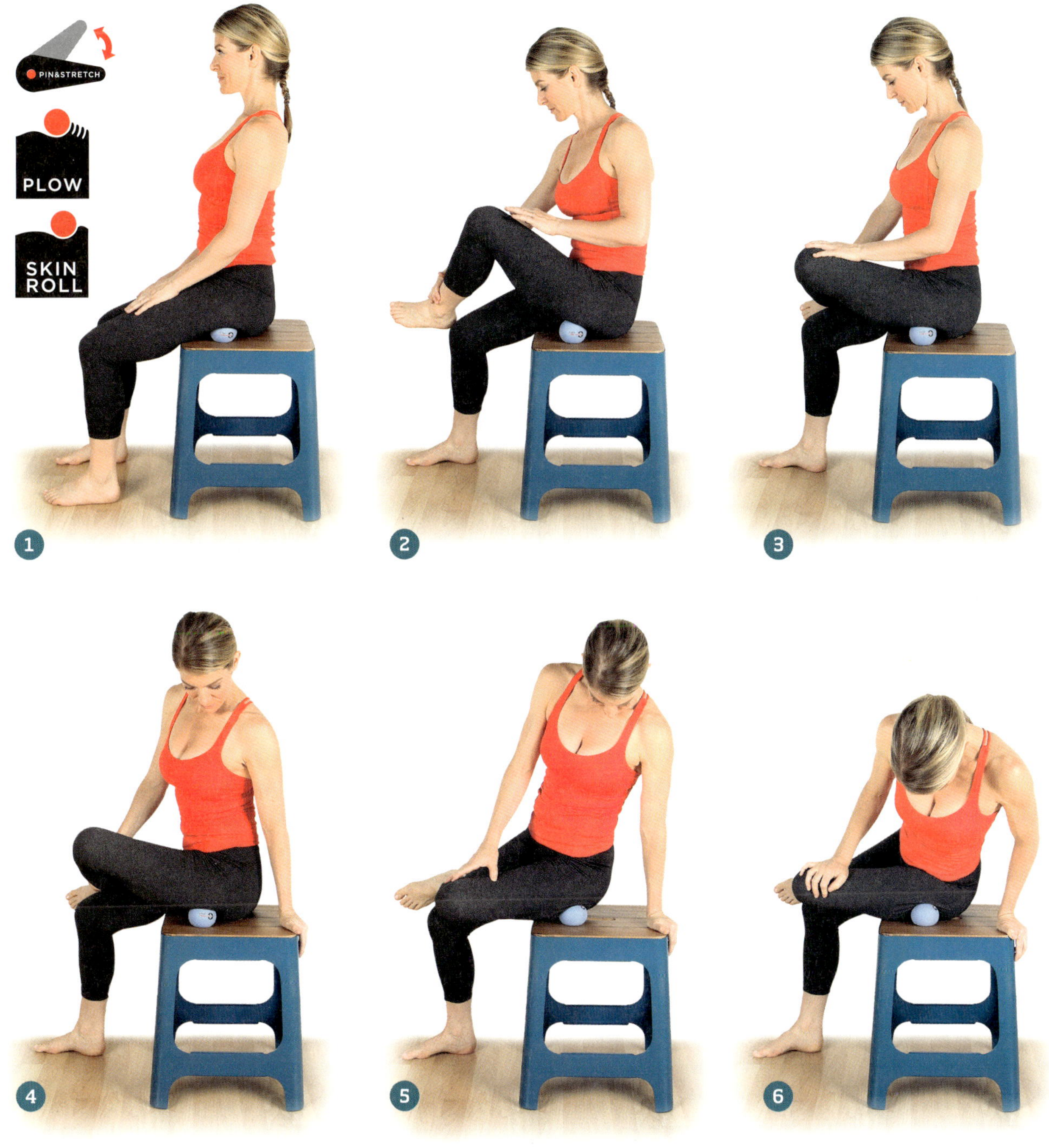

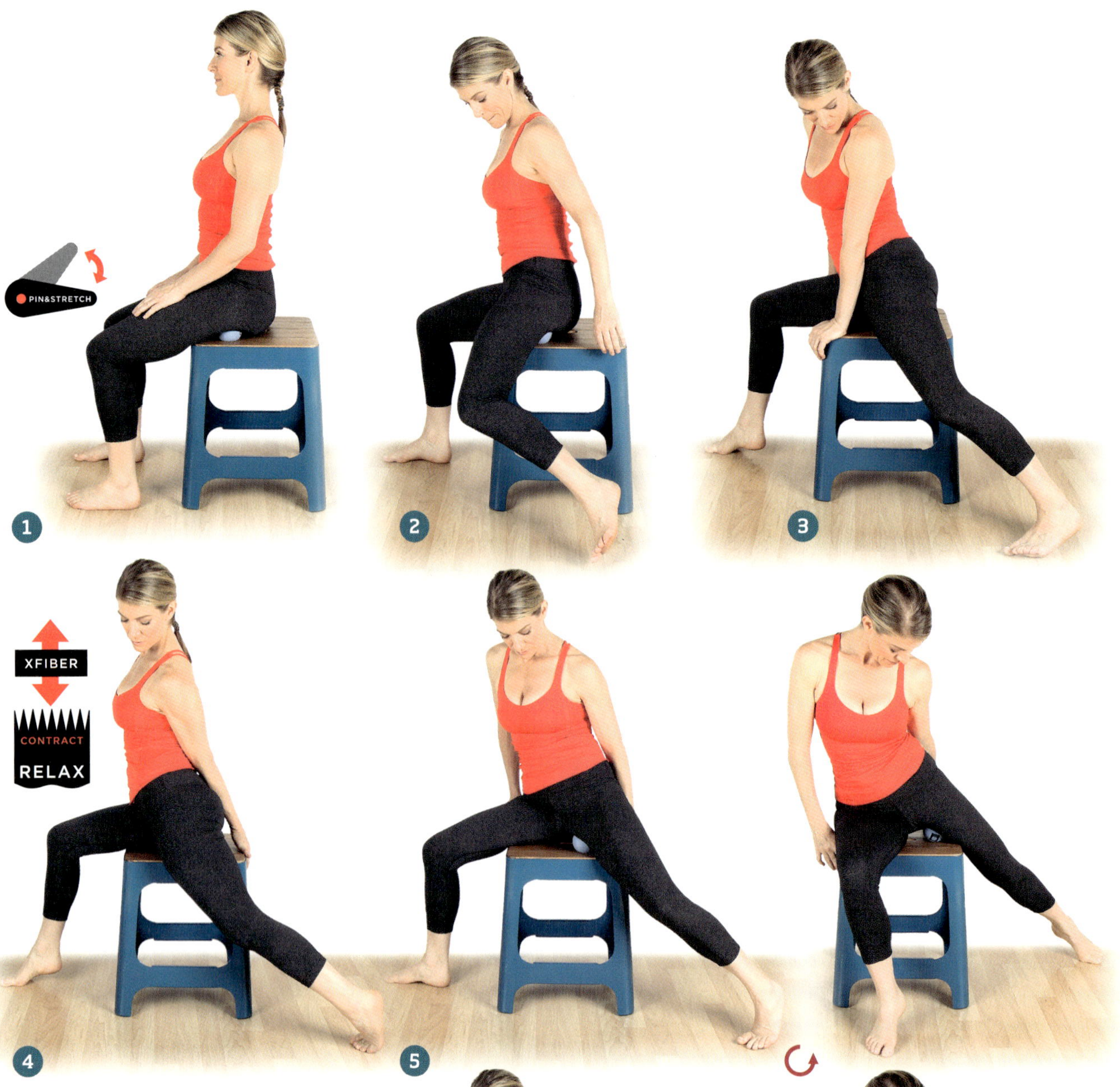

PIN&STRETCH

XFIBER

CONTRACT

RELAX

1 2 3 4 5 6

액션 4:

(1~4) 런지 자세를 하는 것과 같이 왼쪽 다리를 뒤로 뻗는다. 볼을 안쪽 허벅지 윗부분의 건들이 모여 있는 곳에 위치시킨다. **(5~6)** 허벅지를 안팎으로 돌리면서 안쪽 허벅지 근육의 수축과 이완을 반복한다.

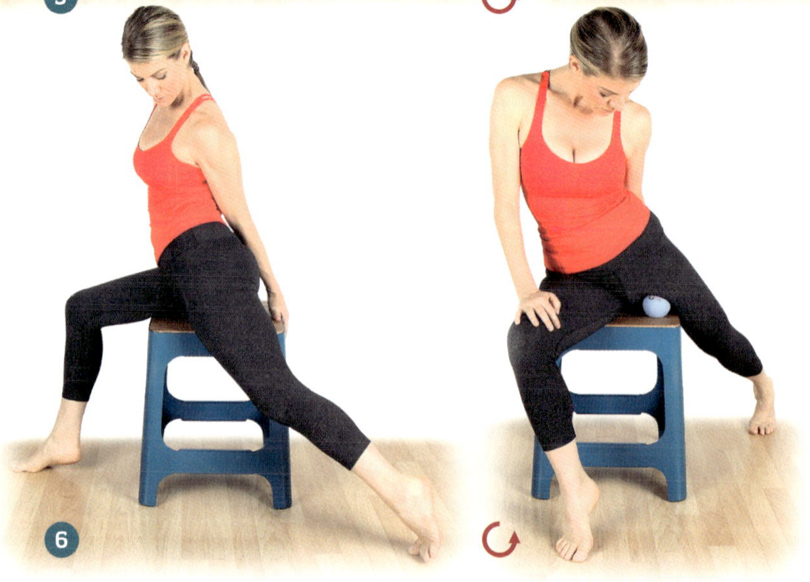

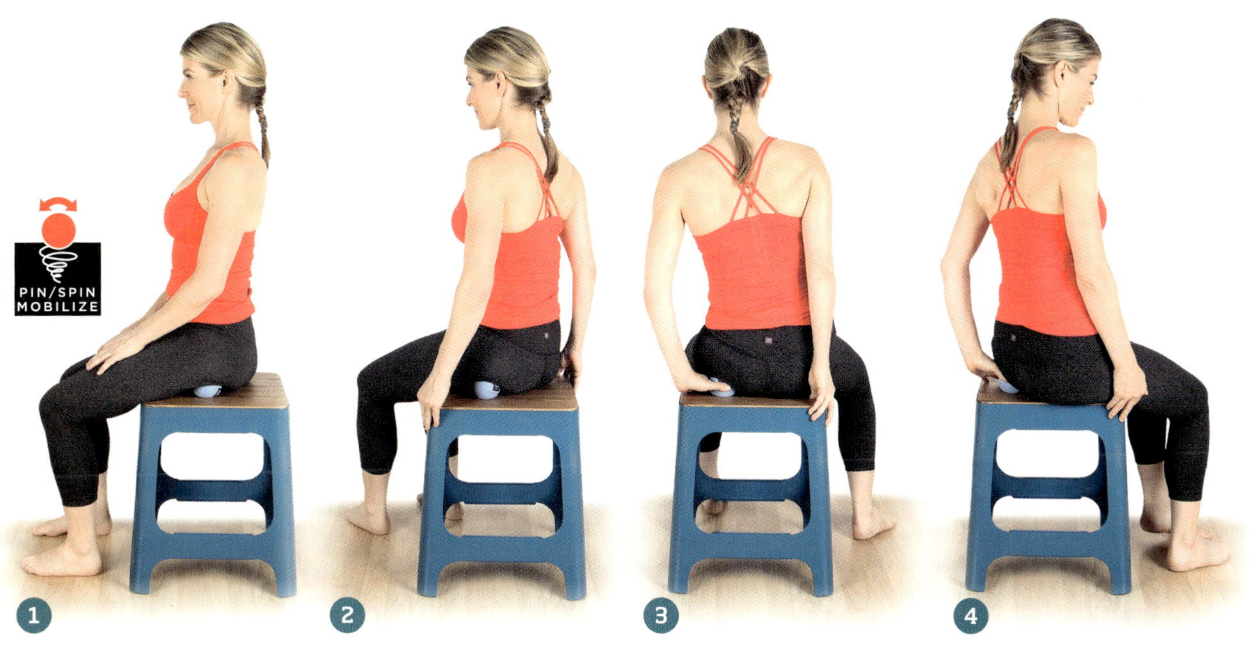

액션 5:

(1~2) 볼을 왼쪽 햄스트링 근육에 위치시킨다. (3) 왼손으로 볼을 한자리에 고정시킨 뒤, 조직들이 최대로 비틀 수 있도록 볼을 중심으로 몸과 엉덩이를 돌린다. (4) 왼쪽 허벅지를 가능한 모든 방향으로 움직여 다시 조직을 조금 더 비틀고 또 움직여준 뒤 반대 방향으로 돌려 풀어준다.

다리를 바꾸어 액션 1~5를 반복한다.

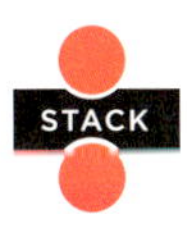

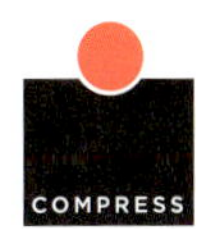

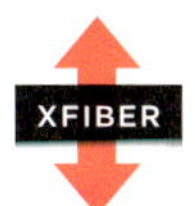

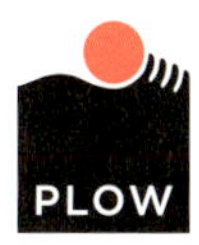

어덕터 케밥 Adductor Kabob

(1) 머리 아래에 베개나 블록을 대고 오른쪽으로 돌아눕는다. (2) 알파볼을 오른쪽 허벅지 밑에, 플러스볼 한 쌍을 허벅지 사이에 두어 볼 스택을 만든다. (3~4) 1~2분간 깊은 복식-흉식 호흡을 하며 잠깐 휴식한다.

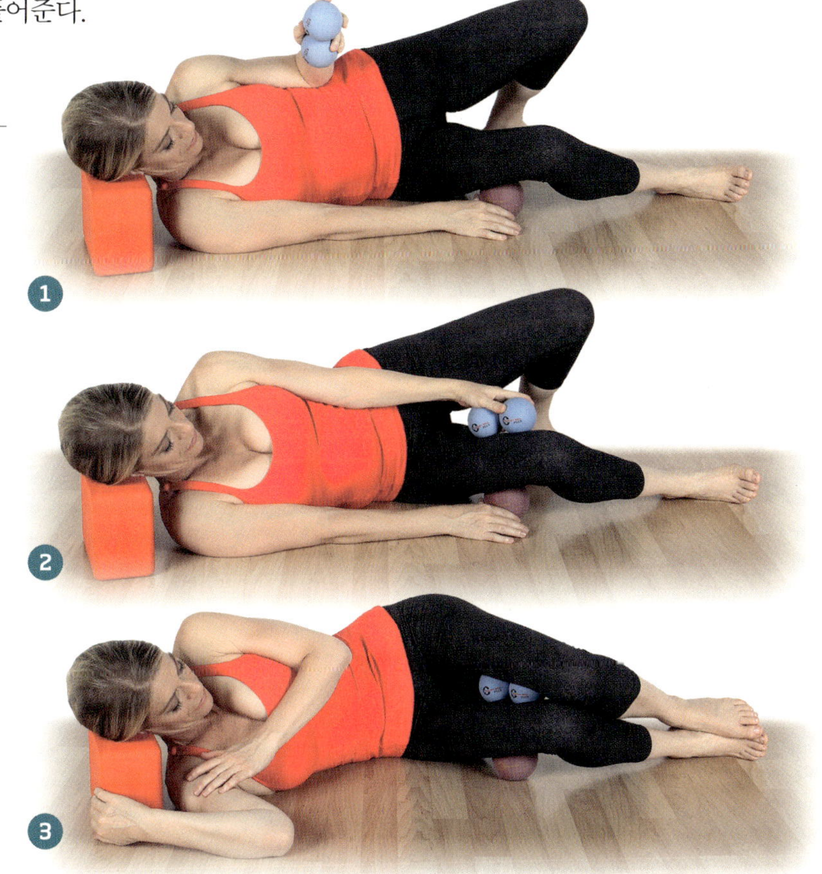

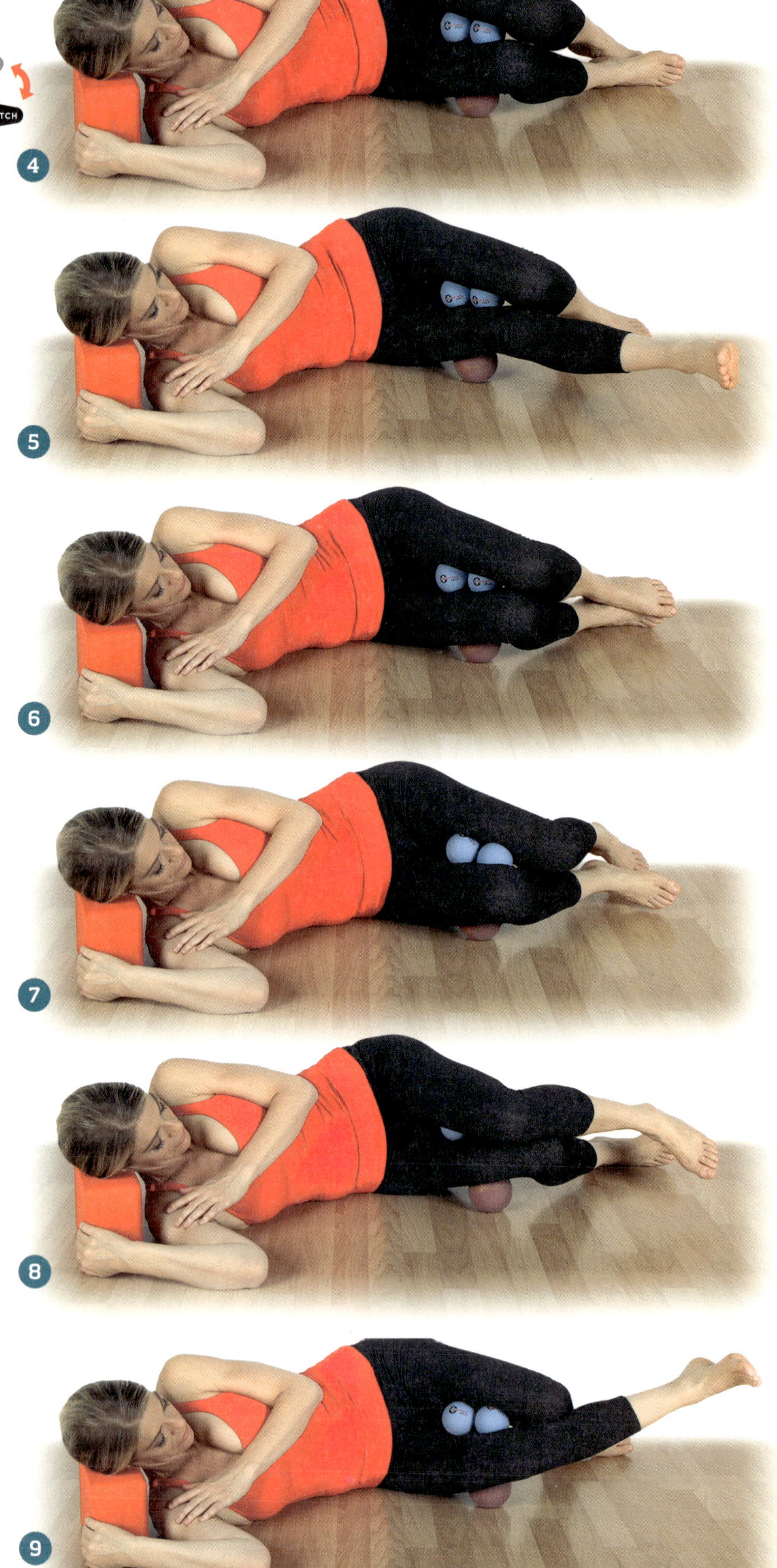

조직이 좀 더 이완되면,

- **(5)** 아래쪽의 무릎을 접었다 폈다 해본다.
- **(6)** 볼과 닿아 있는 부분의 모든 조직을 수축, 이완한다.
- **(7~8)** 양다리를 가위처럼 교차한다.
- **(9)** 오른발을 바닥에서 들었다 내렸다 한다.
- 볼 위치를 몇 센티미터 내리거나 올려 위의 모든 동작을 반복한다.

다리를 바꾸어 반복한다.

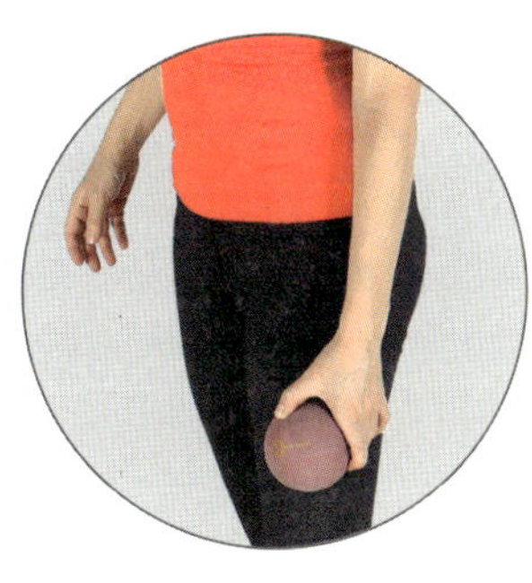

쿼트러셉트 커퍼플

Quadriceps Kerfuffle

액션 1:

- **(1~2)** 원하는 크기의 볼을 왼쪽 대퇴사두근 그룹과 바닥 사이에 끼우고 얼굴이 바닥을 향하도록 엎드린다. 1분간 복식 호흡을 한다.
- **(3)** 대퇴사두근의 수축과 이완을 번갈아 반복한다. 두세 군데 위치에서 컨트랙트/릴렉스를 시행한다. 조직들이 좀 더 유연해지면 **(4~6)** 깊게 호흡하며 왼쪽 허벅지를 아주 천천히 크로스파이버 한다.

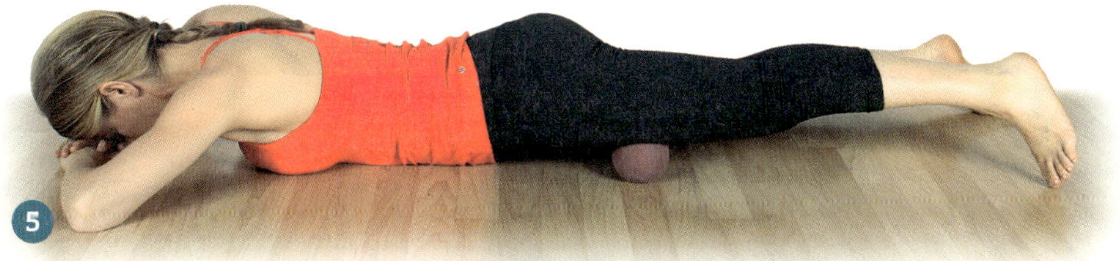

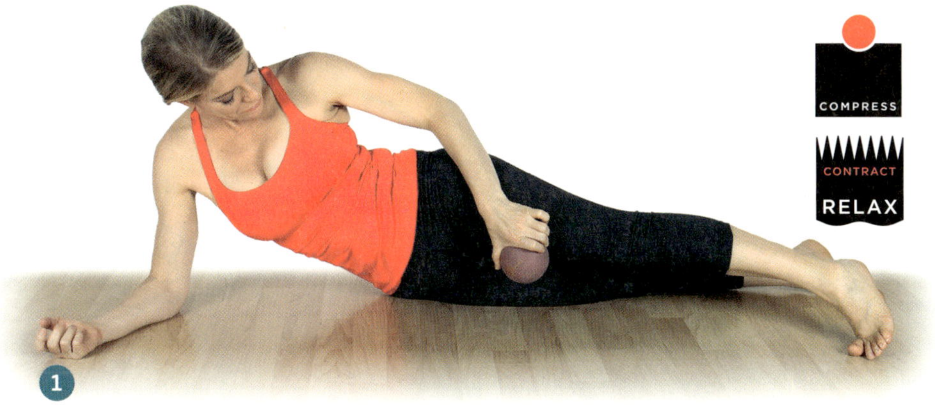

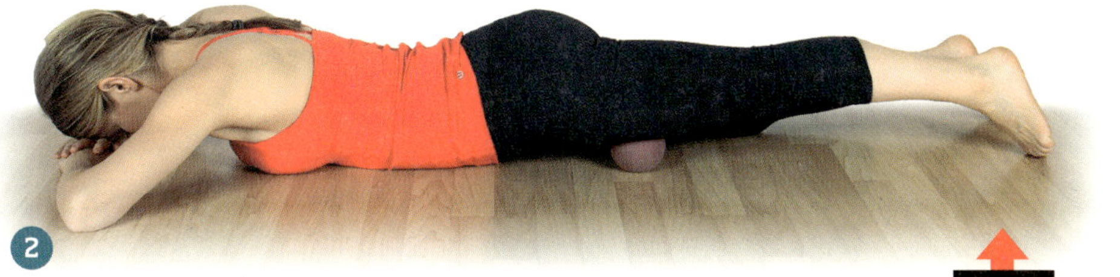

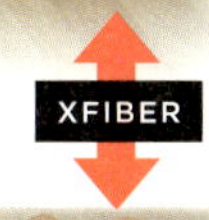

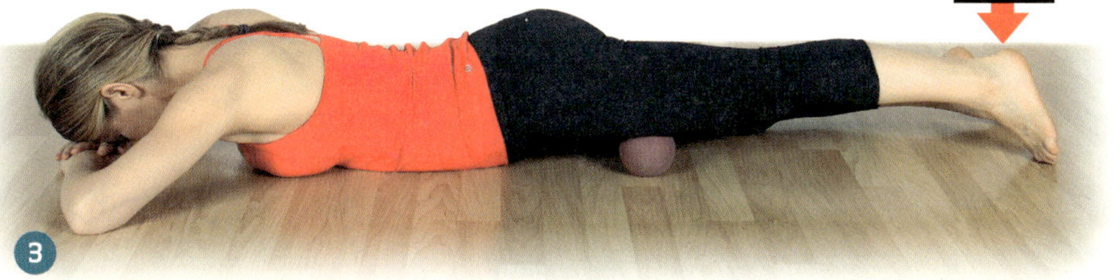

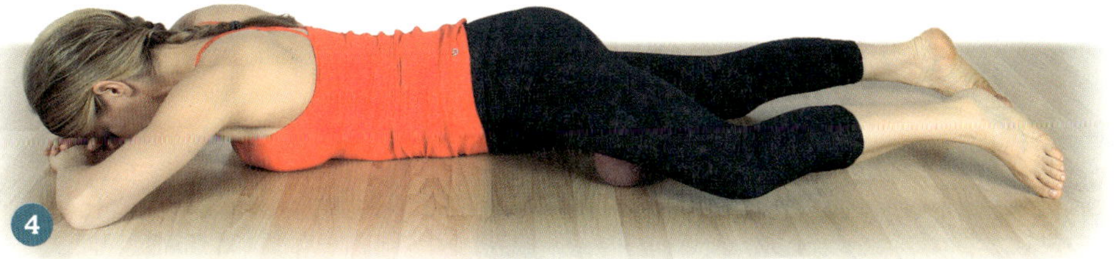

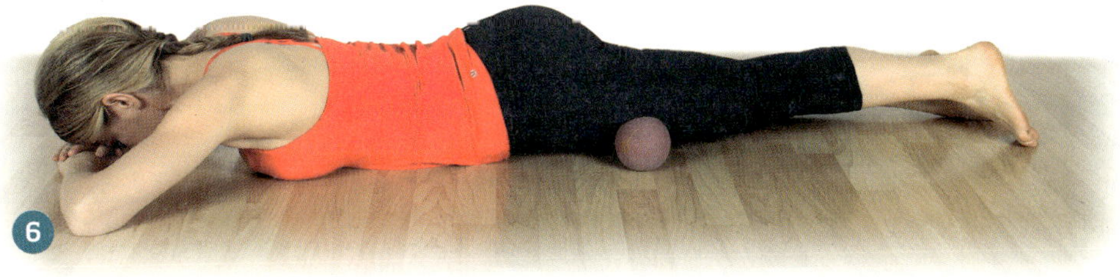

COMPRESS

CONTRACT

RELAX

XFIBER

1

2

3

4

5

6

액션 2:

볼로 허벅지를 크로스파이버하며 천천히 몸 앞으로 끌어당긴다. 스트립핑과 크로스파이버를 결합하여 허벅지 앞쪽에 구불구불한 패턴을 만들고 대퇴직근과 중간광근 연결부를 풀어준다.

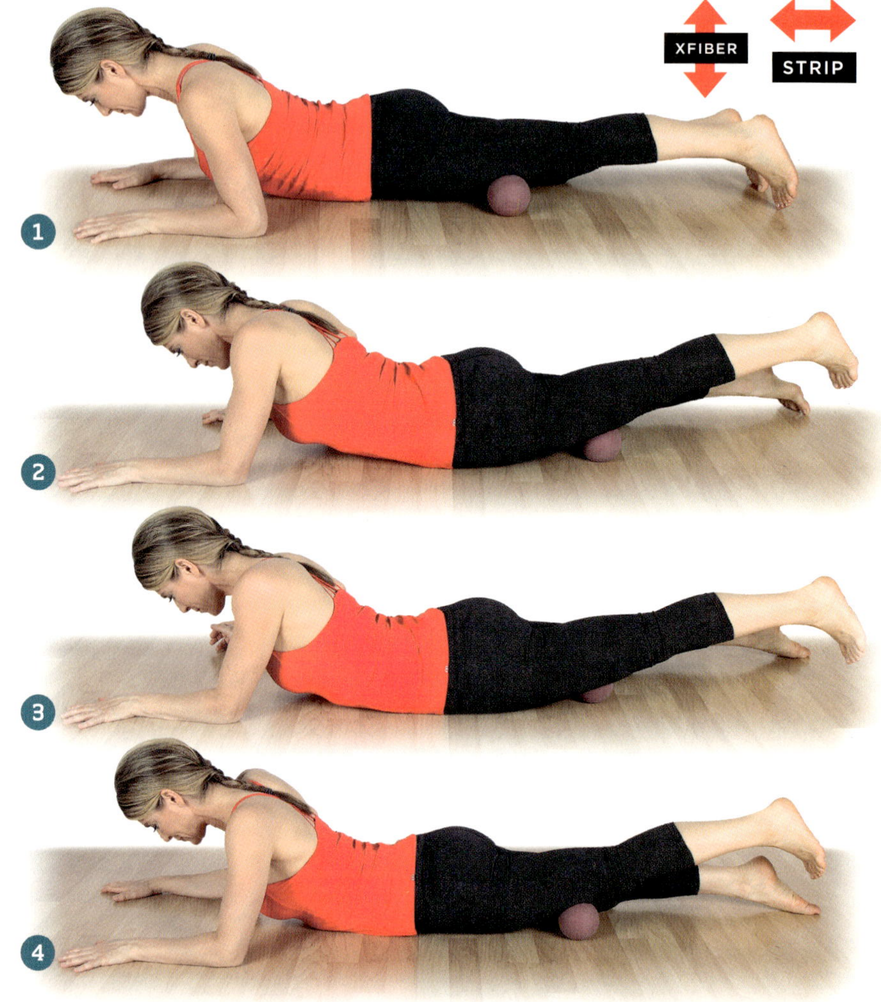

액션 3:

(1~2) 크로스파이버를 계속하며, **(3)** 무릎을 굽혔다 폈다 하여 핀 앤 스트레치를 한다. 종아리를 자동차 와이퍼와 같이 움직여 허벅지를 좌우로 굴린다.

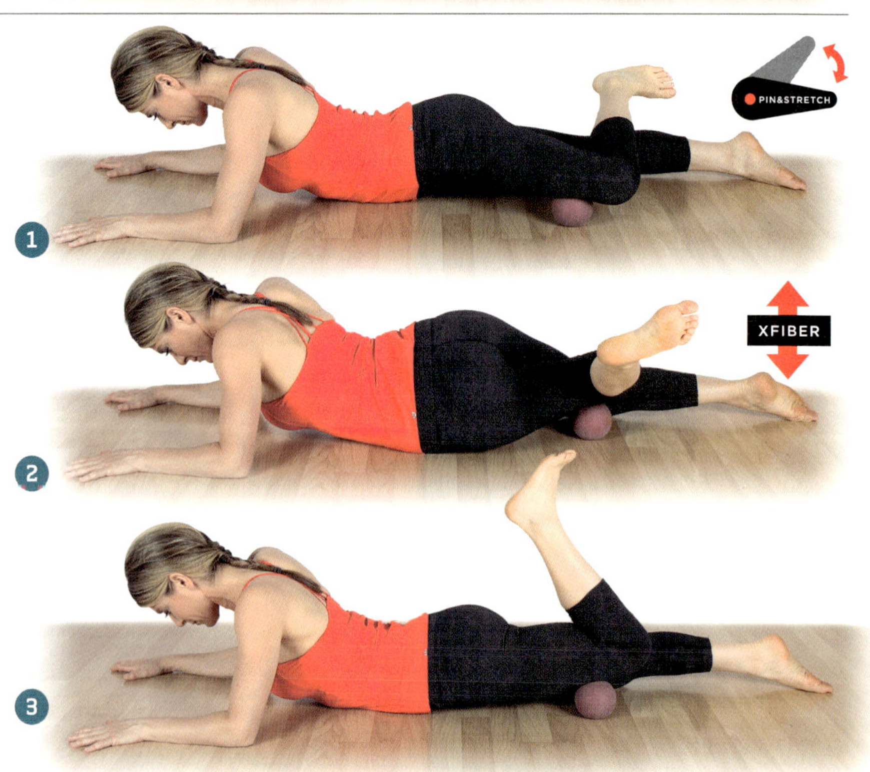

액션 4:

(1) 손을 사용하여 볼을 돌려 허벅지 깊이 들어가도록 한다(맨살에 할 것을 추천한다). **(2~3)** 고관절 또는 무릎을 움직여 대퇴사두근 그룹 조직 간에 슬라이드 앤 글라이드 현상 발생을 촉진시킨다.

다리를 바꾸어 액션 1~4를 반복한다(혹은 시간이 없다면 양쪽을 동시에 해도 된다.)

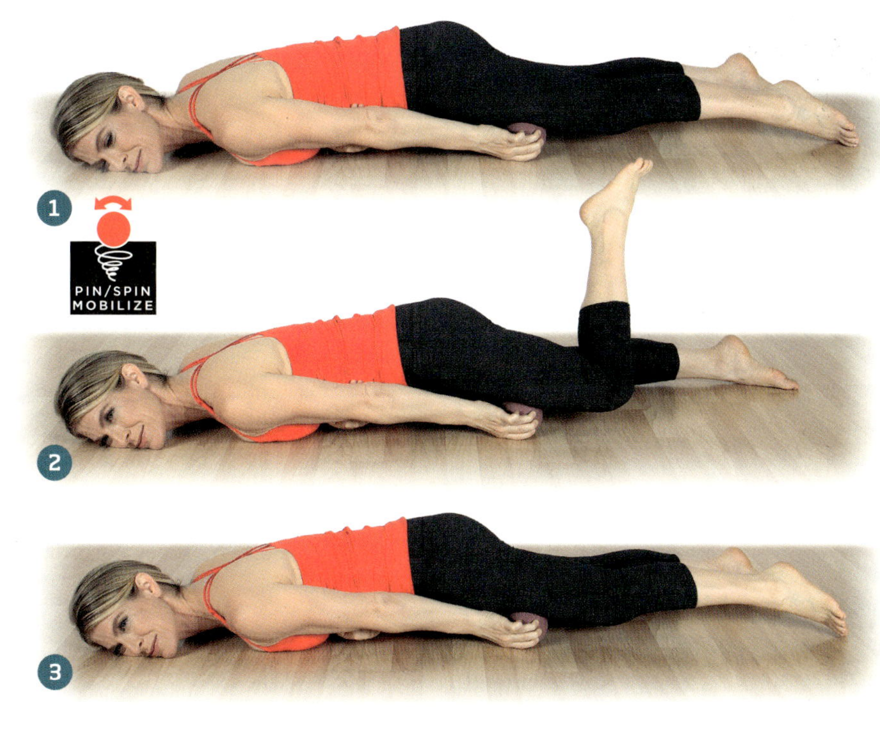

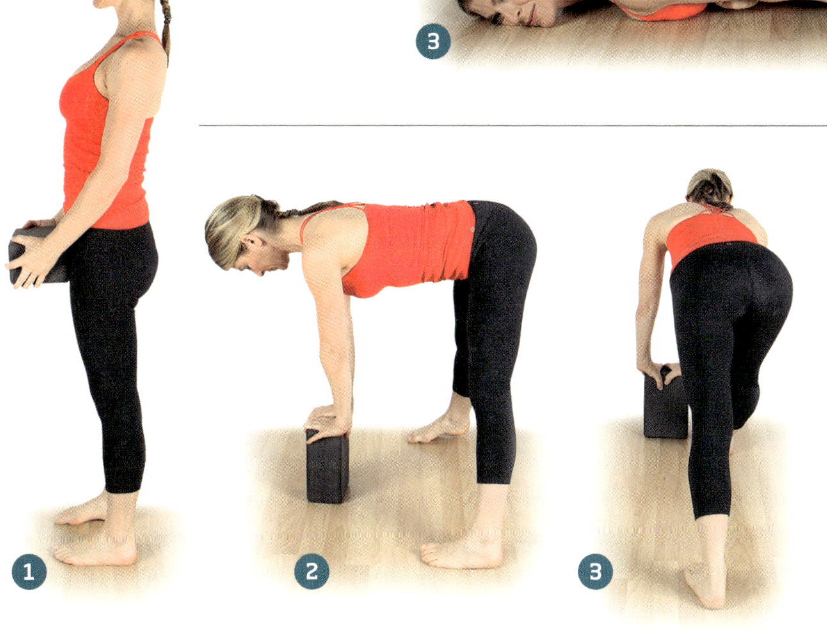

리체크: 블록(혹은 스툴)을 이용한 트위스터

- **(1~3)** 같은 스트레칭을 하며 움직임의 제한이 줄어들고 가동범위가 향상되었는지 확인하라.
- **(4~5)** 한쪽당 5회에서 10회 호흡을 하며 리체크를 실시하라.

소감

1. 리체크 스트레칭을 떠올려라. 양쪽의 차이가 있는 것을 느끼는가?
2. 자세가 바뀌었다고 느끼는가?
3. 다음 문장을 완성하라. 나는 ____________(을) 느낀다.

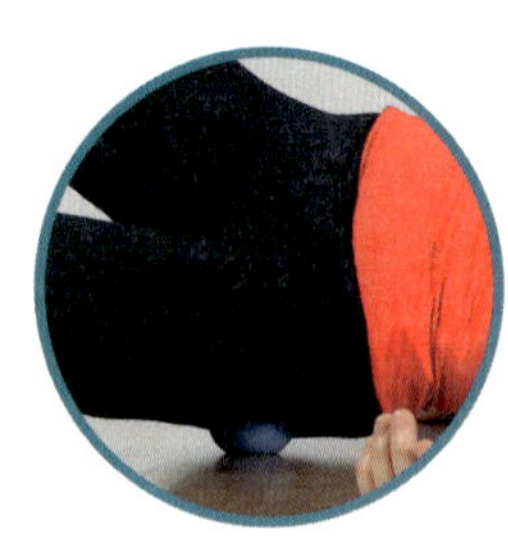

시퀀스 6:
건강한 고관절과 탄력 있는 엉덩이

준비물

롤모델 볼: 오리지널 요가튠업, 플러스 혹은 알파

매트

블록 혹은 베개

체화된 지도

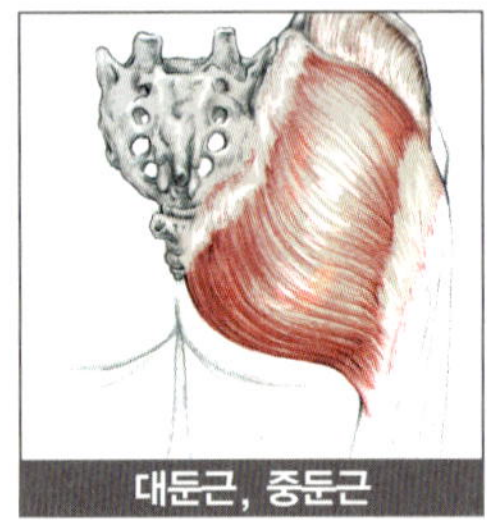
대둔근, 중둔근

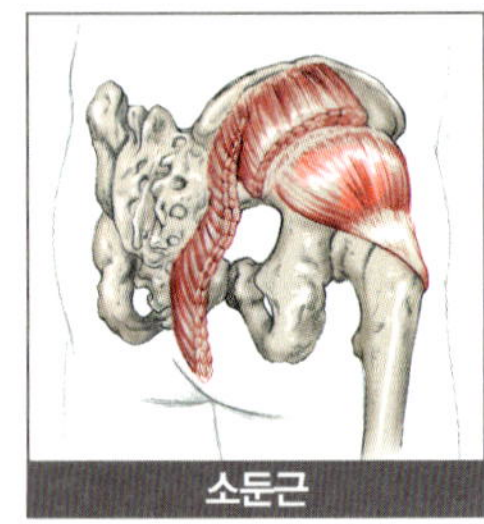
소둔근

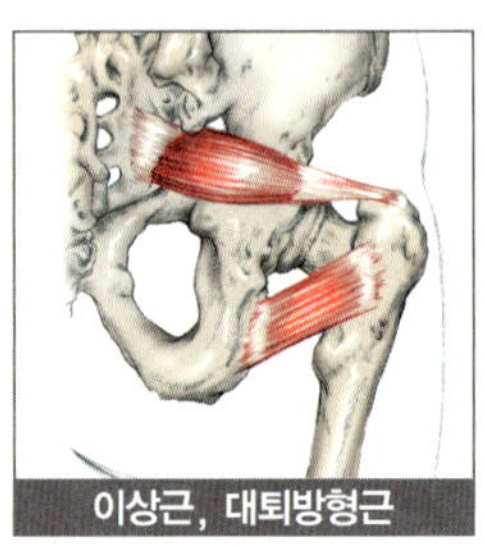
이상근, 대퇴방형근

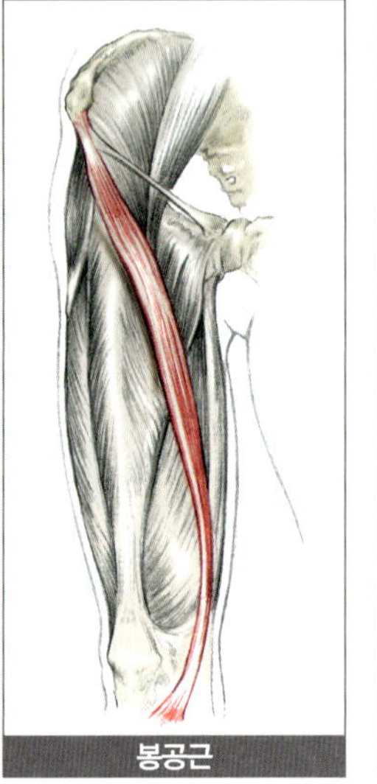
봉공근

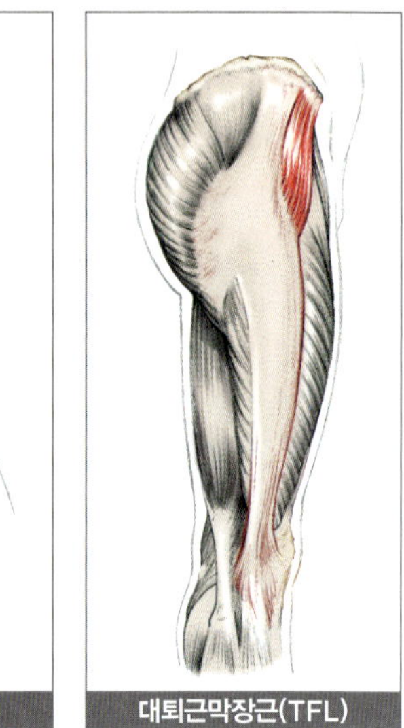
대퇴근막장근(TFL)

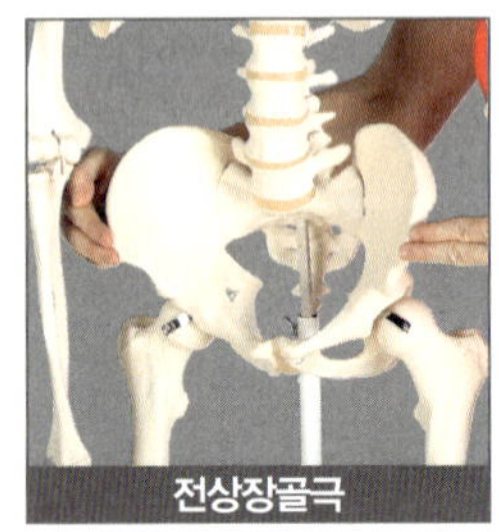
전상장골극

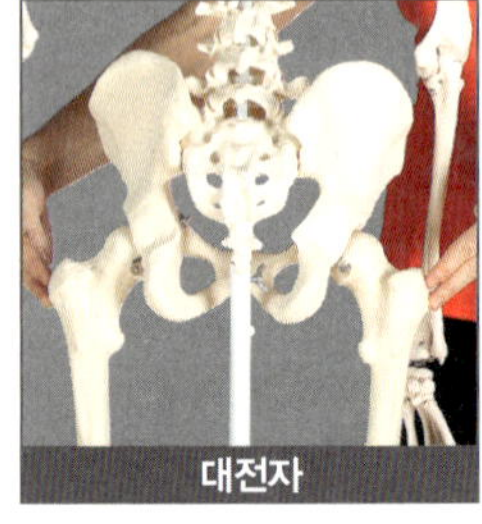
대전자

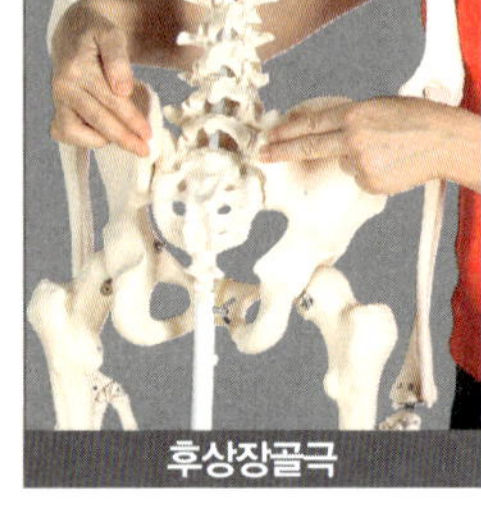
후상장골극

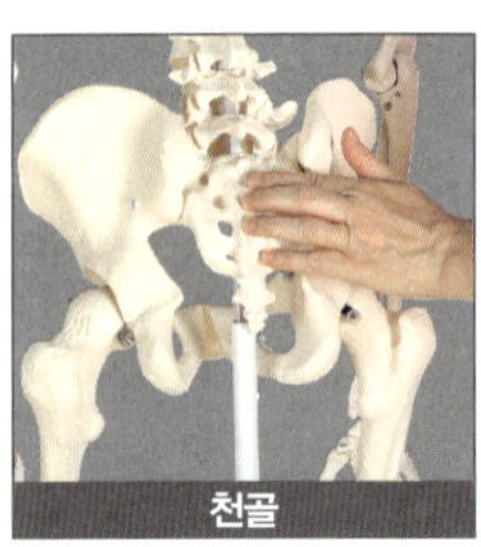
천골

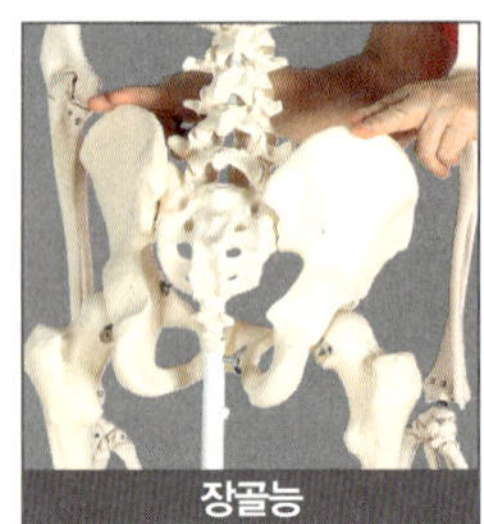
장골능

기본적인 볼 위치

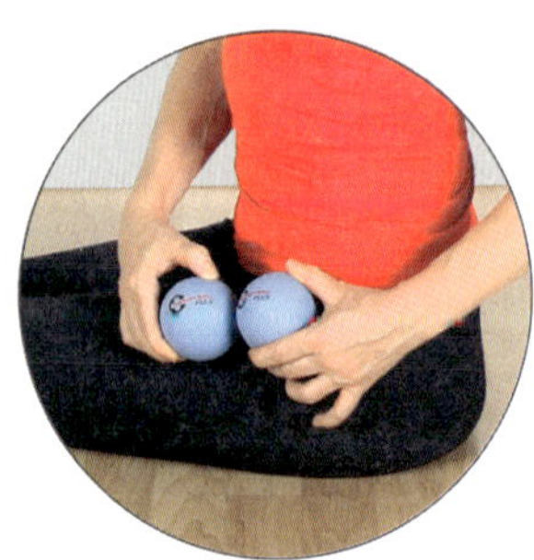
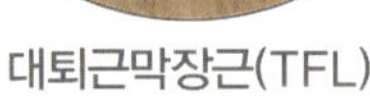
대퇴근막장근(TFL)

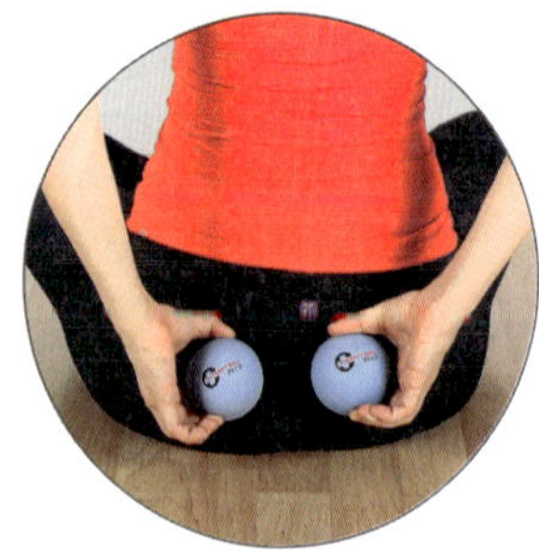
엉덩이 근육

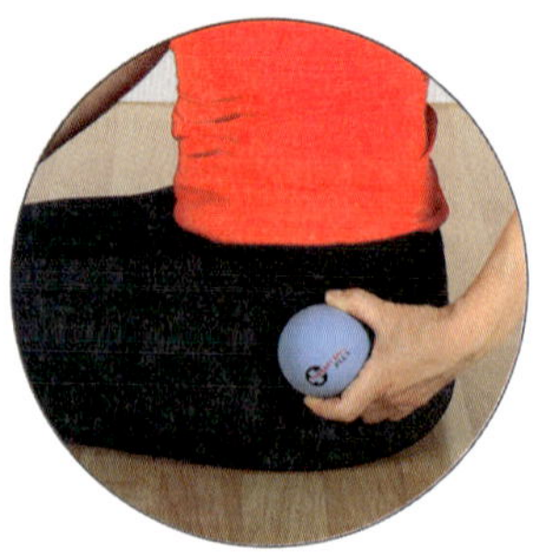
대전자

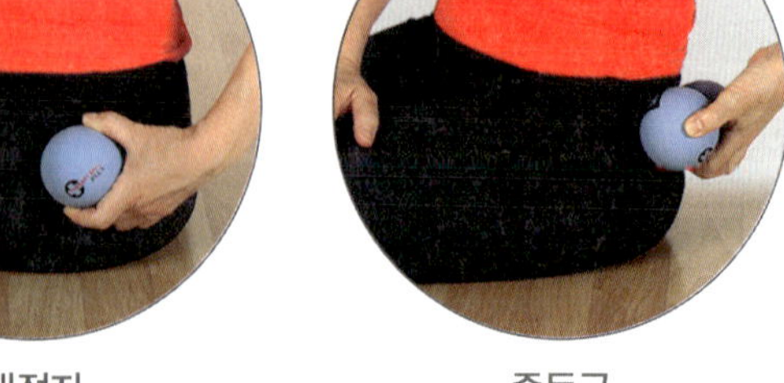
중둔근

체크인: 더블피존

- 한쪽 종아리 위에 반대쪽 종아리를 두고 바닥에 앉는다. 오른쪽 발목은 왼쪽 무릎 위에, 오른쪽 무릎은 왼쪽 발목 위에 올려둔다. 발목을 배측굴곡한 채 유지한다.
- 이 자세에서 척추를 중립으로 유지할 수 없다면 블록이나 스툴에 앉는다. 양쪽 고관절을 동시에 포개는 대신에 한쪽씩 체크해보아도 된다.
- 앉아서 5~10회의 복식-흉식 호흡을 한 뒤, 방향을 바꾼다.

주의사항: 나는 고관절의 가동범위가 좋기 때문에 다음과 같은 자세가 어색하지 않다. **이 사진(혹은 다른 사진)의 모습을 억지로 따라 하지 말라.** 대신 롤링 전후로 스스로 가지고 있는 가동범위를 느껴보라.

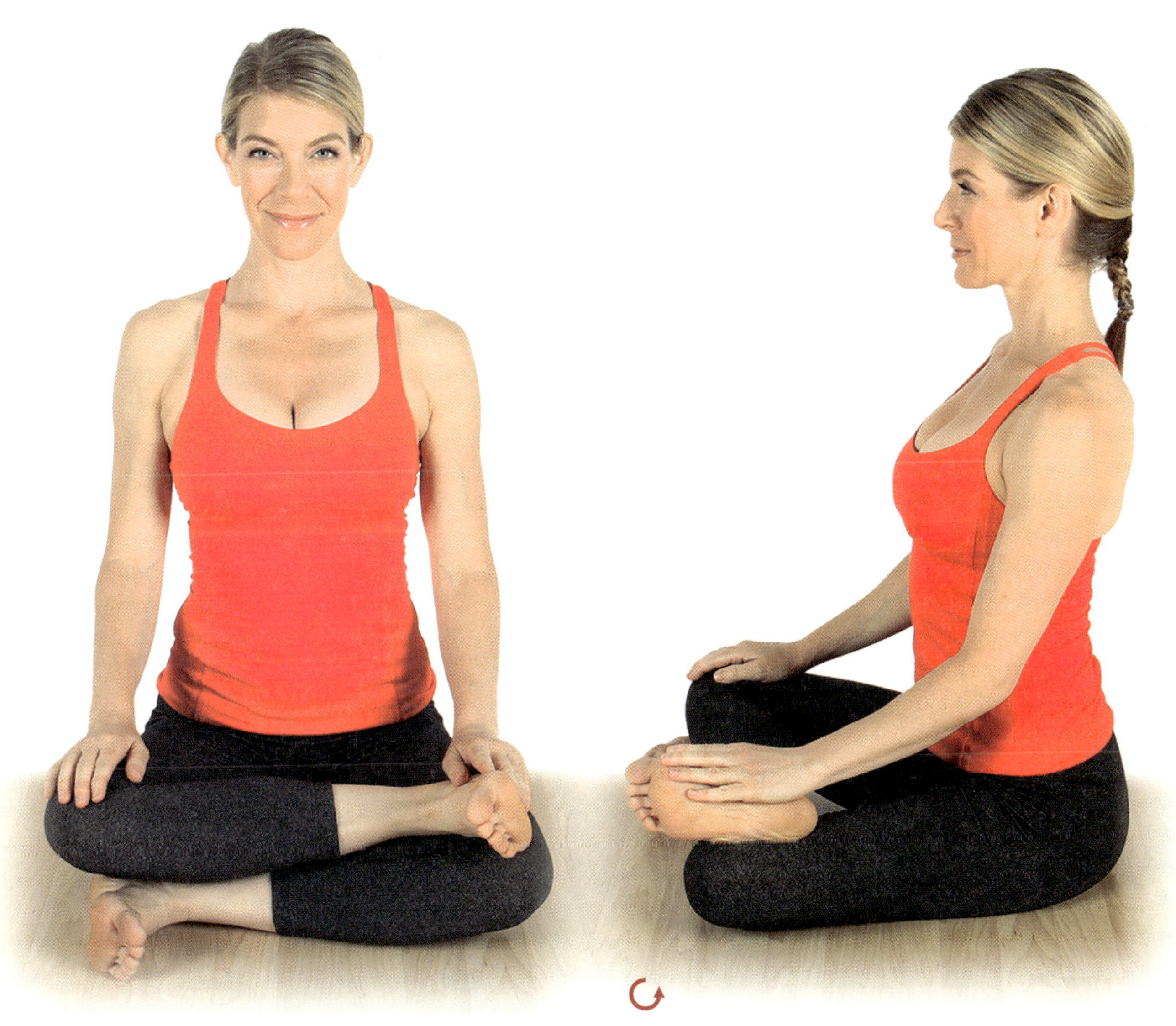

롤 시퀀스

피리포미스 플레이

Piriformis Play

액션 1:

- **(1~3)** 후상장골극 바로 아래쪽 엉덩이에 볼을 하나씩 두고 등을 바닥에 대고 눕는다. 볼이 엉덩이 근육에 깊게 파고들어 이상근의 기시점에 깊은 압박이 가해질 것이다. **(4)** 발바닥을 붙여 무릎이 나비처럼 벌어지도록 한다. 복식-흉식 호흡을 몇 번 반복하며 볼이 있는 곳이 편안해지도록 한다.
- **(5~6)** 몇 초간 엉덩이에 힘을 준 뒤 힘을 빼면서 5~8회 정도 컨트랙트/릴렉스를 반복한다.

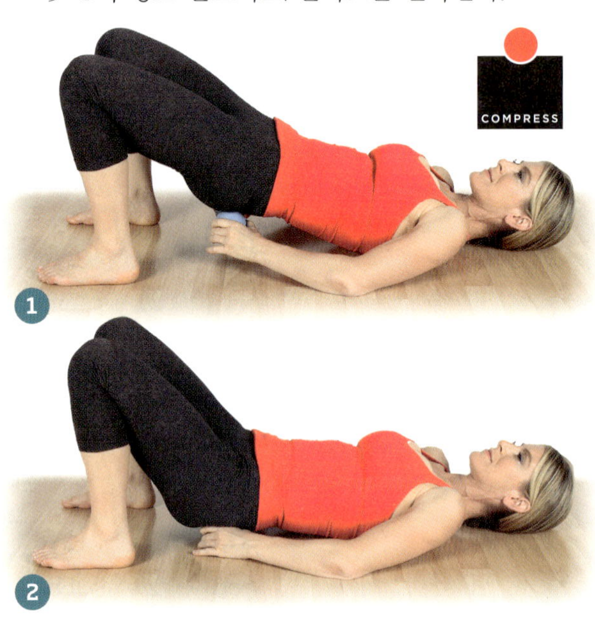

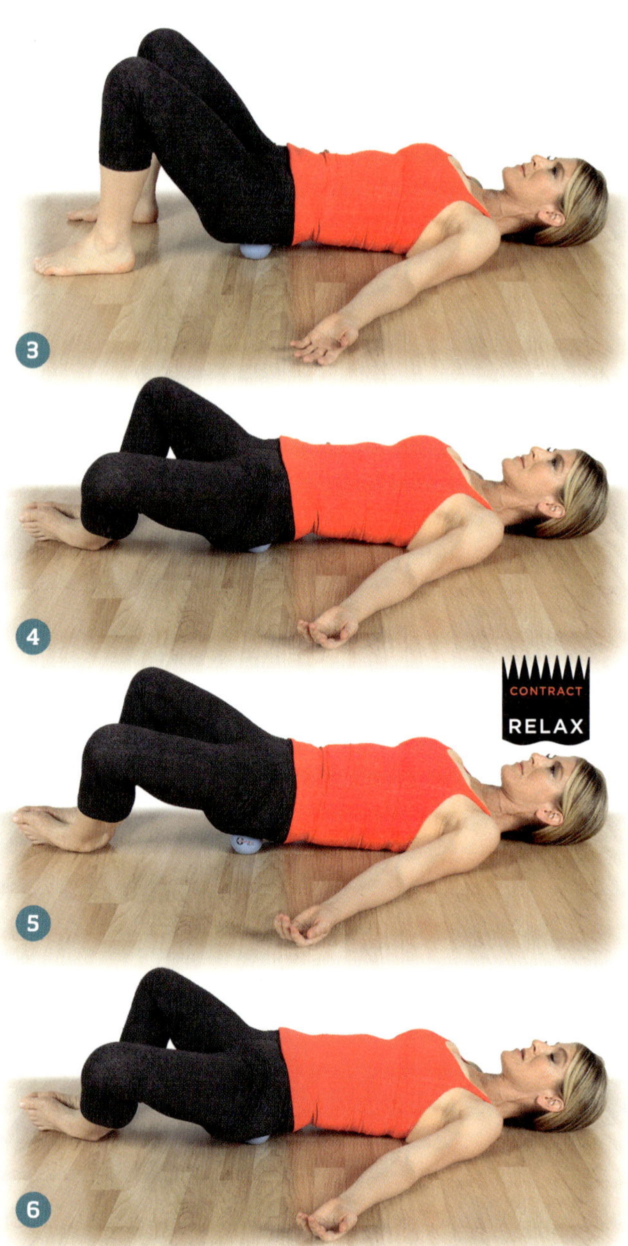

액션 2:

오른쪽에 있는 볼을 제거하고, 오른쪽 발바닥을 바닥에 둔다. 왼쪽 엉덩이와 볼 쪽으로 기대어서 이상근을 스트립핑 한다. 이상근의 견인력작용선을 생각하며 천골부터 대전자까지 엉덩이를 가로지르는 '선'을 따라간다. 이러한 움직임은 동시에 이상근을 덮고 있는 모든 근육을 크로스파이버 할 것이다.

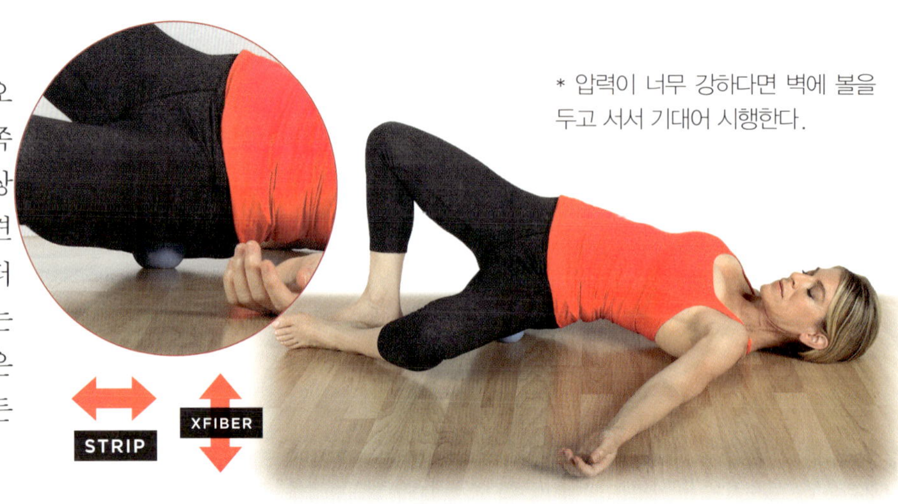

* 압력이 너무 강하다면 벽에 볼을 두고 서서 기대어 시행한다.

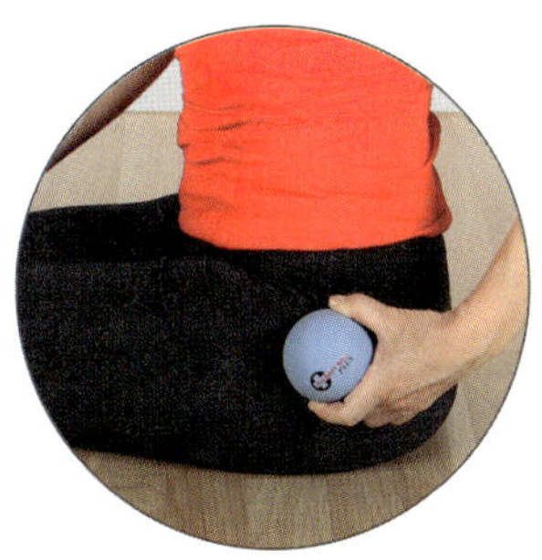

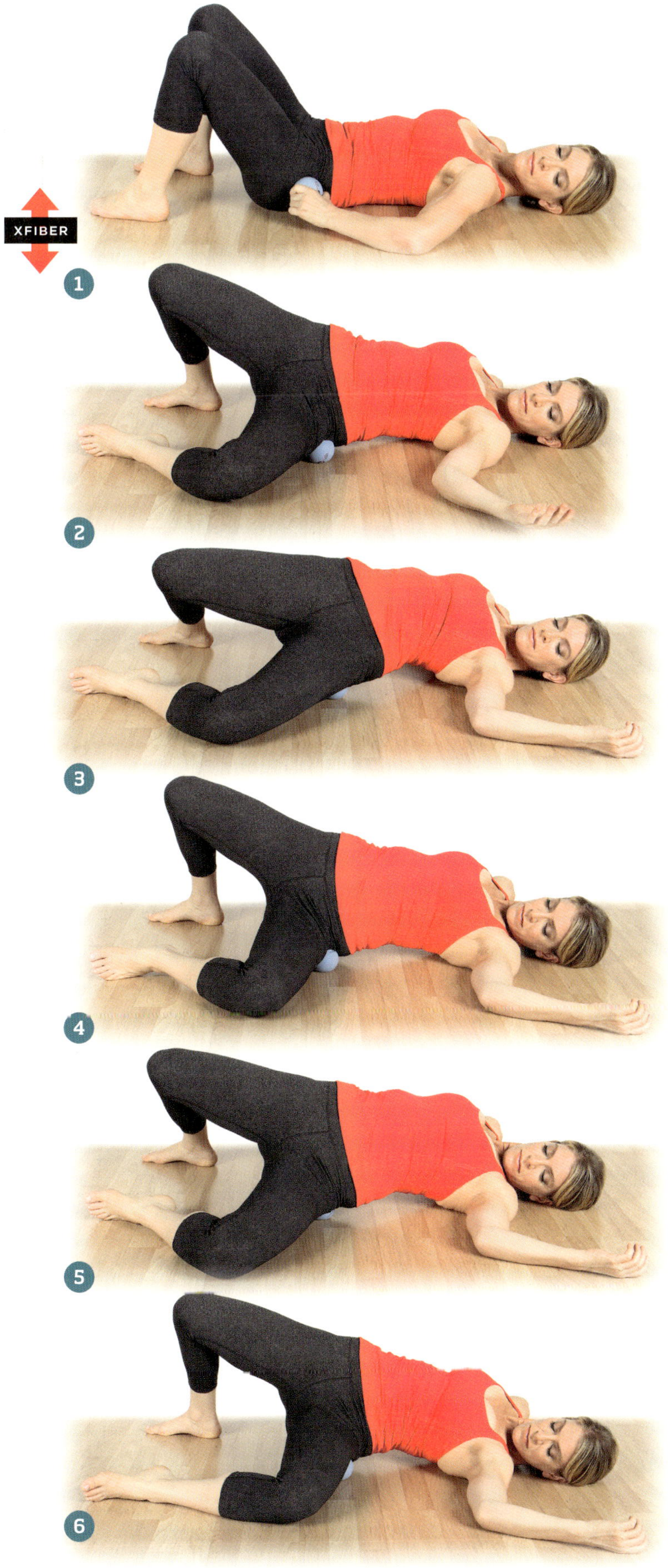

액션 3:

(1~2) 왼쪽 대전자(허벅지 위쪽 옆에 뼈가 튀어나와 있는 부분)에 볼을 둔다. **(3~6)** 골반과 고관절을 움직여 볼이 대전자 주변에 원을 그리며 이곳에 연결되어 있는 건 및 다른 연부 조직을 가로질러 움직이도록 한다. 한쪽 방향으로 원을 그린 뒤 반대로 시행한다.

반대쪽으로 바꾸어 액션 1~3을 반복한다.

맘진 포켓Mom Jean Pocket

액션 1:

- **(1~3)** 중둔근 위쪽에 두 개의 볼을 나란히 둔다. 블록이나 베개를 배고 왼쪽으로 눕는다. 호흡을 몇 번하여 볼이 근육 속으로 들어올 수 있게 한다.

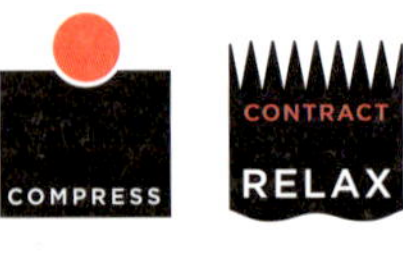

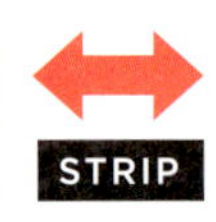

STRIP

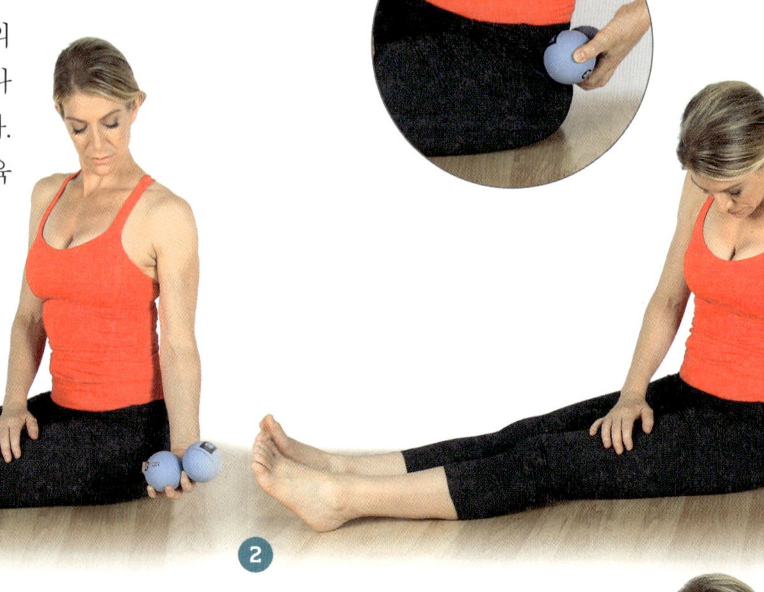

- **(4~5)** 왼발의 바깥쪽을 바닥에 눌러 엉덩이 옆 부분의 중둔근을 활성화시켜서 컨트랙트/릴렉스를 시작한다. 그리고 긴장을 푼다. 2회 반복한다.

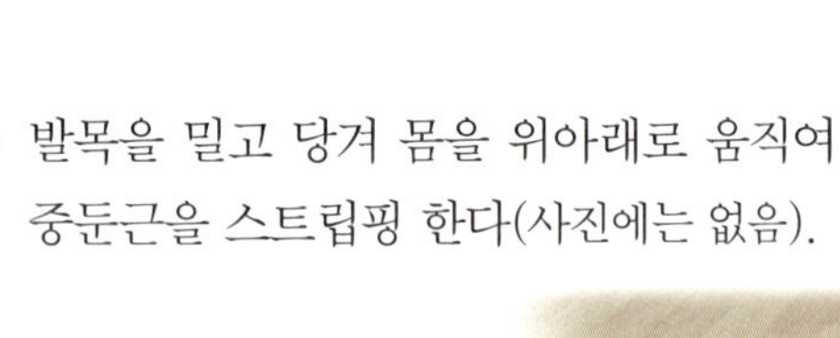

- 발목을 밀고 당겨 몸을 위아래로 움직여 중둔근을 스트립핑 한다(사진에는 없음).

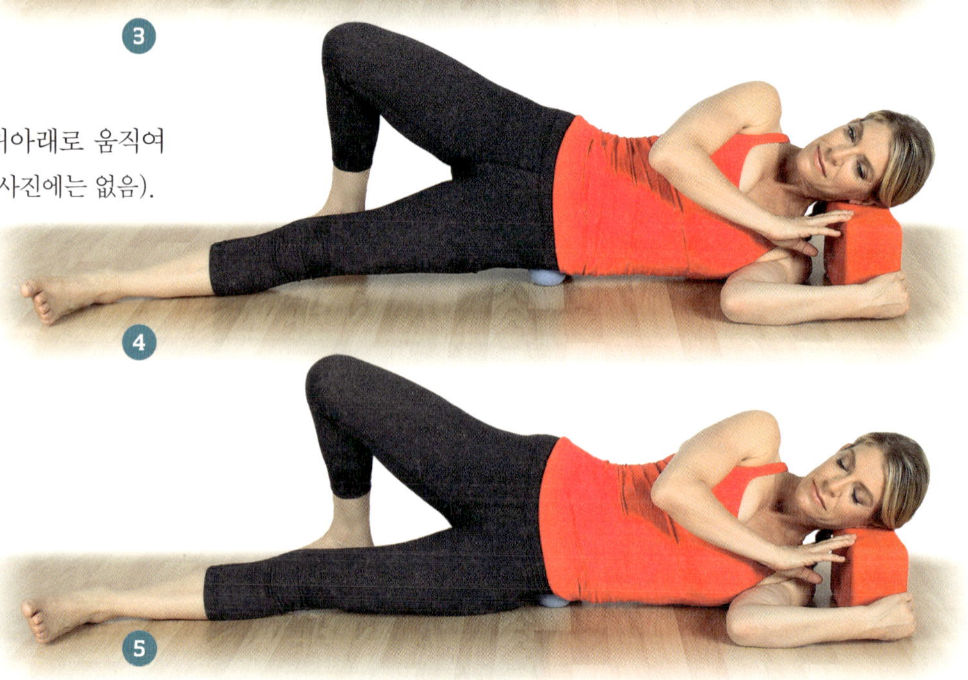

액션 2:

- 골반을 앞뒤로 기울여(전방경사와 후방경사) 크로스파이버를 한다.
- (사진에는 없지만) 골반을 기울이기 전에 볼 한 개 또는 두 개를 위쪽 엉덩이 깊숙이 대고 돌려 동작의 강도를 높인다.

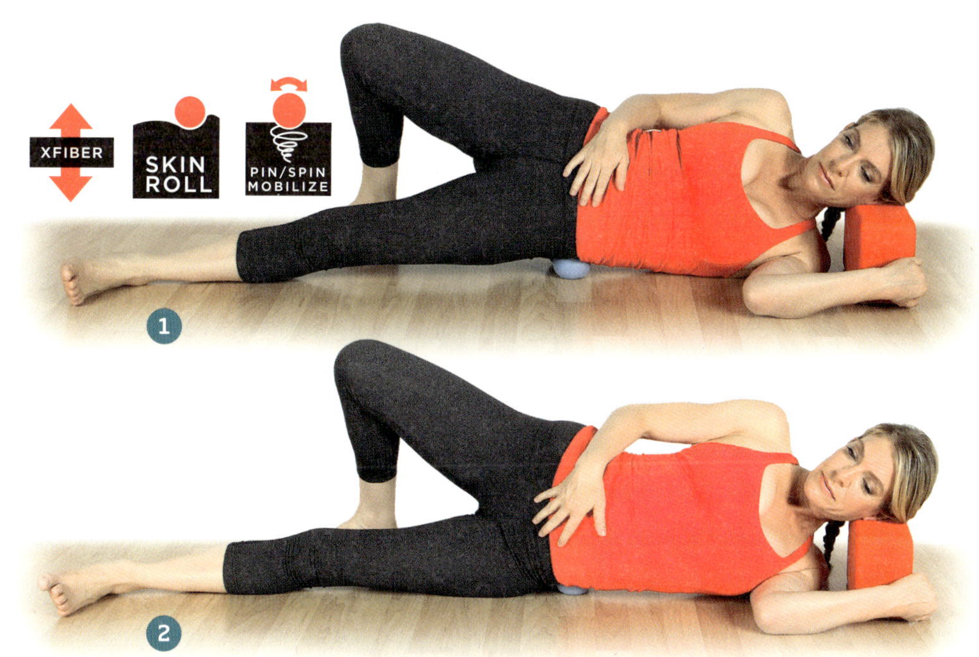

액션 3:

- **(1~3)** 왼쪽 허벅지를 천장 쪽으로 들어 올리고 바닥으로 내리는 동작을 반복하여 조직들을 핀 앤 스트레치 한다.

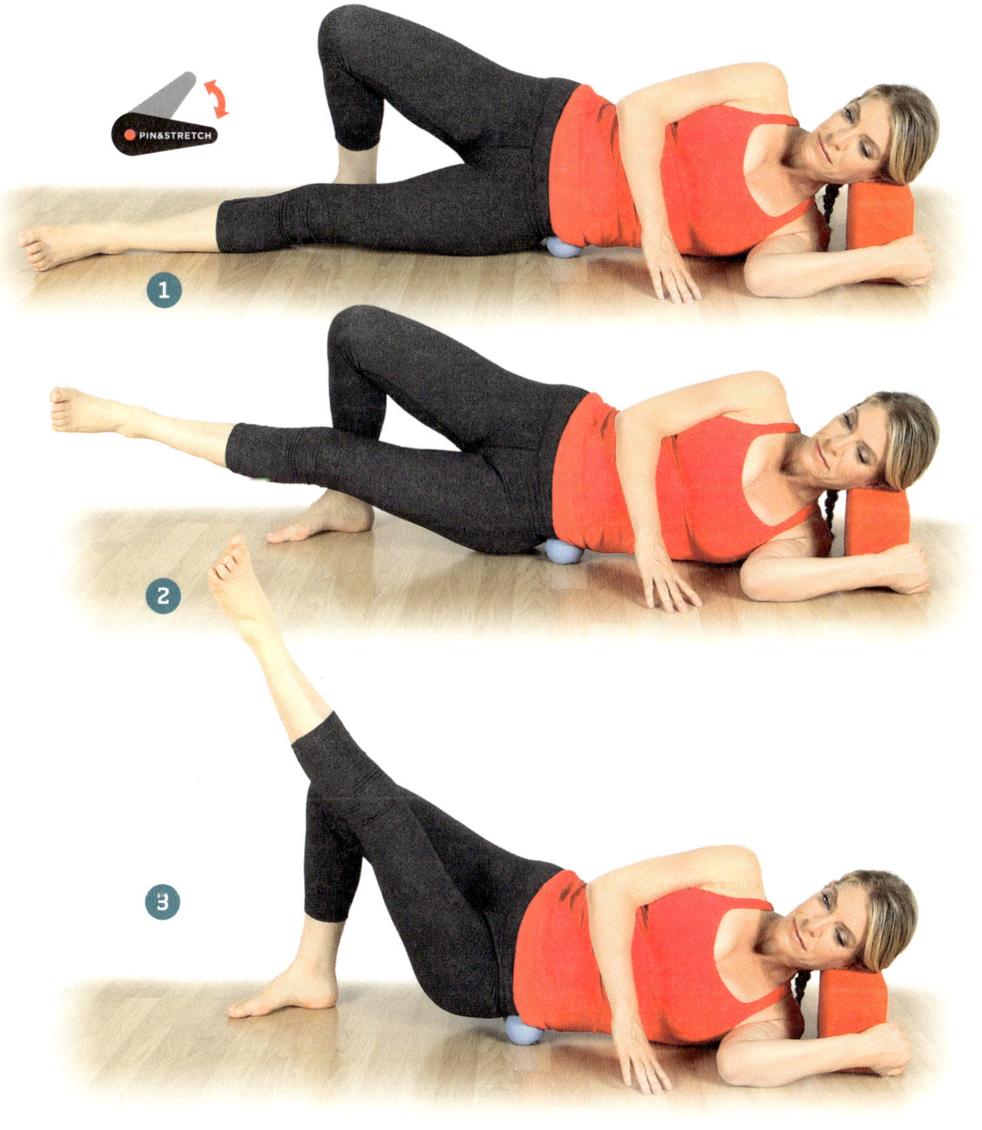

- **(4~8)** 바닥에서 왼쪽 다리를 살짝 떼고 자전거 페달을 밟는 것 같은 동작을 한다. 한 방향으로 몇 번 한 뒤 방향을 바꾸어라.

반대쪽으로 바꾸어 액션 1~3을 반복한다.

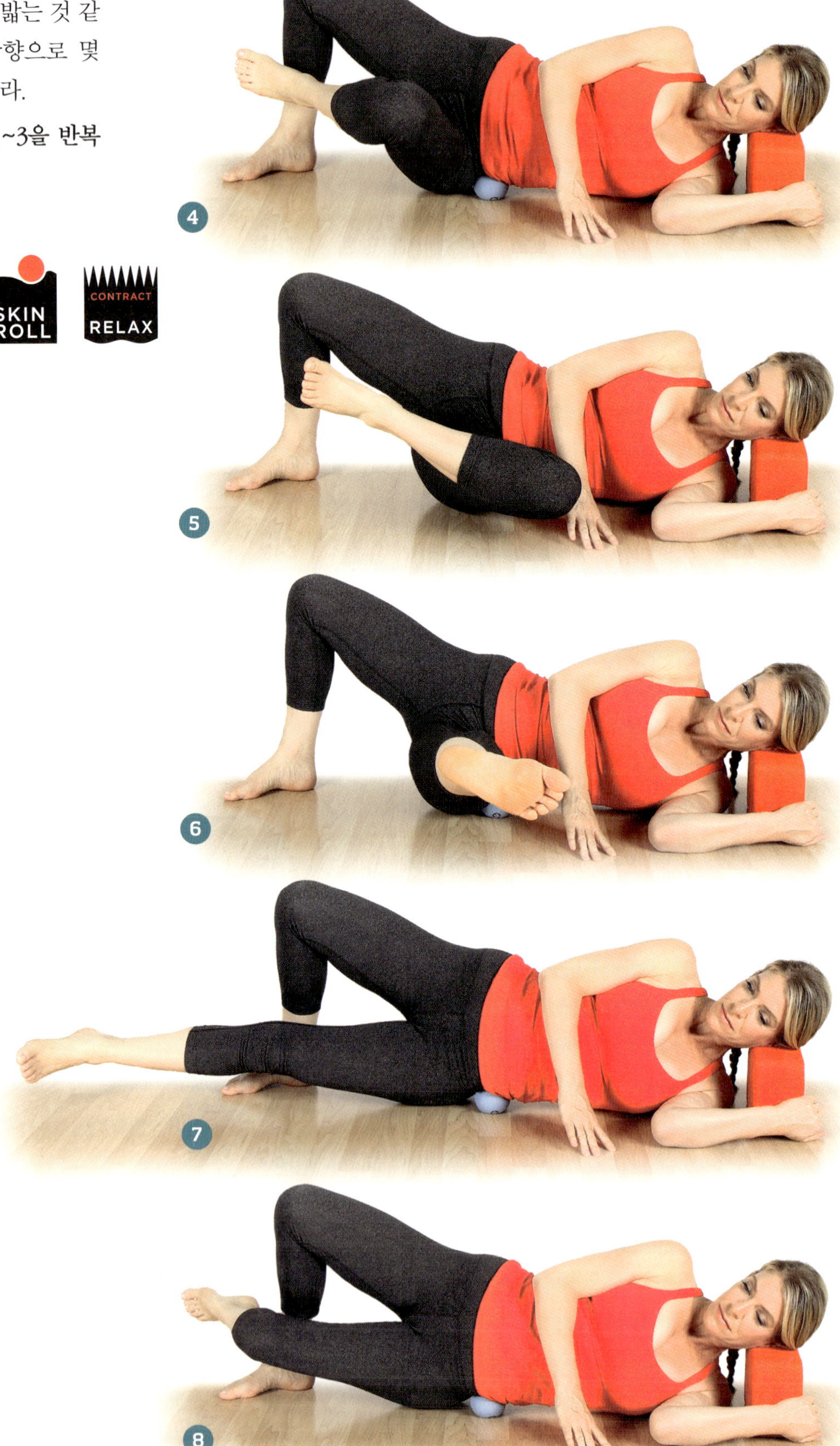

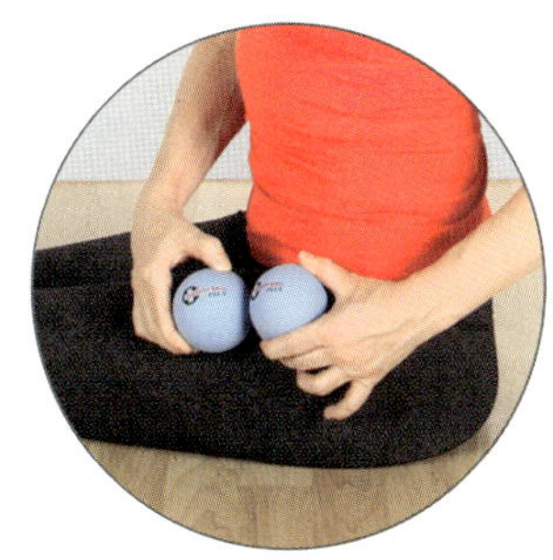

텐서 파시아 필레

Tensor Fascia Filet

액션 1:

- **(1)** 허벅지 바깥쪽 바지 앞주머니 쪽에 위치한 왼쪽 대퇴근막장근을 따라 두 개의 볼을 세로로 놓는다. 전상장골극의 바로 아래 옆쪽에서 찾을 수 있다.
- **(2~3)** 볼을 해당 위치에 고정시키기 위해 오른발을 왼쪽 허벅지 앞으로 교차해둔다. 몇 번의 심호흡을 한 뒤 볼이 조직 속으로 들어올 수 있게 한다.
- **(4~5)** 왼쪽 발목을 밀고 당겨 대퇴근막장근 위아래로 볼이 움직이며 스트립핑 할 수 있도록 한다. 매우 작은 움직임이다.

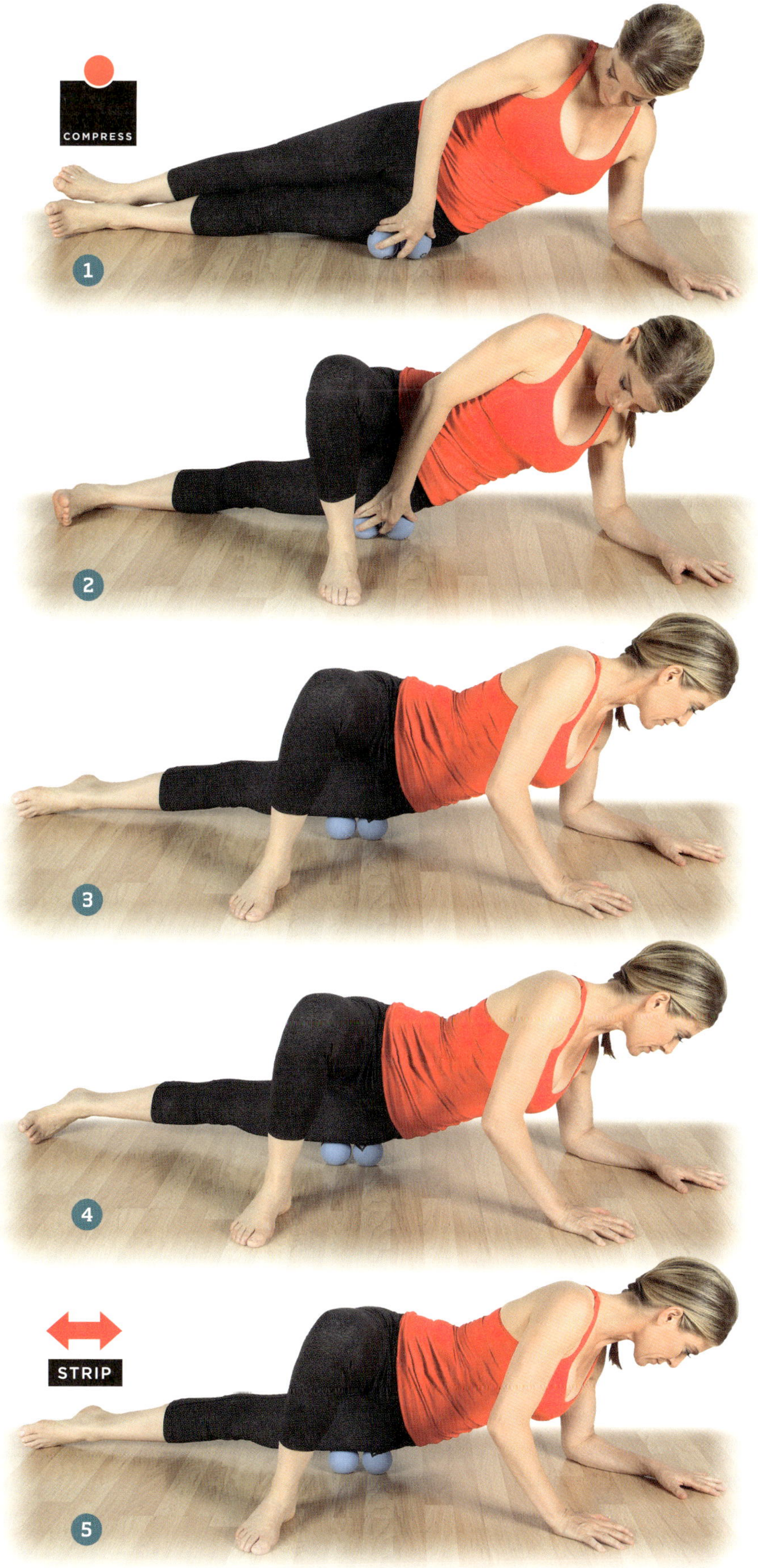

COMPRESS

1

2

3

4

STRIP

5

액션 2:

몸과 허벅지를 볼 쪽으로 돌려 이 작은 근육에 크로스파이버 마찰이 일어날 수 있도록 한다. 5~8회 반복한다.

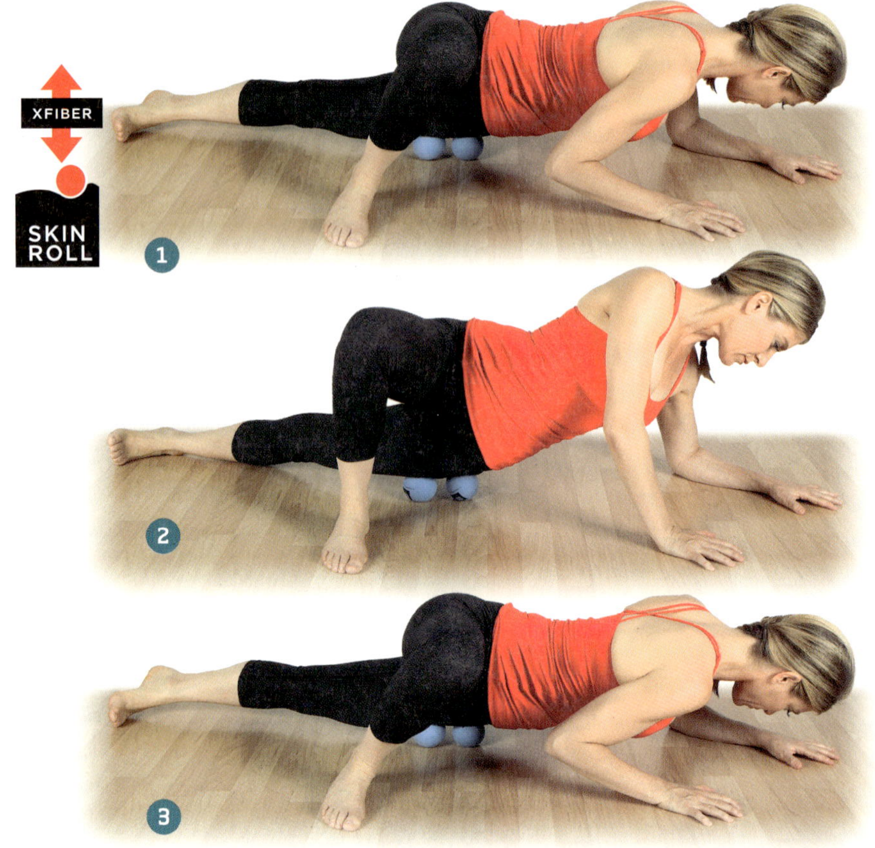

액션 3:

무릎을 구부리고 펴면서 대퇴근막장근을 핀 앤 스트레치 한다.

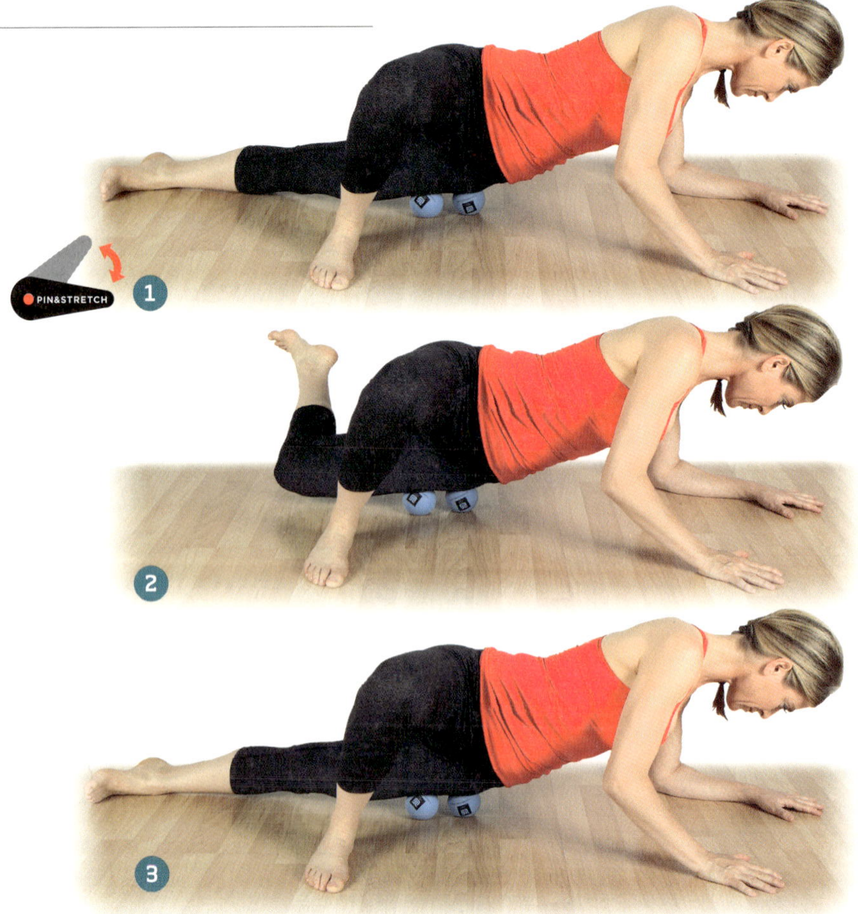

액션 4:

(1~3) 볼을 왼쪽 허벅지 가운데 IT 밴드로 내린다. 무릎을 구부리고 압력을 견딜 수 있다면 왼쪽 허벅지 위에 오른쪽 허벅지를 올려둔다(압력을 견딜 수 없다면 오른쪽 다리를 왼쪽 다리 뒤에 둔다). 볼이 IT 밴드와 외측광근을 가로지르도록 왼쪽 허벅지를 앞뒤로 미끄러뜨린다(IT 밴드 롤링에 대한 자세한 사항은 217쪽 시퀀스 4 니드투니드를 참조하라).

반대쪽으로 바꾸어 액션 1~4를 반복한다.

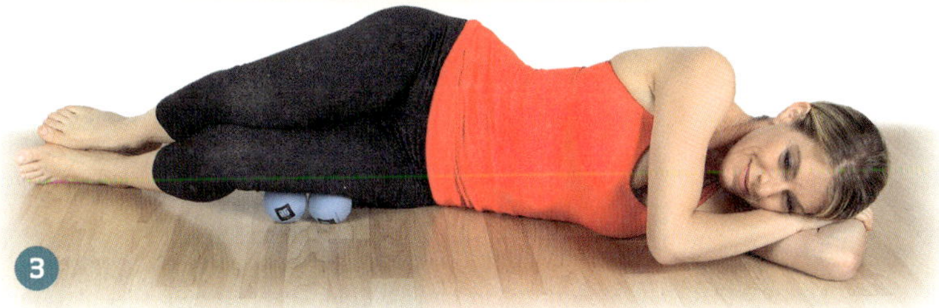

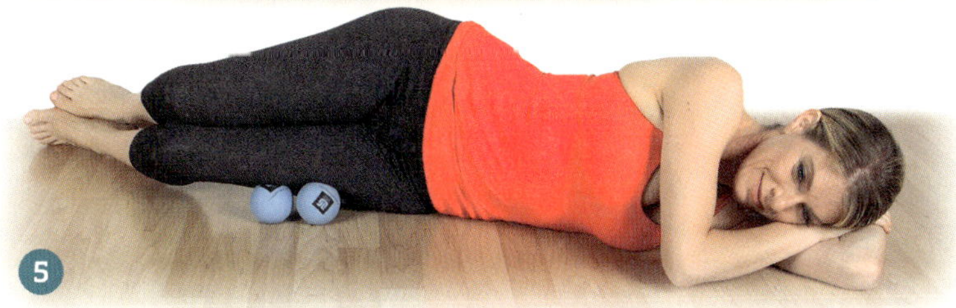

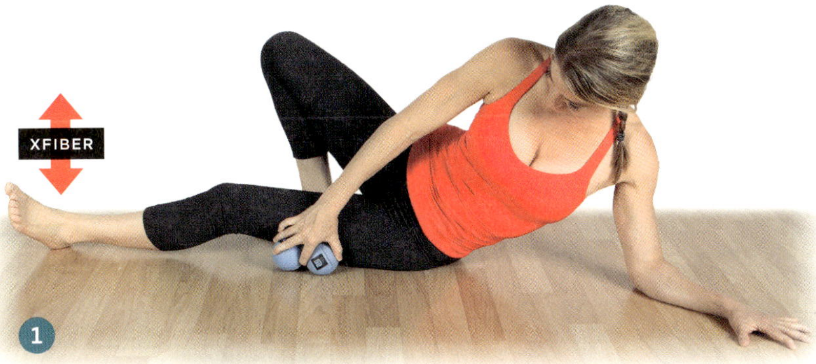

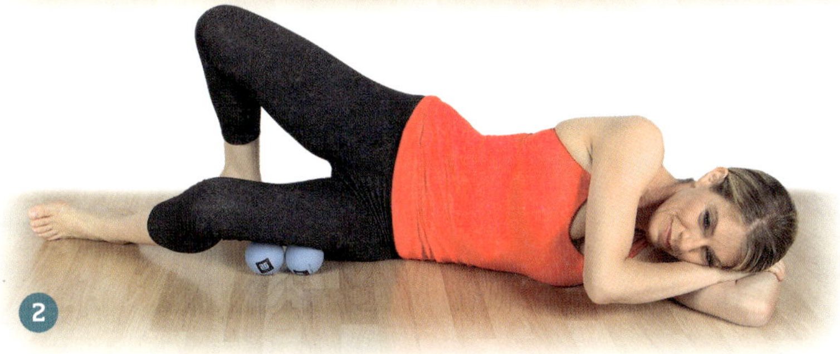

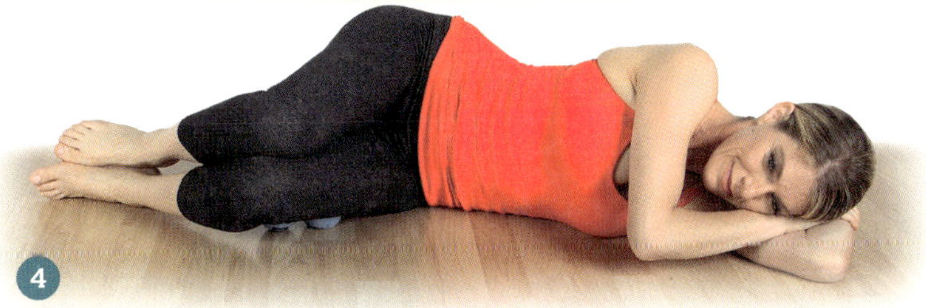

리체크: 더블피존

다시 스트레칭 자세를 취하고 고관절의 가동범위가 늘어났는지, 척추의 중립을 유지하는 것이 더 쉬워졌는지를 확인해보라.

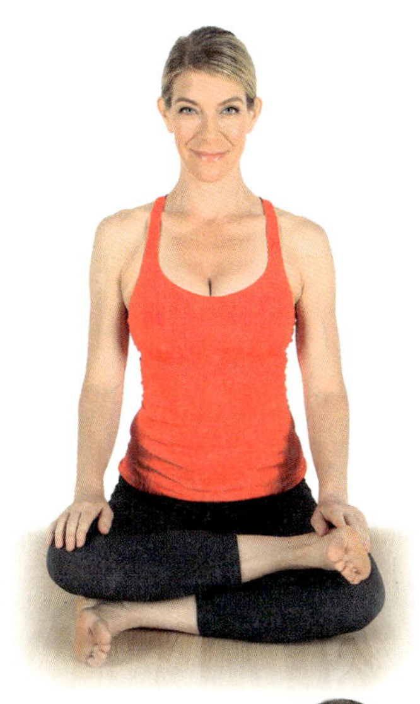

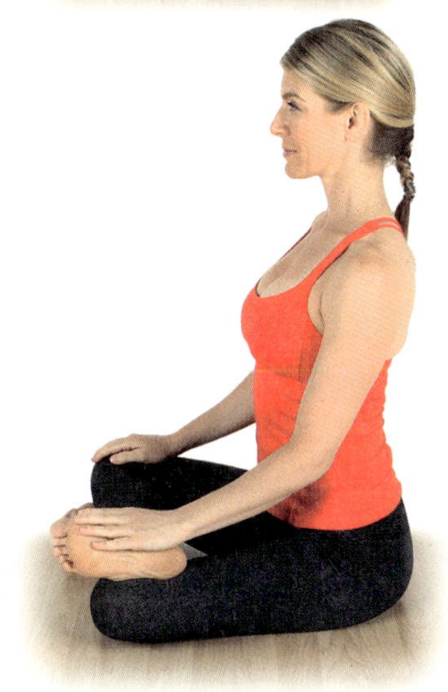

소감

1. 엉덩이 옆쪽의 긴장이 더 혹은 덜 느껴지는가?
2. 걸을 때 엉덩이 근육이 활성화되는지를 확인해보라.
3. 다음 문장을 완성하라.
   나는 ____________(을) 느낀다.

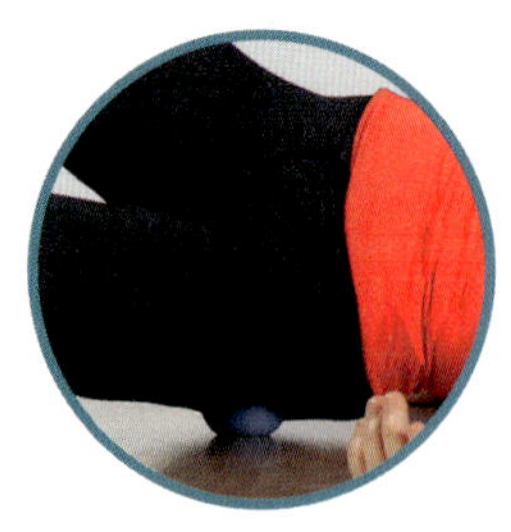

시퀀스 7: 골반

준비물

롤모델 볼: 알파볼 혹은 코어저스

매트

체화된 지도

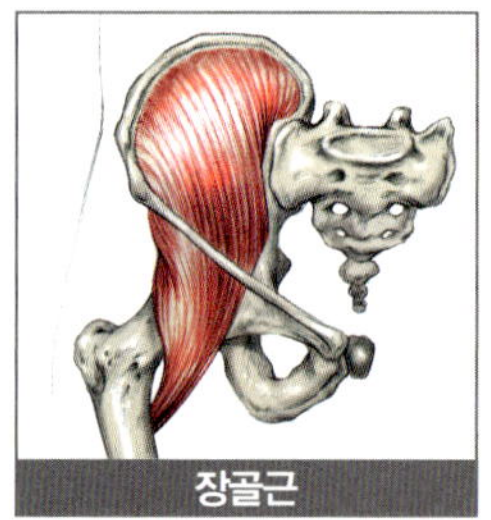
장골근

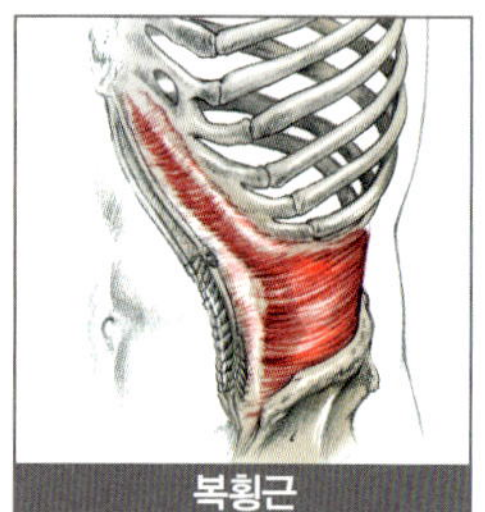
복횡근

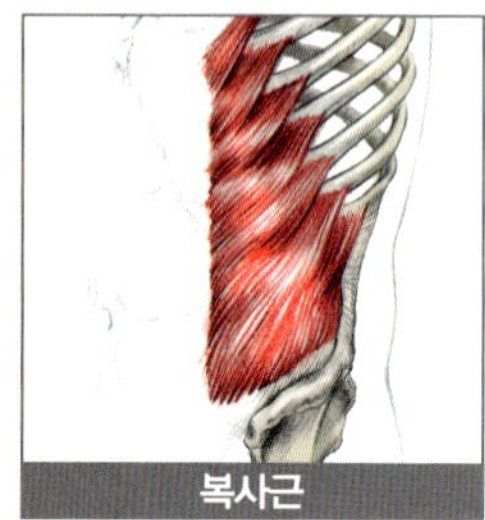
복사근

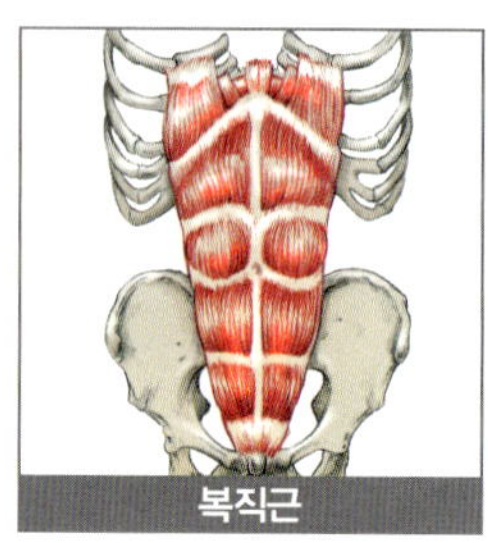
복직근

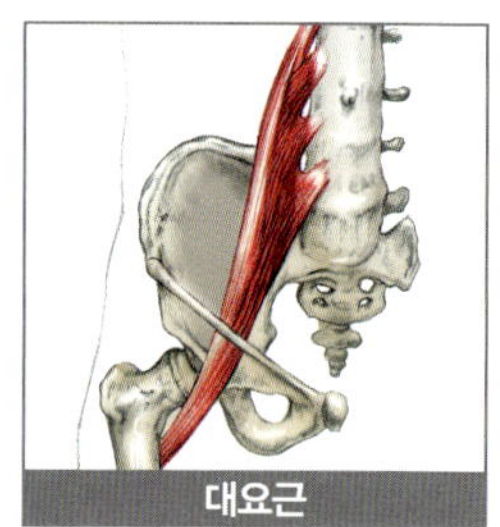
대요근

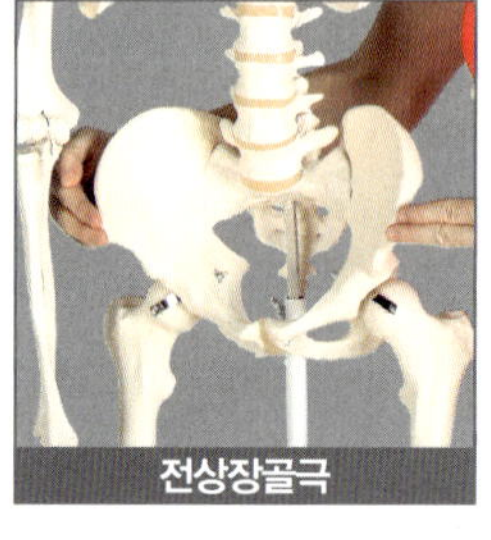
전상장골극

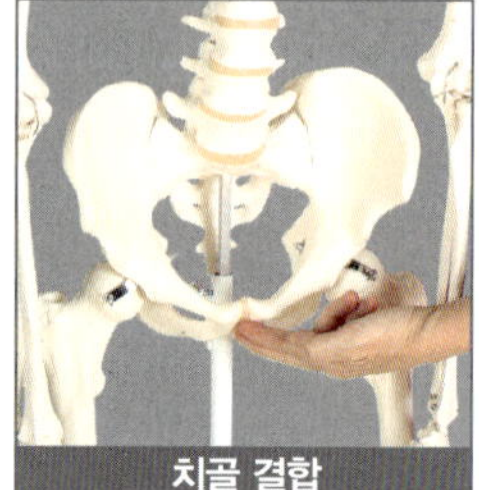
치골 결합

기본적인 볼 위치

장골근
(골반 그릇의 앞쪽)

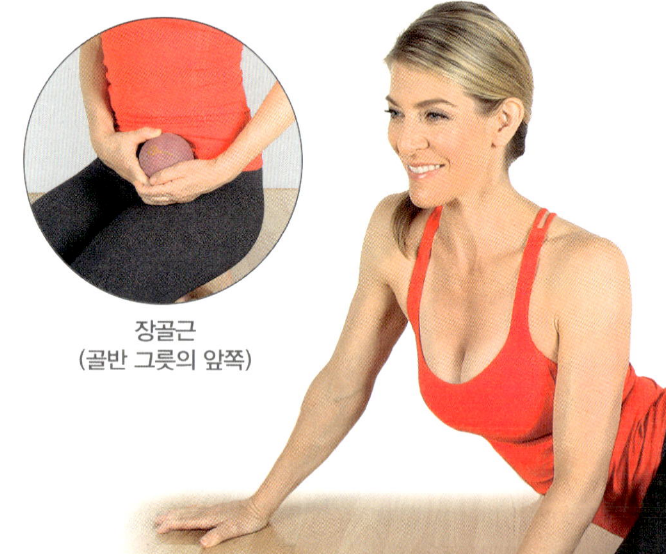

체크인: 하프프로그/하프코브라

- 바닥에 엎드려 복부와 엉덩이 근육에 힘을 준다.
- 기어가기를 시작할 때처럼 왼쪽 무릎을 구부려 바깥쪽 옆으로 가져온다. 사진처럼 오른쪽 발목은 배측굴곡한다.
- 엉덩이와 코어에 긴장을 유지하며 오른쪽 고관절 앞쪽을 늘리기 위해 천천히 척추를 앞으로 위로 당긴다.
- 복식-흉식 호흡을 5~10회 한 뒤 오른쪽 골반 앞의 장골근과 요근을 느끼는 데 집중하라.

반대쪽으로 바꾸어 반복한다.

롤 시퀀스

액션 1:

- **(1~3)** 알파볼 혹은 코어져스볼을 왼쪽 골반 앞에 두고 얼굴이 땅에 닿을 때까지 천천히 엎드린다(우측의 주의사항 참조). 압력이 너무 강하다면 오른쪽에 더 많은 체중을 실어라. 깊은 복식호흡을 2~3분간 한 뒤 볼이 부드럽게 이 부위에 들어올 수 있게 둔다.
- **(4)** 왼쪽 무릎을 가슴 쪽으로 당겨 미묘하게 컨트랙트/릴렉스를 시작하지만 너무 크게 움직이지 않는다. 밖에서 보았을 때 관절의 움직임 없이 조직을 수축한 뒤 이완하여 볼을 받아들이도록 한다. 5~8회 반복한다.

주의: 임신 중이거나 탈장이 있는 상태라면 이 시퀀스를 피하라. 만약 최근에 개복수술을 받았다면 의사의 동의를 구하라. 이 시퀀스를 수행하기 전에 복부 전체를 글로벌 쉬어를 통해 웜업하라. 처음부터 전신의 압력을 가하지 말고 서두르지 말라. 편안해지면 점진적으로 압력을 더해가라.

1
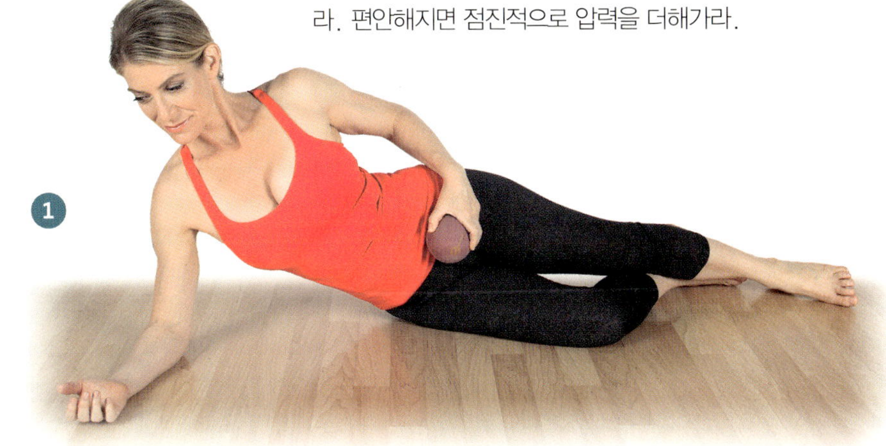

COMPRESS

CONTRACT RELAX

2
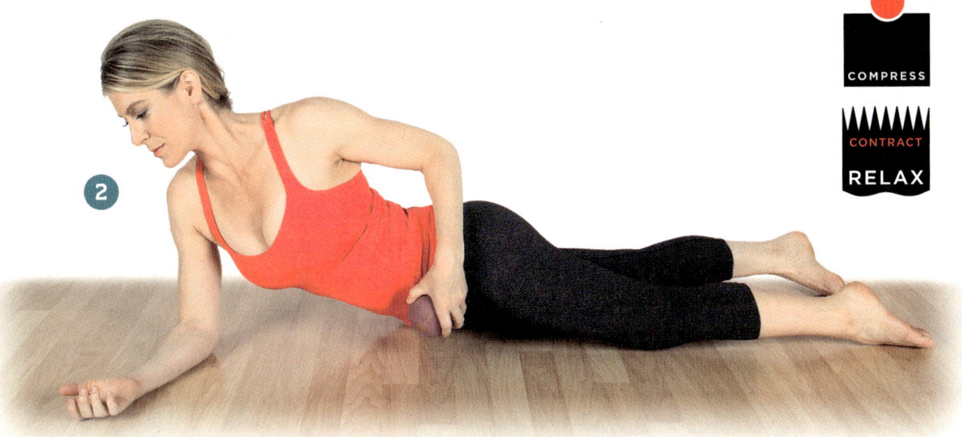

3
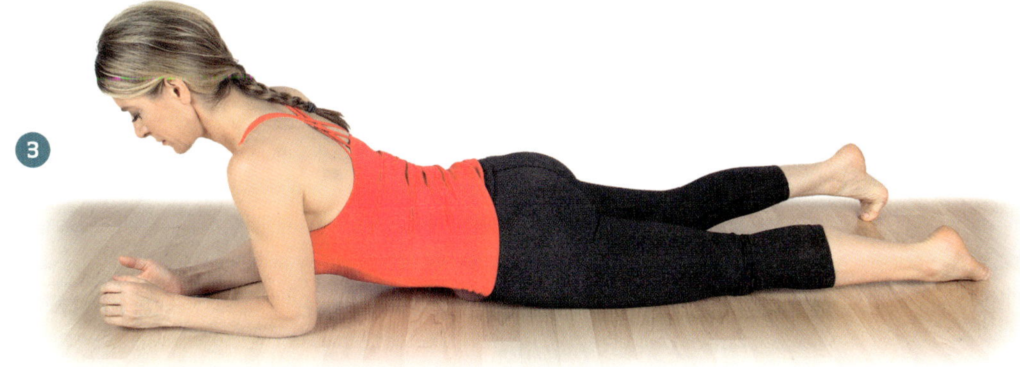

4
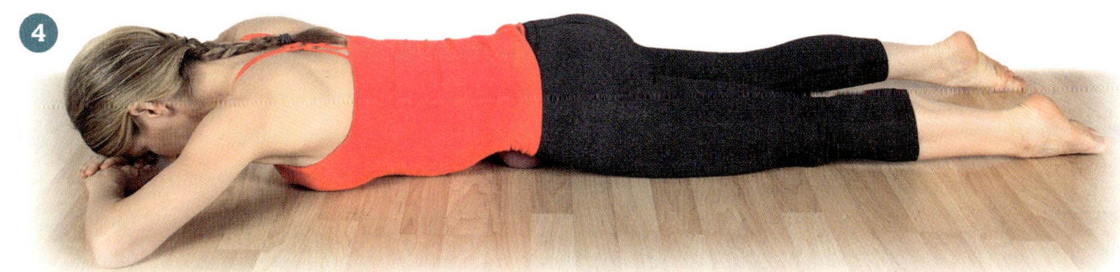

액션 2:

- **(1~3)** 무릎을 구부리고 펴서 핀 앤 스트레치를 시작한다.

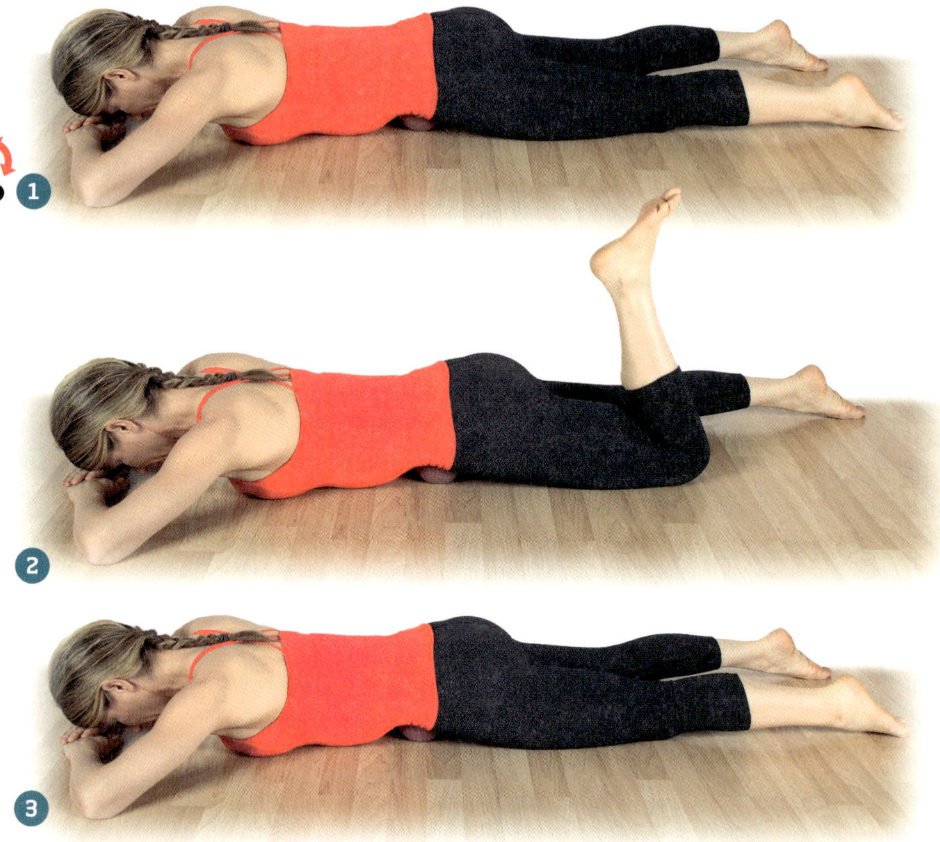

- **(4~6)** 다리 전체를 펴서 왼쪽 허벅지를 바닥에서 몇 번 들어올린다.

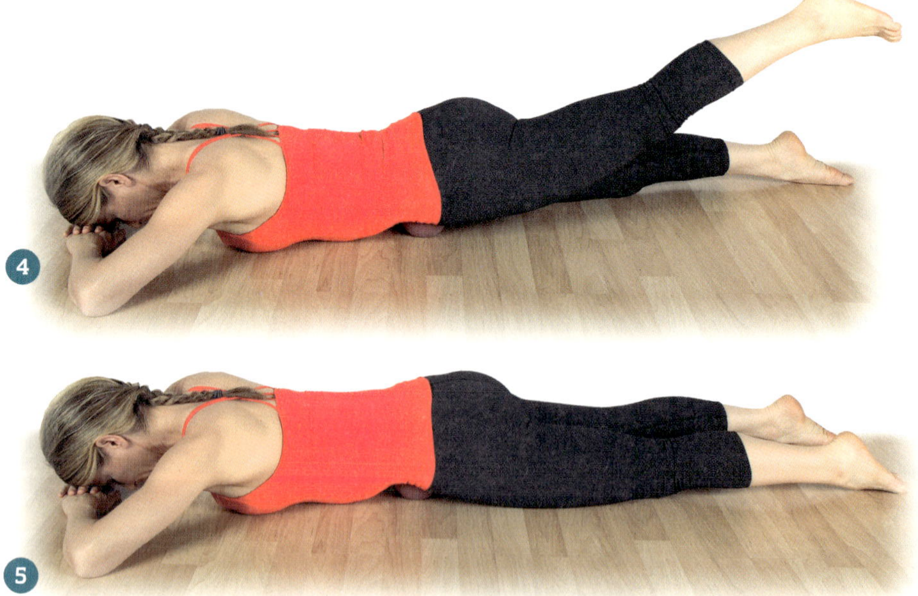

• **(7~9)** 무릎을 구부리고 왼발을 좌우로 흔들어 고관절 소켓을 좌우로 굴리며 장골근을 크로스파이버한다.

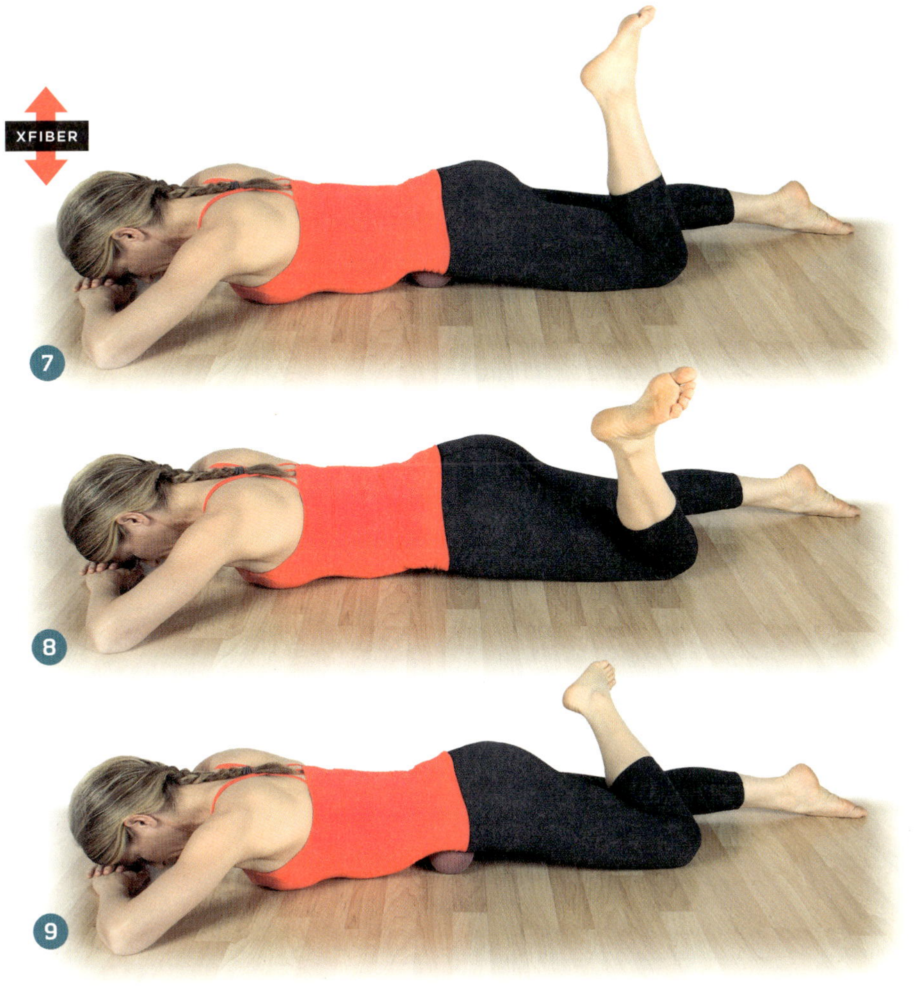

액션 3:

• **(1~2)** 왼쪽 무릎을 구부려 왼쪽 겨드랑이 방향으로 당겨 '기어가는 개구리' 자세를 한다. **(3)** 그리고 다시 제자리로 가져간다. 이것을 몇 번 반복한다.

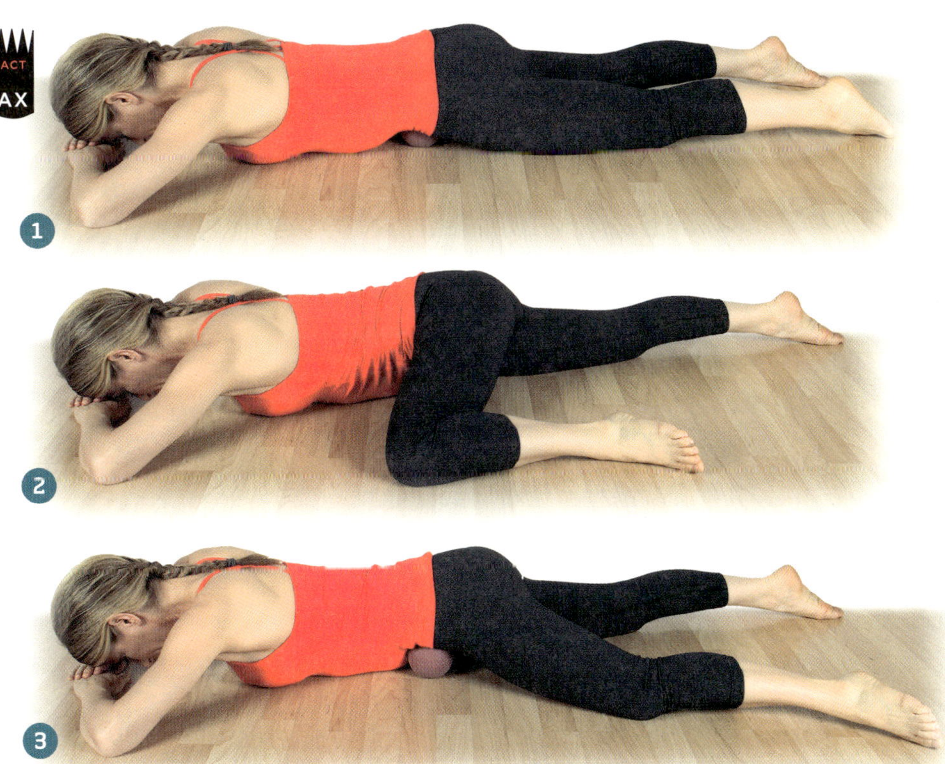

- **(4~5)** 압력을 견딜 수 있다면, 팔꿈치로 몸을 지탱하는 자세를 취하라. 그러면 장골근과 공에 더 많은 체중이 실리게 된다. **(6~8)** 기어가는 개구리 자세를 몇 번 더 반복한다.

반대쪽으로 바꾸어 액션 1~3을 반복한다.

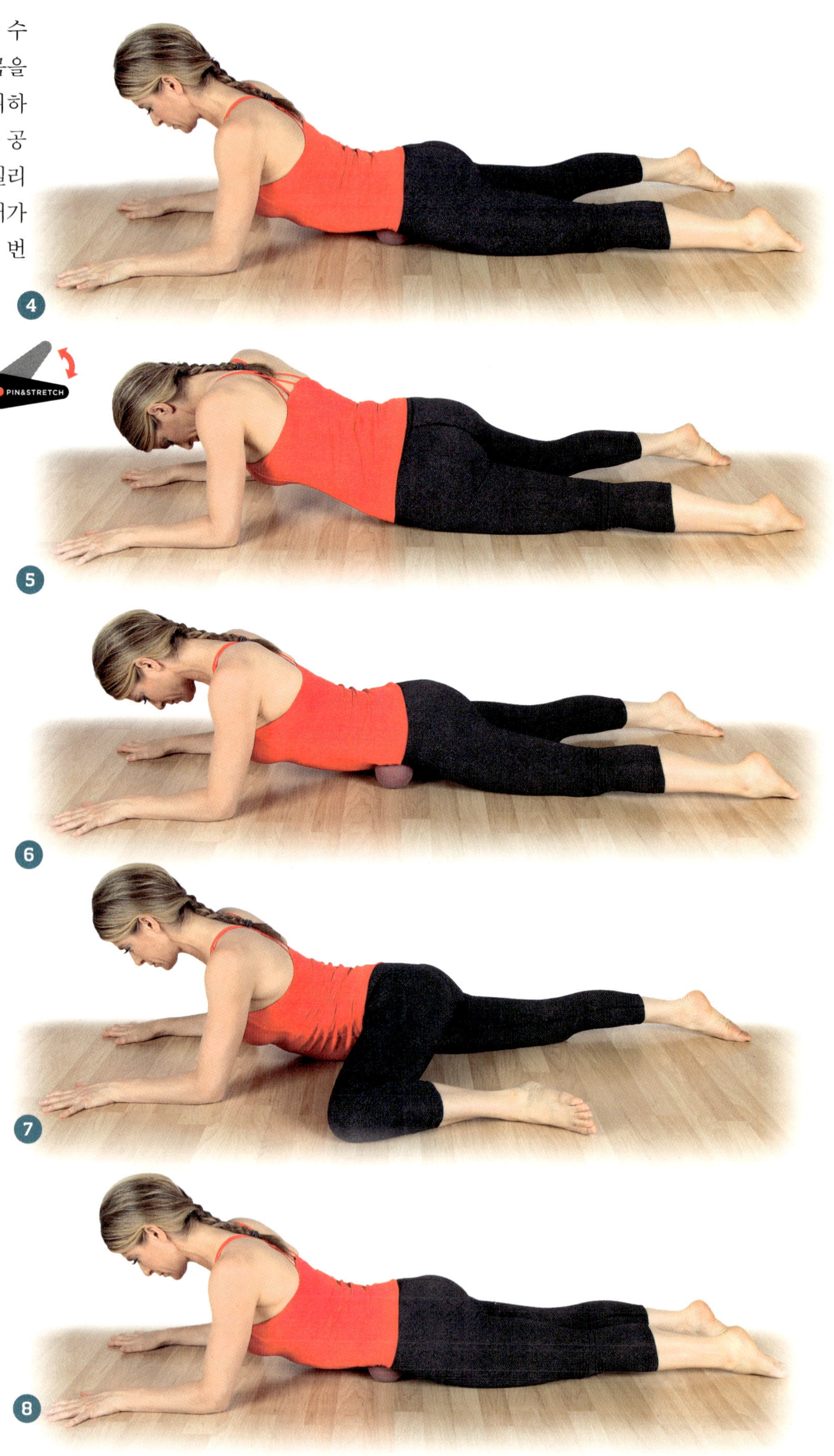

리체크:
하프프로그/하프코브라

- 다시 자세를 취했을 때, 골반 앞쪽의 조직들의 저항 정도가 얼마만큼 달라졌는지 확인하라.
- 호흡에 변화가 생겼는지를 확인하라.

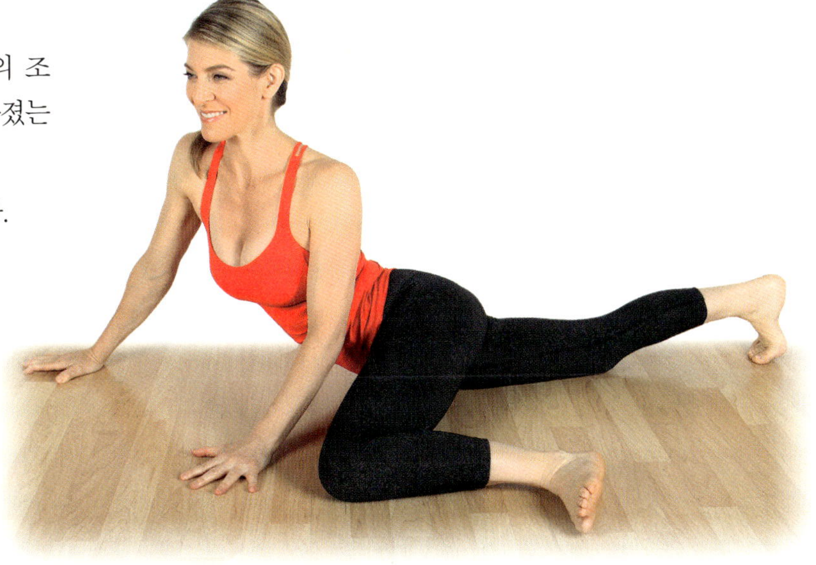

소감

1. 골반 앞쪽에 볼을 두었을 때 처음 반응은 어떠했나?
2. 이 시퀀스를 하는 동안 호흡의 변화를 느낄 수 있었는가?
3. 다음 문장을 완성하라. 나는 ____________(을) 느낀다.

아주 특별한 주제: 골반기저근 마사지

신체의 모든 부위는 롤모델 볼로 마사지할 수 있다. 몇몇 부위들에는 더 작거나 크거나 혹은 더 부드럽거나 딱딱한 볼이 필요할 수도 있지만, 대부분의 부위에는 네 가지 롤모델 볼 중 적어도 하나 정도는 사용 가능할 것이다. 집에서라면 공공장소에서 '문지르기' 어려운 부위를 다룰 수 있다. 작년 임신 중에 마침내 '비밀스런 마사지 부위'라 불리는 골반기저근에 관해 세상에 공유했다. 나의 친구이자 골반생체역학의 여신인 케이티 보우만에게서 영감을 받았다. 나는 회음부, 즉 항문과 성기 사이의 근막조직에 볼을 사용하기 시작했으며(옷 위에서), 이것이 엉덩이 근육을 수축하고 고관절을 연결하고 자세를 곧게 세우는 능력을 향상시킨다는 것을 알아냈다. CreativeLive.com*의 이틀짜리 임신 관련 웹 세미나에서 이러한 기술을 신보였다. 웹 세미나는 여전히 사이트에서 이용 가능하며, (임산부뿐만 아니라) 허리 통증, 골반기저근 이상, 천장관절 기능부전 등과 같은 문제를 겪고 있는 모든 사람들에게 이 비디오를 추천한다.

나는 모든 요가튠업 지도자들을 이러한 혁신의 세계로 이끌었고, 그들 중 몇몇은 동시에 골반기저근의 세계로 뛰어들었다. 오타와의 요가튠업 리드트레이너인 토드 라빅투아르Todd Lavictoire는 몇 번의 허리 통증으로 고생한 후 골반기저근 마사지 기술을 시험하고 있었다. 그의 물리치료사는 그의 허리 문제가 천장관절 때문이라는 것을 알아내었다. 그의 천장관절은 골반기저근까지 변형시켜 많은 트리거 포인트가 형성된 상태였다. 토드는 골반기저근의 불편한 지점에 볼을 굴렸고 깊은 이완을 느꼈다. 그 후 그는 체육관, 요가 스튜디오, 크로스핏 박스의 그룹 수업에서 용감하게 그의 롤모델 테크닉을 공유하기 시작했다. 이 흔치 않은 움직임들을 처음 소개한 후 단 몇 주 만에 한 여성이 골반 수술, 소화불량, 만성배변장애로부터 치유되는 놀라운 일이 일어났다며 나에게 연락을 해왔다. 그녀가 이 편지를 쓴 것은 22살 때였다.

* "Healthy Pregnancy, Healthy Baby: Dispelling Myths of Prenatal Exercise, Diet and Self-Care with Jill Miller," www.creativelive.com/courses/healthypregnancy-healthy-baby-jill-miller

오명, 수치, 통증을 '저 아래로' 흘려보내는 것: 골반기저근 셀프마사지

레베카 모스Rebecca Moss, 23살
퍼스널 트레이너, 요가 강사, 줌바 강사,
공인 영양 전문가
오타와, 온타리오, 캐나다

질에게,

12살 때부터 전 음식을 먹고 난 후에 복부를 쥐어짜는 듯한 통증, 복부 팽만, 변비로 인해 늘 누워 있곤 했습니다. 18살 땐, 크론병(위장관의 만성 염증 상태)을 진단받고, 추가로 다시 받은 검사에서는 만성소화장애, 골다공증, 빈혈, 자궁경부암을 진단받았습니다. 그 후 4년 동안 병이 진행될수록 하루에 정상 빈도의 20배 이상 과도하게 자주 발생하는 대장 운동에 시달리게 되었습니다. 그리고 방광을 조절하기조차 어려워졌습니다. 웃거나, 재채기할 때, 기침할 때, 그리고 배변을 참을 때조차 조절을 하는 것이 불가능했습니다.

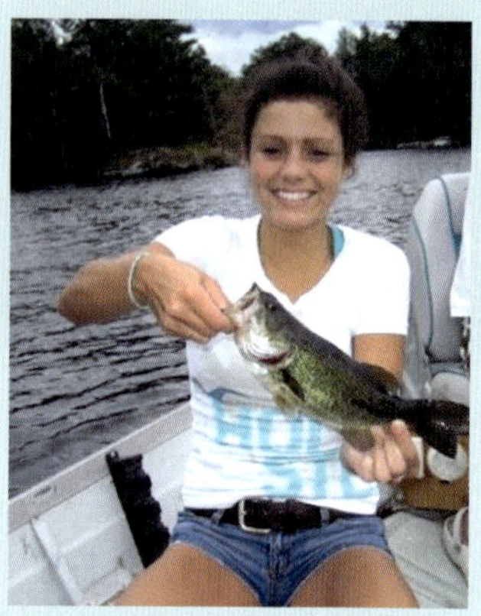
병을 진단받기 전 건강했던 54kg의 레베카

대학에 진학한 이후에도 제대로 생활하기 어려웠습니다. 하루에 18시간 잠을 자고, 어딜 가든 화장실의 위치부터 알아둬야 했습니다. 대장과 방광을 조절하지 못해 옷을 갈아입어야 했을 때 당황스러웠던 것은 말할 필요도 없겠죠. 나가서 밥을 먹고, 늦은 시간까지 나가 놀고, 어떤 상황에서든 활력을 갖고 살아가는 제 또래의 평범한 일상을 저는 누릴 수 없었습니다.

한동안 저는 좋지 않은 음식을 먹었던 것, 스트레스를 제대로 관리하지 못했던 것 등 스스로의 문제를 탓했습니다. 학업과 동시에 완벽한 식이 습관을 유지하는 것은 꽤 피곤한 일이었습니다.

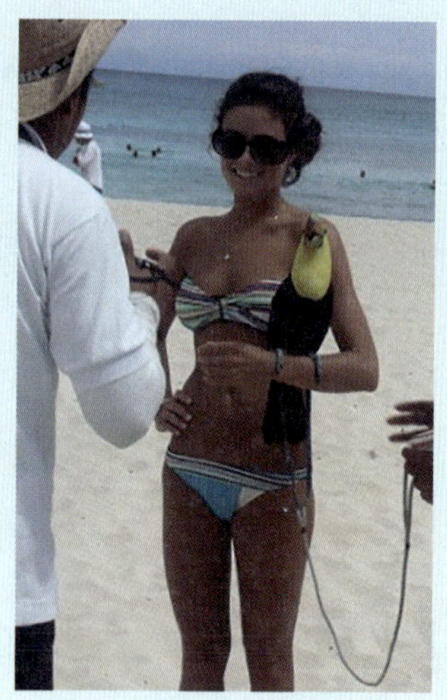
크론병으로 인해 가장 힘들었을 시절 13kg의 체중 감소를 막을 수 없었다. 이 사진 속 그녀는 40kg까지 살이 빠졌다.

감사하게도 선생님들은 제가 입원해 있는 동안 수업을 듣지 못하는 것을 이해해주셨습니다. 하지만 가장 큰 장애물은 제 육상에 대한 열정이었습니다. 전 고등학생 시절 크로스컨트리 선수였지만 몸은 점점 쇠약해져갔습니다. 15살에 56kg였던 몸무게는 22살 때 제 최저 몸무게인 39kg까지 줄어들었습니다. 이미 요실금이 있는 상태에서 자궁경부암을 위해 세 번의 LEEP* 절차까지 거쳤습니다. 하지만 이것은 전혀 도움이 되지 않았고, 오히려 대소변 질환을 악화시켰습니다. 이 문제는 수술 직전 그리고 수술 이후로도 계속되었습니다.

참고 사항: 레베카는 해부학을 공부하고 가능한 모든 차원에서 자신의 상태를 이해하고자 했다. 식이 요법이나 질병 때문만이 아니라 자신의 골반기저근 내의 괄약근에 대한 통제력을 어떻게, 왜 잃게 되는지 이해하고 싶었고, 여러 번의 수술과 그 과정을 거치면서 자신의 골반기저근 조직들이 심하게 손상되었다는 것을 알게 되었다.

* 환상투열요법(Loop Electrosurgical Excision Procedure)은 얇은 전압 전기 루프를 사용하여 자궁 내 문제 조직을 제거하는 것이다.

빈번한 대장 활동으로 인해 자주 골약근을 수축했기 때문에 전 제 골반기저근이 불균형하다 생각했고, 실제로 그 기능 또한 제대로 이뤄지지 않고 있었습니다. 그리고 22살인 저에게 이는 매우 두려운 사실이었습니다. 토드가 요가툰업 수업에서 골반기저근 마사지를 알려주기 전, 저는 2개월 동안 물리치료사에게 치료를 받았는데 이 치료는 기본적인 케겔 운동과 이완 요법으로 이루어졌습니다. 그녀는 제가 크론병에 걸렸을 때 이 문제가 발생되었을 거라고 얘기해주었습니다.

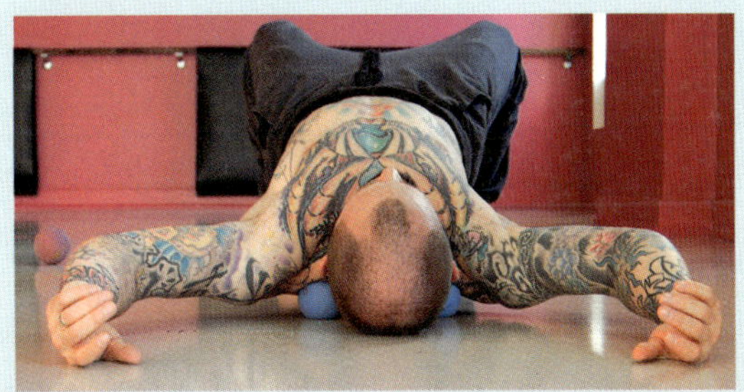

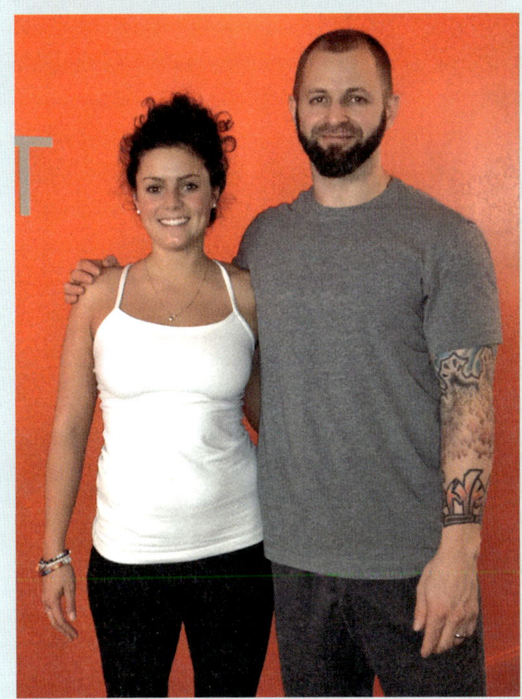

레베카와 그녀의 혁신적인 선생님, 토드 라빅투아르

기존의 골반기저근 운동뿐만 아니라 여타의 움직임과는 다른 혁신적인 접근을 하는 토드의 수업에 전 너무나 만족했습니다. 첫 수업에서 가장 작은 롤모델 볼 위에 앉았을 때 처음엔 극심한 고통을 느꼈지만, 이내 이완이 됨을 느꼈습니다. 케겔 운동은 긴장된 골반기저근을 더 긴장시킬 뿐이라는 토드의 조언을 듣고 곧 케겔 운동도 그만두었습니다. 이 말이 제겐 와닿았습니다. 전 더 이상 치료사를 만나지 않았고 롤모델 테라피볼 몇 개를 구입해 꾸준히 요가툰업 수업에 참석했습니다.

전 매일 아침식사를 꼭 테라피볼 위에 앉아 먹기로 했습니다. 처음엔 매우 고통스러웠습니다. 대부분의 시간이 비명을 지를 만큼 아팠고 1분 이상 버틸 수 없었습니다. 그러나 긴장을 풀수록 더 오래 앉아 있을 수 있게 되었습니다. 요즘은 10분에서 15분 정도 볼 위에 앉아 있을 수 있습니다. 몸을 좌우로 움직이며 원을 그리기도 합니다. 골반 근육을 볼에 대고 수축시킨 다음 긴장을 풀고 심호흡을 하면서 휴식을 취합니다. 오래 앉아 있을수록 더 편안해집니다. 즉각적인 효과를 알아차리지 못했지만, 지난주 제겐 충격적이라고 할 만한 향상이 있었습니다. 크게 웃고 재채기할 때에도 더 이상 바지가 젖지 않았습니다. 크론병으로 인한 부분 대장 제거 수술 후 대장 운동 역시 차도를 보이고 있어 더 이상 큰 문제거리는 아니었지만, 그 또한 많은 도움을 받았습니다.

참고 사항: 레베카의 첫 번째 편지는 골반기저근에 볼을 사용하기 시작한 지 7주가 지난 후였다. 아침식사 때마다 공을 사용한 지 2개월도 채 안 되어 그녀의 5년간 지속되던 요실금이 개선되었다. 레베카는 다른 질환들에도 롤모델 볼을 사용해 수많은 혜택을 보았다.

저는 알파볼과 가장 작은 볼 두 개를 갖고 있습니다. 그리고 대장 일부를 제거하고 생긴 일반적 염증을 일으킬 수 있는 복부의 흉터 조직에 사용하는 코어져스볼도 있습니다. 작은 볼과 알파볼은 발목, 무릎, 장경인대, 내전근, 이상근, 엉덩이 근육, 고관절 굴곡근에 사용합니다. 코어져스볼은 배, 가슴, 그리고 더 작은 볼은 어깨, 전완, 척추 전체에 사용합니다. 그로 인해 얻는 이점은 놀라우며 결코 무시할 수 없습니다. 볼을 사용한 후로 제 자세가 크게 달라졌습니다.

전 이것이 제가 영원히 고통받아야 할 일이 아니라는 사실에 마음이 놓입니다. 이전에는 이것이 앞으로 삶에서 계속 겪어야 할 일이라고 생각하면서도 삼키기 힘든 알약과 같이 받아들이기 힘들었습니다. 토드의 가르침을 받아들이고 스스로 수행한 이유는 제 몸에 대해 알고 최상의 상태를 추구하기 위해서입니다. 만일 당신의 건강이 돌이킬 수 없을 정도로 나빠지고 있다면 다시 건강을 되찾기 위해 무엇이든 해보려고 할 것입니다. 아니라고 말할 순 없겠죠.

수많은 사람들이 경험하는 이 문제에 대해서 그만큼 더 많은 자료가 필요하다는 사실을 압니다. 특히 제가 겪은 문제는 다수에게 민감한 사항이 될 수 있습니다. '롤모델 메소드'는 실제로 문제를 개선시킬 수 있는 방법이지만, 이 유형의 문제에 셀프마사지를 적용하는 것에 대해 들어본 사람은 많지 않습니다. 전 제가 그랬던 것처럼 당신 자신만의 과정을 거쳐 그로부터 얻은 지식을 타인과 공유하길 바랍니다.

이 과정은 제 인생에 커다란 영향을 미쳤습니다. 당황스럽고, 실망하고, 화가 나기까지 했던 문제를, 이 작지만 어마어마한 도구로 고칠 수 있었습니다. 이 길을 추구해온 토드와 당신에게 어떻게 감사를 드려야 할지 모르겠습니다. 골반기저근의 불균형을 겪고 있는 수많은 여성과 남성이 이 방법을 시도해보길 바랍니다. 왜냐하면, 분명히, 확실히 나아질 것이기 때문입니다.

요실금으로 삶을 포기하지 마세요. 셀프마사지 그리고 전문가의 도움 없이 적은 시간과 예산을 들여 최적의 건강 상태를 만들 수 있는 능력에 대해 할 이야기는 많습니다. 자신의 질병에 대한 전문가가 되어 최적의 건강 상태로 돌아갈 수 있는 가능성을 믿어야 합니다. 특히 요실금으로 고통받는 분들, 이 말은 곧 스스로 방광과 대장의 기능을 조절할 수 있게 된다는 것을 의미합니다. 자신의 몸과 마음을 믿으세요!

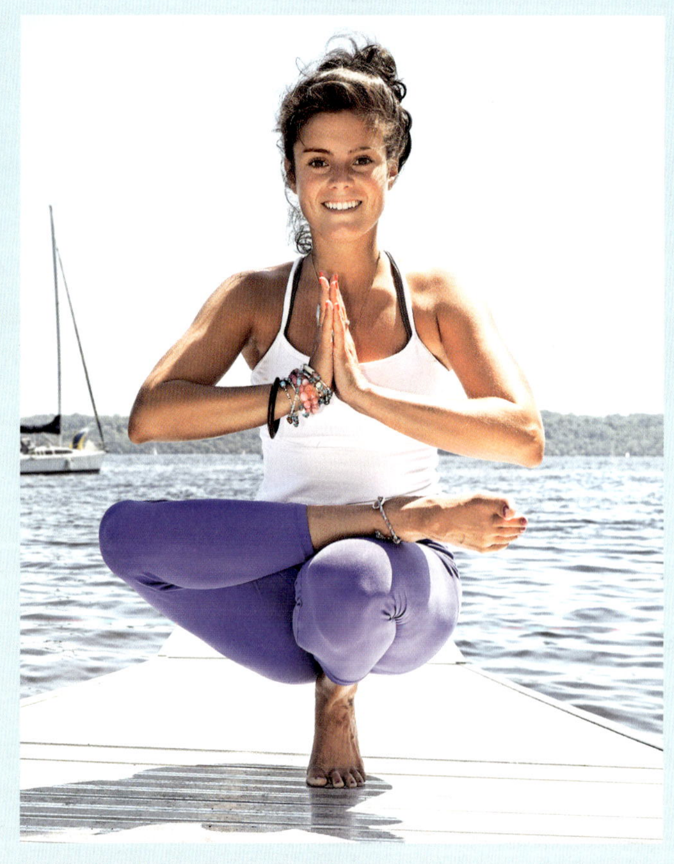

선생님이 선생님에게 보내는 추신

토드 라빅투아르, 40살
움직임 교육가, 요가튠업 지도자 교육가,
요가 지도자 교육가
올리언즈, 온타리오, 캐나다

질에게,

허리 또는 고관절 통증으로 고통받는 사람들은 종종 이 문제가 천장관절 및 골반기저근 기능부전과 관련이 있다는 사실을 알지 못합니다.

나의 경우, 12살짜리 아들의 건강에 대한 우리 부부의 걱정이 나의 허리 통증 문제를 악화시켰다고 생각합니다. 우리 아들은 8살 때 비특이성 뇌병변 장애를 진단받았습니다.

수업에서 코어저스볼 사용과 골반기저근 마사지에 대해 설명할 땐 항상 집중을 다해 깨어 있으려고 노력합니다. 코어저스볼을 사용한 마사지는 때로 사람들의 감정적인 부분을 많이 자극하기도 합니다. 레베카처럼 소화기에 장애가 있는 학생들에게 혼자만의 시간을 주십시오. 하지만 그녀는 이러한 마사지가 장기의 염증을 없애는 데 도움이 되고, 몸통 근육의 긴장을 이완시키고, 횡격막을 자유롭게 하여 더 나은 움직임을 만들어주고, 중추신경계를 하향조절하고 부교감신경계를 항진시켜 치유를 돕는다는 사실에 대해 스스로 공부를 통해 이해하게 되었습니다.

원래 내가 가르치는 골반기저근 테라피볼 마사지 시퀀스는 나 자신의 골반기저근 기능부전을 치료하기 위해 나와 내 물리치료사 쉐인 말리Shane Marley가 함께 개발한 것입니다. 스스로 충분히 연습한 끝에 참여하는 사람의 수준에 맞게 수업을 가르칠 수 있게 되었습니다. 이렇게 '개인적이고 사적인' 신체 부위의 셀프마사지법을 그룹클래스에서 소개하는 것이 조금 '이상하게' 생각되는 것을 알고 있었습니다. 하지만 롤모델 볼을 수년 동안 가르쳤기 때문에 사람들이 운동을 하러 오는 이유는 틀에 박힌 생각에서 벗어나 놀라운 결과를 얻기 위해서라는 것을 깨달았습니다.

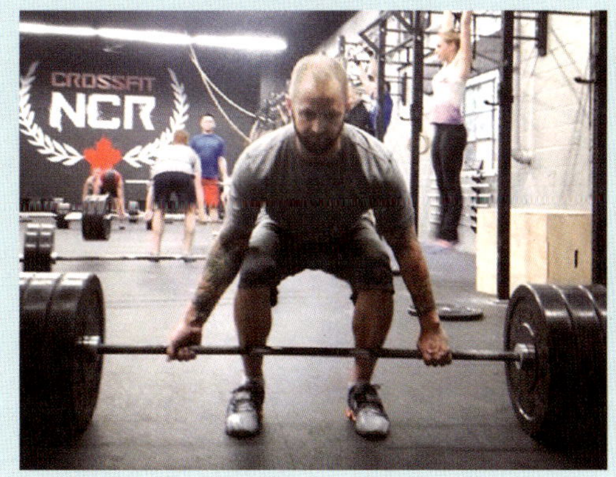

골반기저근을 마사지하면 고관절의 긴장을 푸는 데 굉장한 도움이 됩니다. 크로스핏터였던 내 고객 중 한 명은 스쿼트 깊이에 제한이 있었는데, 계속해서 본인의 발목이 문제라고 생각했습니다. 골반기저근 마사지 후 그의 스쿼트 깊이를 다시 테스트해보았습니다. 누군가가 바닥에 닫혀 있던 문을 열어준 것처럼 그의 스쿼트는 기존보다 훨씬 깊어졌습니다. 그는 이러한 변화가 너무나도 빠르게 나타난 것에 대해 깜짝 놀랐습니다.

골반기저근을 마사지할 땐 욕심을 부리지 않는 것이 좋습니다. 만일 통증이 있다면 압박을 적게 주는 것이 더 좋습니다. 깊은 호흡은 골반기저근 이완에 필수적입니다. 골반기저근이 만성적으로 수축되어 있거나 유착되어 긴장이 있으면 호흡이 제한됩니다. 볼을 사용하는 동안 케겔 운동과 함께 컨트랙트/릴렉스 테크닉을 사용하면 빠르게 골반기저근을 이완하는 데 도움이 됩니다. 이 마사지를 실시한 이후로 호흡 시 골반기저근이 더 자유로워졌으며 호흡에 더 잘 반응하게 되었습니다.

독자 여러분들도 우리 학생들의 엄청난 결과에 용기를 얻어 이 마사지를 시도해보시길 바랍니다.

Sincerely,
Todd

골반기저근에 주목해보자

이 주제로 책 한 권을 쓸 수 있을 정도지만, '아래쪽'을 롤링하는 것에 대한 기본적인 이유를 설명하려 한다. 많은 경우 골반바닥에 대해 이야기하는 것은 금기시된다. 이러한 금기로 인해 우리는 이곳의 근육들, 뼈 그리고 천공에 대해 배울 기회가 없어지게 되었다. 의사 또는 자신의 성적인 파트너가 이 부분에 접근하는 것은 허용할지 모른다. 하지만 자신의 골반 부위를 셀프케어를 해본 적은 있는가? 주도권을 다른 사람에게 맡길 필요는 없다. 이곳의 긴장이 있다는 것을 알면, 무의식적으로 갇혀 있는 고통을 해결해 나갈 수도 있다.

미국 여성의 세 명 중 한 명이 골반기저 질환을 앓고 있다. 장기탈출증, 통증 및 요실금과 같은 질환은 여성에게만 국한된 것이 아닐뿐더러, 국립보건원National Institutes of Health*에 따르면 이러한 질병을 앓는 사람의 숫자는 향후 수십 년간 증가할 것으로 예상된다. 이 근육들의 긴장은 골반 내부에 있는 내장, 방광 및 생식기 등의 장기들에 영향을 끼친다. 이러한 긴장은 독립적인 것이 아니라 주변 조직들과 연관되어 있으며 고관절, 허리와 복부근막과 관련된 질환을 야기하기도 한다. 수십 년간 골반의 위치를 바르게 두지 않고 서 있거나 앉아 있게 되면(3장 참조) 그에 대한 대가를 치르게 될 수밖에 없다.

* www.nichd.nih.gov/health/topics/pelvicfloor/conditioninfo/pages/risk.aspx

골반기저근 롤링법: 짧은 입문서

골반기저의 근육은 우리가 5장에서 배운 뼈 랜드마크 중 네 개의 뼈에 천막처럼 걸려 있다. 그 뼈는 다음과 같다.

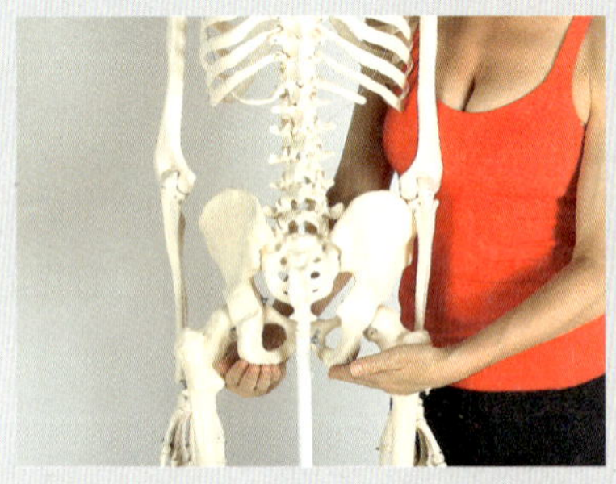
두 개의 좌골결절

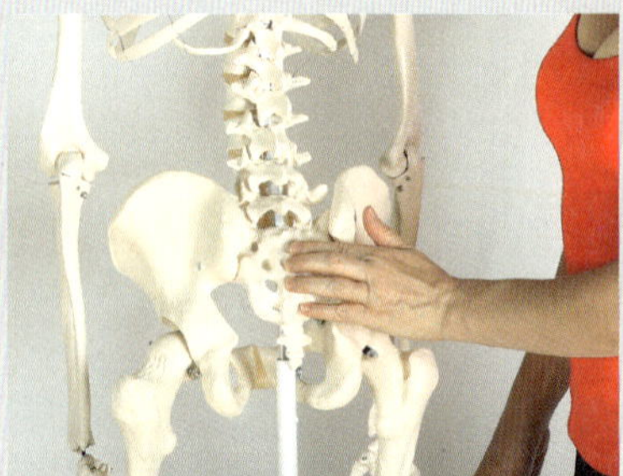
꼬리뼈

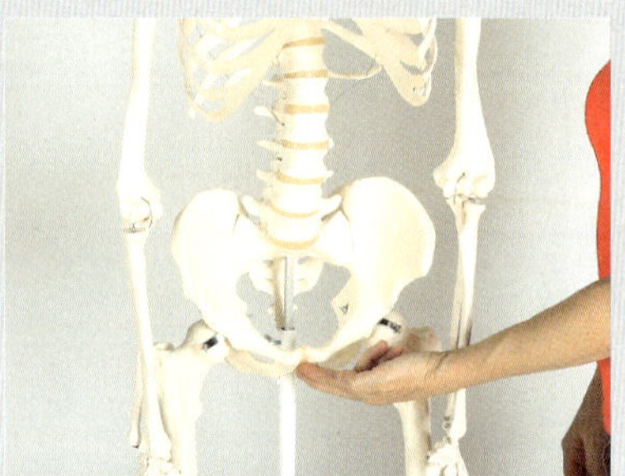
치골결합

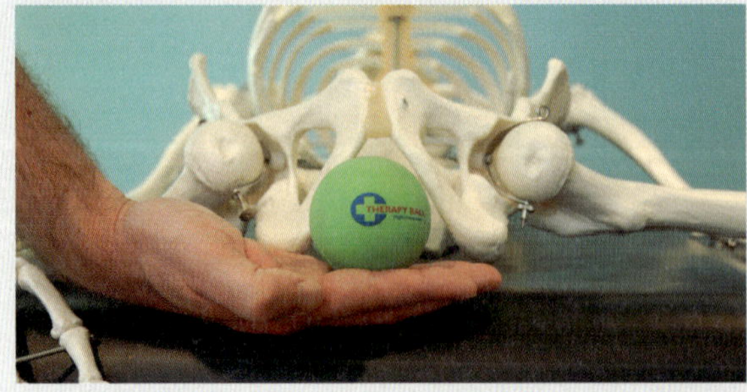

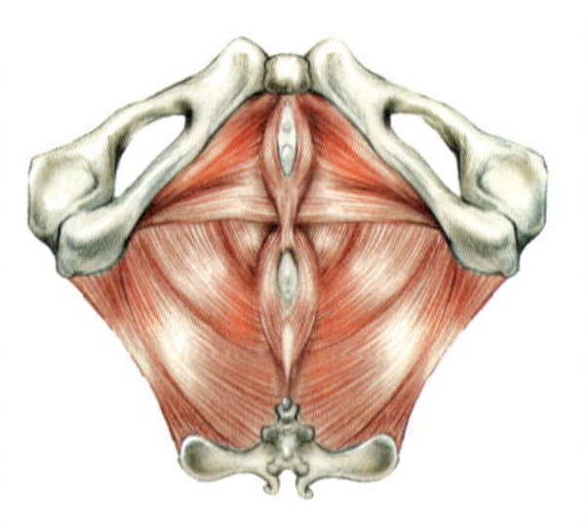

매우 말랑한 롤모델 볼로 골반기저근을 회복하라.

1. 골반기저 부위를 탐험하기 위한 첫 번째 단계는 최상의 효과를 끌어내기 위해 3~5분간 코어져스볼을 사용하여 복부와 요근에 글로벌 쉬어를 적용하는 것이다(184쪽 참조). 그리고 난 뒤 3~5분간 시퀀스 6, 건강한 고관절과 탄력 있는 엉덩이(240쪽부터 시작됨)를 통해 엉덩이 근육 부위를 마사지한다. 골반기저 전체와 관련된 근막을 이완하도록 도와줄 것이다.
2. 의자, 스툴 혹은 바닥에 앉아서 코어져스볼을 이용해 전체적인 부위를 원을 그리며 옷 아래로 각각의 랜드마크 부위를 느껴본다.
3. 그리고 오래 사용하여 많이 부드러워진 오리지널 요가튠업볼을 사용하여 좌골결절 주변의 연부 조직을 마사지한다.
4. 깊은 호흡과 함께 골반 중앙에 볼을 두고 누른다. 볼은 회음부(여성의 경우 생식기와 항문괄약근 사이, 남성의 경우 고환과 항문괄약근 사이에 위치함)라 불리는 골반기저근육 부위를 가로지르는 가장 단단한 인대 아래에 있어야 한다.
5. 컨트랙트/릴렉스 기법을 사용하여 볼 주위의 골반기저를 활성화시킨다. 골반 조직이 볼을 쥐었다 풀었다 할 것이다(케겔 운동과 유사함).
6. 볼의 압력을 좀 더 받아들일 수 있게 되면, 골반 바닥의 작은 천막과 같은 조직을 따라 좌우로 움직인다. 편안함을 느끼는 정도에 따라 3~10분 정도 지속한다.
7. 부드러운 볼을 사용해 이러한 근육들을 잘 촉진하면(옷 위로), 신체와 서로 더 잘 연결될 것이다.

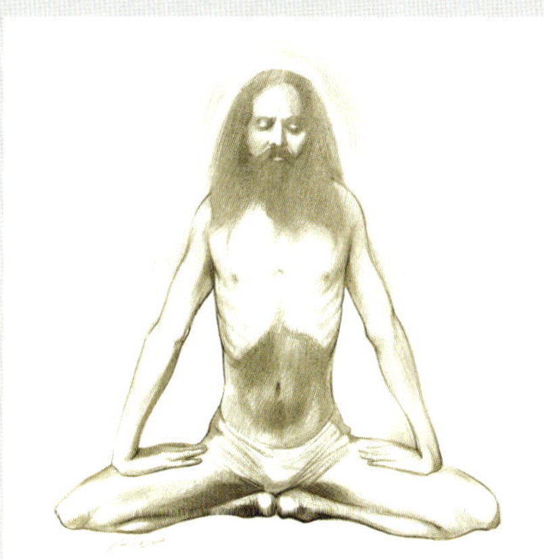

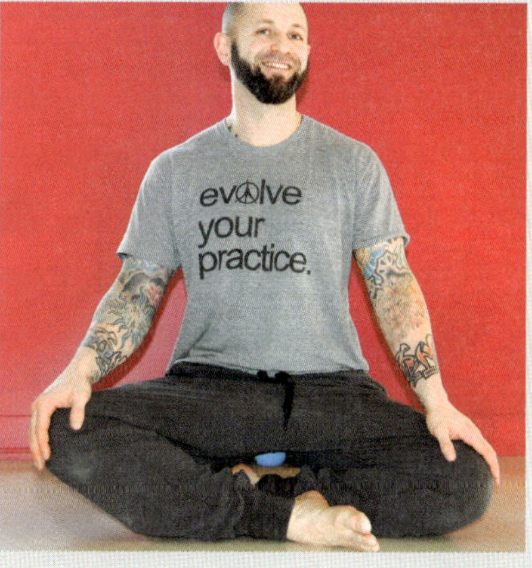

기원전 2500년 전 돌에 새겨진 요기의 모습. 발을 뒤로 회전시켜 뒤꿈치로 회음부를 누르고 있다. 이와 같이 발목의 과도한 유연성을 요구하는 자세를 추천하진 않지만, 작은 고무볼을 이용한다면 문제없다.

골반기저 셀프케어 유의점

- 이 책에 제시된 어떠한 방법을 사용하든 롤모델 볼의 정확한 사용법과 위치를 파악할 수 없다면 전문가의 도움을 구하라. 골반기저의 구조는 매우 민감하기 때문에 신중하고 조심스럽게 진행할 것을 당부한다.
- 다음과 같은 부위에는 볼을 직접적으로 대지 마라.

  1. 꼬리뼈
  2. 고환
  3. 항문, 질 또는 소변괄약근

척추 시퀀스

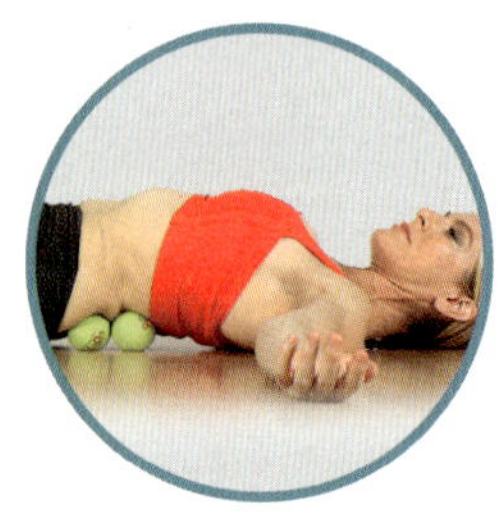

시퀀스 8: 허리

준비물

롤모델 볼: 오리지널 요가튠업, 플러스, 알파

매트

스트레치 스트랩

블록 혹은 (압력을 줄이기 위한) 벽

체화된 지도

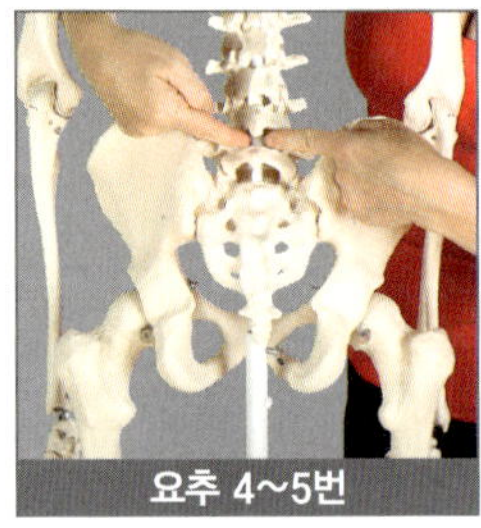
요추 4~5번

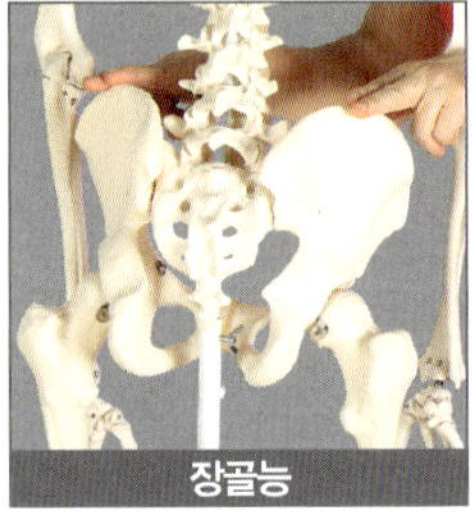
장골능

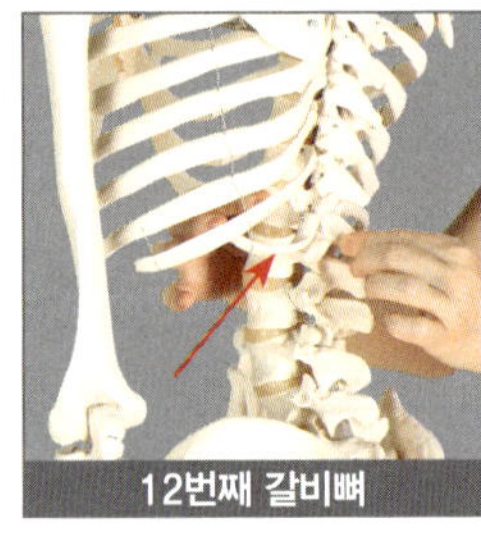
12번째 갈비뼈

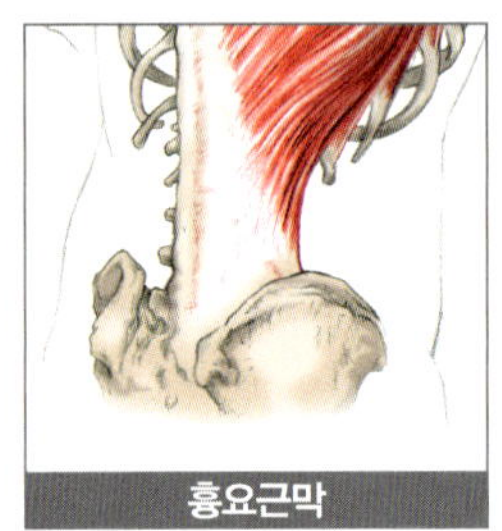
흉요근막

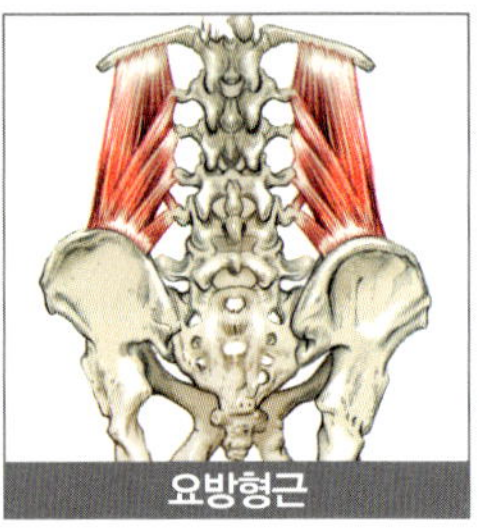
요방형근

기본적인 볼 위치

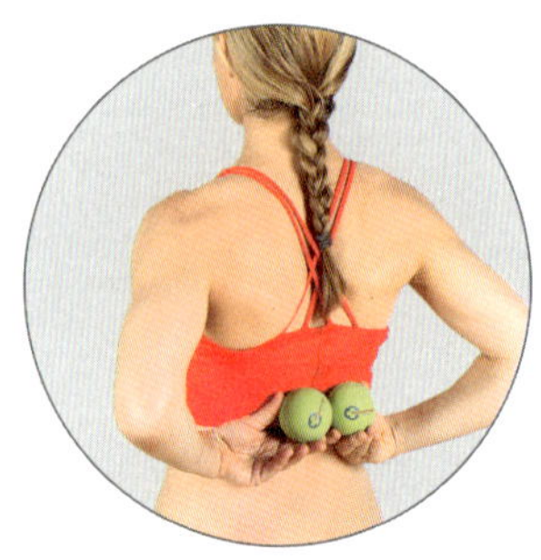
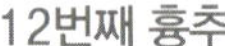
12번째 흉추

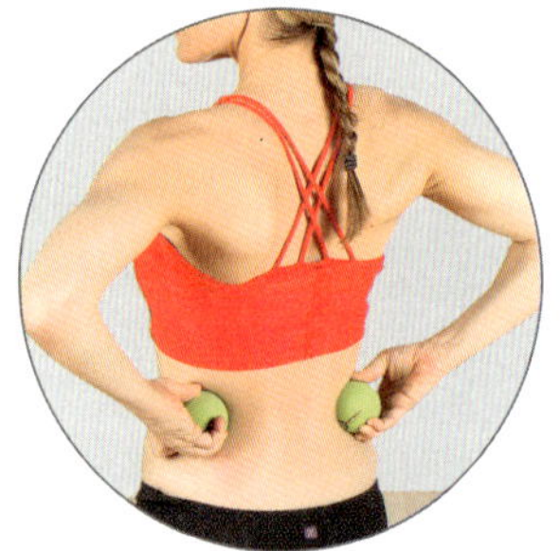
요방형근

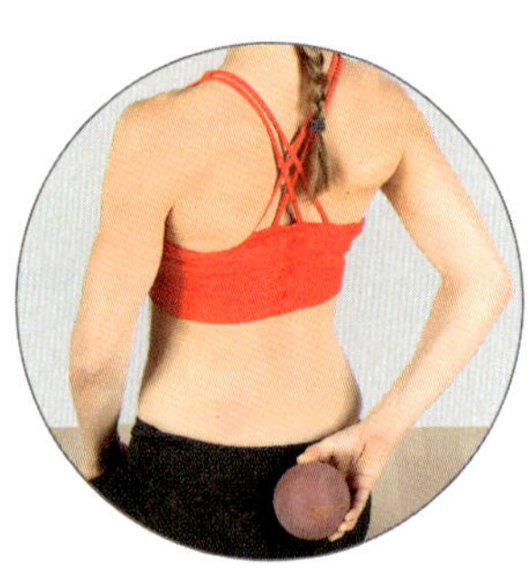
천골

체크인: 스트랩을 이용한 레그 스트레치 #3

- (1) 등을 대고 누워 오른발 바닥에 스트랩이나 벨트를 건다.

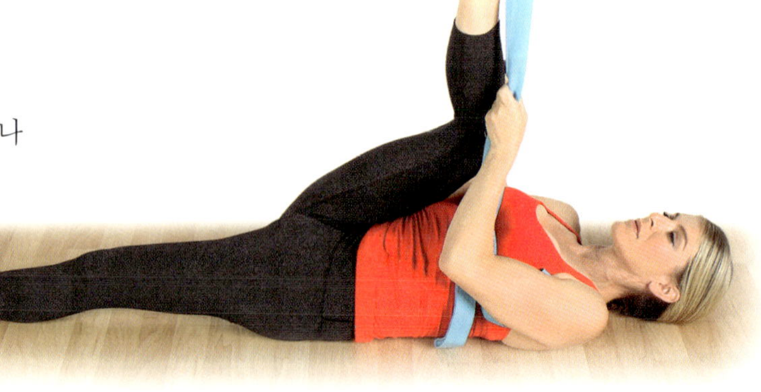

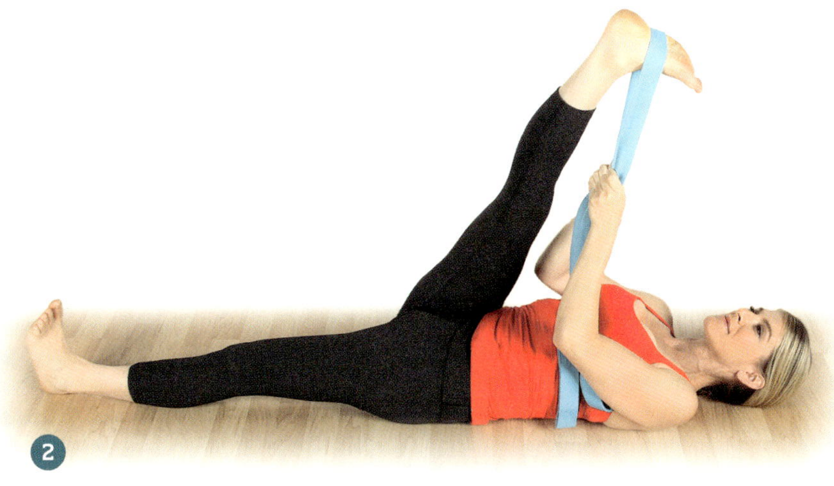

2

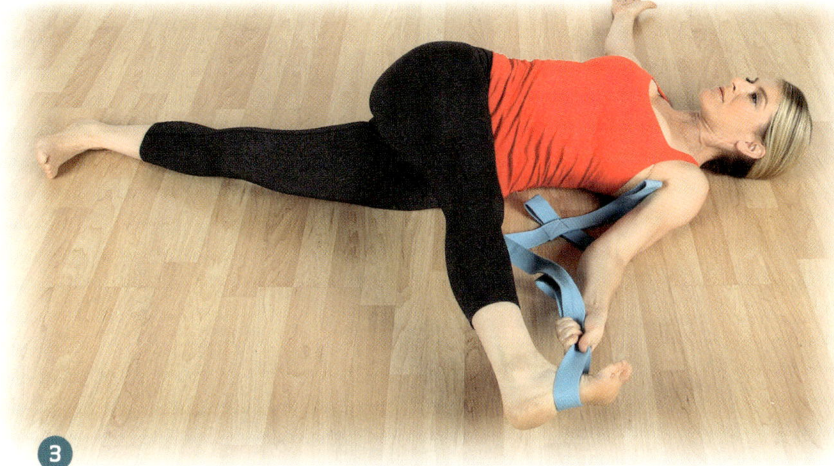

3

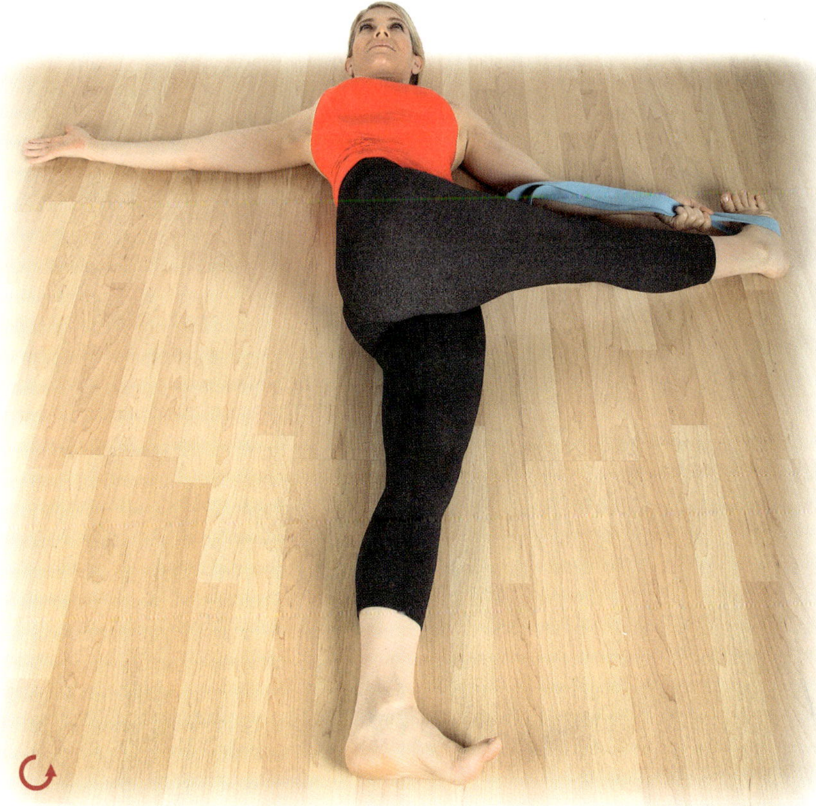

- (2) 다리를 뻗는다. 자세를 유지하기 위해 몸에 약간의 긴장을 유지하라.
- (3) 허리를 돌려 오른쪽 다리가 몸을 건너 왼쪽 바닥에 닿을 수 있게 한다(매우 유연하다면, 스트랩이 필요 없을 것이다. 왼손을 사용하여 오른발을 잡고 유지한다). 이제 왼발의 옆 부분이 바닥에 닿을 것이다. 척추와 왼쪽 다리를 일자로(좋은 자세) 유지하도록 한다. 유연하지 않을 경우, 스트랩을 느슨하게 하여 척추가 구부러지지 않도록 하라.
- 오른쪽 발과 다리가 최대한 넘어가면 오른쪽 고관절과 엉덩이를 내려(하강) 왼쪽 고관절 및 엉덩이와 평행을 이루도록 한다. 오른쪽 고관절 측면, 햄스트링, 허리에 깊은 스트레칭을 느낄 수 있다.
- 척추를 뒤쪽으로 회전시켜 오른쪽 어깨가 바닥에 닿도록 뻗는다.
- 5~10회의 복식-흉식 호흡을 할 동안 유지한다.

반대쪽 다리로 바꾸어 반복한다.

롤 시퀀스

핫 워터 보틀Hot Water Bottle

액션 1:

- **(1~2)** 등을 바닥에 대고 누워 주머니에 넣거나 밖으로 뺀 한 쌍의 롤모델 볼을 수평으로 허리에 두어 척추 양쪽에 볼이 한 개씩 닿도록 한다. 무릎을 구부려 발을 바닥에 대고, 척추가 C모양으로 구부러질 수 있도록 전완을 바닥에 댄다.
- **(3~5)** 볼을 롤링핀처럼 허리 위아래로 스트립하여 흉요추의 근막을 마사지한다. 주머니에 넣지 않은 볼이 따로 떨어지면 다시 모아준다. 2분간 위아래로 굴려준다.

주머니에 넣은 볼

1

2

3

SKIN ROLL

STRIP

1

2

3

4

5

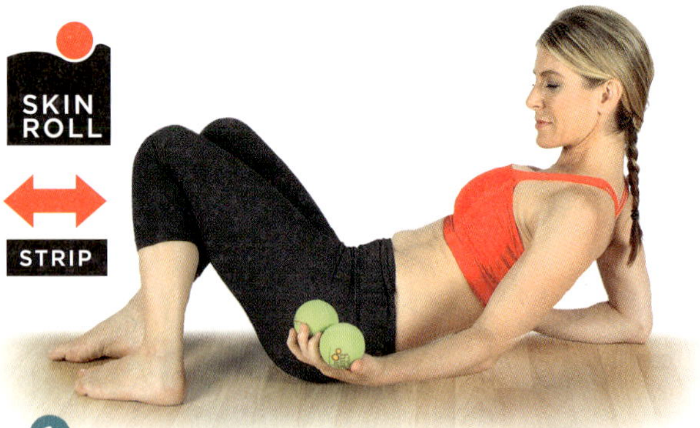

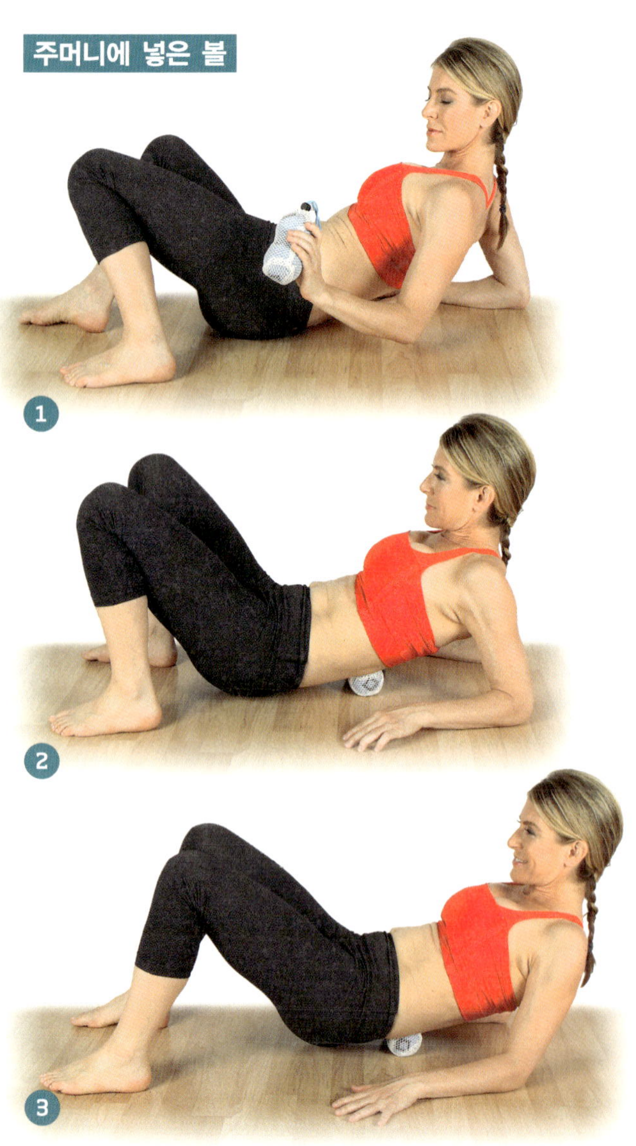

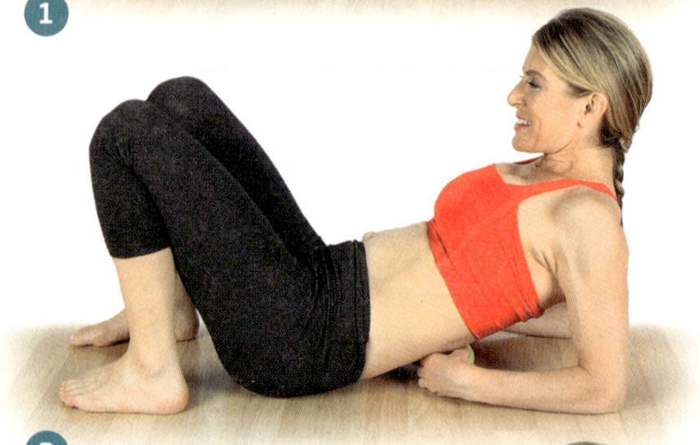

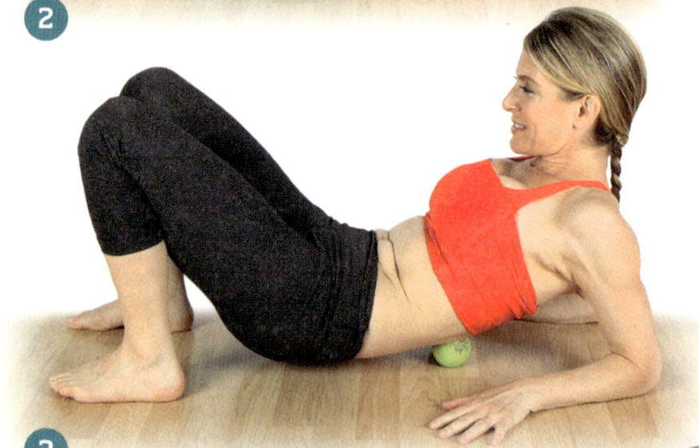

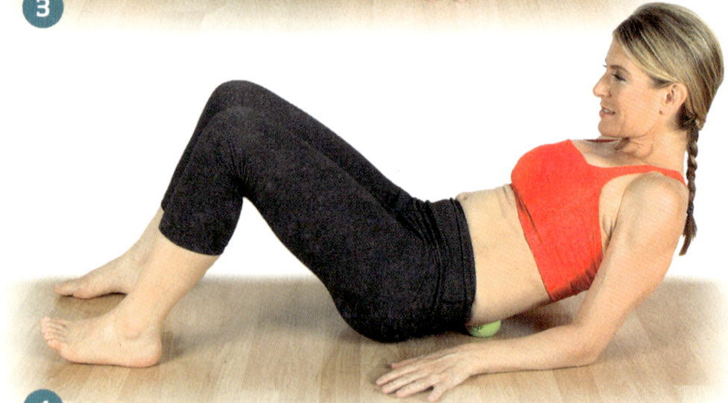

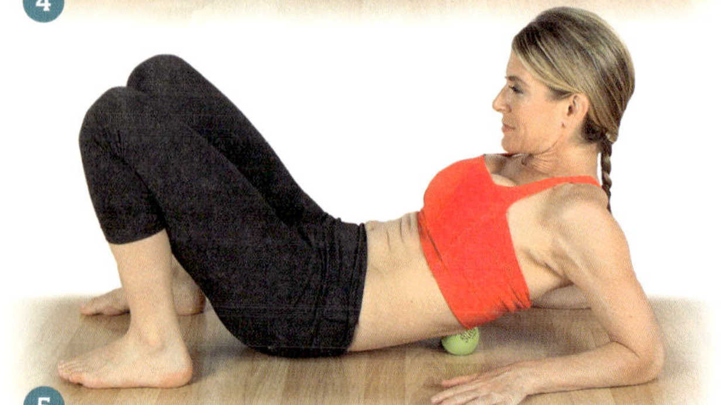

액션 2:

(1) 볼 두 개를 허리에 둔 뒤 **(2~3)** 골반을 앞뒤로 기울여(전방경사/후방경사) 볼 위에서 허리를 움직여 근막을 핀 앤 스트레치 한다.

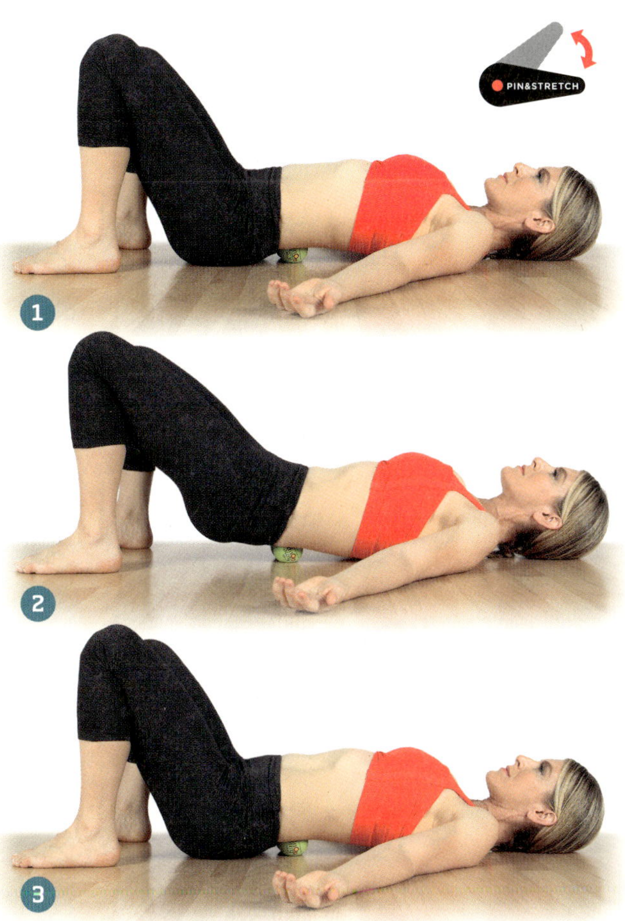

액션 3:

(1) 등을 바닥에 대고 누워 볼을 수직으로 둔다. **(2)** 허리의 왼쪽 끝으로 보낸 뒤 **(3~5)** 크로스파이버 되도록 허리를 좌우로 움직이며 요방형근을 옆으로 밀어낸다.

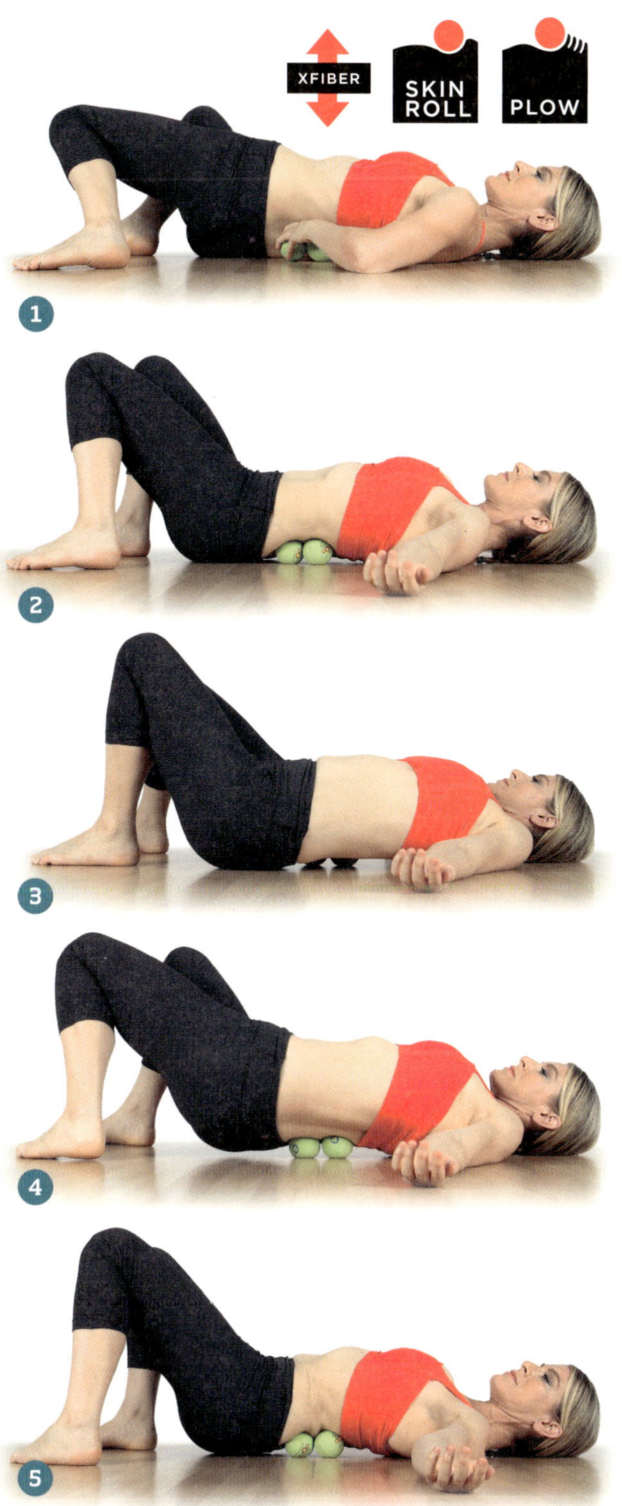

액션 4:

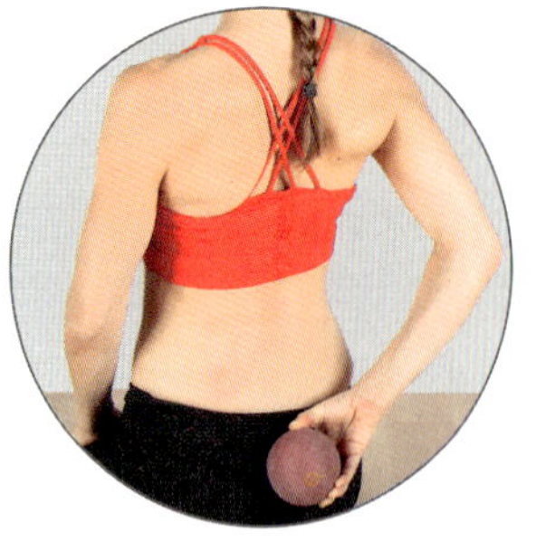

- **(1)** 볼을 천골에 두고 **(2~3)** 흉요근막의 끝부분이 크로스파이버 될 수 있도록 볼을 좌우로 굴려준다. 1~2분간 계속한다.
- 볼을 치운 뒤 쉬며 5~10회의 흉식-복식 호흡을 한다. 마사지한 결합 조직에 열감을 느낀다.

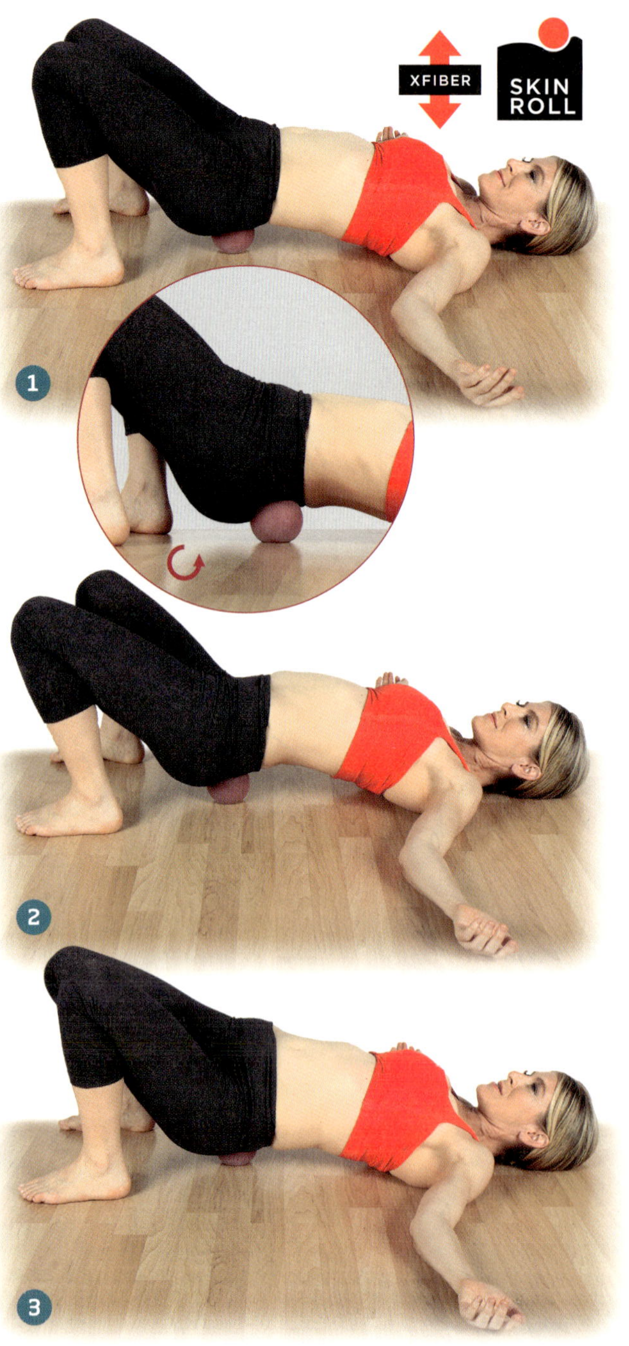

쿼드라투스 럼보럼 마사지

Quadratus Lumborum Massage

액션 1:

- 롤모델 볼 중 하나를 선택하여(270쪽 변형 동작 참조) 다음 중 하나를 실시한다.
  1. 등을 바닥에 대고 눕는다.
  2. 골반/허리를 블록 위에 놓는다.
  3. 벽에 기댄다.
- **(1~3)** 왼쪽 장골능의 바로 위에 볼 하나를 댄 뒤, **(4)** 양 무릎을 왼쪽으로 내린다. 골반을 볼 쪽으로 돌려 볼을 요방형근(QL)의 정지점 건에 들어갈 수 있게 하라.

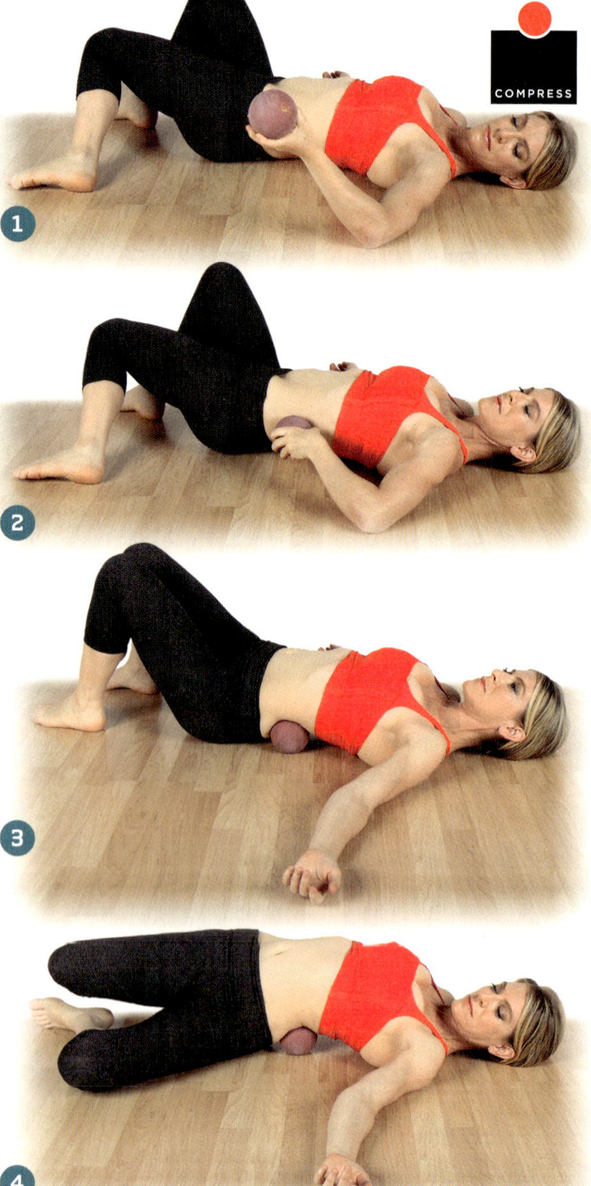

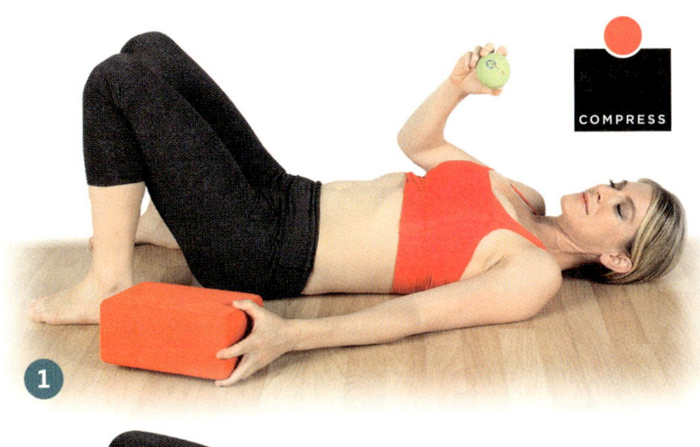

1

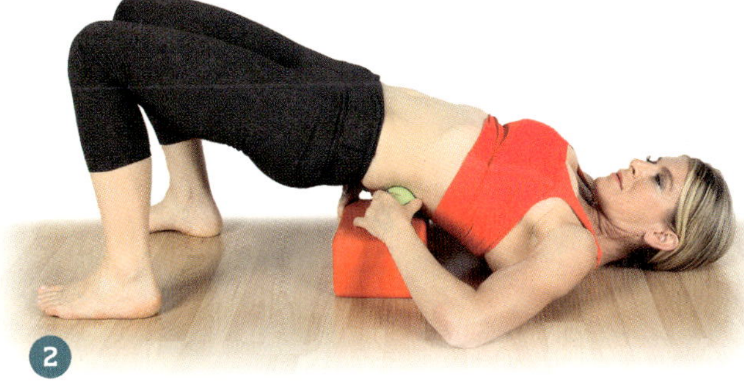
2

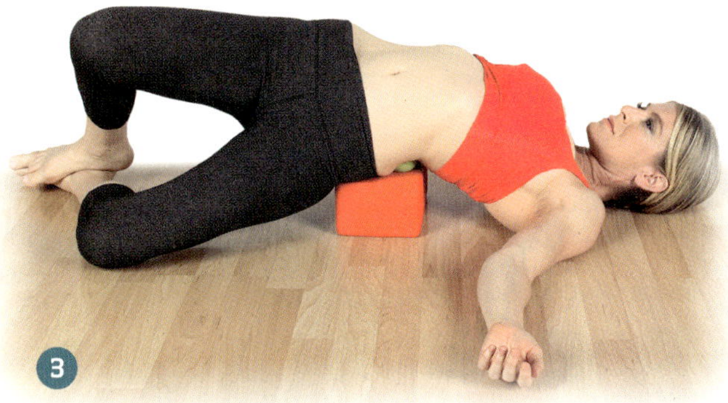
3

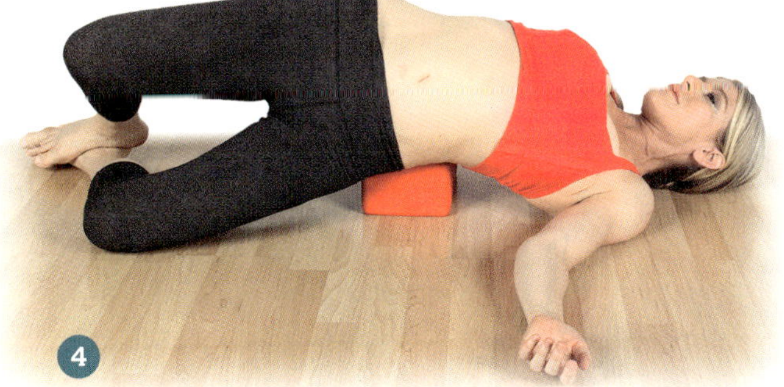
4

액션 2:

- (1~2) 볼 위에서 좌우로 부드럽게 움직여 크로스 파이버를 시작하라. 볼이 QL의 건을 잡아당길 것이다. 움직이는 동안 복부로 깊게 호흡하라.
- (3~4) 골반을 앞뒤로 기울여 핀 앤 스트레치를 하라.

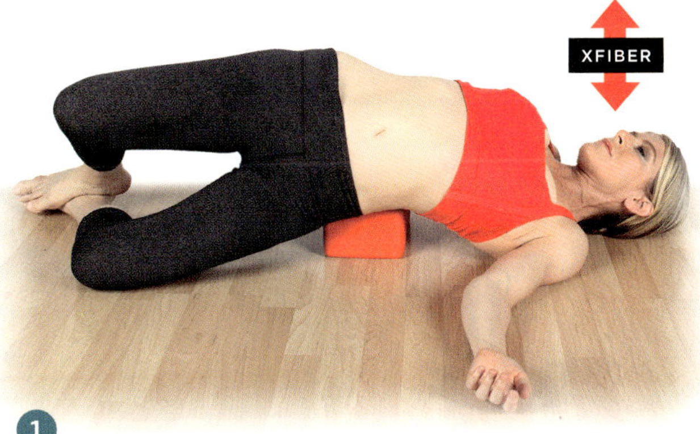

1

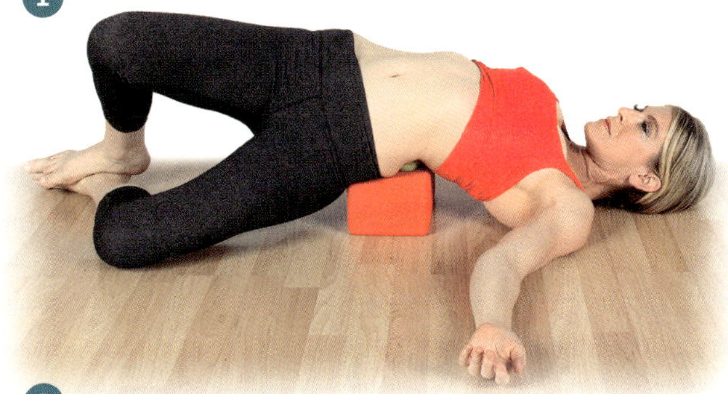
2

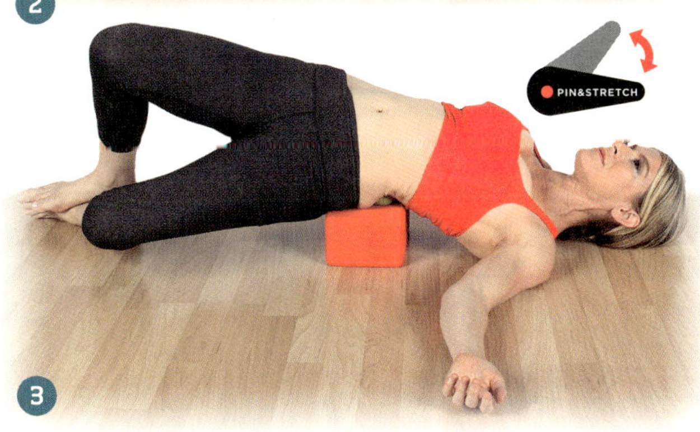

3

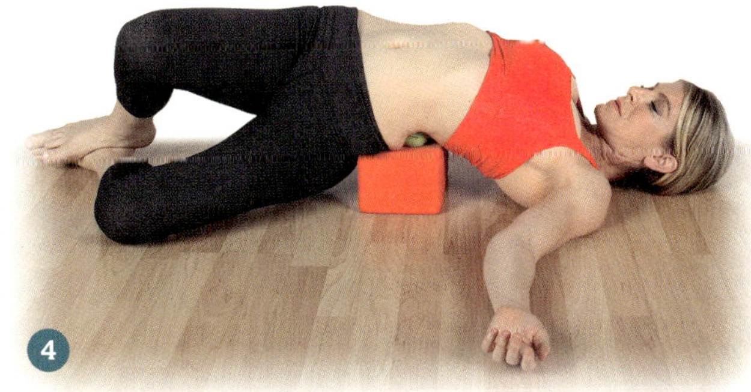
4

액션 3:

허리로 볼을 깨무는 것처럼 허리를 볼 쪽으로 구부렸다 폈다 하여 컨트랙트/릴렉스를 적용한다.

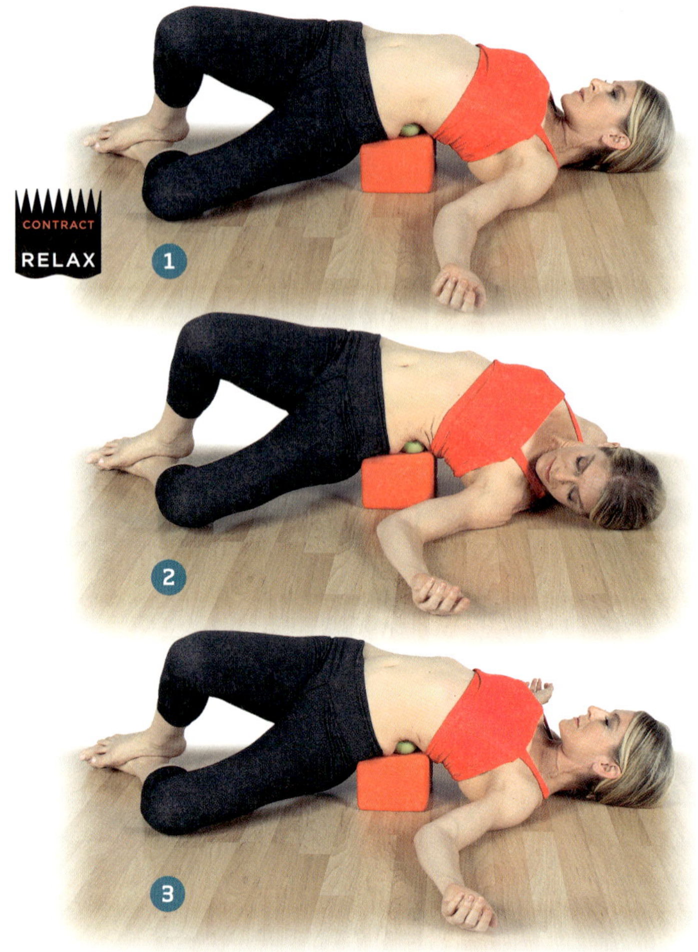

액션 4:

(1~2) 왼쪽 다리, 어깨와 팔을 몸통에서 최대한 멀리 뻗고 몸 전체로 깊게 호흡한 후, **(3)** 몸을 좌우로 움직여 크로스파이버 한다.

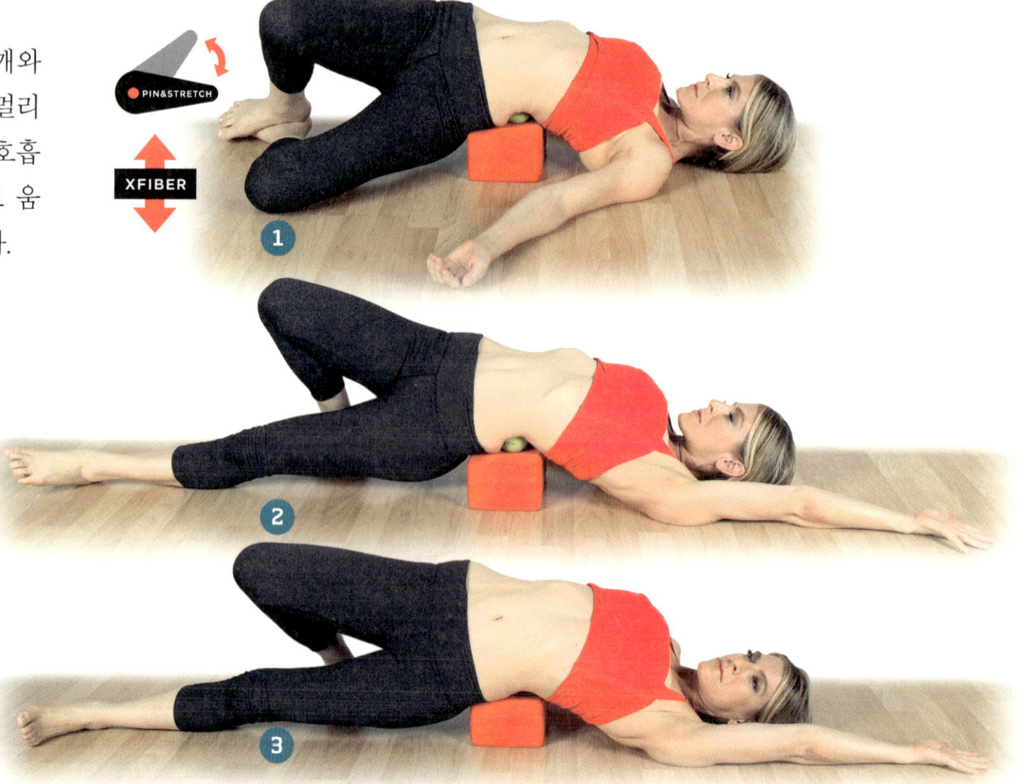

액션 5:

왼손으로 볼을 잡아 허리 조직에 대고 돌린다. 최대한 많은 조직들이 끌어당겨지면, 골반을 앞뒤로 기울이고 구부려 가능한 모든 방향으로 허리를 움직인다. 볼을 조금 더 돌려 허리를 다시 움직인다. 그리고 볼을 반대 방향으로 돌려 같은 동작을 반복한다.

반대쪽으로 바꾸어 액션 1~5를 반복한다.

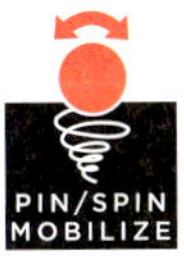

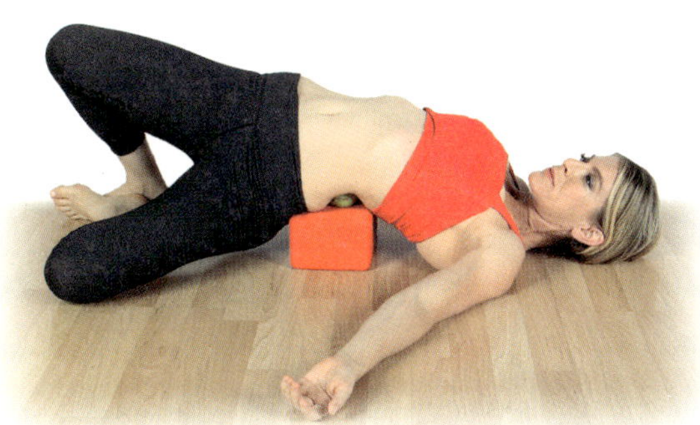

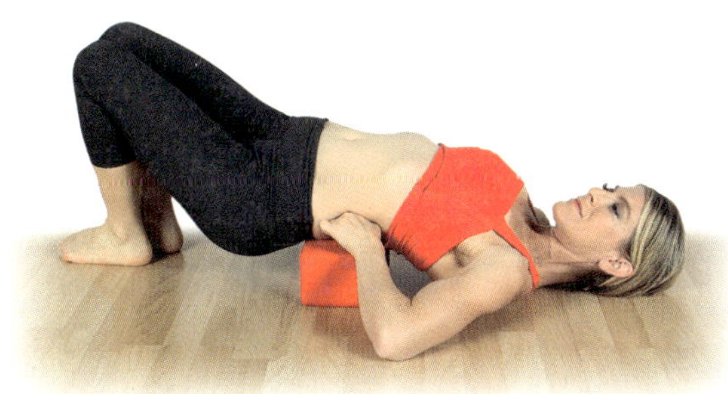

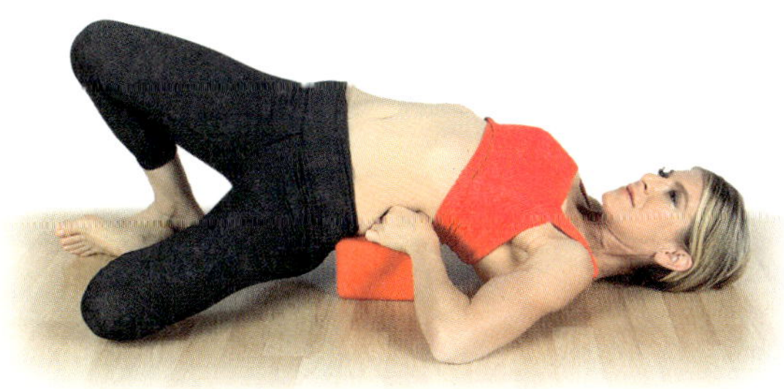

리체크:
스트랩을 이용한 레그 스트레치 3번

다시 같은 스트레칭을 반복한다. 각 3~5회의 흉식-복식 호흡을 하고 호흡, 허리 그리고 고관절과 햄스트링의 변화를 느껴보라.

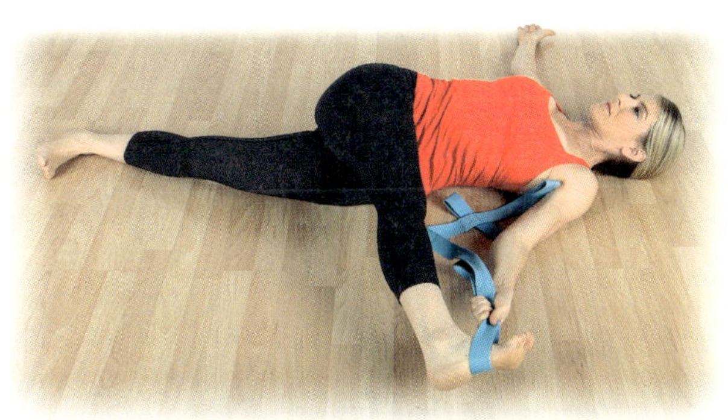

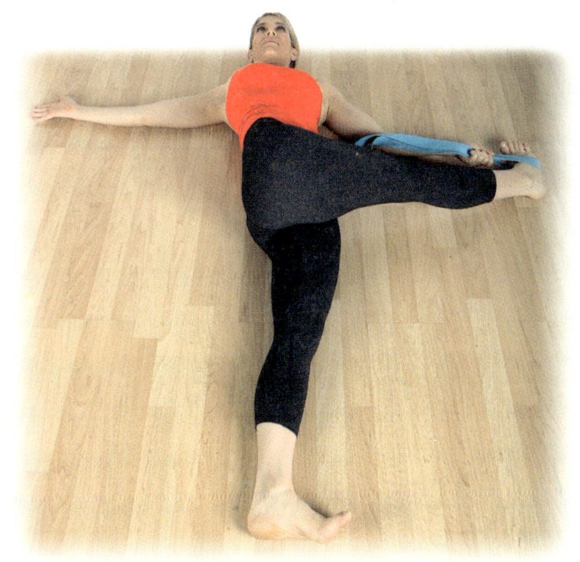

소감

1. 서 있는 자세에 대한 몸의 반응을 느껴본다.
2. 몸을 옆으로 구부려 배 옆쪽으로 호흡해본다. 그쪽의 호흡 가동성이 얼마만큼인가?
3. 다음 문장을 완성하라. 나는 ______________(을) 느낀다.

허리에 대한 변형 동작

허리에 만성적인 통증이 있으면 작은 볼을 사용하여 벽에서 이 시퀀스를 수행하라.

압력을 견딜 수 있게 되면 큰 알파볼을 이용하라.

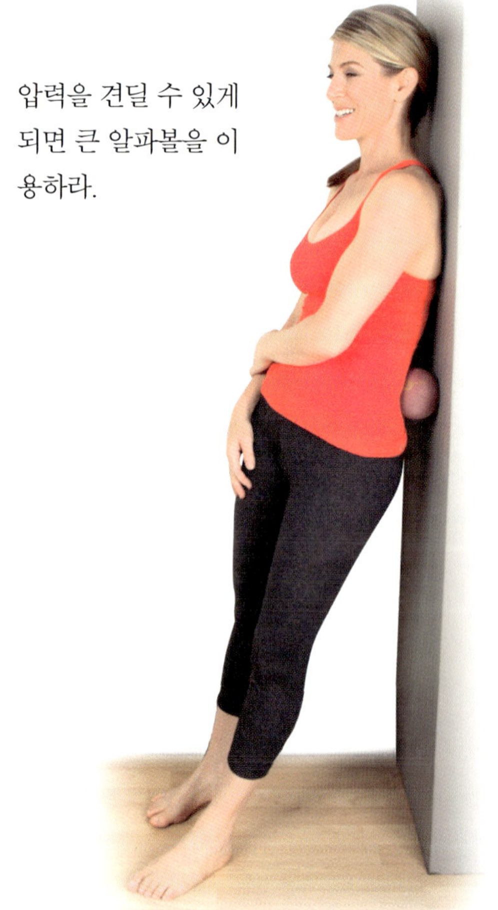

허리에 대한 변형 동작

또 다른 방법은 바닥에서 블록 없이 플러스볼 혹은 알파볼을 사용하는 것이다.

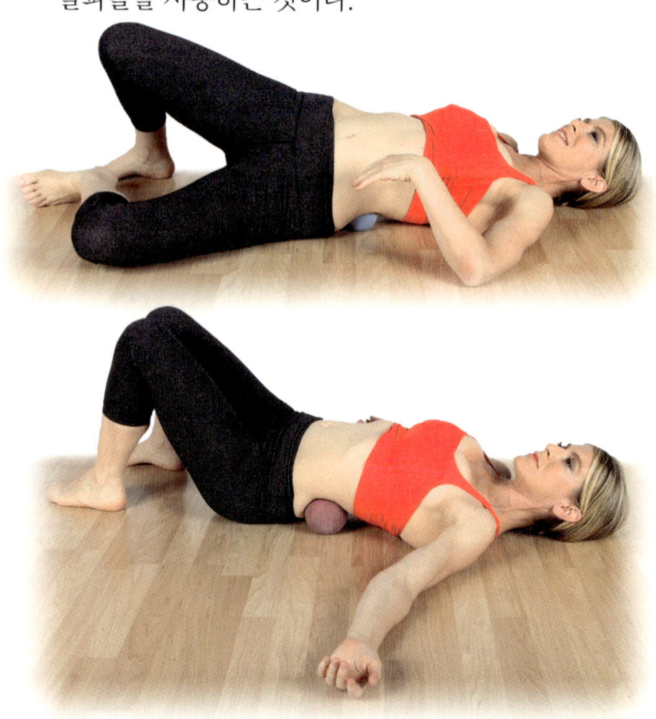

바닥에 블록을 두고 제일 작은 볼을 사용하는 것이 가장 강한 방법이다.

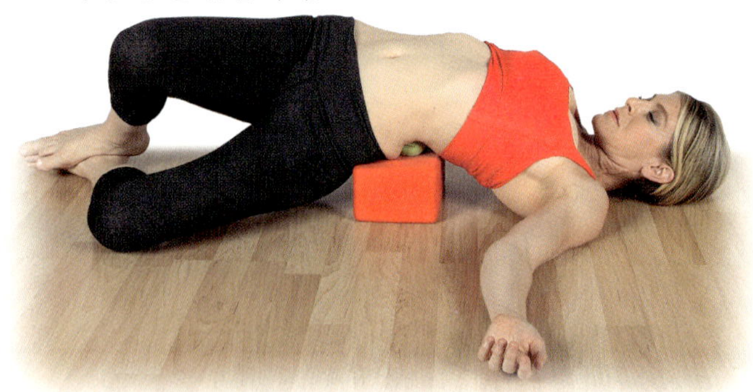

사용하는 볼의 크기와 사용 방법(벽, 바닥, 블록 사용)을 제외한 모든 동작은 똑같다.

패배를 승리로 뒤바꾼 군인

칼튼 베네, 45살
퇴역 군인
햄튼, 버지니아

젊은 시절 칼튼 베네Carlton Bennett는 미국 주방위군의 일원으로 5년을 보냈다. 1993년 첫 아들이 태어난 지 얼마 지나지 않아 그는 주방위군의 병사 지위 그대로 육군에 입대했다. 당시 그는 경제적으로 풍족하지 않았기 때문에 점점 자라나는 아들을 키우기 위해 육군에 입대하는 것이 좋은 방법이 될 수 있을 것이라 생각했다. 그러나 그는 현역 근무의 육체적인 맹공에 준비되어 있지 않았다. "우리는 굽 높은 부츠를 신고 45kg의 군장을 맨 채 40km를 끊임없이 달리곤 했습니다. 누구는 비행기에서 뛰어내리기도 하고, 다른 이는 행진 중에 무거운 박격포를 나르기도 했습니다. 우리는 충분히 잘 수 없었고, 먹지 못했으며, 모두 탈수 상태였습니다. 얼마나 많이들 다쳤는지 믿기 어려울 것입니다. 매일 무릎과 등이 무너질 것 같았습니다. 우리 팀 중 세 명은 수술로 인해 전역해야만 했습니다."

정확히 어떤 사건 때문인지는 알 수 없지만, 아마도 복무 중 누적된 여러 가지 해로운 스트레스로 인해 입대 후 4년쯤 지나 그는 발가락에 찌릿찌릿한 감각을 느꼈고, 곧 다리에 감각이 없어지며 통증이 생기기 시작했다. 군의관은 허리의 신경 충돌nerve impingement로 인한 것이리고 말하며 초음파와 경막외 시술을 했지만 별 차도 없이 저릿하고 얼얼한 감각은 더욱 심해져만 갔다. 결국 칼튼은 오하이오 주 데이튼의 라이트 패터슨 공군 기지에 있는 신경외과 의사를 찾아갔고, 의사는 그에게 다섯 번째 요추와 첫 번째 천추 사이의 척추후궁절제술laminectomy(척추의 일부를 절제하는 수술)과 추간판절제술discectomy(척추 사이의 추간판 일부를 절제하는 수술)을 권유했다. 의사는 약 45분 정도의 수술 후엔 신경을 누르고 있던 압박이 덜해져 모든 통증이 사라질 것이라고 무심하게 말했다. 칼튼은 척추 수술이 그리 간단하리라는 의사의 말을 쉽게 믿을 수 없었지만, 의사가 꽤 자신만만해 보였으므로 1995년 이 두 수술을 받게 되었다. "지금 내가 알고 있는 것을 그때도 알았더라면, 테라피볼로 관리할 수도 있었을 겁니다." 그는 후회 섞인 목소리로 말했다.

불행히도 이 수술은 칼튼이 겪을 문제의 시작일 뿐이었다. 전역 후 그는 소프트웨어 개발 분야에서 일자리를 구했고, 이는 곧 장시간 딱딱하고 불편한 의자에 앉아 일해야 했다는 것을 의미했다. 그 회사의 트레이닝 프로그램을 채 마치기도 전에 그의 허리는 경련을 일으켰고 염증이 크게 번졌다. "몰골이 말이 아니었습니다." 그가 회상했다. 재향군인회 의사는 맘을 편히 먹고 꾸준히 스트레칭 하면 곧 괜찮아질 것이라고 그를 안심시켰다. 칼튼은 이를 믿었고 곧 그 경련도 가라앉았다. 하지만 허리가 다시 경련을 일으키기까지 그리 오래 걸리지 않았다.

이것이 향후 칼튼 인생 20년을 잠식할 패턴의 시작이었다. 식탁 의자에 앉았다 일어나는 간단한 움직임에도 그의 허리에는 경련이 일어났다. 의사는 근육 이완제나 통증완화제 따위를 처방하고는 그를 돌려보냈고, 경련은 단 며칠 동안 다소 가라앉을 뿐이었다. 이러한 최악의 상황은 한 번에 며칠 혹은 몇 주 동안 지속되었으며, 그동안 그는 꼼짝없이 몸을 웅크린 채 그 통증을 감내할 수밖에 없었다. 칼튼은 이 고통의 나라돈이 곧 끝날 것이라는 긍정적인 태도로 바라

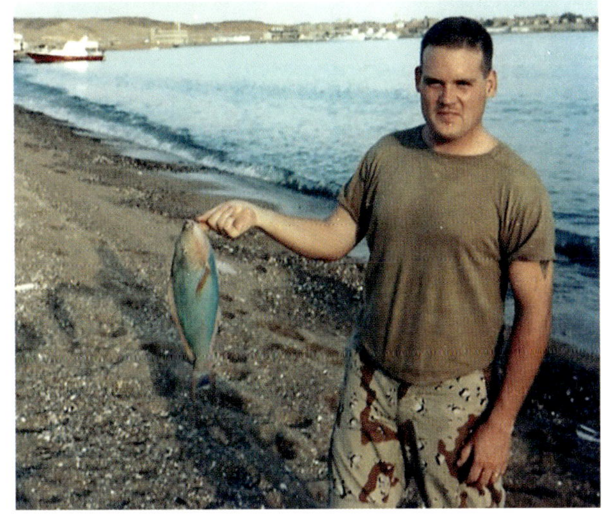

척추가 손상되기 전 이집트에서 군 복무 중인 칼튼

보려 했다. 하지만 그 고통이 매번 반복될수록 정신적으로 피폐해져 자신의 미래에 대한 두려움으로 얼어붙어버렸다.

"언제나 제 등 뒤에 크고 위압적인 어둠의 존재 하나가 테이저 건을 손에 쥐고 서 있는 것 같았습니다. 근육 경련을 느낄 때마다 마치 이 존재가 테이저 건으로 저에게 전기 충격을 가하며 괴롭히고 있는 것처럼 느껴졌어요." 칼튼이 말했다. 그는 의자에서 일어나거나 차에서 내리는 도중 사소한 잘못된 움직임으로 인해 다시 경련이 일어나 며칠을 누워 있어야 할까봐 두려움에 떨며 살 수밖에 없었다. "가장 최악은 움직일 수 없을 때였어요. 그럴 땐 소파에 누워 어디서부터 잘못된 건지 생각하곤 했습니다. 그러곤 군 입대를 선택했던 스스로를 자책하기 시작했죠."

두 번의 척추 수술 전 칼튼은 다리에 떨리는 감각이나 저릿한 통증이 느껴지긴 했어도 단순한 움직임이나 몸을 굽히는 것은 가능했다. 그는 이러한 상태가 두 번의 수술로 인한 것이라고 확신했다. "재향 군인회에서 들었던 정신 건강 수업에선 제게 활력을 북돋을 만한 취미를 가져보라고 조언했지만, 전 그저 내 자신이 아내와 가족들에게 얼마나 큰 짐이 되는지밖에 생각할 수 없었죠."

그는 자신이 아들들의 삶에 함께할 수 없다는 것이 끔찍했다. 가족들과 함께 외식하는 날엔 15분에서 20분 정도만 함께 앉아 있을 수 있었고 그 나머지 시간은 혼자 차로 돌아와 가족들을 기다려야 했다. 일반적인 레스토랑 의자에 앉아 있으면 곧 허리 통증이 느껴졌기 때문이다. 그는 가족들과 휴가를 즐길 수도 없었다. 비좁은 비행기 좌석에 앉아 있을 수 없었고, 차로 8시간 떨어진 거리에 사는 아내의 가족 또한 찾아 뵐 수 없었다.

칼튼은 계속 물리치료를 받으며 진통 주사를 맞았지만, 지팡이를 짚고 걷는 시간만 줄었을 뿐 여전히 똑바로 설 수는 없었다. 결국 그는 직장을 잃었고, 며칠 이상 지속되는 일을 더 이상 할 수 없게 되었다. 그는 장애인 신청을 할 수밖에 없었다. 2005년 마침내 참전군인 혜택을 받기까지는 무려 9년의 좌절스러운 시간을 보내야만 했다. 수년 동안 신체적, 감정적으로 소모된 이후, 사실상 불구가 되었다는 것을 증명하기 위해 정부와 싸워야 했던 일은 그의 건강에 심각한 타격을 입혔다. 삶이 삶처럼 느껴지지 않았다.

그의 가족들은 여전히 그를 지지하고 있었지만, 칼튼의 많은 친구들은 그가 장애인 판정을 받은 후 떠나갔다. 칼튼은 메타돈에서 모르핀, 항우울제에 이르기까지 물리치료와 약물치료를 통해 나아지고자 노력했지만, 그를 치료하는 의료 전문가들은 고통을 경감시키기 위한 것 이외에는 아무 것도 할 수 없었다. 그는 점점 나약해져 껍데기만 남아 있을 뿐이었다.

2007년 한 신경외과 의사는 칼튼에게 수술했던 부위 바로 위 디스크와 척추에 척추 절제술과 추간판 절제술을 다시 받아볼 것을 권유했다. 칼튼이 수술에 대해 회의적인 반응을 보이자, 의사는 그가 다른 많은 장애인들처럼 나아지고자 하는 의지 없이 정부의 보조금에 기대어 살며 사회에 기여할 생각이 없는 것은 아니냐는 기색을 비췄다. 칼튼은 분노했지만 이런 반응은 별로 새로울 것도 없었다.

지속적인 신체적 외상을 겪은 지 15년이 지난 2010년, 칼튼은 타는 듯한 위장 통증으로 응급실을 찾았다. 응급실 의사는 그의 증상을 장염으로 가볍게 진단했지만, 칼튼에게 이 증상이 가벼운 유행성 질병이라기엔 너무 심각했으므로 더 많은 검사를 받고자 했다. CT 검사에서 담낭 손상과 제대탈장이 발견되었고, 응급 복부 수술이 필요한 상황이었다. 이는 이미 약해진 복부근육을 더 약화시켰고 통증과 움직임을 개선하는 데 전혀 도움이 될 수 없었다. 경련에 대한 두려움으로 인해 그는 거의 움직일 수 없었다.

칼튼은 수년 동안 좌절, 분노, 절망에 맞서 싸우며 자신을 낫게 할 수 있는 치료법을 계속해서 찾고 있었다. 2012년 그의 절망은 절정에 이르렀고, 그해 그는 요추 후관절 6번 신경에 척추신경근 절단 수술을 받았다. 이 수술은 가열된 전극을 사용하여 신경 종말을 태우고 그 영역의 모든 감각을 둔화시킨다. 시술을 한 의사는 칼튼의 허리가 쇠약해져 있으니 다시 힘을 낼 수 있도록 물리치료가 필요하다고 조언했다.

지속적인 물리치료의 효과는 거의 없었지만, 그는 계속할 의지를 가지고 있었다. 2012년 9월 다시 물리치료를 받기 시작한 첫날, 거의 2년 동안 움직이지 않아 몸이 약해진 탓에 체중 부하 운동을 하다가 두 엄지손가락을 삐게 되었다. 그해 추수감사절에 저녁 식사를 마치고 일어서던 중 다시 허리에 경련이 일어났다.

"그때가 정말로 최악이었습니다. 전 걸을 수 없을 뿐 아니라 손까지 쓸 수 없었죠. 비참함 그 이상이었습니다. 모든 것이 느리게 움직였어요. 침대에서 일어나는 데 15분이 걸렸습니다. 옷을 입고, 샤워하는 것 등 모든 것이 평생 걸릴 것 같았습니다."

마침내 군 시절 가장 친한 친구였던 폴 알코비는 그에게 샌프란시스코의 유명한 물리치료사인 켈리 스타렛을 만나볼 것을 권했다. 칼튼은 켈리와 영상통화를 시작하였고, 셔츠를 들어올려 자신의 복부 근육이 부어오른 것을 보여주었다. 켈리는 그의 근육이 약해져 벌어지기 시작한 것이며, 켈리와 내가 공동작업한 '복부 마사지Gut Smash' 비디오를 볼 것을 추천했다. 칼튼은 충실히 코어져스볼을 사용했고, 일주일 만에 튀어나온 복부가 가라앉았다.

그 사실에 고무된 칼튼은 나에게 연락했고, 난 그에게 다른 마시지 비디오를 참고해 허리에 롤모델 볼을 사용해볼 것을 추천했다.

"나는 마침내 마음의 벽을 허물고 몇 달 후 요가 툰업볼 세트를 구입했습니다. 처음엔 '이 물렁한 볼이 내 꼬이고 뭉친 근육을 낫게 할 리 없어!'라고 생각했습니다. 등을 대고 누워 볼을 가장 단단한 허리근육 결절에 갖다 댔을 때 혹시 다시 경련이 일어날까 두려워 매우 긴장되었습니다. 약 30초 후에는 이완된 채 볼이 근육 속으로 녹아들어가고 있는 것을 느꼈습니다. 처음에는 이 새로운 감각이 두려워 약간 긴장하였습니다. 하지만 점점 근육이 이완되었고, 그것은 지난 19년간 제가 느꼈던 최고로 기분 좋은 느낌이었습니다. 나는 허리 근육이 뭉친 곳을 찾아 15분간 기분 좋은 마사지를 했습니다. 그 후 일어섰을 때 키가 더 커진 기분이었습니다. 뭉친 부분은 거의 다 사라졌고, 이것이 더 나은 삶을 위한 열쇠임을 알게 되었습니다."

칼튼은 긴장과 고통으로 가득 찬 허리의 단단한 조직층을 풀어줄 수 있다는 사실에 신이 났을 뿐만 아니라, 마침내 자신의 건강을 스스로 관리할 수 있다는 믿음에 행복했다. 칼튼은 이 부드러운 고무볼인 롤모델 테라피볼과 사랑에 빠졌고, 즉각 열렬한 롤링 애호가가 되었다. "근육을 이완하기 위해 허리에 볼을 사용했습니다. 긴장된 부분이 너무나 많았으며, 계속 사용할수록 점점 더 이완되기 시작했습니다." 더 굉장한 사실은 허리를 마사지한 후 칼튼은 20년 만에 처음으로 똑바로 설 수 있게 되었습니다.

켈리는 칼튼에게 코어의 힘을 쓰는 방법을 가르쳐줄 사람을 찾아보라고 제안했다. 칼튼은 스튜어트 맥길Stuart McGill 박사의 연구소를 찾았고, 맥길 박사는 칼튼이 몸을 굽힐 때마다 척추 디스크가 척수 신경을 밀어내어 허리 경련을 일으킬 수 있다고 진단했다. 칼튼은 그제서야 비로소 앉고, 일어서는 움직임이 왜 문제의 원인이 되는지 이해할 수 있었다. 맥길 박사는 경련을 일으키지 않기 위해 어떻게 움직여야 하는지 알려주고 테라피볼을 꾸준히 사용할 것을 권장했다.

운동, 바른 움직임, 볼 테라피의 조합은 말 그대로 칼튼의 삶을 되돌려주었다. "켈리, 맥길 박사, 질을 만난 후 저는 완전히 새로운 세계에 눈을 떴습니다. 심각한 허리 경련 후 침대에 누워 제 삶이 다시 나아질

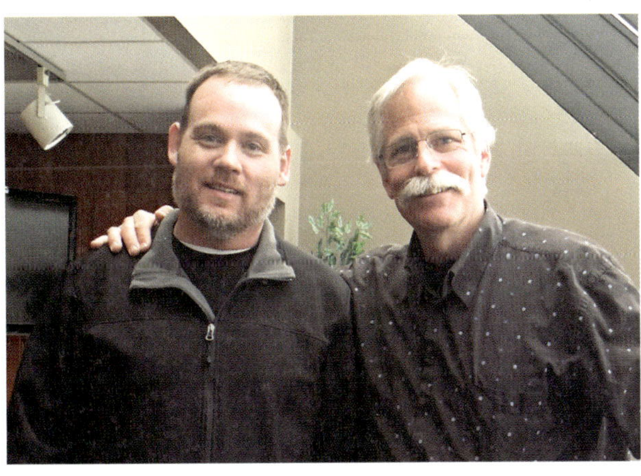

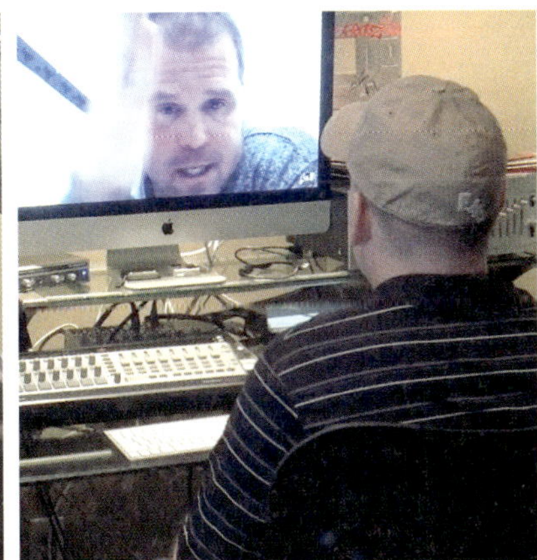

칼튼은 스튜어트 맥길 박사(왼쪽 사진의 오른쪽), 켈리 박사(맨 오른쪽), 롤모델 볼과 함께한 후 자신을 치유할 완전한 힘을 가졌다.

수 있을까 걱정했었습니다. 하지만 이젠 저 스스로를 돌보는 데 필요한 지식과 도구로 인해 더 강해진 것을 느낍니다. 더 이상 약에 의존하지 않아도 됩니다."

칼튼은 이제 가족과 함께 외출하고, 아들과 쇼핑하며, 공공장소에서의 갑작스런 경련에 대한 두려움 없이 밥을 먹으며 레스토랑에 앉아 있을 수 있다. 그는 다시 똑바로 설 수 있게 된 것이 행복하며 가정을 이끌어갈 수 있다는 사실이 자랑스럽다. 아침에 일어나 조금 뻣뻣함이 느껴지면, 거실 벽에 대고 목이나 허리, 고관절을 집중해서 마사지한 후 하루 일과를 시작하며 대부분의 사람들이 당연하게 여기는 사소한 일들에 대한 기쁨을 즐긴다. "전 어디든 볼을 들고 다닙니다. 한번은 볼을 제 바지주머니에 넣어두곤 이내 잊어버렸는데, 어느 상점 거울에 비친 제 모습은 정말 우스꽝스러웠죠."

그는 이제 테라피볼을 어디든 갖고 다닌다. 긴 여행 중에 허리가 당기기 시작한다면, 차를 세우고 차벽에 대고 롤링한다. 심지어 그 패널엔 볼이 완벽하게 들어맞는 홈까지 있다.

"하루는 아들을 학교에서 데려오는 길에 항상 30분 정도의 차가 막히는 구간이 있어, 차에서 내려 차벽에 볼을 대고 롤링하기 시작했습니다. 제가 몸을 좌우로 가볍게 흔드는 모습을 보고 누군가 제게 노래하고 있는 거냐고 묻기도 했습니다." 그가 재향군인회의 물리치료사를 다시 찾았을 때, 그는 볼을 챙겨 갔고, 물리치료사는 볼로 일궈낸 그의 회복에 감탄해 볼을 사서 다른 환자들에게도 나누어 주었다.

칼튼은 모든 고통과 우울증 치료제를 완전히 끊을 수 있었다. 담낭을 제거한 후 소화제를 여전히 복용하긴 하지만 약과 그 고통스러운 부작용에서 완전히 벗어났다. 그리고 약 10년 만에 그는 더 이상 지팡이를 사용하지 않게 되었다.

칼튼에게 이것은 길고 힘든 여행이었다. 하루 종일 죽음을 걱정하던 것에서 벗어나 다시금 삶에 뛰어들 수 있게 된 것은 기적이라고 칼튼은 설명한다. 그가 아직 원기 왕성한 활동을 시작한 것은 아니며, 길었던 손상을 완전히 회복했는지도 확실하지 않다. "질, 켈리, 맥길 박사는 이 업계에서 현재 세계 최고인 사람들입니다. 칼튼은 20년을 통증, 장애, 심리적 괴로움, 암울한 미래를 걱정하며 살았다. 불과 지난 8개월 만에, 그는 붕대, 약물, 수술이 가져다주지 못했던 승리를 거머쥐었다.

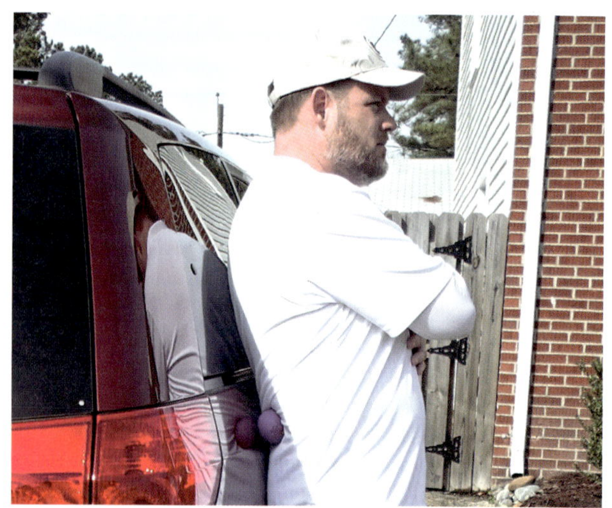
칼튼은 자신만의 '차벽 롤링' 기술을 개발했다.

칼튼은 여전히 스스로 조심스럽게 움직여야 한다는 것을 알고 있다. "테이저 건을 들고 있던 그 사람은 완전히 사라지지 않습니다"라고 그는 말한다. 그러나 그 어두운 생각은 예전과는 다르며, 경미한 경련은 스스로 테라피볼을 사용해 피할 수 있게 되었다. 이 새로운 도구 덕분에 칼튼은 다시 자기 자신으로 돌아왔으며, 지난 수십 년간의 수동적이고 반사적이며 효과 없는 치료법에서 벗어나 자신을 돌볼 수 있는 힘을 갖게 된 것을 느낀다.

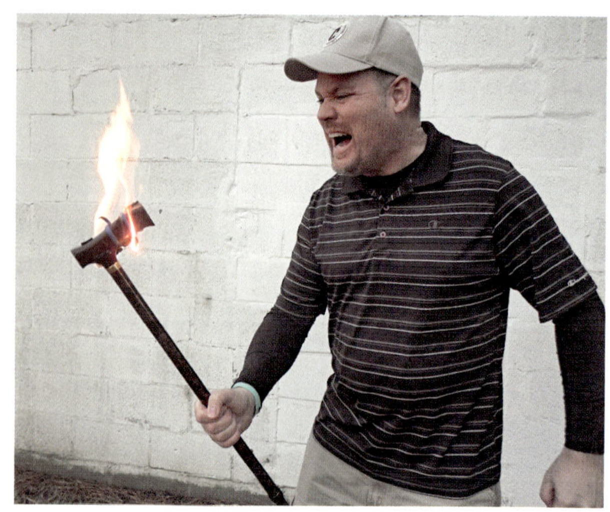
칼튼은 2014년 1월 8일 롤모델 볼을 매일 사용하기 시작한 지 열 달도 안 되어 자신의 지팡이를 불태워버렸다.

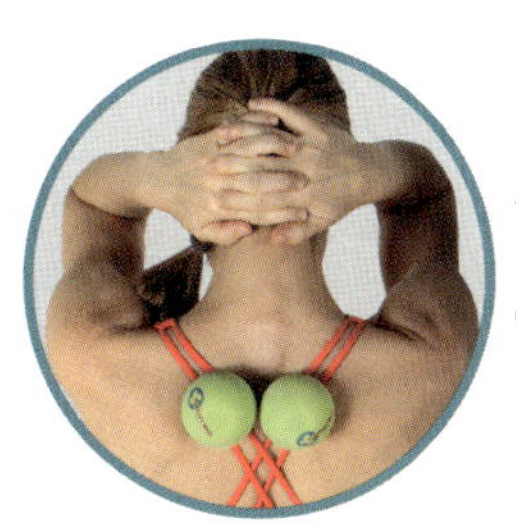

시퀀스 9: 등 상부

준비물

롤모델 볼: 오리지널 요가튠업, 플러스

매트

체화된 지도

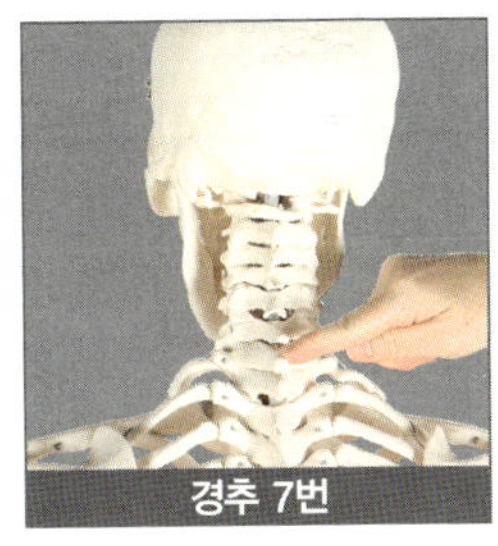
경추 7번

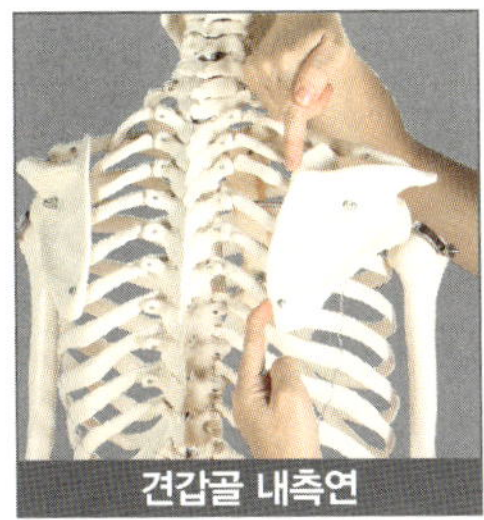
견갑골 내측연

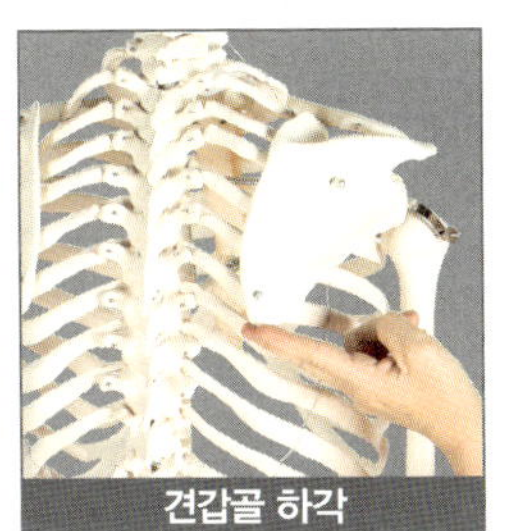
견갑골 하각

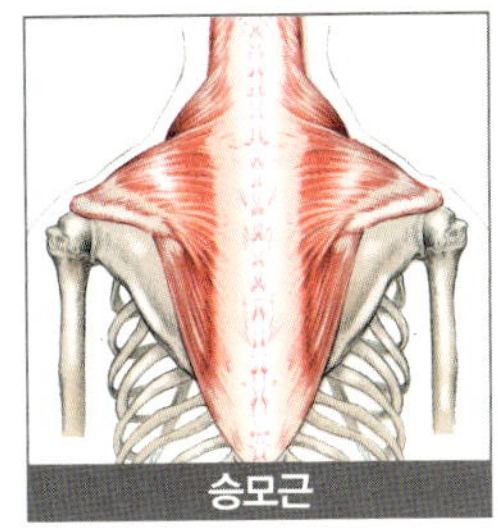
승모근

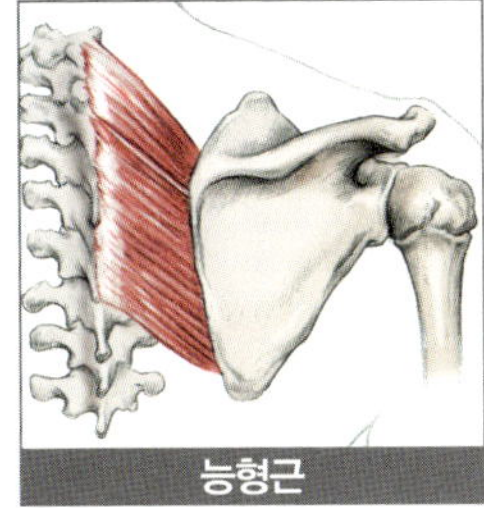
능형근

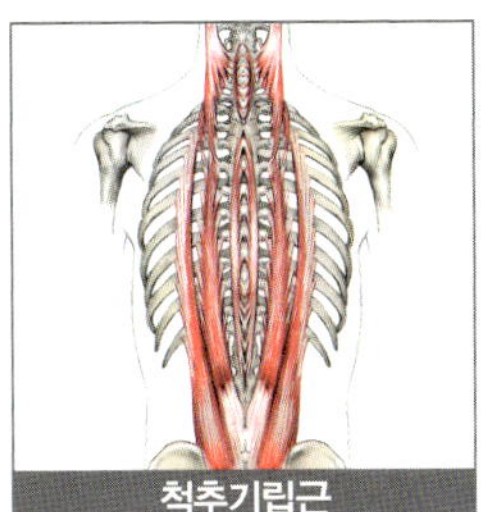
척추기립근

기본적인 볼 위치

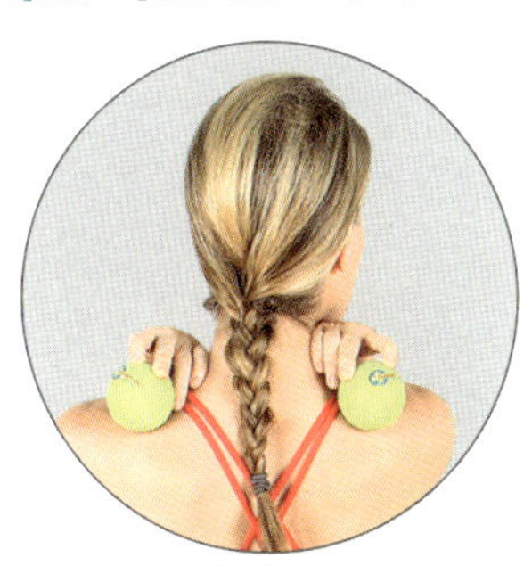
상부승모근

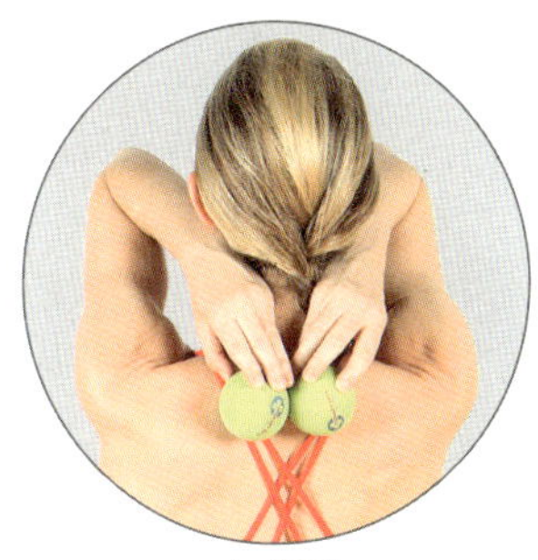
능형근

체크인: 바늘 꿰기

- (1) 손과 무릎을 바닥에 댄다. (2) 등이 비틀어지도록 왼팔을 오른쪽 손과 무릎 사이로 최대한 멀리 뻗는다.
- (3) 머리와 왼팔을 바닥에 대고 흉곽 뒤쪽으로 5회의 흉식 호흡을 한다.

팔을 바꾸어 반복한다.

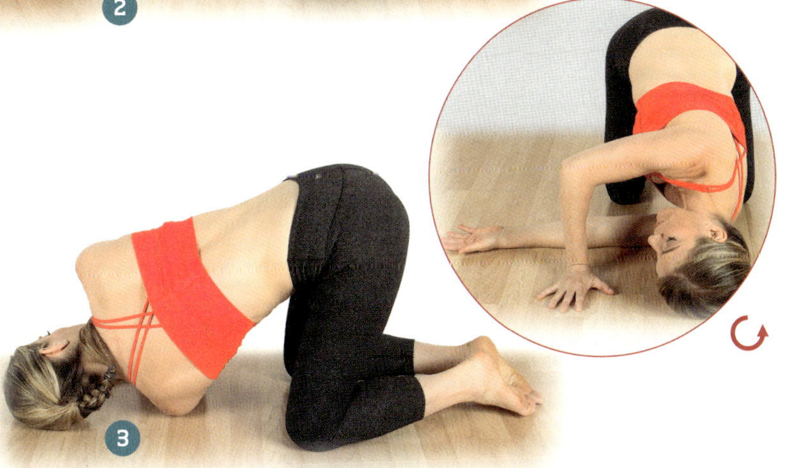

롤 시퀀스

루슨 더 누즈Loosen The Noose

액션 1:

- **(1~2)** 바닥에 누워 양쪽 상부승모근(내측연 위 견갑골 안쪽 모서리)에 볼을 두고 눕는다. **(3)** 골반을 천장 쪽으로 들어 지속적인 압박을 가하며 5~10회의 복식-흉식 호흡을 한다(필요할 경우 블록을 받친다).
- **(4~5)** 발을 사용하여 몸 전체에 밀고 당겨 승모근을 크로스파이버 한다. 위쪽 어깨가 볼 위에 얹어져 머리를 '끄덕이는' 모양이 될 것이다.

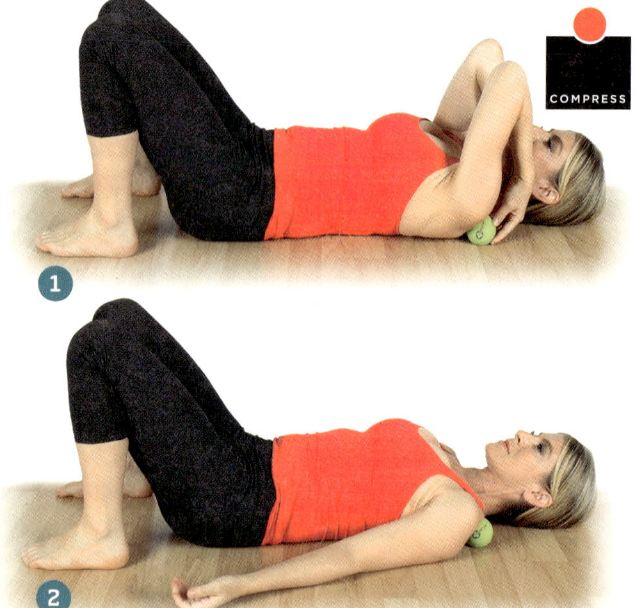

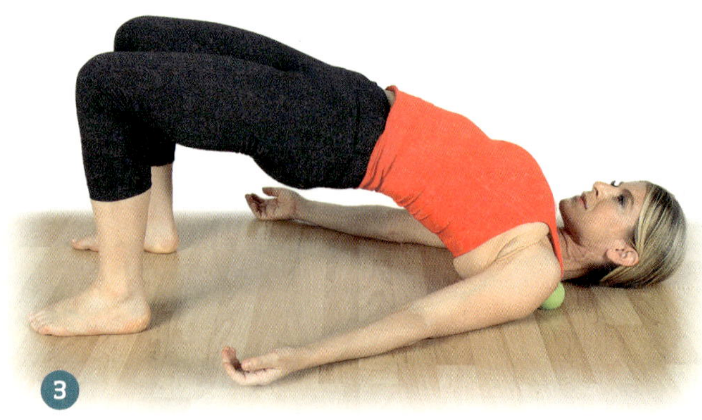

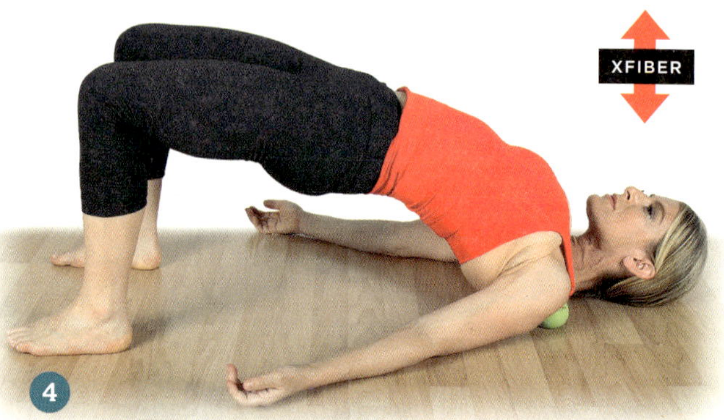

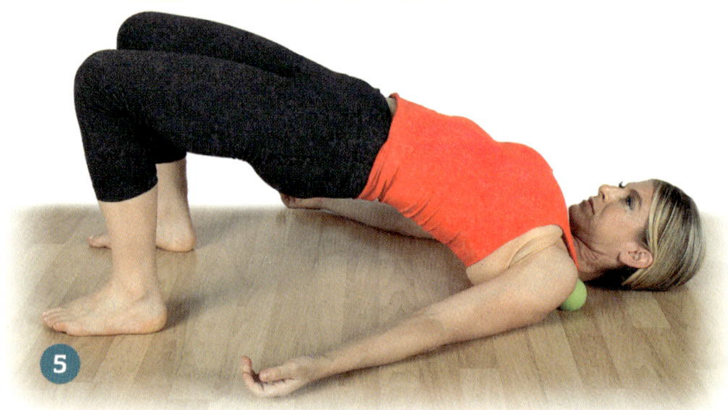

액션 2:

상체의 무게를 볼에 실으며 천장 쪽으로 손을 뻗어 마치 물속에 팔이 떠 있는 것처럼 힘을 뺀다. 상부승모근을 수축하고 볼이 안으로 들어가도록 어깨를 으쓱한 뒤 이완한다. 3회 반복한다.

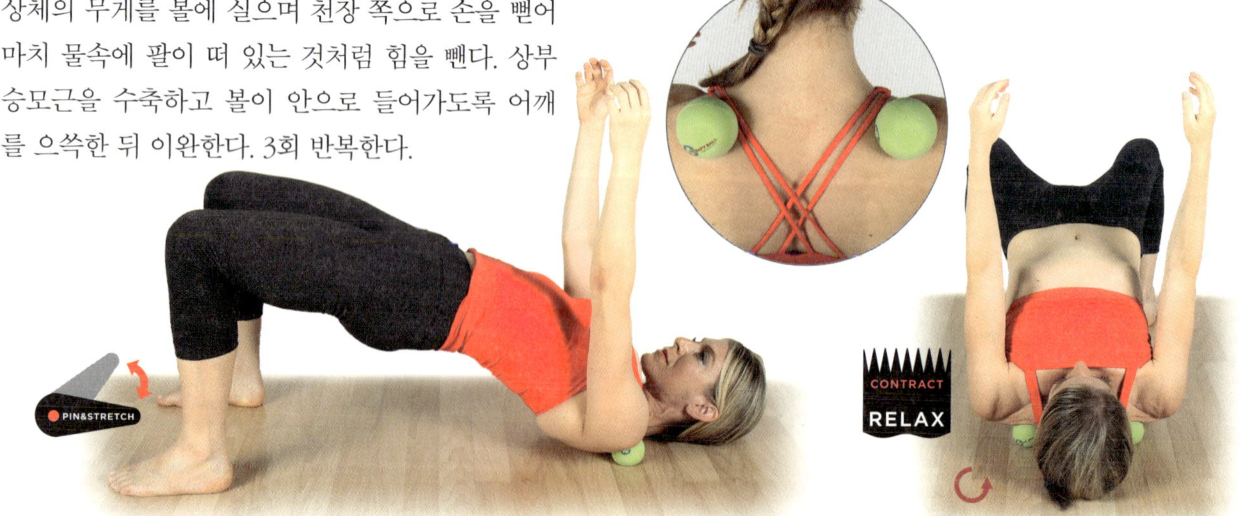

액션 3:

- 핀 앤 스트레치와 함께 팔을 좌우로 움직여 스트립핑 하여 볼이 어깨 조직의 '선반' 위를 구를 수 있게 한다. 팔은 물속의 해초처럼 가볍게 움직인다. 흉곽을 사용해 볼이 어깨 위쪽 가능한 많은 부분에 닿을 수 있도록 한다.
- 압력이 너무 강할 경우, 벽을 이용한다.

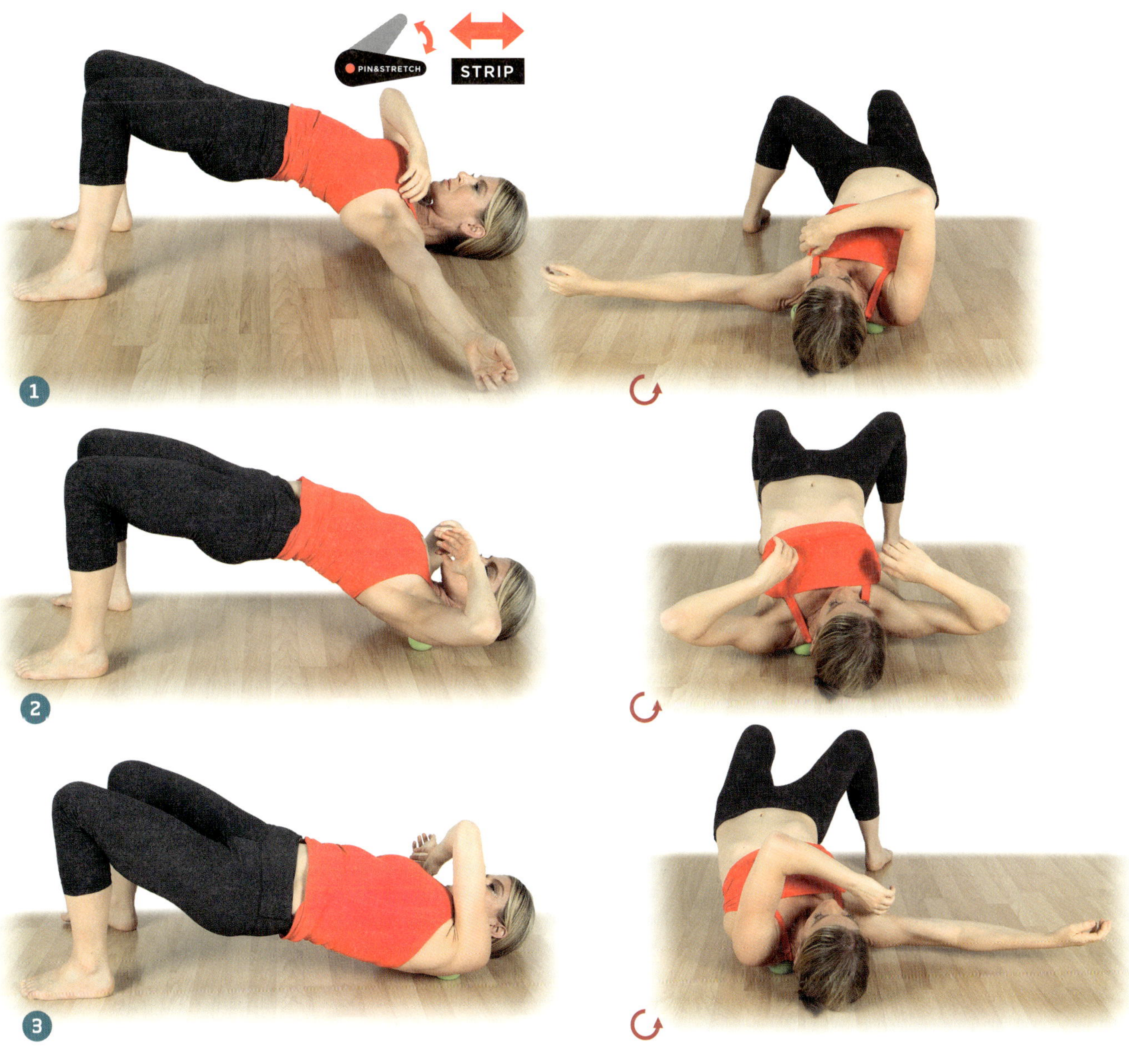

언집 더 보니 코르셋
Unzip The Bony Corset

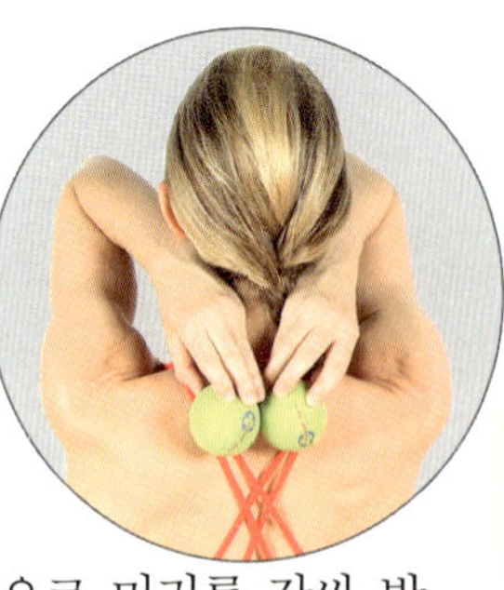

- **(1)** 몸을 아래쪽으로 내려 경추 7번 바로 아래에 있는 척추 양쪽에 오리지널 요가툰업 혹은 플러스볼을 둔다. **(2)** 손으로 머리를 감싸 받치고 골반을 바닥에서 살짝 떼서 발만 땅에 닿아 있도록 한다. **(3)** 발의 압력을 사용하여 볼로 밀고 당기는 동작을 만들어내고 약 5~7cm 범위로 볼을 위아래로 스트립 한다.
- **(4~5)** 몇 번 더 스트리핑 하며 몸을 왼쪽으로 기울여 볼이 더 깊게 들어가도록 하고 오른쪽도 똑같이 시행한다(양쪽의 능형근과 기립근의 차이를 느껴본다).

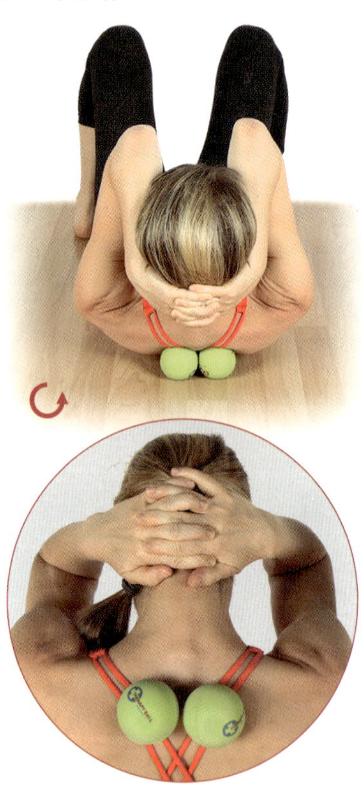

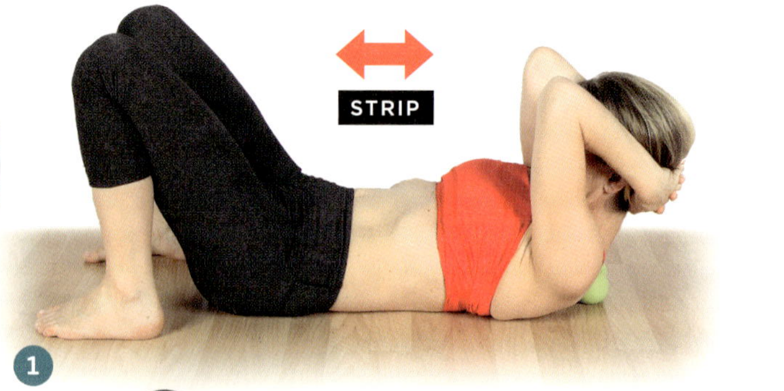

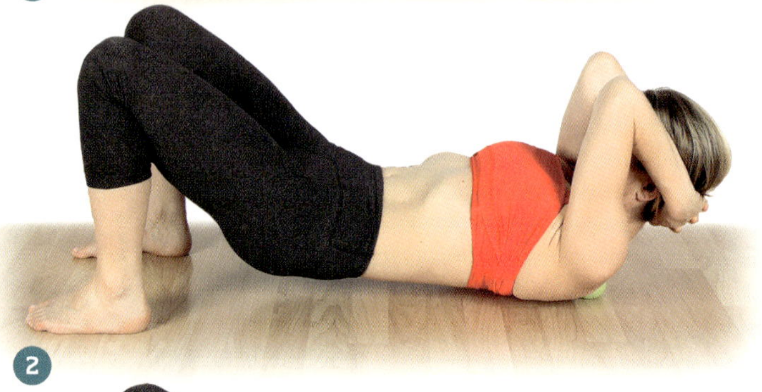

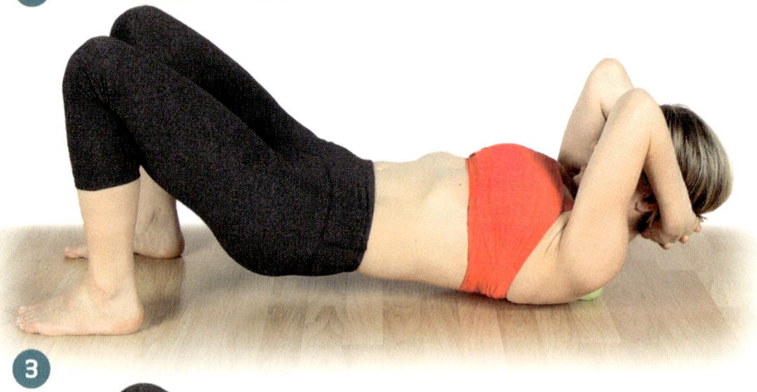

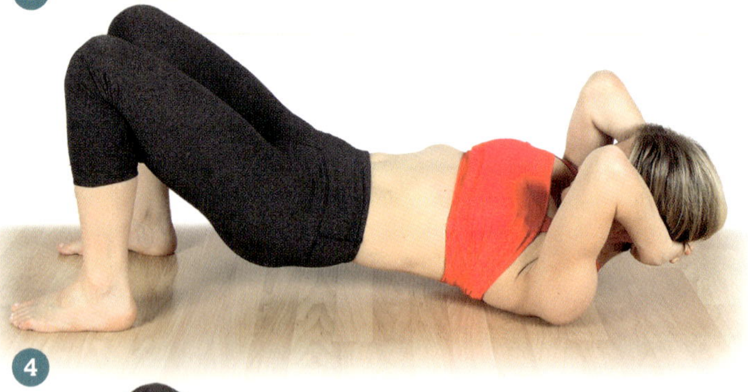

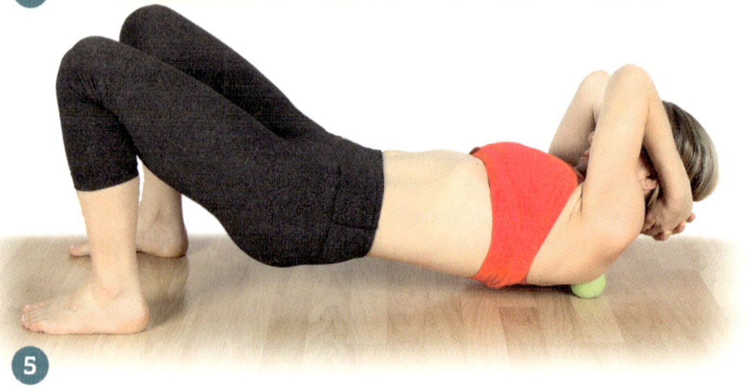

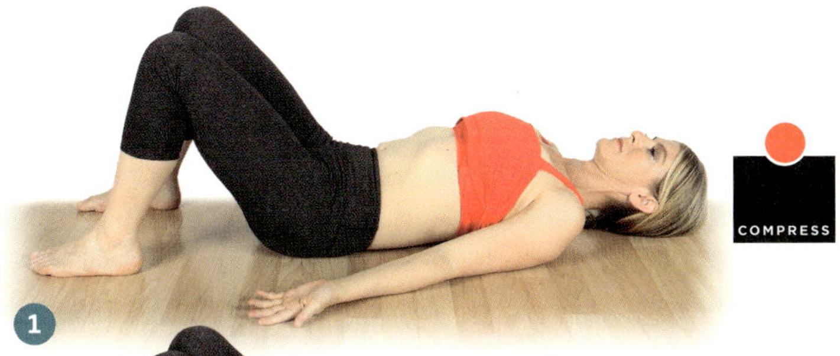

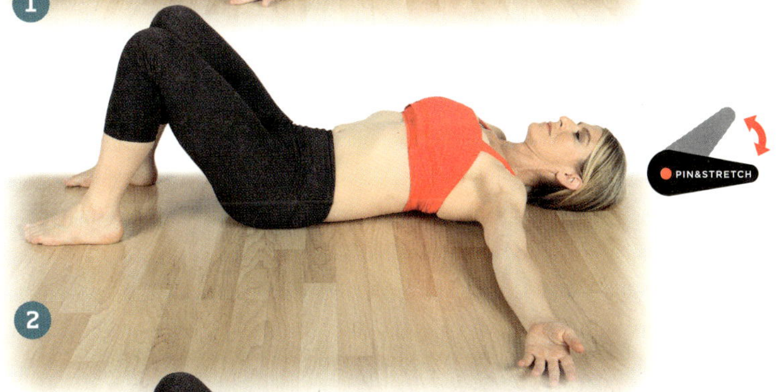

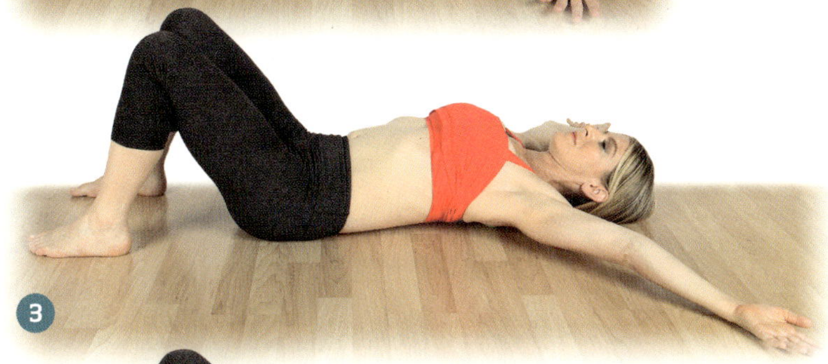

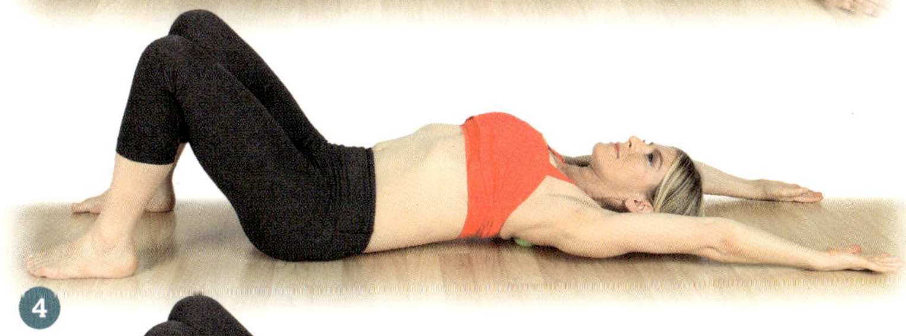

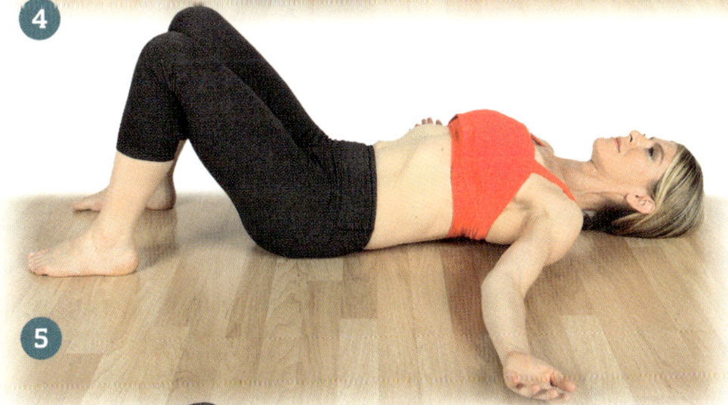

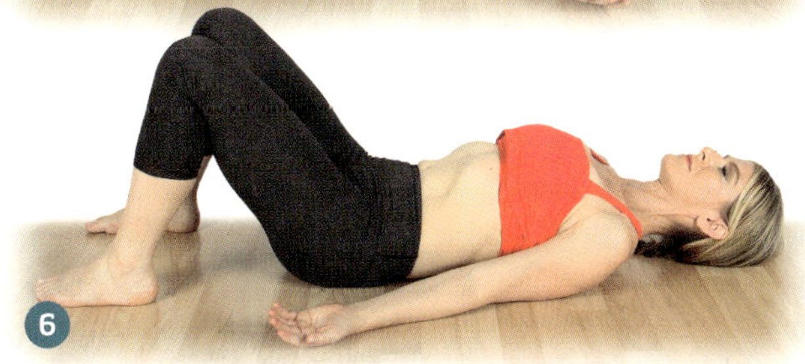

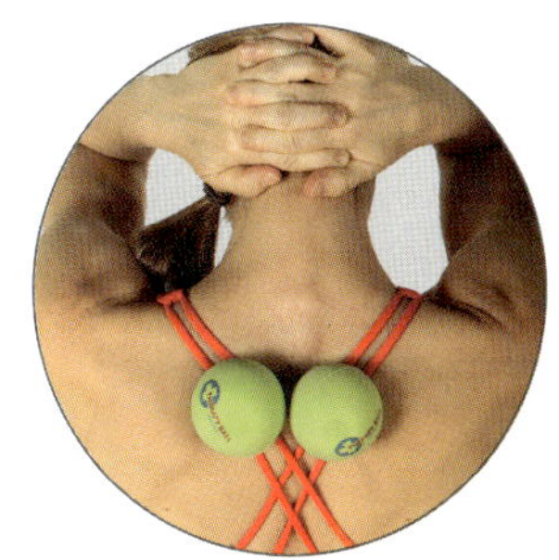

스노우 앤젤 암Snow Angel Arms

- **(1)** 양쪽에 있는 볼을 좀 더 아래쪽으로 내려 견갑골 내측연의 가장 윗부분(흉추 3번/4번 부위)에 둔다. 머리와 골반을 바닥에 둔다(윗등의 신전이 잘 되지 않는다면 목에 가해지는 압박을 줄이기 위해 접은 수건이나 베개를 머리 밑에 받친다). 깊은 흉식 호흡을 5회 실시한다.
- **(2~6)** 날갯짓을 하듯이 팔을 머리 위까지 쓸어올리며 핀 앤 스트레치 테크닉을 적용한다.

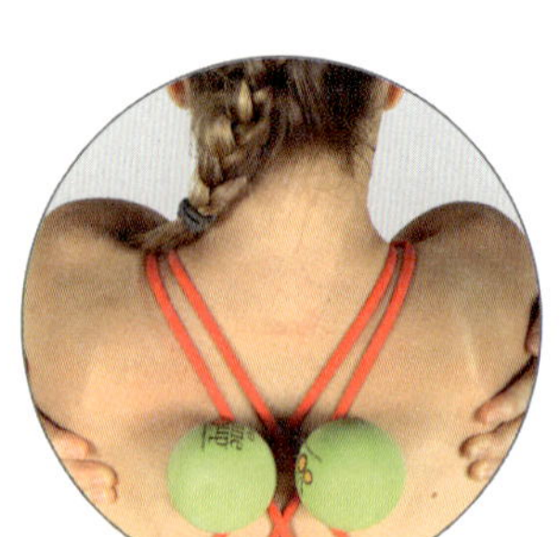

퍼펫 암 + 허그 롤

Puppet Arms + Hug Roll

액션 1:

볼을 2.5cm 아래로 내린다. 흉추 5번/6번 옆에 놓일 것이다. 흉식 호흡을 하며 체중으로 볼을 계속해서 누른다. **(1)** 호흡을 크게 들이마시며 팔을 천장 쪽으로 뻗어 날개뼈가 서로 멀어지도록 한다. **(2)** 내쉬며 호두를 깨는 것처럼 날개뼈를 서로 모은다. **(3)** 마시면서 팔을 천장 쪽으로 뻗고, **(4)** 내쉬면서 수축한다. 손이 꼭두각시 인형처럼 줄에 연결되어 천장 쪽으로 당겨지는 것처럼 8회 반복한다.

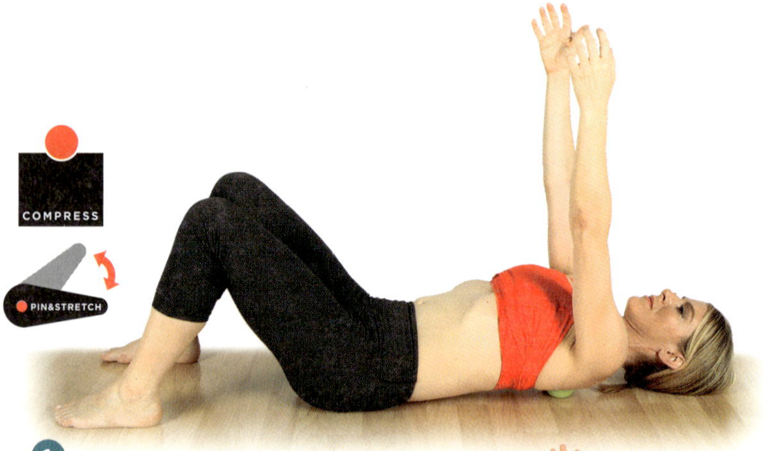

COMPRESS

PIN&STRETCH

1

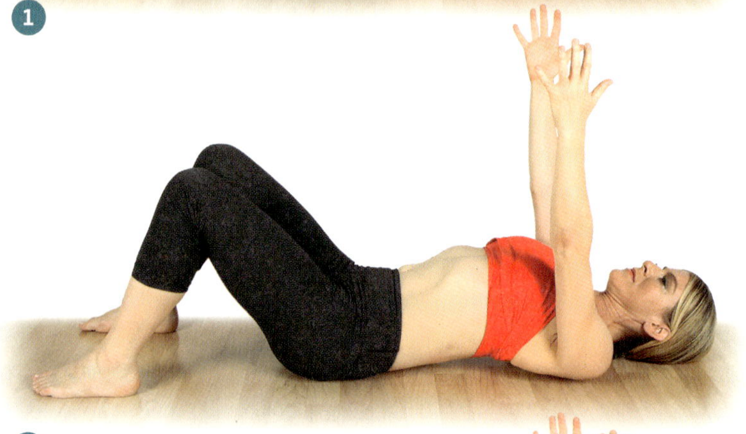

2

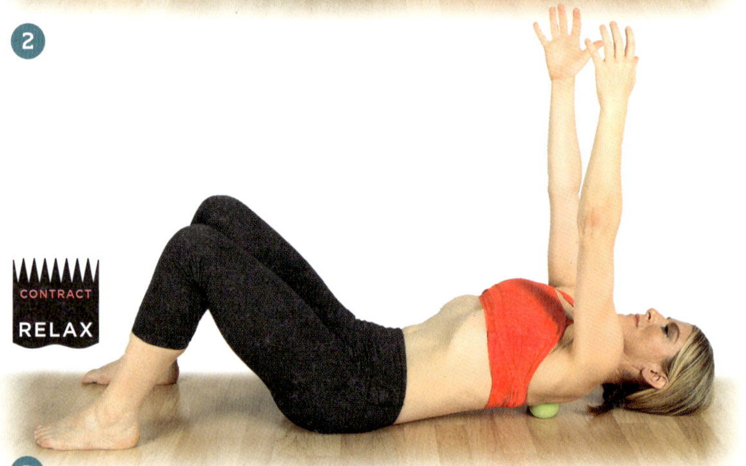

CONTRACT

RELAX

3

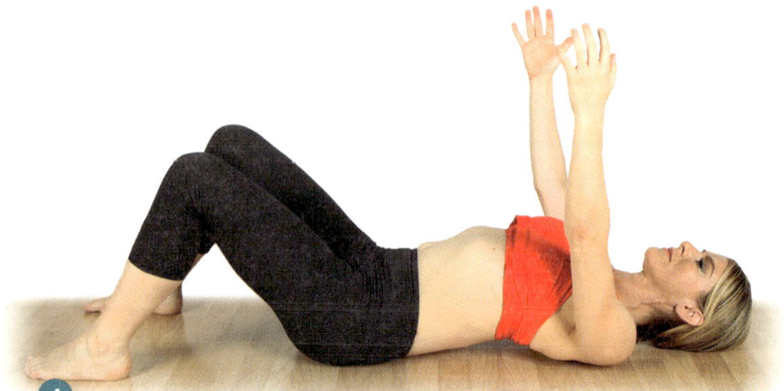

4

XFIBER

SKIN ROLL

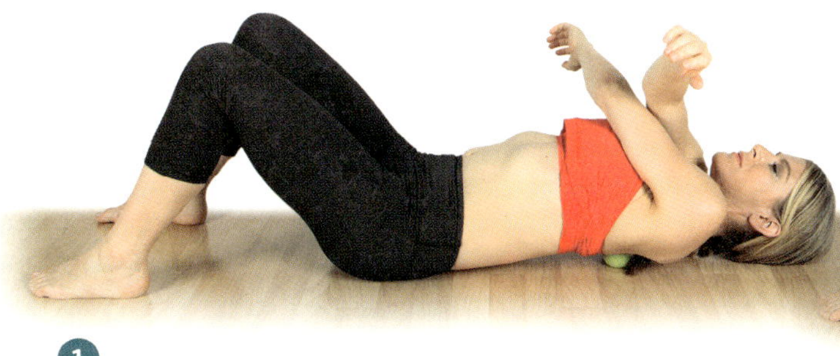

1

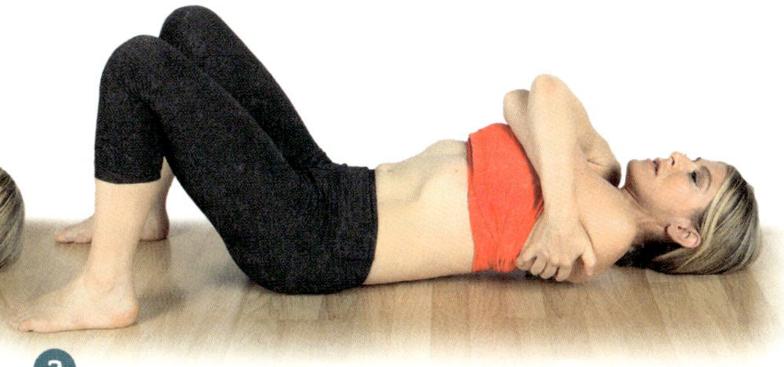

2

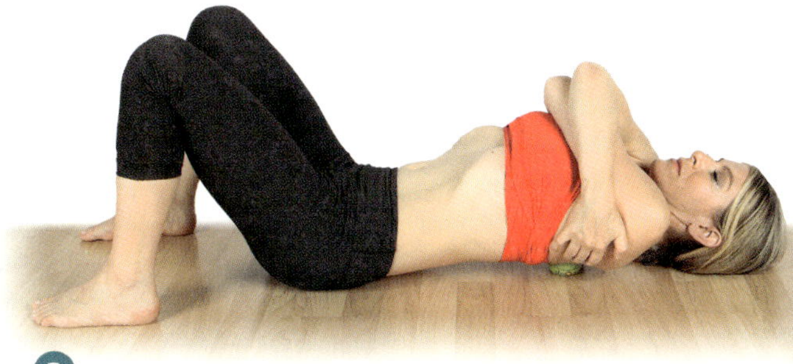

3

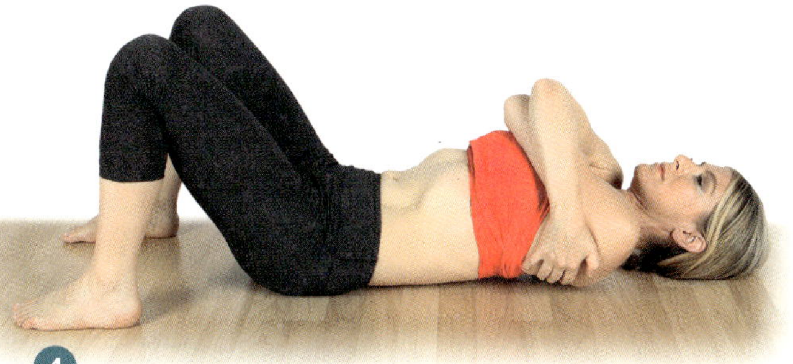

4

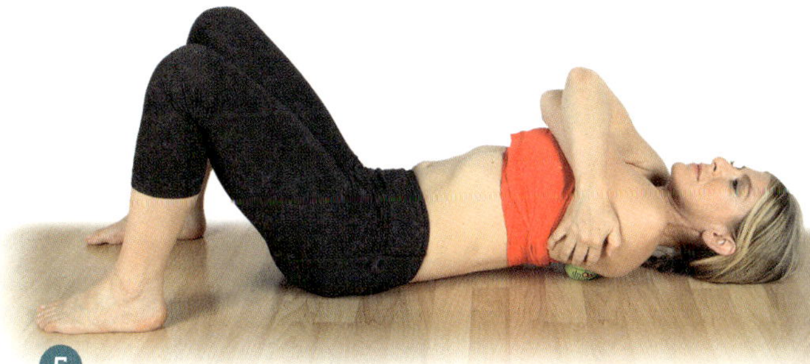

5

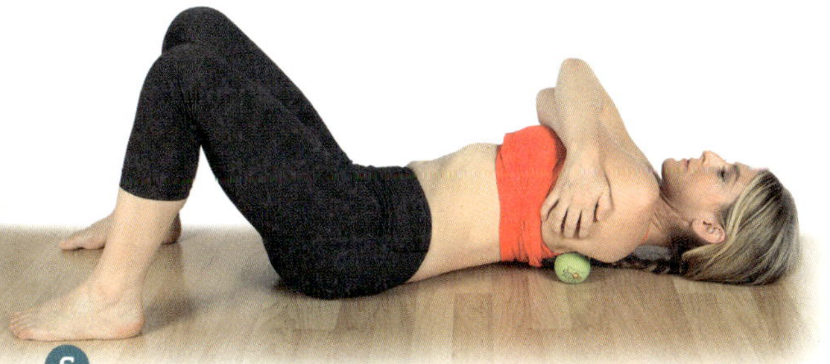

6

액션 2:

(1) 갈비뼈를 팔로 감싸 스스로 껴안는다. **(2)** 가능하면 손으로 견갑대 안쪽 끝을 잡아라. **(3)** 볼을 찌그러뜨릴 정도로 호흡을 과장되게 크게 하여 흉식 호흡이 더 깊어지게 한다. **(4~7)** 껴안고 좌우로 살짝 움직여 상부 등의 모든 조직을 스킨롤링 하고 크로스파이버 한다. 허그롤에서는 날개뼈와 날개뼈 사이에 볼을 굴리며 셀프마사지를 한다.

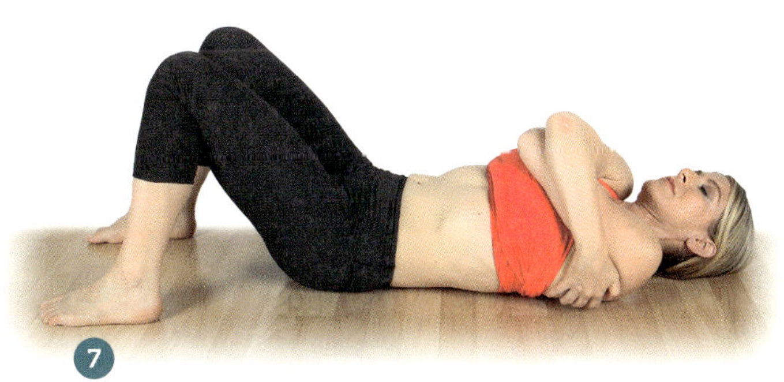

7

리서시테이트 브레스Resuscitate Breath

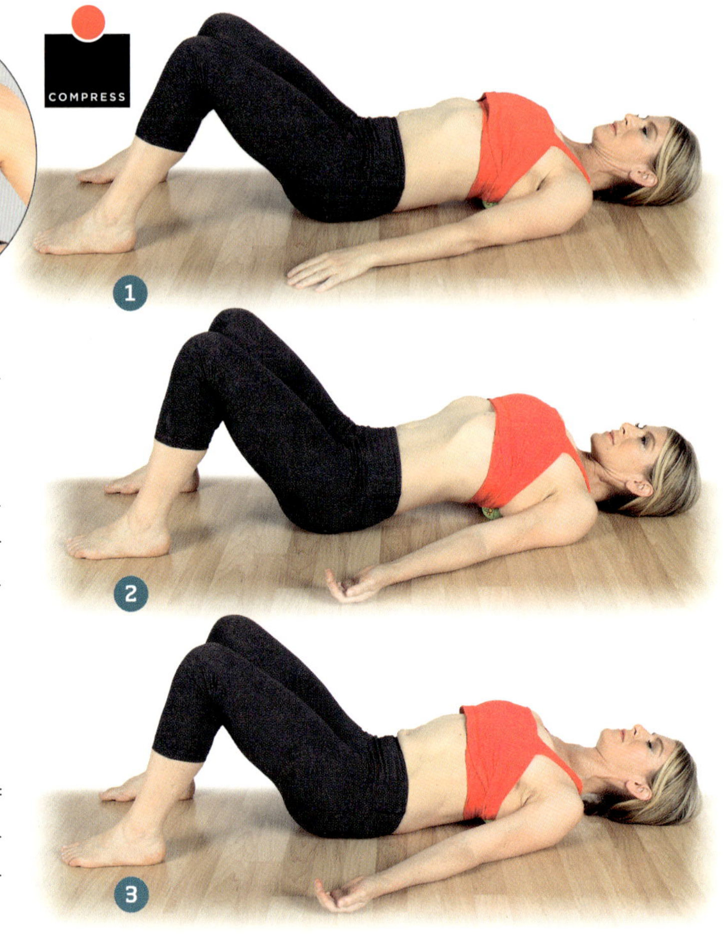

(1) 볼을 견갑골 아래 흉추 8번/9번 부근까지 굴려 내린다. 여성들에겐 브라스트랩이 있는 곳이며, 케이티 보우만의 말에 의하면 남성들에게 '브로-스트랩'이 있는 곳이다. 여기서는 볼을 굴리지 않고 강한 호흡 시퀀스를 수행한다.

(2) 크게 흉곽으로 들이쉰다.

(3) 내쉬며 갈비뼈를 서로 모아 몸 안에 있는 모든 숨이 빠져나가게 하고, 복부 조직의 모든 층을 압박하여 밑에 깔린 볼을 납작하게 만들며, 치골을 갈비뼈 쪽으로 당긴다.

긴장을 풀고 자연스럽게 다음 호흡을 들이쉬어 '심폐소생'을 하라.

호흡이 수동적으로 빠져나갈 수 있도록 내쉰다.

호흡의 모든 단계를 다시 수행하라. 이 호흡 전략을 완전하게 5라운드를 실시한다. 각 라운드에는 두 개의 뚜렷한 호흡 사이클이 있다. 첫 번째는 능동적으로 들이마시고 아주 능동적으로 내쉬는 것이며, 두 번째는 수동적으로 들이마시고 내쉬는 것이다.

니 투 체스트

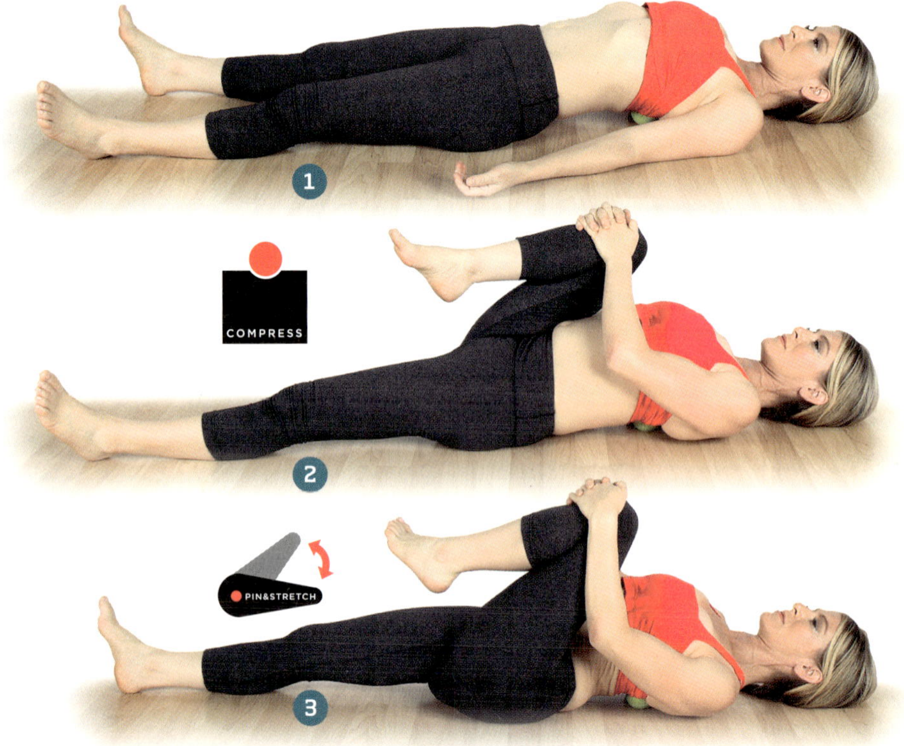

- **(1)** 두 다리를 뻗고 볼을 2.5cm 아래로 굴려 흉추 10번/11번 척추의 양옆에 위치하도록 한다. **(2)** 오른쪽 무릎을 가슴 쪽으로 가져와 허벅지로 천천히 바운스를 준다. 강하지 않게 부드럽게 끌어당겼다 놓아 볼이 위아래로 튕기도록 한다. 1분간 흉식-복식 호흡을 하며 무릎으로 바운스를 준다. **(3)** 다리를 바꾼다.
- 볼을 제거하고 리체크를 수행하기 전 흉식-복식 호흡을 몇 회 실시한다.

리체크:
바늘 꿰기

다시 스트레치를 하여 호흡 및 윗등 회전의 변화를 확인하라. 또한 이완의 정도를 확인한다.

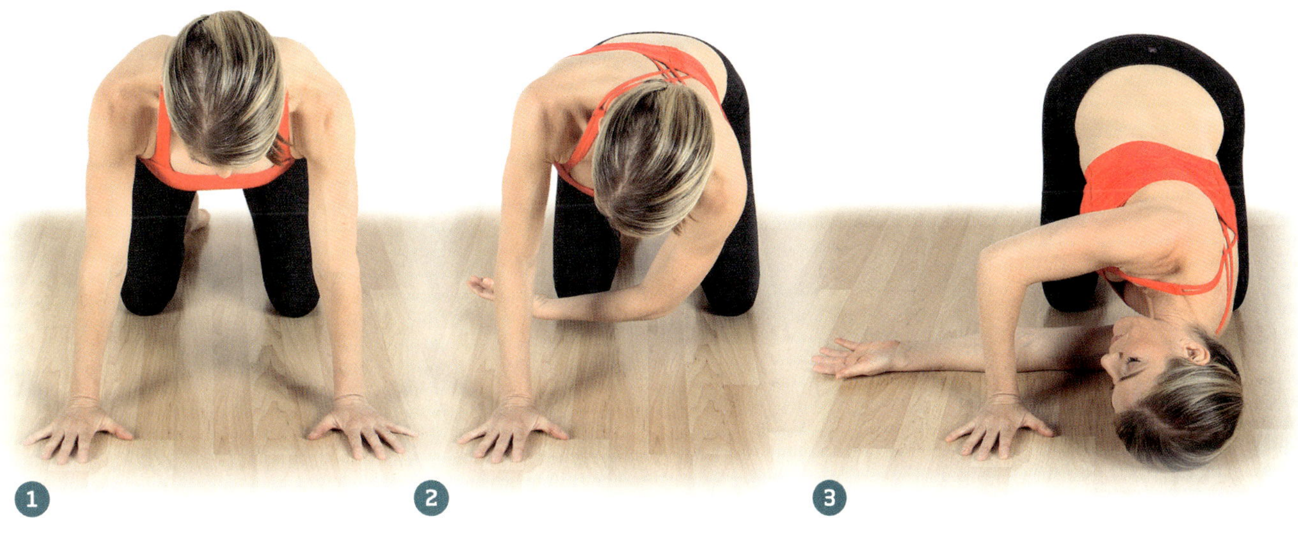

소감

1. 윗등이 바닥에 닿는 것을 느껴본다. 변화가 생겼는가?
2. 서 있을 때의 느낌은 어떠한가? 좋은 자세를 유지하는 것이 더 쉽거나 어색한가?
3. 다음 문장을 완성하라. 나는 ____________(을) 느낀다.

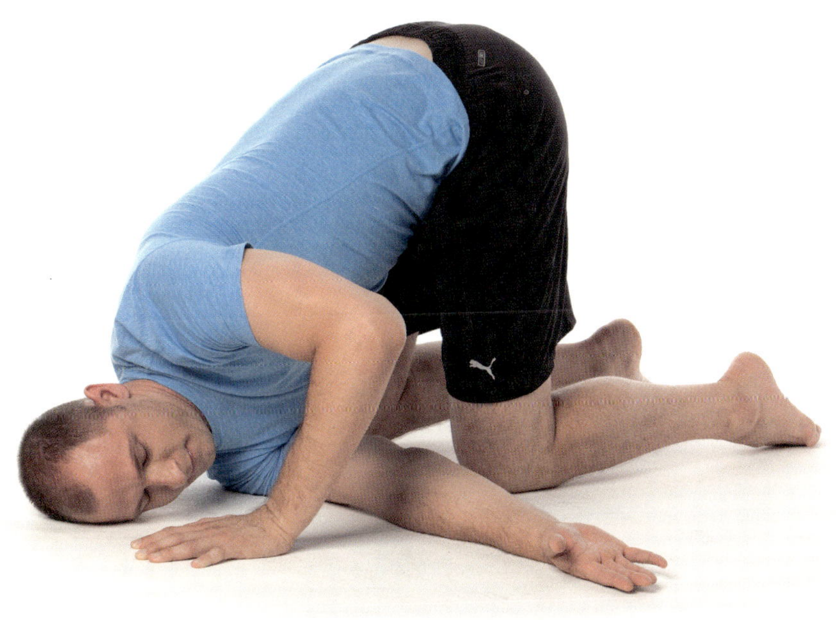

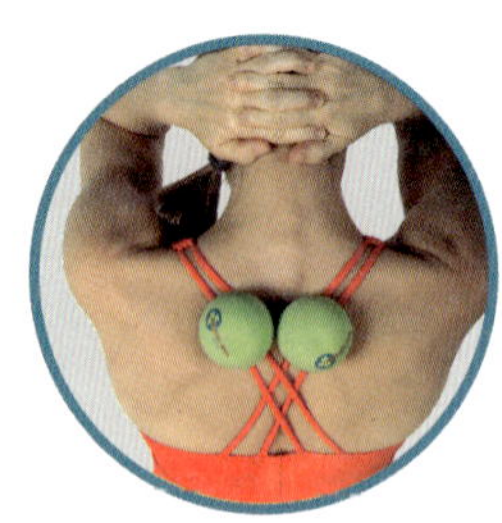

시퀀스 10:
흉곽 마사지 & 호흡

준비물

롤모델 볼:
오리지널 요가툰업, 플러스
벽 모서리

체화된 지도

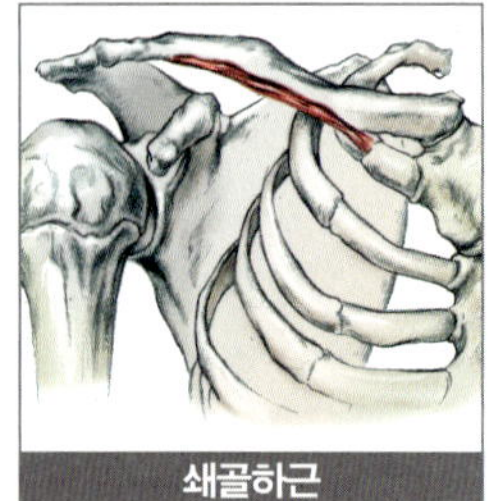
쇄골하근

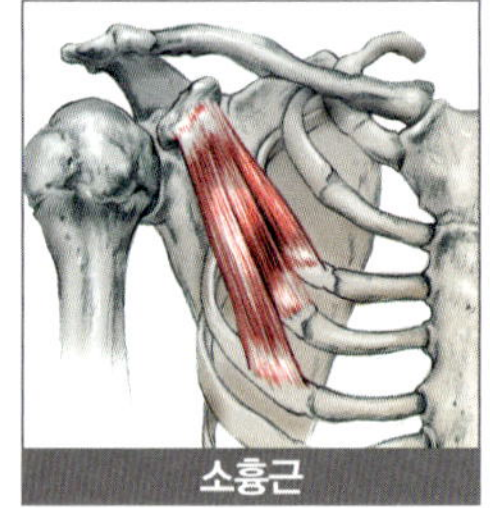
소흉근

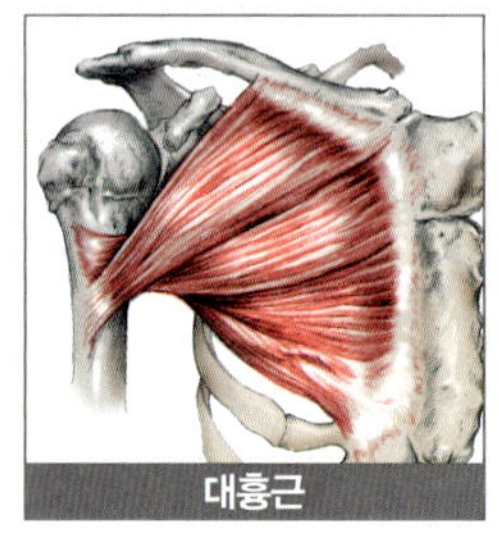
대흉근

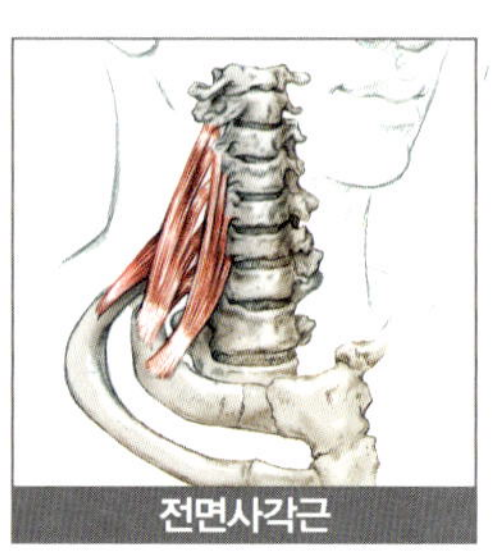
전면사각근

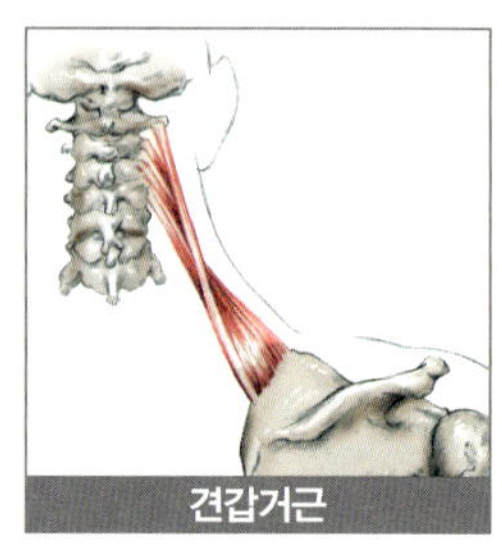
견갑거근

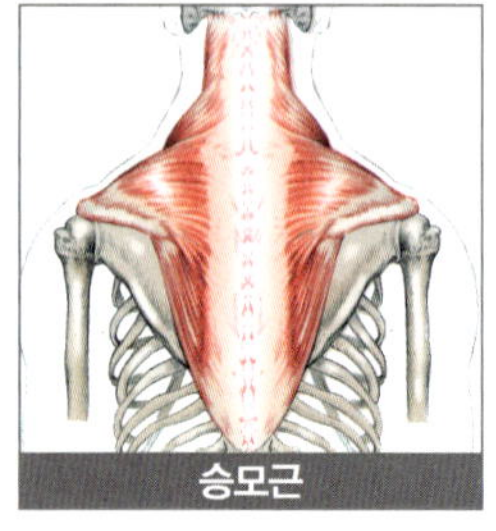
승모근

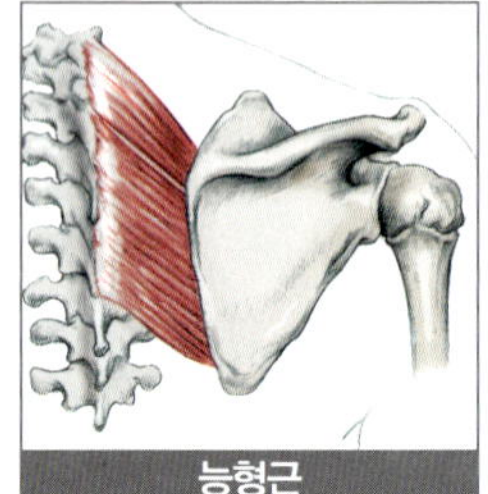
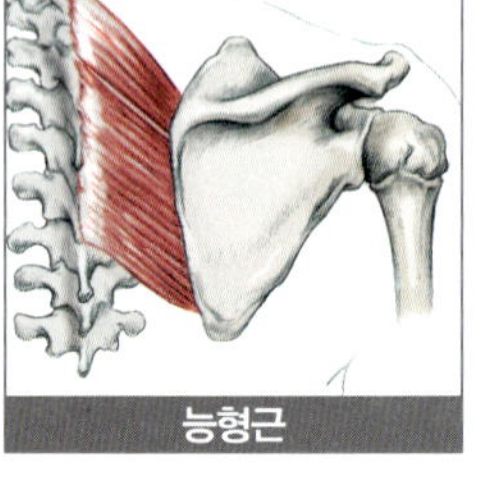
능형근

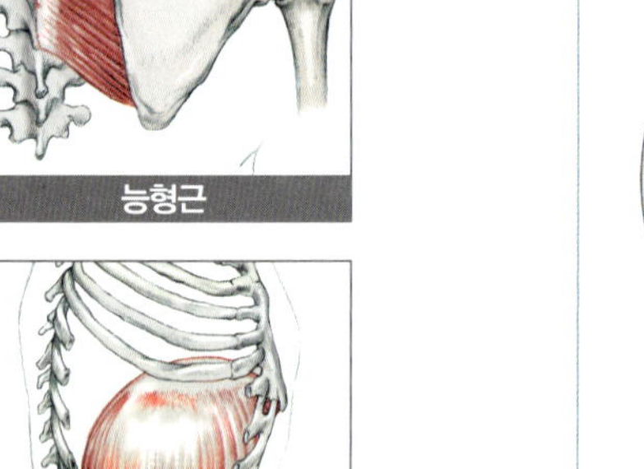

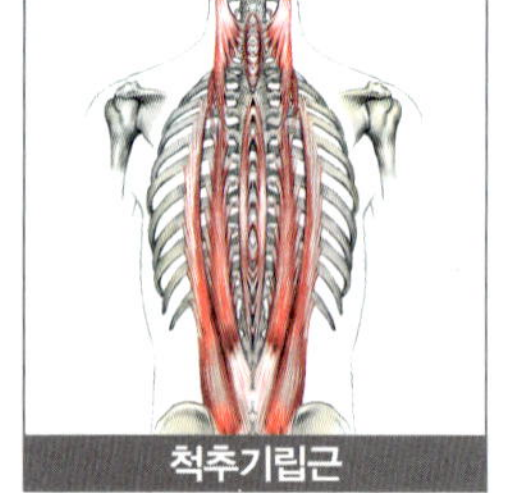
척추기립근

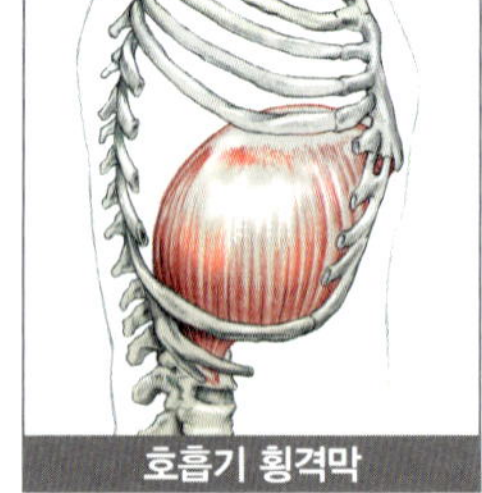
호흡기 횡격막

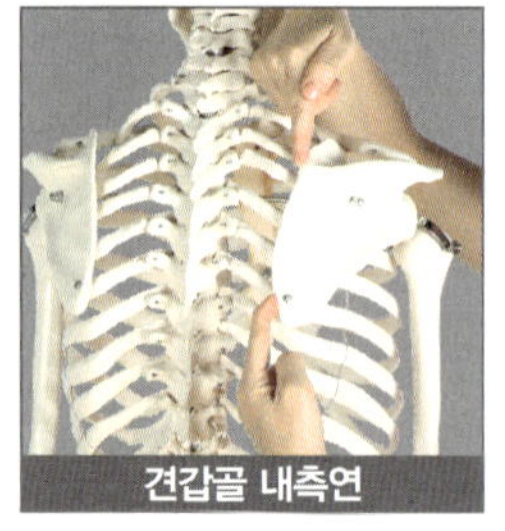
견갑골 내측연

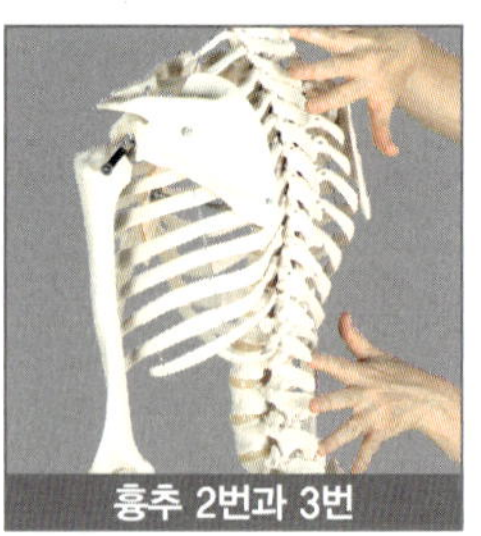
흉추 2번과 3번

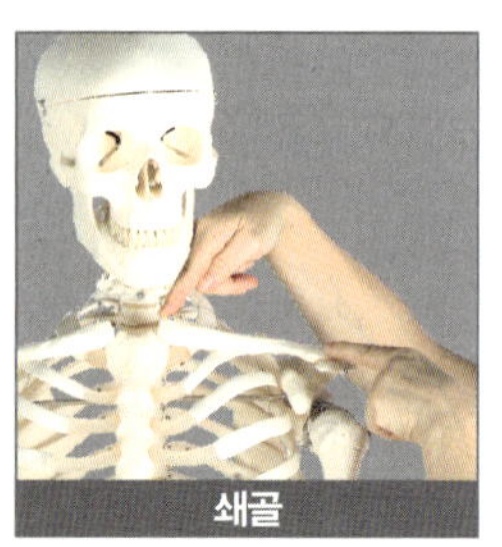
쇄골

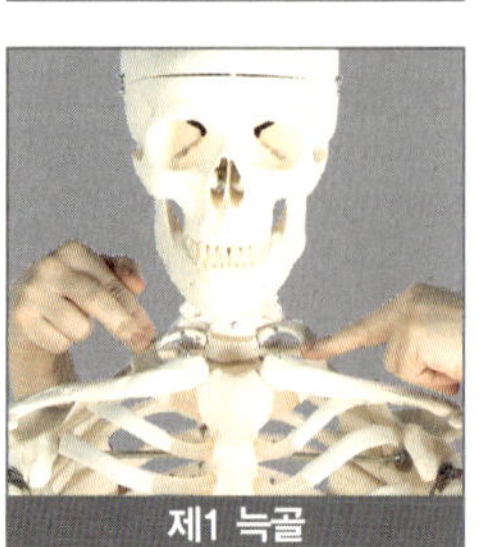
제1 늑골

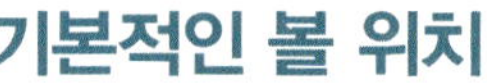

기본적인 볼 위치

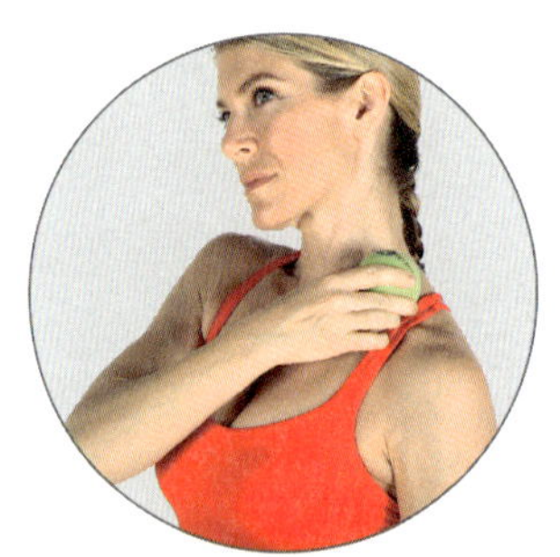
쇄골 위 부위

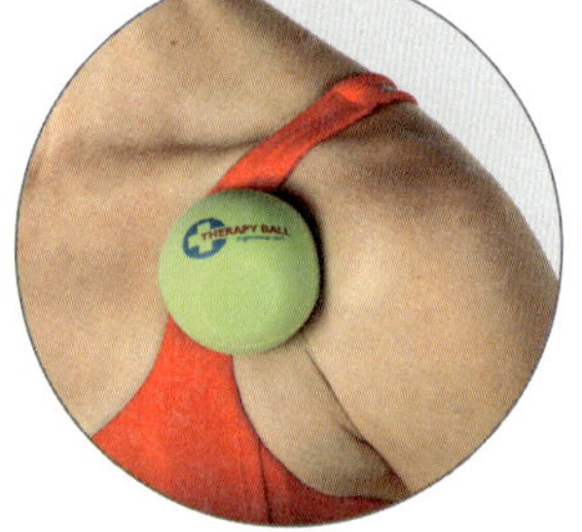
오구돌기/소흉근

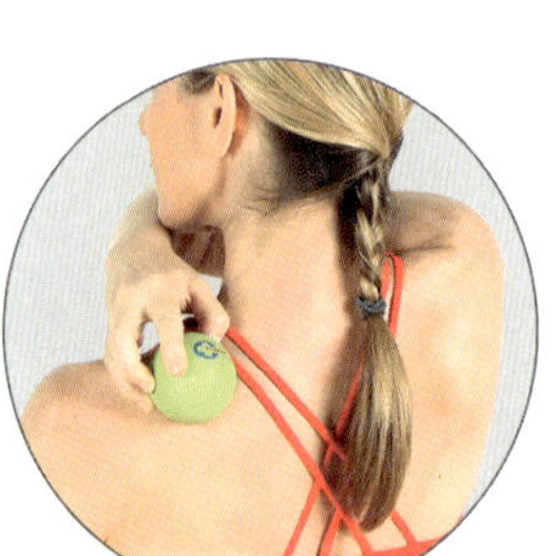
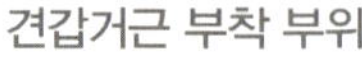
견갑거근 부착 부위

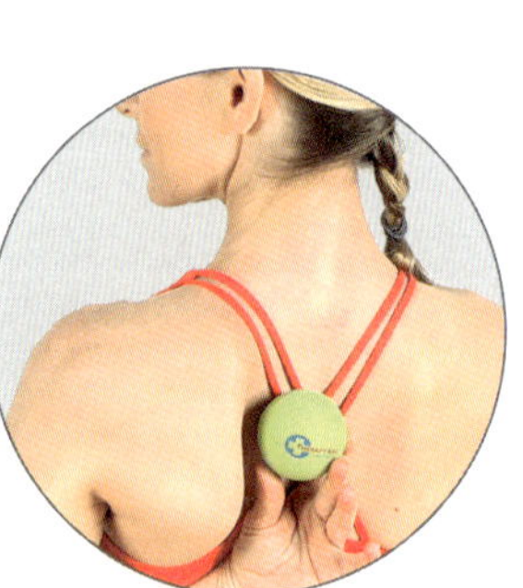
승모근/능형근 이음매

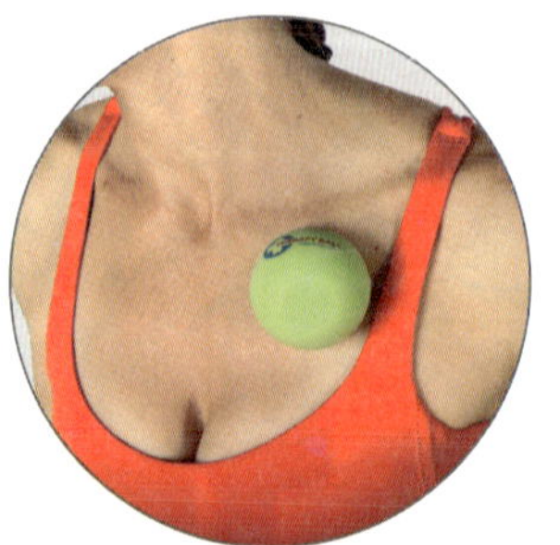
쇄골하근

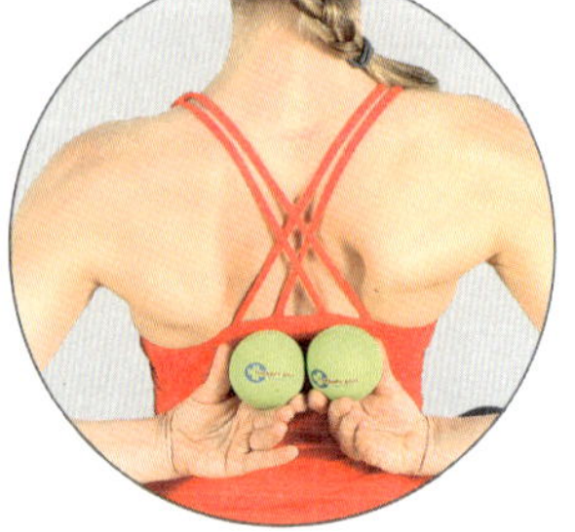
브라/브로스트랩 부위

체크인:
복식-흉식 호흡

- **(1)** 한 손은 배, 한 손은 가슴 위에 두고 복식-흉식 호흡을 한다(호흡 시 이 부위가 움직인다는 것을 느낀다면 더 이상 손을 올려두지 않고 옆에 편안히 팔을 내려놓으면 된다).
- **(2)** 먼저 복부가 팽창하는 것을 느끼고, 흉곽이 커다란 연부 조직 풍선처럼 부푼 후 이 두 부분이 비워지는 것을 느낀다. 마시고 내실 때 손이 오르내릴 것이다.
- 5~10회 완전히 호흡을 한다.

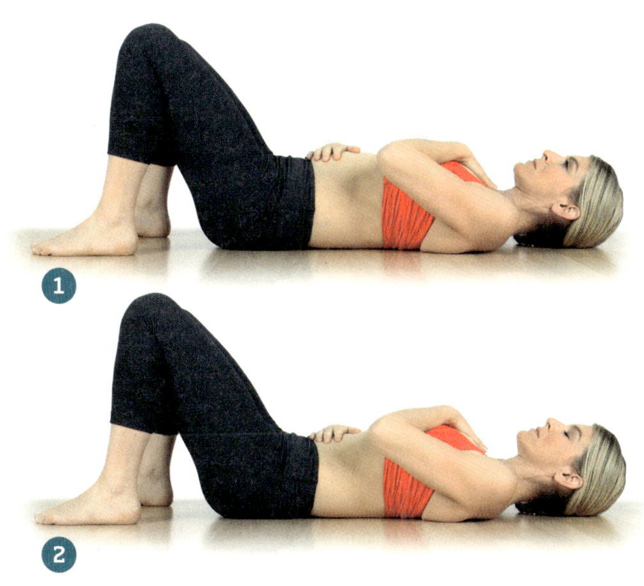

롤 시퀀스

서브클라비클 디탱글Subclavicle Detangle

액션 1:

- **(1)** 벽 모서리 또는 문에 원하는 크기의 볼을 두고 왼쪽 쇄골하근에 볼을 고정한다. **(2)** 쇄골하근과 소흉근을 마사지할 수 있도록 몸통을 좌우로 움직여 쇄골 아래쪽을 따라 볼을 스트립핑한다.
- **(3~4)** 손을 머리 위 벽에 대고 무릎을 굽혔다 폈다 하며 겨드랑이 바로 옆에 있는 소흉근 섬유를 가로질러 볼을 문지른다.

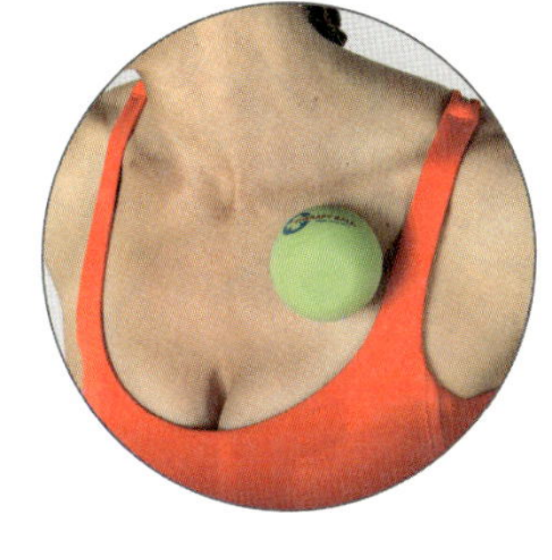

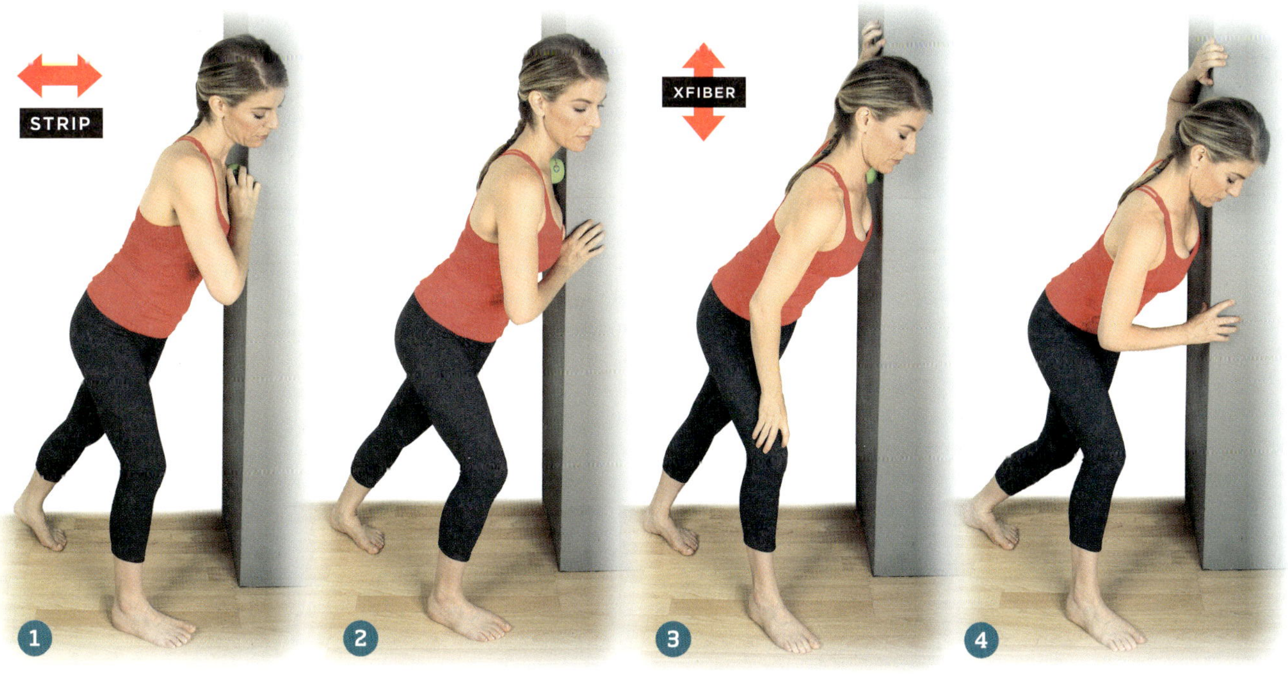

액션 2:

(1~3) 오른손을 이용해 마사지한 조직에 대고 볼을 돌린다.

(4~5) 팽팽하게 조직을 돌렸으면 머리를 오른쪽으로 돌려 목을 움직이고 가능한 여러 방향으로 움직인다. 볼을 다시 돌려 더 많은 조직을 잡아당긴다.

방향을 바꾸어 액션 1과 2를 반복하라.

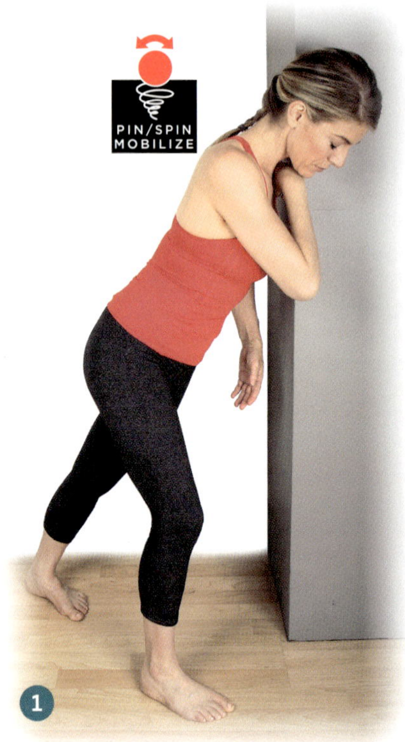

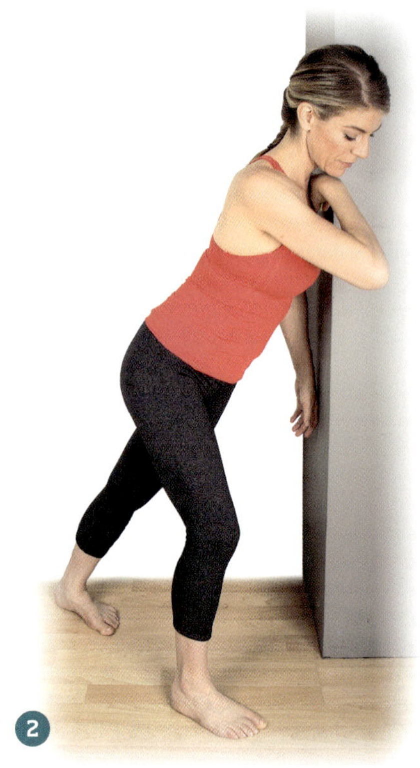

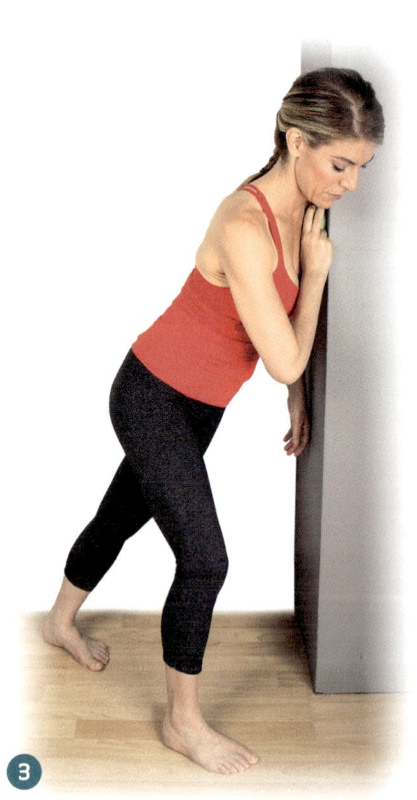

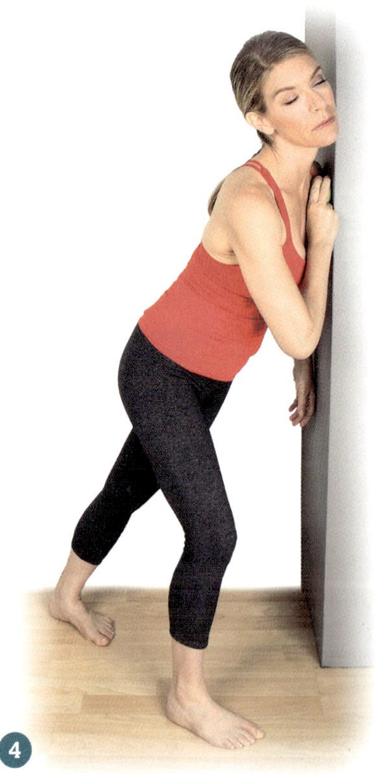

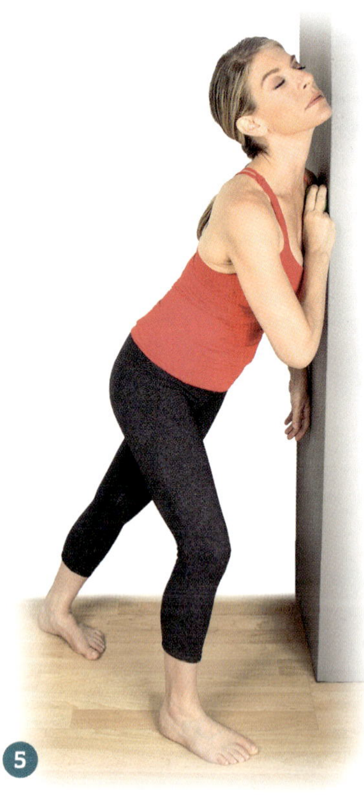

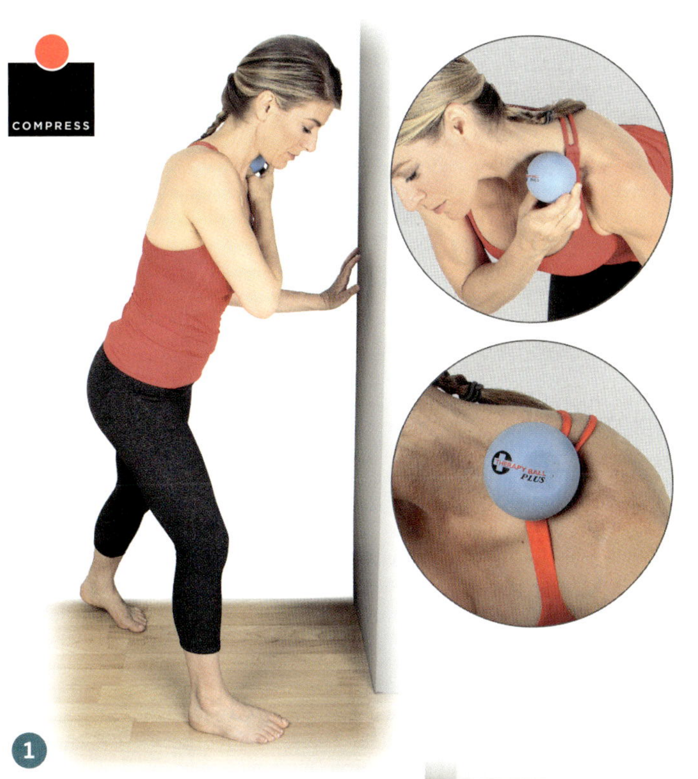

수프라클라비클 소프트너

Supraclavicle Softener

액션 1:

(1~2) 쇄골 위쪽으로 볼을 움직이며 쇄골 바로 위 삼각형의 연부 조직 부위에 볼을 둔다. **(2)** 볼을 벽에 고정할 수 있도록 고관절을 접고, 머리가 벽에 닿지 않도록 한다.

(3~7) 흉식 호흡을 몇 회 한 뒤, 왼쪽 팔과 어깨를 등 뒤로 보내어 핀 앤 스트레치 움직임이 나타나도록 한다.

(8) 볼을 한곳에 대고 목을 오른쪽으로 돌려 위아래로 움직이며 스트레칭 한다.

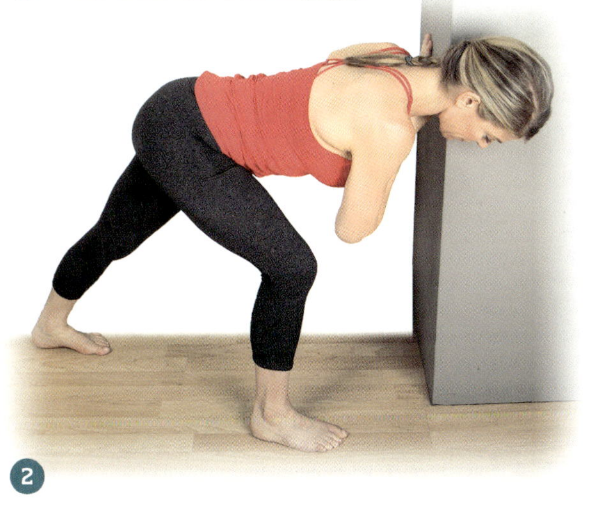

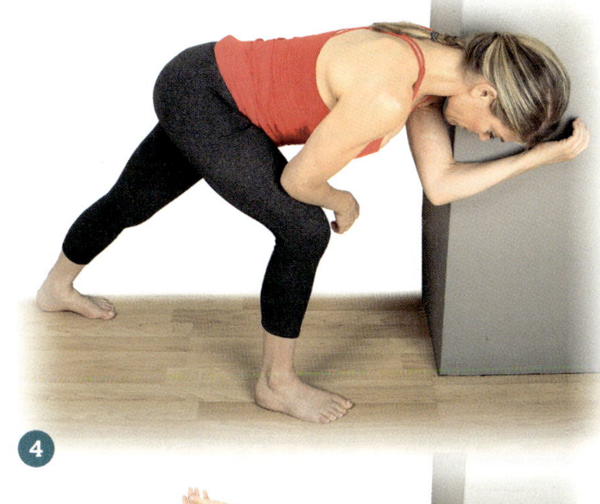

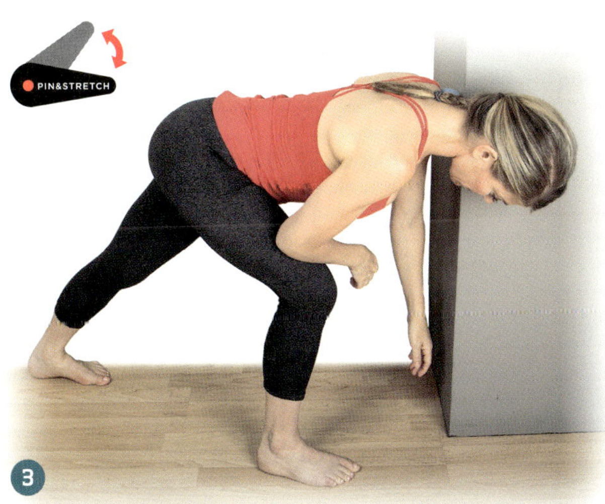

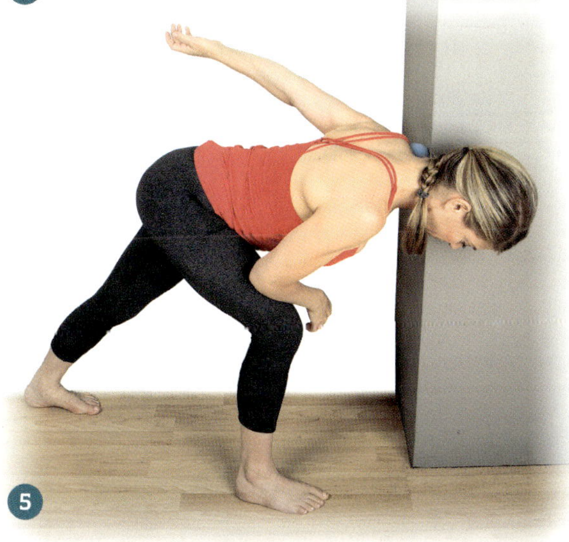

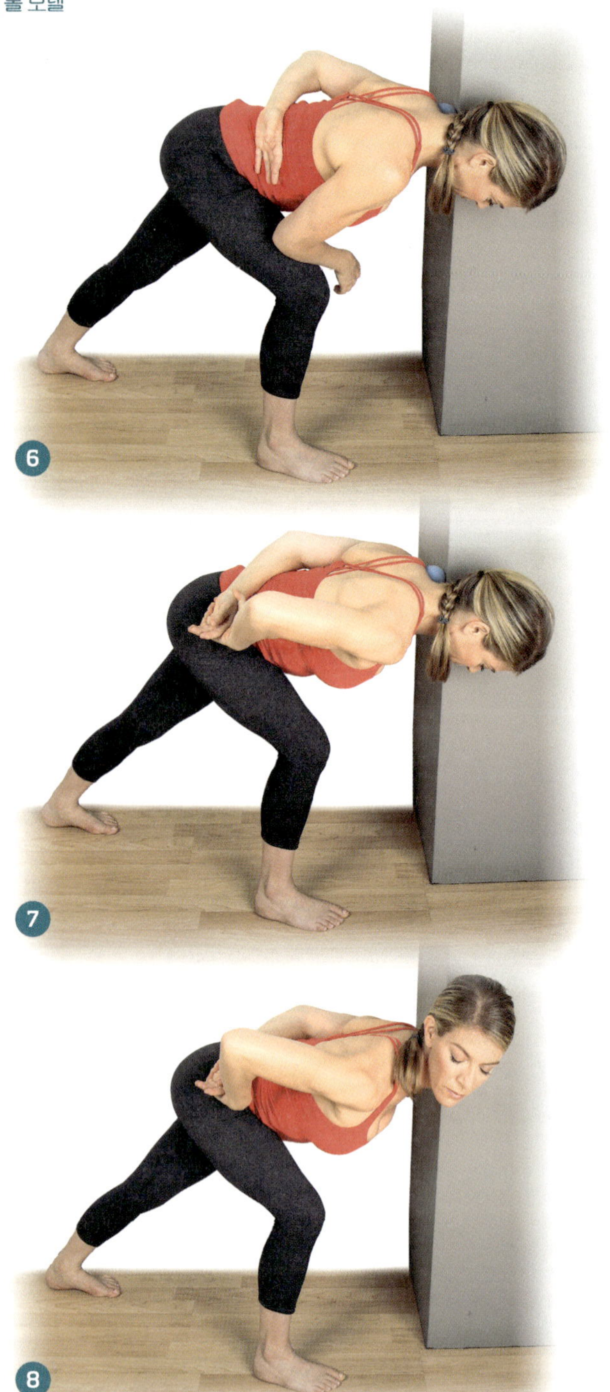

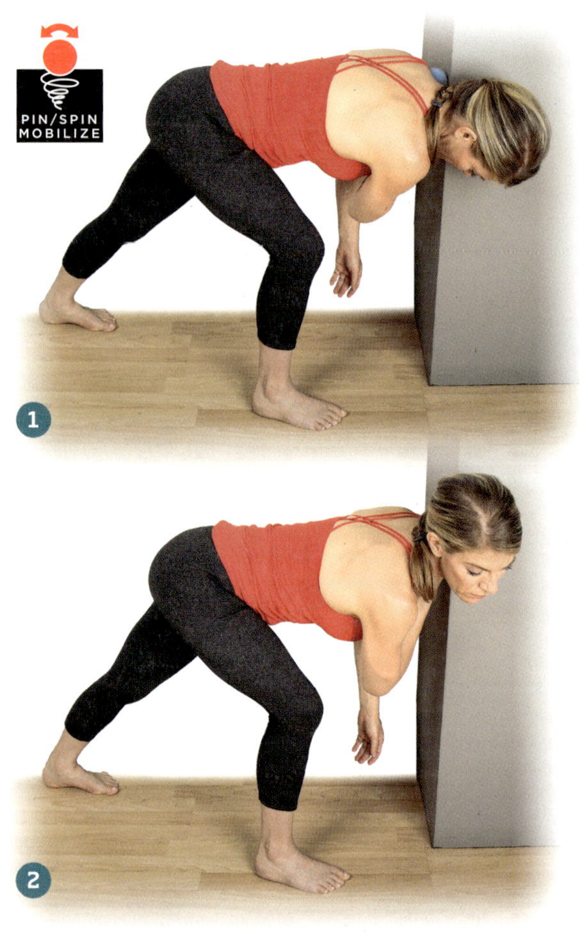

액션 2:

오른손을 사용하여 핀 앤 스핀을 하고 왼쪽 어깨, 목, 제1 늑골을 다시 움직인다. 계속해서 쇄골 위쪽에서 볼을 움직이며 긴장된 부분을 찾아낸다. 볼을 다시 반대 방향으로 돌린다.

방향을 바꾸어 액션 1과 2를 반복하라.

트라페지우스 테이머Trapezius Tamer

이 동작에서 볼은 승모근과 능형근의 섬유를 가로질러 움직인다. 볼은 항상 견갑거근 건이 있는 날개뼈 안쪽 위 모서리(견갑골 내측연의 상부) 사이에서 움직인다. 또한 볼은 흉추 3번/4번이 있는 곳까지 내려가지만 척추를 넘어가지 않는다(말 그대로 사진에 있는 내 탱크탑의 스트랩을 따라 내려간다).

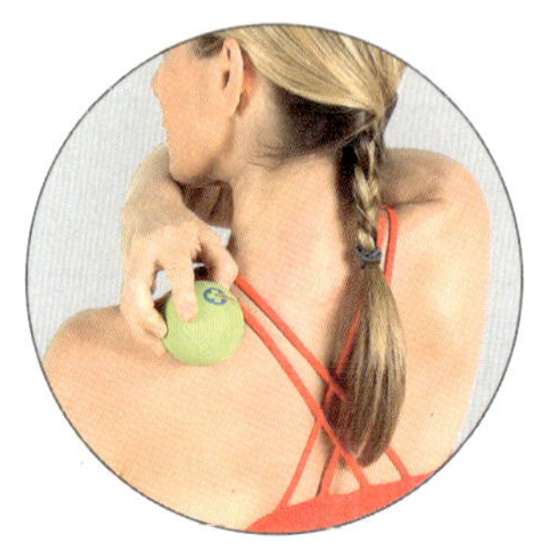

시작

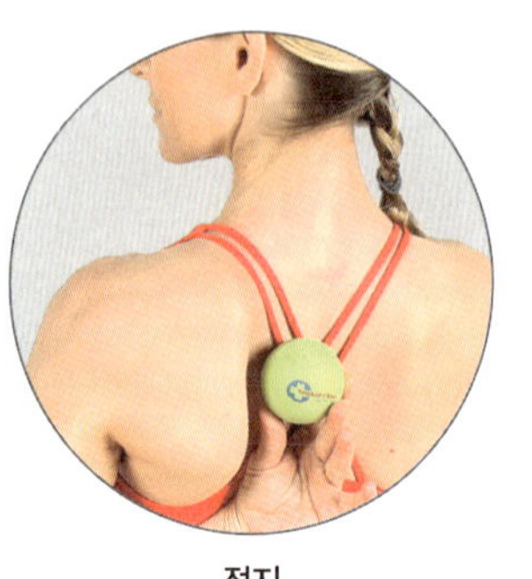

정지

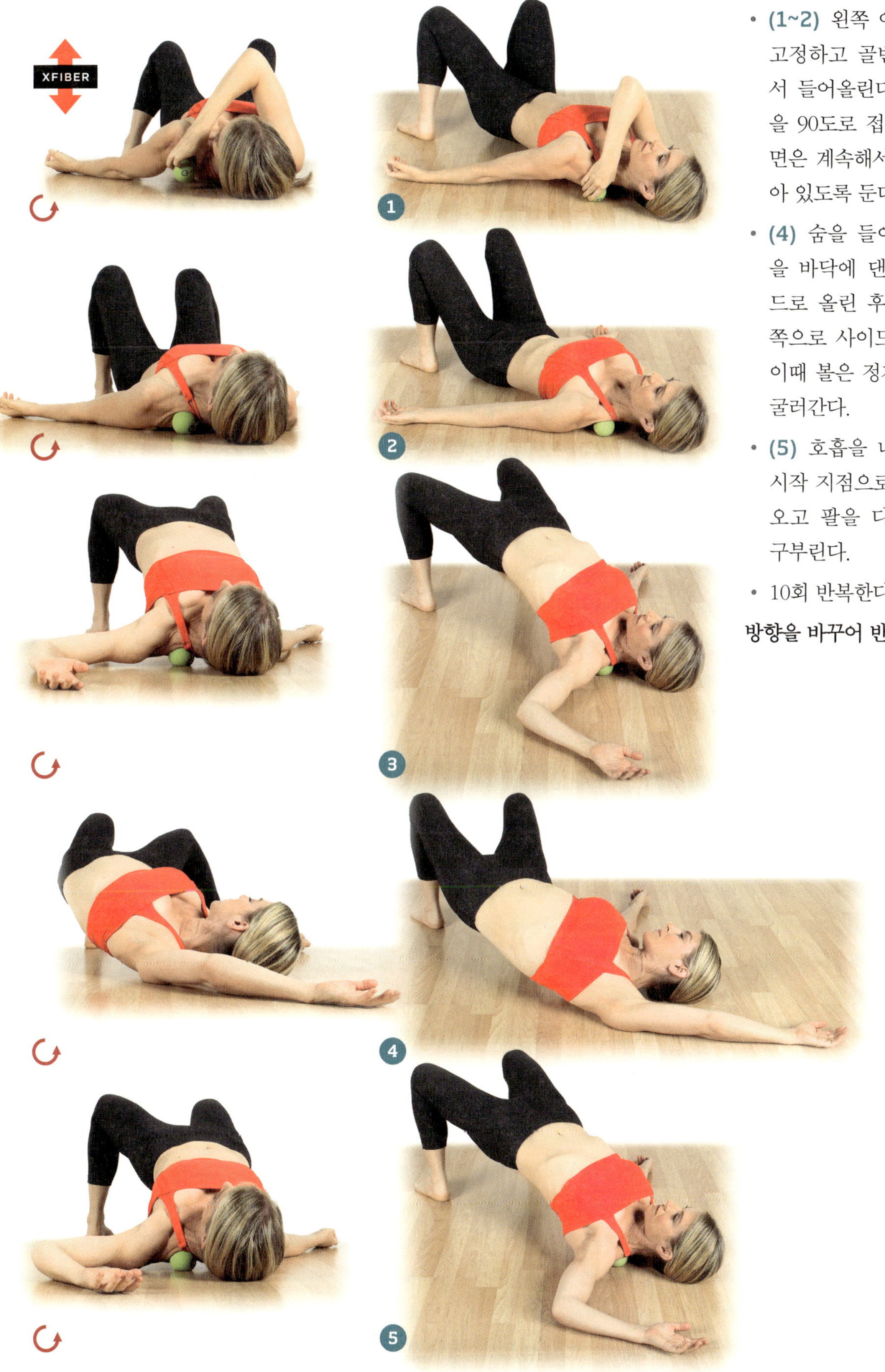

- **(1~2)** 왼쪽 어깨에 볼을 고정하고 골반을 바닥에서 들어올린다. **(3)** 왼팔을 90도로 접고, 팔의 뒷면은 계속해서 바닥에 닿아 있도록 둔다.
- **(4)** 숨을 들이마시며 팔을 바닥에 댄 채 오버헤드로 올린 후 몸을 오른쪽으로 사이드밴드 한다. 이때 볼은 정지 지점까지 굴러간다.
- **(5)** 호흡을 내쉬며 볼을 시작 지점으로 다시 가져오고 팔을 다시 90도로 구부린다.
- 10회 반복한다.

방향을 바꾸어 반복한다.

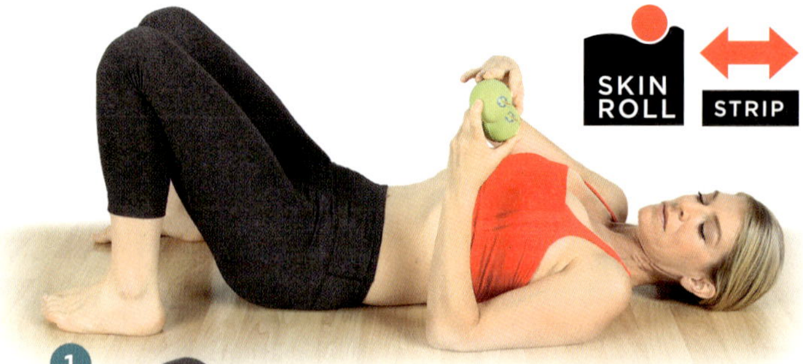

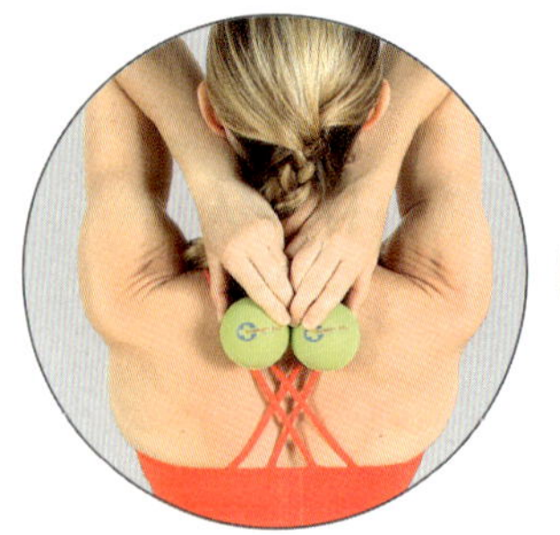

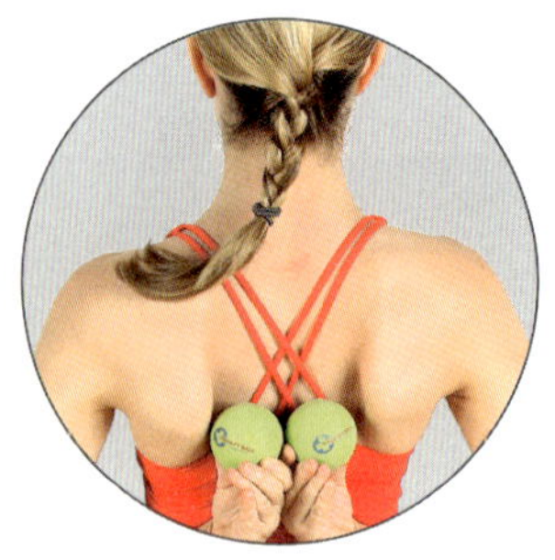

SKIN ROLL
STRIP

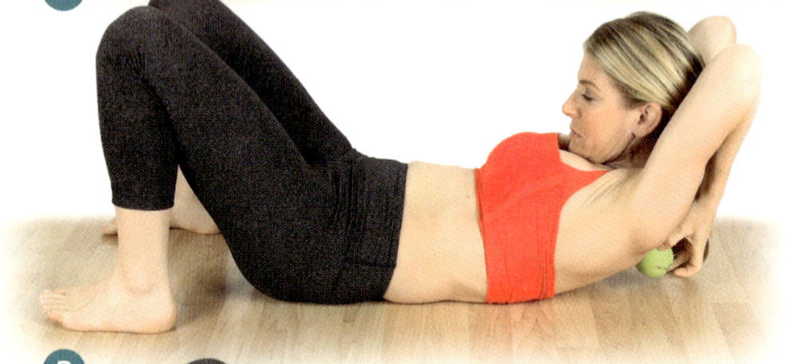

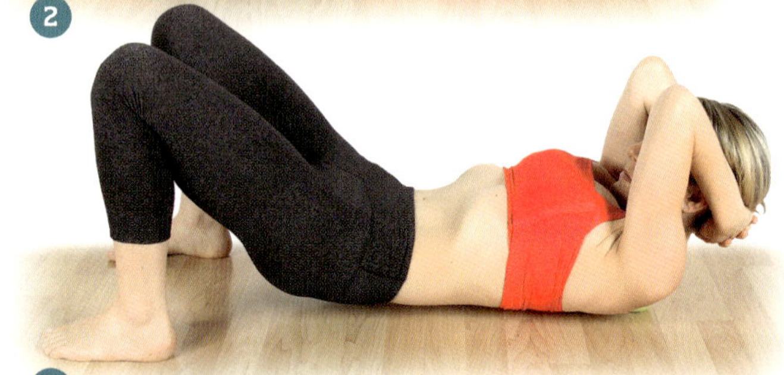

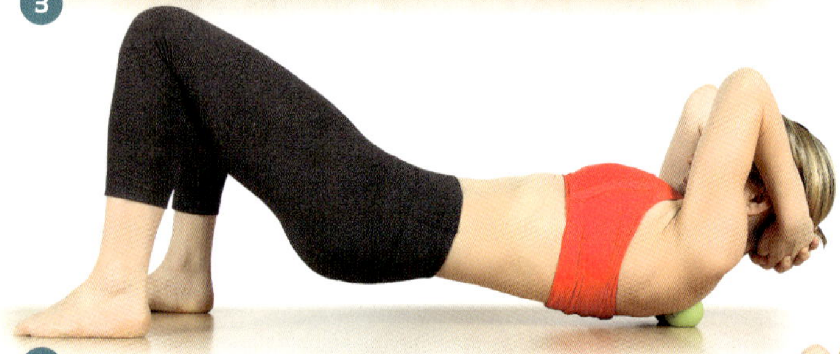

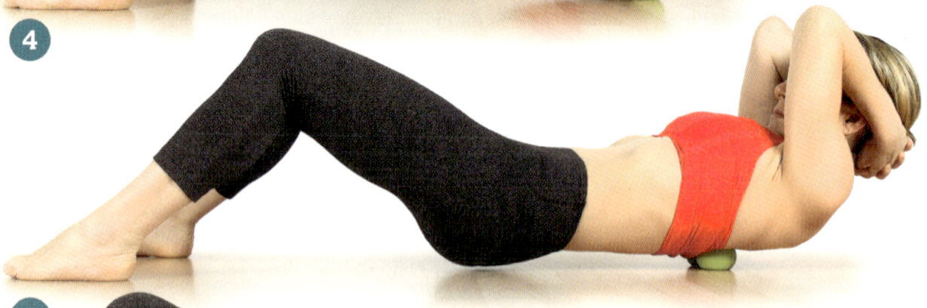

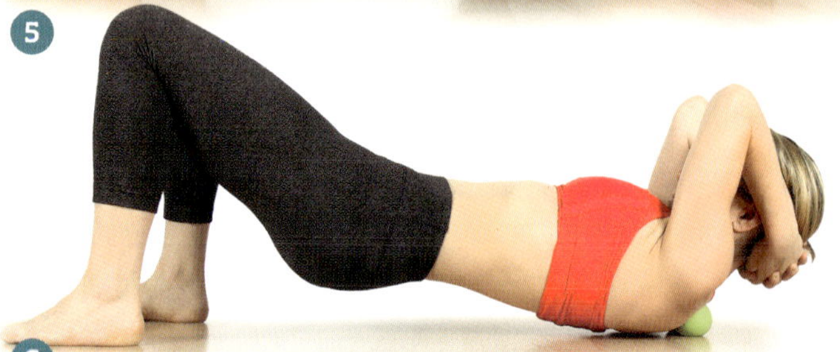

커레스 웨이브 Caress Wave

- (1~3) 등을 바닥에 대고 누워 손으로 머리를 받친다. 골반과 머리를 바닥에서 들어올려서 윗등이 볼 위에서 균형을 잡을 수 있게 한다. 어떤 크기의 볼이든 흉추 2번이 시작되는 지점 부근의 척추 양쪽에 두고, (4~5) 흉추 8번 지점(브라/'브로' 스트랩)까지 천천히 척추를 따라 볼을 내린다. 길고 부드럽고 깊게 어루만지듯이 아주 천천히 움직인다. (6) 반대로 다시 흉추 2번까지 돌아간다. 천천히 3~4회 반복한다.
- 볼을 굴리는 것이 어렵다면 흉곽을 좌우로 기울여 뱀처럼 구불구불한 동작을 만든다. 또 다른 방법은 볼을 등 아래쪽까지 밀 수 있도록 발을 몸 쪽으로 가깝게 가져오고, 위로 올라갈 수 있도록 발이 몸 쪽에서 멀어지게 걸어간다. 벽에서 하거나 볼을 주머니에 넣어서 할 수도 있다.

1
2
3
4
5
6

주머니에 넣어서 할 경우

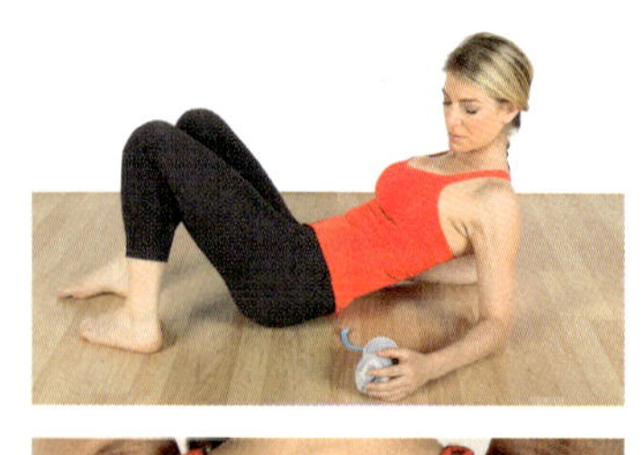

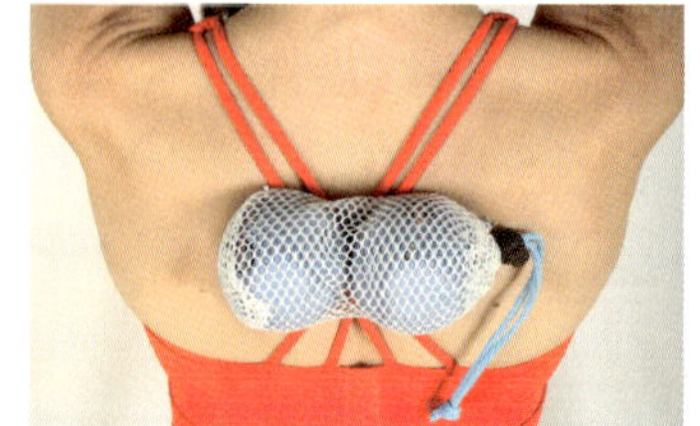

롬보이드 링어Rhomboid Ringer

- **(1)** 날개뼈 사이에 두 개의 볼을 두고, 머리와 골반을 바닥에서 들어올린다. **(2~3)** 흉곽을 구부리고 척추를 좌우로 움직여 핀/스핀 앤 모빌라이즈와 함께 스킨롤링을 시작한다.
- 등 아래에 볼을 고정하여 전단력을 증가시키고, 볼이 조직을 잡아당긴 상태를 유지한 채 한쪽 방향으로 최대한 멀리 걸어간다. 갈비뼈가 움직이도록 호흡을 깊게 하고, 반대쪽으로 걸어간다. 이 동작은 등 상부의 근막층 전체에 깊은 전단력을 발생시킬 것이다(사진에는 없음).

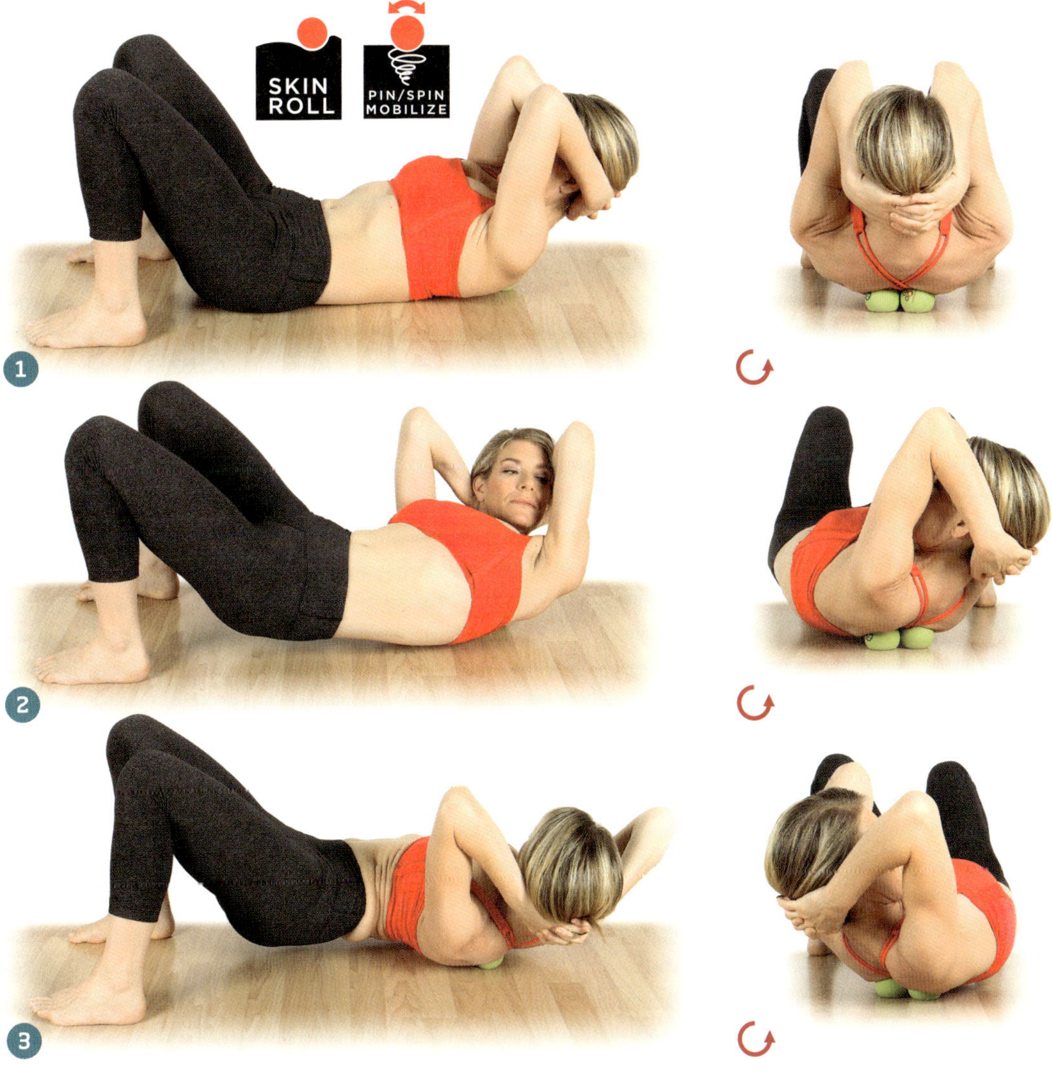

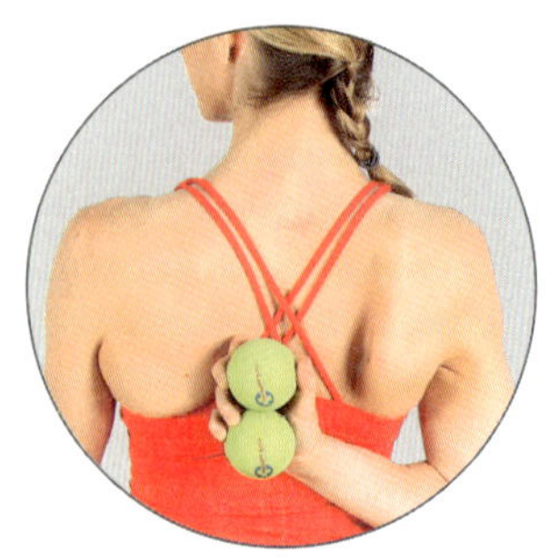

립 락Rib Rock

(1~2) 두 개의 볼을 윗등의 척추 좌측에 세로로 둔다. **(3~4)** 왼팔로 가슴을 가로질러 감싸고, **(5)** 오른팔로 그 위를 감싸안는다. **(6)** 갈비뼈로 깊게 호흡을 들이마시는 동시에 흉곽을 왼쪽으로 잡아당긴다. 볼이 놓인 곳을 회전축으로 두고 돌려 볼이 척추 사이로 보다 깊게 들어갈 수 있도록 한다. 호흡을 내쉬며 중앙으로 돌아온다. 천천히 8~10회 수행한다.

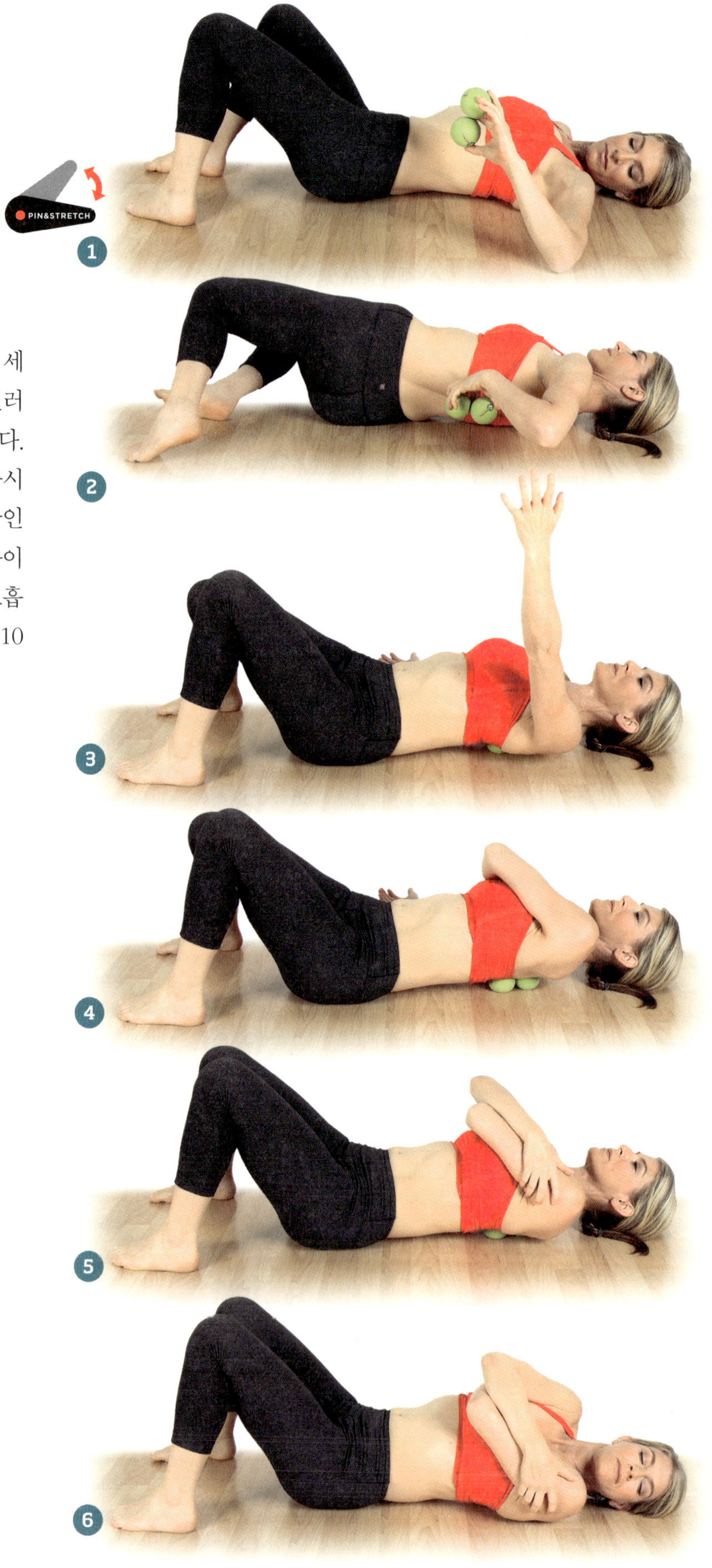

PIN&STRETCH

1

2

3

4

5

6

리서시테이트 브레스Resuscitate Breath

- **(1)** 볼을 척추 양쪽의 흉추 8번/9번 부근(브라/'브로' 스트랩 위치)까지 내린다. 이 시퀀스에서는 롤링 없이 깊은 호흡만을 반복한다.

  (2) 흉곽으로 깊게 호흡한다.

  (3) 내쉬며 갈비뼈를 서로 모아 몸 안에 있는 모든 숨이 빠져나가게 하고, 복부 조직의 모든 층을 압박하여 밑에 깔린 볼을 납작하게 만들며, 치골을 갈비뼈 쪽으로 당긴다.

  긴장을 풀고 자연스럽게 다음 호흡을 들이쉬어 '심폐소생'을 하라.

  호흡이 수동적으로 빠져나갈 수 있도록 내쉰다.

  호흡의 모든 단계를 다시 시행한다. 이 호흡 방법을 5라운드 실시한다.

- 볼을 치우고 잠시 휴식한 뒤, 리체크를 시행하라.

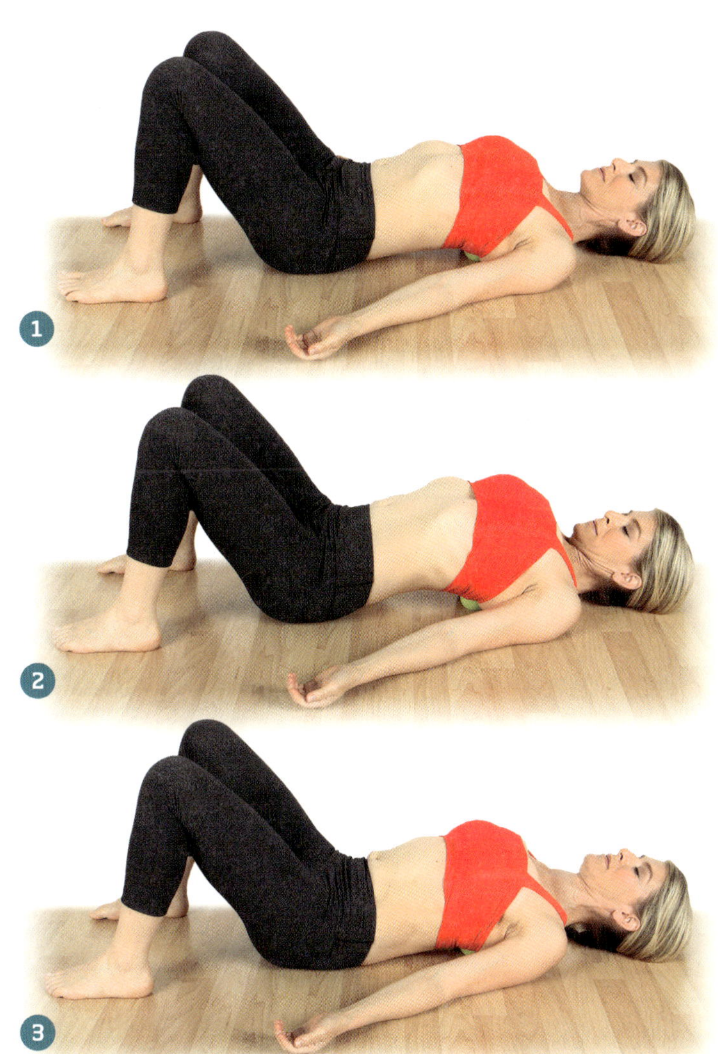

리체크: 복식-흉식 호흡

다시 복식-흉식 호흡을 수행하라. 복부와 가슴을 부풀리고 수축시키는 능력을 관찰하라. 호흡이 흉곽 뒤쪽까지 잘 들어가며 흉골이 오르내리는지를 확인하라. 신체 이완에 질적인 변화가 있는지 확인하라.

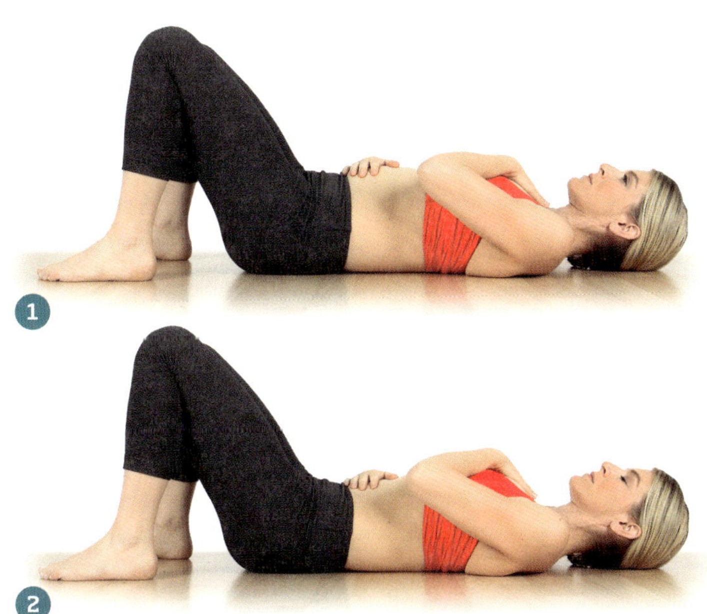

소감

1. 호흡의 질을 표현해본다.
2. 척추를 가능한 모든 방법으로 구부려보고, 상부 척추 움직임이 향상됨으로 인해 어떠한 변화가 발생했는지 느껴본다.
3. 다음 문장을 완성하라. 나는 ____________(을) 느낀다.

어깨부터 손가락까지 시퀀스

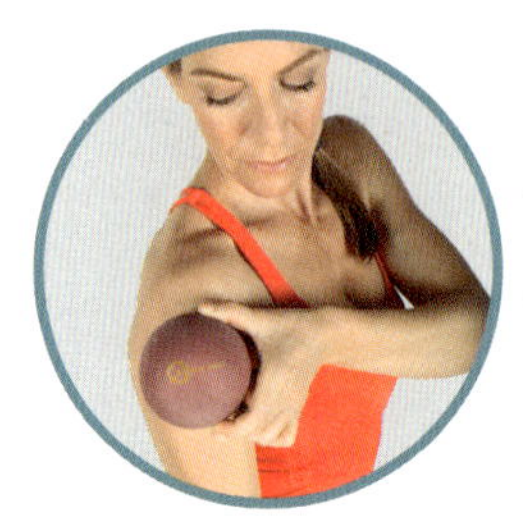

시퀀스 11: 어깨 – 회전근개

준비물

롤모델 볼: 오리지널 요가툰업, 플러스, 알파

매트

블록 또는 벽

스트레치 스트랩 또는 벨트

체화된 지도

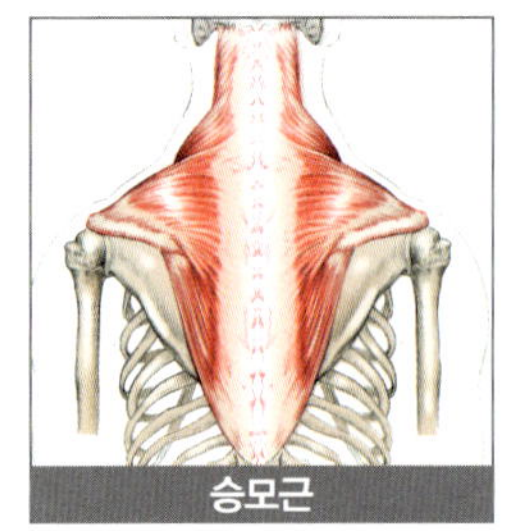
승모근

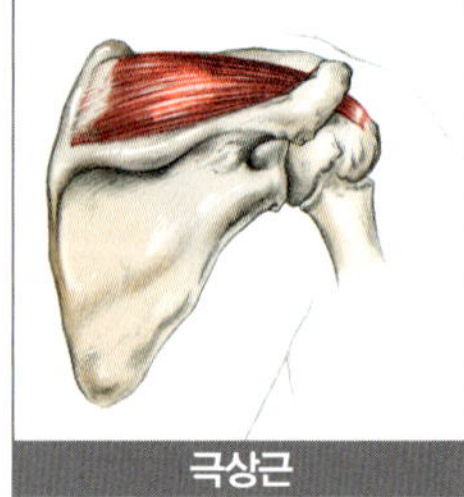
극상근

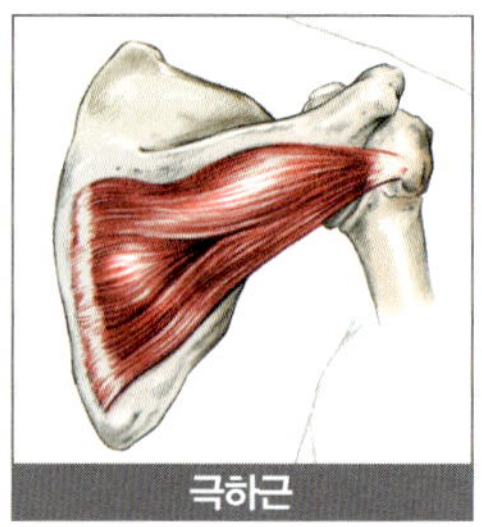
극하근

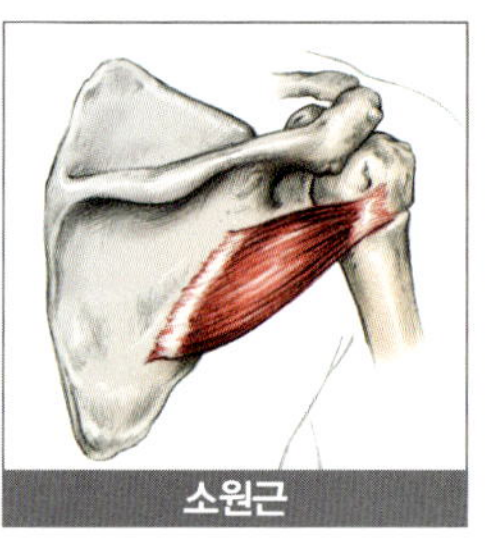
소원근

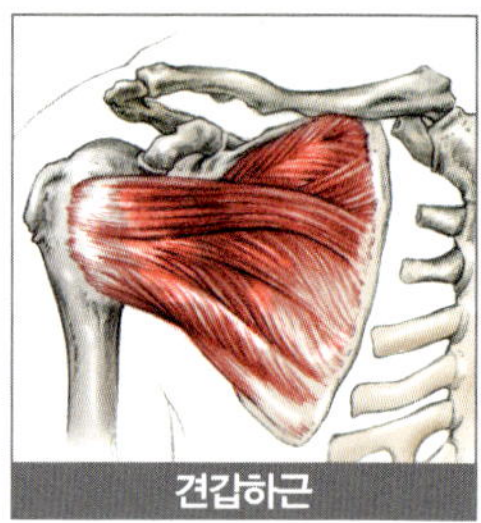
견갑하근

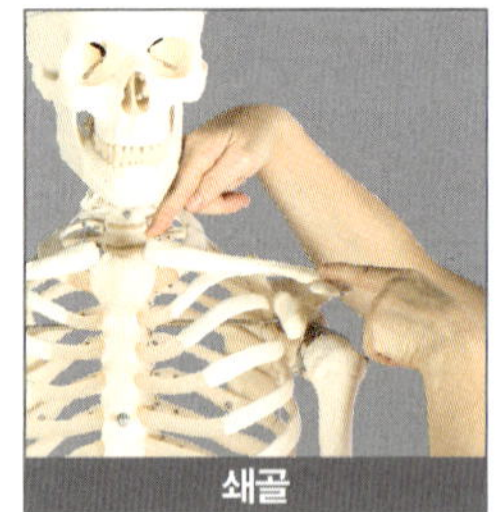
쇄골

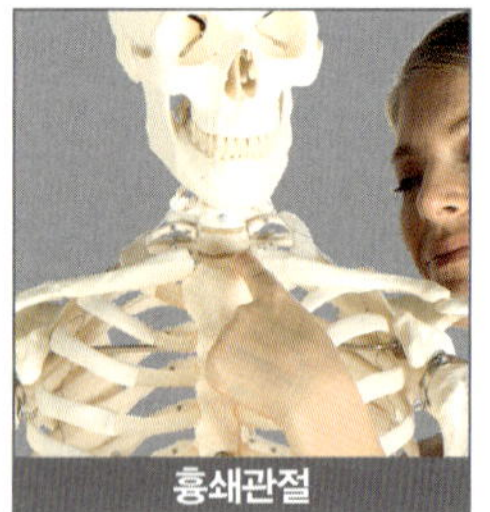
흉쇄관절

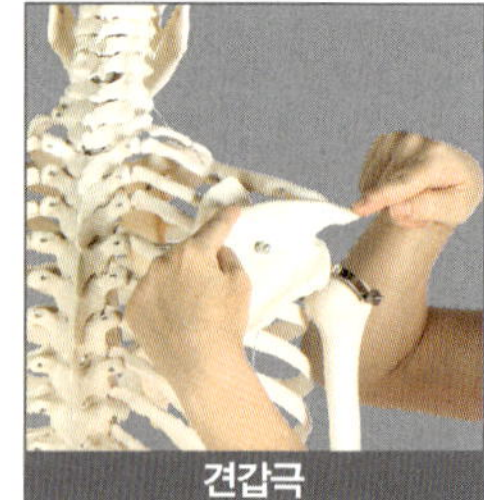
견갑극

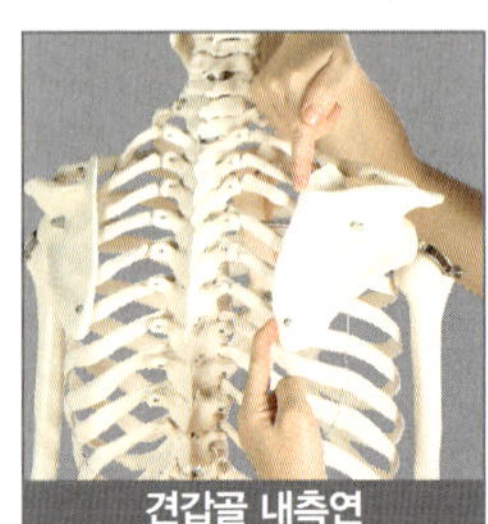
견갑골 내측연

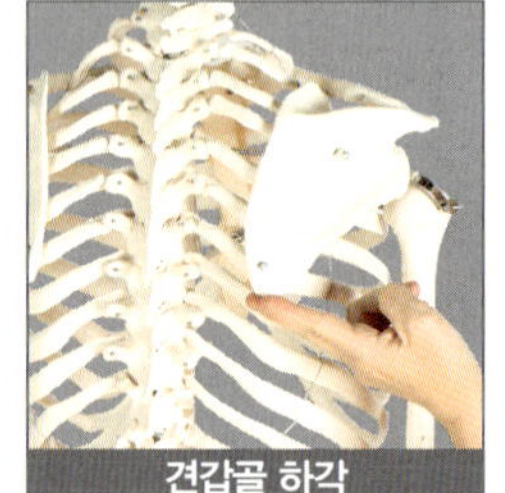
견갑골 하각

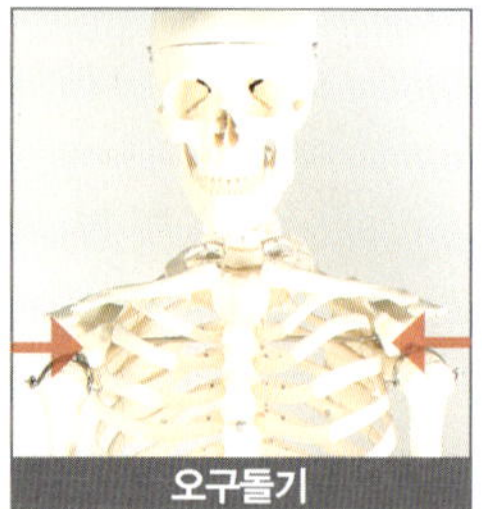
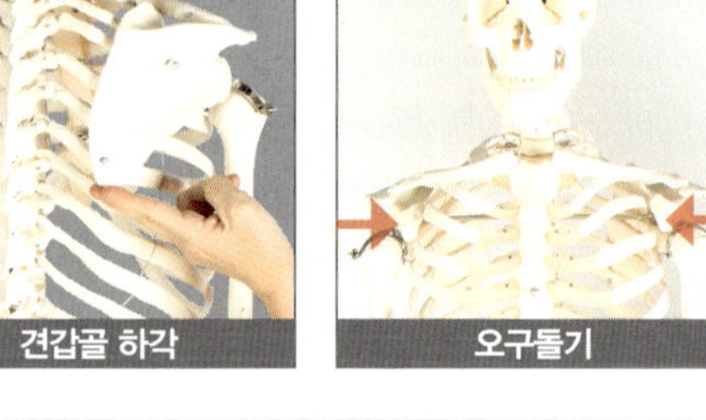
오구돌기

체크인: 숄더 플로싱

- **(1)** 바른 자세로 서서(86쪽 참조) 손으로 스트랩이나 벨트를 팽팽하게 잡아 고관절 앞에 둔다. 손바닥은 뒤를 향한다. 어깨의 가동범위에 따라 손 사이는 60~90cm 정도 떨어뜨린다.

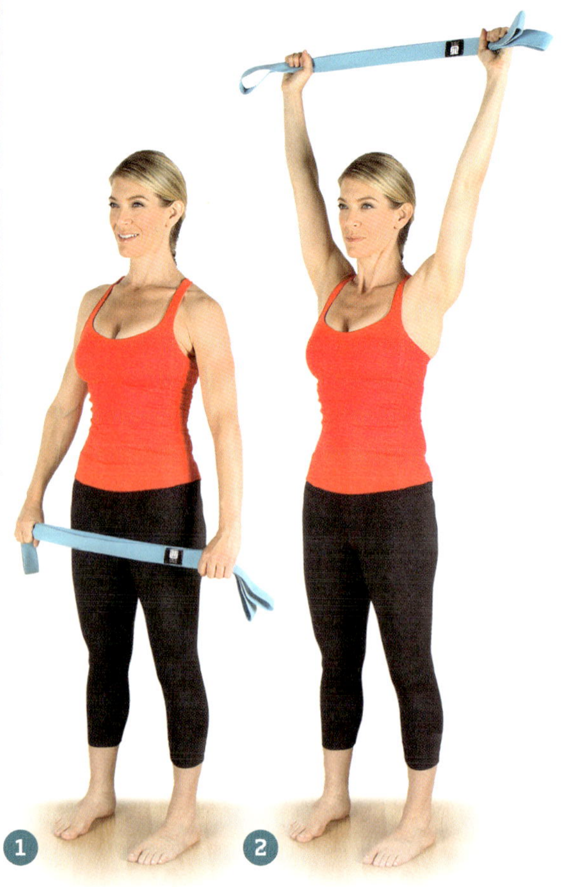

기본적인 볼 위치

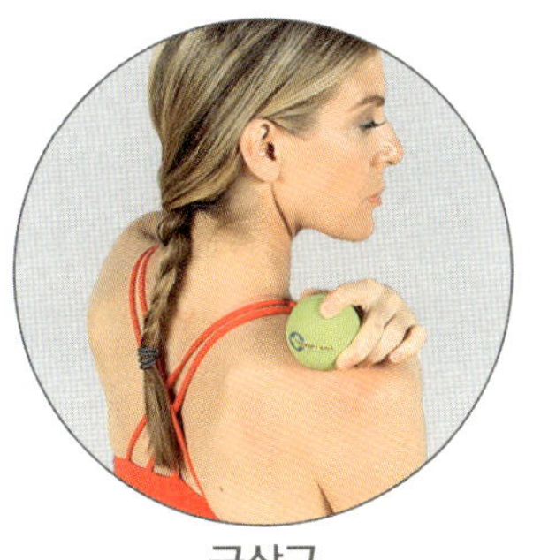
극상근

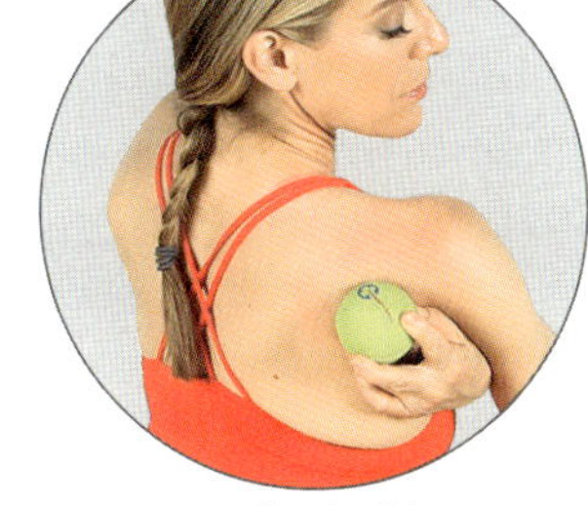
극하근/소원근

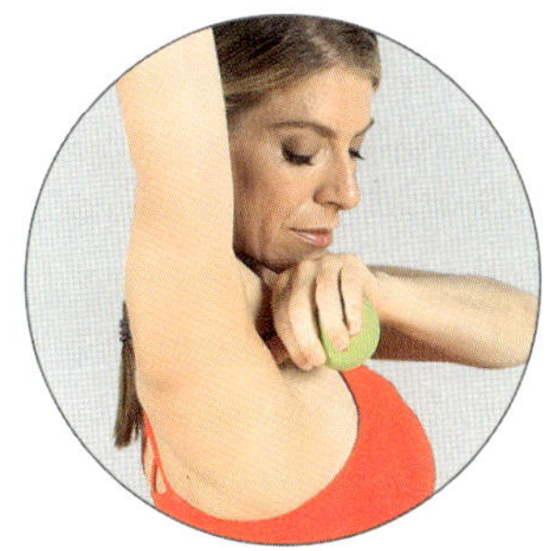
겨드랑이/견갑하근

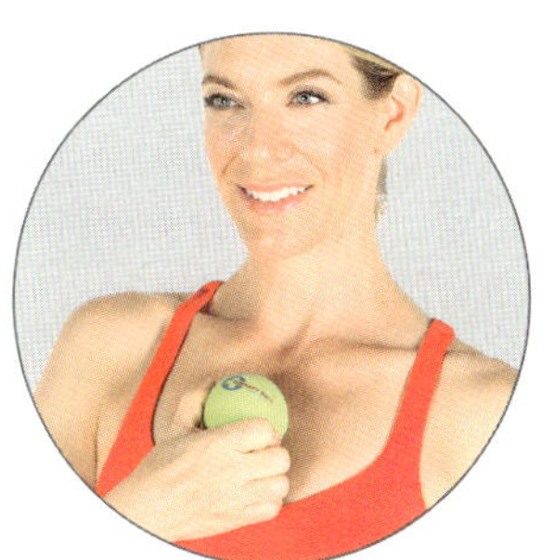
흉골

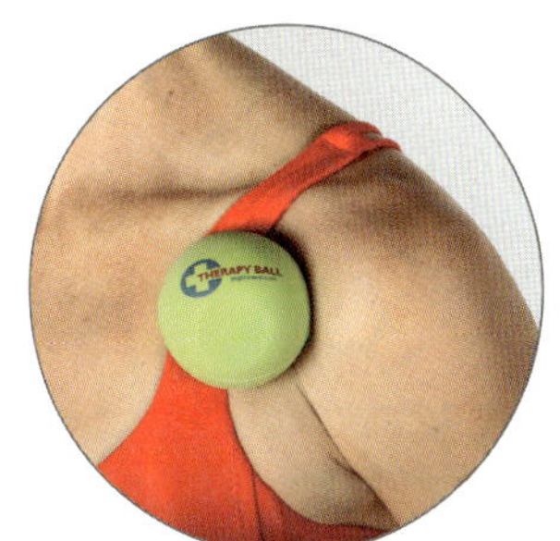

소흉근/오구돌기

- **(2)** 스트랩을 머리 위로 든다. **(3~4)** 왼쪽 어깨를 내회전한다. 상완골두가 드러나게 될 것이다. 왼손은 어깨 뒤, 윗등 바로 뒷쪽에 위치하게 된다.
- **(5)** 왼쪽 어깨를 외회전하여 제자리로 돌아온 뒤, **(6~7)** 오른쪽 어깨를 돌려 내회전한다. 오른손은 오른쪽 어깨 뒤, 윗등 바로 뒷쪽에 위치할 것이다.
- 어깨를 한쪽씩 돌리며 역동적인 리듬을 만들어내고, 상완골두 주변을 '치실질$_{\text{flossing}}$'을 해준다. 각 5회 반복한다.

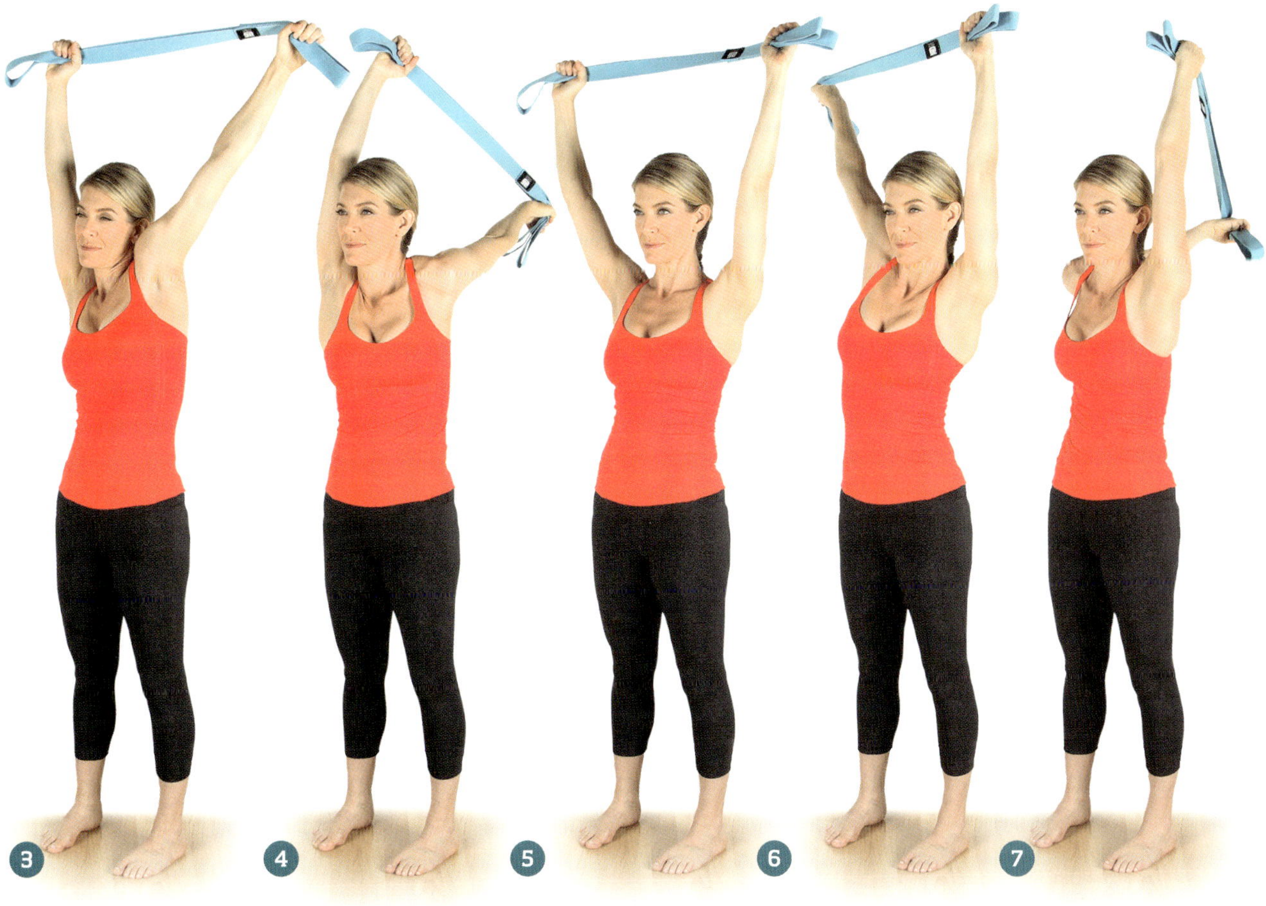

3 4 5 6 7

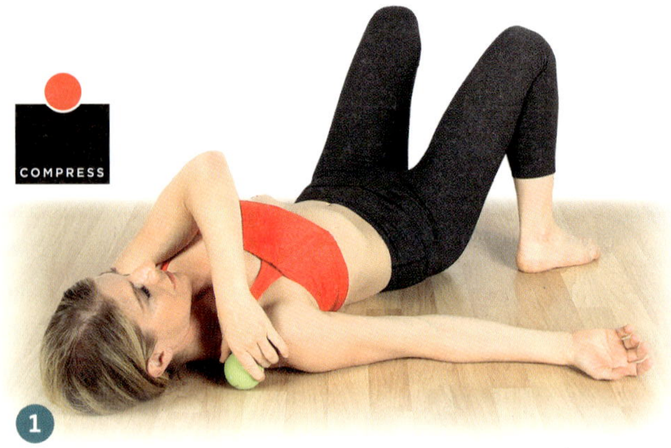

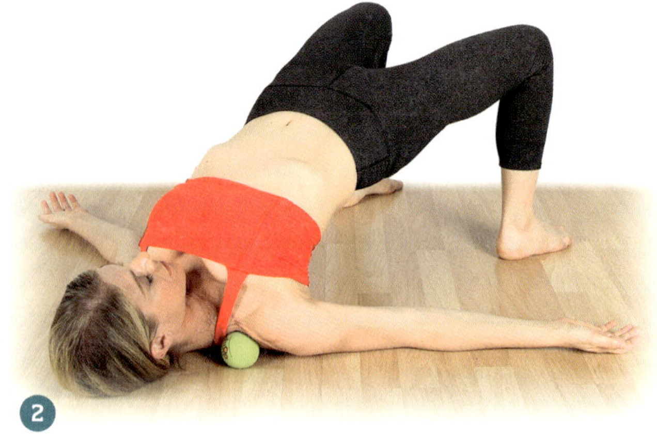

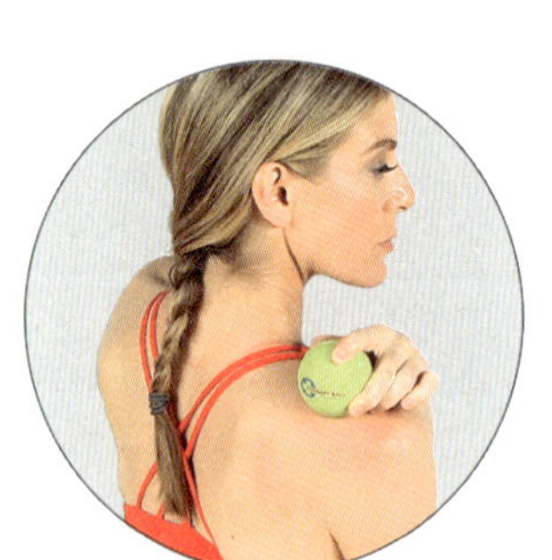

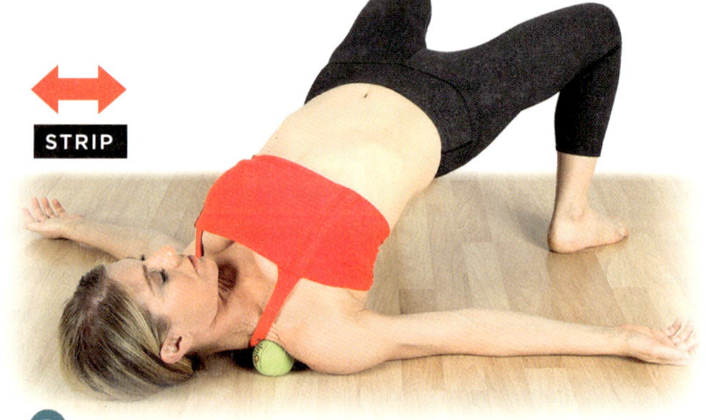

거터-볼Gutter-Ball

액션 1:

- (1) 등을 바닥에 대고 누워 볼을 오른쪽 극상근에 둔다. (2) 골반을 바닥에서 들어 체중이 볼에 실리게 한다.
- (3~4) 심호흡을 몇 회 한 뒤 볼이 극상근(과 그 위에 덮힌 승모근)을 스트립핑 할 수 있도록 좌우로 움직인다. 볼이 목 쪽으로 가면 안 된다. 날개뼈 위쪽 부위, 즉 견갑극 위쪽에 머무른다.

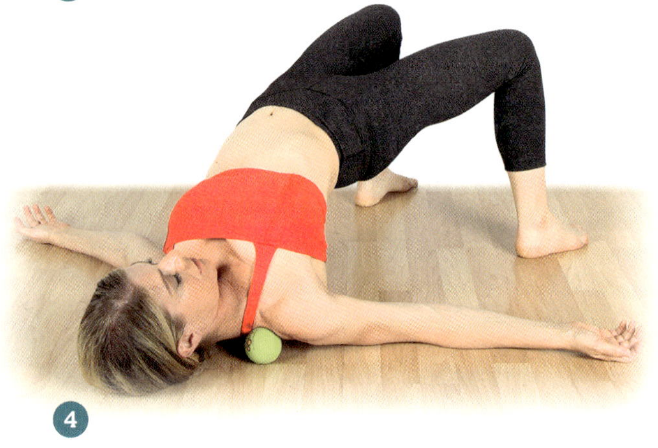

액션 2:

스노우 앤젤 동작을 하듯이 오른손으로 바닥에 큰 반원을 그리면서 핀 앤 스트레지와 컨트랙트/릴렉스를 같이 실시한다. 볼을 고정한 채 어깨를 외전 범위 내에서 움직이고, 가능하다면 어깨회전도 함께 한다. 8번 반복한다.

반대쪽으로 바꾸어 액션 1과 2를 반복한다.

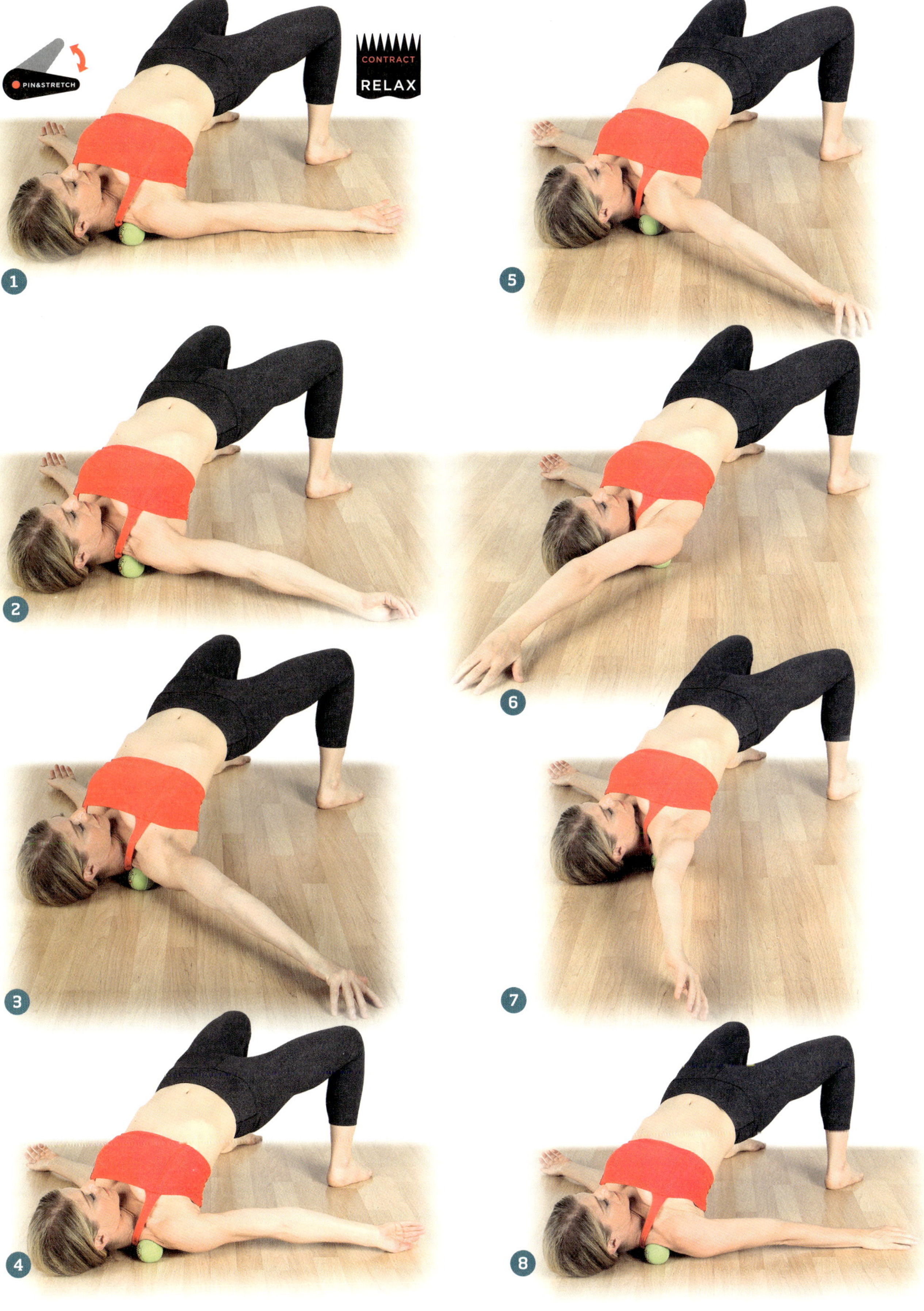
PIN&STRETCH
CONTRACT
RELAX
1
2
3
4
5
6
7
8

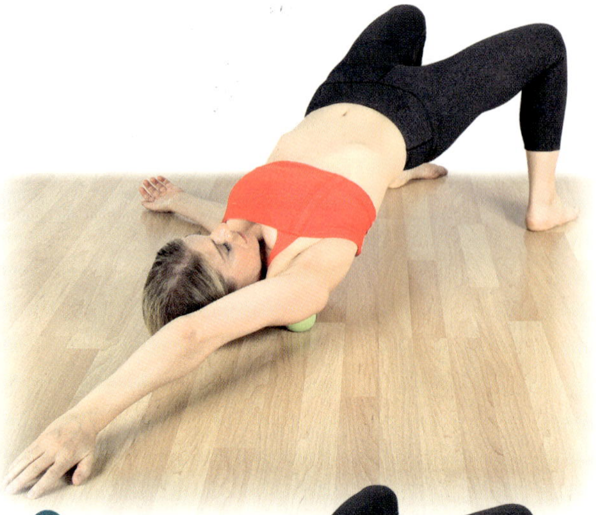

9

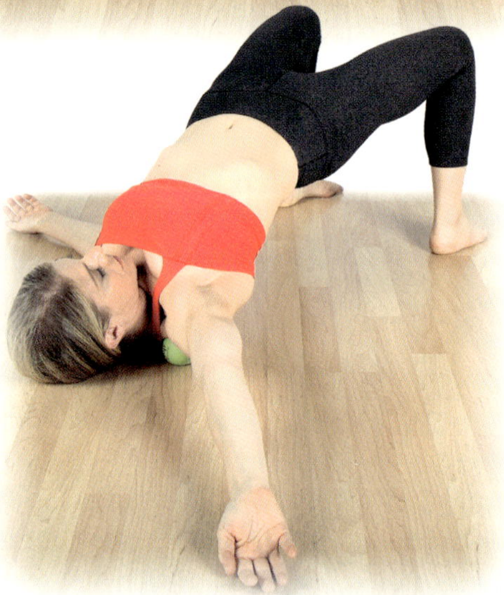

10

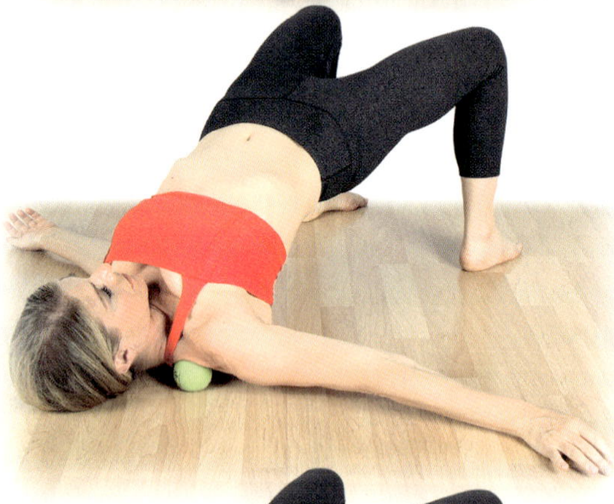

11

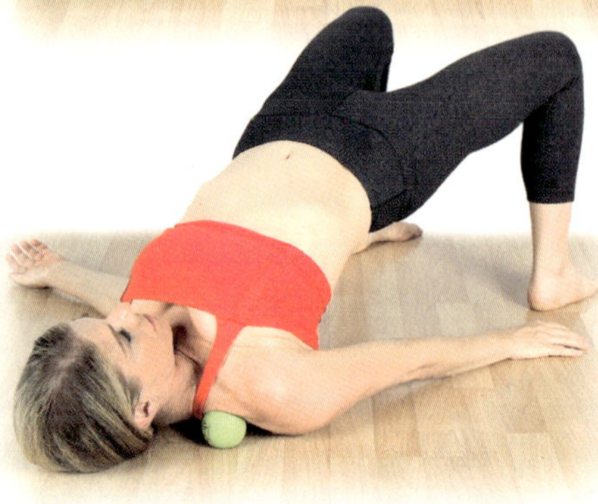

12

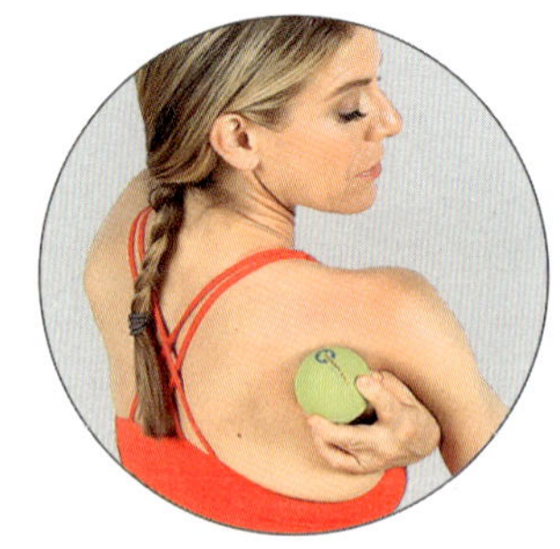

로테이션 레머디Rotation Remedy

액션 1:

- **(1)** 볼 하나를 오른쪽 날개뼈의 견갑극 아래쪽에 두고 몸을 볼 쪽으로 기댄다. 깊게 호흡한다.
- **(2~5)** 볼을 삼각형 모양의 견갑골 부분 내에 두고 몸을 좌우로 움직여 극하근과 소원근을 스트립핑 한다.
- **(6~7)** 이 근육들을 크로스파이버 할 수 있도록 발을 사용하여 몸을 움직여 볼이 날개뼈 위아래로 굴러가도록 한다.

COMPRESS

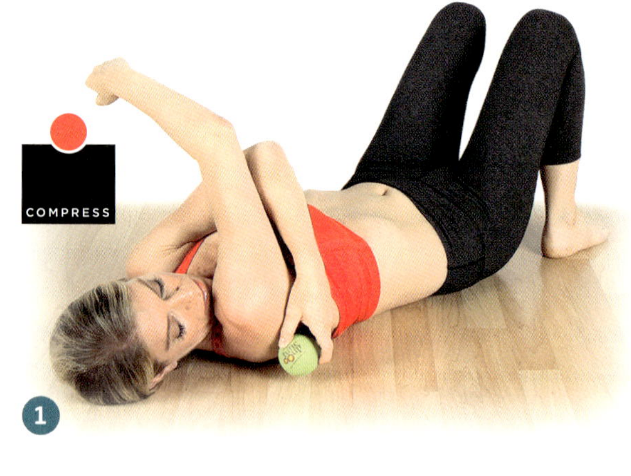

1

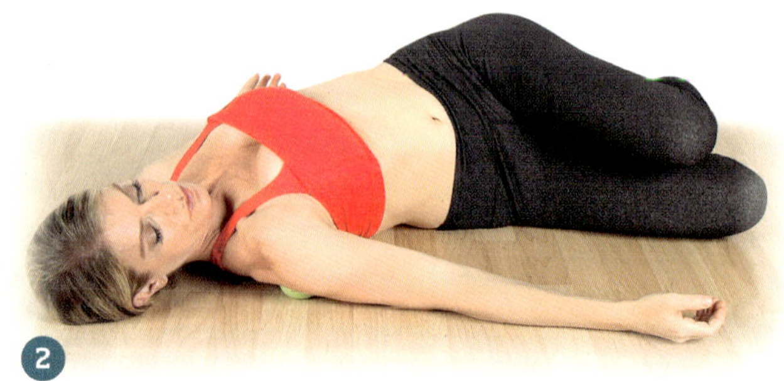

2

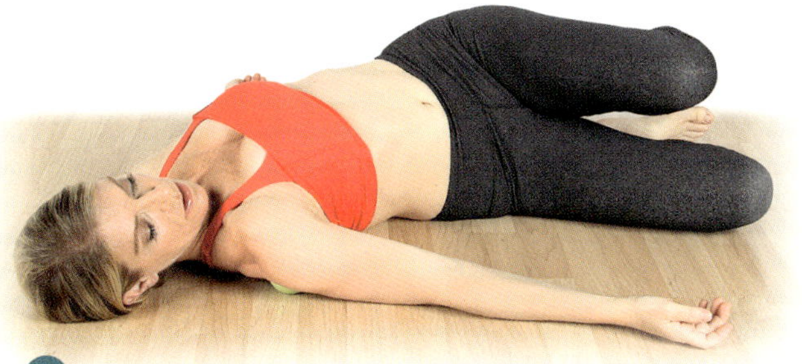

3

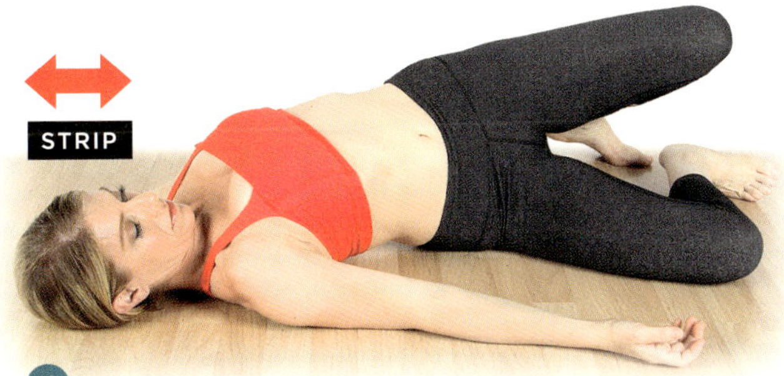

STRIP

4

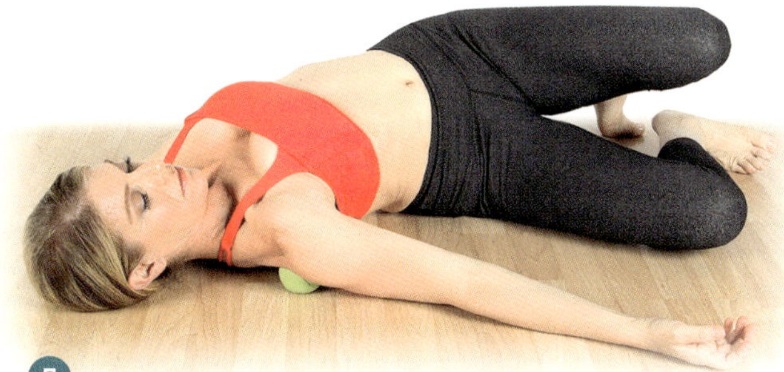

5

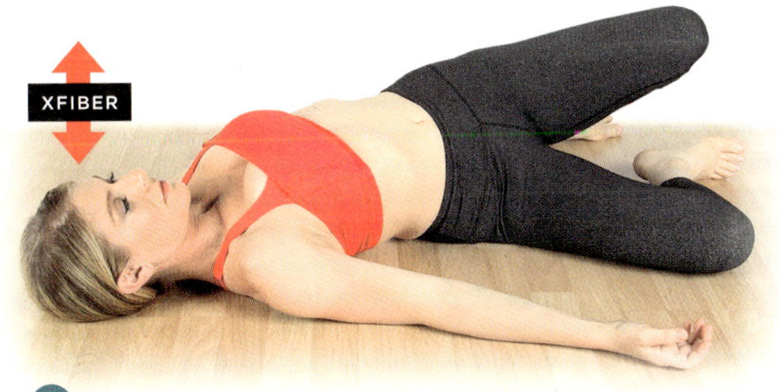

XFIBER

6

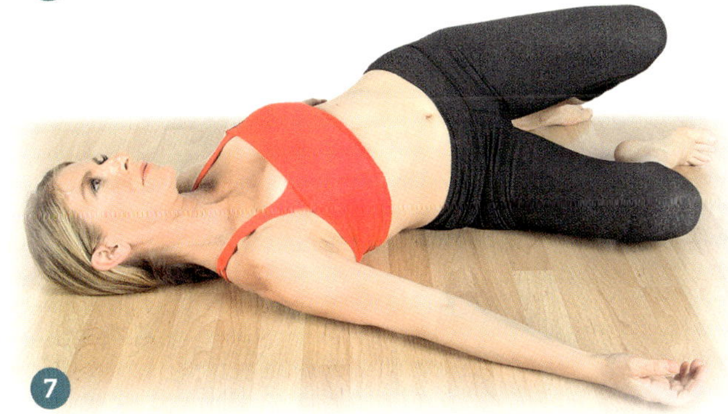

7

액션 2:

오른팔을 가능한 모든 방향으로 움직이도록 해초처럼 가볍게 흔들어 같은 근육을 핀 앤 스트레치 한다.

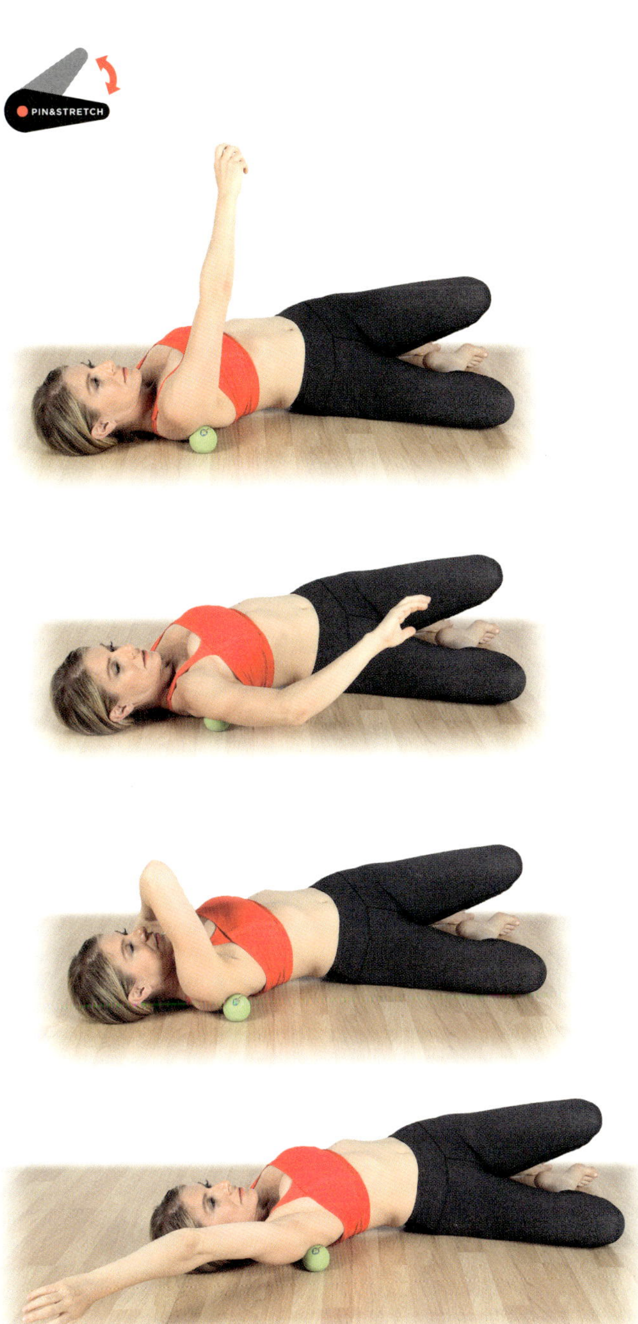

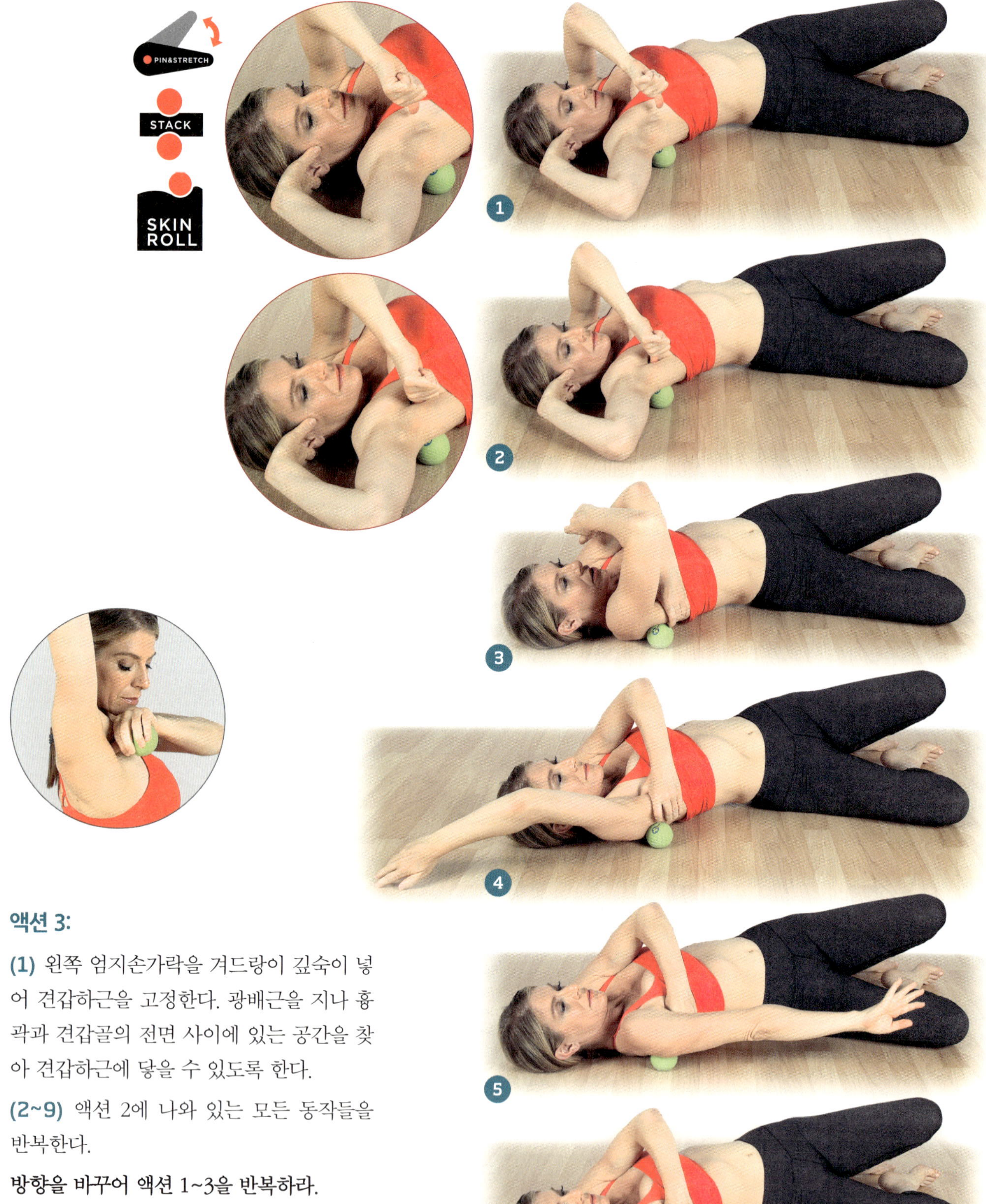

액션 3:

(1) 왼쪽 엄지손가락을 겨드랑이 깊숙이 넣어 견갑하근을 고정한다. 광배근을 지나 흉곽과 견갑골의 전면 사이에 있는 공간을 찾아 견갑하근에 닿을 수 있도록 한다.

(2~9) 액션 2에 나와 있는 모든 동작들을 반복한다.

방향을 바꾸어 액션 1~3을 반복하라.

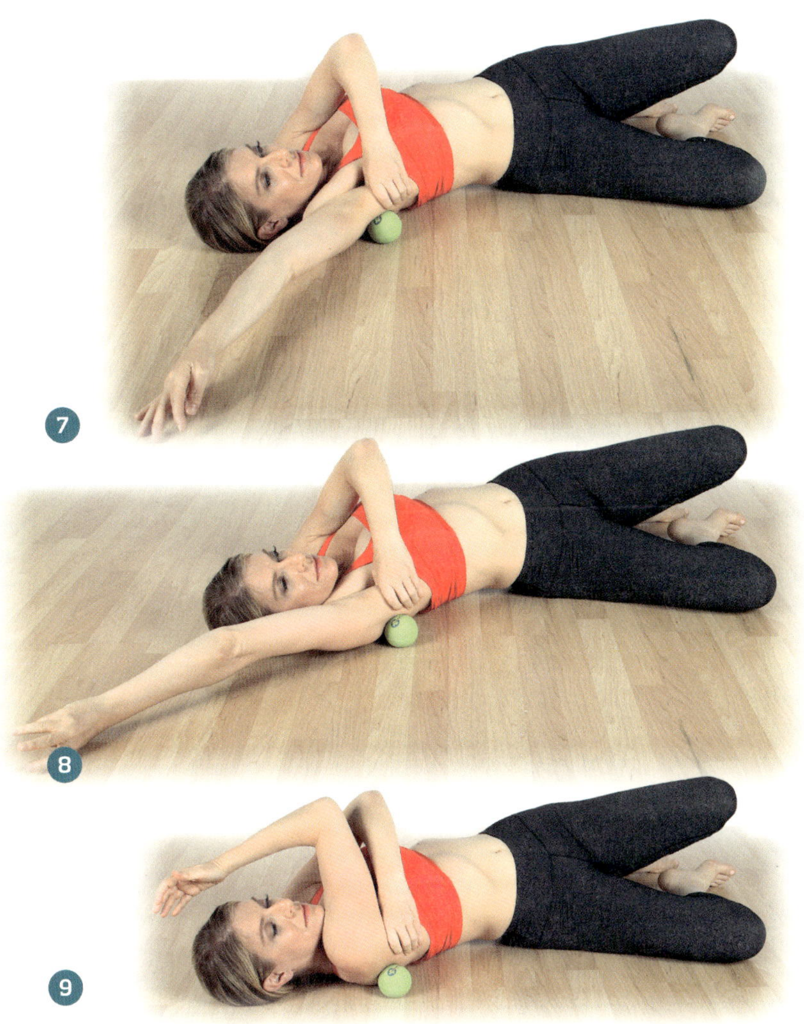

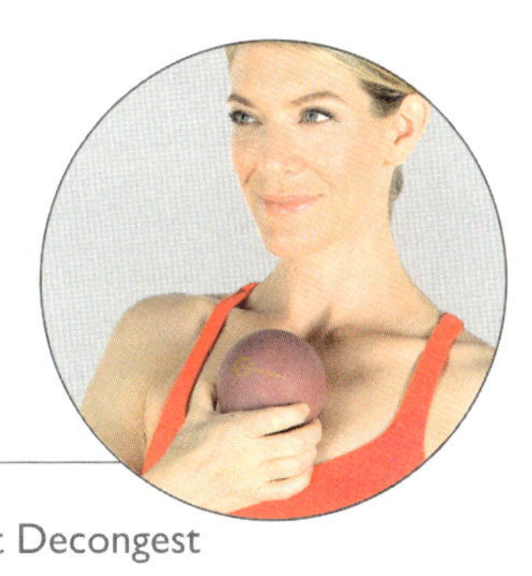

체스트 디컨제스트Chest Decongest

액션 1:

(1~2) 원하는 크기의 롤모델 볼을 흉골에 고정하고, 얼굴을 바닥 쪽으로 향하게 하거나 문 모서리에 선다(다음 쪽 참조). **(3~5)** 흉골의 피부에 볼을 핀 & 스핀하여 가능한 많은 조직들을 잡아당긴 후 목, 어깨, 흉곽을 다양한 방향으로 움직여 슬라이드 앤 글라이드 효과가 발생하도록 한다. 조금 더 팽팽하게 잡아당긴 후 다시 움직인다. 흉골의 다른 지점으로 옮겨 반복한다. 이 동작은 대흉근과 늑간근의 근막 조직 전체에 영향을 준다.

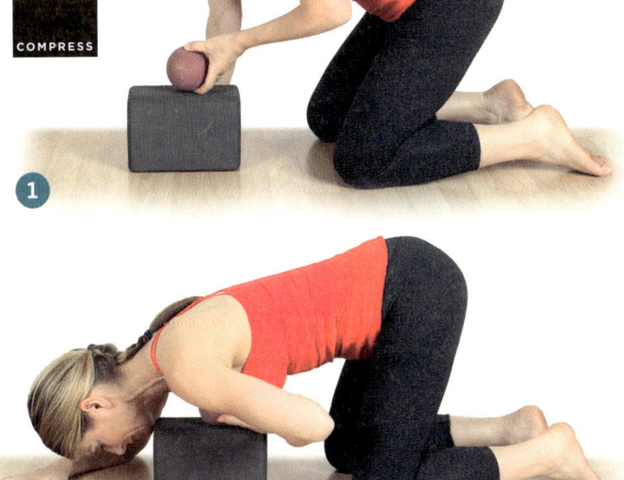

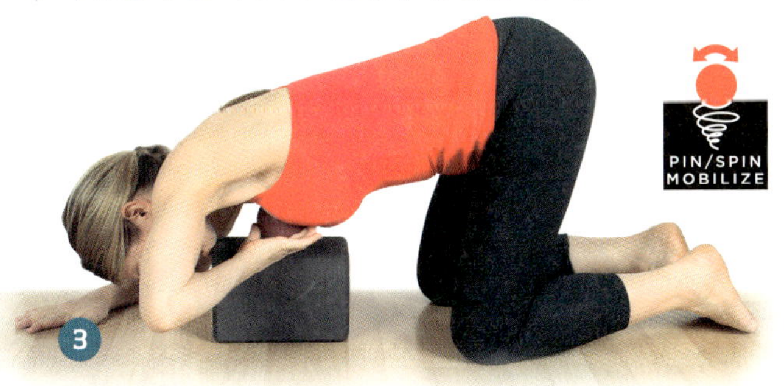

몇 가지 변형 동작

COMPRESS

1 2

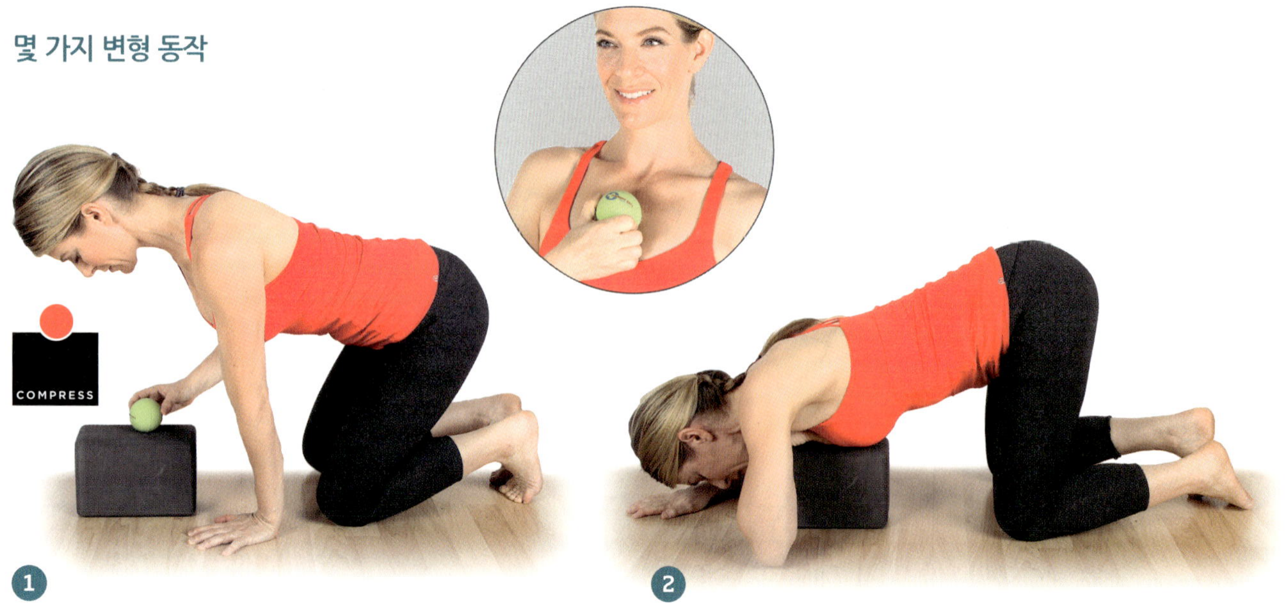

COMPRESS
PIN/SPIN
MOBILIZE

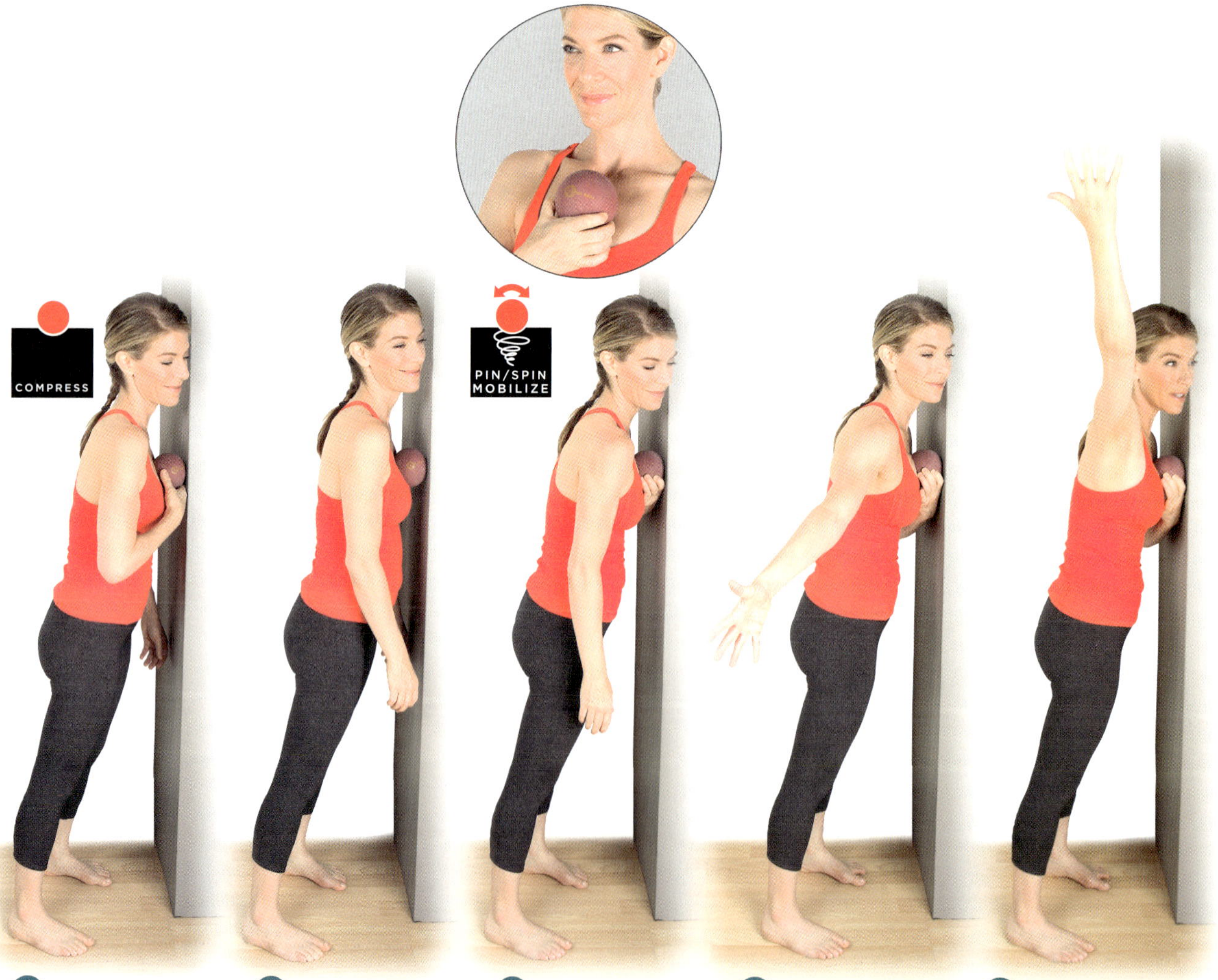

1 2 3 4 5

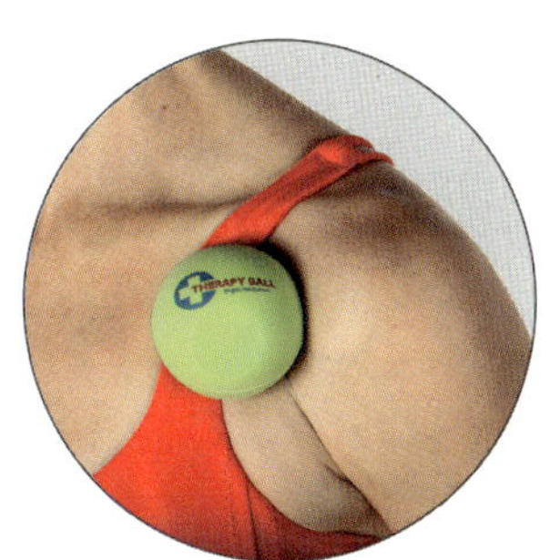

액션 2:

- **(1~2)** 볼을 왼쪽 쇄골 아래에 대고 벽에 기댄다. **(3~4)** 쇄골 아래의 전체와 어깨에 가까운 가슴 끝부분(소흉근)까지 스트립핑 한다. 필요에 따라 압력을 증가시키면서 좌우로 움직인다. **(5~7)** 그리고 볼을 제자리에 고정시키고 어깨, 팔 혹은 목을 가능한 모든 방향으로 움직여 핀 앤 스트레치 한다.

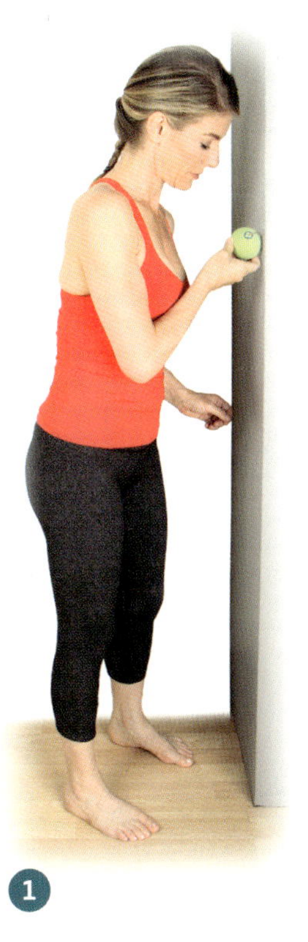
1

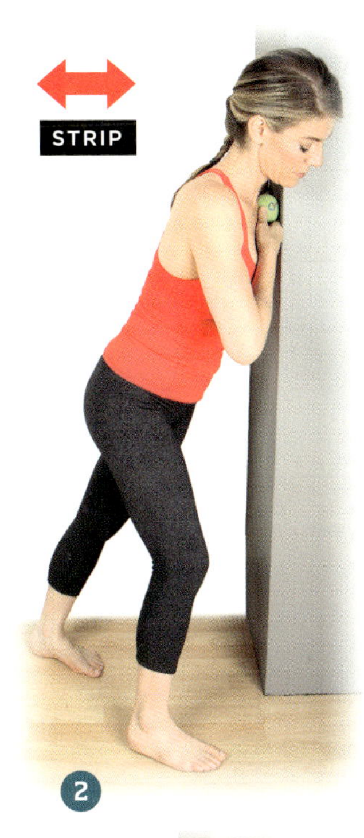

2

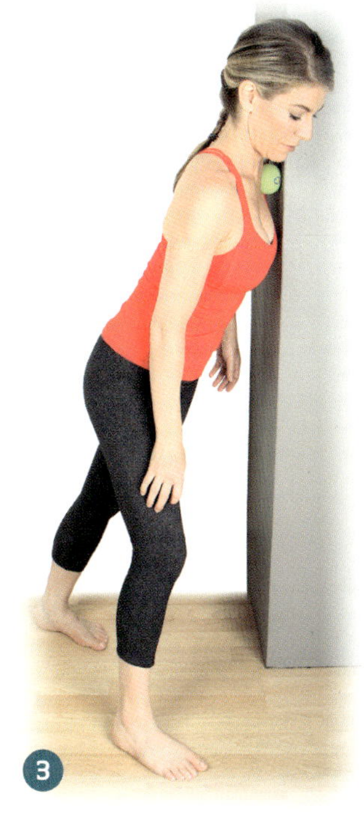
3

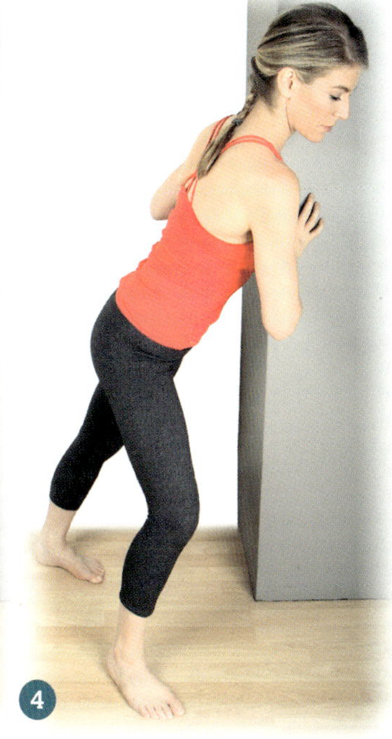
4

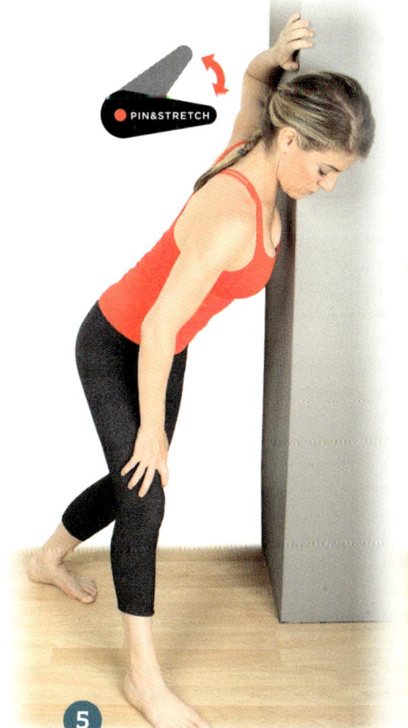

5

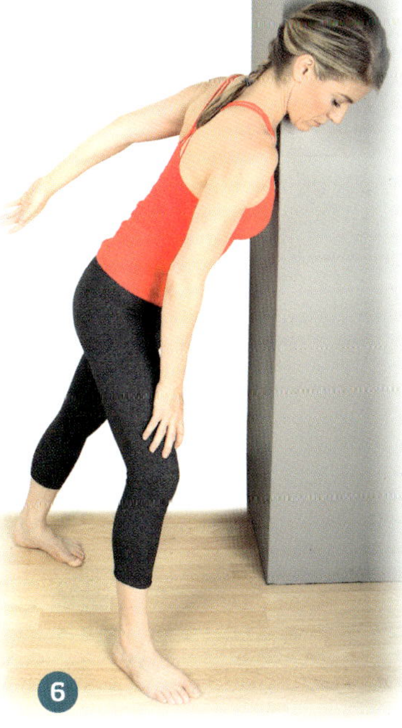
6

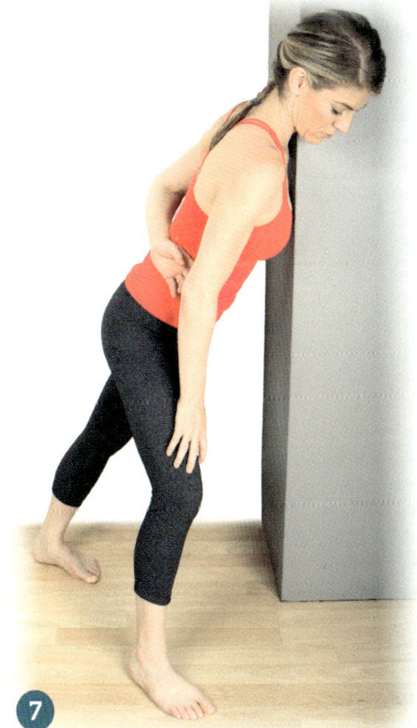
7

- **(8~10)** 같은 조직에 볼이 더 깊게 들어가게 하기 위해 핀 앤 스핀을 하고 목, 어깨 혹은 팔을 움직인다.

반대쪽에 액션 1과 2를 반복한다.

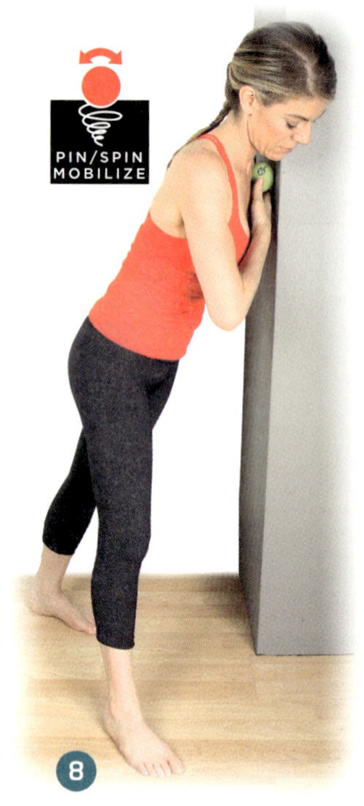

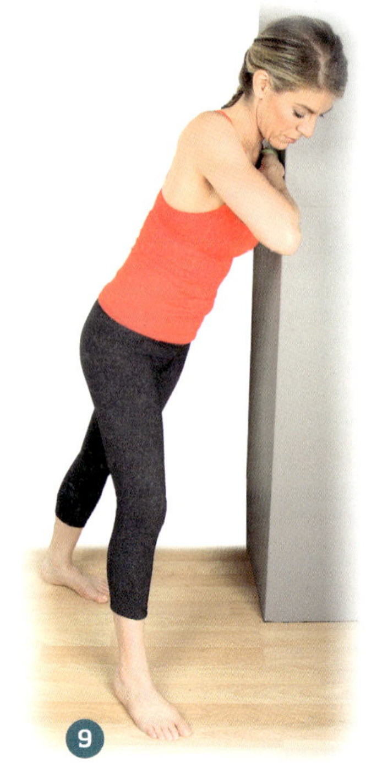

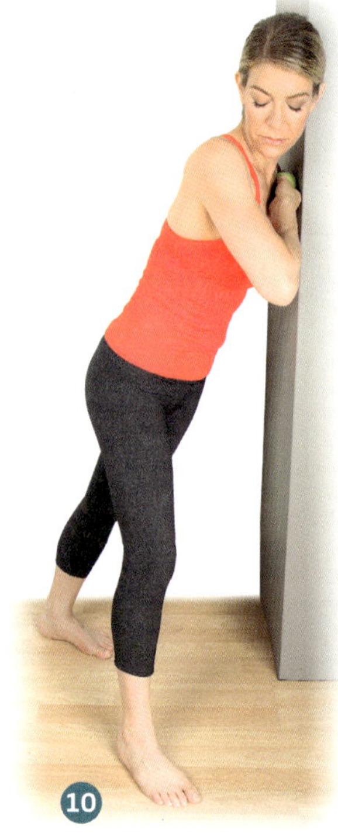

리체크: 숄더 플로싱

가동범위를 따라 움직이며 어깨 가동성을 리체크한다. 어깨가 전보다 자유롭게 움직이는지를 확인하라.

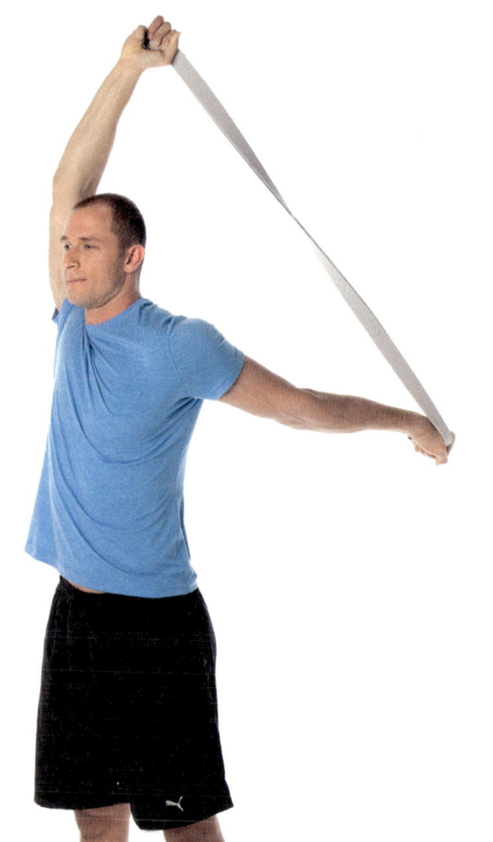

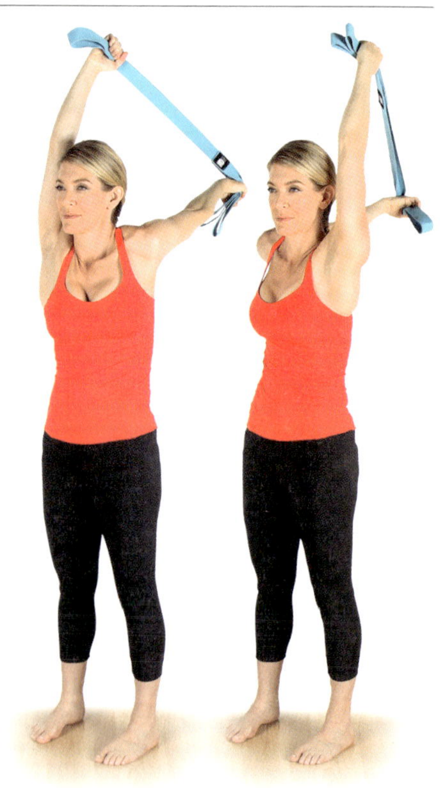

소감

1. 거울을 보라. 어깨가 대칭인가? 한쪽이 높거나 낮은가?
2. 등을 긁듯이 손을 뒤로 보내 등줄기를 따라 손으로 걸어 올라간다. 어디까지 올라갈 수 있는가?
3. 다음 문장을 완성하라. 나는 ____________(를) 느낀다.

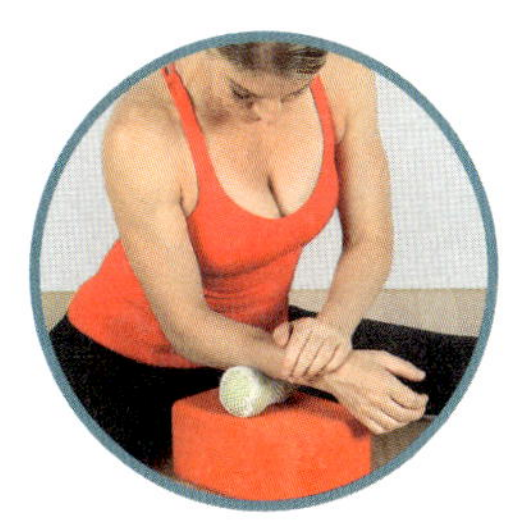

시퀀스 12:
어깨 – 팔꿈치

준비물

롤모델 볼: 주머니에 넣은 오리지널 요가툰업, 플러스, 또는 알파 한 쌍

매트

블록

벽 모서리 또는 출입구

체화된 지도

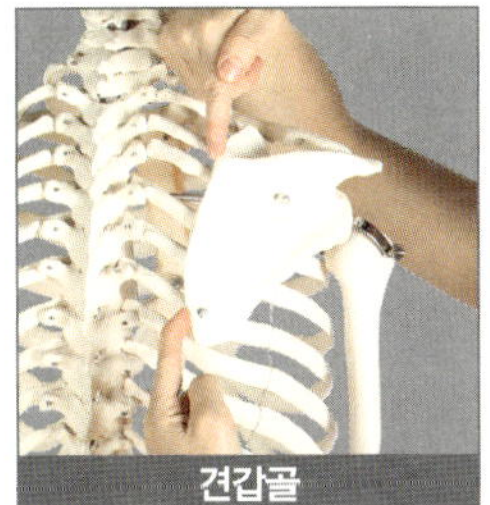
견갑골

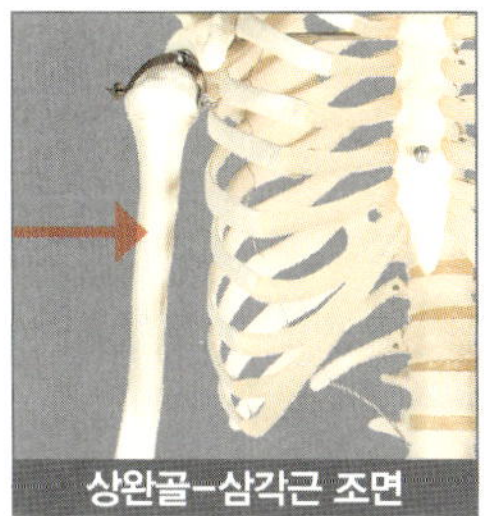
상완골-삼각근 조면

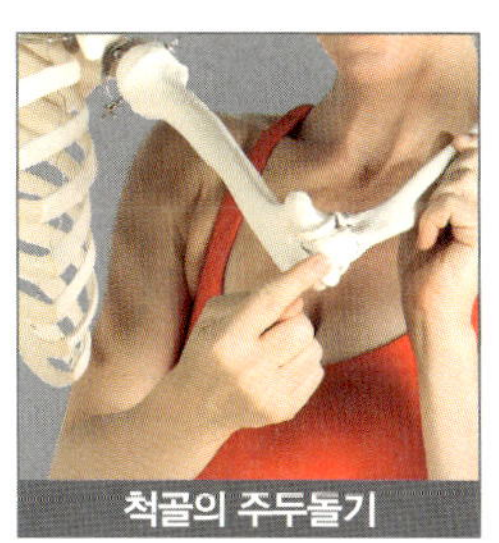
척골의 주두돌기

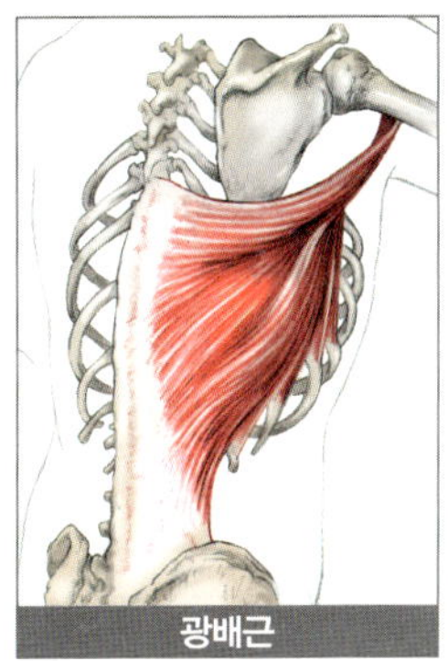
광배근

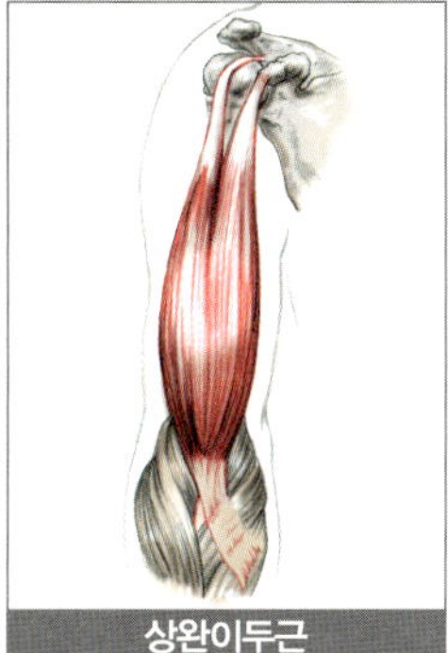
상완이두근

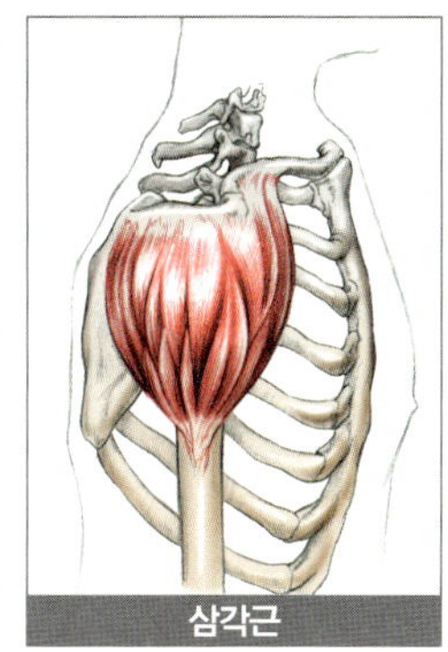
삼각근

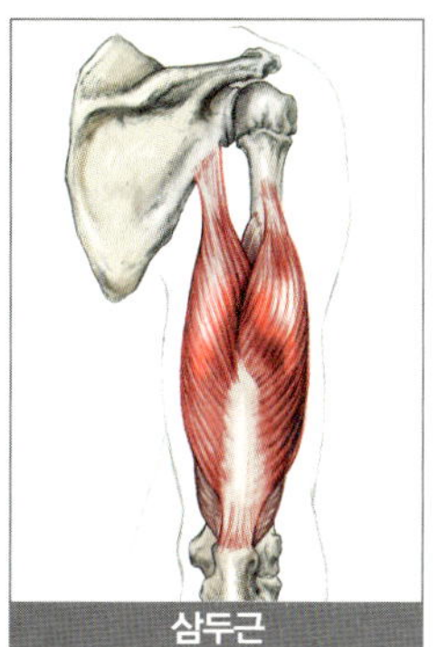
삼두근

기본적인 볼 위치

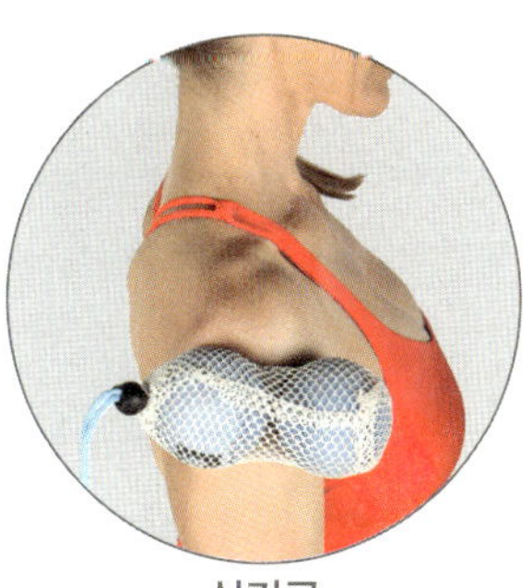
삼각근

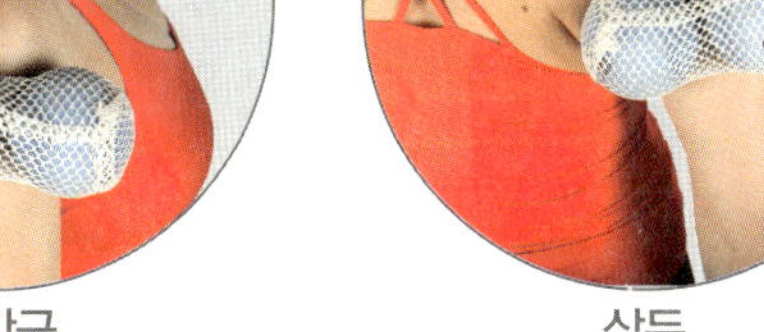
삼두

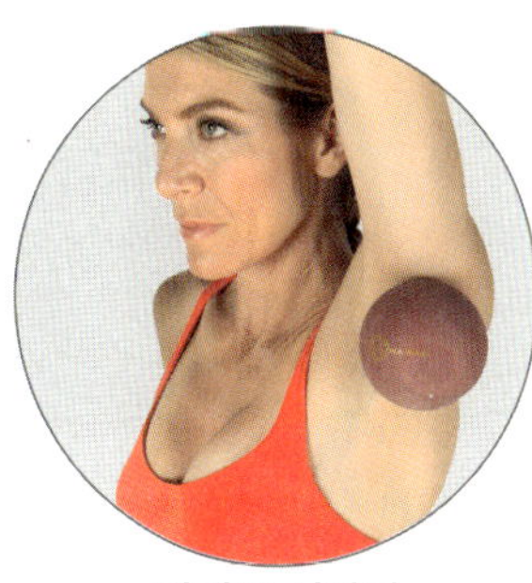
광배근 시작점

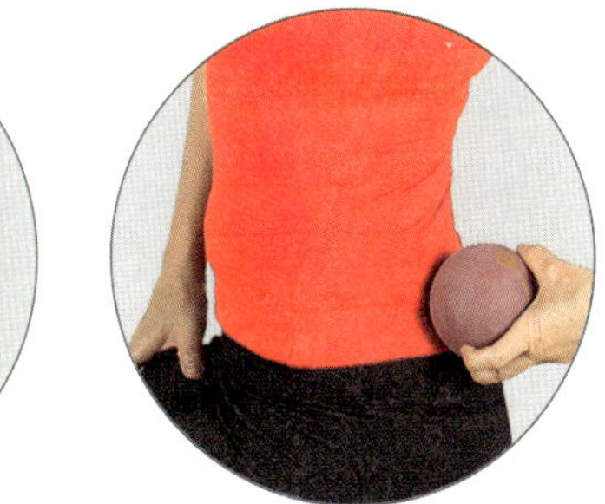
광배근 정지점

체크인:
어깨의 굴곡 & 외회전

- **(1)** 바른 자세로 서서(86쪽 참조) 어깨를 돌려 손바닥이 정면을 보게 한다. 복부와 등을 단단하게 유지하여 척추를 안정적으로 만든다.
- **(2~3)** 팔이 내회전되지 않도록 하면서 천장 쪽으로 팔을 뻗는다. 다시 말해 손바닥이 뒤쪽 벽을 향할 수 있도록 한다. 어깨 굴곡 범위 제한으로 인해 팔을 머리 위로 완전히 올릴 수 없을지도 모른다. 이런 경우 팔을 무리하게 올리려 하지 말고 멈추는 지점이 어디인지 확인한다.
- **(4)** 흉곽과 척추를 유지한 채 어깨의 가동범위의 끝지점을 늘리는 것에 집중하여 5회 복식-흉식 호흡을 한다.

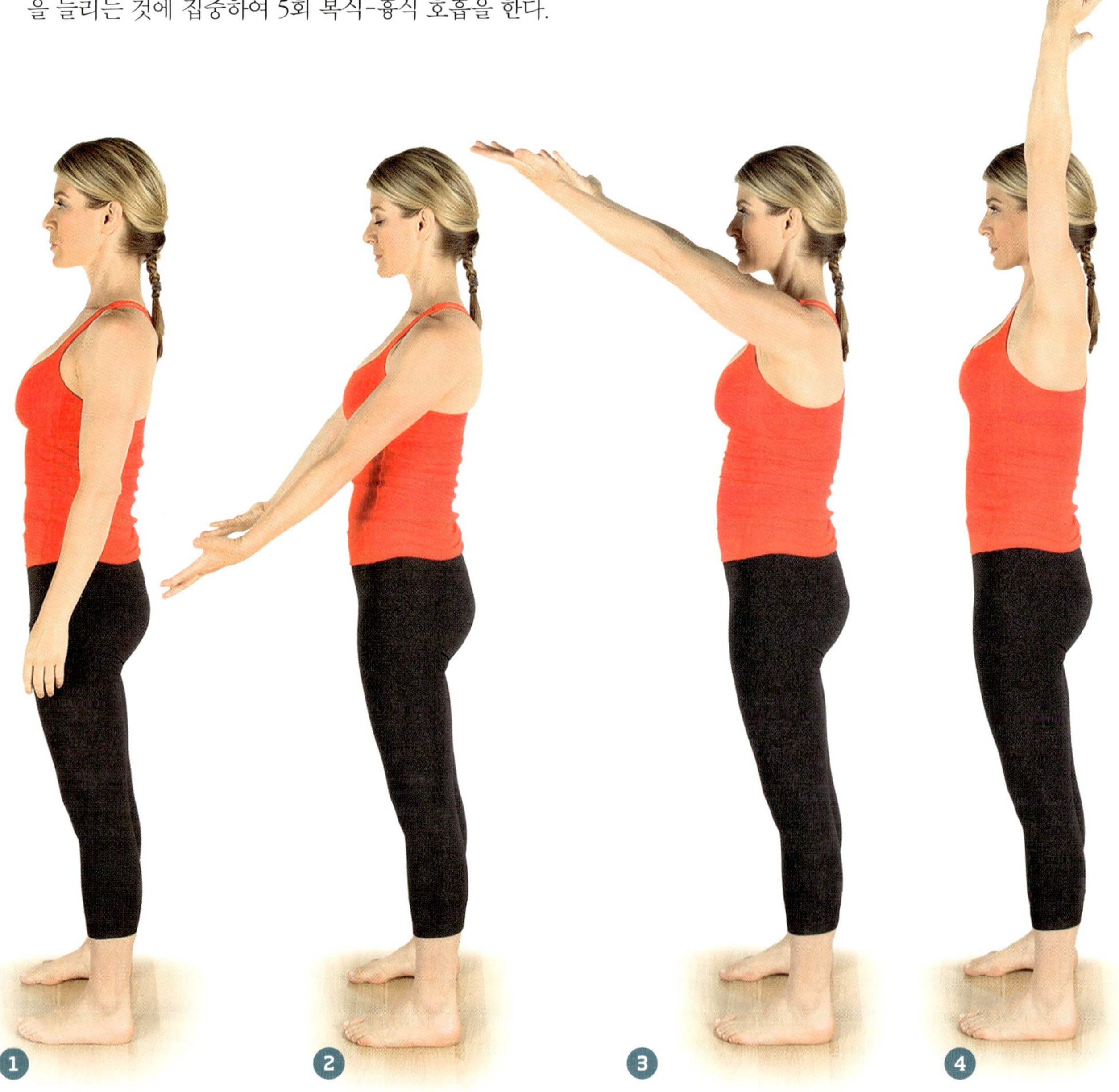

롤 시퀀스

숄더 쉬링크 랩Shoulder Shrink-Wrap

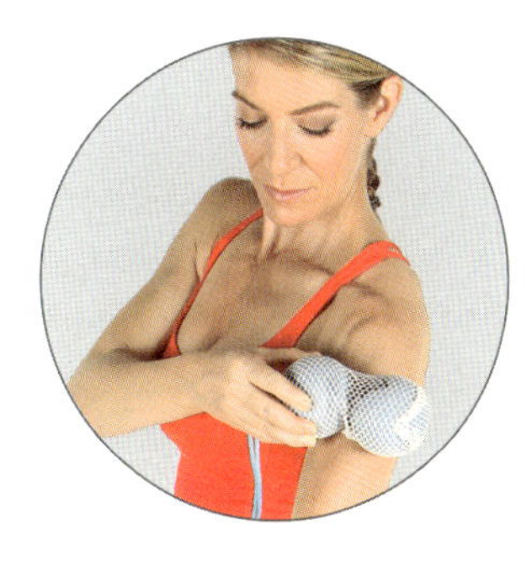

액션 1:

(1) 주머니에 든 볼을 어깨 바깥쪽 옆(중 삼각근)에 두고 벽에 기댄다. **(2~4)** 무릎을 구부렸다 펴면서 삼각근을 스트립핑 한다.

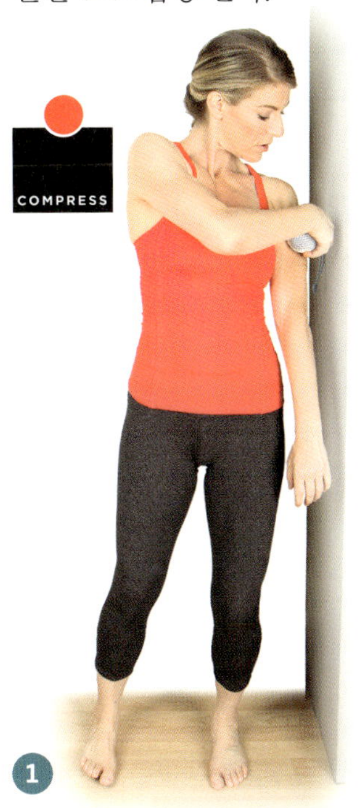

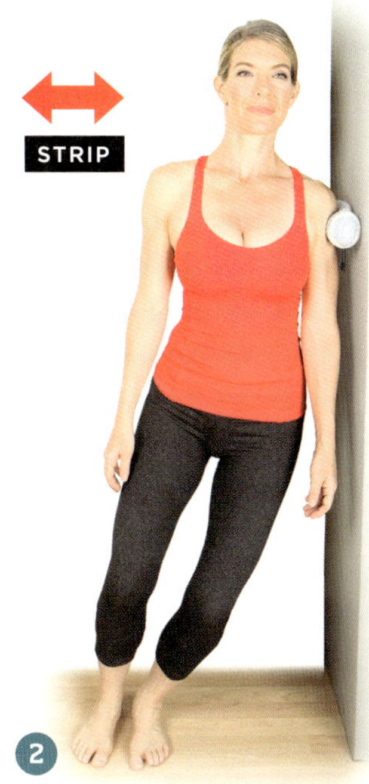

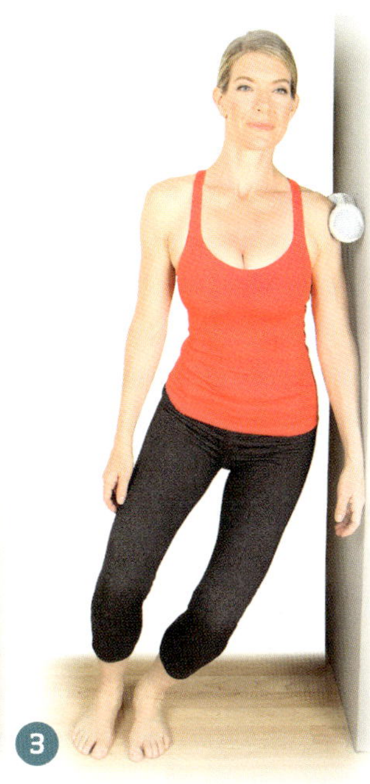

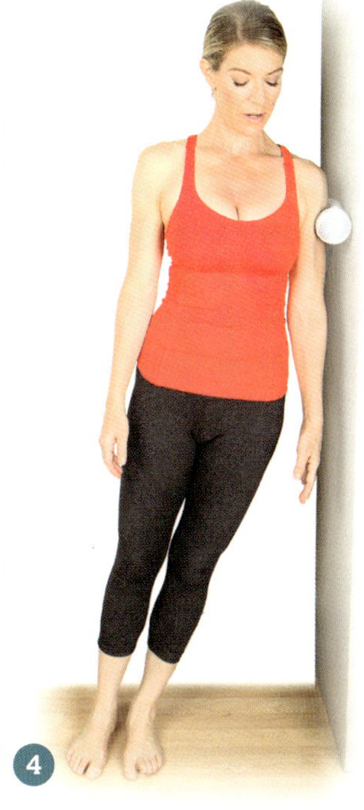

액션 2:

손을 벽 쪽으로 밀어 삼각근을 능동적으로 수축한 뒤 몇 초간 유지하고 이완한다. 5~8회 반복한다.

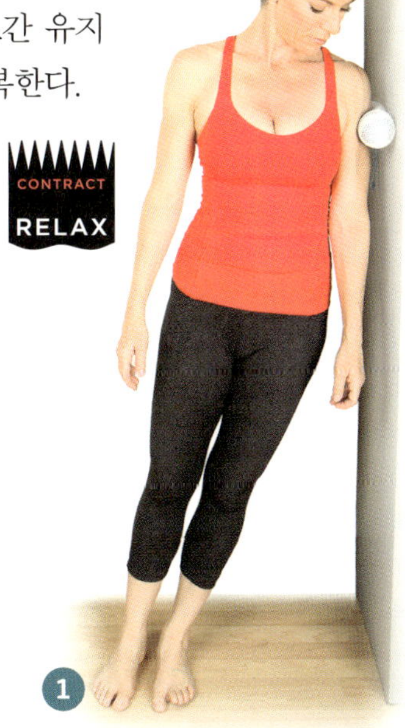

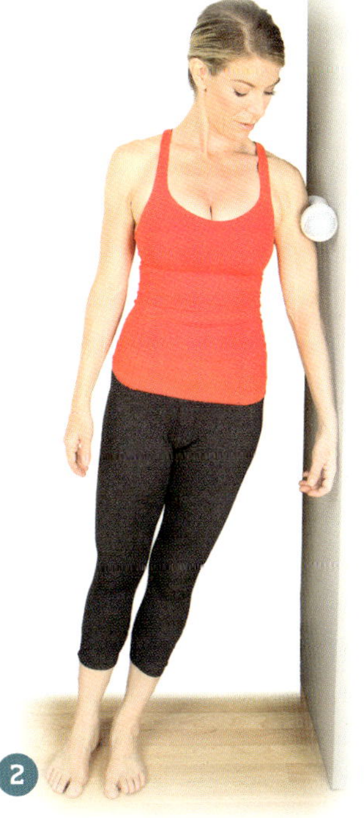

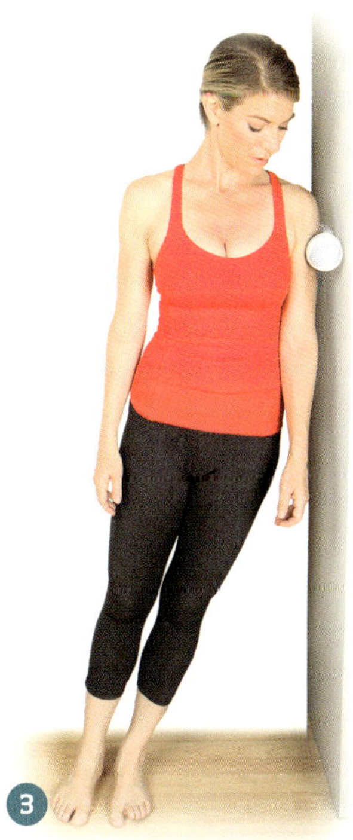

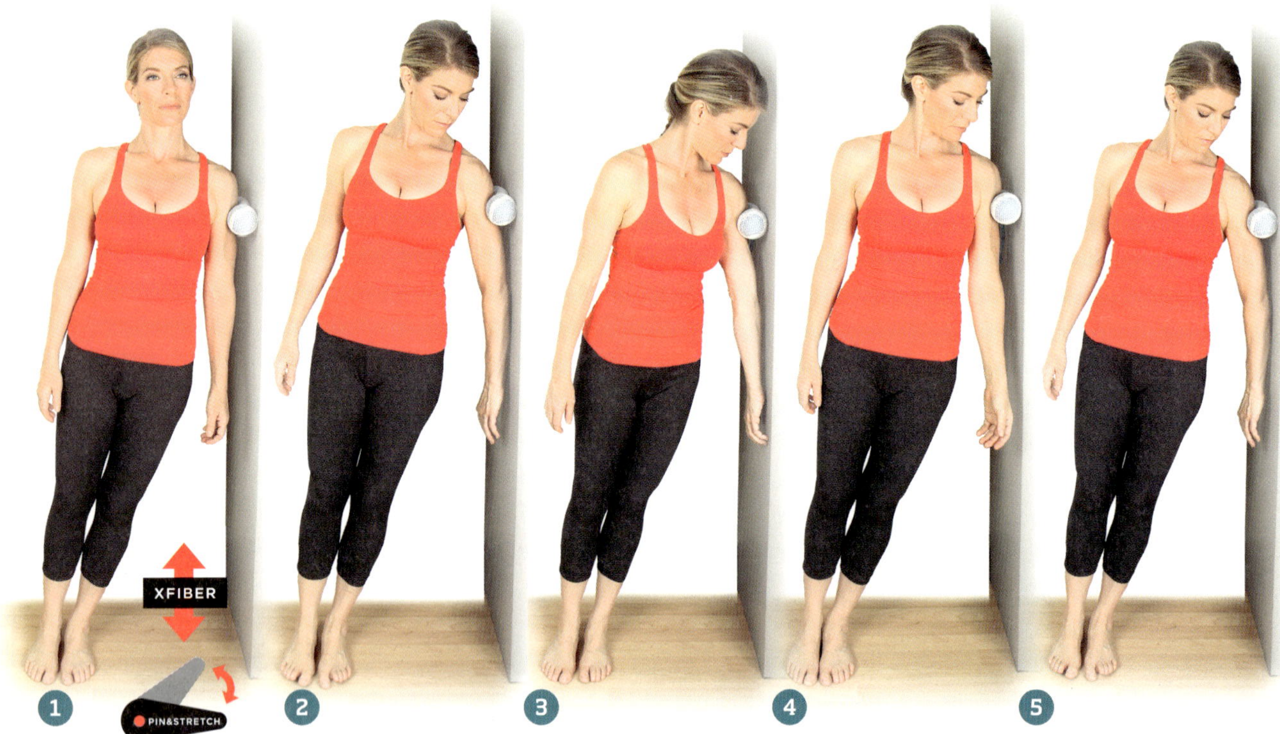

액션 3:

(1) 왼쪽 어깨를 가능한 모든 방향으로 회전시키며 크로스파이버와 핀 앤 스트레치를 시행한다. **(2~3)** 히치하이킹을 하듯이 어깨를 외회전시킨다. **(4~5)** 그리고 어깨를 내회전한다. **(6)** 손등을 허리 옆에 두고 주머니에 든 볼에 일정한 압력을 가한다.

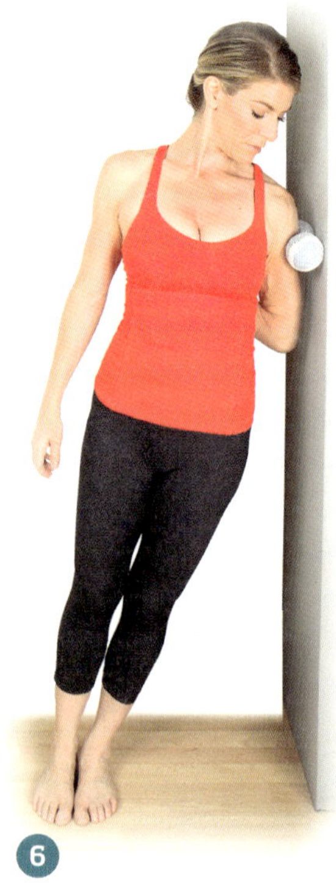

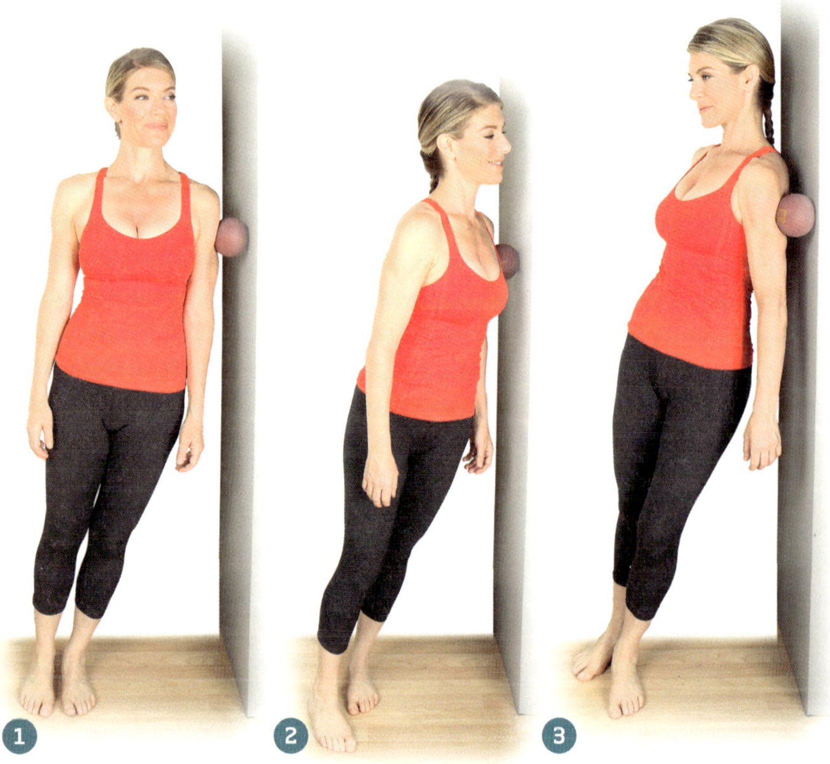

(1~3) 한 개의 알파볼로 할 수도 있다.

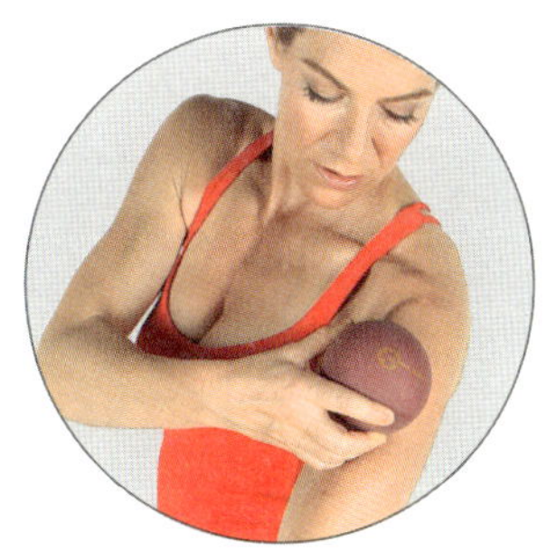

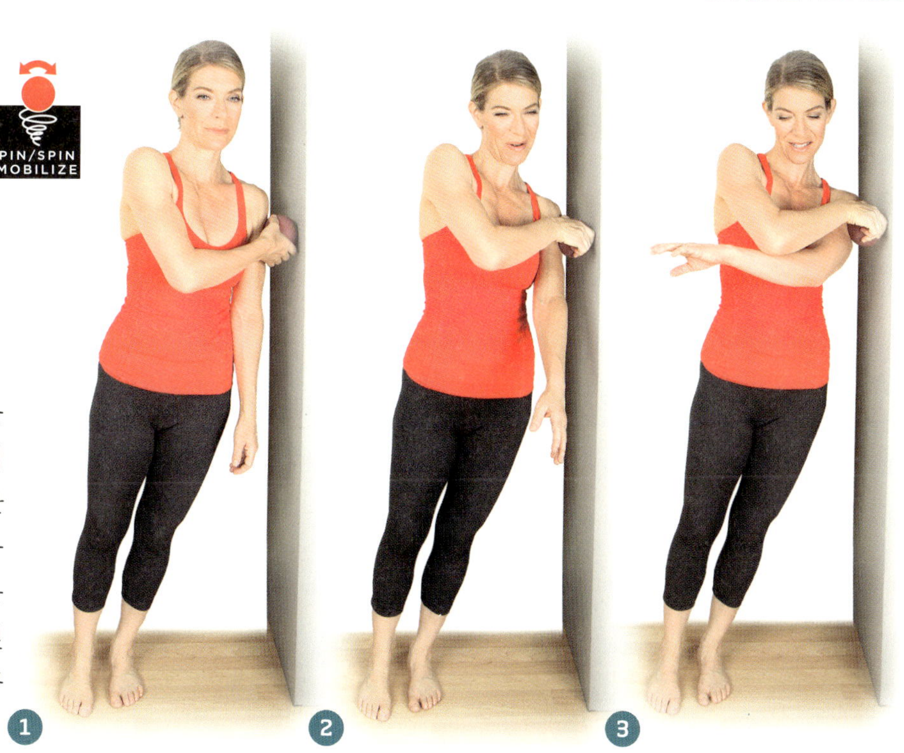

액션 4:

(1~2) 오리지널 요가튠업 혹은 알파볼로 핀/스핀 앤 모빌라이즈 테크닉을 적용하여 가능한 많은 부분의 삼각근 조직을 움직인다. **(3)** 어깨와 팔을 모든 방향으로 움직인 뒤, 볼을 더 깊게 돌린다. 돌리는 방향을 바꾸어 다시 움직인다.

반대쪽에 액션 1~4를 반복한다.

트라이셉스 트리트먼트Triceps Treatment

액션 1:

(1) 주머니에 든 볼을 어깨 뒷쪽 윗부분(상완골)에 고정한다. 볼 하나는 견갑골 외측에 고정될 것이다. **(2)** 벽에 기대어 깊게 호흡한다. **(3~4)** 무릎을 구부렸다 펴면서 삼두를 스트립핑 한다. 8~12회 반복한다.

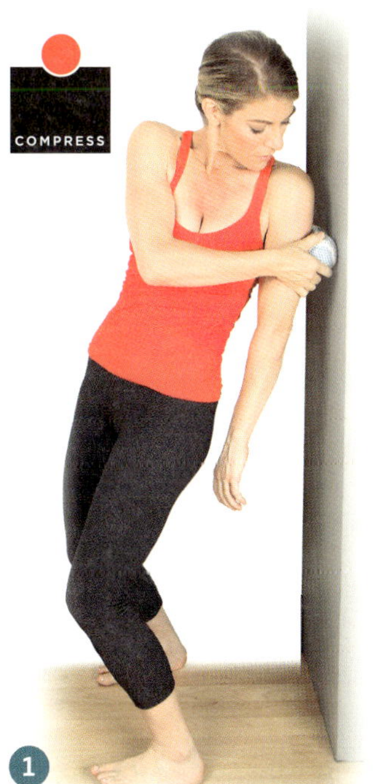

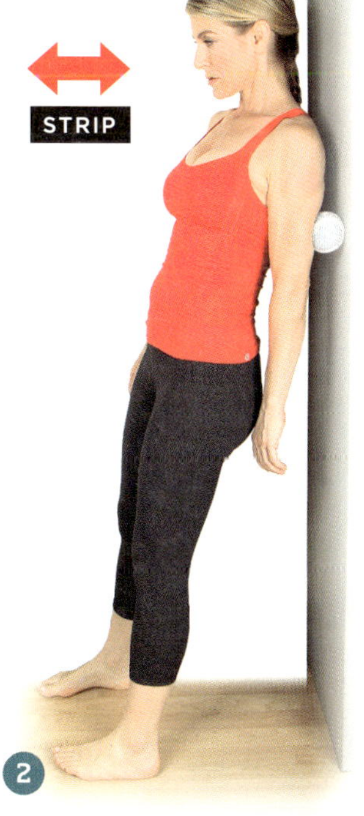

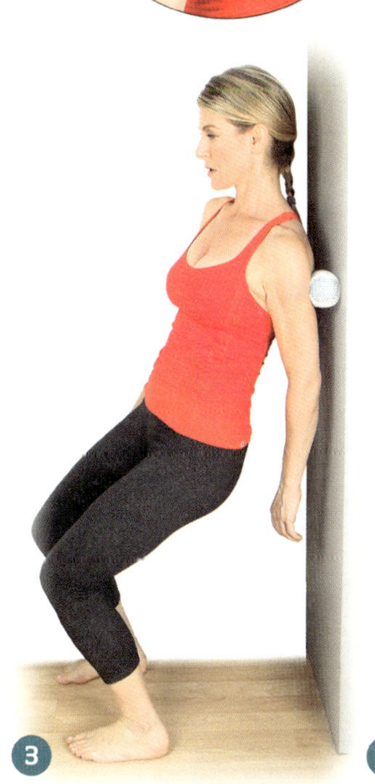

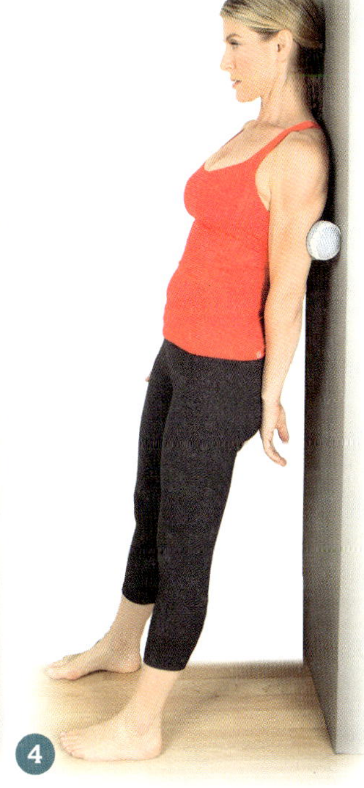

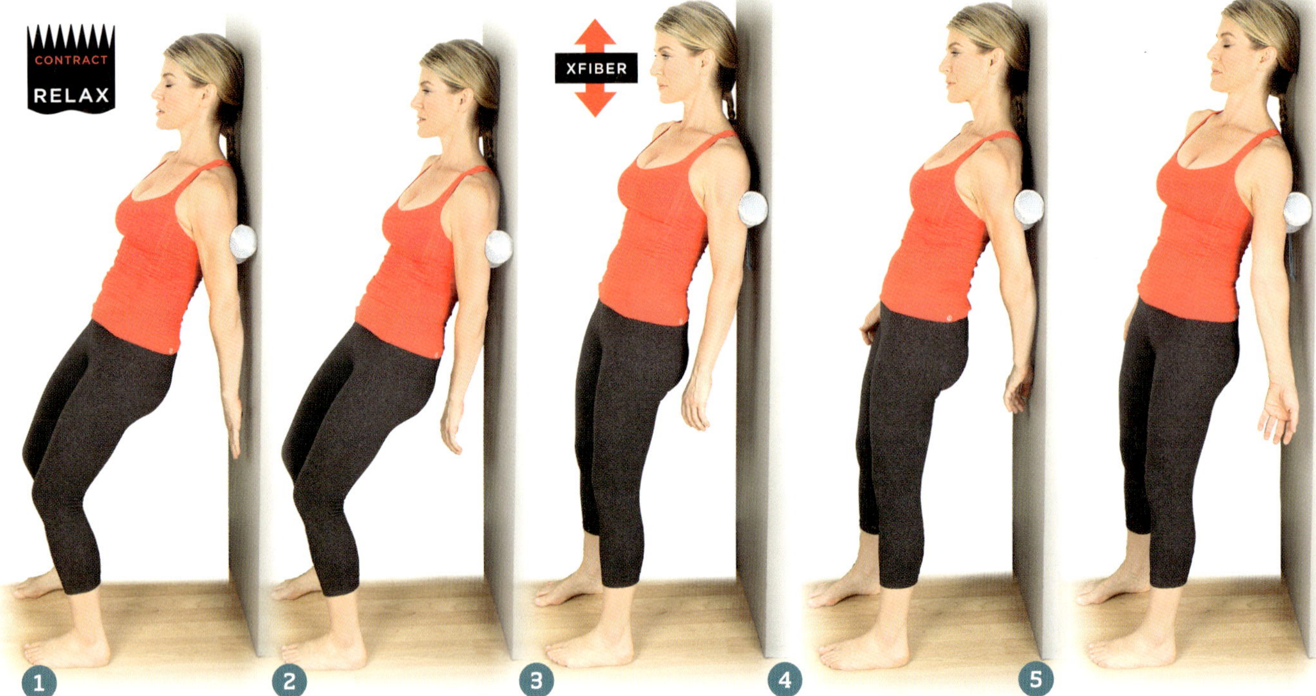

액션 2:

- **(1~2)** 왼쪽 손바닥을 벽으로 밀어 삼두근을 활성화시킨다. 몇 초간 압력을 유지한 뒤 이완한다. 컨트랙트/릴렉스를 5회 수행한다.
- **(3~5)** 어깨를 안팎으로 돌려서 같은 조직을 크로스파이버 한다. 주머니에 든 볼 사이의 삼두근 덩어리를 견인력 작용선과 반대 방향으로 마사지하게 될 것이다.

액션 3:

팔꿈치를 구부리고 팔꿈치 바로 위의 삼두 부위에 볼을 댄다. 각도에 따라 전완으로 볼을 눌러도 된다. 오른손을 사용하여 왼팔과 볼을 눌러 압박을 더 크게 할 수도 있다(사진에는 없음).

반대쪽에 액션 1~3을 반복한다.

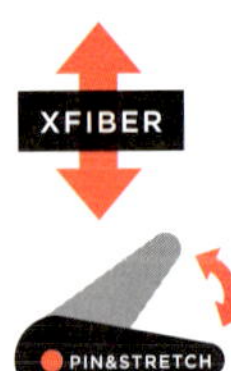

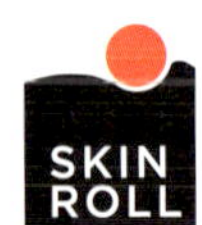

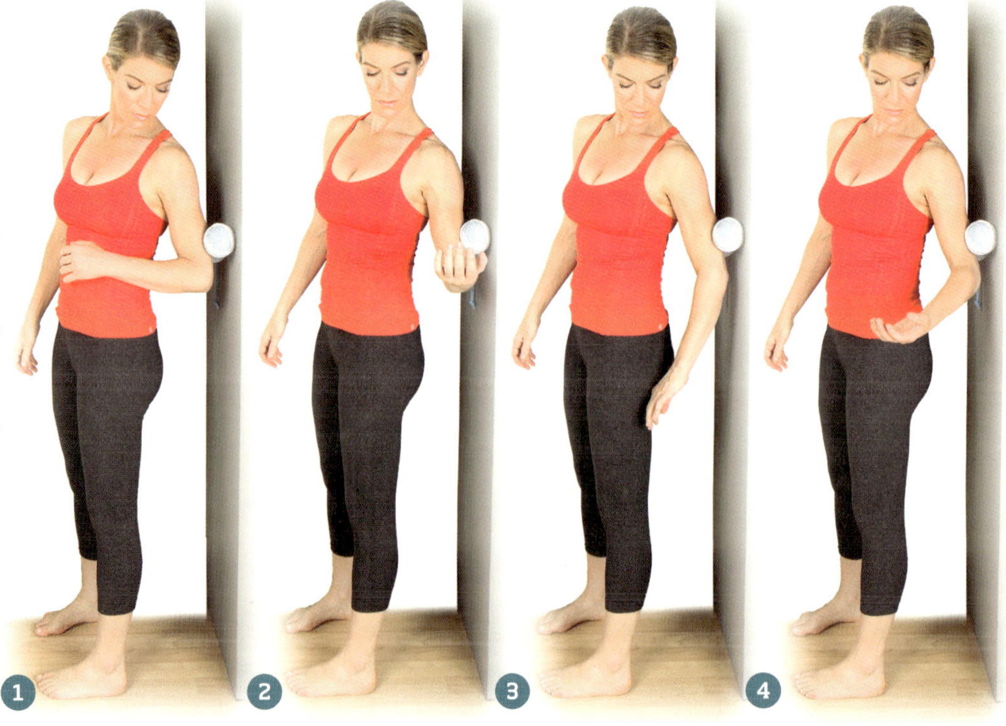

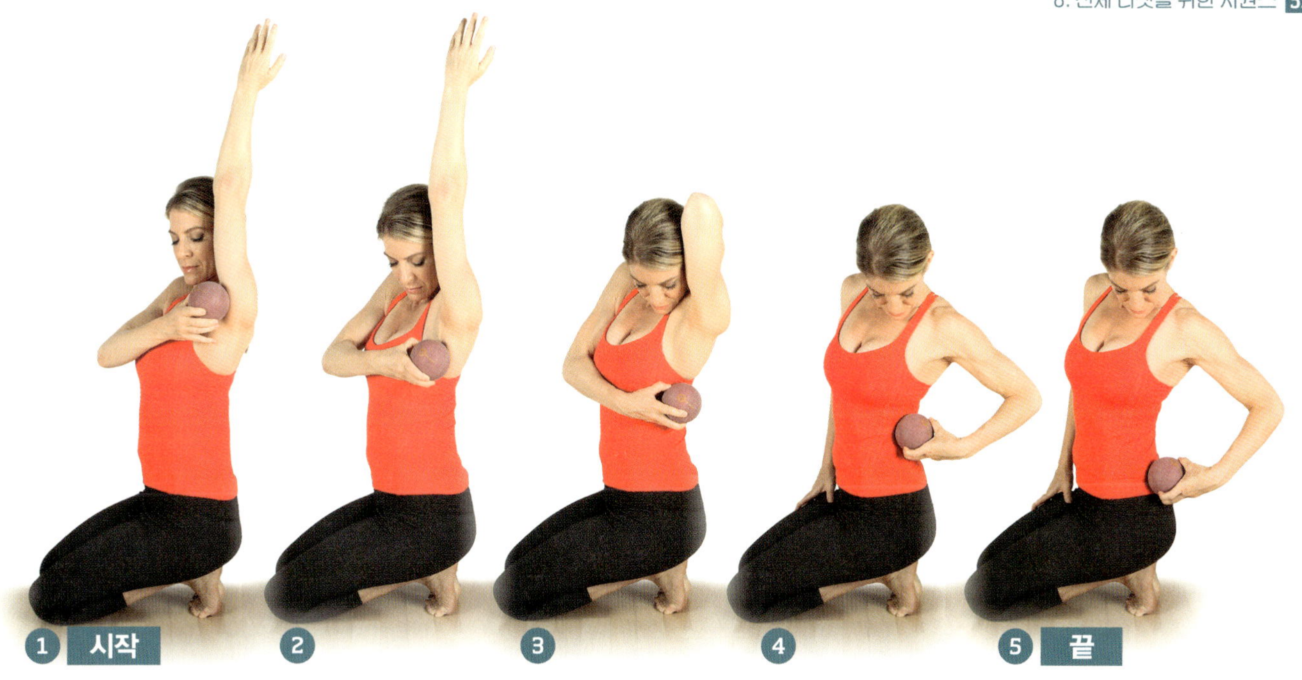

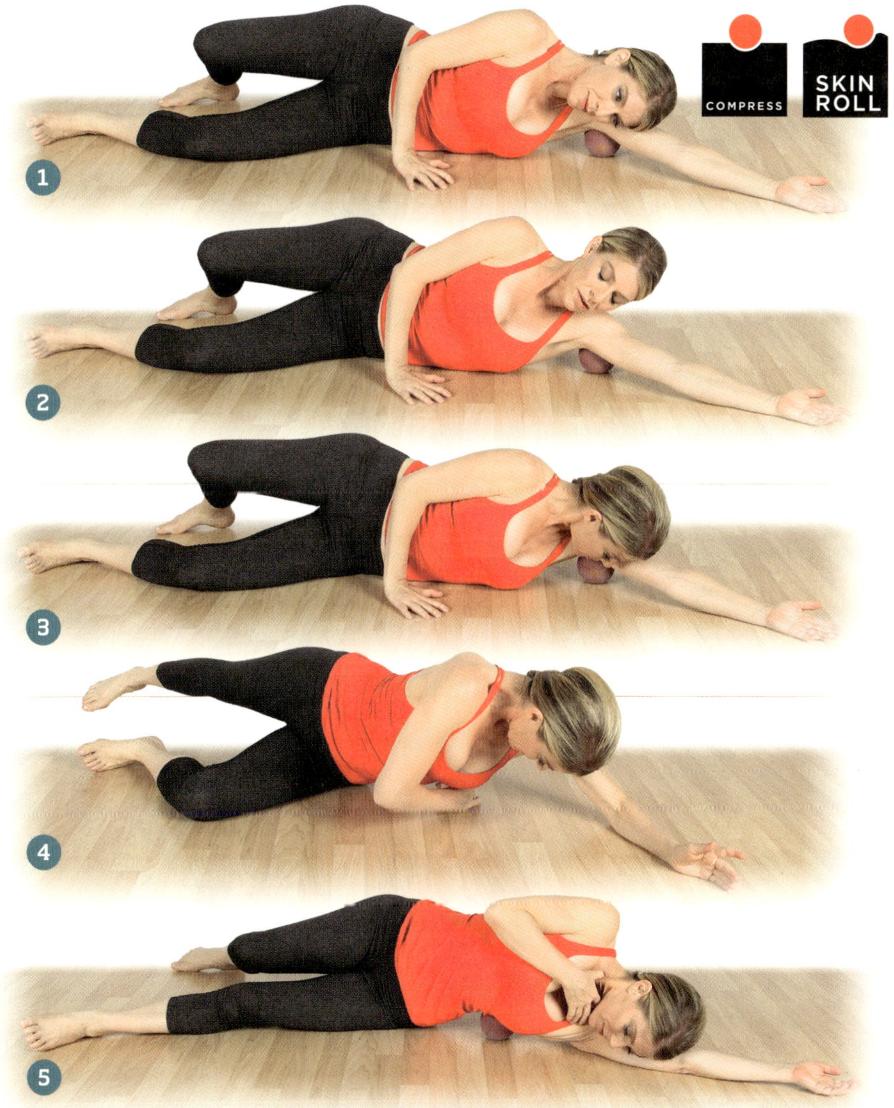

랫심Lat Seam

알파, 플러스 혹은 오리지널 요가튠업볼을 사용하여 바닥이나 벽에서 시행한다.

- **(1~5)** 광배근의 이음매를 풀기 위해서 상완골에 붙어 있는 광배근의 '시작 지점'에서 허리에 있는 '끝 지점' 사이로 볼을 움직여야 한다. 압박을 견딜 수 있는 정도에 따라 다양한 크기의 롤모델 볼을 사용하고, 바닥 혹은 벽에서 시행한다. 볼 아래에 있는 광배근과 여러 조직들에 더 많은 움직임을 만들어내기 위해 다양한 볼 테크닉을 사용하라(다음 두 쪽의 그림 1~4 참조).
- 한쪽을 5분 동안 마사지한 뒤, 반대쪽으로 바꾼다.
- 불편할 경우 머리 아래에 블록이나 베개를 둘 수 있다(사진에는 없음).

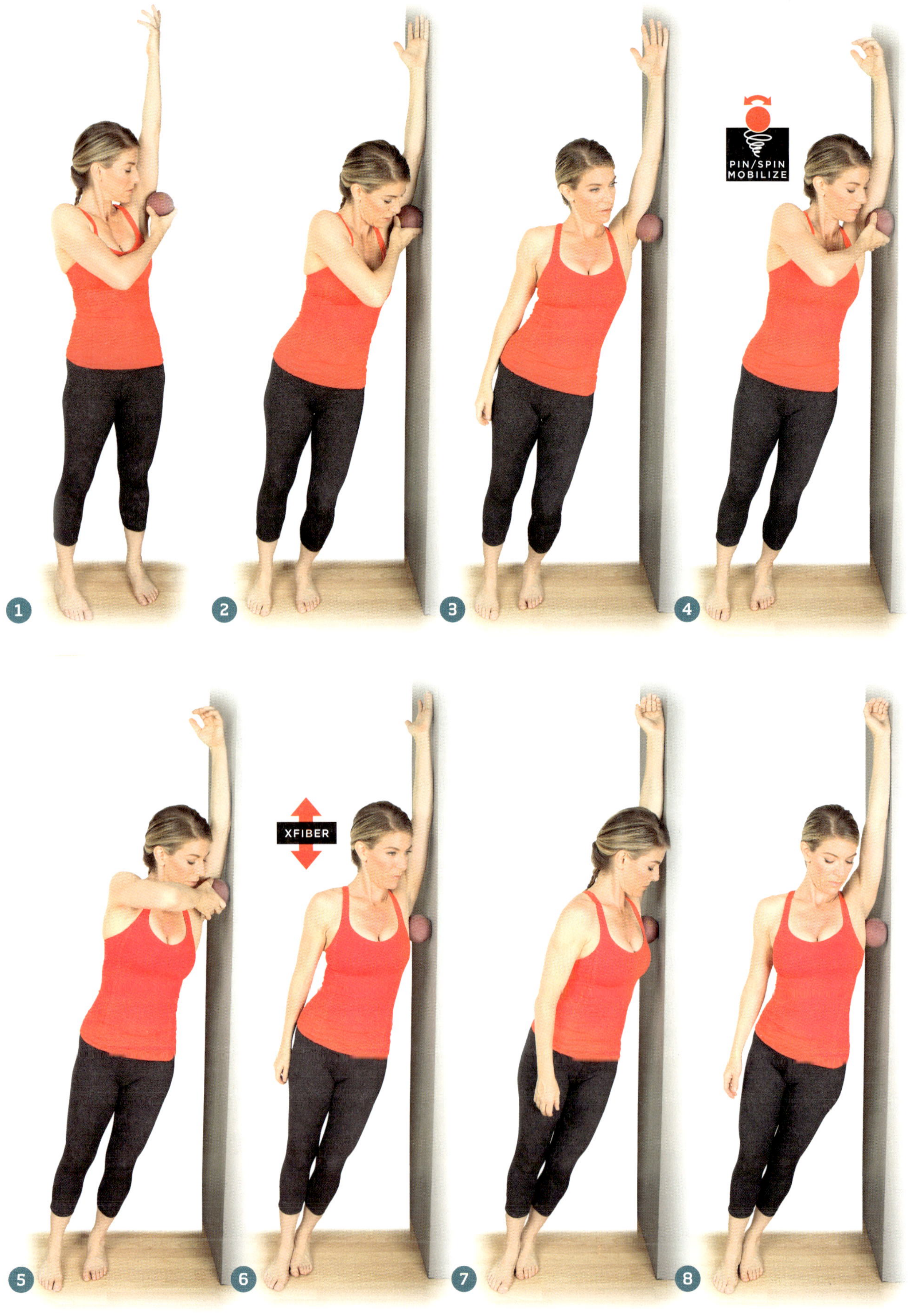

PIN/SPIN MOBILIZE

XFIBER

1 2 3 4 5 6 7 8

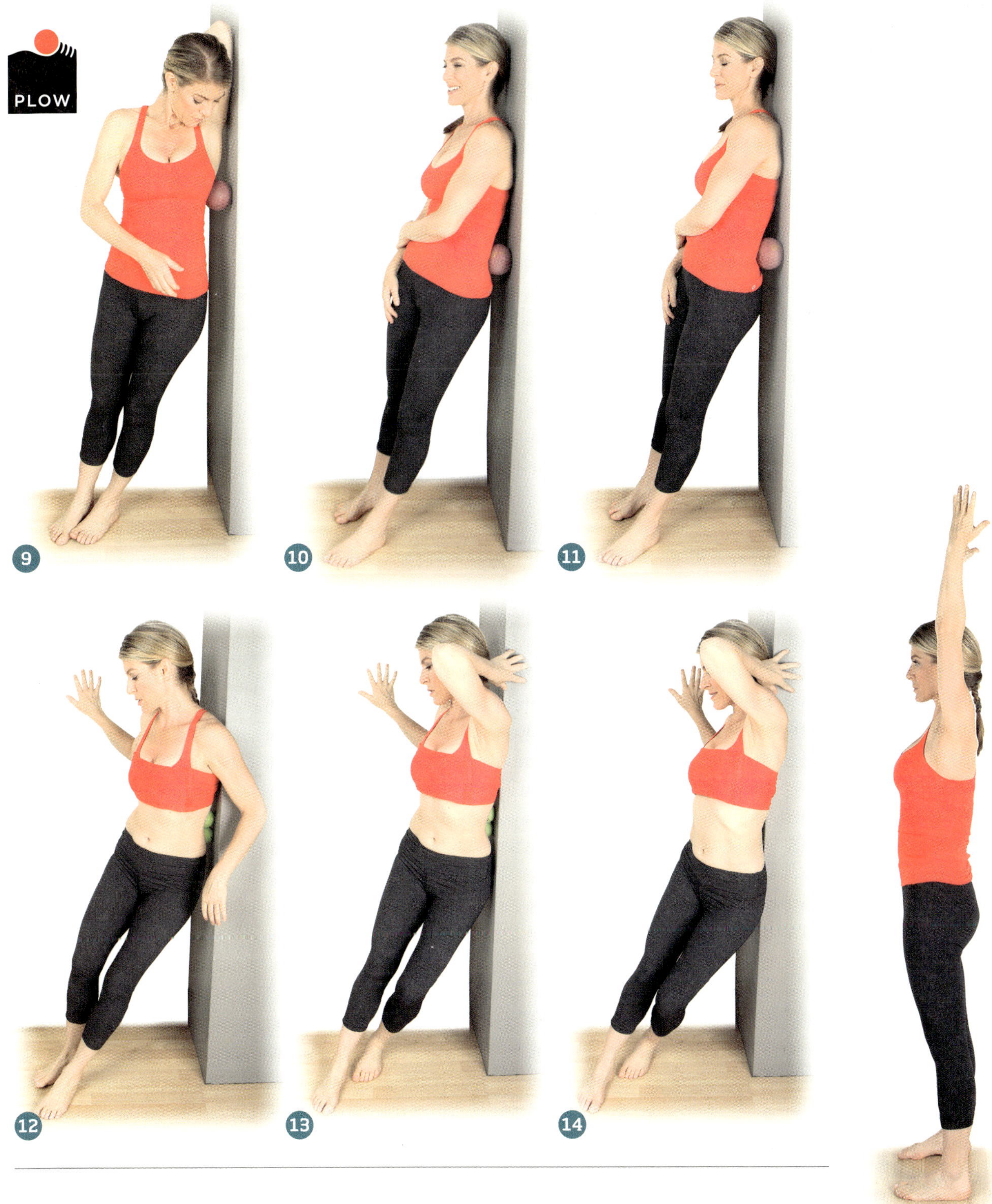

리체크: 어깨의 굴곡 & 외회전

다시 자세를 취해서 가동범위가 향상되었는지, 움직임의 제한이 줄어들었는지 확인한다.

소감

1. 흉곽 호흡을 한 뒤 느낌을 확인해보라.
2. 손을 최대한 멀리 뻗어서 스스로를 오랫동안 껴안아보라. 한 손이 다른 손보다 더 멀리 가는가?
3. 다음 문장을 완성하라. 나는 ____________(를) 느낀다.

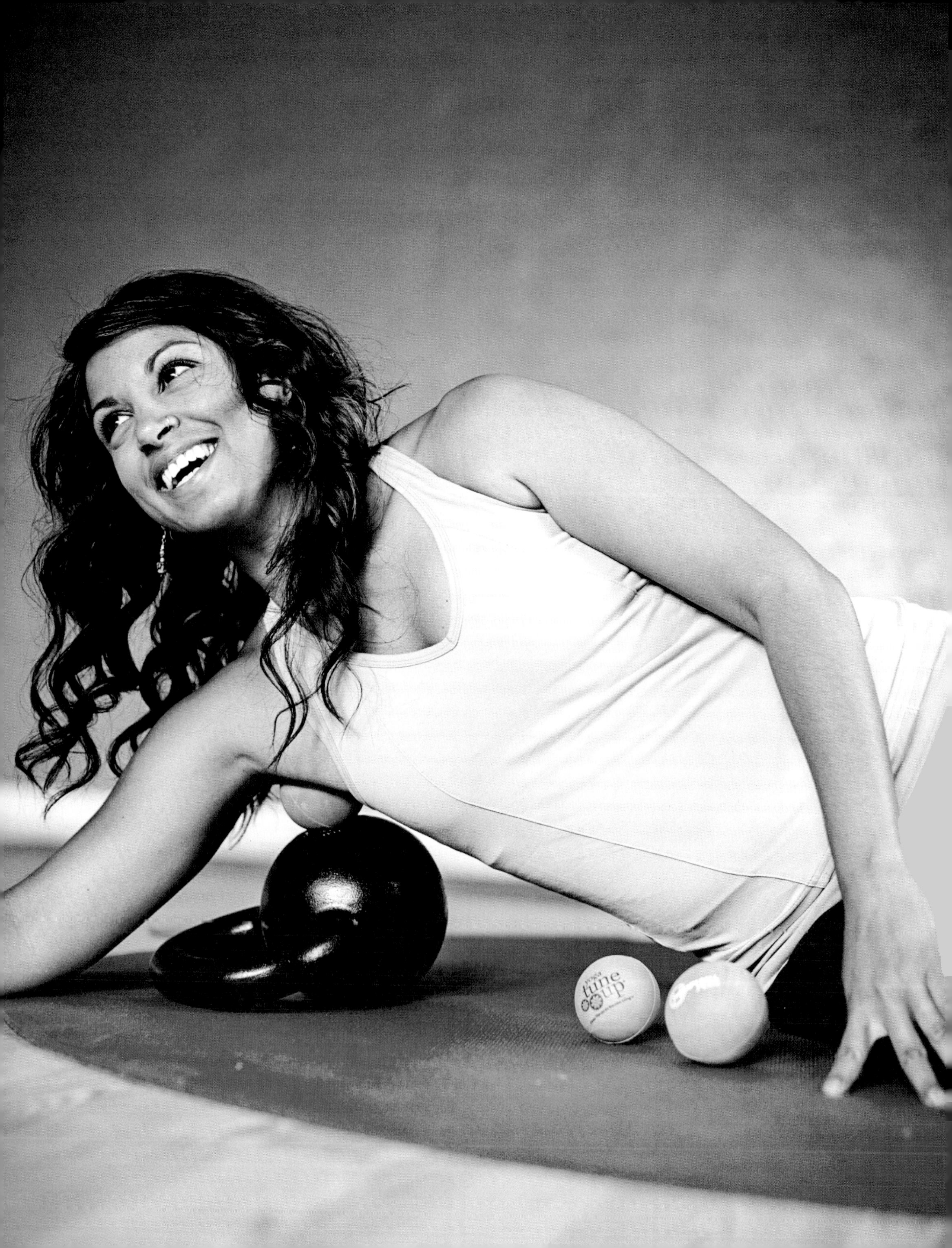
yoga
tune
up

득점했습니다!
통증 없는 금메달리스트

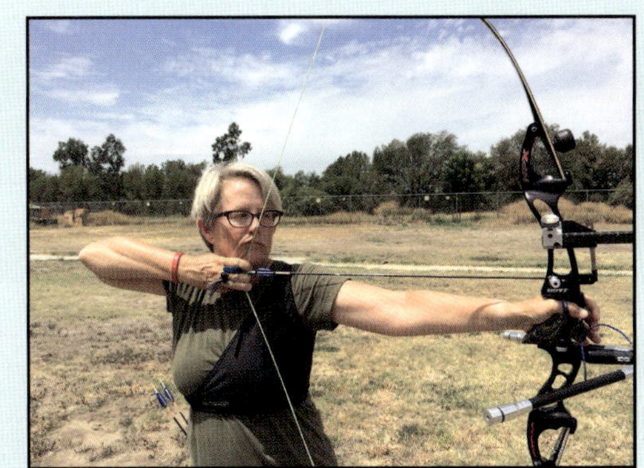

캐런 크롤Karen Kroll, 63살

전직 그래픽 디자이너

로스앤젤레스

질에게,

제 이야기를 당신과 공유하려 합니다.

6년 반 전까지만 해도 전 오십견에 시달리고 있었으며, 2년간의 고통스러웠던 허리 통증에서 막 벗어나던 중이었습니다. 그 당시 저는 두 팔을 완전히 펼 수가 없었습니다. 제 남편은 저의 57번째 생일을 맞아 깜짝 선물로 세 번의 양궁 수업을 들을 수 있도록 해주었습니다. 그때 이후로 전 양궁에 매료되어 멈출 수 없었죠.

전 롤모델 볼을 일상생활뿐만 아니라 시합 전 스트레스를 없애고, 긴장을 풀며, 고통을 덜 수 있도록 하는 데 사용하고 있습니다. 제 개인 최고 기록을 쏘기 바로 전에도 이 볼을 사용했습니다. 이 볼은 전국 대회 2주 전 발생한 어깨 충돌 증후군을 재활하는 데도 매우 큰 역할을 했습니다.

지난주 전 전미양궁선수권대회와 US오픈대회에서 각각 금메달과 은메달을 수상했습니다. 전 이제 63살이고, 아직 끝나지 않았습니다.

감사합니다.

캐런 크롤

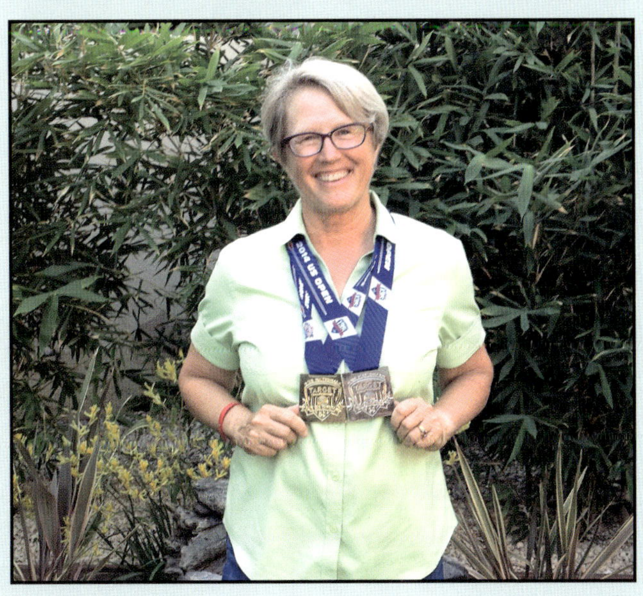

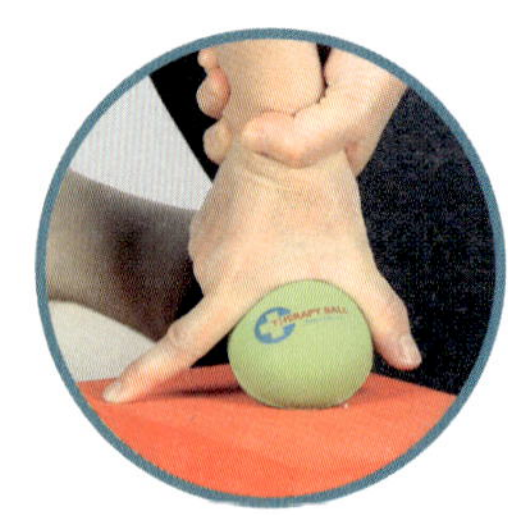

시퀀스 13:
전완, 손가락, 손과 손목

준비물

롤모델 볼: 오리지널 요가튠업, 플러스, 또는 알파

블록 2개

체화된 지도

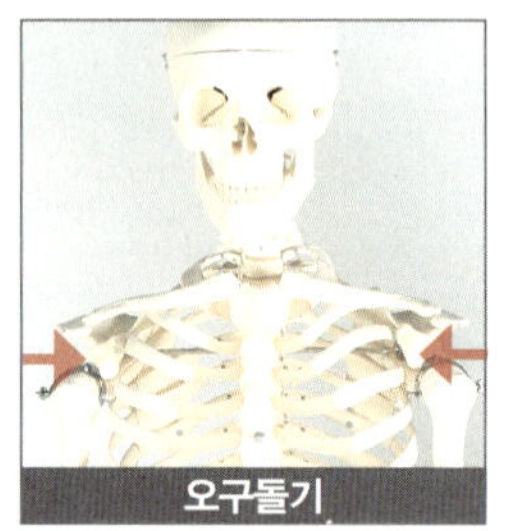
오구돌기

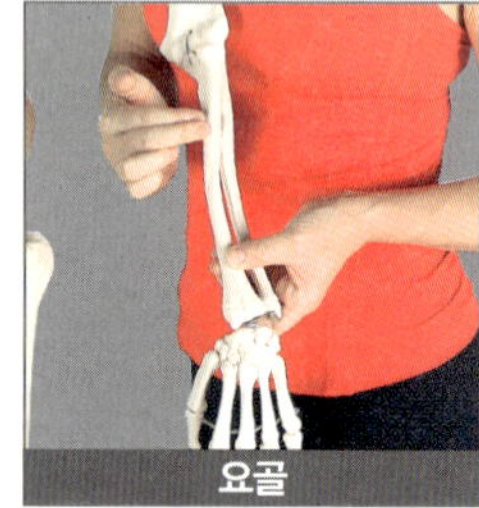
요골

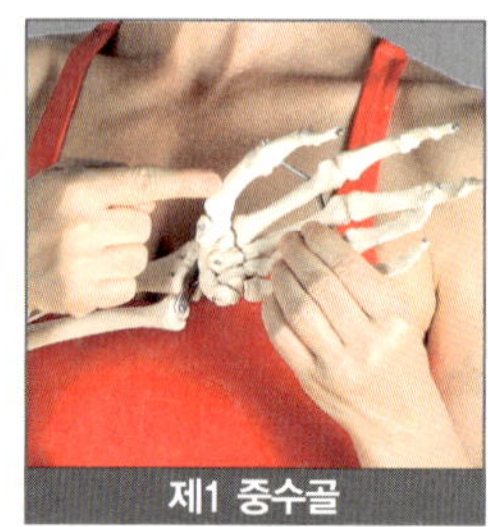
제1 중수골

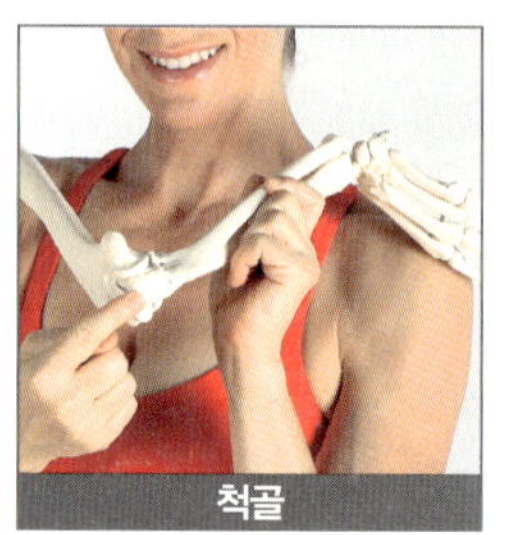
척골

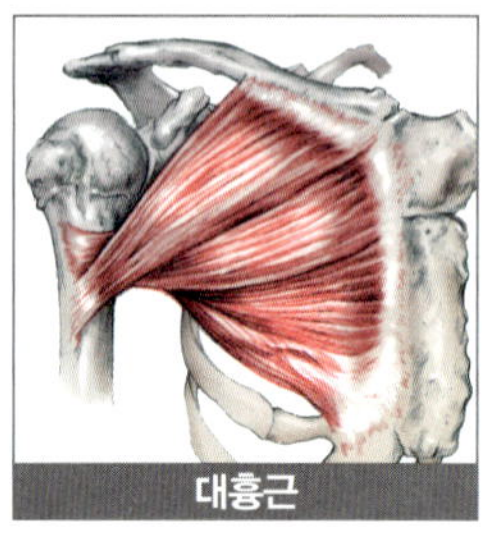
대흉근

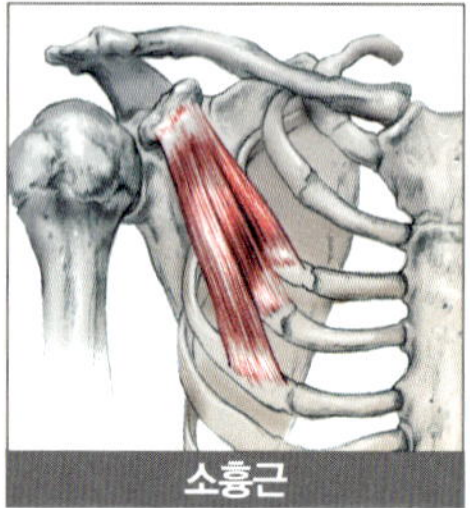
소흉근

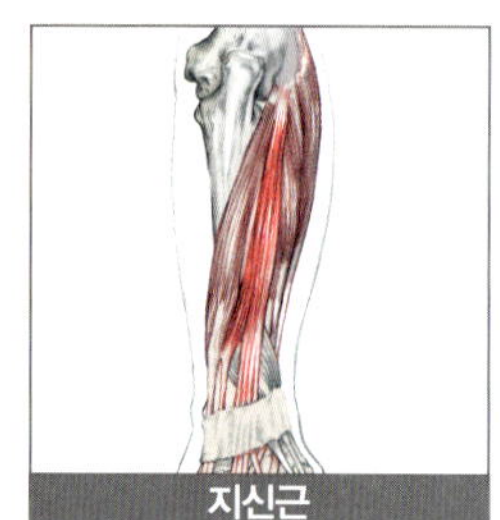
지신근

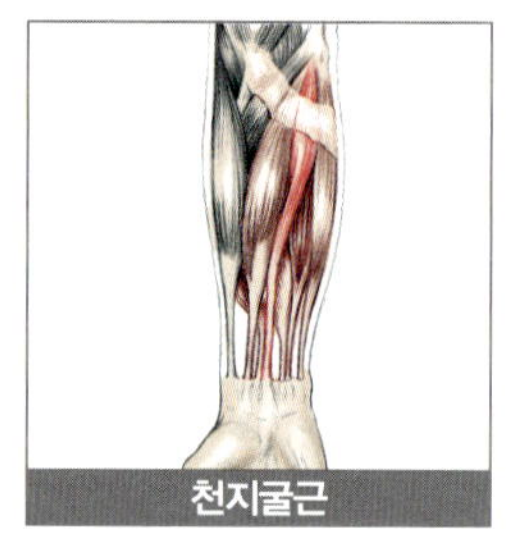
천지굴근

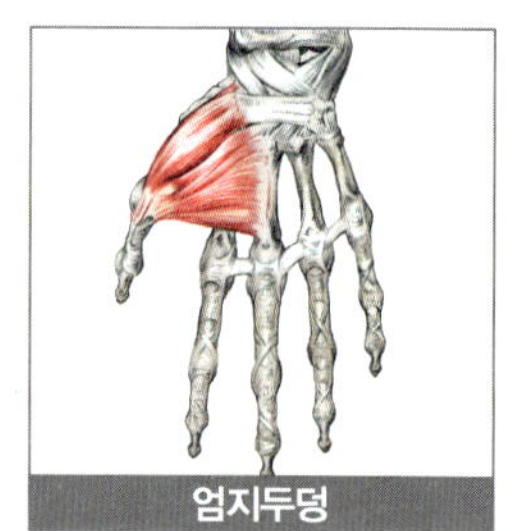
엄지두덩

기본적인 볼 위치

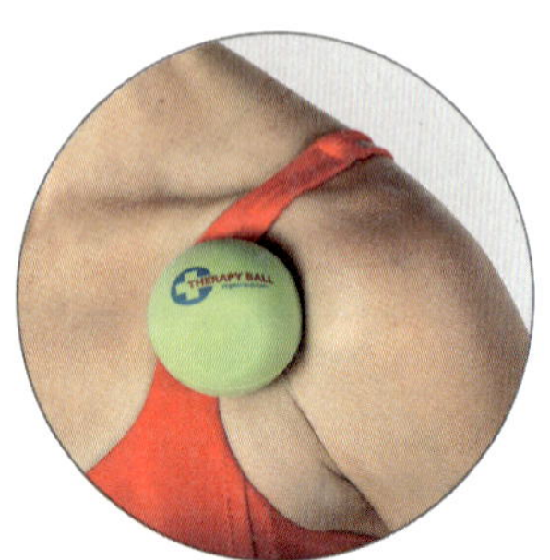
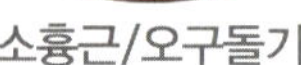
소흉근/오구돌기

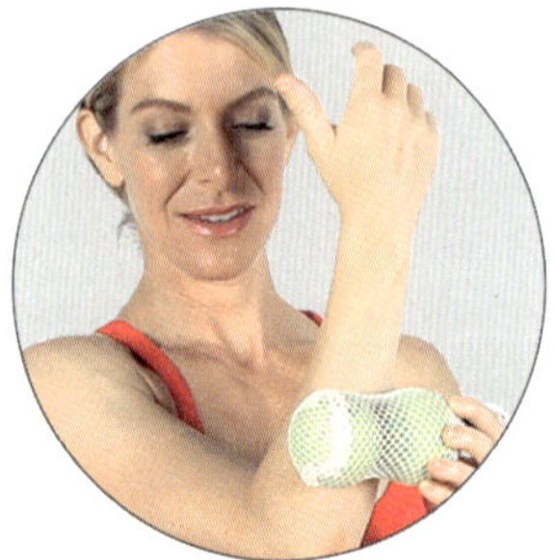
전완뼈

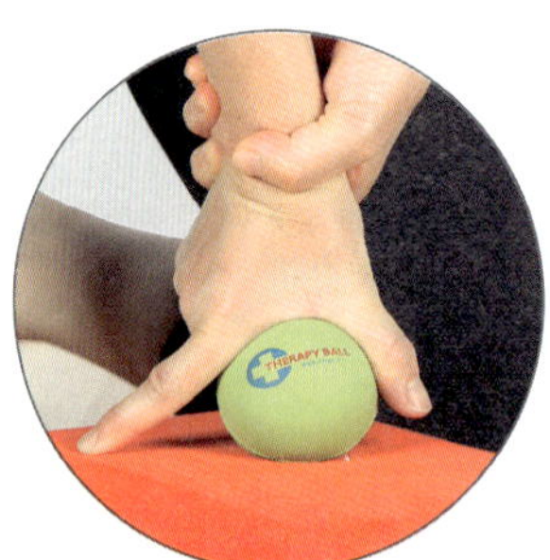

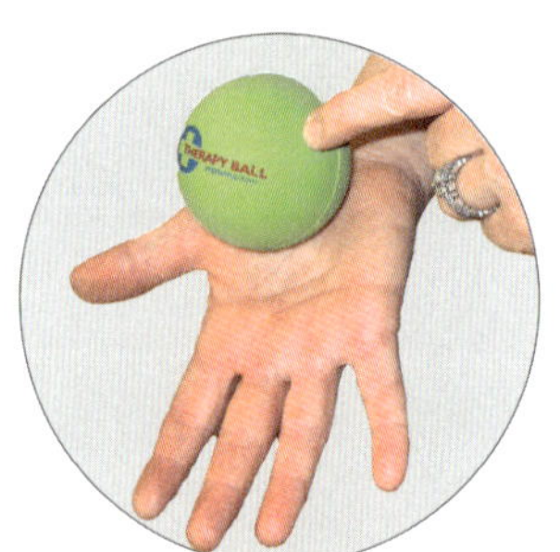
엄지

체크인: 양쪽 손목 신전

- 엄지가 바깥쪽, 새끼손가락이 안쪽에 오게 하여 양쪽 손바닥을 평평한 곳(바닥, 테이블 혹은 의자)에 댄다. 손바닥이 전부 다 닿을 수 있도록 압력과 각도를 조절한다(개개인에 따라 사진에 보이는 내 모습과 같은 손목 가동범위가 나오지 않을 수도 있다).
- 손가락을 과장되게 펴면서, 5회의 복식 호흡을 하는 동안 전완과 팔꿈치를 몸 쪽으로 이동시켜 스트레칭 한다.

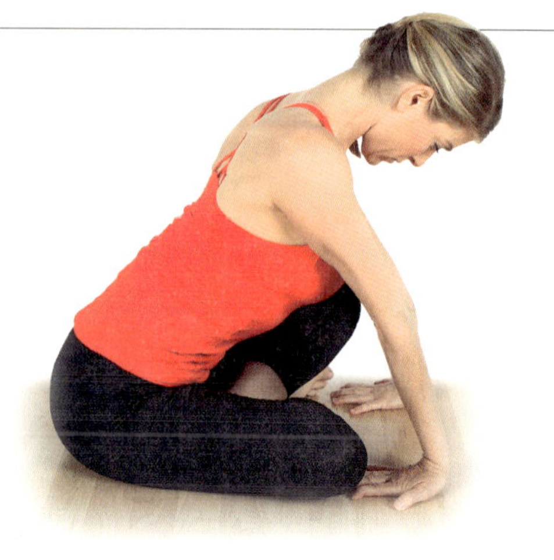

롤 시퀀스

펙, 펙, 펙Pec, Pec, Pec

액션 1:

- **(1)** 두 개의 오리지널 요가튠업 또는 플러스볼을 블록 위에 하나씩 올려놓고(또는 두 개의 알파볼을 바닥에 두고), 오구돌기/소흉근의 건에 볼이 위치하도록 가슴을 볼에 대고 엎드린다. **(2)** 이마를 바닥에 대거나 접은 타월로 이마를 받친다. 볼이 있는 곳으로 호흡하며, 1~2분간 자세를 유지하면서 수동적으로 압박한다.

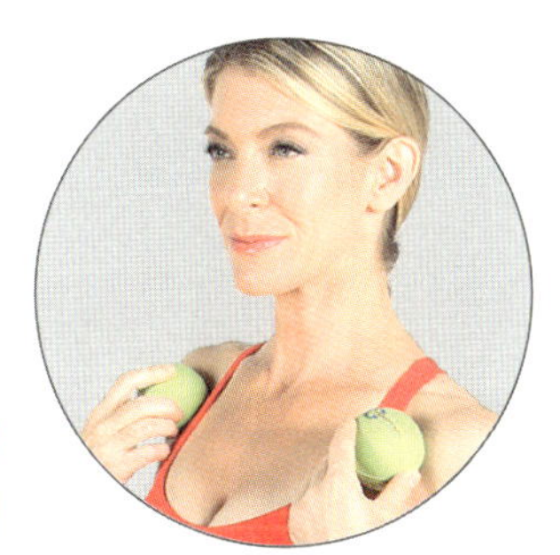

- **(3~4)** 호흡 리듬에 맞춰 핀 앤 스트레치를 시작한다. 마시면서 손바닥을 천장 쪽으로 들어올리고(어깨 신전), 내쉬면서 다시 바닥에 내린다.
- 호흡과 함께 8~15번 반복한다.

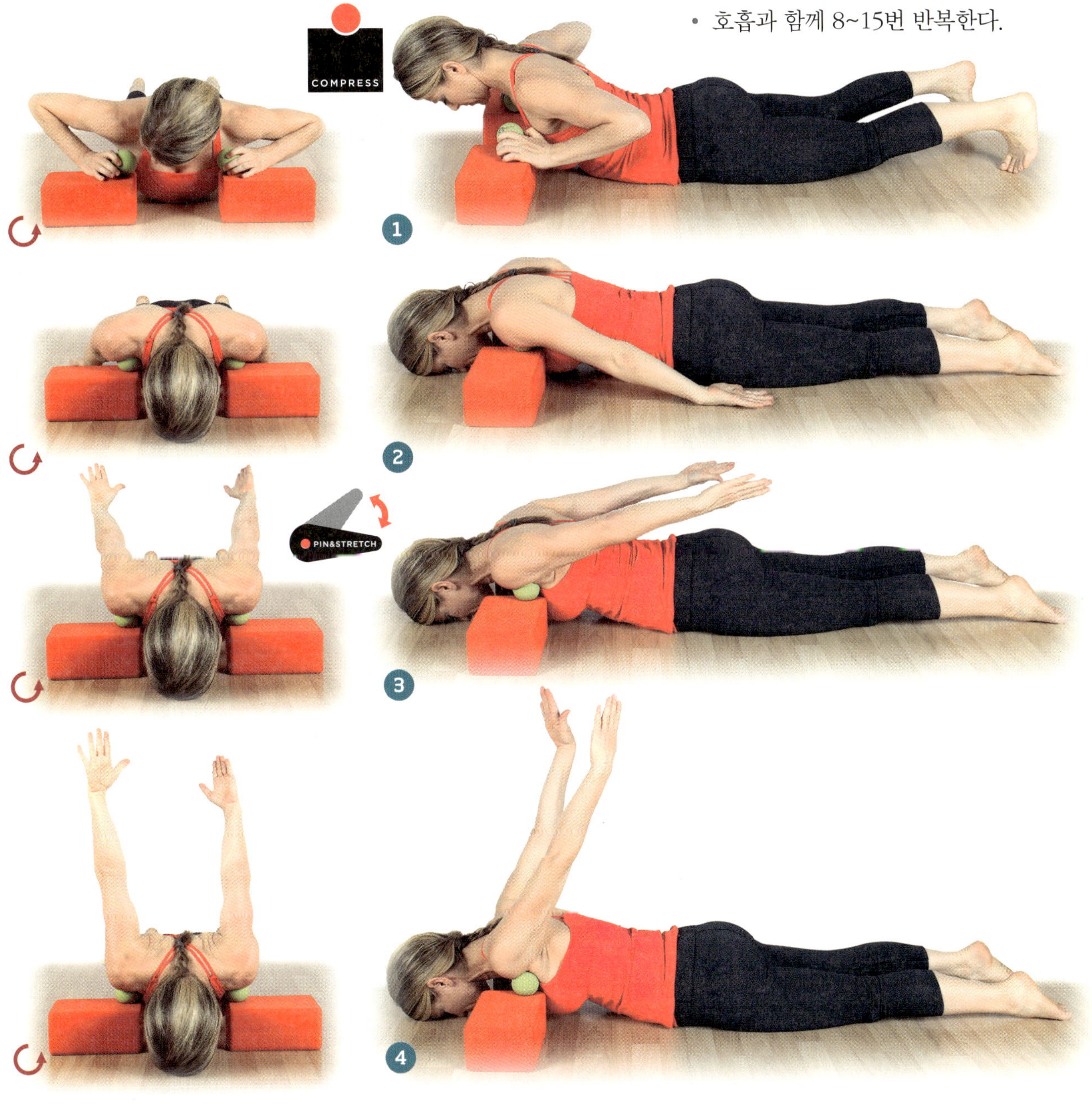

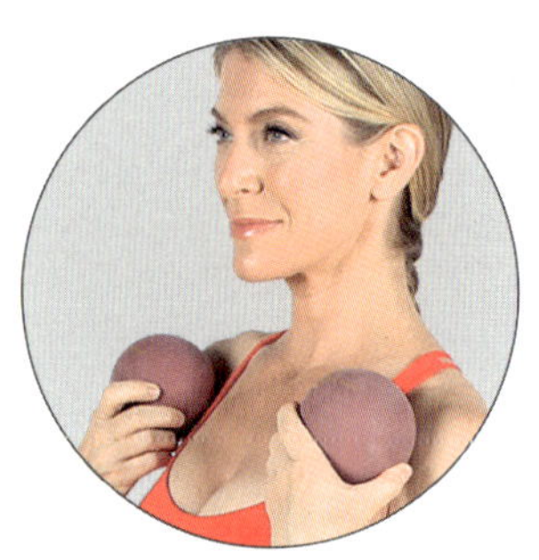

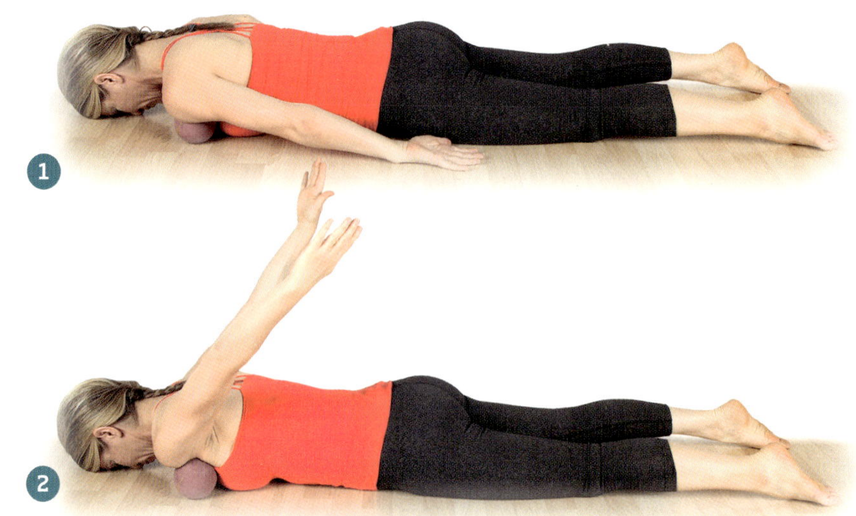

(1~2) 바닥에 바로 알파볼 2개를 놓고 할 수도 있다.

CONTRACT RELAX · XFIBER · PIN&STRETCH

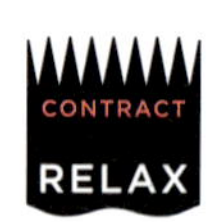

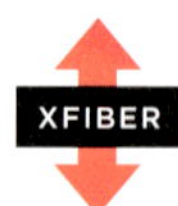

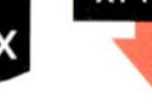

액션 2:

- **(1)** 수영선수들이 접영을 하는 것과 같은 동작을 시작한다. **(2)** 어깨를 완전히 신전하고, **(3~4)** 외회전하여 바깥쪽으로 뻗는다. **(5)** 마지막으로 손바닥이 천정을 향한 채 팔을 오버헤드로 들고 바닥에 내려놓는다.
- **(6~8)** 깊게 호흡하여 동작을 반대로 실시한다.
- 접영 동작을 8~12회 반복한다.

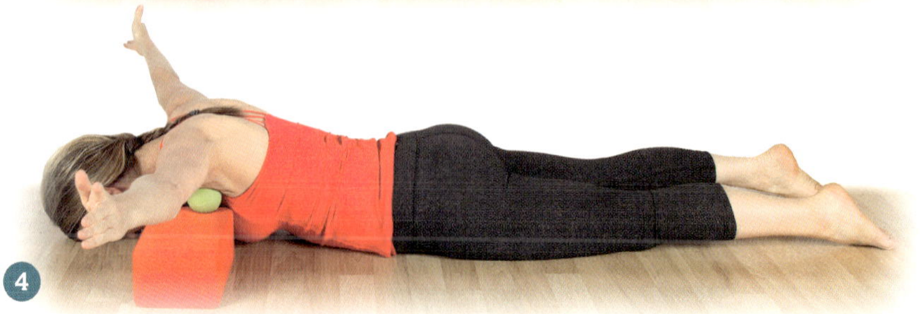

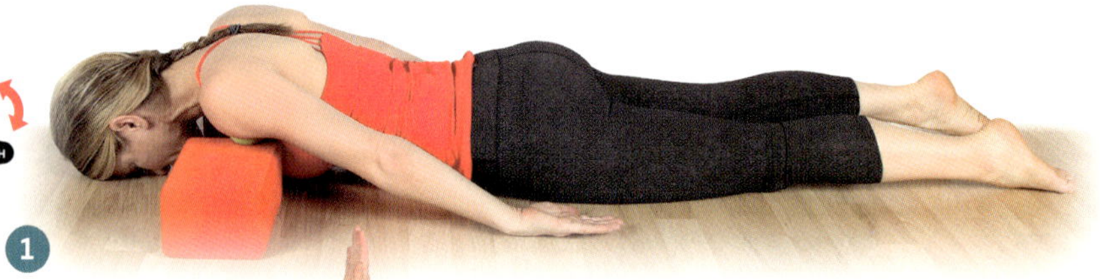

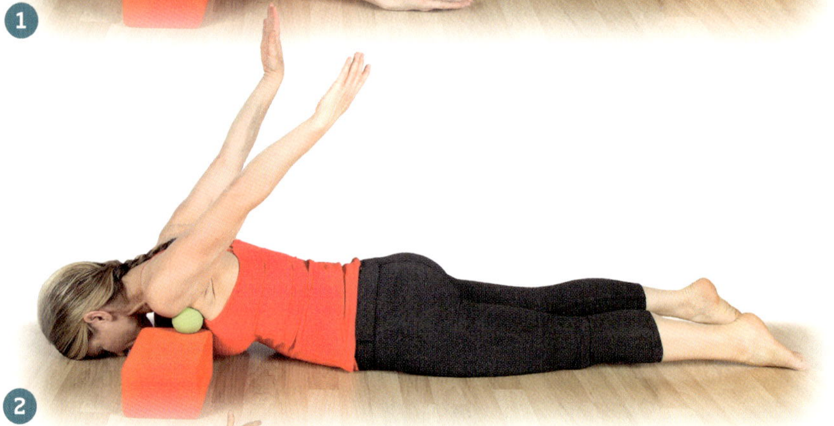

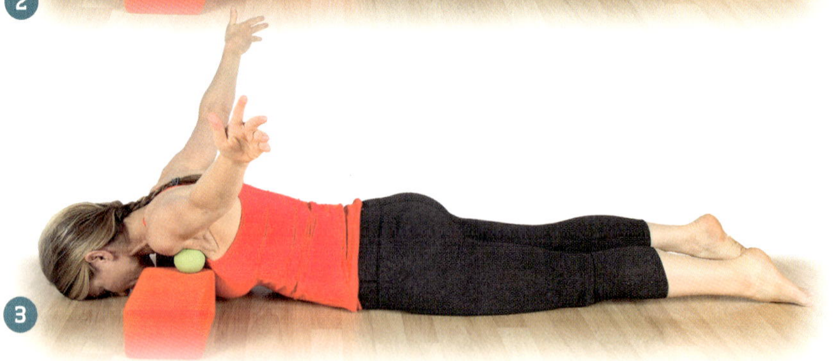

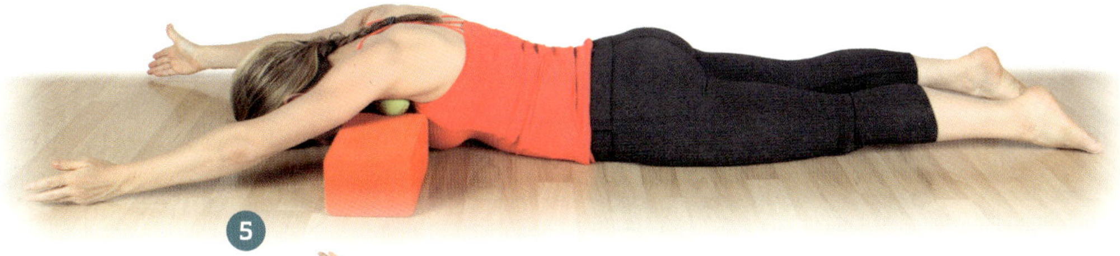

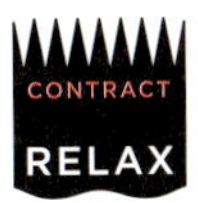

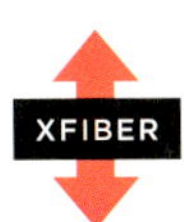

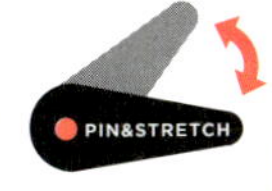

액션 3:

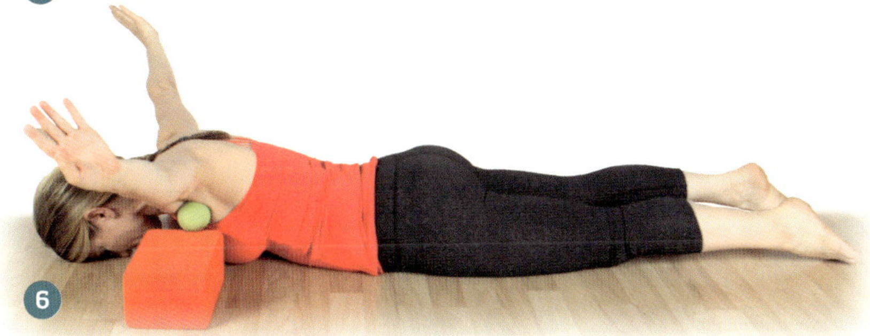

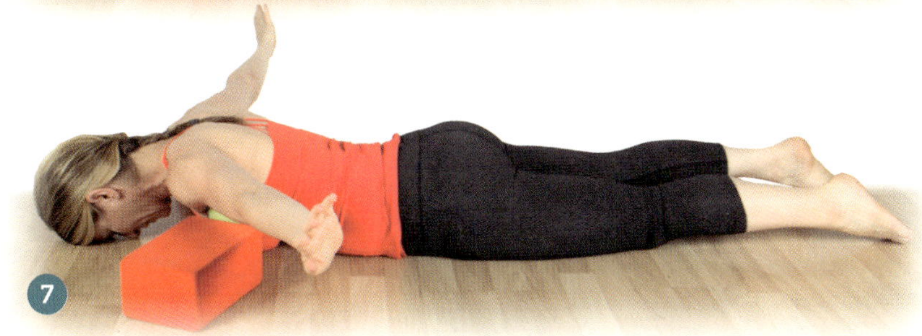

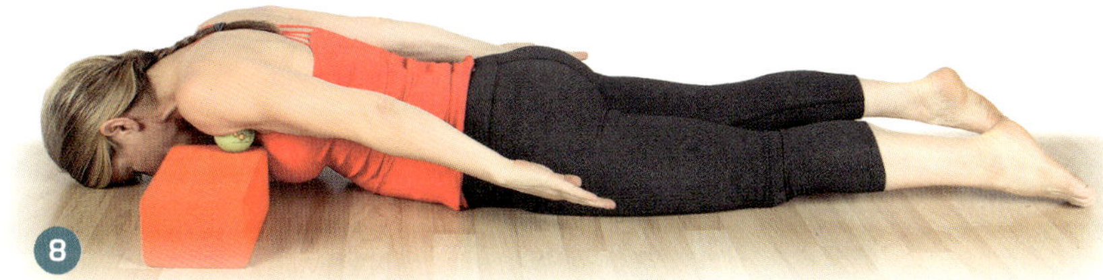

- **(1)** 수영선수의 평영 자세를 시작한다. 손바닥이 천장을 향한 채 팔을 옆에 두고 실시한다. **(2)** 팔꿈치를 구부려 손등을 바닥에 대고 끌어당겨,

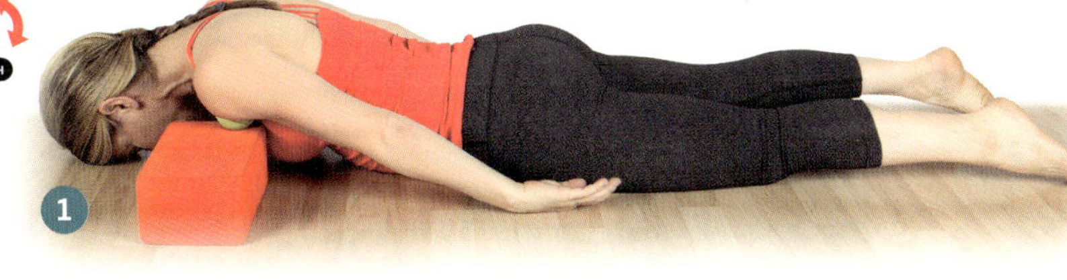

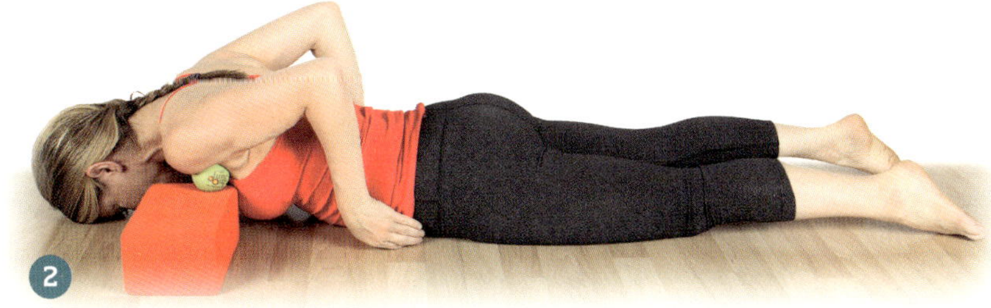

- **(3)** 블록으로 손을 가져온다. **(4~5)** 머리 위에서 손바닥끼리 서로 마주 닿도록 한다. **(6~9)** 수영하듯이 팔을 옆으로 크게 벌려 아래쪽으로 내린다. 자신의 호흡 리듬에 맞춰 수영을 계속한다.

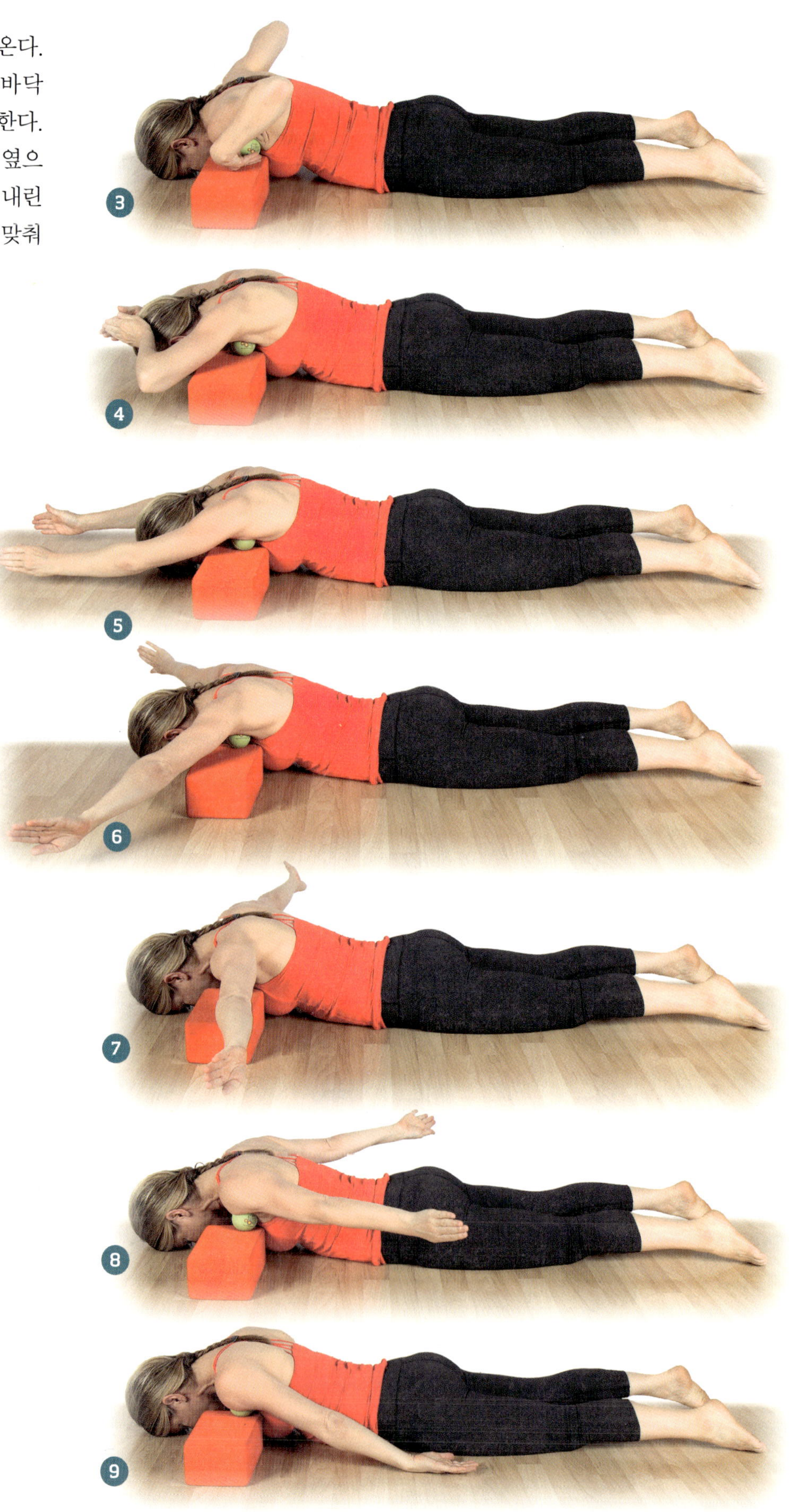

포암 멜트다운Forearm Meltdown

액션 1:

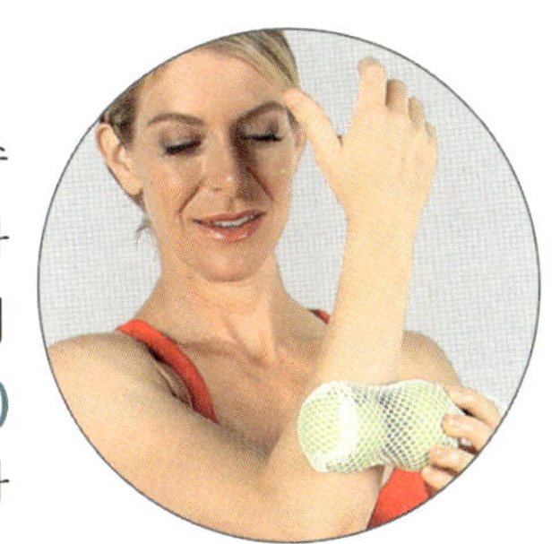

- **(1~2)** 주머니에 든 볼 사이에 오른쪽 전완을 고정한다. 책상, 식탁 위 또는 바닥에 블록을 놓고 할 수도 있다. 전완의 등쪽(신전근)을 스트립핑 한다. **(3~4)** 칼을 가는 것처럼 전완의 위아래를 따라 볼을 움직인다.
- **(5)** 왼손을 이용하여 팔꿈치 근처 건의 덩어리(척골의 주두돌기)에 볼을 고정시킨다. **(6~8)** 손목으로 원을 그리며 신전 굴곡 범위에 따라 컨트랙트/릴렉스 한다.

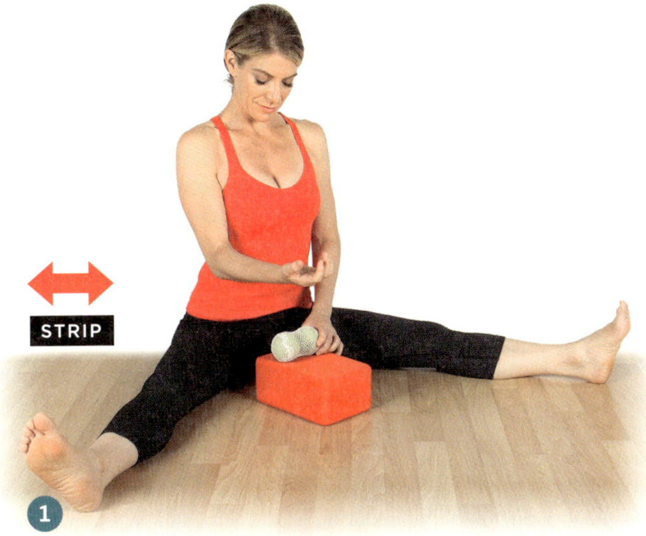

STRIP

1

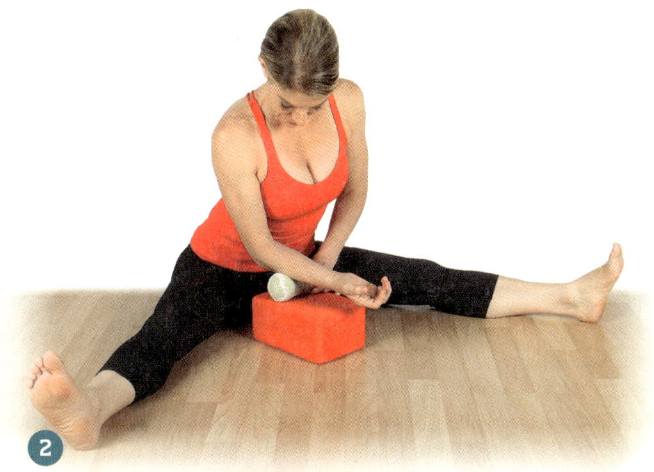

2

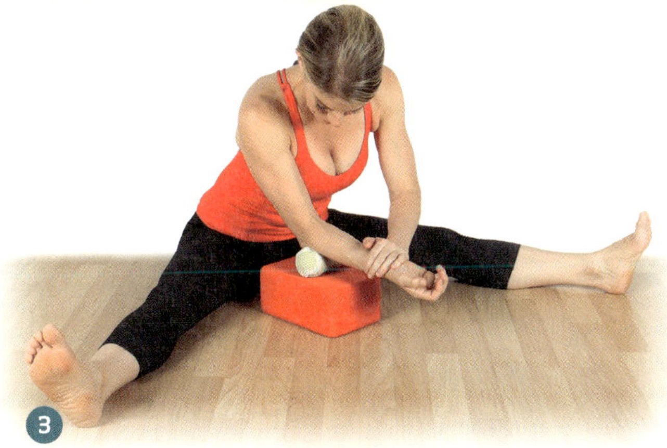

3

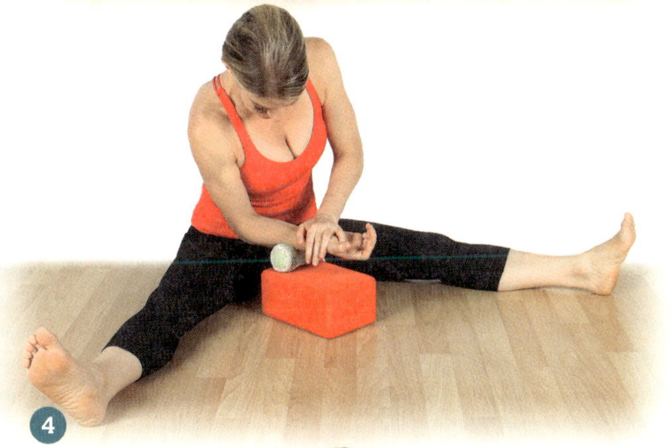

4

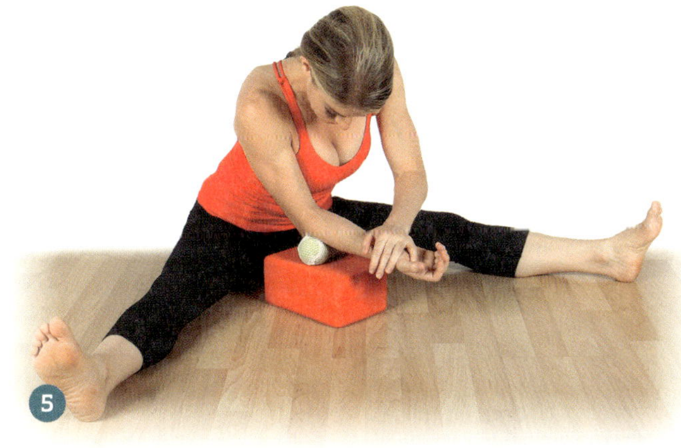

5

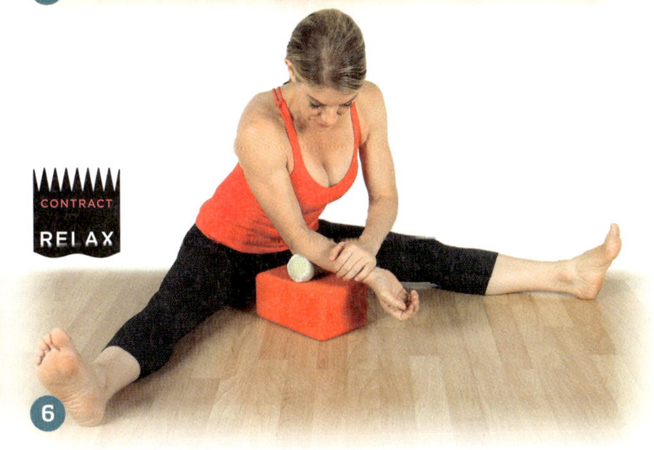

CONTRACT RELAX

6

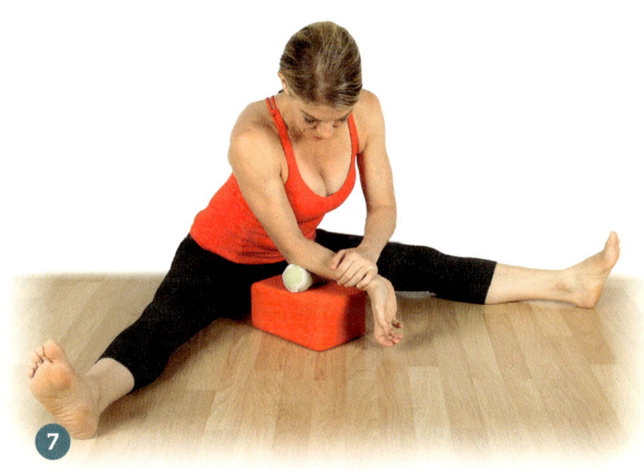

8

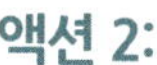

액션 2:

- **(1)** 전완을 뒤집어 굴곡근을 스트립핑 한다. 전완의 바닥 부분(굴곡근)을 문지를 땐, **(2)** 손목을 느슨히 하고 압력을 약하게 해야 한다.
- **(3)** 새끼손가락 쪽이 아래를 향하도록 전완과 손목을 돌려 손날치기 자세를 만든다. **(4)** 왼손을 이용해 조직들에 압력을 더한다. **(5~7)** 전완뼈를 따라 볼을 다른 조직과 건으로 이동시킨다.

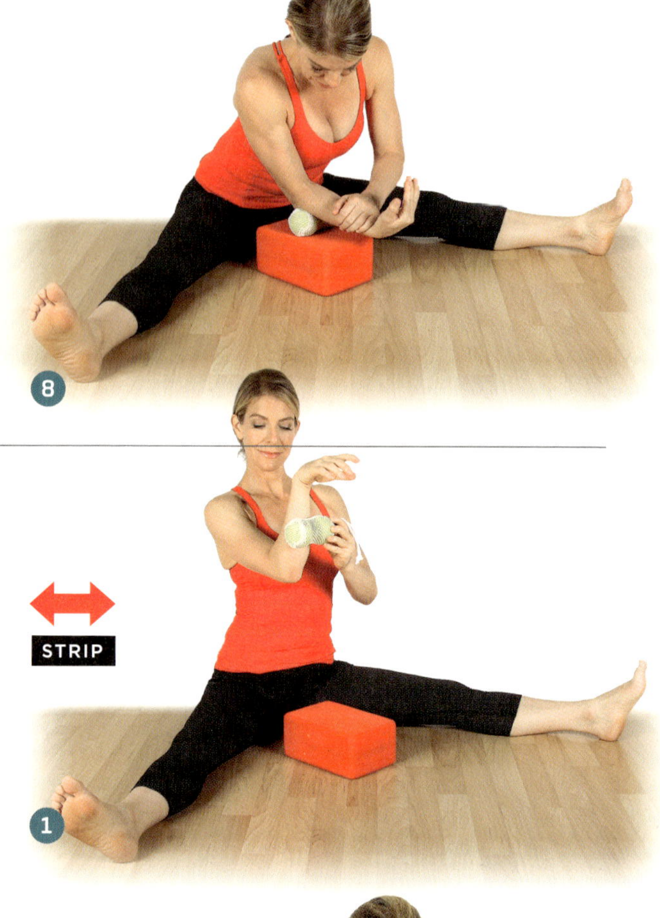

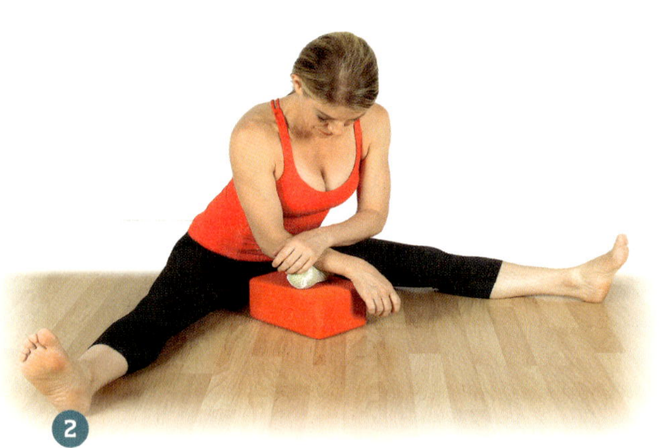

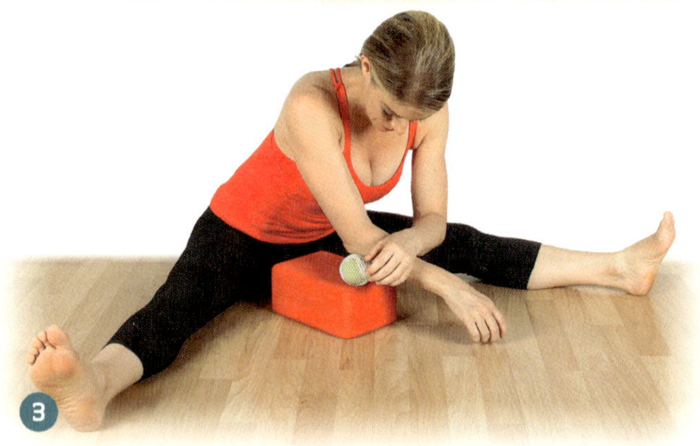

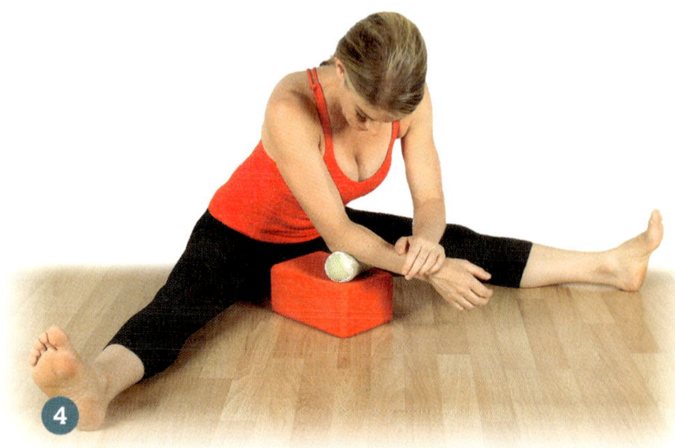

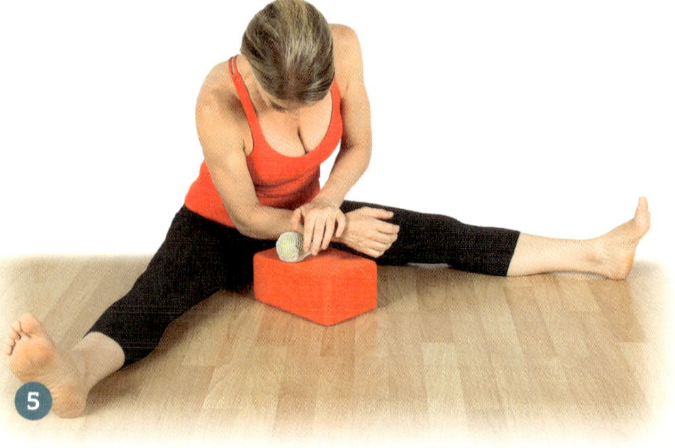

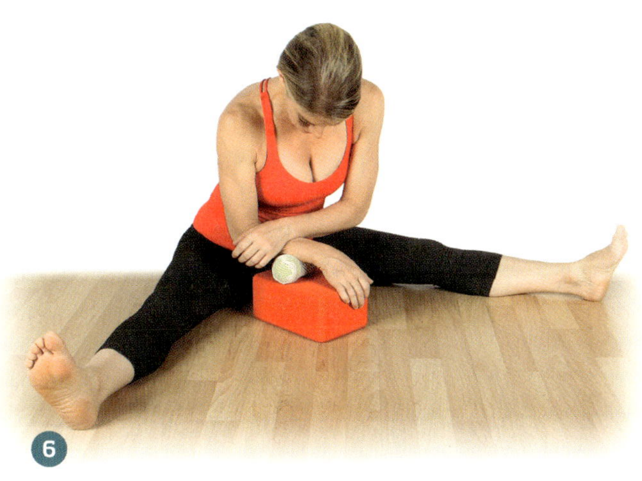

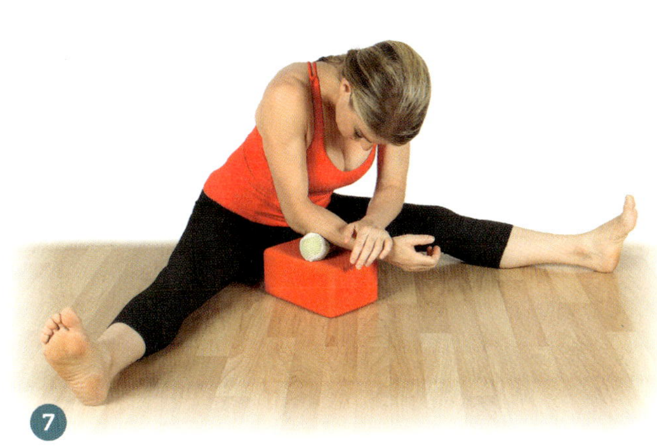

액션 3:

PLOW

SKIN ROLL

- 손바닥이 위를 향한 자세에서 바닥을 향한 자세로 전완을 뒤집으며 왼손을 이용하여 전완 조직을 뼈에서 떼어내듯 움직인다. 최대한 많은 근막층을 잡아당겨 전완에서 열감이 느껴지도록 한다.
- 볼 하나를 치우고 전완 부위에 핀/스핀 앤 모빌라이즈를 적용한다. 전완의 신전근 또는 굴곡근을 스핀하여 손목과 손가락을 움직인다(사진에는 없음).

1

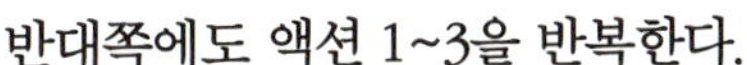
반대쪽에도 액션 1~3을 반복한다.

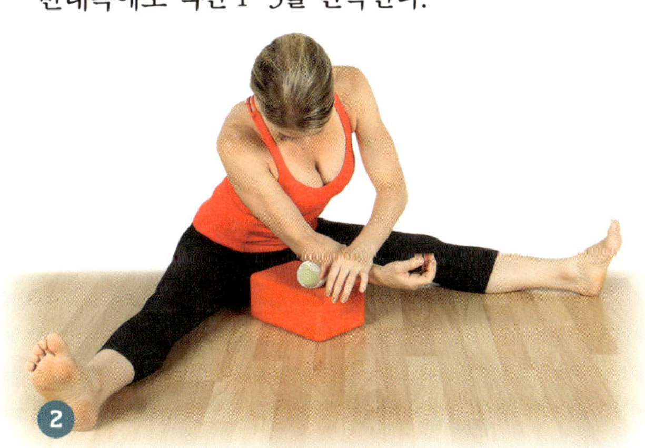

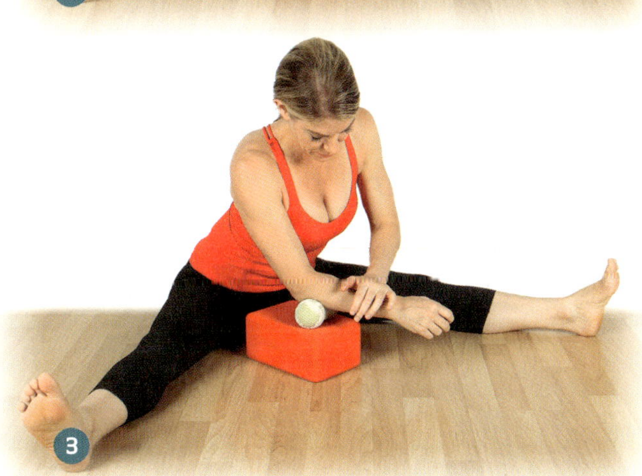

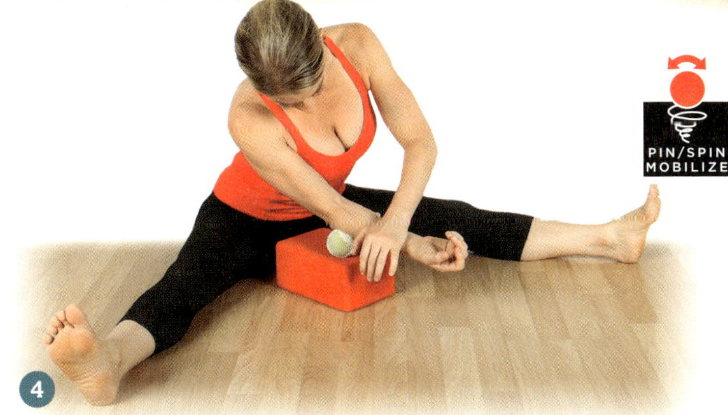

PIN/SPIN MOBILIZE

썸 스플릿Thumb Splits

액션 1:

(1) 엄지와 검지를 펼쳐 그 사이에 볼 하나를 두고 '엄지 찢기'를 실시한다. **(2)** 20~30초간 압력을 유지하며 스트레칭 되는 것을 느낀다. **(3)** 엄지와 검지를 이용해 볼을 꽉 쥔 후, **(4)** 깊게 호흡을 하며 20~30초간 이완하며 스트레칭 한다.

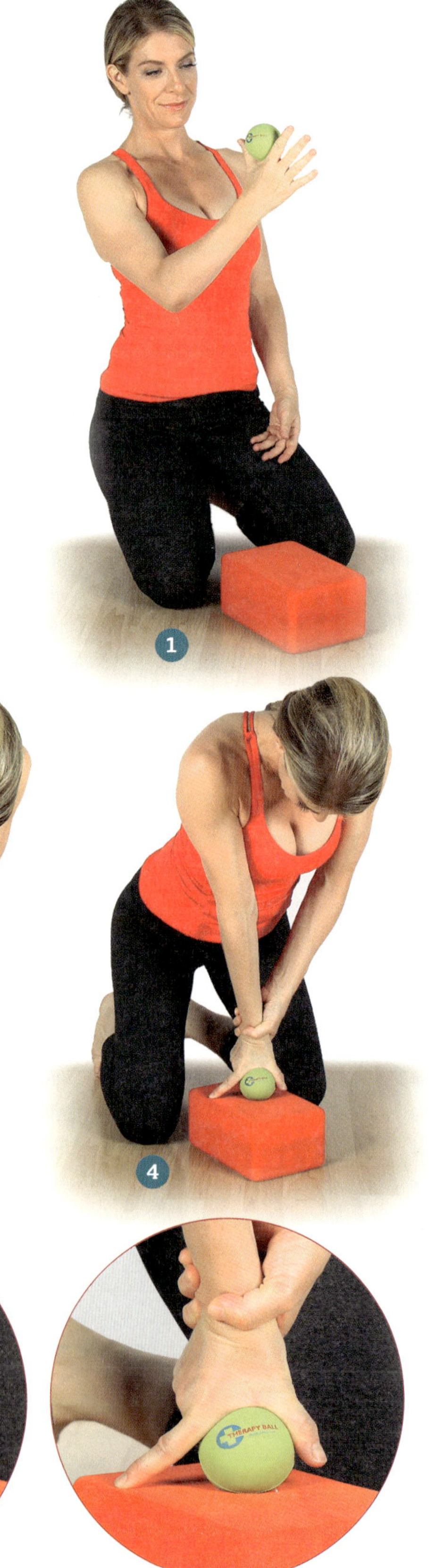

액션 2:

엄지 부분에 모든 테크닉을 적용한다. 엄청난 스킨롤링과 전단력 마찰을 일으킨다. 왼손을 사용하여 엄지 관절(첫 번째 중수골)을 가로질러 엄지두덩 부분의 근육을 플라우한다. 마치 오렌지주스를 짜는 것처럼 이 부위에 볼을 눌러 핀/스핀 앤 모빌라이즈를 적용한다. 나머지 손바닥 전체에도 반복한다.

반대쪽에도 액션 1과 2를 반복한다.

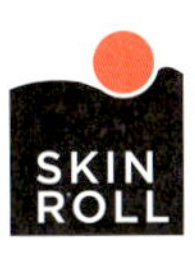

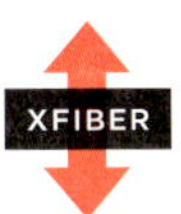

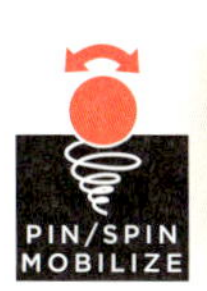

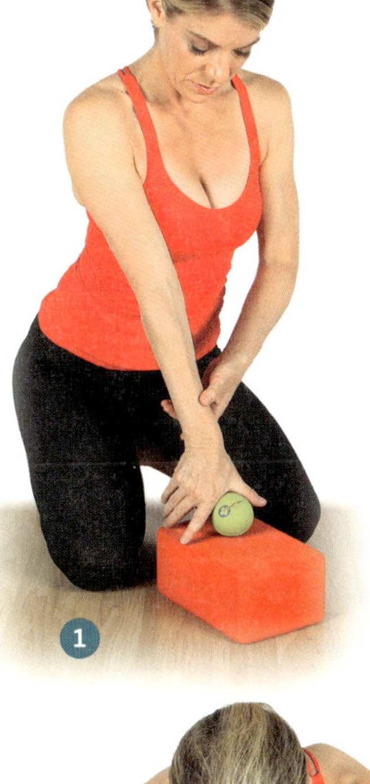

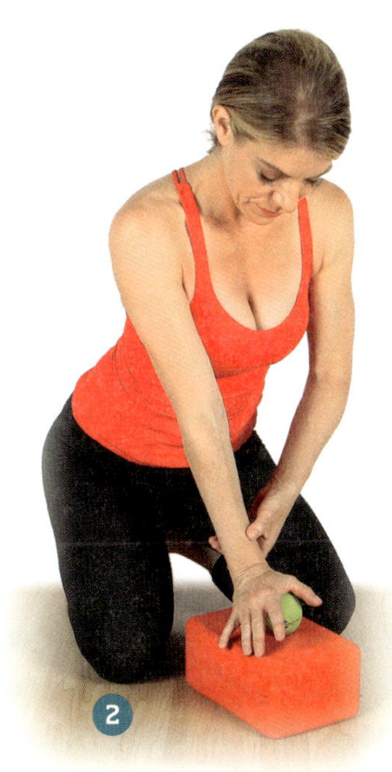

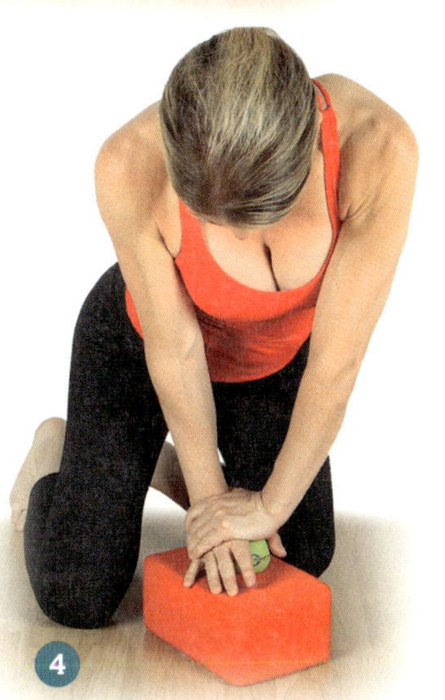

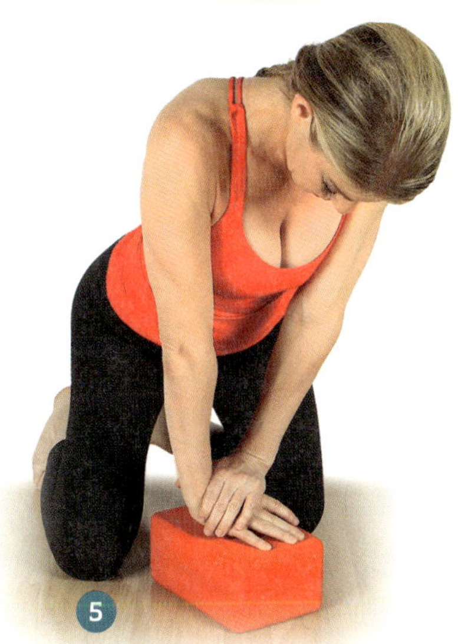

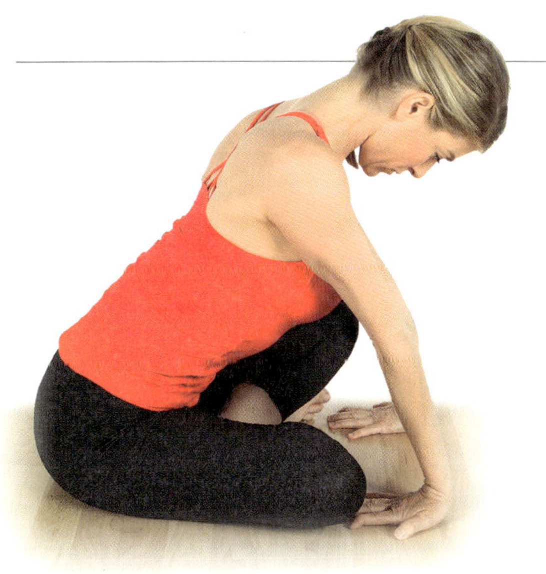

리체크: 양쪽 손목 신전

다시 스트레칭을 실시하여 제한점과 감각이 같은지 또는 변화가 있는지를 확인한다.

소감

1. 혈류의 증가로 손바닥의 특정 부위에 붉어진 곳이 있는지 찾아본다.
2. 두꺼운 물건(혹은 알파볼)을 잡아보아 악력이 강해졌는지 확인해본다.
3. 다음 문장을 완성하라. 나는 ______________(을) 느낀다.

한계점을 넘어 밀어붙이는 것: 고통을 이겨낸 아이스하키 스카우터

리 칼렌스, 41살
선수 스카우팅 운영 코디네이터
로스앤젤레스

리 칼렌스Lee Callans는 항상 자신의 목에 문제가 있다는 것을 알고 있었다. 아기일 때 찍은 사진 속 그의 머리는 삐뚤어져 보였다. 하지만 그것이 하키에 대한 열정을 멈출 순 없었다. 캘리포니아 남부에서 보낸 어린 시절부터 하키를 시작해 어긋난 몸의 정렬을 가지고 운동하는 방법을 배우게 되었다. "못 쓸 정도만 아니라면 그대로 두자"는 원칙하에 그의 부모님은 리가 항상 불편해하며 수면마저 어려움을 겪는다는 사실에 크게 관심을 두지 않았다. 하지만 결국 부모님은 그를 몇몇 의사들과 전문가들에게 데려갔다. 하지만 확실한 답을 얻지 못했고, '어쩔 수 없나 보다' 하고 '이 상태로 살아가는 방법을 배우게 될 것'이라며 내버려두었다. 그 후 리는 이 원칙을 자신만의 방법으로 해석했다. '상황이 힘들어 질수록 더 강해져야만 한다.'

리는 의사들의 진단을 희미하게 기억하고 있다. "척추측만, 혹은 반대로 된 척추만곡. 하지만 저는 어떤 의사도 신뢰하지 않았죠. 이것은 내가 부모님으로 배운 것이었습니다." 그는 자신의 목을 핑계로 하키를 그만두지 않았다. 다른 아이들처럼 고개를 완전히 돌릴 수 있는 능력을 잃은 그는 허리에서 몸을 돌리는 법을 배웠다. 그는 41살이 되어서야 '내가 하고 싶은 움직임을 위해 근육을 잘못된 방법으로 훈련시켰다'는 것을 알았다.

모든 사람들이 그의 목 어딘가가 이상한 것을 알아차릴 수 있을 정도였지만, 유년기와 10대 초반에는 목에 국소적인 통증을 느끼지는 않았고 다만 약간 불편할 뿐이었다. 심각한 통증은 주로 밤에 나타났다. 그는 단 한 번도 편안히 잠을 청할 수 없었다. 등을 대고 누우면 그는 머리를 편안히 베개에 내려놓을 수 없었고, 옆으로 누우면 어깨가 아프기 시작했다. 때때로 그는 앉아서 자야만 했다. 경기에서 이기기 위해 특별히 더 열심히 뛴 날에는, 푹 잠들지 못하고 뒤척이는 밤들이 며칠간 지속되었다. 그의 불면증은 낮에 무언가 '정말 잘못했었는지 아닌지'를 판별할 수 있는 리트머스 시험지가 되었다. 하지만 그는 자신의 고통과 불면을 전문가와 상의하는 대신 스스로 문제를 해결하고 통증을 없애 경기를 계속 뛸 수 있을 것이라 믿었다.

고교 시절이 끝나갈 무렵, 그는 자신의 체중과 기술(그리고 목)이 전업 하키선수로서 활약하거나 '또 다른 꿈인 우주비행사'가 되기에는 충분하지 않다는 것을 깨달았지만, 대학에서도 여전히 취미로 하키를 했다. 대학 생활 중 그의 통증은 극복할 수 없을 만큼 더 심해졌고, 수면 문제 또한 끔찍해서 카이로프랙터를 찾기 시작했다. "카이로프랙터의 교정은 2시간 정도 도움이 될 뿐, 곧 다시 원점으로 돌아왔습니다. 나는 임시 처방에 돈을 뿌리고 있었고, 그 어떤 카이로프랙터도 장기적인 전략을 알려주진 않았습니다. 그래서 전 곧 그만두었습니다. 그건 그만한 가치가 없었습니다."

리는 미디어 관련 학과를 졸업한 후 방송사에서 일하며, 몇 년 동안 음향 케이블을 설치하는 일을 했다. 나중엔 붐 마이크를 다루게 되었는데, 그가 하는 일은 촬영하는 동안 배우의 머리 위로 긴 빗자루 모양의 손잡이에 부착된 마이크를 들고 있는 것이었다. 붐 마이크는 카메라의 시야에 잡히지 않도록 아주 높은 곳에서 안정적으로 유지되어야 했다.

만성적인 목 통증이 있는 사람에게, 하루에 몇 시간 동안 머리 위로 붐 마이크를 들고 있는 일은 아마 최악의 직업일 것이다. 리는 붐 마이크를 들고 있는 동안 얼굴 위로 흘렀던 땀을 기억한다. 그는 매 촬영마다 불편한 자세로 붐 마이크를 든 채 불안정하게 걷잡을 수 없이 떨곤 했다. 이 일을 3년 가까이 지속한 것은 그의 '어떠한 경우라도 어려움을 참고 견디는' 정신과 순수한 열정에 대한 증거였다. 리의 직장은 노동조합에 가입되어 있지 않았기 때문에 직업은 매우 불안정했다. 감독은 그를 따로 불러내 음향 전문가로 할리우드에서 활약하고자 한다면, "아마 성공하기 어려울 것이다"라고 말했다.

화가 나고 실망한 리는 화를 삭이기 위해 사랑하는 하키로 도피했다. 그는 땅이나 얼음 위에서 꾸준히 하키 샷을 연습하며, 그에게 큰 피해로 돌아올 엄청난 힘을 이용해 매일 300~400개씩의 스냅샷을 휘둘렀다.

"퍽을 칠 땐 단순히 퍽을 날려버리는 것이 아니라, 스틱을 퍽의 약 2.5cm 뒤로 조준하여 바닥을 때려 스

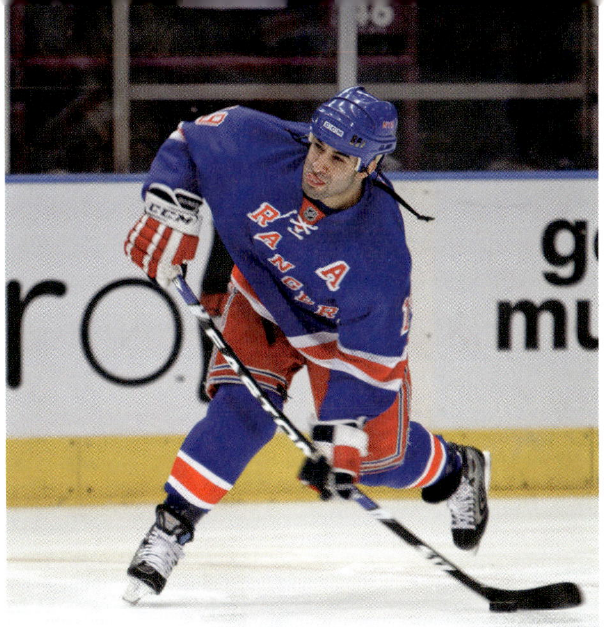

최고의 슬랩샷

틱이 살짝 휘게끔 합니다. 스틱은 지면이나 얼음의 충격을 고스란히 받습니다. 이것을 하루에 수백 차례 콘크리트 지면과 얼음 위에서 반복하였고, 저는 곧 손의 감각을 잃고 더 이상 어떤 것도 잡을 수 없게 되었습니다. 손에서부터 시작해 어깨와 목까지 이르는 타는 듯한 통증이 있었습니다." 손과 손목의 굴곡근 건을 다쳐 하키 스틱을 잡을 때 쓰는 엄지 주변 조직에 염증성 손상이 생겼던 것이었다. 한번 생긴 통증은 며칠 동안 지속되었고(참을 수 없는 불면증으로 이어지는), 그는 다시 퍽을 휘둘렀다. 결국 그는 정말 더 이상 오른손으로 하키 스틱이나 붐 마이크를 잡을 수 없게 되어 1997년 8월 직장을 그만두었다.

손의 통증이 지속되는 동안 리는 의사나 치료사를 전혀 만나지 않았다. 가끔 진통제를 먹는 것 말고는 약조차 먹지 않았다. 그는 보험도 없고 돈도 없는 상태였다. 그는 단지 '어려움을 참고 견디며' 기다릴 뿐이었고, 그의 부모님이 하신 말씀을 따랐다. 그는 의사에 대한 좋지 않은 기억을 갖고 있었기 때문에 전통적 치료 방법 또는 대체 요법 모두를 불신했다. "그들은 단지 증상을 쫓을 뿐이었습니다. 어깨가 아프면 몇 주간 어깨 운동을 권했고, 근본적으로 개선되는 것은 없었습니다." 또한 리는 본인의 '선수다운 정신력'이 스스로를 천하무적 또는 '터프가이'로 만들어 게임에서 이길 수 있도록 해준다고 생각했다. 하지만 그를 파괴하는 것은 바로 그 '게임'이었다. 하키는 그가 순수하게 감정을 발산하는 출구였지만, 고통과 불면증은 걷잡을 수 없이 번져가고 있었다.

헐리우드를 뒤로하고, 리는 자신의 에너지를 너무나 사랑하는 하키 게임에 더 다가가게 할 수 있는 경력을 쌓는 데 쏟기로 했다. 이 확고한 마음으로 그는 2000년에 NHL 팀의 홍보부에서 일하게 되었다. 이 일을 하며 그의 몸은 예전보다 훨씬 더 많은 휴식을 취할 수 있었고, 결국 그는 팀의 스카우터로 일하게 되었다. 그의 능력은 탁월했고, 단 몇 년 후인 2006년 6월 스카우팅 운영 코디네이터와 총감독 보좌관의 직책을 맡으면서 뛰어난 성과를 거두게 되었다. 프로 선수들과 일하는 것에는 특전이 따랐다. 리의 사무실엔 세계적 수준의 훈련 시설이 있었으며, 그는 최고 수준의 운동선수들에 둘러싸여 최첨단의 스트렝스, 컨디셔닝, 치료의 귀재들을 쉽게 만날 수 있었다.

스카우터로 일하면서도 그는 불면증뿐 아니라 손, 목, 어깨에 이따금 심한 통증을 겪었다. 대부분은 그가 업무상 다녀야 하는 여행으로 인한 스트레스 때문이었다. 허리와 고관절에도 새로운 통증이 수시로 나타났다. 그는 달리기와 중량 운동을 포함한 훈련을 꾸준히 했지만 결국 하키 스틱을 내려놓을 수밖에 없었다. 불행히도 그는 부상을 극복할 수 없었고 결국 이에 무릎을 꿇었다. 목과 손의 복합적인 기능 장애로 인해 오른쪽 어깨의 회전근개가 파열되었다. 더 이상 참고 견딜 수만은 없었다. 2012년 7월 수술을 받았고, 그해 그는 38살이었다. 그러나 수술과 재활 후에도 통증과 불면증은 계속되었다.

2013년 7월 리는 내가 진행하는 일주일 간의 요가툰업 리트릿에 참석했다. 리는 '요가 타입'의 사람이 아니었고 요가툰업에 대해서는 들어본 바 없었지만, 오프 시즌 동안 스트레스를 해소할 수 있다면 무엇이든 할 용의가 있었다. 그가 들었던 첫 수업에서 나는 롤모델 볼을 이용하여 목과 어깨를 풀 수 있는 시퀀스를 소개했다. 단 몇 분간의 롤링으로 그의 통증은 개선되었고, 그는 곧 만성적인 통증에 대한 해결책을 찾았음을 알게 되었다. "그들은 매일같이 나를 바꿔놓았습니다." 리는 말했다. 리는 거기에서 팔고 있던 모든 종류의 볼과 비디오를 사서 그의 방으로 돌아가 계속 롤링을 했다. 그는 롤링 전후 감각을 비교하며 볼이 몸을 풀어준 것에 대한 경외감을 느꼈다. 리는 한번 빠지면 올인하는 사람이었기 때문에 즉시 자가치유를 위해 볼을 이용하는 방법을 공부하기 시작했다. 그는 매일 수업에 참석해 맨 앞자리에 앉아 최대한 많은 기술을 자기 것으로 만들었다.

마지막 수업 날에는 손 시퀀스를 가르쳐주었다(316쪽 참고). 우리는 3분 정도 엄지손가락을 풀었고, 나는 슬쩍 리를 보았다. 그는 갑자기 고개를 들고 눈이 휘둥그레져 나를 바라보았다. 수업을 마친 후 리는 나에게 다가와 "내가 하키를 그만둔 이유는 15년 전부터 하키 스틱을 잡을 수 없었기 때문입니다. 항상 손바닥과 엄지손가락 사이를 짓누르는 조임쇠가 있는 것 같았어요." 롤모델 볼로 간단한 엄지 시퀀스를 하고나서 그 조임쇠가 즉각적으로 느슨해졌다. 그는 "마치 엄지손가락이 손바닥에 납땜되어 있는 것 같았는데 볼 시퀀스가 그 둘을 풀어주었다"고 묘사했다. 이 짧은 세션이 그립 문제를 해결하는 전환점이 되었다.

집으로 돌아온 후 리는 볼을 사용하지 않은 날 몸의 변화를 즉각적으로 알아차렸다. "전 무엇이 정상적이고 정렬된 상태인지 인식하기 시작했습니다. 볼은 제 몸에 대한 기준점을 알려주었고, 저는 '어긋난' 상태가 무엇인지 느낄 수 있었습니다. 기분이 영 좋지 않다가도, 볼을 사용하면 곧 정상으로 돌아갈 수 있었습니다." 리가 여기 말하는 '정상'이란 '새로운 정상'을 말하는 것이다. 그는 나와 함께한 수업과 비디오의 스트레칭 루틴을 기반으로 자신만의 직관적인 운동 루틴을 만들었다. 한 달 간 성실히 이를 수행한 후 리는 이렇게 생각했다. '내게 통증이 있었다는 것을 믿기 힘들 정도야.'

"운동을 시작할 때 30분에서 45분 정도 롤링을 합니다. 이것은 저의 명상과도 같습니다. 제 등에서부터 목, 어깨, 그리고 가슴, 손, 손목까지 볼을 사용합니다. 전 볼을 집에 한 쌍, 여행용 가방에 한 쌍, 나머지는 사무실의 제 책상에 두었습니다. 항상 다양한 크기의 볼을 사용합니다."

예전에 리가 운동할 땐 그의 몸에서 뚝뚝 거리는 소리가 끊이지 않았지만, 더 이상 그런 소리는 들리지 않는다. 달릴 때 보행이 훨씬 더 좋아졌다. 최근 그의 운동 파트너는 어떻게 '보행 습관을 바꿨는지' 물어보았다. 걸음걸이를 개선하기 위해 따로 노력하지는 않았다. 하지만 이제 그는 몸이 기억하는 모든 것은 전부 보상작용이었다는 것을 깨닫게 되었다. 그의 연부조식이 너무나 불균형했기 때문에 문제를 피하기 위한 걸음걸이를 만들어냈던 것이다. "우리의 몸은 어떻게든 방법을 찾아냅니다. 그러나 그 방법이 항상 옳은 것만은 아닙니다"라고 그는 말한다. 이제 그의 몸은 제자리를 찾았다. 긍정적인 변화를 일으키고 이를 받아들일 수 있는 신체 환경을 만들어주었기에 가능한 일이었다. 훈련할 때 그는 스스로 더 건강해지고 활동적이 되었다고 느낀다. 과거에 그가 가장 좋아했던 스포츠는 트랙에서 경주용 오토바이를 타는 것이었다. 새로이 찾은 유연성 덕에 그는 이전까지는 결코 할 수 없었던 방식으로 오토바이를 탈 수 있었다.

1년에 평균 30~40회 정도 비행기를 탈 만큼 여행은 그의 직업에 큰 부분을 차지한다. "저는 항상 플러스볼을 가지고 다닙니다." 그는 척추에 플러스볼을 두고 비행 내내 볼로 등 부위를 문지른다. 예전엔 비행기가 착륙할 때쯤이면 다시 등을 움직일 수 있을까 싶을 정도로 뻣뻣했다. 다른 승객들이 자리에서 박차고 나가기 시작할 때 리는 조심스레 노인처럼 자리에서 일어났었다. "제 생각엔 모든 비행기에 이 볼을 비치해야 할 것 같습니다. 이것이 진짜 '구명조끼'입니다."

그러나 아마도 리에게 일어난 가장 큰 변화는 이것일 것이다. "전 지금 아기처럼 잡니다. 무려 아기처럼!" 그는 더 이상 잠에서 깨어난 후 통증을 느끼지 않으며, 그 어느 때보다 빠르게 커피메이커 앞에 선다. 리는 15년이나 20년 전에 누군가 자신에게 롤모델 볼을 소개해주었으면 어땠을까 생각한다. "절 이완시키고 긍정적인 변화를 이끌어낸 건 처음 있는 일이었습니다." 그가 말했다. 그는 프로 스포츠 업계에서 일하며 최고의 전문가들에 둘러쌓여 있던 때보다 이 볼을 이용하며 자신의 몸을 더욱 잘 알게 되었다. 리는 많은 자기 관리 도구, 치료 요법, 훈련 방식, 그리고 '순간의' 술책을 접해왔지만 지금까지 지속적인 변화를 경험한 적은 없었다.

리는 곧 롤모델 메소드가 체육계를 강타할 것이고 모든 헬스클럽에서 사용될 것이라고 확신한다. "유행은 나타났다 사라지기도 하지만, 이것만은 지속될 것입니다. 이것을 사용하지 않는 건 미친 짓이예요. 롤모델 볼은 혁명입니다." 리는 통증, 불면증, 고통을 겪으며 삶을 살아갈 필요가 없다는 것을 증명하고 있다. 당신 또한 스스로를 벼랑 끝까지 밀어붙이며 생겼던 스포츠 손상을 없앨 수 있다. 우리 모두 효과 있는 자기 관리에 시간과 노력을 기울여 스포츠와 인생 모두를 향상시킬 수 있다.

목과 머리 시퀀스

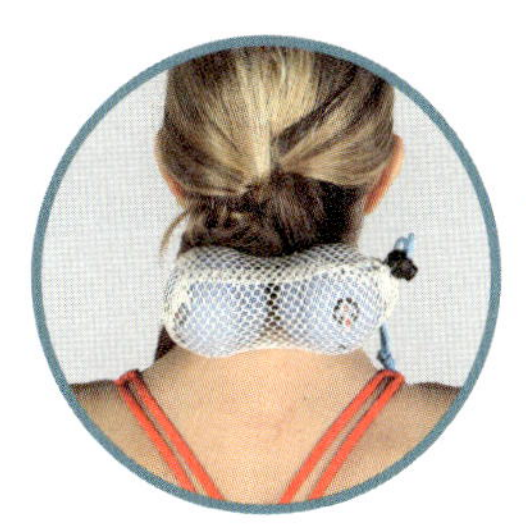

시퀀스 14: 목

준비물

롤모델 볼: 주머니에 든 오리지널 요가툰업, 플러스, 또는 알파 한 쌍

매트

벽 모서리 혹은 출입문

체화된 지도

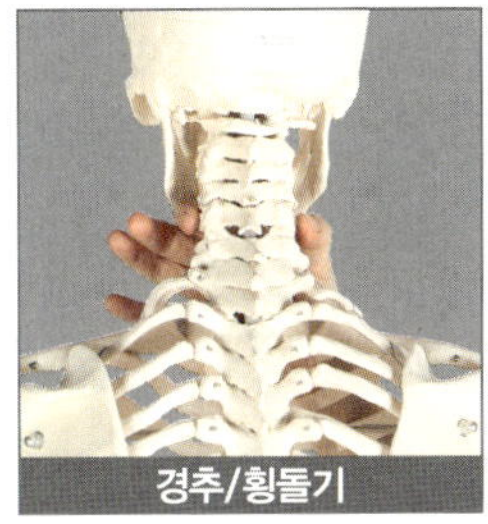
경추/횡돌기

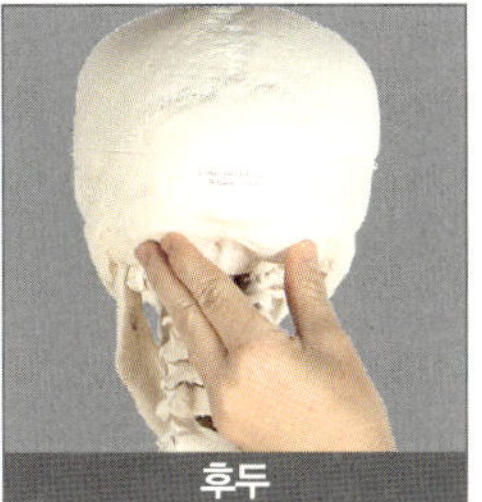
후두

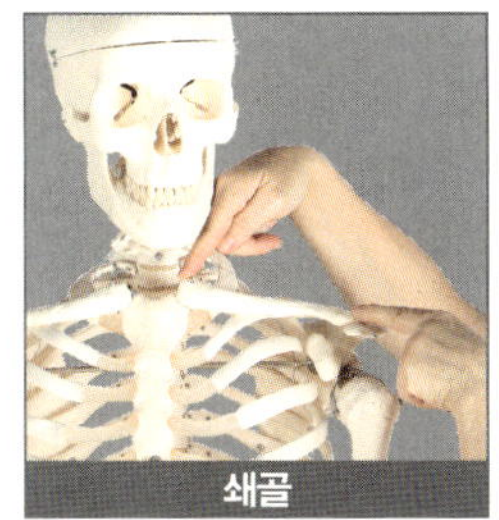
쇄골

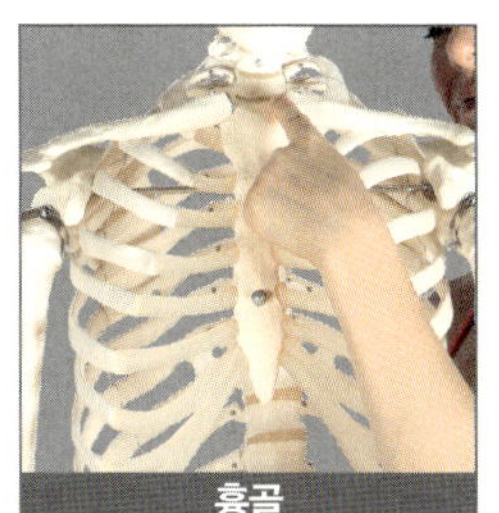
흉골

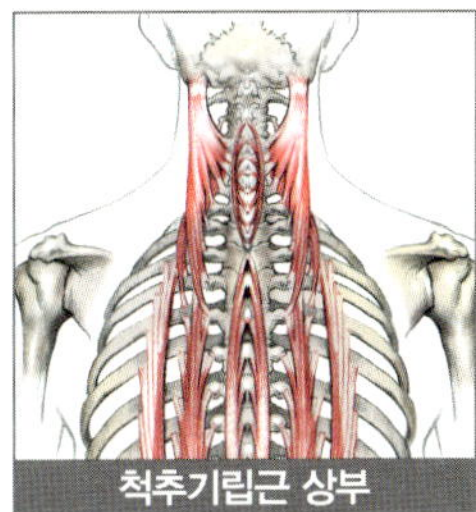
척추기립근 상부

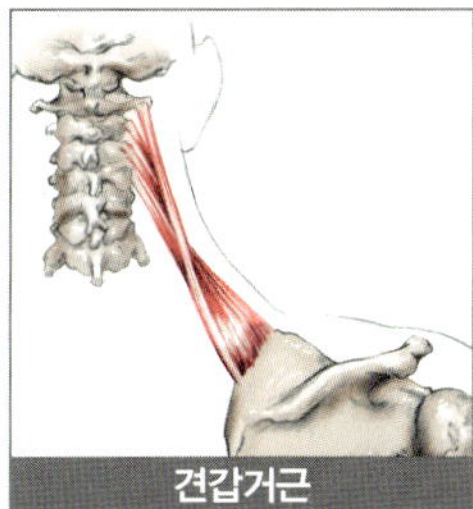
견갑거근

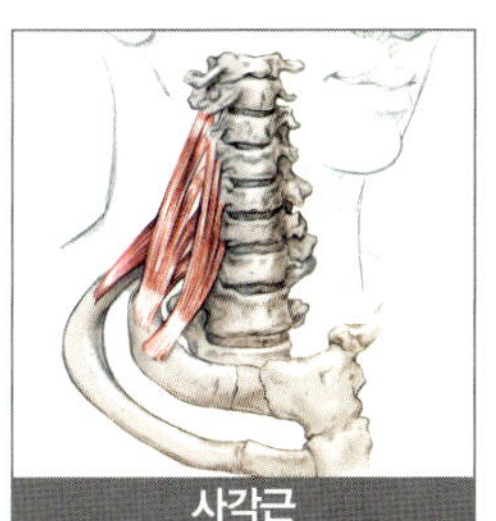
사각근

기본적인 볼 위치

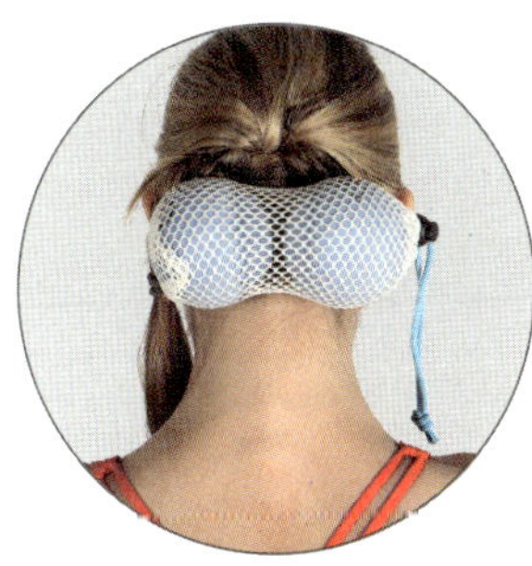
두개골 아래/
후두하근

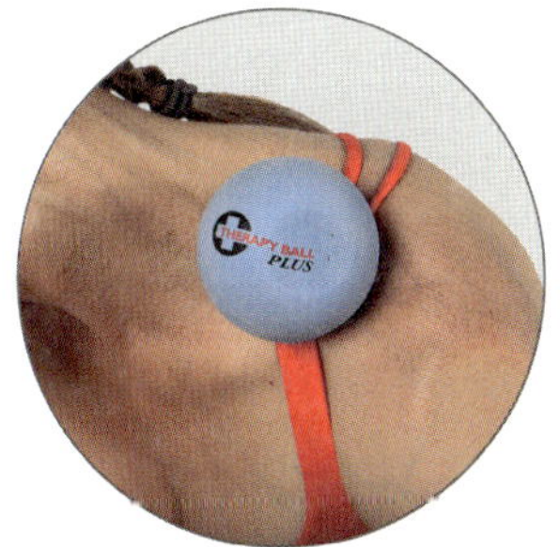

쇄골 윗부분

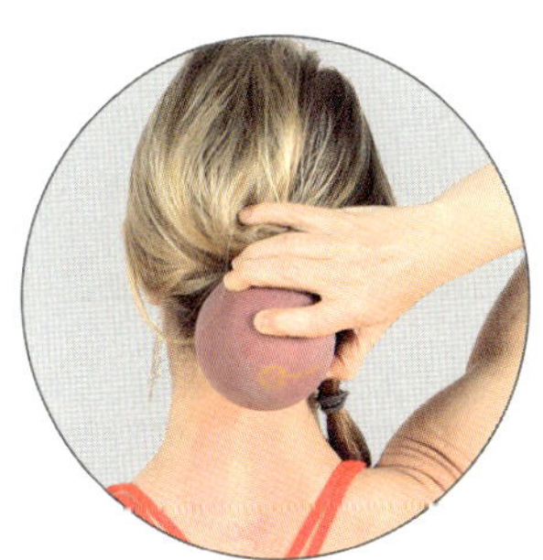
경인대

체크인:
목 회전 후 턱을 쇄골 쪽으로 당기기

- **(1)** 좋은 자세를 유지하며 앉거나 선다(86~88쪽 참조). **(2)** 오른쪽으로 머리를 완전히 돌린다.
- **(3)** 왼쪽 어깨를 움직이지 않으면서 턱을 쇄골 쪽으로 당긴다. 2~4회의 흉식-복식 호흡을 한다.

(4~6) 반대쪽으로 바꾸어 반복한다.

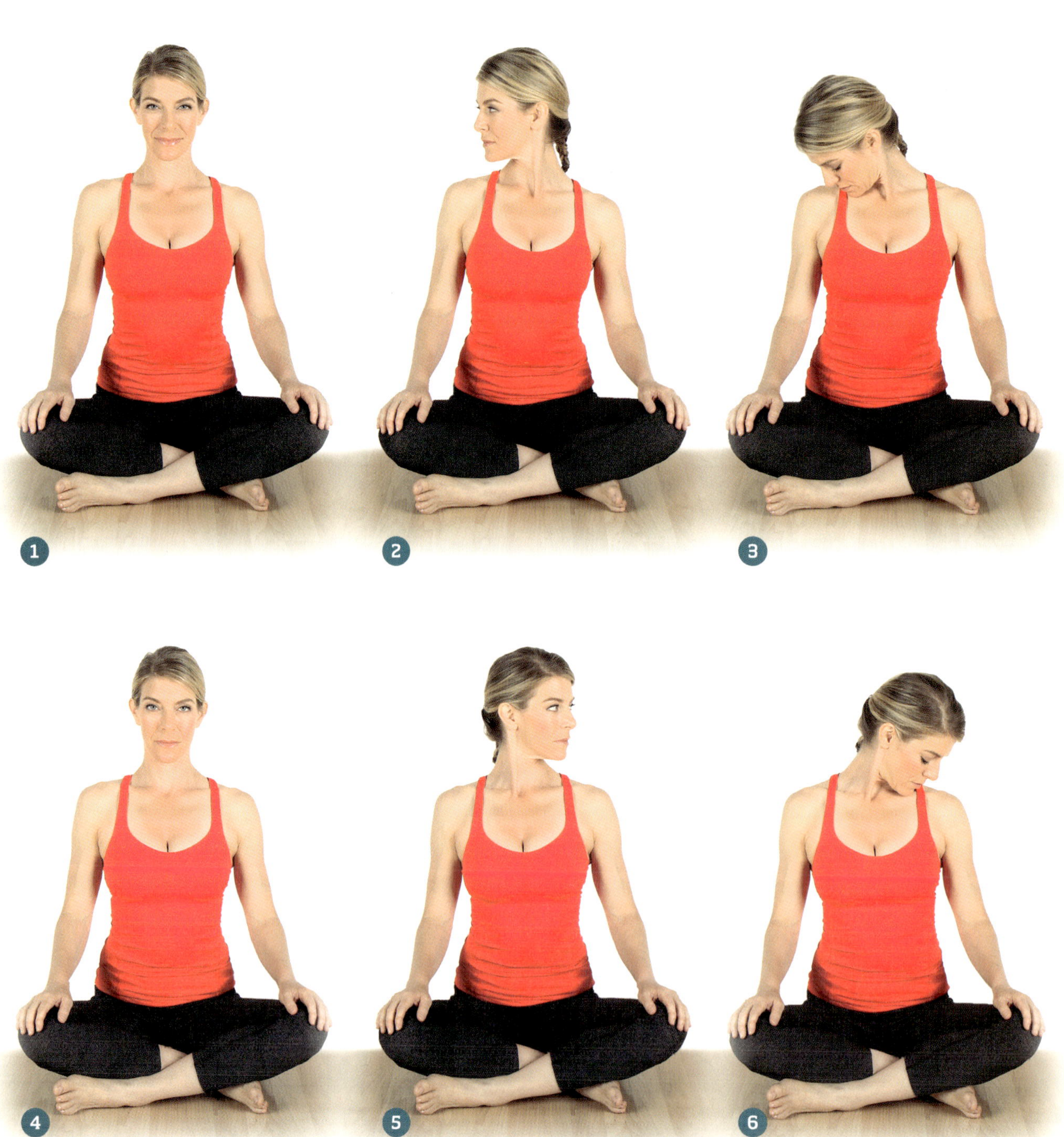

COMPRESS

롤 시퀀스

수프라클라비클 스크럽 아웃

Supraclavicle Scrub-Out

액션 1:

(1) 벽의 모서리나 출입구 쪽에 선다. 날개뼈 위쪽과 쇄골뼈 사이의 쇄골 위쪽 가까이에 있는 사각근에 볼 하나를 위치시킨다. **(2)** 볼을 벽에 누르기 위해서 고관절을 접고 머리는 안전하게 둔다. 몇 회의 흉식 호흡을 한 뒤, **(3~6)** 문설주나 모서리 주변으로 왼팔과 어깨를 움직여 등 뒤로 보내면서 다양한 핀 앤 스트레치를 시작한다. **(7~8)** 볼을 고정한 상태로 목을 오른쪽 위아래로 움직여 스트레칭 한다.

1

2

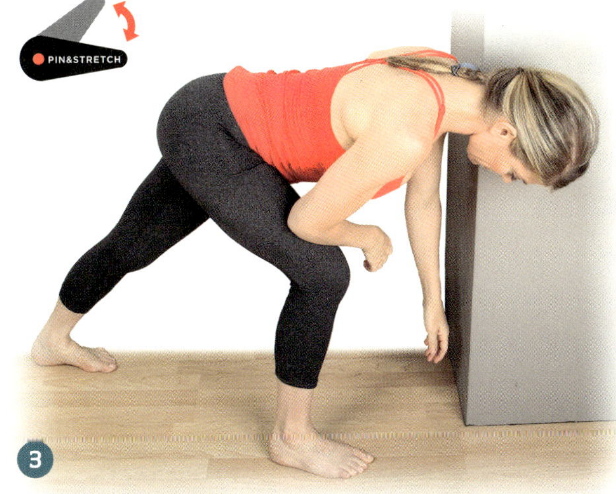

4

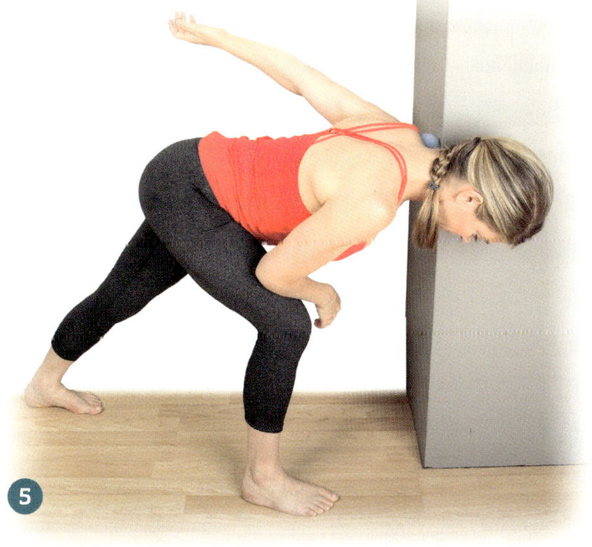

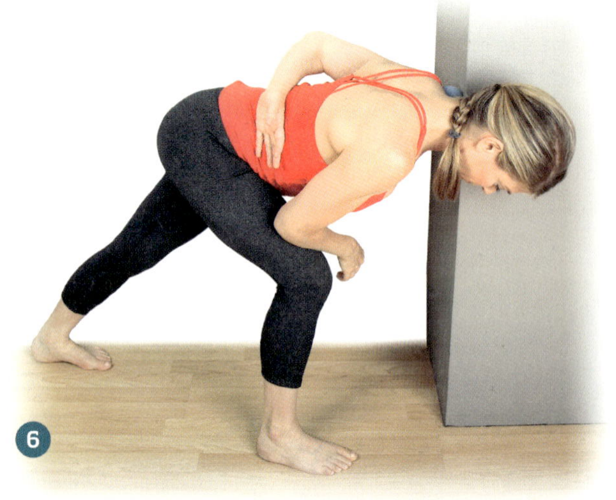

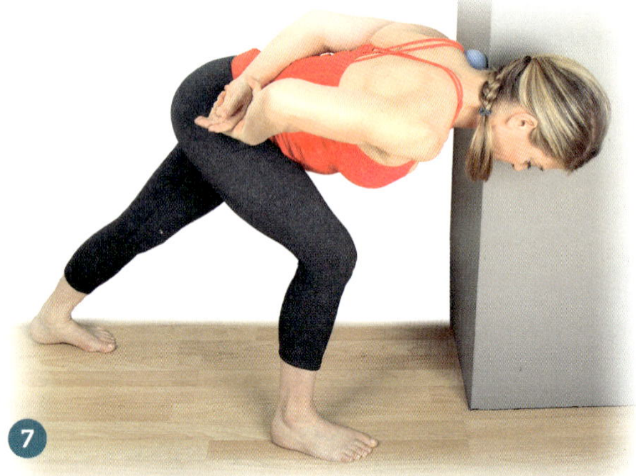

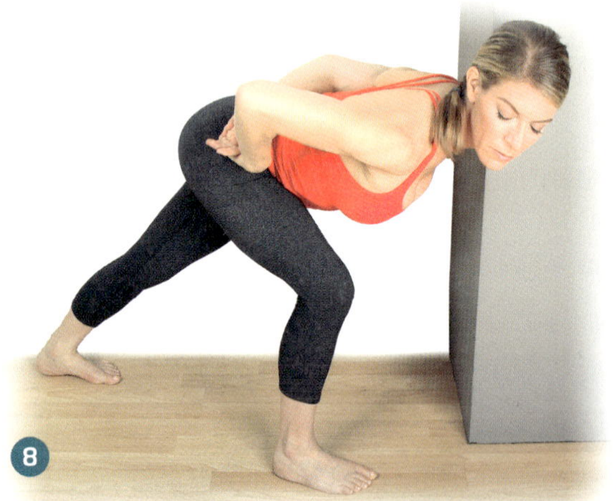

액션 2:

오른손으로 볼을 핀 앤 스핀하고 다시 왼쪽 어깨, 목, 1번 갈비뼈를 움직여 준다. 쇄골 위쪽 부분에서 볼을 계속 움직여 긴장된 부분을 찾는다. 그 후 반대 방향으로 돌려준다.

반대쪽에도 액션 1과 2를 반복한다.

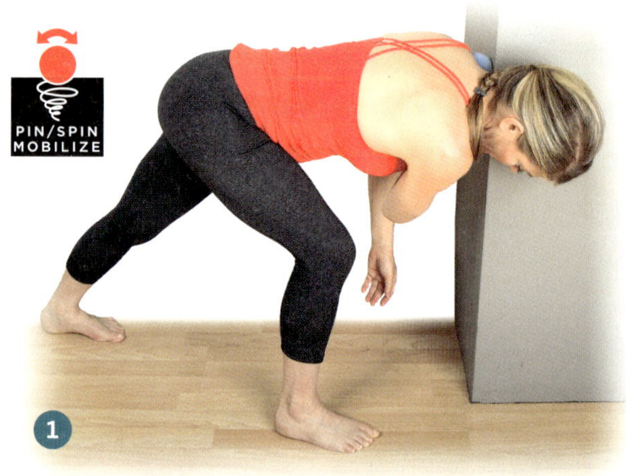

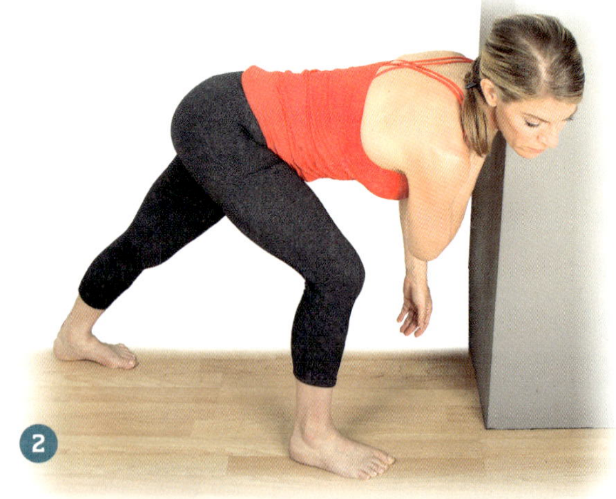

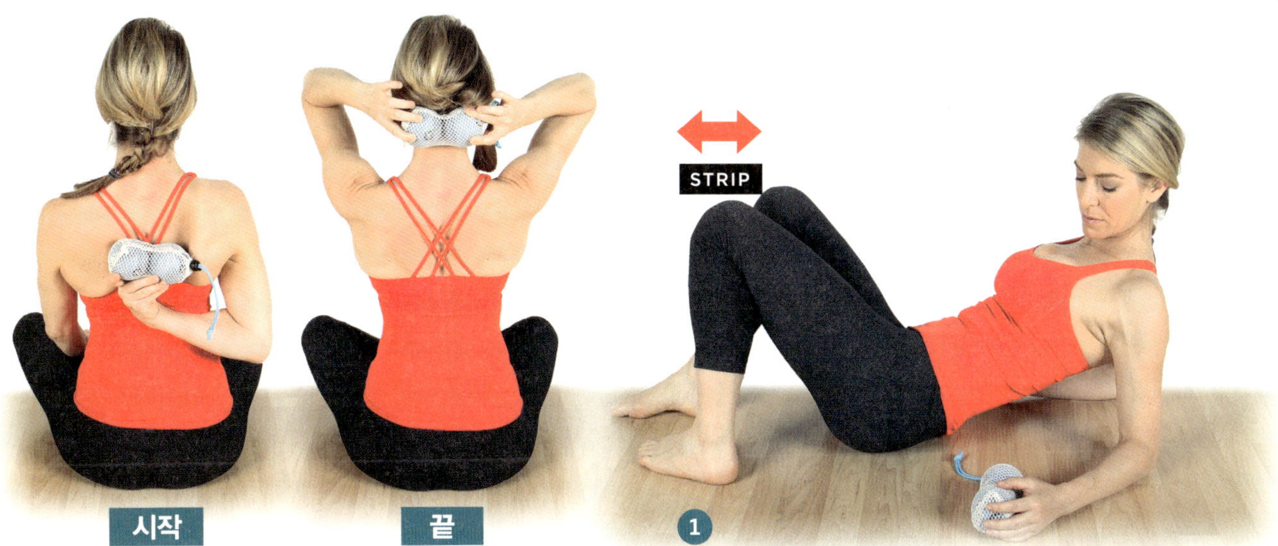

스템 오브 더 넥Stem of The Neck

(1~2) 주머니에 든 오리지널 요가튠업볼, 플러스 볼 혹은 알파볼을 등에 대고 눕는다. 흉추 상부부터 후두 하부까지 볼을 스트립핑 한다. **(3~4)** 주머니에 든 볼이 연부 조직을 잘 마사지할 수 있도록 손으로 머리를 받치고 골반을 바닥에서 몇 센티미터를 들어올린다.

팁: 위쪽 등과 목 사이에 볼을 움직이는 것이 어렵다면 조금씩 발을 몸 쪽으로 옮겨서 볼이 아래쪽으로 내려오도록 해보라. 몸에서 멀어지도록 걸어나가면 볼이 척추 위쪽으로 올라갈 것이다.

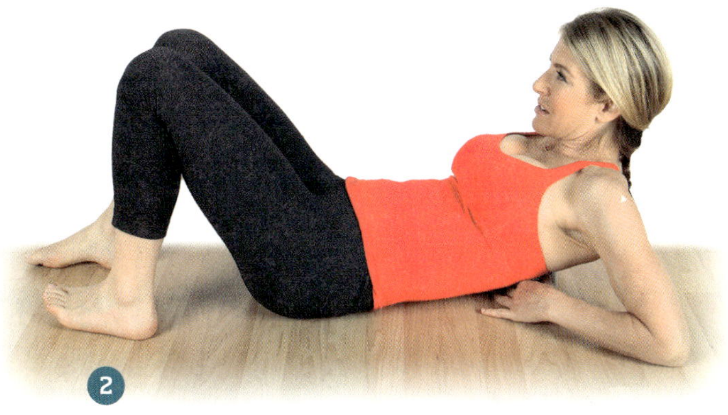

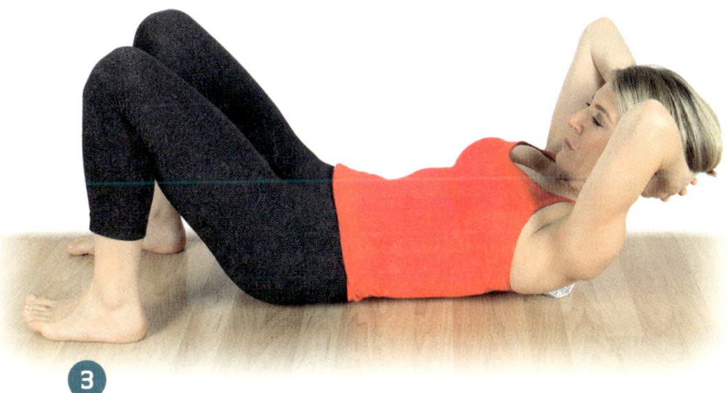

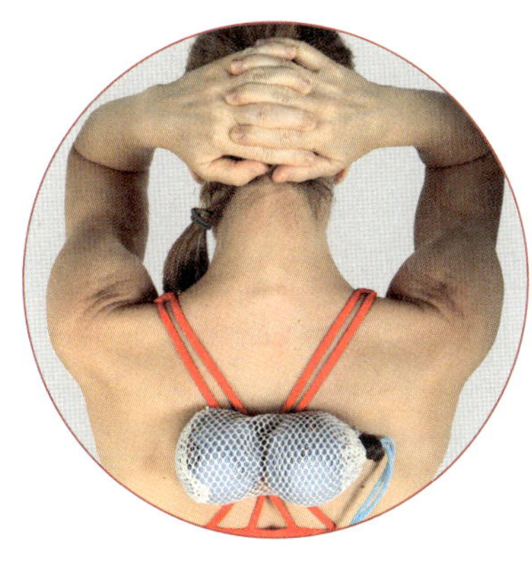

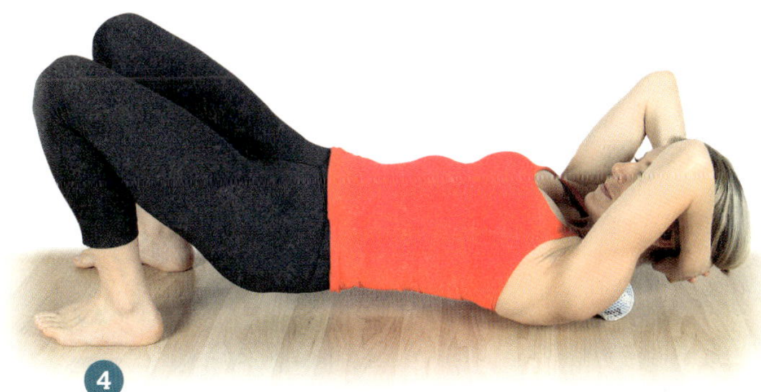

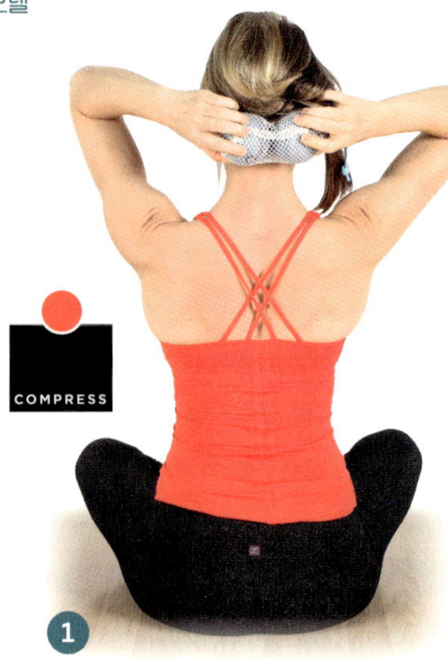

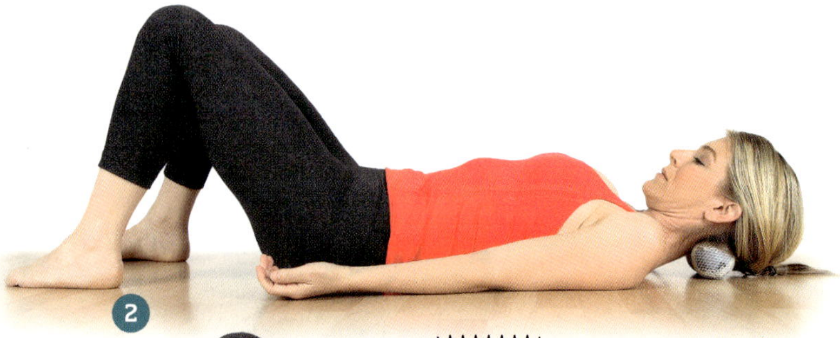

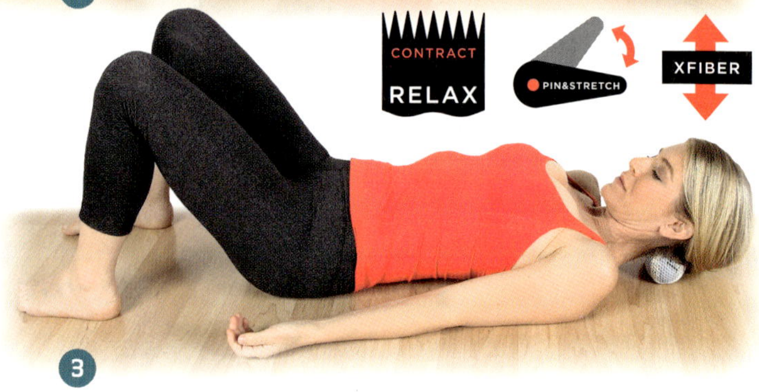

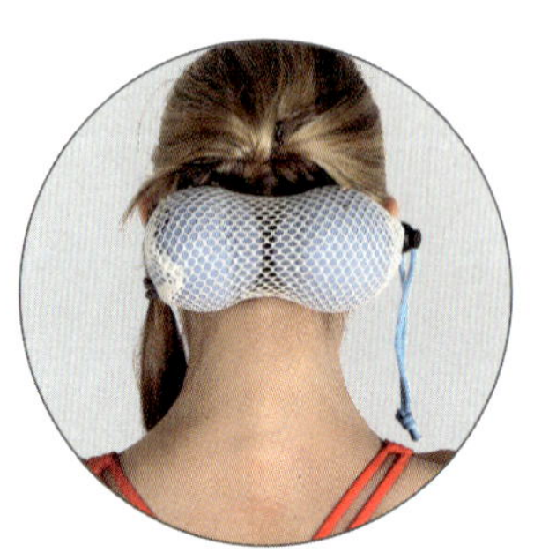

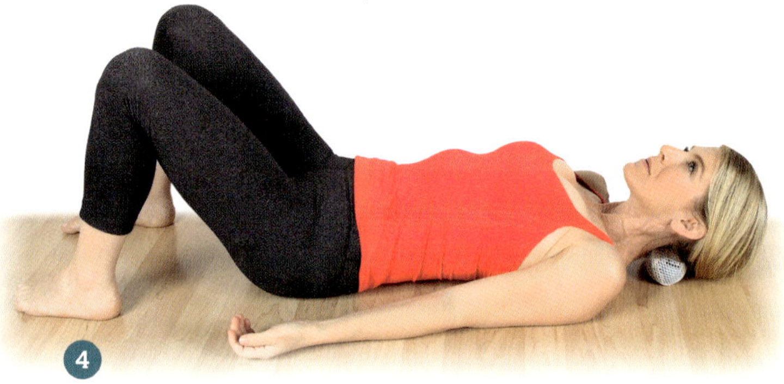

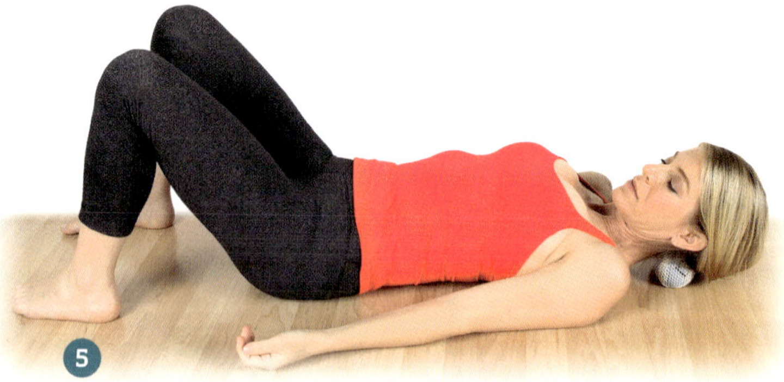

서브악시피털 트랙션

Suboccipital Traction

- **(1~2)** 주머니에 든 볼을 후두부 바로 아래에 둔다. 머리는 고개를 끄덕일 때처럼 턱이 가슴 쪽으로 당겨질 것이다. 여기에서 지속적인 압력을 가하며 10회의 복식-흉식 호흡을 한다.
- **(3~5)** 작게 고개를 끄덕여 볼 위에서 두개골의 작은 움직임이 발생할 수 있도록 하면서 천천히 컨트랙트/릴렉스와 핀 앤 스트레치를 실시한다.
- **(6~7)** 고개를 '아니요' 할 때처럼 좌우로 작게 움직여 목 뒤쪽을 크로스파이버 한다.
- **(8)** 고개를 완전히 돌려 목이 한쪽 볼 위에 얹어지도록 한다. 목을 완전히 한쪽으로 돌린 후 한 손을 머리에 위에 올려 압박을 증가시킨 후 '네'하고 대답하는 것처럼 고개를 끄덕인다.

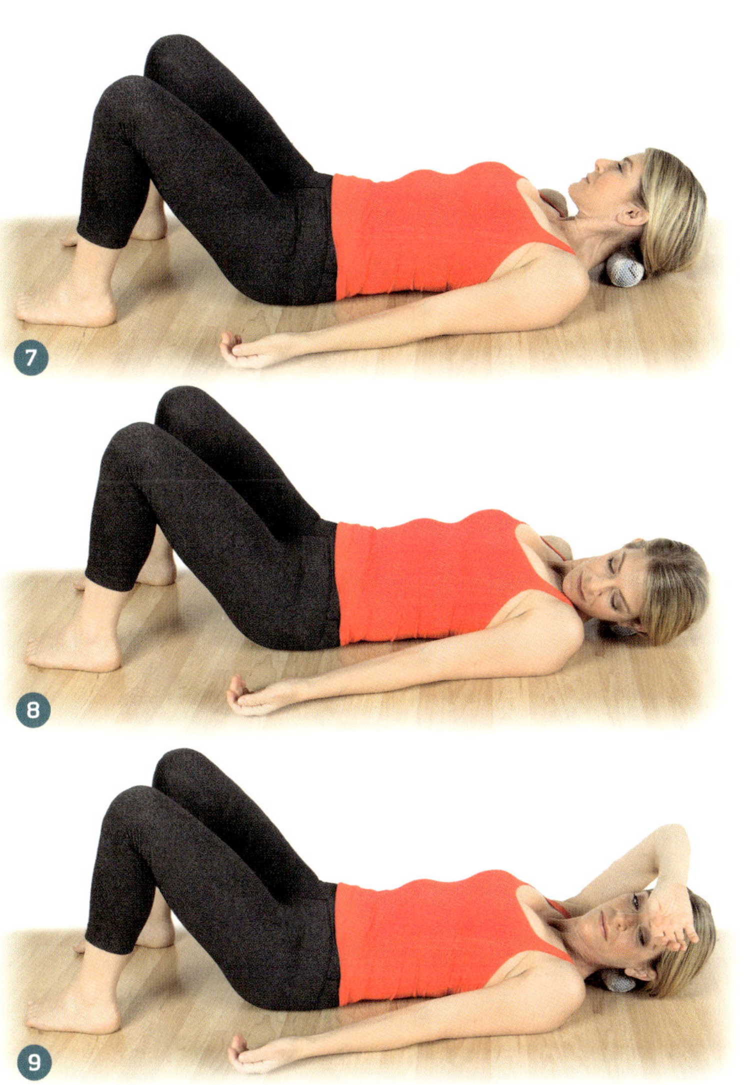

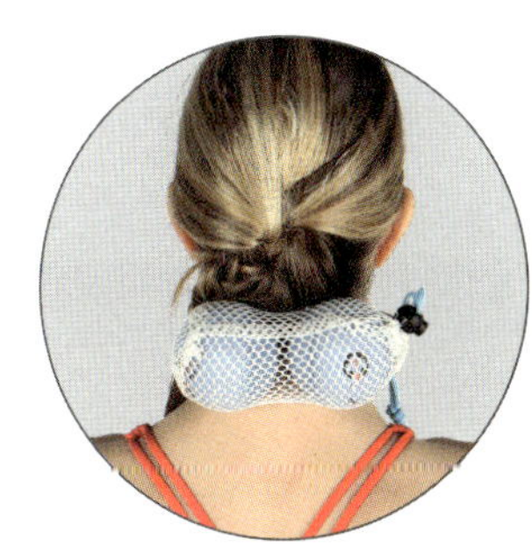

미드넥 언거크Mid-Neck Unguck

- **(1~2)** 볼을 2.5~5cm 정도 내려 목 중간에 볼을 둔다. 볼이 목의 양쪽 중앙에 놓이게 한 뒤 10회의 복식-흉식 호흡을 하라.

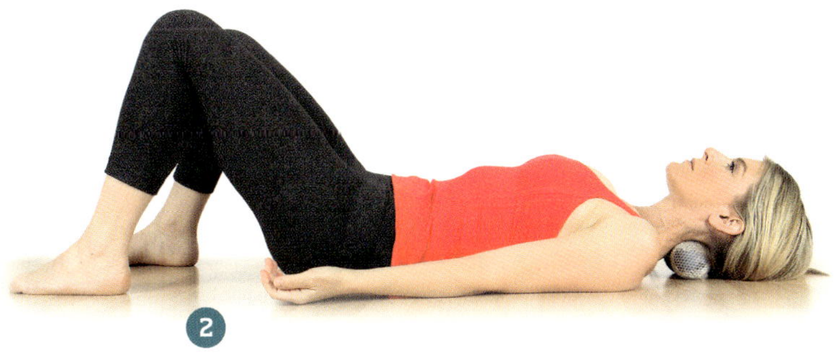

- 그런 후 다음의 과정들을 반복한다.

(3~4) 작게 고개를 끄덕여 두개골이 볼 위에서 움직이도록 하여 천천히 컨트랙트/릴렉스와 핀 앤 스트레치를 적용한다.

(5~6) 머리를 좌우로 천천히 움직여 '아니오'라는 동작을 하며 목 뒤쪽을 크로스파이버 한다.

(7~9) 고개를 크게 돌려 목이 한쪽 볼 위에 얹어지게 한다. 목을 완전히 한쪽으로 돌린 후 한 손을 머리에 위에 올려 압박을 증가시킨 후 '네'라고 대답하는 것처럼 고개를 끄덕인다.

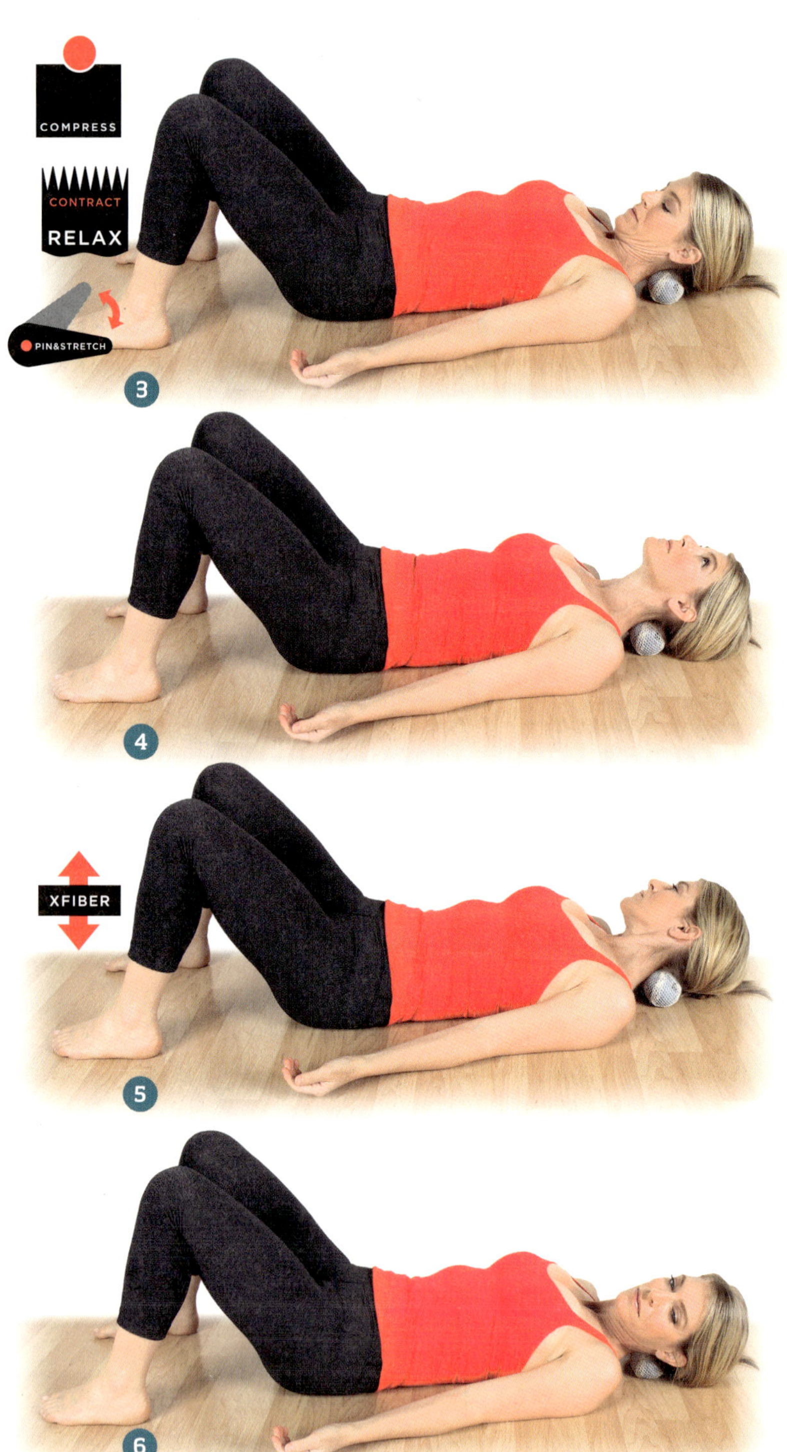

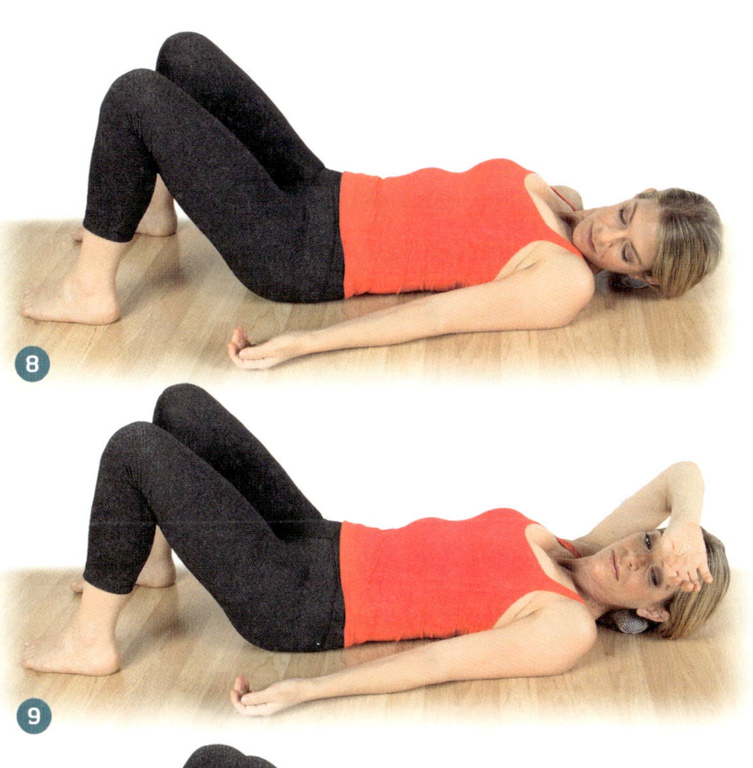

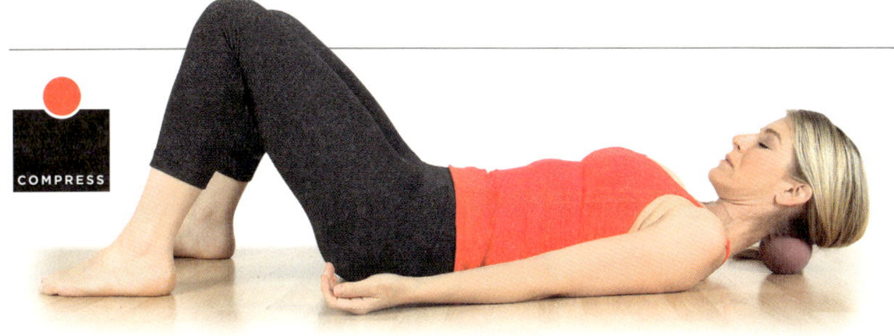

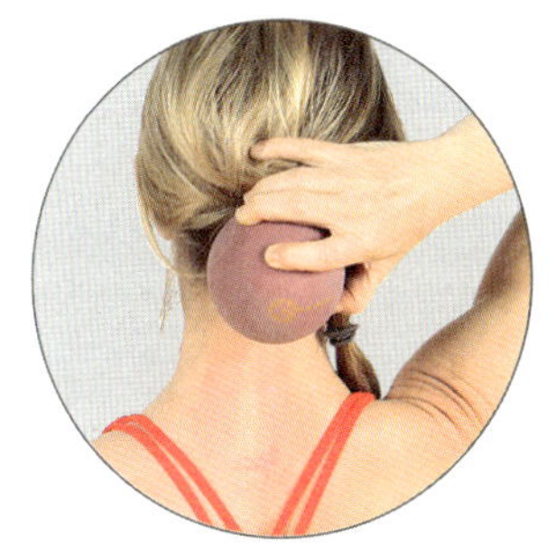

누철 트랙션Nuchal Traction

알파볼 하나를 목과 두개골이 만나는 경인대 아래에 위치시킨다. 고개를 끄덕일 때처럼 턱을 가슴 쪽으로 끌어당긴다. 눈을 감고 목이 수동적으로 견인될 수 있게 두라. 2~3분 동안 완전히, 천천히 그리고 깊게 숨을 쉬어라.

리체크:
목 회전 후 턱을 쇄골 쪽으로 당기기

다시 목을 돌려서 턱을 당겨보라. 더 많이 움직일 수 있는가? 가동범위의 끝 지점에서 제한이나 보상이 줄어들었는가?

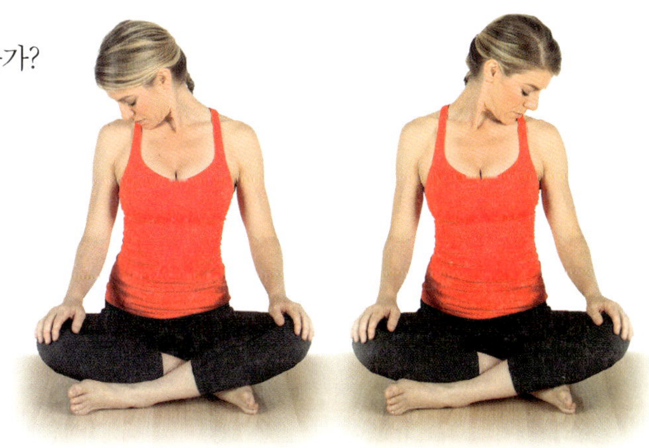

소감

1. 어깨를 개입시키지 않고 갈비뼈 위쪽까지 호흡할 수 있는가?
2. 머리가 맑아지고 집중이 되는가, 약간 나른해지는 것을 느끼는가?
3. 다음 문장을 완성하라. 나는 ____________(를) 느낀다.

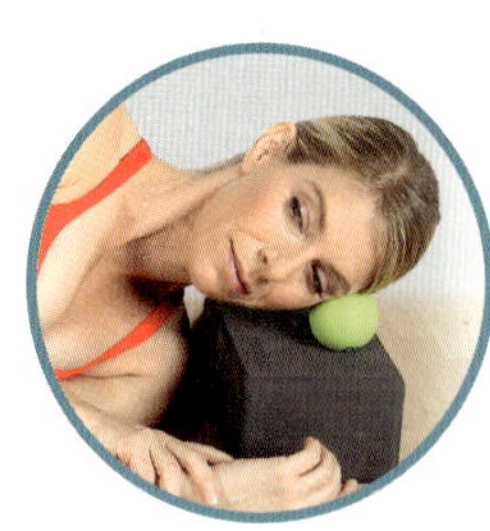

시퀀스 15: 머리, 얼굴과 턱

준비물

롤모델 볼: 주머니에 든 오리지널 요가튠 업 또는 플러스, 또는 알파볼

매트

블록

체화된 지도

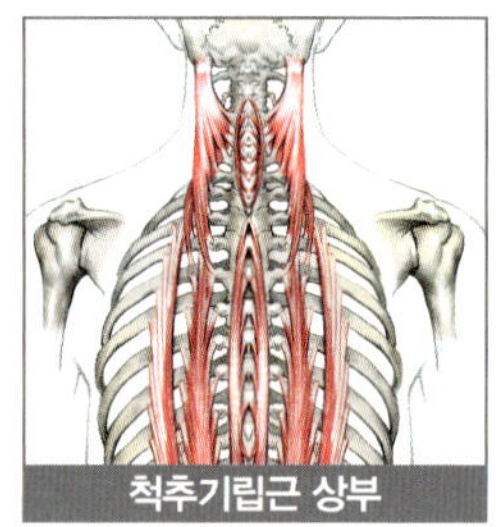
척추기립근 상부

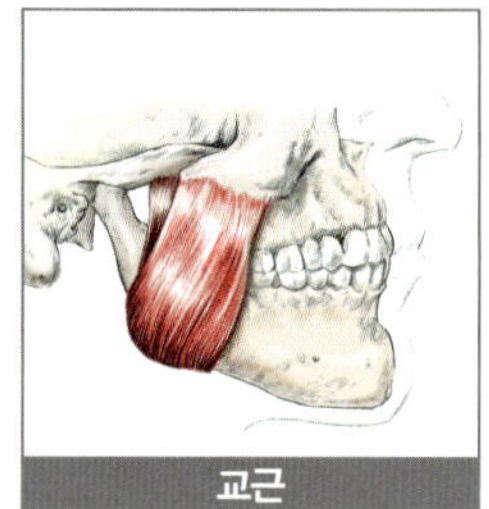
교근

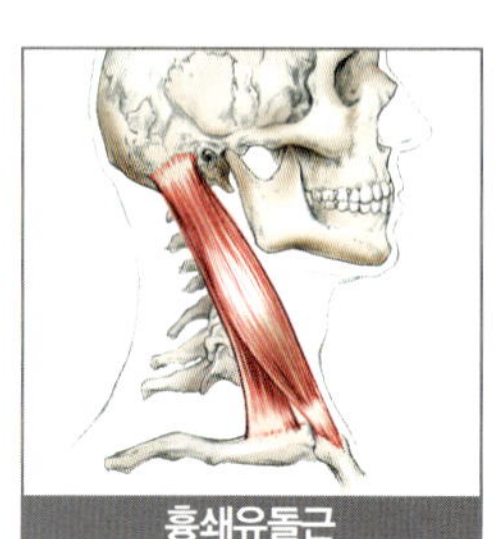
흉쇄유돌근

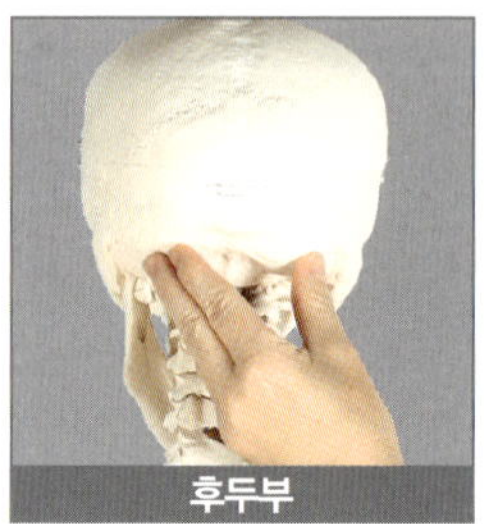
후두부

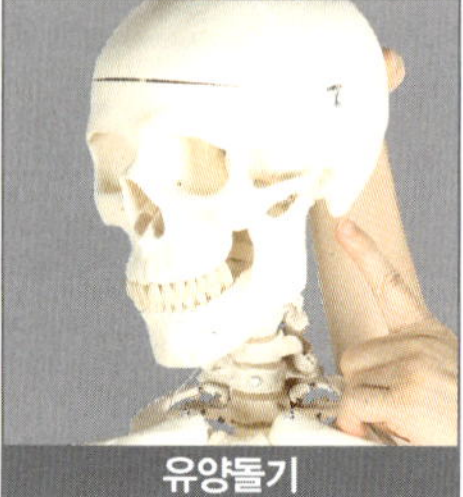
유양돌기

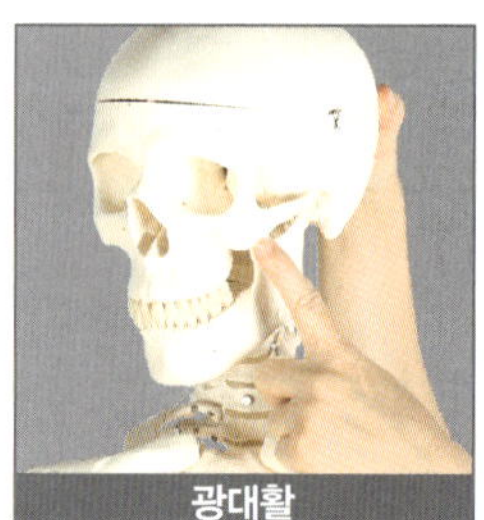
광대활

기본적인 볼 위치

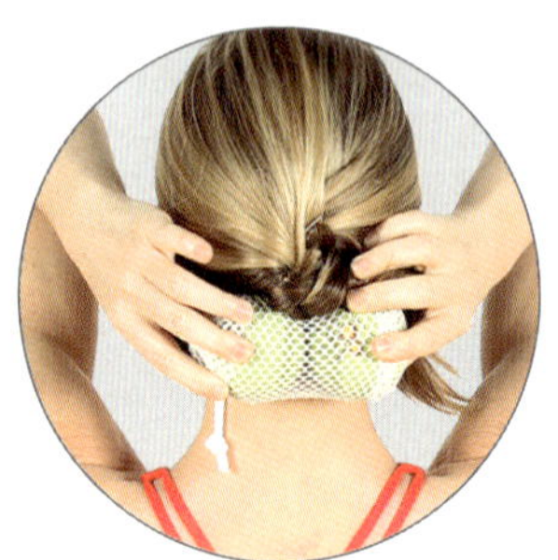
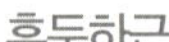
후두하근

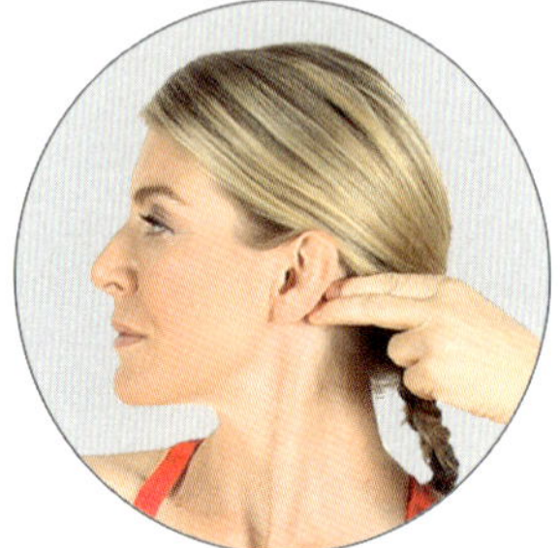
유양돌기
(귓볼 뒤쪽 뼈)

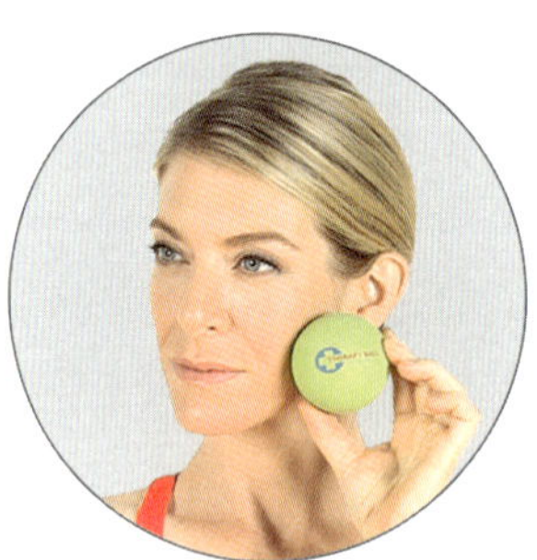
턱근육
(교근)

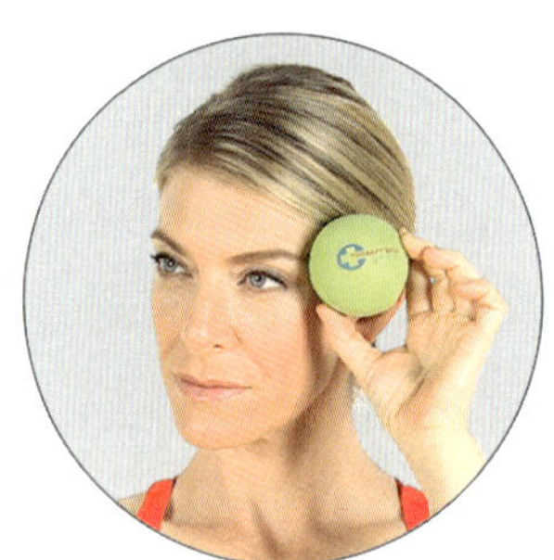
관자놀이
(측두근)

체크인:
넥 사이드밴드 & 턱 열고 닫기

- **(1)** 좋은 자세로 앉거나 선다(86~88쪽 참조). 오른손을 왼쪽 귀에 대고 목을 오른쪽으로 부드럽게 당긴다(최대가동범위까지 억지로 늘리지 말고, 자연스럽게 멈추는 지점을 찾아라).
- **(2)** 2~3회의 복식-흉식 호흡 후, 턱을 최대한 크게 벌려서 두 번 더 호흡한다.
- **(3~4)** 천천히 방향을 바꾼다.

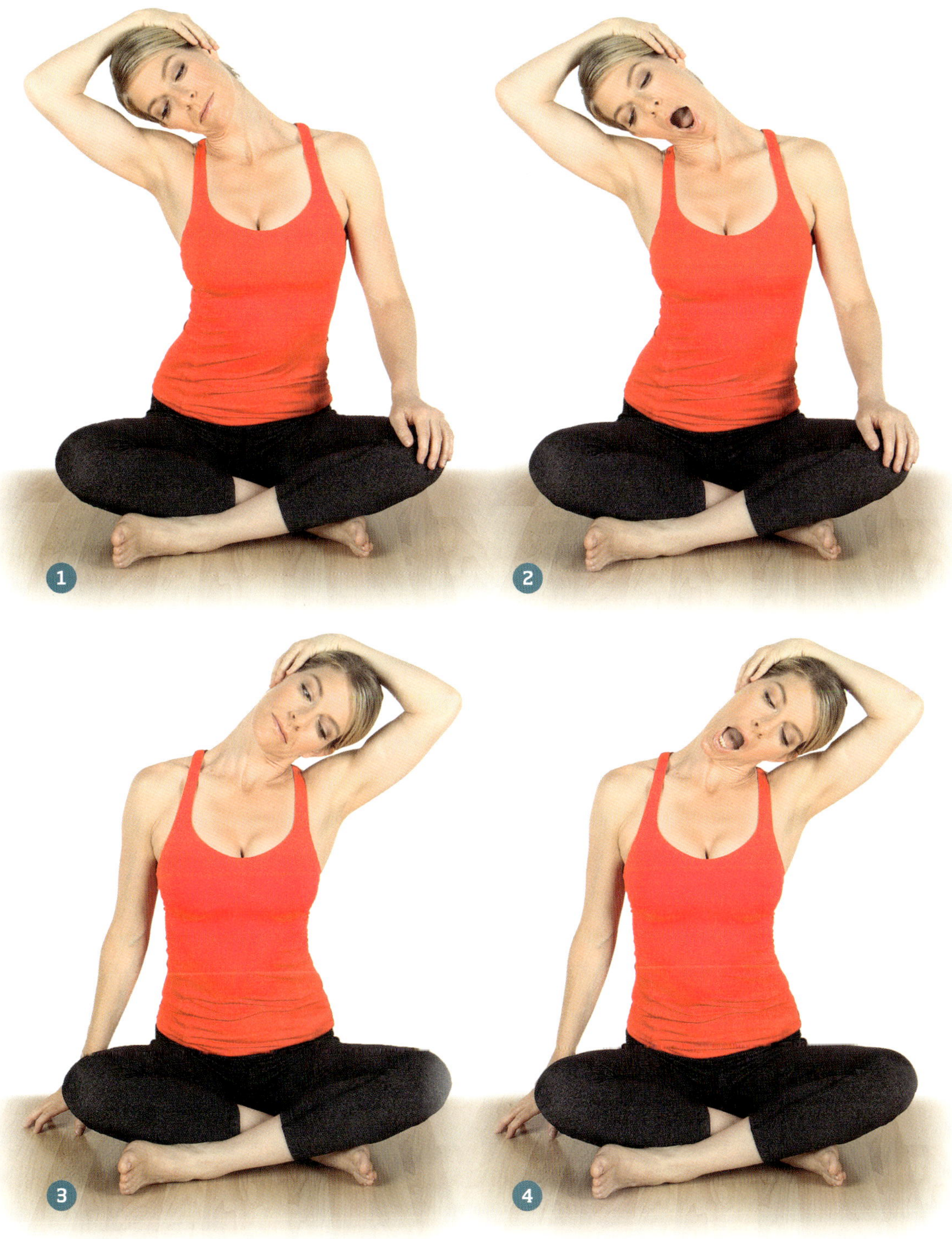

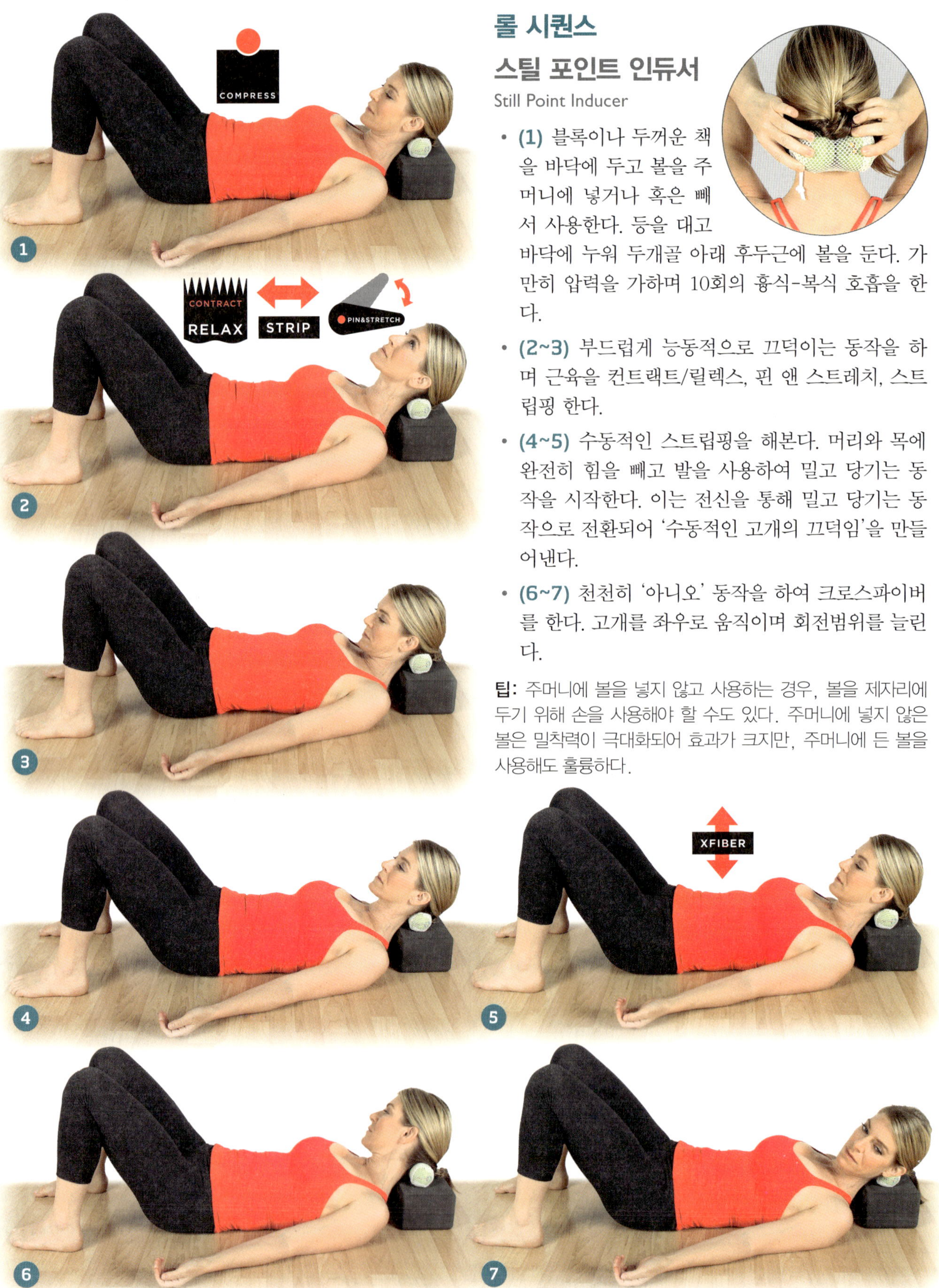

롤 시퀀스

스틸 포인트 인듀서

Still Point Inducer

- **(1)** 블록이나 두꺼운 책을 바닥에 두고 볼을 주머니에 넣거나 혹은 빼서 사용한다. 등을 대고 바닥에 누워 두개골 아래 후두근에 볼을 둔다. 가만히 압력을 가하며 10회의 흉식-복식 호흡을 한다.
- **(2~3)** 부드럽게 능동적으로 끄덕이는 동작을 하며 근육을 컨트랙트/릴렉스, 핀 앤 스트레치, 스트립핑 한다.
- **(4~5)** 수동적인 스트립핑을 해본다. 머리와 목에 완전히 힘을 빼고 발을 사용하여 밀고 당기는 동작을 시작한다. 이는 전신을 통해 밀고 당기는 동작으로 전환되어 '수동적인 고개의 끄덕임'을 만들어낸다.
- **(6~7)** 천천히 '아니오' 동작을 하여 크로스파이버를 한다. 고개를 좌우로 움직이며 회전범위를 늘린다.

팁: 주머니에 볼을 넣지 않고 사용하는 경우, 볼을 제자리에 두기 위해 손을 사용해야 할 수도 있다. 주머니에 넣지 않은 볼은 밀착력이 극대화되어 효과가 크지만, 주머니에 든 볼을 사용해도 훌륭하다.

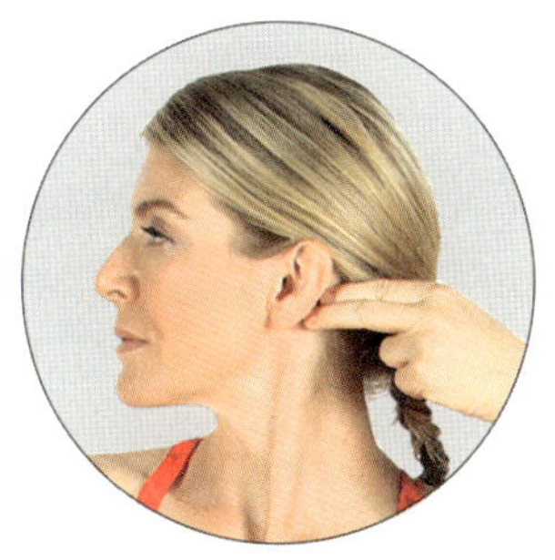

헤드에이크 노 모어Headche No More

- **(1~2)** 목을 완전히 왼쪽으로 돌려 볼 하나를 유양돌기 바로 위에 올려놓는다. **(3~4)** 머리로 이 부위의 압력을 가한다. 완전히 다섯 번 호흡하라.
- **(5~7)** 부드럽게 '네'라고 끄덕여 스트립핑 한다.
- **(8~10)** '아니오' 동작을 하여 크로스파이버 한다.
- **(11~13)** 작은 원을 그리며 핀/스핀 & 모빌라이즈를 한다. 볼이 사각근과 흉쇄유돌근의 근막으로 더 깊이 들어갈 수 있도록 손을 사용하라(사진에는 없음).

반대쪽도 실시한다.

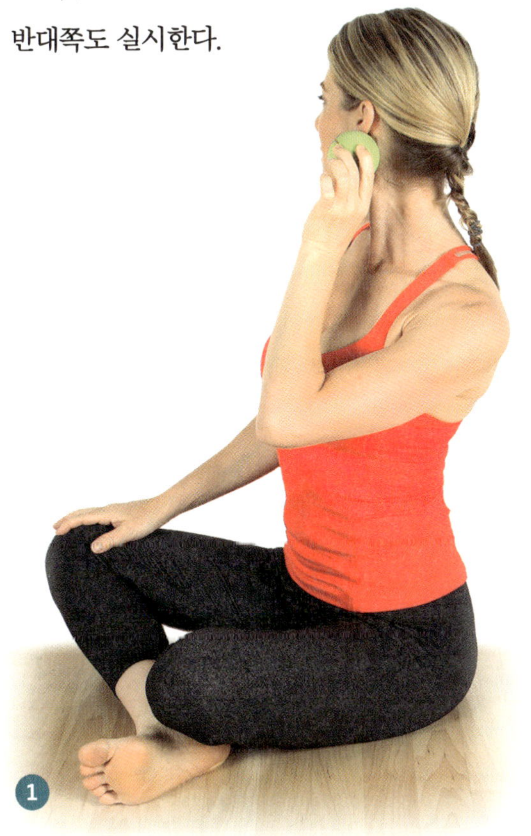

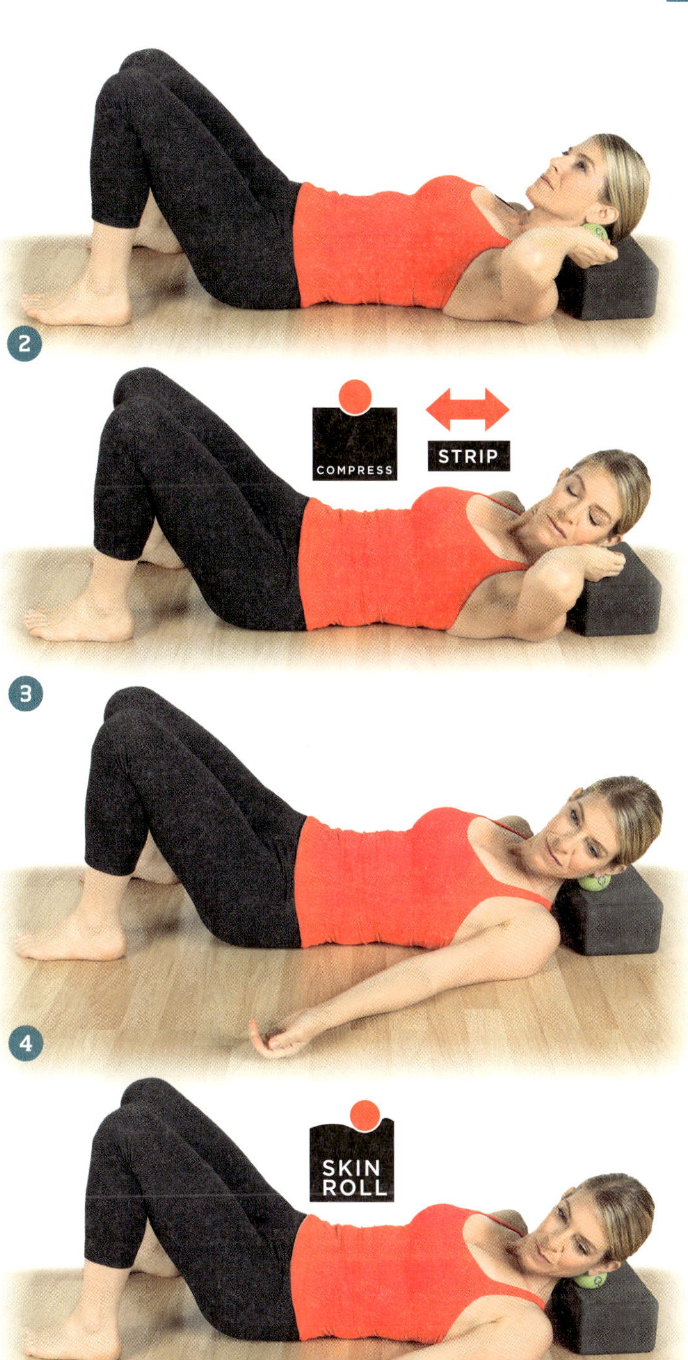

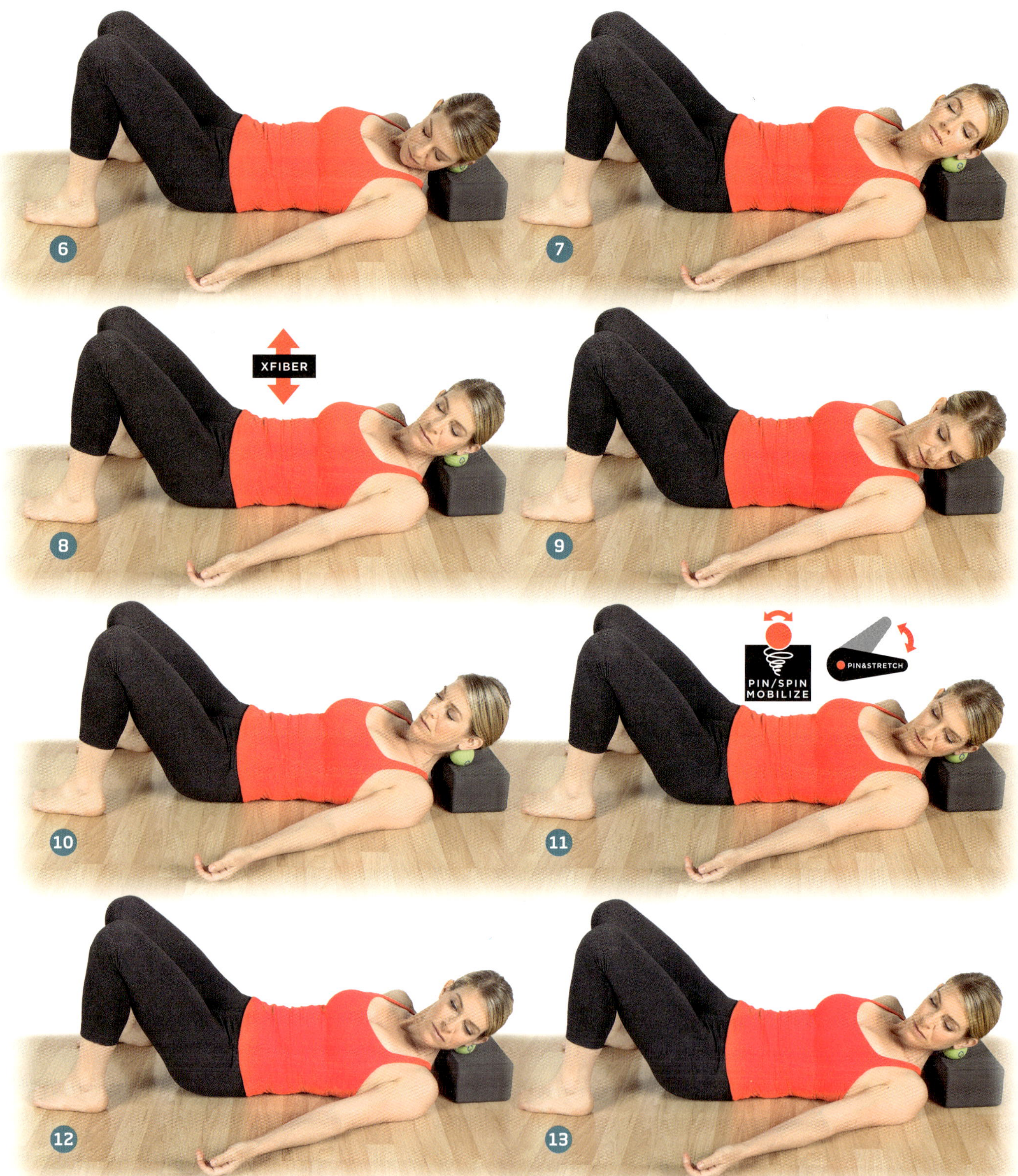
6
7
XFIBER
8
9
10
PIN/SPIN
MOBILIZE
PIN&STRETCH
11
12
13

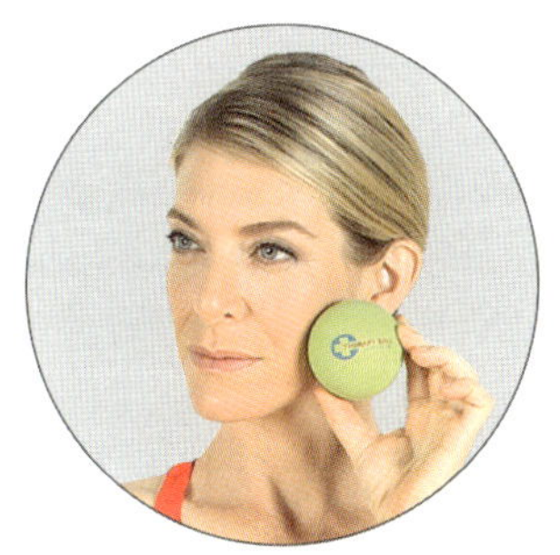

조 조인트Jaw Joint

액션 1:

(1~2) 왼쪽으로 돌아누워 볼을 턱과 광대 사이 씹는 근육(교근)의 바로 위에 둔다. 여기서 잠시 멈추어 몇 회의 복식-흉식 호흡을한다. **(3~4)** 컨트랙트/릴렉스를 하며 이를 악물었다가 풀고, 천천히 턱을 벌렸다가 다문다.

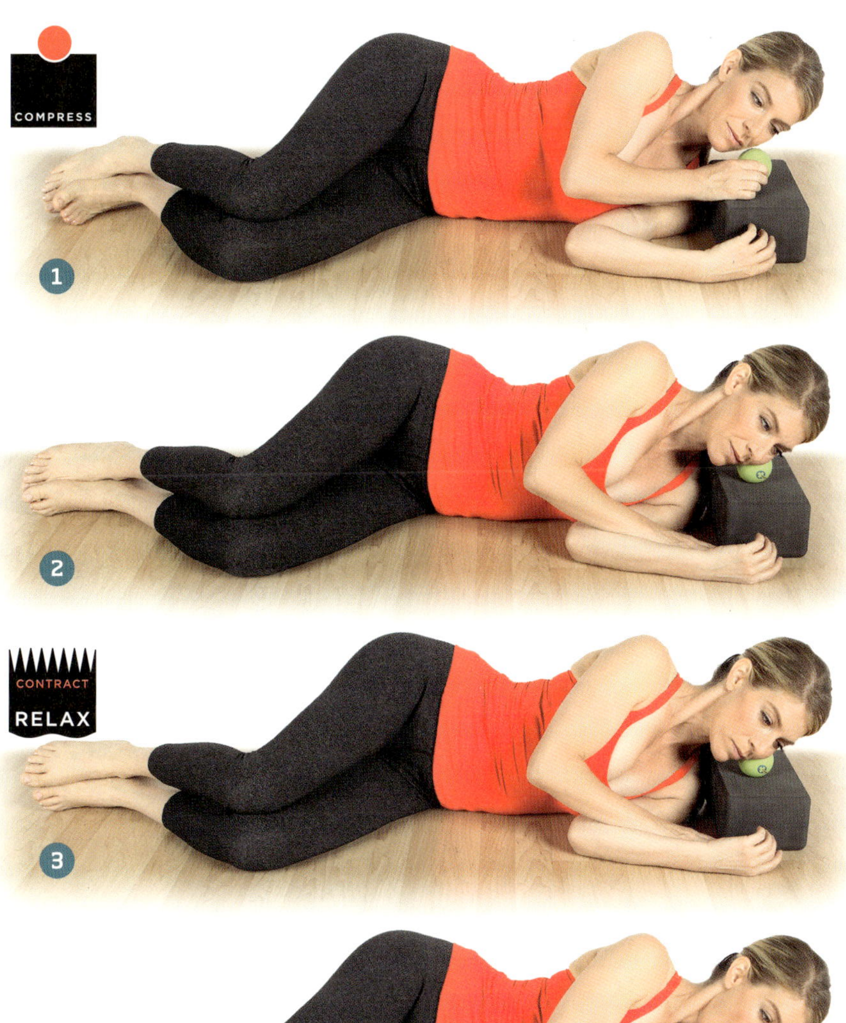

액션 2:

- **(1~2)** 고개를 끄덕여 교근의 견인력 작용선을 따라 볼을 위아래로 움직인다.
- **(3~4)** '아니오' 동삭을 하며 머리를 천천히 움직여 크로스파이버 하라.

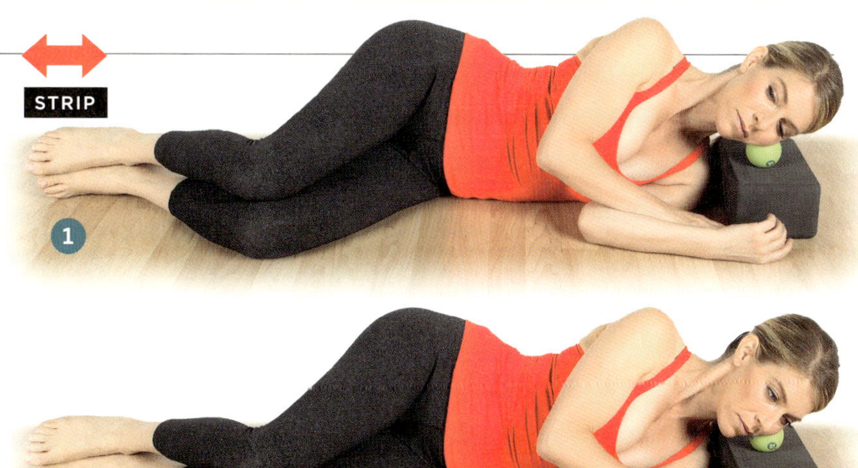

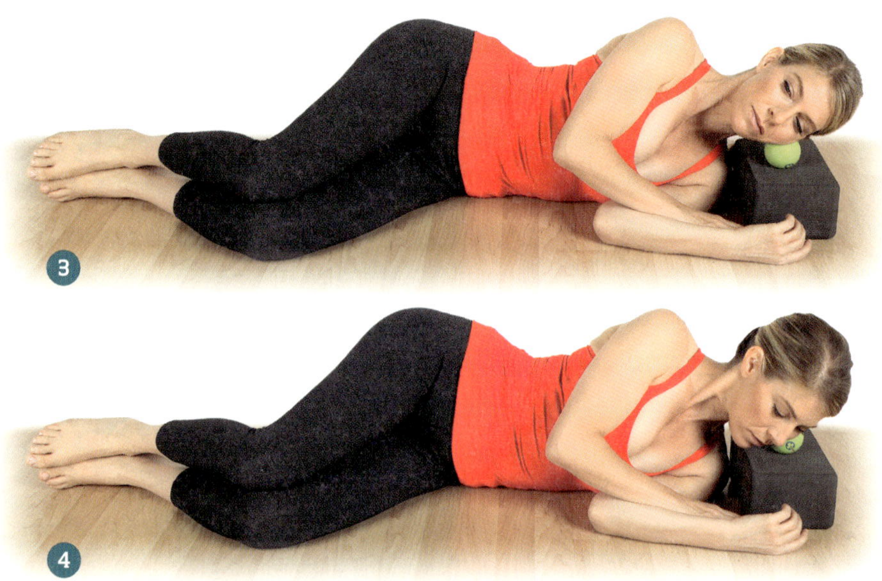

액션 3:

'아니오' 동작을 하며 머리를 움직이는 동안 턱을 여닫아서 크로스파이버와 핀 앤 스트레치를 함께 하라. 턱을 여는 것이 너무 불편하다면 닫은 상태에서 '아니오' 동작을 계속할 수 있다.

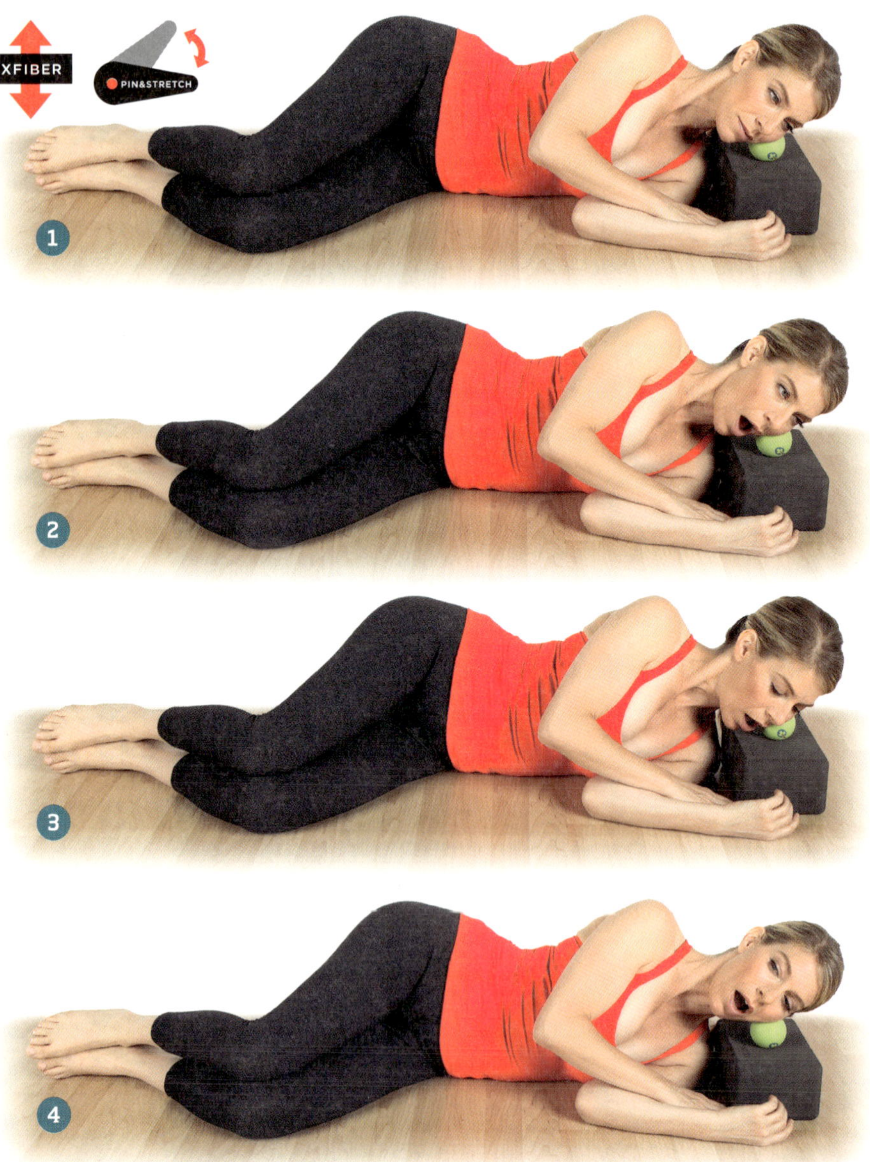

액션 4:

(1~2) 볼을 비틀어 턱 근육에 고정시켜 핀/스핀 & 모빌라이즈 한다(사진에는 없음). **(3~4)** 머리로 원을 그려보고 소가 풀을 씹는 것처럼 턱으로 원을 그려보라.

반대쪽으로 바꾸어 액션 1~4을 반복한다.

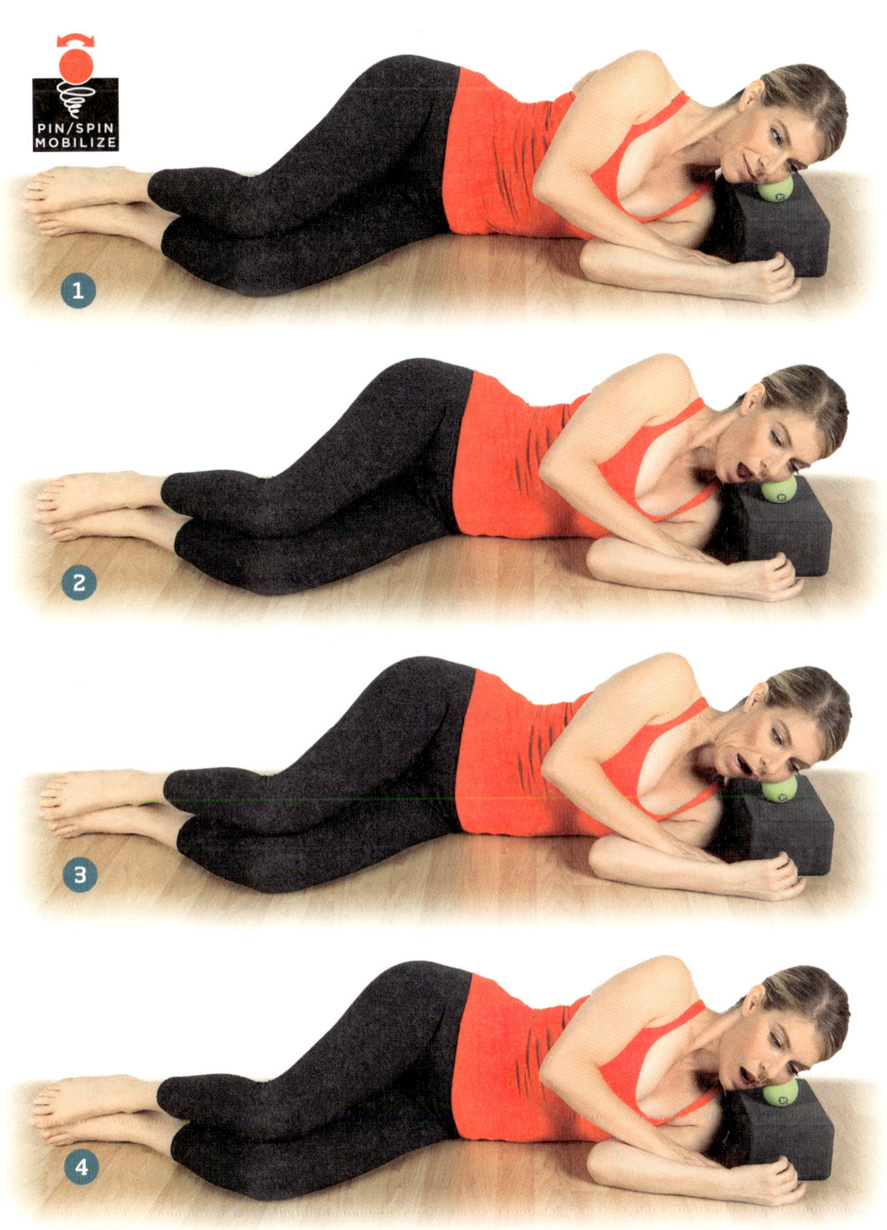

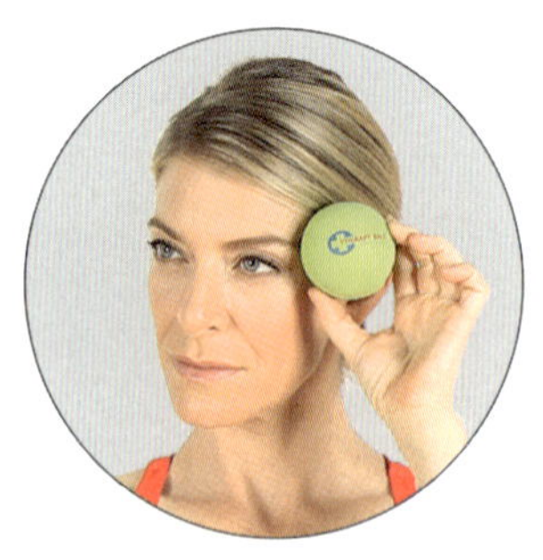

템플 테이머

Temple Tamer

액션 1:

- **(1~2)** 볼을 광대활의 위쪽에 있는 왼쪽 관자놀이(측두근)로 옮겨 압력을 가한 뒤 몇 번 깊게 호흡한다.
- **(3~5)** '네' 동작을 하며 끄덕여 가볍게 스트립핑한다.

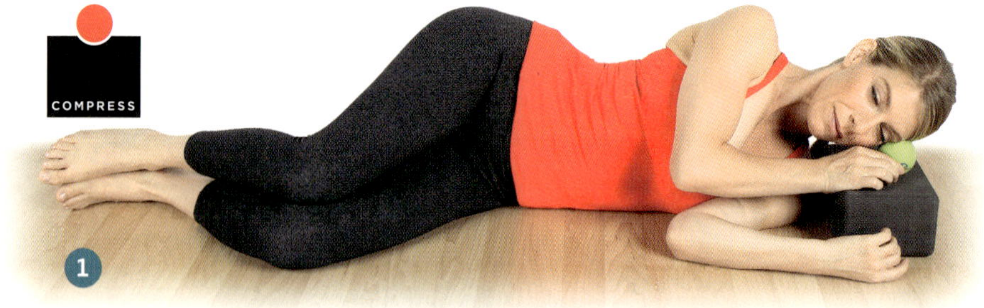

COMPRESS
1

2

STRIP
3

4

5

액션 2:

- **(1~2)** 천천히 '아니오' 동작을 하며 관자놀이를 크로스파이버 한다.

XFIBER
1

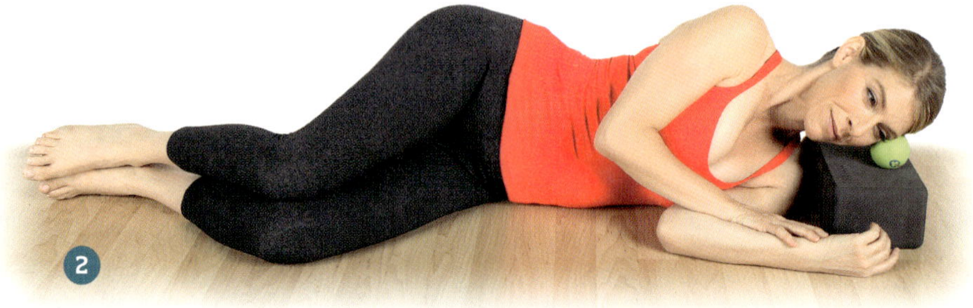

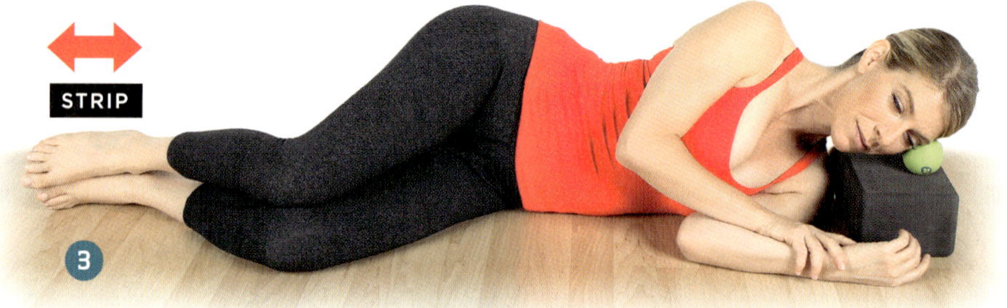

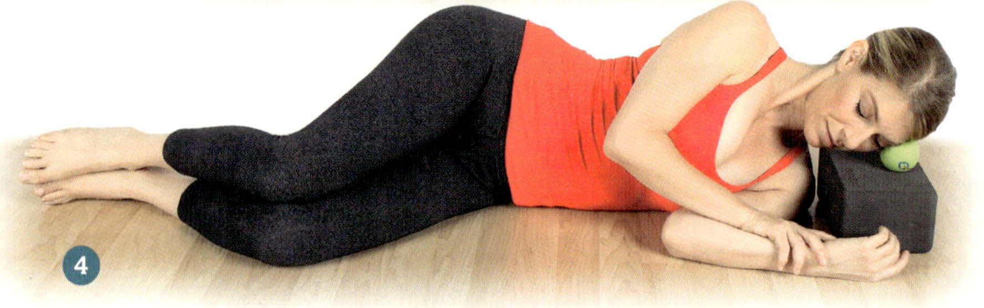

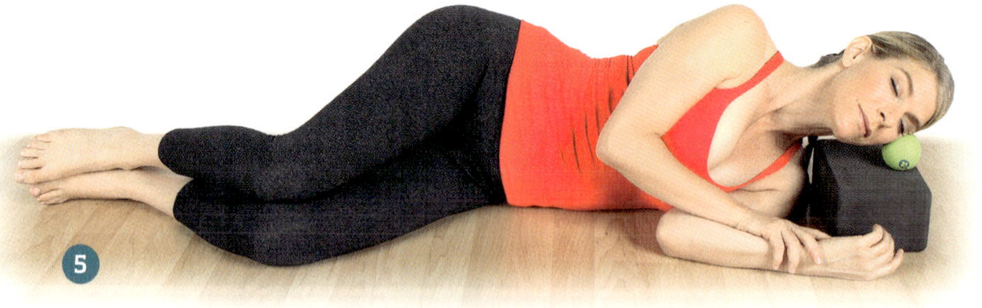

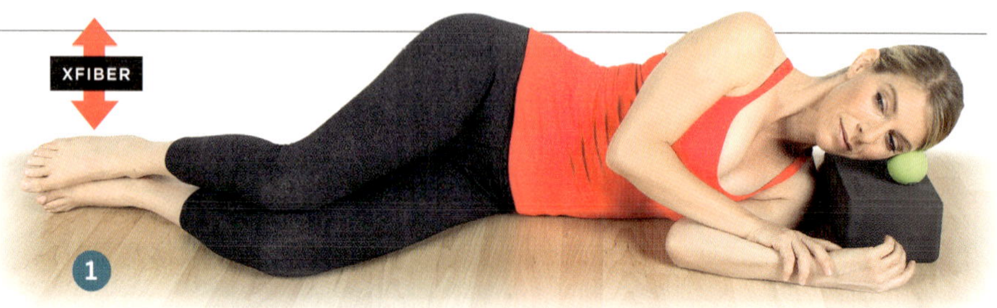

- **(3~4)** 작은 원을 그리며 핀/스핀 앤 모빌라이즈를 한다. 오른손에 다른 볼을 쥐고 동시에 오른쪽 관자놀이에 볼을 돌려서 볼 스택을 만들어(사진에는 없음) 두 개의 핀/스핀 앤 모빌라이징을 한다. 가능한 모든 방향으로 머리를 가볍게 움직여라.

반대쪽도 실시한다.

PIN/SPIN MOBILIZE

STACK

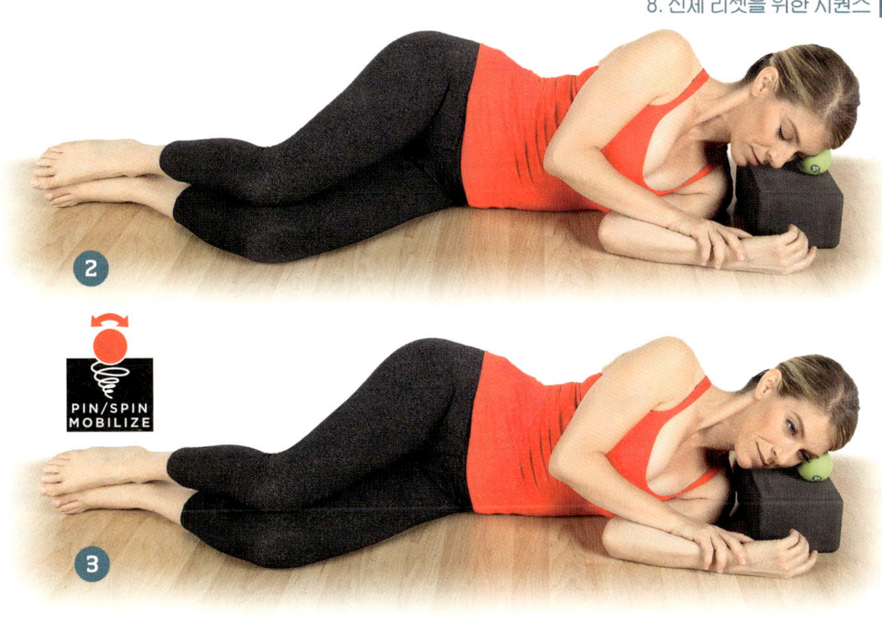

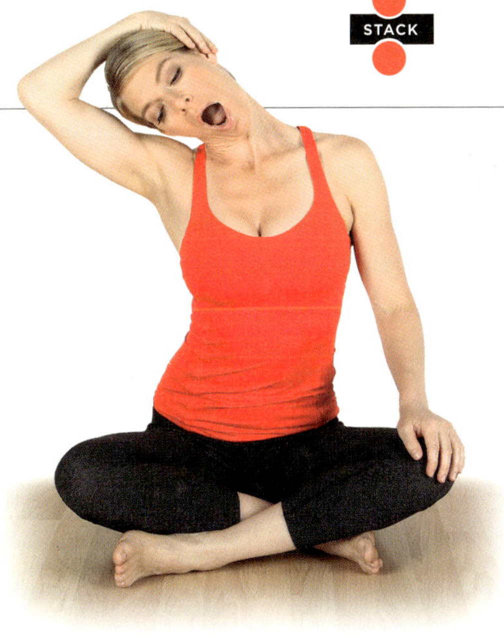

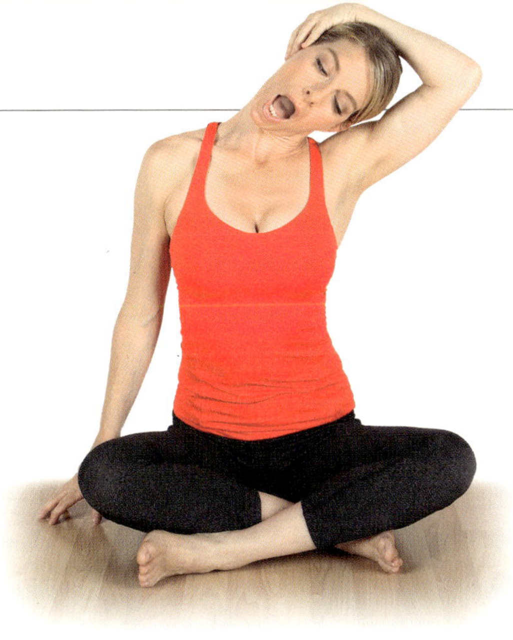

리체크: 넥 사이드밴드 & 턱 열고 닫기

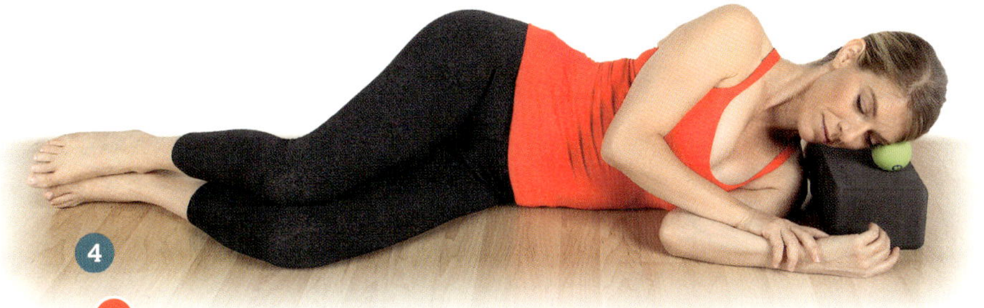

턱과 목의 가동범위를 리체크해보고 사이드밴드에 변화가 있는지 혹은 턱이 좀 더 이완되었는지 확인한다.

소감

1. 활력이 넘치는가, 졸음이 오는가?
2. 호흡이 어떻게 변화하였는가?
3. 다음 문장을 완성하라. 나는 ______________(를) 느낀다.

얼굴에 생긴 만성질환: 피부경화증 극복하기

아만다 조이스, 36살

교정 운동 전문가, 파킨슨병 움직임 치료사
산타모니카, 캘리포니아

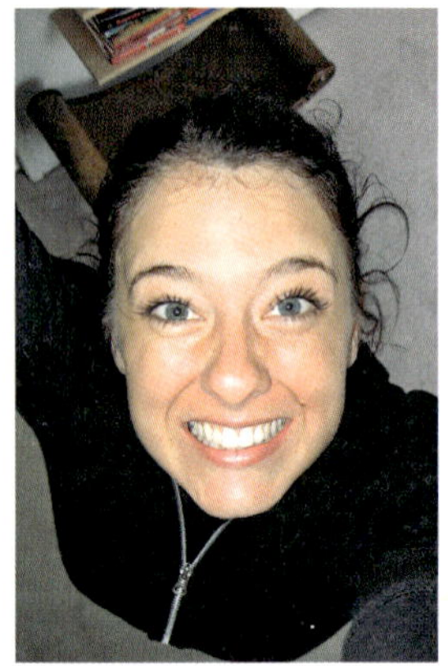

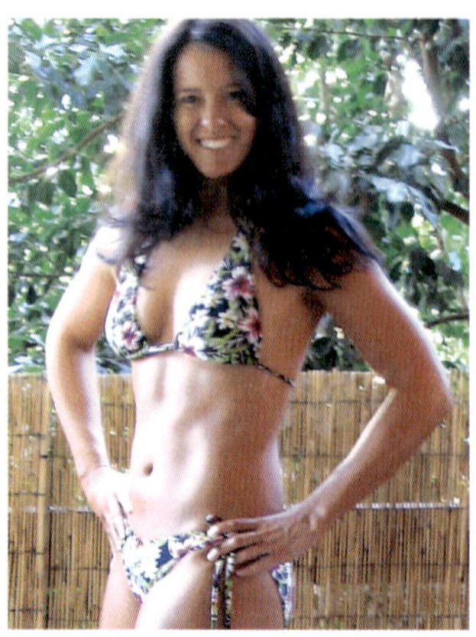

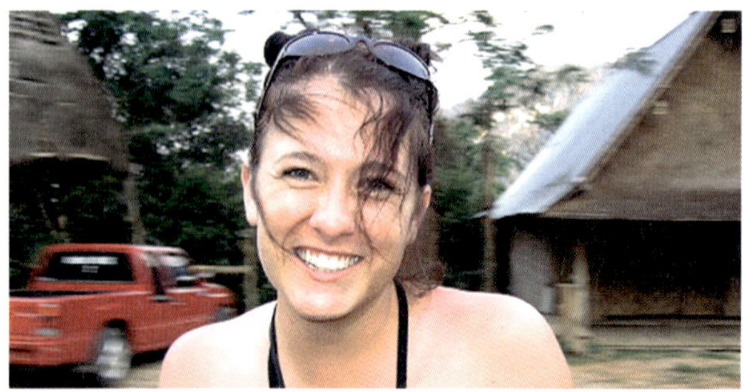

병에 걸리기 전 아만다

2006년 어느 아침, 아만다 조이스Amanda Joyce는 잠에서 깨어나 자신의 왼쪽 턱에 생긴 25센트 동전만한 끈적한 패치 같은 상처를 발견했다. 처음엔 별 대수롭지 않게 여겼지만, 그 후 몇 주간 그 상처는 점점 커지고, 심지어 피부 아래에서부터 커지기 시작해 결국 그녀는 의사를 찾았다. 의사는 이 상처를 어찌 다룰지 모르는 듯한 기색이었고, 다른 의사를 찾아갔을 때의 반응 또한 비슷했다. 비버리힐스의 피부과 의사로부터 피부경화증이라는 최종 진단을 받기까지는 총 7명의 의사를 거쳐야 했다. "그때까지 저와 남편은 둘 다 그것이 암이라고 확신하고 있었습니다. 제 얼굴에 이상한 자국을 만들기 시작했기 때문이죠. 종양이 아니란 것을 알았을 때 정말 안도했습니다." 아만다가 말했다. 피부경화증은 인체가 콜라겐을 과다 생산하는 자가면역질환으로, 피부 표면에서 시작해 아래층의 근육 및 결합 조직 등 전체 영역을 딱딱한 덩어리로 압축하고 잠재적으로는 더 아래까지 도달하여 뼈까지 녹아들 수 있다(아만다의 경우 턱뼈). 아만다의 얼굴에서 이것은 3도 화상 자국과 비슷하게 보였다.

아만다는 선상 피부경화증linear scleroderma으로 진단받았는데, 이는 인체 내부 기관을 공격하여 폐와 심장의 경화, 혹은 궁극적으로 죽음을 초래하기도 하는 전신피부경화증과는 달리 신체의 한 영역에 국한된다는 것을 의미했다. 아만다는 사형선고를 받지 않은 것에 안심했지만, 피부과 의사는 그가 할 수 있는 일은 없다고 했고, 그 원인이 무엇인지도 모르며, 앞으로 이것이 심해질지 가라앉을지도 알 수 없다고 말했다. 류머티스 전문의는 실험적 치료로 화학요법을 제안했지만 아만다는 자신의 몸을 파괴할 가능성이 있는 치료는 받고 싶지 않았다. 그녀는 매일 요가 수련을 하는 남부 캘리포니아 해변의 움직임 전문가로서 자신의 몸에 확실한 결과를 보장하지 않는 공격적인 처방을 받으려 하지 않았다.

그녀는 진단 후 4년 동안 분노 및 수치심과 씨름했다. 스스로를 건강함의 표본이라고 생각하며 고객들의 몸매를 가다듬거나 고통으로부터 벗어나게 하기 위해 훈련시켰는데, 정작 본인은 아직 완전히 이해할 수도 없고 아무 것도 해볼 수조차 없는 병으로 인해 고통받고 있었다. 피부경화증은 그녀의 턱을 너무 잡아당겨 뼈 모양이 변형되고 근육이 줄어들기 시작했다. 그녀는 이 병이 볼 쪽까지 퍼지는 것을 느꼈다. 병은 고통스럽게 근육을 공격하여 목구멍 안을 긴장

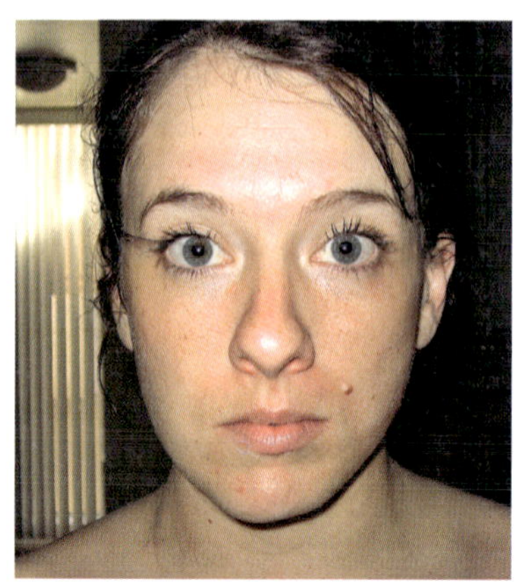

2006년 초 아만다의 얼굴 왼쪽 아래가 '줄어들고', 그녀의 피부가 딱딱해지기 시작했다.

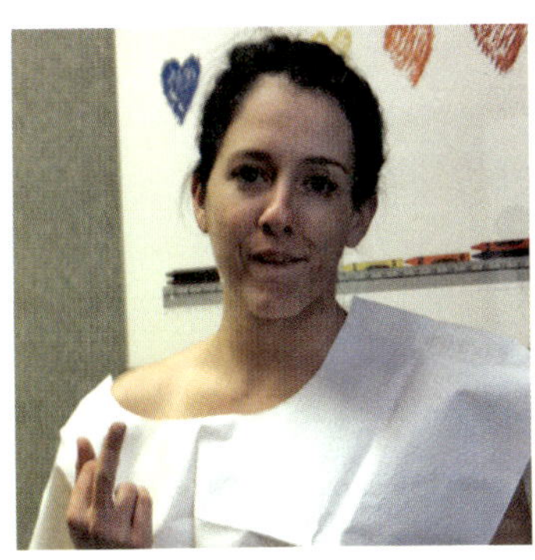
아만다는 제안받은 화학요법에 대해 모욕감을 느꼈다.

시켰기 때문에 음식물을 삼키기가 어려워졌으며, 안구 역시 긴장되고 건조해졌다. 안면 근육량의 손실(소체구증으로도 알려진)로 인해 입을 크게 벌릴 수 없어 이를 닦는 것조차 어려울 정도였다.

게다가 턱 근육을 통제할 수 없어지면서 치아가 계속 맞부딪혀 끊임없이 자신의 혀와 입을 씹곤 했다. 그걸 막기 위해 마우스피스를 착용해야 했다. 하루 종일 고객에게 운동을 가르치기 위해 말을 해야 하는 사람에게 이것은 고통스러웠다. 병이 그녀의 얼굴 왼쪽을 타고 올라가면서 그녀의 관자놀이와 이마 부분(측두근)이 당겨져 엄청난 근육통을 몰고 왔다. 소량의 액체도 목을 막지 않고 삼키기 어려워서 무엇이든 마시려면 빨대를 사용해야 했다. 타액을 다량 발생시키는 신 음식을 먹거나 껌을 씹는 행위는 당연히 불가능했다. 그리고 그녀는 음식을 먹는 것에 특별히 더 주의를 기울이는 법을 배워야 했는데, 특히 음식을 처음 씹을 때 그녀의 턱근육(교근과 익돌근)이 경련을 일으켜 입이 닫히면 입에 채 씹지 못한 음식이 가득한 채로 두 치아가 서로 강하게 부딪혀 목이 막히지 않도록 사투를 벌여야 했고, 턱을 다시 열 방법이 없었다. 그녀의 유일한 의지는 휴식하며 자신의 호흡에 집중한 채 명상하고 근육이 이완되어 다시 입을 열 수 있기만을 기다리는 것이었다. 그녀의 입 안은 수년간 지속적으로 자신을 씹으면서 생긴 상처로 가득했다.

밤엔 잠들기가 어려웠다. 그녀가 이완하자마자 턱이 경련을 일으키곤 했기 때문이다. 그녀는 고개를 왼쪽으로 돌린 채 잠드는 법을 배워야 했고, 자신의 두개골 무게가 왼쪽 턱뼈를 눌러 목에 문제를 일으켰다. 실제로 아만다의 왼쪽 몸은 오른쪽보다 눈에 띄게 경직되어 있다. 얼굴(그리고 근막)의 긴장은 문자 그대로 몸 끝까지 내려가 왼쪽 엄지발가락에 있는 작은 종자뼈까지 내려갔다. 그녀는 다리 안쪽 허벅지 근육과 그 아래 근막의 긴장으로 인해 심각한 종자뼈염(엄지발가락 바닥 부위의 작은 뼈들을 둘러싼 염증)까지 얻었다.

아만다 본인의 상태에 대한 자신의 첫 반응은 '문제를 외면하는 것'이었다고 아만다는 후회하는 듯 말했다. "운동선수로서 오랜 세월을 보낸 후에 저는 스스로 건강한 생활 방식에 깊이 연결되어 있다고 느꼈기 때문에 움직임 교육자로 경력을 쌓기 시작했습니다. 하지만 병이 진행됨에 따라 제 심장 박동수가 130을 넘어가면 턱이 완전히 움직임을 멈추고 경련한다는 것을 알게 되었습니다. 이는 제가 다른 이들에게 가르치고 있는 많은 운동들에 더 이상 참여할 수 없다는 것을 의미했고, 마치 사기꾼이 되어버린 것 같은 기분에 제 뿌리마저 흔들렸습니다." 아만다의 남편 조나단은 20년 넘게 경험을 쌓은 마스터 레벨의 개인 트레이너로, 같은 문제를 가진 협력 단체를 찾길 권유하거나 이 문제에 대한 책과 읽을거리를 가져다주었지만 그녀는 아무 것도 하지 않았다. "저는 용감해지려 하지 않았습니다. 그저 앞으로 일어날 일을 막으려 했을 뿐입니다." 아만다가 말했다. "저는 이 병을 잘 숨기고 있다고 생각했습니다." 아만다는 생물학 학사 학위가 있으며 2000년 이후로 20개가 넘는 자격을 취득했지만, 이 병에 대해 탐색하는 것은 매우 어렵다는 것을 알게 되었다.

얼마 지나지 않아, 아만다의 얼굴뿐만 아니라 정신 또한 굳기 시작했다. 히피 소녀, 자유로운 영혼, 그림을 그리고 노래를 하며 예술과 움직임을 사랑했던 아만다는 또다시 턱에 경련이 일어날까 두려워 스스

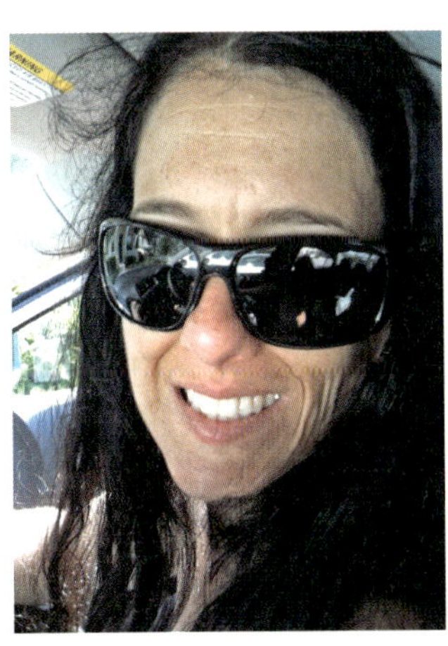
아만다의 왼쪽 얼굴이 나온 사진을 찾기는 힘들었다. 이 사진은 2012년 초 우리가 만나기 몇 달 전, 드물게 그녀가 '선글라스'를 낀 사진이다.

로를 방치하며 마음을 놓지 못하는 사람이 되었다. "스스로를 몇 번이고 자책했기 때문에 편안하고 여유롭던 저의 분위기가 사라졌죠." 그녀가 말했다. 몸의 긴장을 완전히 내려놓을 수 없어 조나단과의 관계에도 문제가 생겼다. 카메라를 마주할 때도 의식적으로 고개를 오른쪽으로 돌렸다. 얼어붙은 턱으로 다른 이들에게 이 얼굴 위에 우스워보이는 패치 하나가 그녀의 몸과 마음을 왜 이토록 쇠약하게 하는지에 대해 설명하는 것에 피로함을 느꼈고, 집에 돌아와 스스로를 고립시켰다. 아만다는 몸 전체에 이 병이 퍼지지 않아 감사하다는 것에 집중해야 한다는 사실을 알았지만, 그녀는 피곤했고 성질이 급해졌다. 그리고 무섭게도 그녀의 손과 발에 관절염과 레이노이드 증후군(통증을 동반한 순환장애)의 새로운 증상들이 나타나기 시작했다.

이로부터 3년쯤 지나 아만다는 자신의 얼굴에 매우 고통스러워 꺼렸던 수기 이완 요법을 받기로 했다. "그것은 매우 공격적이었습니다. 30분 정도 마사지를 받으면 미칠 듯이 아프면서도 그 효과는 하루에서 이틀 정도밖에 지속되지 않았습니다." 그녀가 말했다. 그녀는 1년 정도 한 달에 한 번씩 마사지를 받았지만 그 효과는 오래가지 않았고, 너무 비싸서 그만한 가치는 없는 것 같았다. 그녀는 정신적으로 바닥을 쳤고, 건강만이 가득했던 세상에 살던 그녀는 이제는 '그저 그 세상에서 사는 것조차 괴로웠다.'

아만다는 자신의 요가 수련을 확장시켜 신경계를 안정시키고자 했으며, 요가 강사가 되기 위해 다시 한 번 모험해보는 것이 괜찮겠다고 생각했다. 또한 자신의 고객층이 강한 운동을 원하는 사람들에서 다른 쪽으로 옮겨가고 있다는 것을 알았다. 그녀는 파킨슨병, 부상 혹은 기타 만성 질환으로 고통받는 고객과 함께 일하는 것을 전문으로 하기 시작했다. 마치 온 우주가 그녀에게 무언가를 말하려는 것 같았다. 그녀 자신의 만성적 통증이 커시면서 나른 사람들의 고동에도 자연스럽게 민감해졌다.

아만다는 10년 전 요가를 가르치기 위한 교육을 들은 적이 있지만, 자신의 역량을 키우기 위해 또 다른 교육을 받기로 결정했다. 요기툰업 강사 질리언 윈터스킨 푸트니Jillian Wintersteen Putney와 같은 교육에서 만나게 되었고, 그러던 어느 날 다른 참가자가 허리 통증을 호소하자 질은 테라피볼을 꺼내 롤모델 메소드에 대해 이야기하기 시작했다. 아만다는 다양한 공, 롤러, 스틱, 바 등을 갖고 하는 근막 이완 요법은 수없이 많이 봐왔지만, 롤모델에 대한 질리언의 설명이 마음에 즉각 와닿았다. 질리언은 아만다와 조나단이 2012년 12월에 나와 함께 하루짜리 교육을 받도록 설득했다.

심지어 여러 형태의 근막 이완 방법을 수년간 사용해온 조나단 역시 테라피볼의 해부학적 정확성이 본인의 어깨 가동범위를 증가시키는 것을 느끼고 동의했다. 아만다의 전환점은 요가 블록 위에 볼을 두고 그 위에 턱을 뉘인 채 테라피볼을 사용해 자신의 측두하악관절(TMJ)을 롤링하던 워크숍 마지막 단계에서 찾아왔다. 그녀와 조나단은 서로 마주 보고 있었는데, 아픈 턱 아래에 테라피볼을 두고 즉각적인 이완을 느낀 순간 그녀는 생각했다. "그동안 난 왜 이걸 생각하지 못했을까?" 그리고 흐느끼기 시작했다.

교육이 끝나고 아만다는 내게 걸어와 말하기 시작했다. 나는 그날 일찍이 그녀의 얼굴에 흉터가 있음을 알았지만 오래된 화상이라고만 생각했었다. 아만다는 눈을 반짝이며 내게 말했다. "저는 5년 전부터 제 왼쪽 얼굴에 국한피부경화증을 앓고 있습니다. 이 세상의 모든 의사, 카이로프랙터, 롤퍼(롤핑요법사), 치료사를 만나봤지만 그 어떤 것도 제 턱에 도움이 되지 않았습니다. 지금까지는요. 지금 처음으로 턱을 움직일 수 있게 되었습니다. 제 왼쪽 턱에서부터 크게 입을 벌릴 수 있고 그리고 이 사실을 말할 수도 있게 되었습니다." 우리는 함께 울었다.

그녀의 변화는 엄청났으며 처음으로 자신의 병을 이길 수 있는 파워를 스스로 가지고 있음을 느꼈다. 짧은 순간, 간단한 도구 하나만으로, 자신의 고통, 부동성, 절망을 제어할 수 있었고, 그녀의 턱 또한 다시 새 것으로 돌아왔다. 롤모델 볼이 만든 강한 전단력은 그녀의 조직을 제 자리에 밀어넣었다(이 테크닉에 관한 내용은 146쪽에서 확인할 수 있다).

그녀는 그날 집으로 돌아가 30분 더 턱을 롤링했다. 마침내 여태껏 바라온 스스로를 돌볼 수 있는 도구를 갖게 된 흥분으로, 처음엔 너무 무리를 했다. 내리 3일 간 하루에 1시간씩 턱을 롤링한 후 턱이 다시 닫히기 시작했다. 그래서 그녀는 한발 물러나 스스로의 열정을 조절해야 한다는 사실과 함께 몇 년 간 고정되어 있었던 조직을 이완하는 데는 많은 시간이 걸린다는 것을 깨달았다. 그녀는 일주일에 한두 번씩 테라피볼 마사지를 했다. 밀착력을 가지고 있는 이 볼의 큰 이점인 스킨롤링 테크닉에 집중하며 오랜 시간 동안 서로 붙어 있었던 결합 조직을 떼어냈다. 그녀는 플러스볼과 알파볼을 사용하여 왼쪽 몸 전체에 걸친 긴장, 그리고 몇 년을 한쪽으로 고개를 돌린 채 자느라 생긴 목 통증을 달래기 시작했다.

턱의 가동범위는 극적으로 늘어났고, 그 주위의 감각까지 되살아나서 남편이 뺨을 만지는 것을 느낄 수 있었고 심지어 '약간의 솜털까지 다시 자라났다.' 삼키는 것이 더 쉬워지고, 고통과 근육의 경련도 극적으로 줄어들었다. 질병이 확산되는 것을 막을 수는 없었지만, 그녀는 그에 따른 손상을 통제할 수 있고, 하루 종일 롤모델 볼을 피부에 굴림으로써 순환을 촉진하고 턱의 가동성을 유지했다. "저는 지금 이 병이 진행되는 것을 막기 위해 찾고 있던 강력한 도구를 찾았다고 확신합니다. 언제든 제가 원하는 것을 선택할 수 있다는 사실이 좋습니다. '좀 더 깊이' 갈 수도 있고 혹은 가볍게 유지할 수도 있습니다. 두 가지 방법 다 훌륭할 수 있다는 것을 알게 되었습니다. 스킨롤링 방법은 드라이브를 할 때도 쉽게 사용할 수 있습니다." 그녀가 말했다. 이전에 아만다는 3개월마다 치과를 방문해야만 했다. 이제 그녀는 훨씬 쉽게 이를 닦고, TMJ(측두하악관절) 통증이 있는 환자를 위해 치과에 테라피볼을 공급한다.

아만다는 심리적으로도 크게 바뀌었다. 그녀는 다시 편안하게 창의성을 발휘해 그림을 그리고 노래를 부르던 시절로 돌아갔다. 롤모델 볼은 그녀가 지금 처한 문제를 회피하는 대신 느낄 수 있도록 해주었다. 다양한 방법으로 자신의 극단적 상태를 완화시켰으며, 끊임없이 스스로를 보호하느라 생긴 걱정 대신 감정적인 휴식을 가져다주었다. 롤모델 볼을 통한 자아의 발견은 육체적 고통뿐 아니라, 수년간 닫혔던 아만다의 마음을 풀 수 있도록 도와주었다. "의사는 제가 할 수 있는 일은 없다고 했고, 전 그 말을 의심 없이 받아들였습니다. 그리고 이제 저는 이 작은 고무볼을 통해 제 모든 배움을 받아들이고 그것을 스스로 사용할 수 있는 권한을 얻게 되었습니다. 이 볼은 제가 고객들 앞에서도 완전하지 않아도 된다고 알려주었습니다. 전 단지 한 인간에 불과하며, 피트니스의 대표 이미지일 필요는 없었습니다. 전 제가 영원히 갖고 살아야 할 것 같았던 손상을 고치고 있습니다. 그리고 다시 의사에게 돌아가 말하고 싶습니다." "그거 알아요? 당신은 '환자 스스로 할 수 있는 일은 아무 것도 없다'는 말 대신 '우리 의사가 해줄 수 있는 건 아무 것도 없다'라고 말해야 합니다. 왜냐하면 우리에겐 스스로에게 해줄 수 있는 무언가가 있고 그것을 위해 어떤 자격이 필요한 것은 아니니까요. 그저 시작하기만 하면 됩니다."

아만다는 고통스러운 상태를 이해하며, 고통스러운 신체 부위를 끊어내고 싶은 고객들에 공감한다. 하지만 그녀는 고통이 주는 감정적 요소를 인정하고 극복했던 경험을 통해 다시 힘을 얻었고, 궁극적으로는 자기 인생의 모든 측면을 빛낼 수 있는 완전하고 진정한 자아를 갖게 되었다는 것을 알고 있다. "이 프로그램은 제가 통제할 수 없는 질병에 걸려 희생당하고 있다는 느낌을 덜어주었습니다. 이젠 피부경화증이 주는 영향을 막기 위해 무엇을 해야 하는지 압니다. 저는 주도권을 잡고 '천천히'라고 말합니다."

여담이지만, 나는 개인적으로 아만다와 조나단의 관계가 더 가까워지고, 그들의 트레이닝 사업이 더욱 번창하는 것을 지켜봐왔다. 그들은 최근에 공인 요가튠업 강사가 되었고, 이제 그들의 고객들과 나의 셀프케어 기술들을 공유하고 있다.

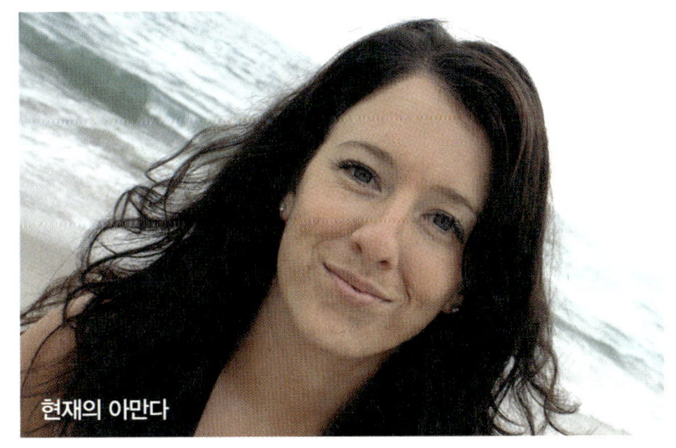
현재의 아만다

프리스타일 탐험

> 우리는 탐험을 멈춰서는 안 된다.
> 모든 탐험의 끝에 우리는 처음 시작했던 곳에 도달하게 될 것이고,
> 처음으로 그곳에 대해 알게 될 것이다.
>
> – T.S 엘리엇T.S Eliot

마지막 세 개의 시퀀스는 즉흥연주와 같다. 정해진 공식에 따를 필요 없이 자신의 본능을 믿고 따라가면 된다. 이것은 내가 자주 사용하는 방법이기도 하다. 몸의 앞뒤, 또는 측면에서부터 시작하여 내 몸이 원하는 것에 따라 볼을 롤링하곤 한다. 남편과 함께 TV 앞에 주저앉아 프리스타일로 각자의 시퀀스를 수행한다. 이를 통해 새로운 움직임을 만들어내기도 하고 예전에 사용했던 방법들을 새롭게 해석하기도 한다. 몸의 지도와 6장에서 소개한 9가지 롤링 테크닉에 대해 어느 정도 알게 되면 진짜 프리스타일 재즈를 연주할 준비가 되었다. 볼을 가지고 놀아라!

여기에 나와 있는 그림, 사진 등 모든 것을 자극제 삼아 모든 종류의 볼을 섞어 사용하며 자신의 몸을 이완하고 안정시킬 방법을 발견하라. 이 고무볼을 사용하여 10분, 20분, 또는 45분짜리 안무를 짜보는 것이다. 38~41쪽에 소개된 전직 바디빌더였던 퍼스널트레이너 그렉 레이드는 일주일에 세 번 머리부터 발끝까지 볼로 전신을 마사지한다. 몸의 모든 부분을 롤링하는 이 세션은 약 2시간 정도 걸린다. 2분이건 2시간이건 간에 스스로를 돌볼 수 있는 시간을 만들어라.

하나의 '이음매seam'를 마사지하는 것은 이와 관련된 신체근막의 상호 연결성을 느끼는 데 정말 큰 도움이 된다. 예를 들어 신체 뒷부분의 조직을 따라 마사지하면 뒷면 조직들의 슬라이드 앤 글라이드를 향상시키는 데 도움을 준다. 이렇게 각각의 '이음매'를 따라 롤링을 하면 가동범위가 향상되고 통증이 감소되는 것을 느낄 수 있을 것이다. 이러한 시퀀스를 수행할 때에는 특정 자세보다는 일반적인 체크인 방법을 사용하길 권한다. 다음 부분을 읽는다면 자신만의 프리스타일 루틴을 위한 '전'과 '후'를 만들어내는 데 관련된 아이디어를 얻을 수 있을 것이다.

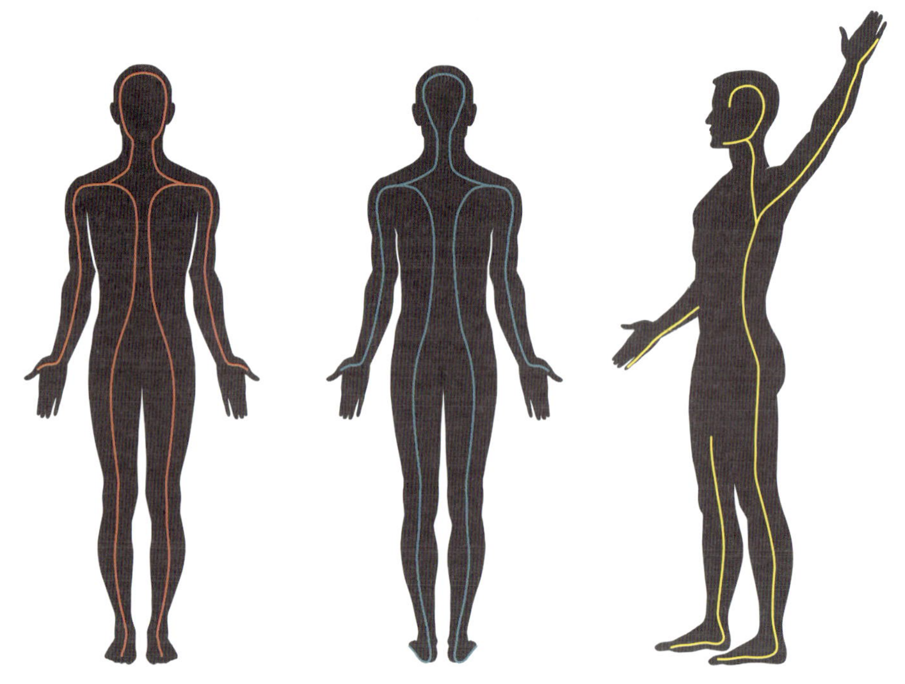

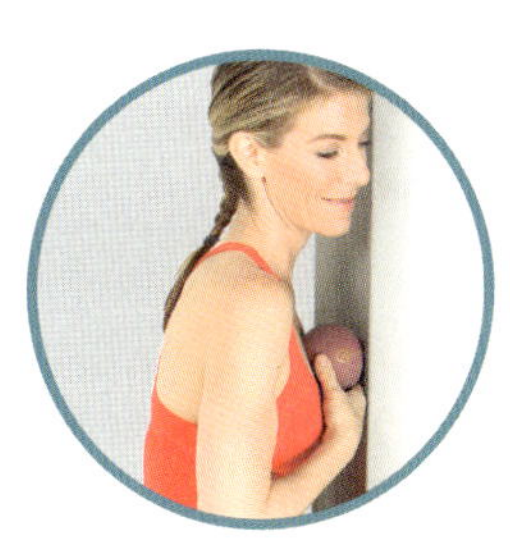

시퀀스 16: 전면부

준비물

롤모델 볼: 오리지널 요가툰업, 플러스, 알파, 코어져스

어떤 것이든: 매트, 블록, 벽, 의자

체화된 지도/일반적인 볼 위치

몸 앞쪽 어느 곳이나.

체크인

몸 전체를 뒤로 젖히는 단순한 백밴드와 같이 몸 앞쪽을 스트레치 하는 어떤 동작이든 체크인으로 사용할 수 있다. 또는 몸의 전면부 스트레치와 관련된 어떠한 움직임이든 괜찮다.

롤 시퀀스

- 몸의 전면부 어디에서든 시작하고, 실루엣 안에 빨간색으로 표시된 모든 부위를 마사지해보라(352쪽 참조).
- 모든 종류의 볼을 사용하거나, 하나의 볼만 사용할 수도 있다. 하지만 복부를 롤링할 때는 코어져스볼만을 사용할 것을 추천한다.
- 9가지의 롤모델 테크닉을 다양하게 활용하라.
- 호흡을 잊지 말라(163쪽의 호흡 방법 참고).
- 가장 집중이 필요한 곳에 머물러라.

리체크

체크인 시에 했던 방법으로 몸을 젖혀보라. 더 많이 움직여지는가? 저항이 적어졌는가? 호흡은 어떻게 느껴지는가? 어떠한 감정이 느껴지는가?

소감

1. 몸 앞쪽에만 집중해서 호흡을 해본다. 호흡의 움직임이 어떠한가?
2. 어느 부분이 매우 긴장되어 있는가? 어느 부분이 가장 열려 있는가?
3. 다음 문장을 완성하라. 나는 ___________(를) 느낀다.

팁: 여기에서 나는 극단적인 가동범위를 보여주고 있다. 이런 모양을 억지로 만들지 말라. 이러한 이미지를 사용하는 것은 이번 시퀀스가 몸의 앞쪽 전체를 여는 것을 목표로 한다는 것을 알려주기 위해서이다.

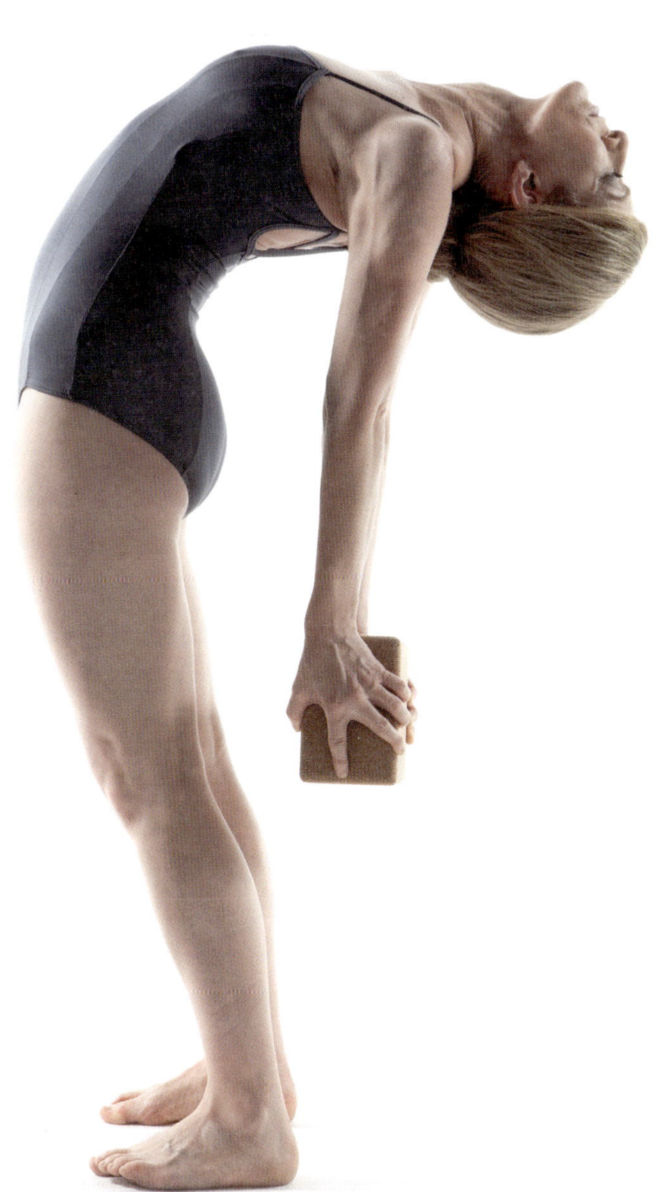

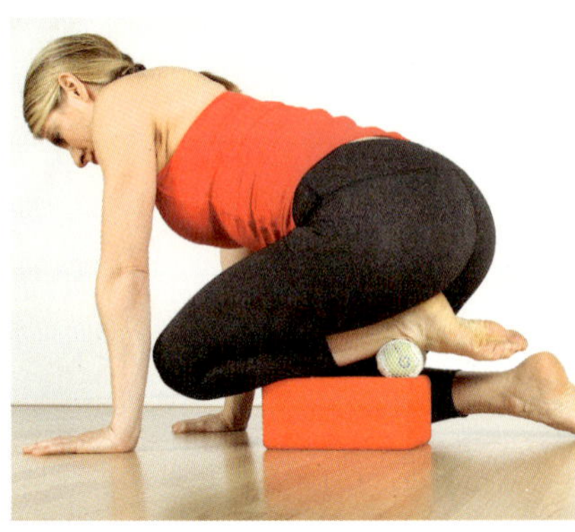
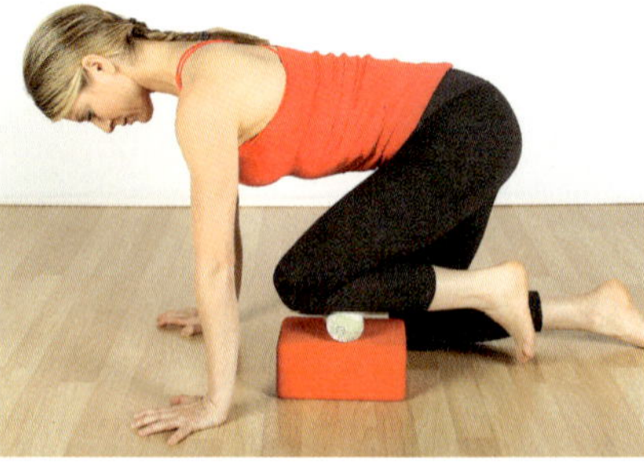
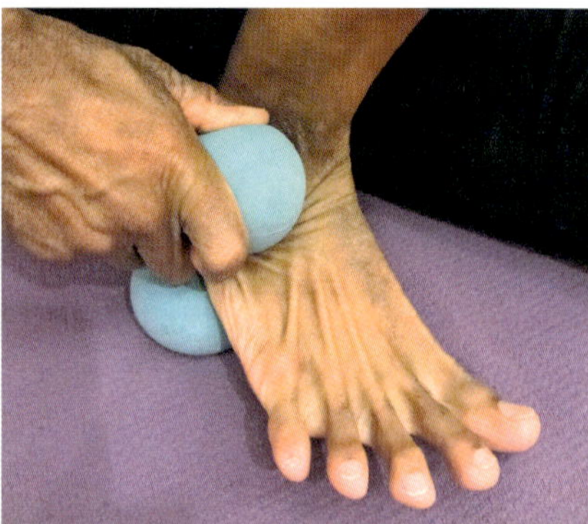
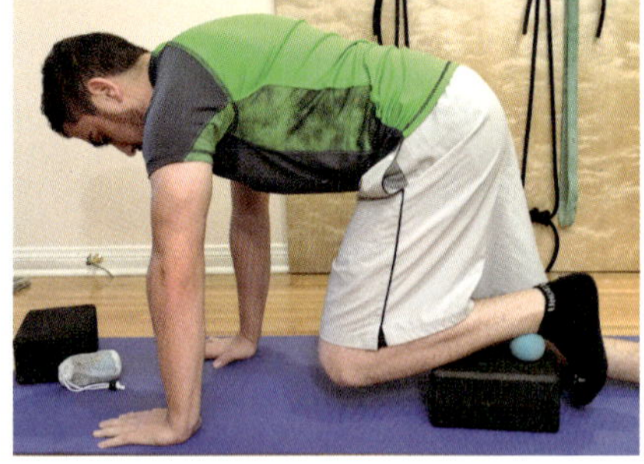
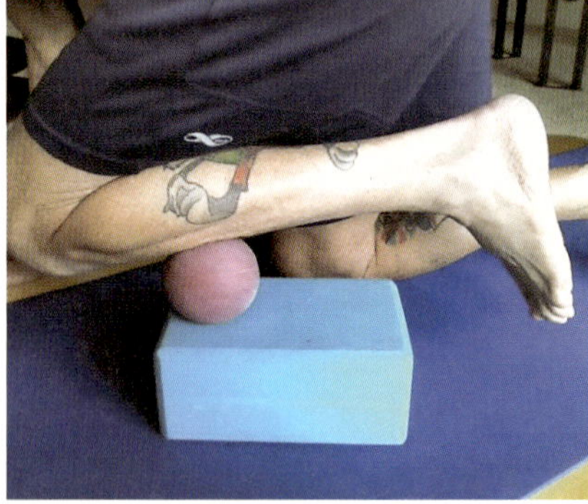
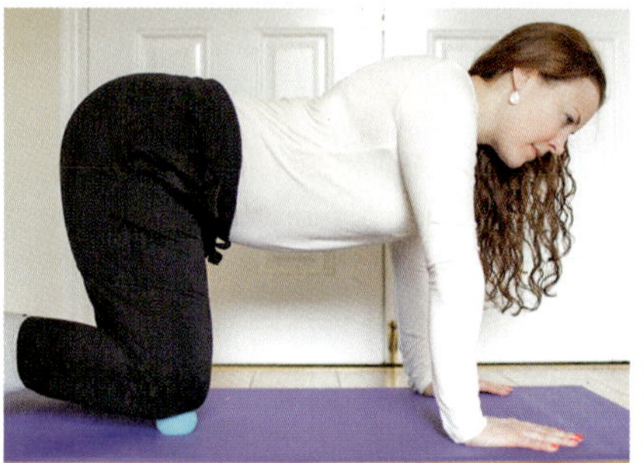
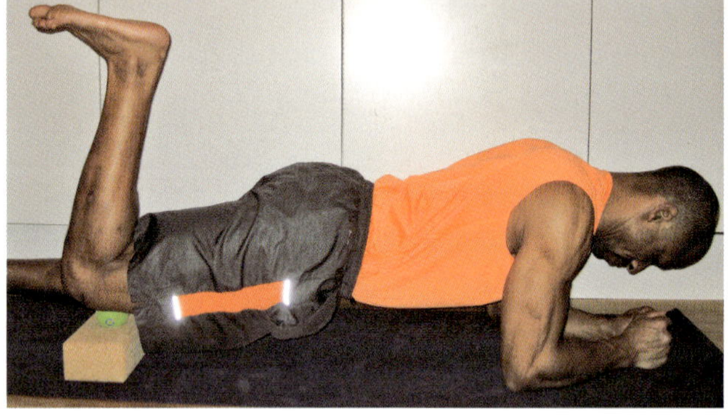
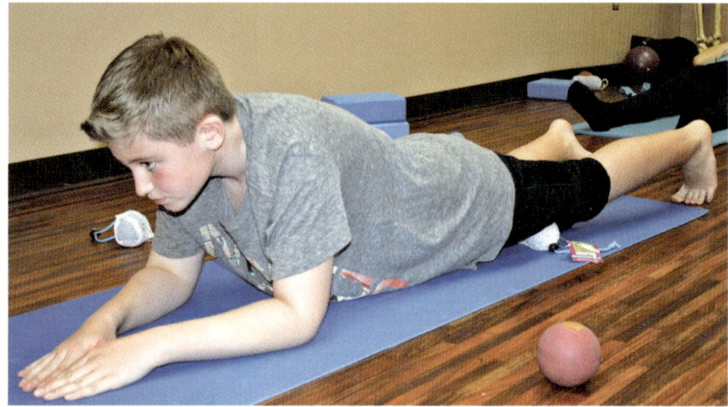
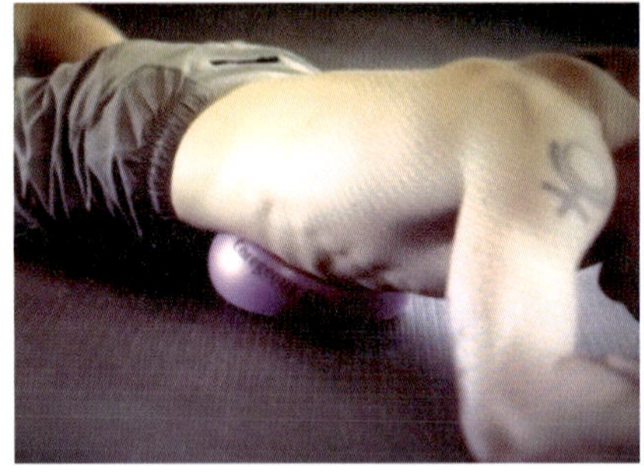
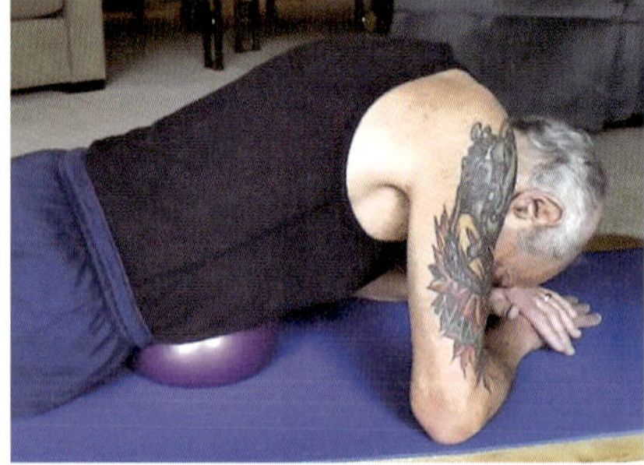
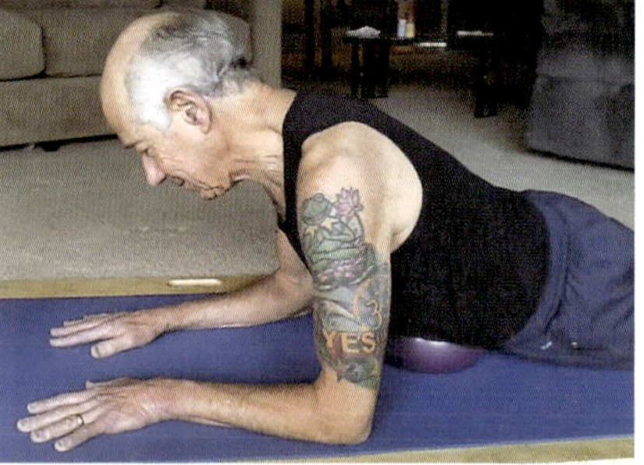
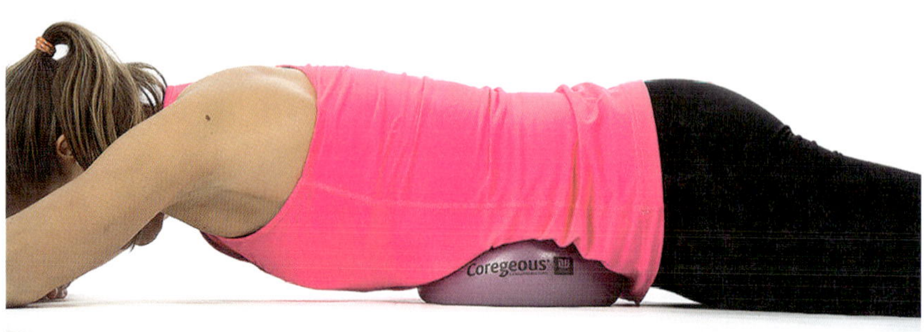

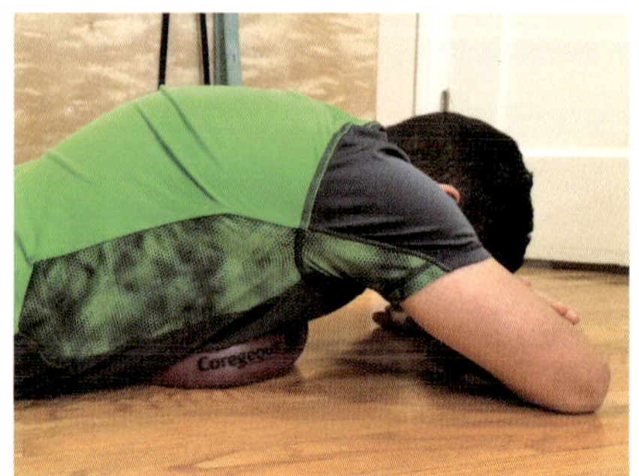

위 사진들을 참조하여 신체 전면부의 이음매를 자유롭게 탐험해보라.

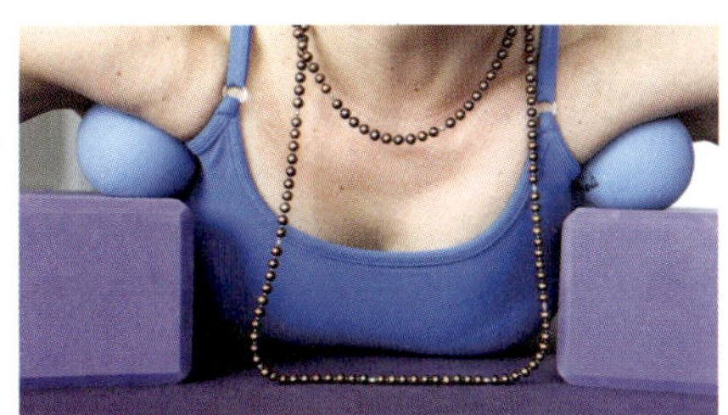

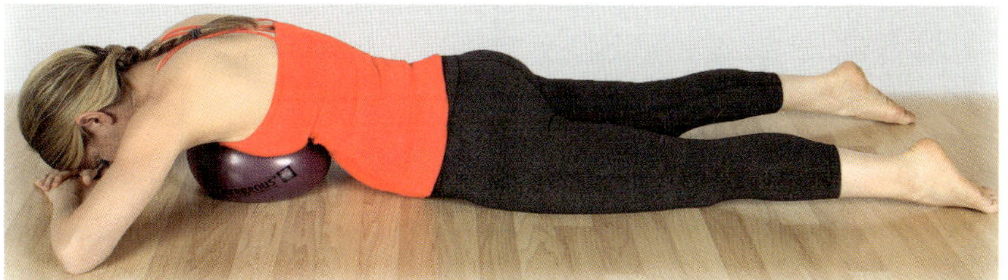

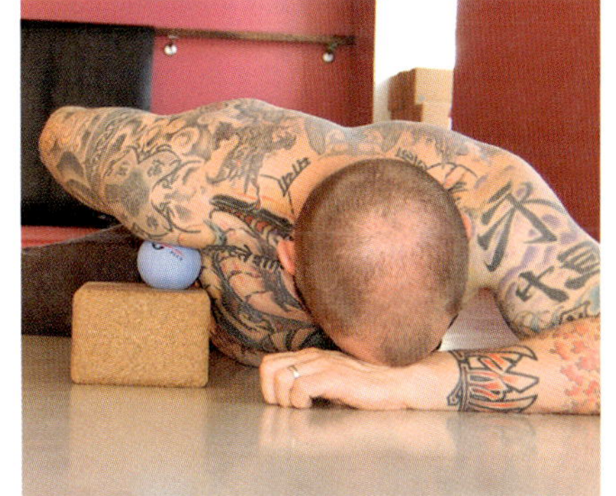

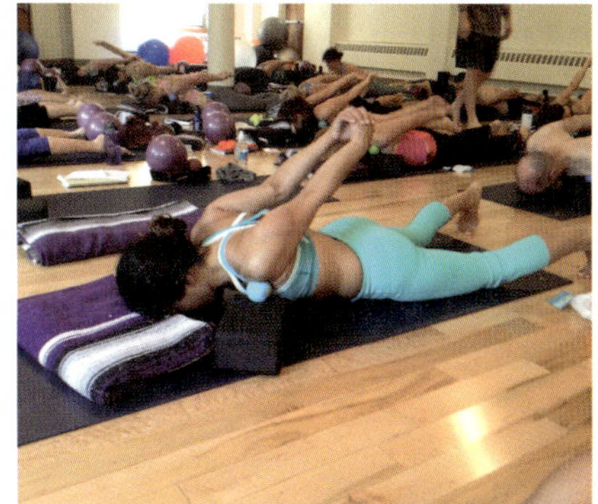

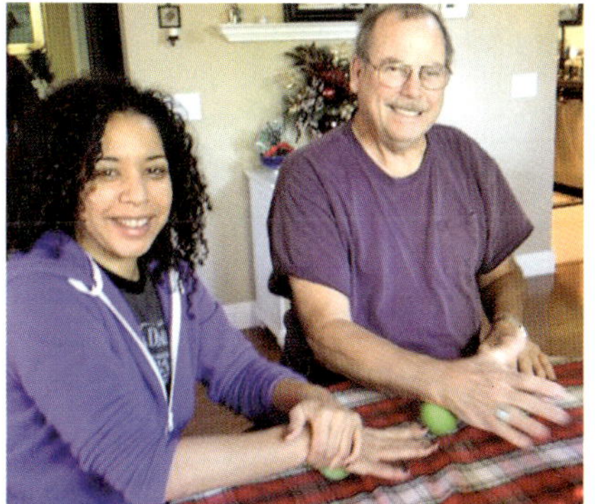

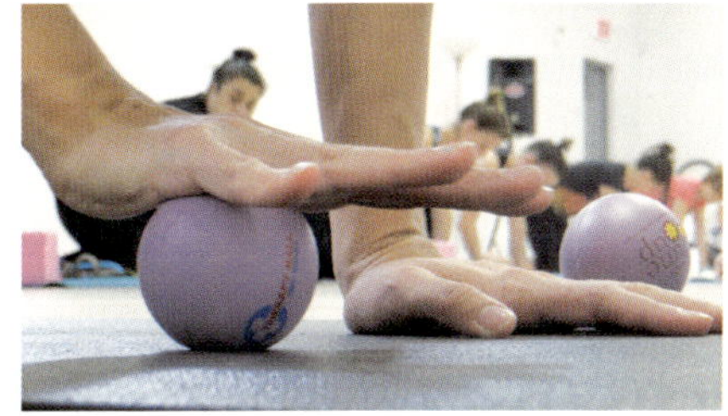

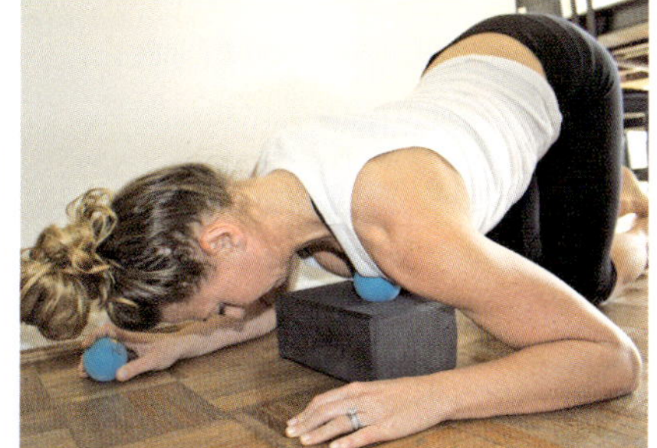

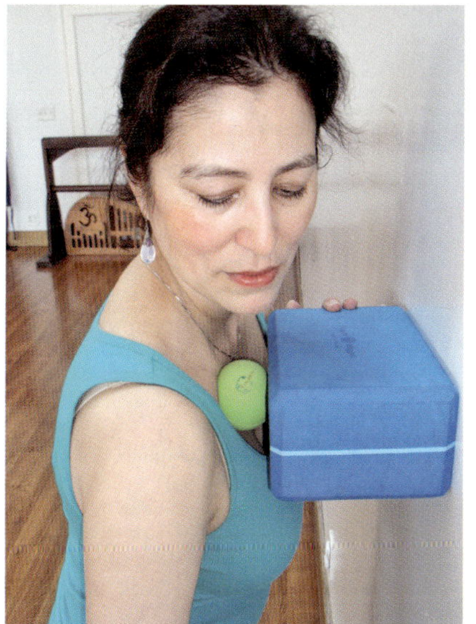

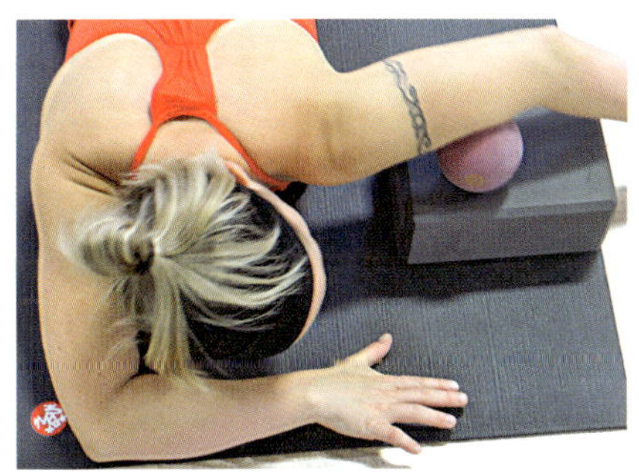

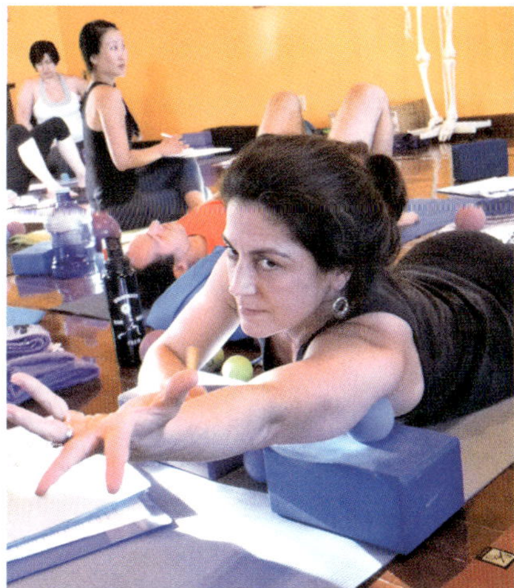

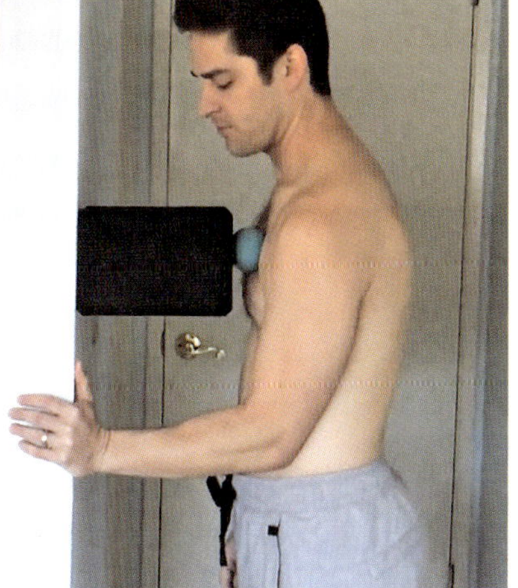

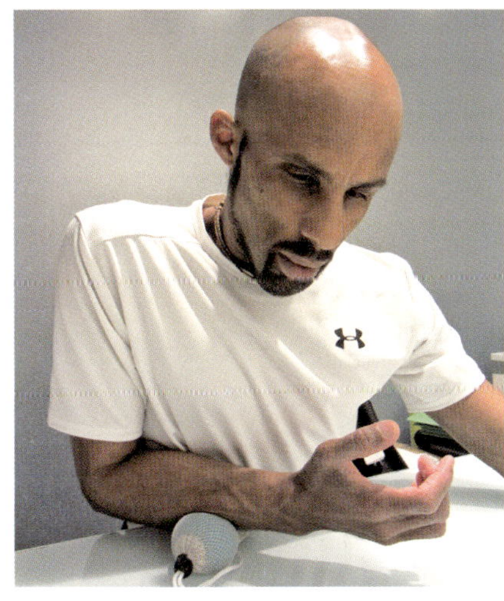

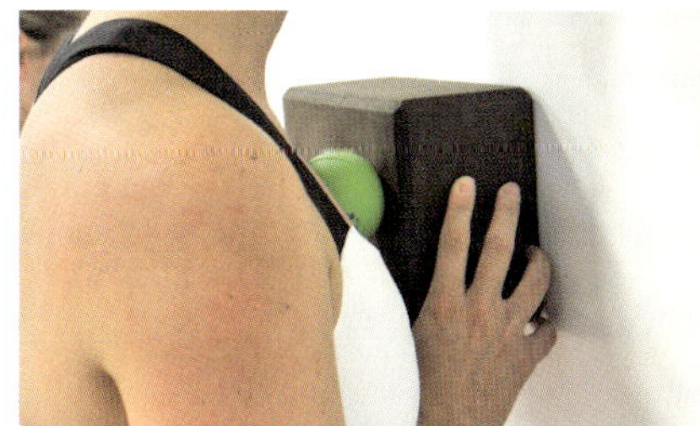

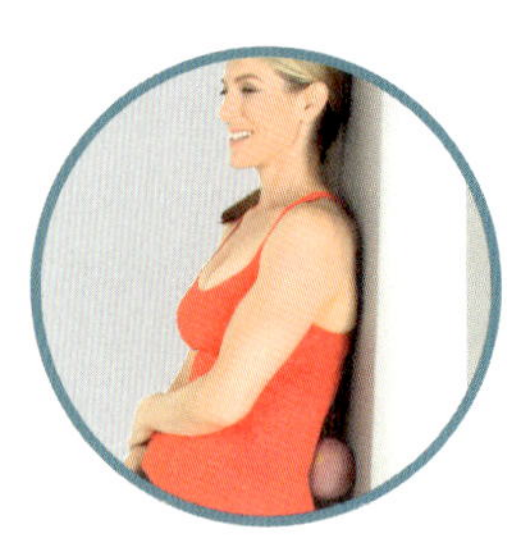

시퀀스 17: 후면부

준비물

롤모델 볼: 오리지널 요가툰업, 플러스, 알파, 코어저스

어떤 것이든: 매트, 블록, 벽, 의자

체화된 지도/기본적인 볼 위치

몸 뒤쪽 어느 곳이나.

체크인

포워드밴드와 같이 몸 뒤쪽을 늘리는 어떤 동작이든 체크인으로 사용할 수 있다. 또는 몸의 후면부 어디든 스트레치 할 수 있는 움직임도 괜찮고, 전신의 뒷부분을 최대한 늘려주는 스트레치를 사용할 수도 있다.

롤 시퀀스

- 몸의 후면부 어디에서든 시작한다. 실루엣 안에 파란색으로 표시된 모든 부위를 마사지한다(352쪽 참조). 발바닥에서 시작하여 머리 뒤쪽까지 몸 뒤쪽의 전체를 따라 올라가는 것도 괜찮다. 그리고 반대로도 시행한다. 다시 말하자면 발에서 머리로 가거나, 머리에서부터 발로 간다.
- 모든 종류의 볼을 사용하거나, 하나의 볼만을 사용할 수도 있다.
- 9가지의 롤모델 테크닉을 다양하게 활용하라.
- 호흡을 잊지 말라(163쪽 호흡 방법 참고).
- 가장 집중이 필요한 곳에 머물러라.

리체크

체크인 시에 했던 방법으로 몸을 늘려보라. 더 많이 움직여지는가? 저항이 적어졌는가? 호흡은 어떻게 느껴지는가? 어떠한 감정이 느껴지는가?

반응

1. 등을 바닥에 대고 누워 의식적인 호흡을 3분간 시행하라. 어떤 부분이 가장 열려 있는가? 어디 부분에 더 많은 시간을 투자하고 싶은가?
2. 일어서서 자세를 확인해보라. 어떠한 기분이 드는가?
3. 다음 문장을 완성하라. 나는 ______________(를) 느낀다.

팁: 여기에서 나는 포워드 밴드의 극단적인 가동범위를 보여주고 있다. 이런 모양을 억지로 만들지 말라. 이러한 이미지를 사용하는 것은 이번 시퀀스가 몸의 뒤쪽 전체를 여는 것을 목표로 한다는 것을 알려주기 위해서이다.

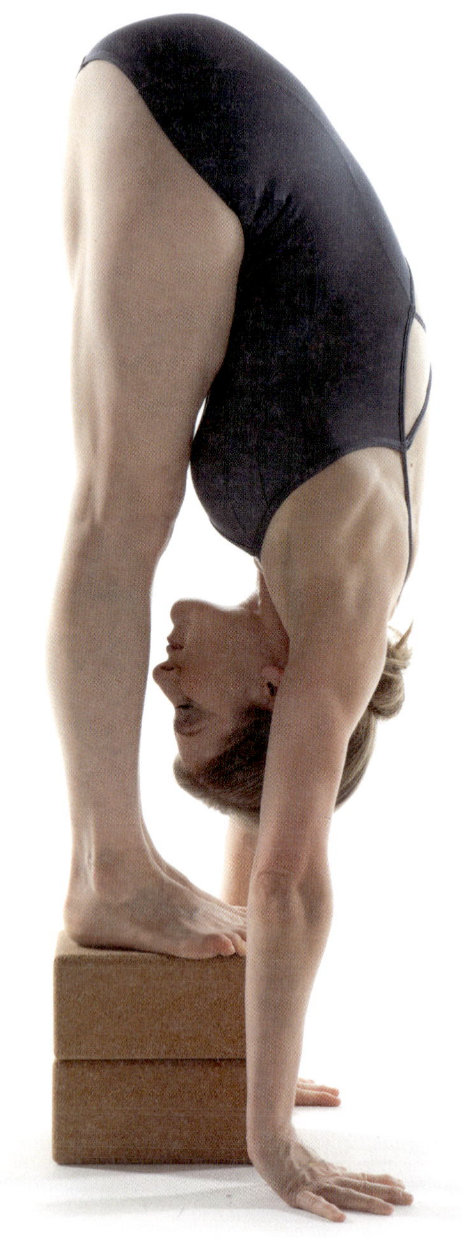

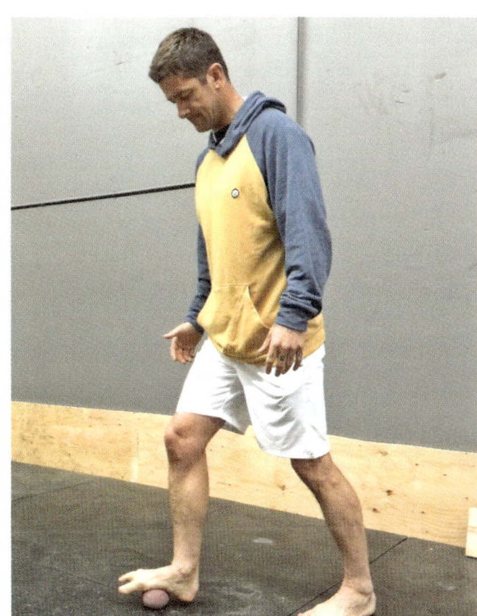
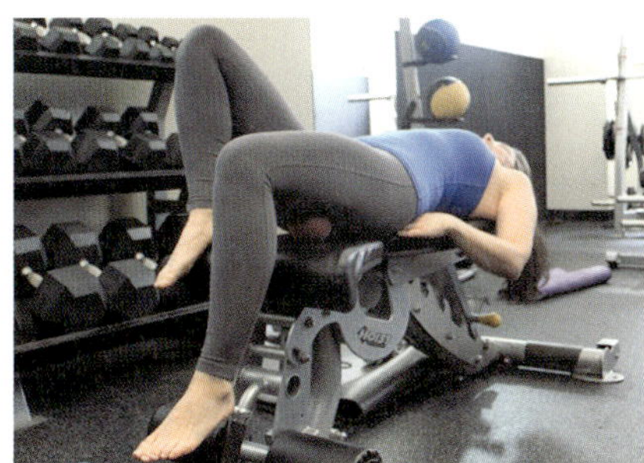
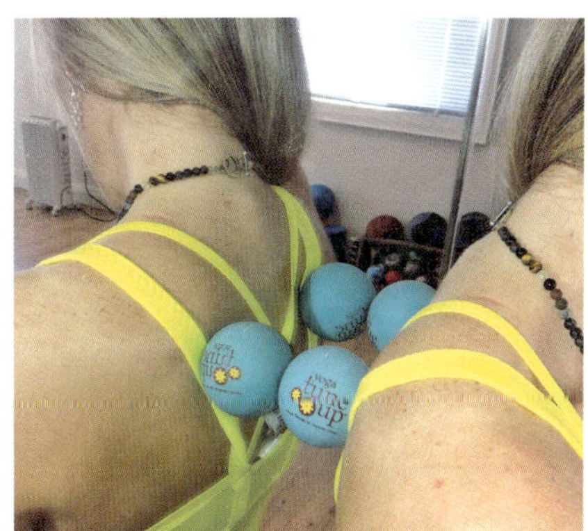
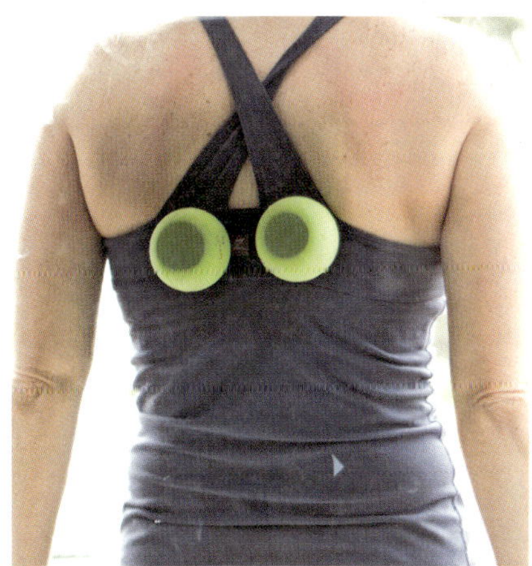
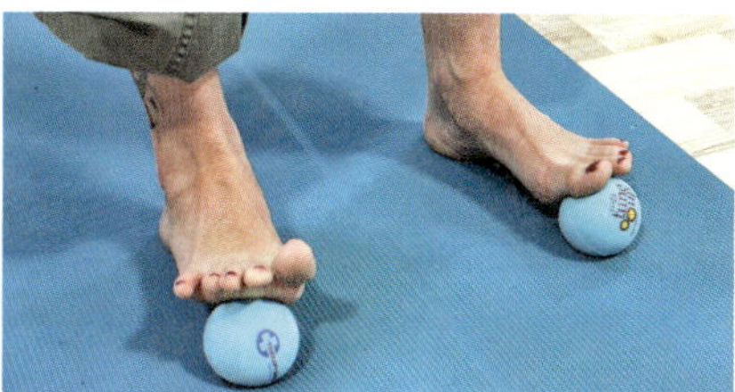
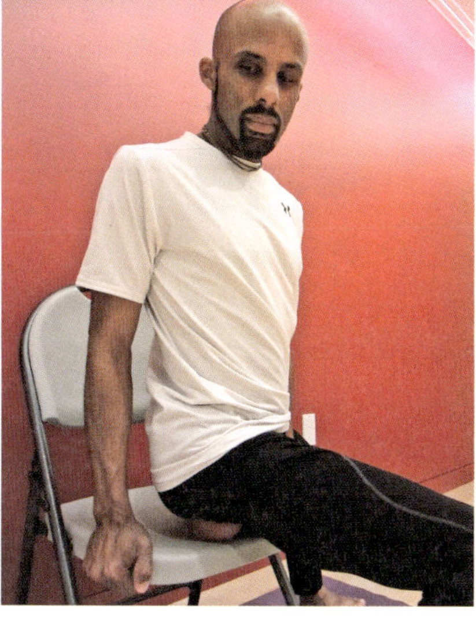
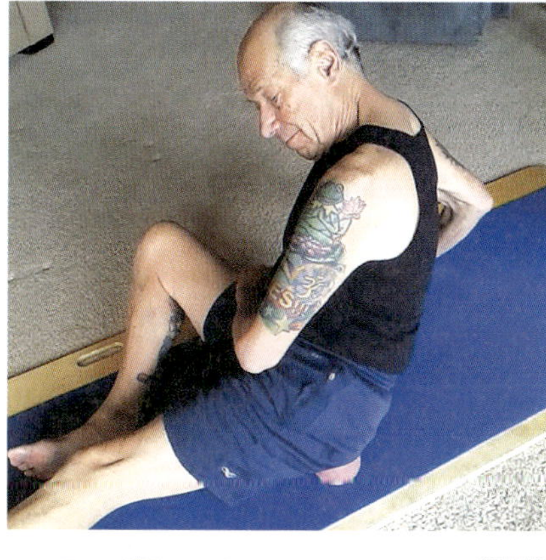
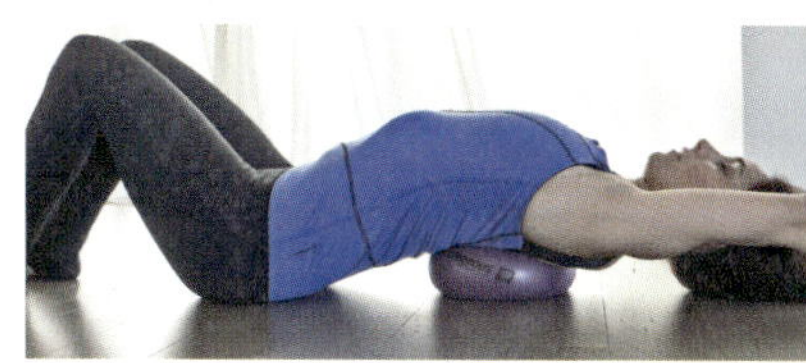
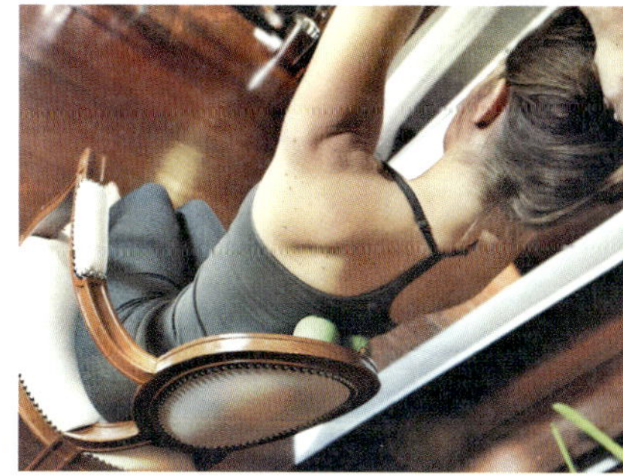
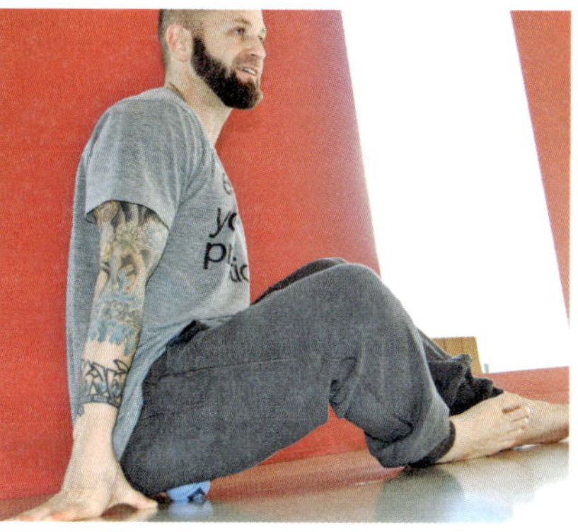
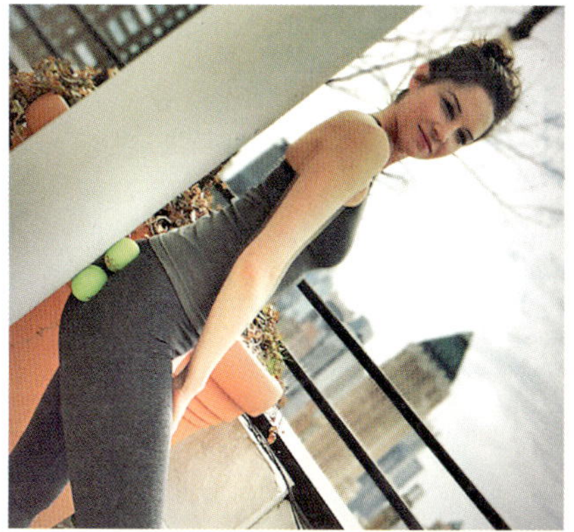
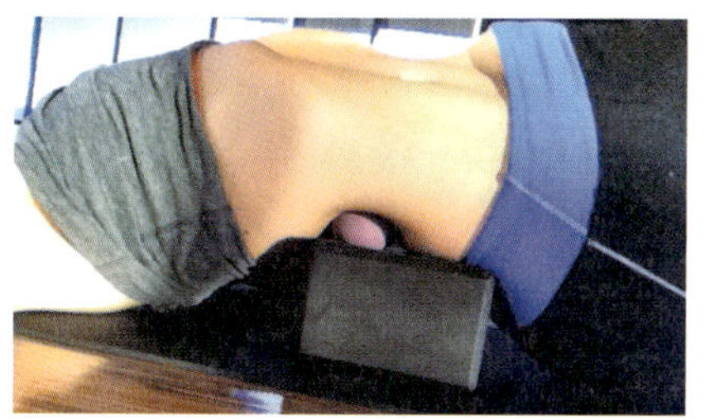
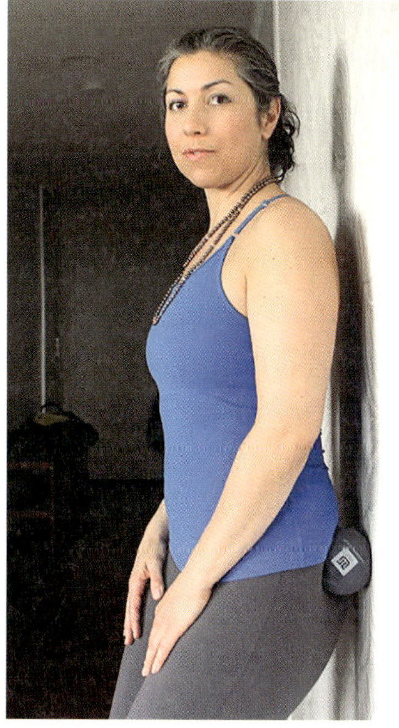

위 사진들을 참조하여 신체 후면부의 이음매를 자유롭게 탐험해보라.

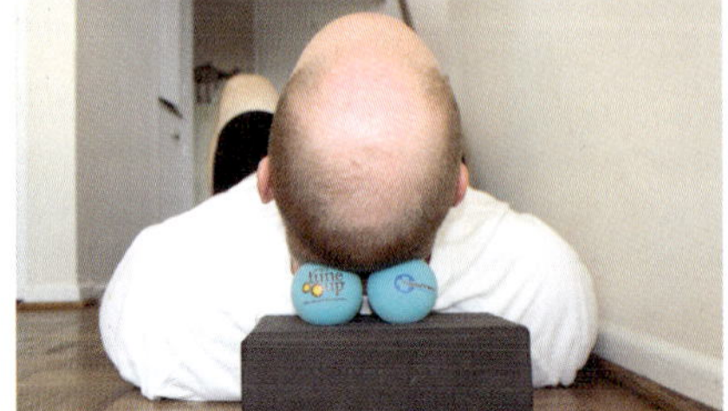

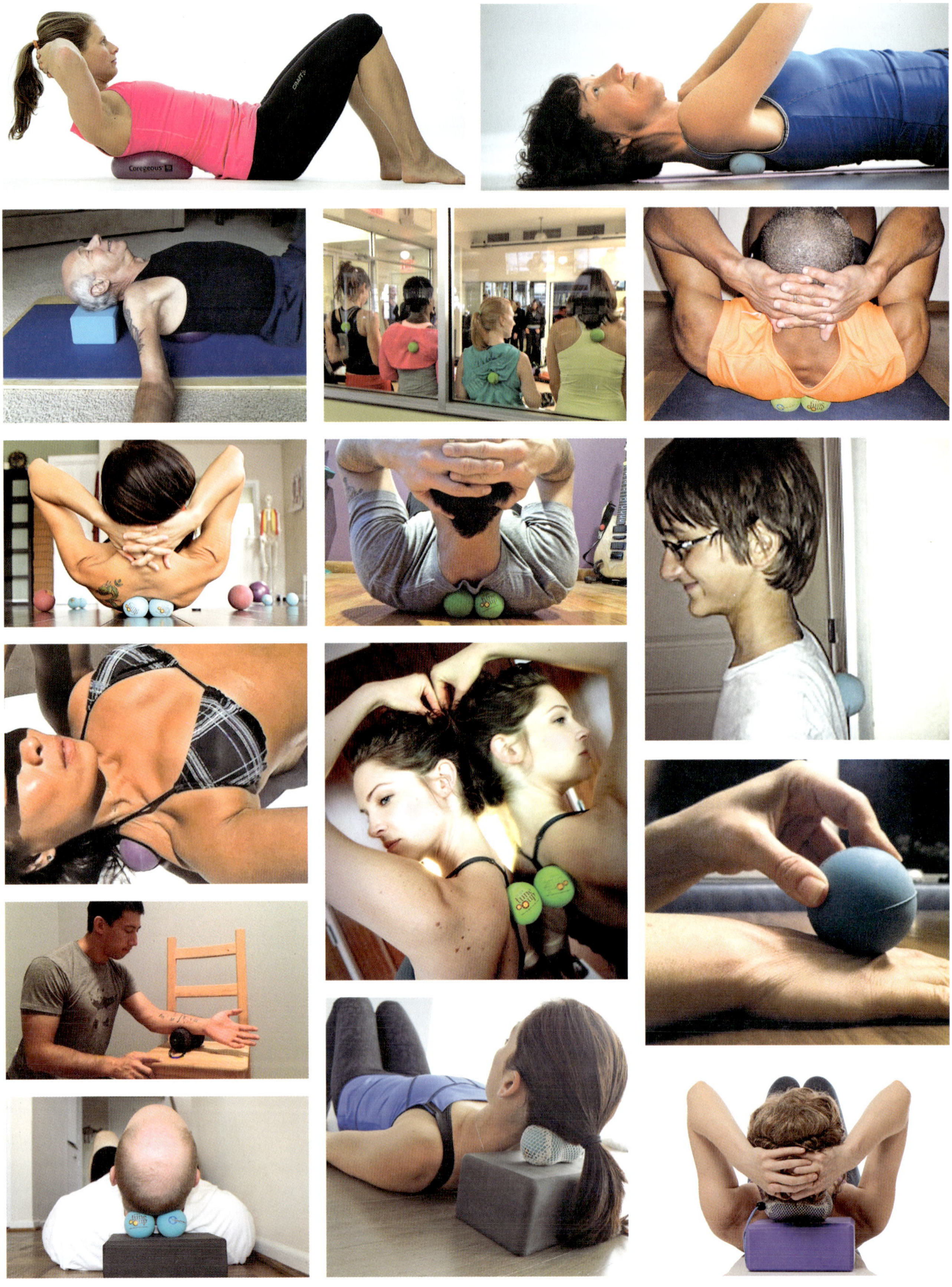

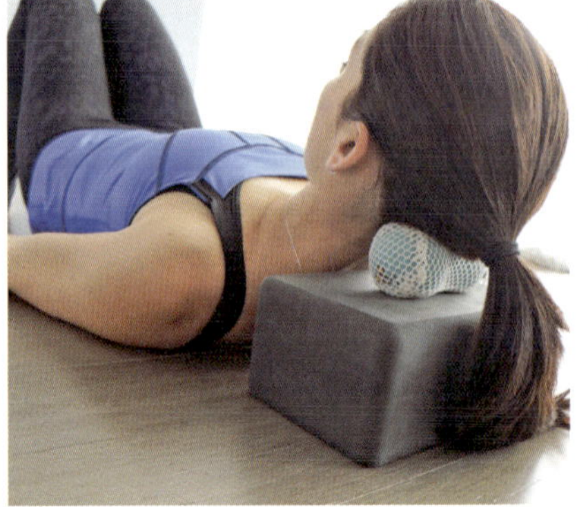

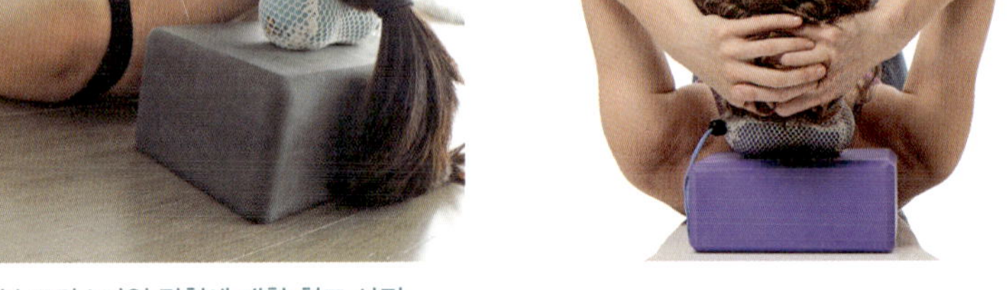

후면부 프리스타일 탐험에 대한 참고 사진

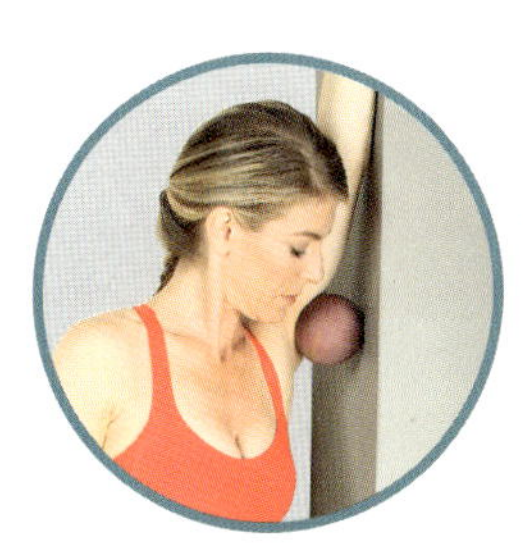

시퀀스 18: 측면부

준비물

롤모델 볼: 오리지널 요가튠업, 플러스, 알파, 코어져스

어떤 것이든: 매트, 블록, 벽, 의자

몸 옆쪽은 조금 까다로울 수 있다. 9가지 기술과 함께 상상력을 발휘해보라. 볼을 주머니에 넣어 안쪽과 바깥쪽 허벅지, 그리고 안쪽과 바깥쪽 팔을 마사지하는 데 사용하라.

체화된 지도/기본적인 볼 위치

사지의 안쪽과 바깥쪽을 포함한 몸의 오른쪽 측면이나 왼쪽 측면 어디든.

체크인

단순한 사이드밴드와 같이 몸의 옆쪽을 스트레치 하는 어떤 동작이든 체크인으로 사용할 수 있다. 몸의 측면부 어디든 스트레치 할 수 있는 움직임도 괜찮고, 전신의 옆면을 최대한 늘려주는 스트레칭을 사용할 수도 있다.

롤 시퀀스

- 몸의 측면부 어디에서든 시작한다. 실루엣 안에 노란색으로 표시된 모든 부위를 마사지한다(352쪽 참조). 한쪽 발 옆쪽과 발목에서 시작하여 지그재그로 다리와 허벅지 바깥쪽을 따라 올라가는 동시에 허벅지 안쪽에 볼 스택을 사용하여 안쪽 허벅지를 롤링하는 것도 좋다.
- 복부의 옆쪽을 할 때는 코어져스볼을 사용하거나, 벽에 기대어 알파볼로 복부와 흉곽의 옆면을 사용하는 것을 추천한다.
- 팔의 양쪽 면을 한 번에 롤링하기 위해 주머니에 든 볼을 사용하여 벽에서 볼 스택을 시도해본다.
- 모든 종류의 볼을 사용하거나, 하나의 볼만을 사용할 수도 있다.
- 9가지의 롤모델 테크닉을 다양하게 활용하라.
- 호흡을 잊지 말라(163쪽 호흡 방법 참고).
- 가장 집중이 필요한 곳에 머물러라.

리체크

체크인 시에 했던 방법으로 몸을 늘려보라. 더 많이 움직여지는가? 저항이 적어졌는가? 호흡은 어떻게 느껴지는가? 어떠한 감정이 느껴지는가?

소감

1. 복부와 흉곽을 바깥쪽으로 부풀리며 15번 호흡해본다. 호흡이 잘 들어가는가?
2. 천천히 춤을 추며 뱀처럼 움직여보라. 움직임의 질은 어떠한가?
3. 다음 문장을 완성하라. 나는 ____________(를) 느낀다.

팁: 여기에서 나는 트위스트 사이드밴드의 극단적인 가동범위를 보여주고 있다. 이런 모양을 억지로 만들지 말라. 이러한 이미지를 사용하는 것은 이번 시퀀스가 몸의 옆쪽 전체를 여는 것을 목표로 한다는 것을 알려주기 위해서이다.

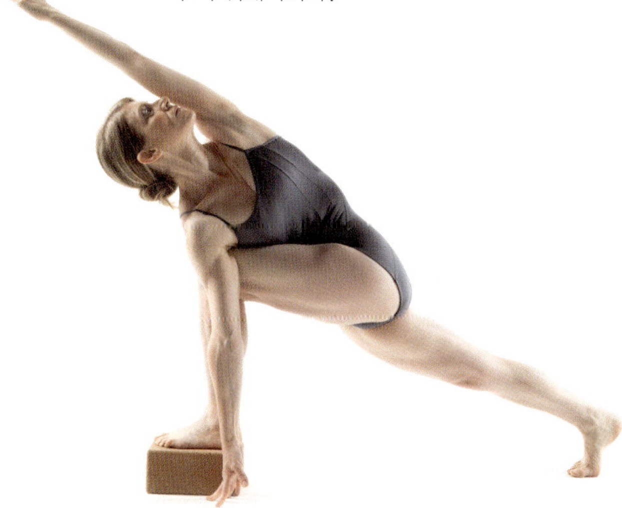

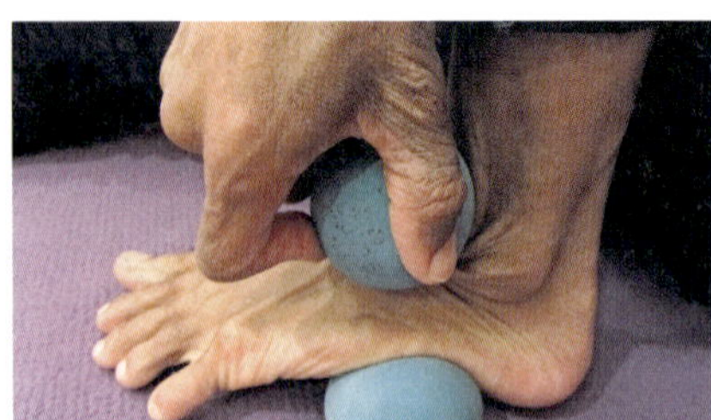

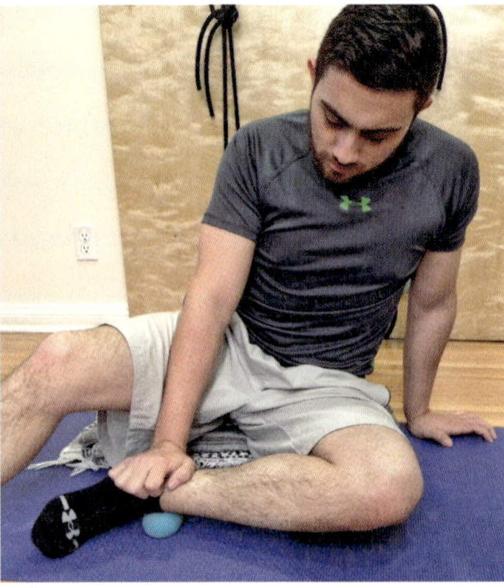

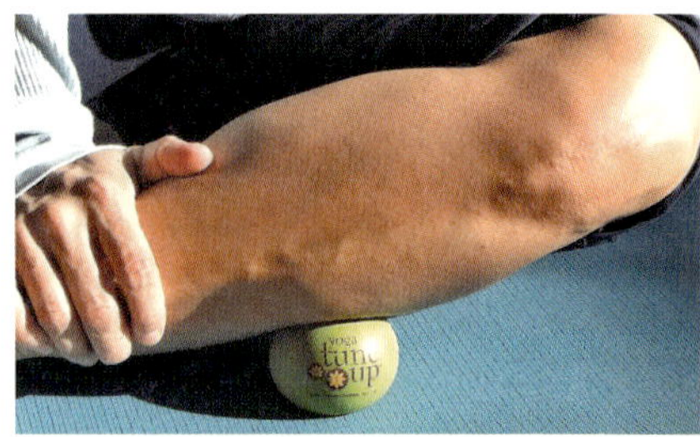

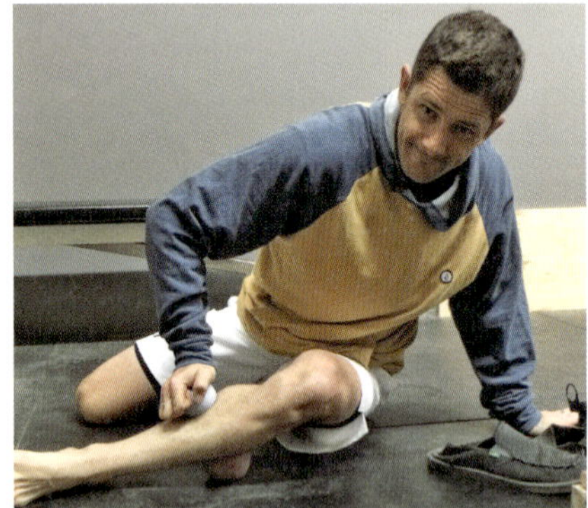

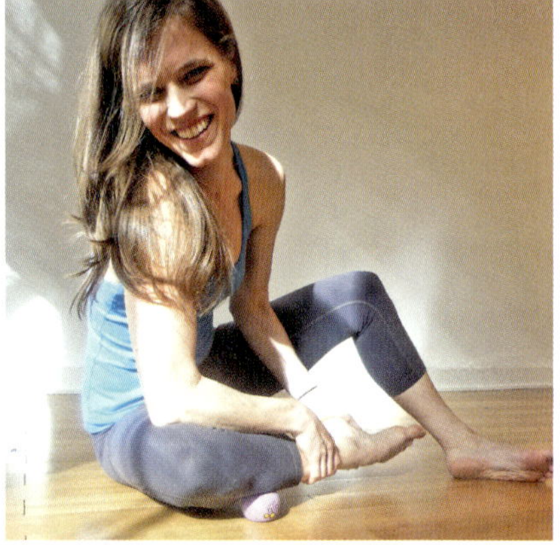

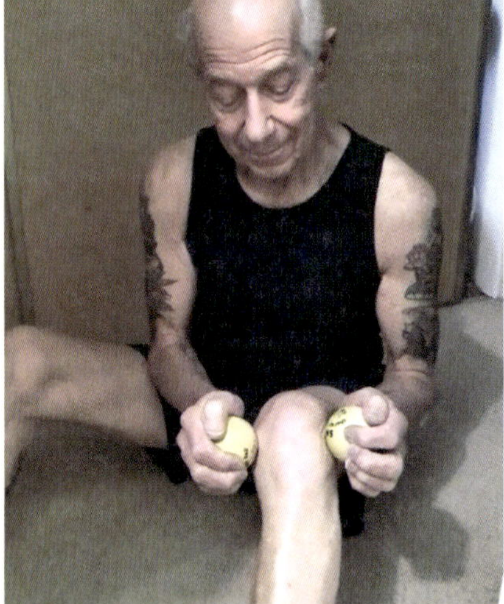

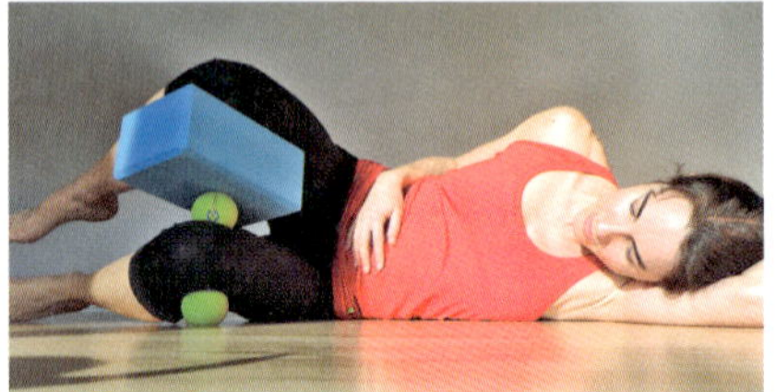

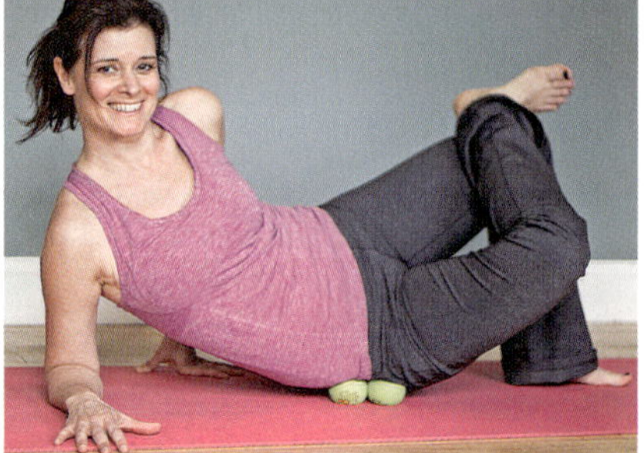

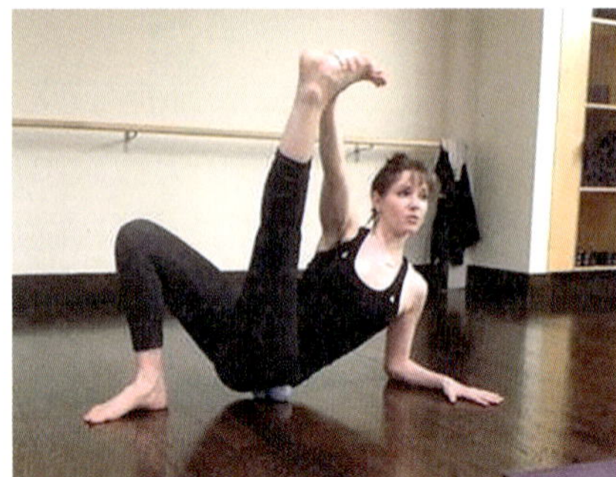

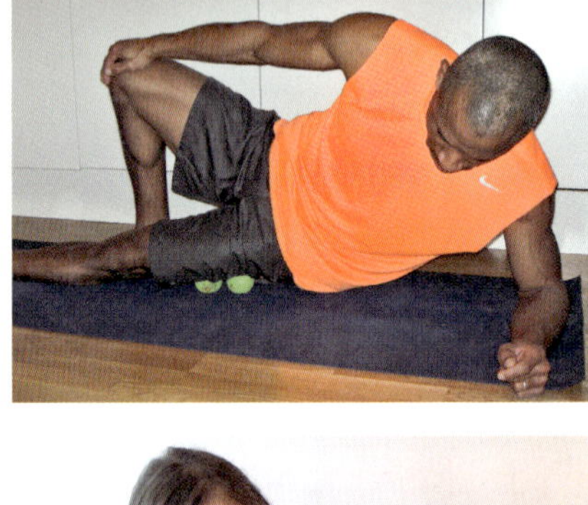

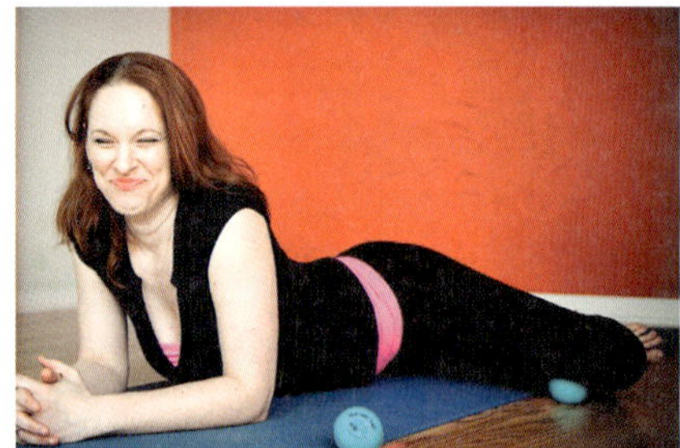

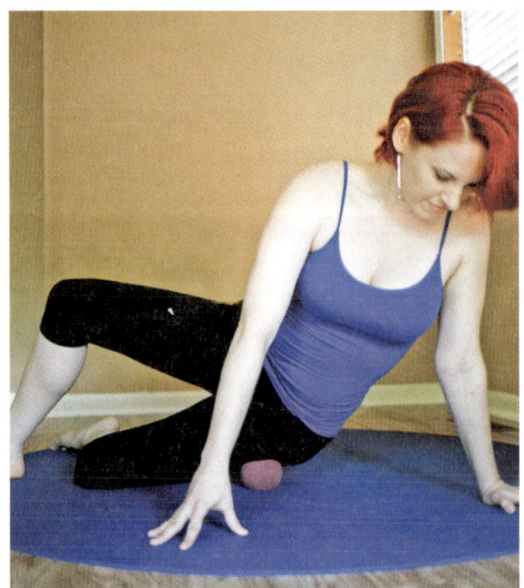

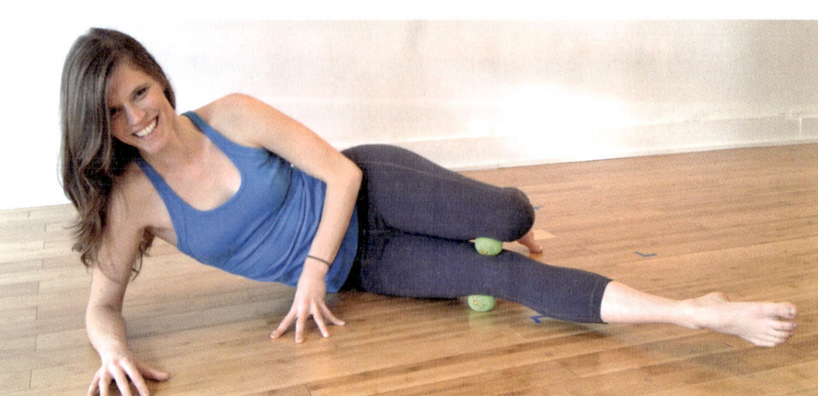

위 사진들을 참조하여 신체 측면부의 이음매를 자유롭게 탐험해보라.

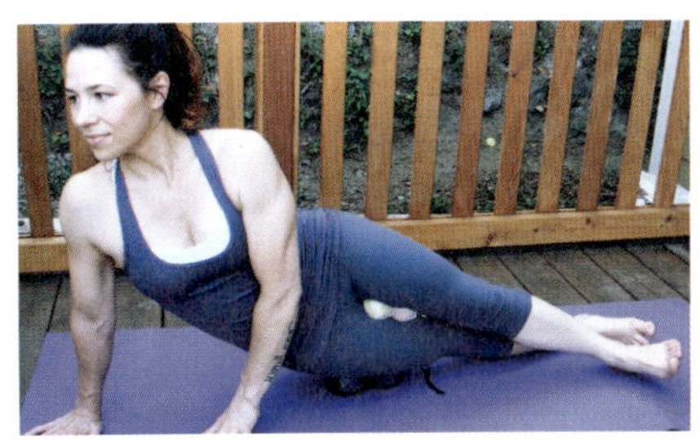

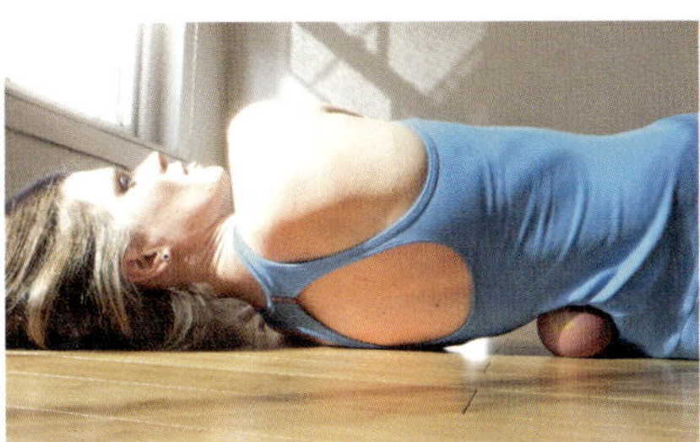

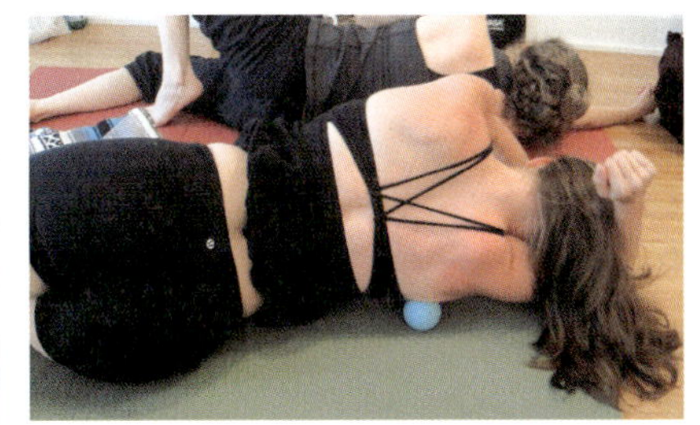

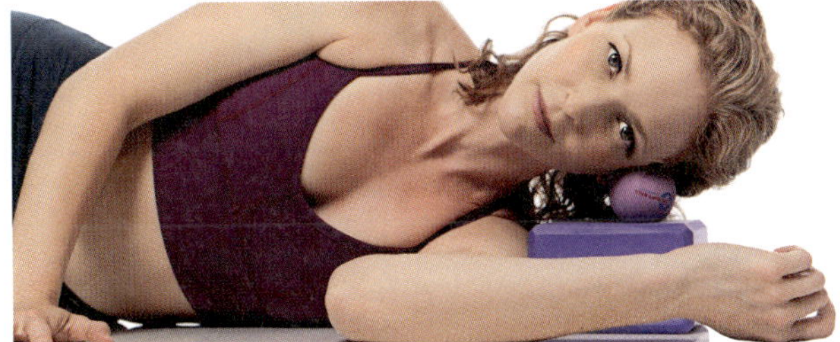

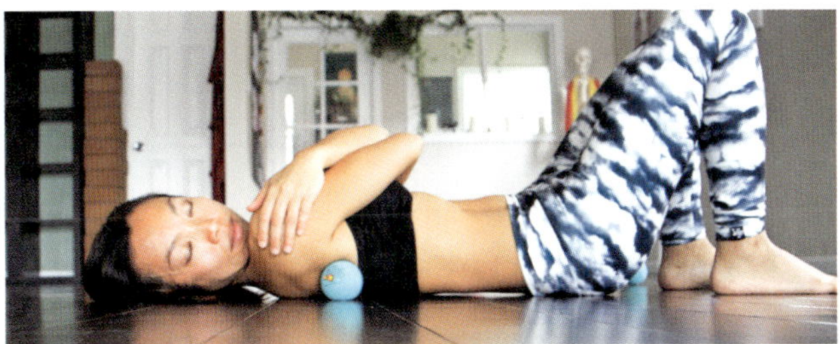

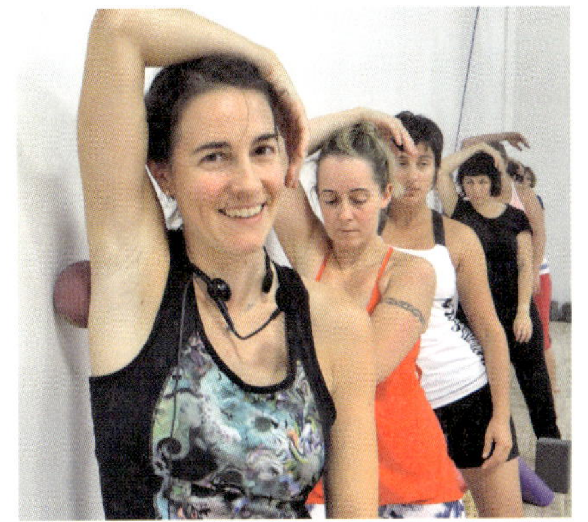

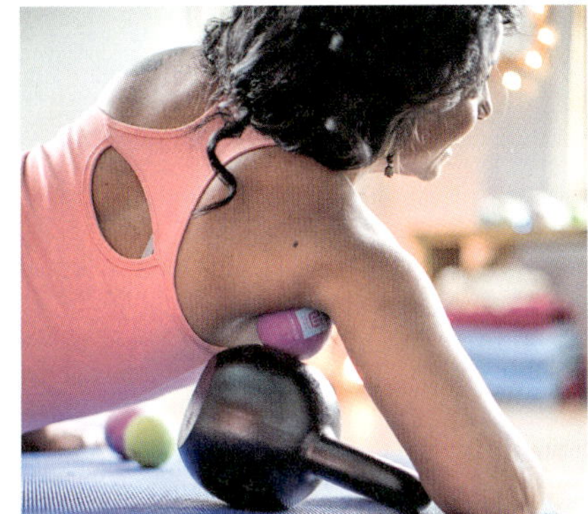

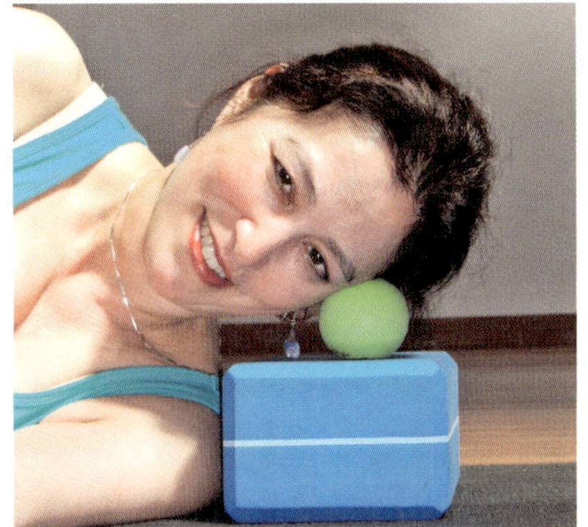

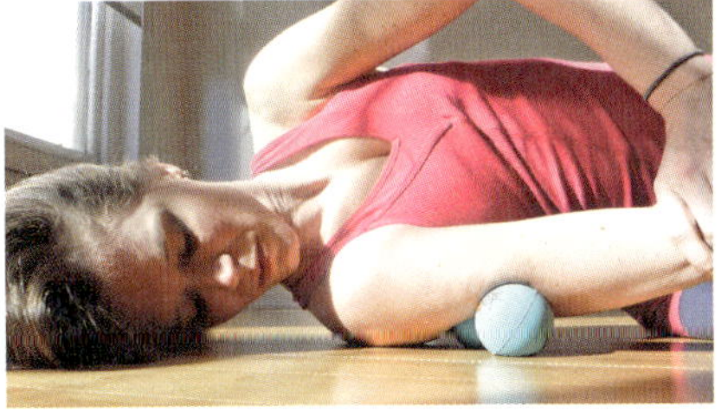

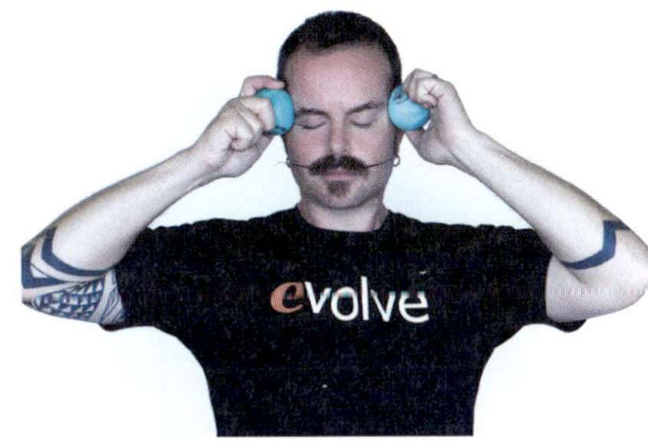
evolve

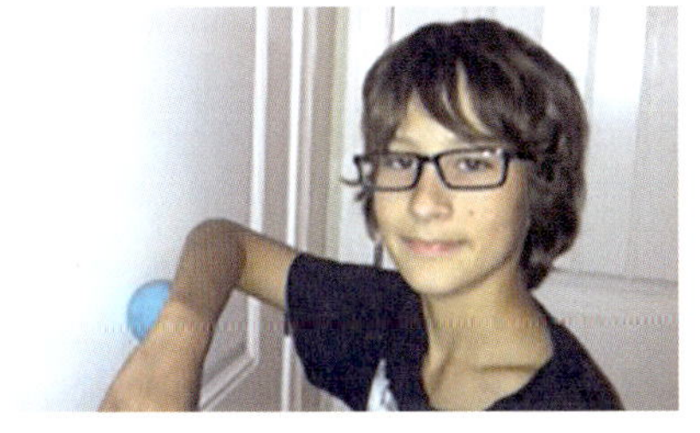

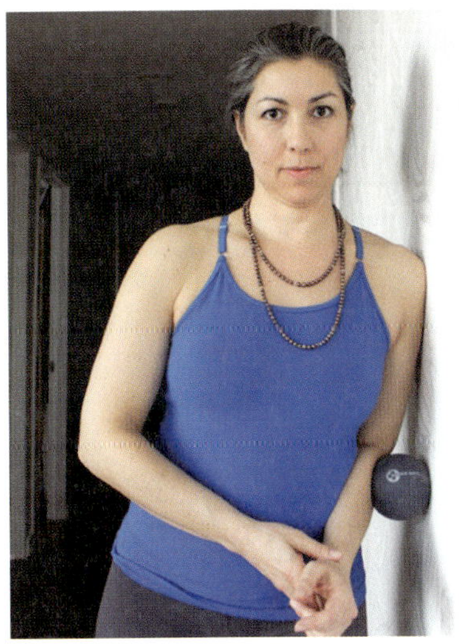

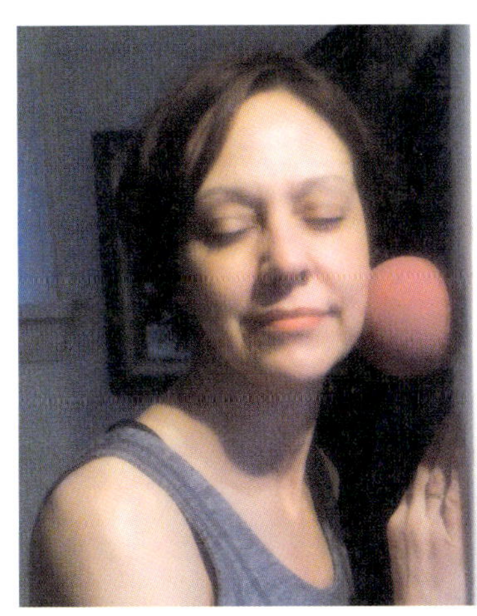

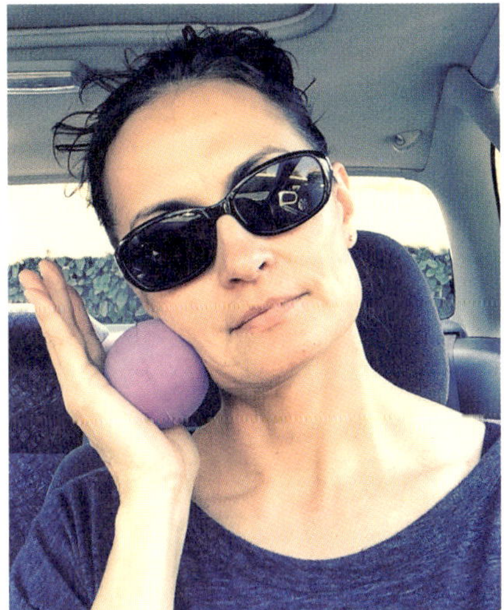

9 휴식의 역할

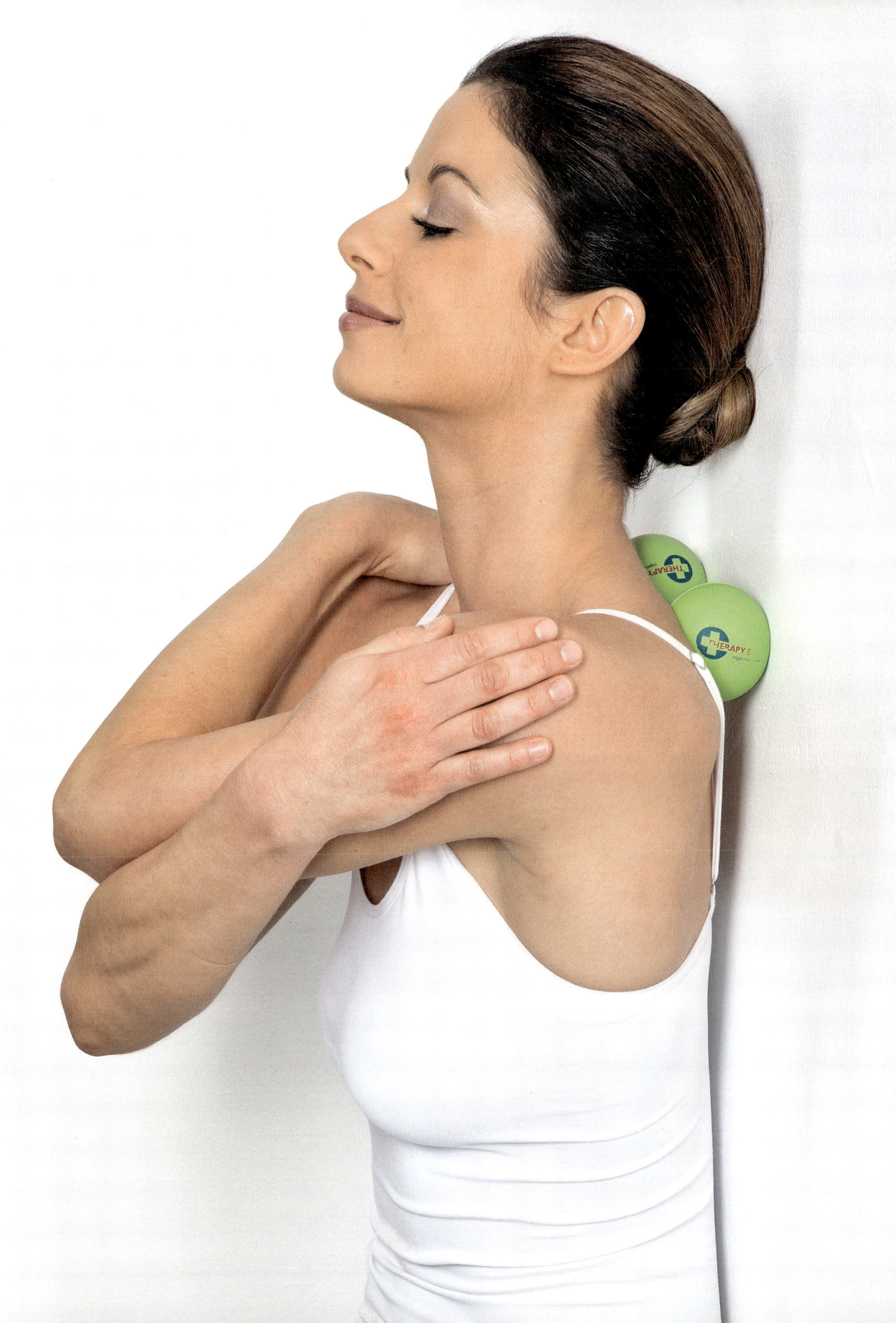
THERAPY

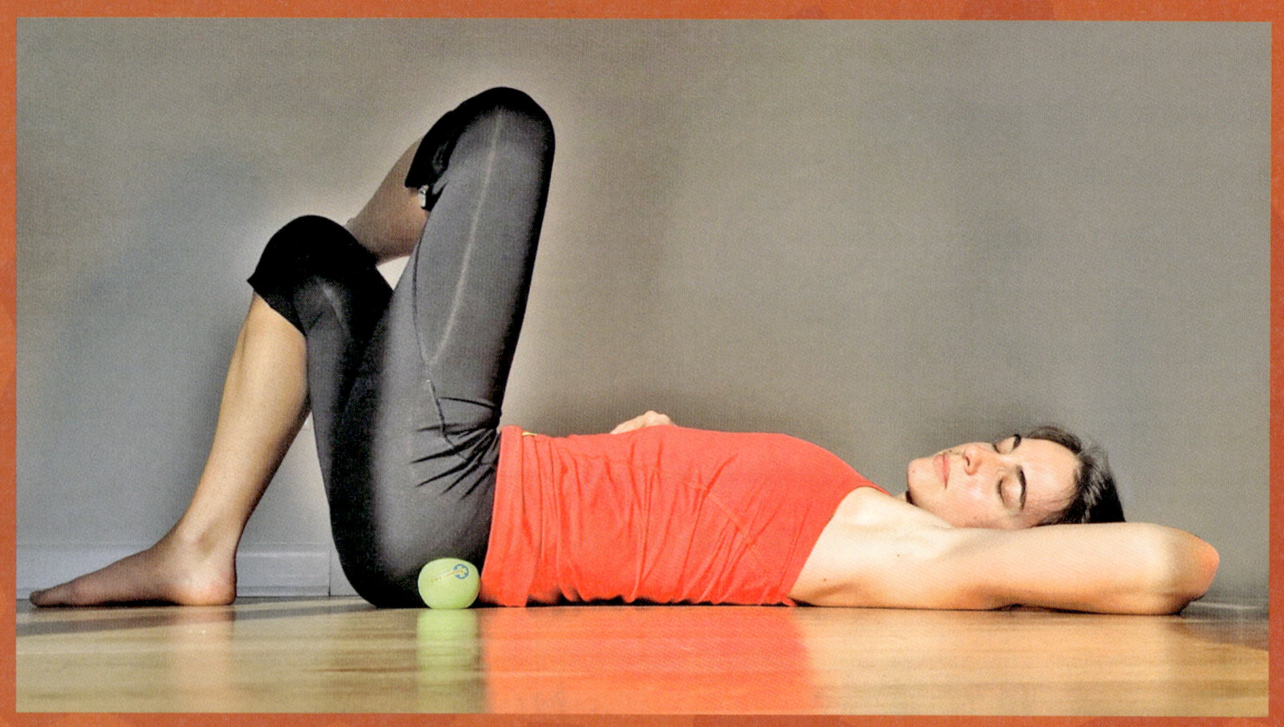

롤모델 메소드는 단 한 문장으로 요약될 수 있다. '누워서 볼을 굴리세요!' 이 간단한 지시사항은 TV를 보면서, 또는 비행기에 앉아서, 또는 설거지를 하면서 '아무 생각 없이' 해도 물론 효과는 있을 것이다.

하지만 볼과 함께하는 시간을 더욱 효율적으로 보내기 원한다면 인체 모든 시스템에 미치는 영향을 극대화하기 위한 몇 가지 다른 단계를 추가할 수 있다. 나의 스승이신 글렌 블랙이 말씀하신 바와 같이 '운동 비타민 섭취'를 촉진시키기 위해 수련 시간을 '오렌지 주스 농축액'으로 만들 듯 이완을 위해 집중함으로써 볼의 효과를 극대화시킬 수 있다.

몸과 마음, 그리고 영혼을 모아 집중할 때, 롤모델 메소드의 효과를 배가시킬 수 있는 편안한 내부 환경을 만들어낼 수 있을 것이다.

신경계에 대한 간단한 소개

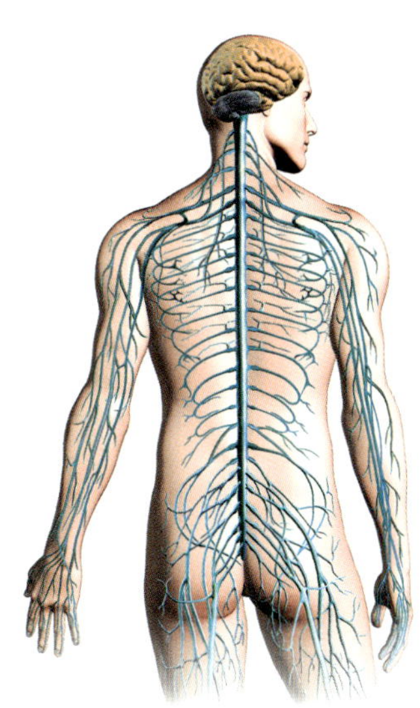

우리의 신경계는 크게 체성신경계somatic, 자율신경계autonomic, 그리고 새롭게 발견된 장관신경계enteric*, 이렇게 세 종류로 나누어져 있다.

체성신경계는 골격근을 자극하고 감각 정보들을 수용한다. 인간이 움직이거나, 환경에 따라 반응하거나, 혹은 의지대로 움직이고자 할 때 항상 체성신경계를 사용한다.

자율신경계가 우리의 내장기관을 자동적으로 조절한다는 말은 내장기관은 의식적으로 조절할 수 없다는 뜻이다. 자율신경계는 부교감과 교감신경으로 구성되어 있으며, 이들은 각자의 '생각'을 가지고 있다고 볼 수 있다. 교감신경계는 투쟁 또는 도주 반응에 따라 내장기관과 근골격계를 작동시킨다. 이것이 **흥분**arousal 상태이며, '스위치가 켜진' 것이다. 만약 공황 상태에 빠졌다면 자신의 교감반응을 탓하라. 반면에 부교감신경계는 내장기관의 일상적 기능들을 지원하며 이것이 '휴식, 소화 및 회복' 반응이다. 이것이 **안정**drousal 상태이며, '스위치가 꺼진' 상태이다. 휴식을 취할 땐 부교감신경계에 감사해야 할 것이다.

* 장관신경계는 소화를 관할하며 자율적으로 행동한다. 더 자세한 사항은 마이클 거숀 박사(Dr. Michael Gershon)의 '*The Second Brain* (Harper Perennial, 1999)'을 참조하라.

자율신경계는 의식적으로 파악될 수 없기 때문에 장기와 시스템의 건강을 위한 최적의 환경을 조성하기 위해선 일종의 속임수를 써야 한다. 롤모델 테라피를 통해 근육과 체신경 통제 능력에 숙달되면 자율신경계의 각성 상태 혹은 안정 상태에 직접적으로 영향을 미칠 수 있게 된다. 수련을 통해 근육에 의식을 불어넣을 수 있을 것이다.

자율신경계의 기능을 최적으로 만들 수 있는 의식적 연결 고리는 '식이, 운동, 수면, 호흡, 그리고 휴식'을 통한 총체적인 건강관리이다.

의식적으로 통제(체성신경계)할 수 있는 근육을 체계적으로 관리함으로써 긴장을 풀게 되면 흥분을 능숙하게 진정시킬 수 있다. 다행히 스스로의 신경계를 하향 조절하고 부교감신경계를 활성화시킬 수 있는 쉬운 방법들이 몇 가지 있다.

뇌는 각성되어 있는 교감신경계가 더 큰 부분을 차지하기 때문에 이완하는 습관을 기르는 것에는 더 많은 훈련과 노력을 필요로 한다. 뇌에는 이완보다는 각성하기 위한 신경세포들이 더 많다. (그래서) 신경계는 0에서 60으로 가속하는 것이 60에서 0으로 감속하는 것보다 훨씬 쉽다. 부교감신경계에서 하향 조절과 진정 작용이 일어나기 위해선 더 많은 훈련이 필요하다. 뇌 화학의 균형을 유지하고, 조직을 복원하고, 통증을 근절시키고, 스트레스의 위험을 줄이기 위해서는 의식적으로 '스위치를 끄는 법'을 배워야 한다.

조안 스펜스Joanne Spence, 49살
요가인스쿨 경영진,
서양 정신의학 연구소 요가 치료사이자 클리닉 책임자,
피츠버그, 펜실베니아

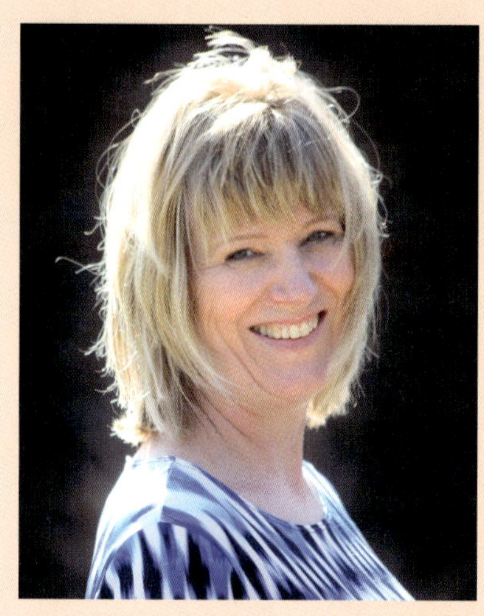

짐에게,

저는 최근에 펜실베니아 피츠버그의 우드랜드 힐스 교육구에 있는 대안 학교인 랜킨 프로미스의 10대들과 함께하는 주간 수업에 롤모델 볼 롤링을 추가했습니다. 저는 거의 매 시간마다 자신의 몸에 대한 인지력이 떨어지는 아이들을 만나게 됩니다. 학생들은 주로 다른 학생들과의 싸움 및 폭행, 교실과 식당에서의 끊임없는 분열, 고질적 반항, 그리고 교내에서의 무기 혹은 통제 물질 소유 문제 때문에 이 학교로 오게 됩니다. 그들은 스스로를 조절할 능력이 부족합니다.

전 아이들이 롤모델 볼을 통해 경험하는 활력이 즉각적이란 것을 알게 되었습니다. 심지어 아이들이 롤모델 볼을 시도하려고 하는 것조차 여전히 저에겐 놀라운 일입니다. 눈에 보이던 육체적 스트레스가 즉각적으로 사라지기도 합니다. 그들의 내적 세계는 매우 혼란스러운 상태지만, 서스테인드 컴프레션과 같은 단순한 테크닉만으로도 눈에 띄는 즉각적 효과가 나타납니다. 가장 좋은 것은 웃지 않고 산만했던 아이들이 얼굴에 미소를 띤 채로 교실로 돌아올 때입니다. "기분이 한결 나아졌어요." "놀라워요. 나아질 수 있을 거라고 생각하지 못했어요." "지금 잠들 수도 있겠어요." "이렇게까지 편한 기분은 처음이에요." "고마워요. 내일 다시 와도 돼요?"

한 번이라도 볼을 사용해본 학생들은 다시 같은 효과를 얻기 위해 어떻게 해야 하는지 정확하게 알고 있습니다. 그들의 신체가 눈에 띄게 편안해지는 것을 볼 수 있어요. 그 어떤 것도 내려놓지 못했던 아이들이 일단 스스로 긴장을 풀 수 있다는 것을 깨닫고 이완하는 모습을 보게 됩니다.

저는 롤모델 볼이 학생들의 엄청난 스트레스를 해소시킬 수 있는 잠재력을 갖고 있다고 생각합니다. 그리고 이 볼이 지금 직면한 폭풍 같은 사춘기와 어려운 도전 과제들을 무사히 헤쳐나갈 수 있는 행복한 아이들로 만들어줄 수 있을 거라고 믿습니다. 저는 교감과 침착함이 존재하는 교실을 만드는 데 한계에 다다른 모든 교육자들에게 롤모델 볼을 추천합니다. 이 볼이 저와 함께했던 아이들에게 효과가 있었다면, 다른 여느 아이들에게도 효과가 있을 것입니다.

고마워요!

조안

부교감신경계의 다섯 가지 P: 스스로 이완하기

당신의 '스위치를 꺼줄' 손쉬운 방법이 몇 가지 있다. 신체가 다음과 같은 조건에 부합할수록 휴식은 더욱 깊어질 것이며, 롤모델 방법이 시도하고자 하는 긍정적 효과에 완전히 빠져들게 될 것이다.

1. 관점Perspective - 마음가짐
2. 장소Place - 평화로운
3. 자세Position - 누운 자세
4. 호흡의 속도Pace of breath - 내쉬는 호흡을 강조
5. 촉진Palpation - 볼 마사지

이는 고정된 순서는 아니며, 이 조건들은 동시에 발생한다. 최상의 결과를 얻기 위해서 최대한 많은 조건들을 충족시키고 싶을 것이다.

이제 하나씩 살펴보자.

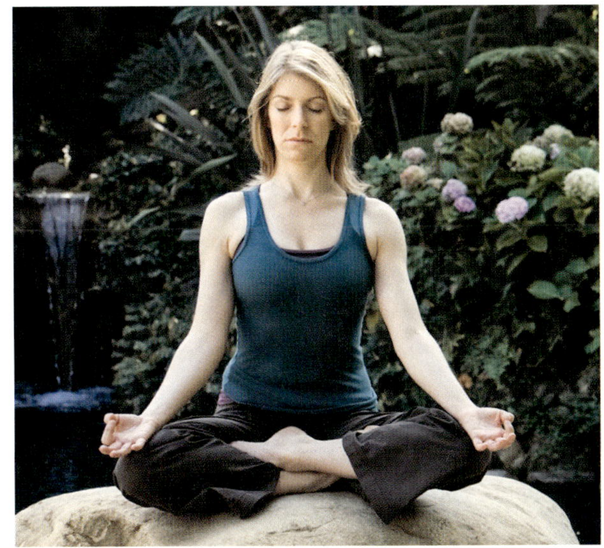

긴장을 내려놓기 위해 낙원에서 가부좌를 틀고 앉아 있을 필요는 없다. 하지만 최소한 깊은 휴식을 위한 사고방식을 받아들일 필요가 있다.

관점

관점이란 자신의 행동에 대해 어떻게 생각하는지를 말한다. 그것은 각자의 태도가 지향하는 것이기도 하다. 의식적 이완의 효과를 얻기 위해서는 짧은 휴식을 지키기 위한 정신적 다짐이 필요하다.

스스로에게 이렇게 말하라, "나는 완전히 긴장을 풀어도 된다."

자신에게 잠깐의 휴식시간을 허락하는 것이다. 스스로를 돌보는 데에 시간을 할애하고 그 시간을 낙관적으로 생각하는 것이다. 스스로 건강, 치유, 그리고 변화를 이끌어내기 위해 매우 강력한 무언가를 하고 있는 것이다. 이 사실을 마음에 깊이 새기며 스스로를 보살피도록 한다.

당신은 완전한 휴식을 허락받았다. 이렇게 생각하는 것만으로도 벌써 기분이 한결 나아지지 않는가?

이제 당신을 둘러싼 환경 또한 휴식을 허락했는지 확인해보자.

장소

나는 공항, 공공 화장실, 사무실 바닥, 운전석, 콘서트장, 영화관 등 상상할 수 있는 모든 곳에서 테라피볼을 사용해보았다. 적절한 위치에만 둔다면 볼은 당신에게 마법을 선사할 것이다. 그러나 시간과 공간이 허락한다면 볼테라피를 더욱 효과적으로 사용할 수 있는 환경을 조성할 수 있다.

조용하고 평화로운, 그리고 너무 춥지 않은 장소를 찾는다. 깨끗한 표면의 목재 바닥, 인공 카펫, 주방 바닥, 벽 등이 이상적이다. 볼테라피는 단단한 표면 위에서 최상의 효과를 발휘한다. 두꺼운 카펫 위에서 볼을 굴린다면 카펫이 압력을 흡수하게 되고, 거친 표면으로 인해 피부에 찰과상을 남길 수도 있다(이미 겪어본 바 있다!). 피부를 보호하기 위해 카펫 위에 요가 매트나 운동용 매트를 까는 것을 추천한다. 의사이신 나의 아버지는 잠자리에 들기 전 엉덩이 통증을 완화시키기 위해 침대 위에서 테라피볼을 즐겨 사용

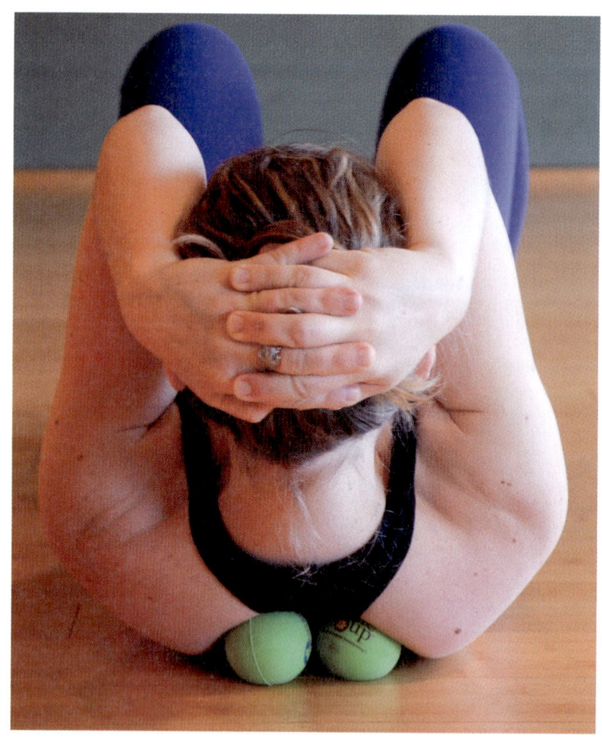
완전히 방음된 공간에 있을 필요는 없지만, 소음을 줄이는 것이 신체적, 감각적 장애를 최소화하는 데 도움이 될 것이다.

하신다(수면제보다 훨씬 효과적이다!). 하지만 매트리스가 지나치게 푹신하거나 이부자리가 잘 정돈되어 있지 않다면 침대 위에서 테라피볼을 사용하는 것은 꽤 까다로운 일일 수 있다.

가장 중요한 것은 각자 원하는 휴식을 취하기 위한 가장 평화롭고 편안한 장소를 찾는 것이다.

최대로 이완하고 싶다면 시신경 자극을 줄이기 위해 조명의 밝기를 낮춰야 한다.

이런 최상의 조건들을 갖춘 장소를 찾기 어려울 때도 있을 것이다. 예를 들어 운동하기 전 최상의 훈련 결과를 위해 볼테라피를 한다고 가정해보자. 난 항상 하고 있다. 체육관의 밝은 조명, 소음, 다른 방해 요소들 때문에 가장 조용한 공간이라고 할 순 없겠지만 눈을 감은 채 자신이 느끼는 것에 집중하고, 자신의 '관점'을 연결하고, 호흡을 조절한다면 감각의 과부하를 최소화시킬 수 있을 것이다.

호흡의 속도

호흡은 자신의 마음 상태에 대한 피드백을 지속적으로 제공해주는 훌륭한 내부 지표이다. 빠르고 얕은 호흡은 교감신경의 과부하를 나타내며, 느리고 깊은 호흡은 부교감신경의 평온을 나타낸다. 스스로의 호흡을 관찰하고 제어하는 데 능숙해진다면 자신의 신체 생리기능을 조절할 수도 있다.

모든 호흡은 네 가지 단계로 구분된다.

1. **마시기**
2. **마신 후 내쉬기 전의 정지**
3. **내쉬기**
4. **내쉰 후 마시기 전의 정지**

이러한 각 단계의 지속 시간은 당신이 겪고 있는 신체 혹은 정신적 스트레스에 따라 달라진다.

과도한 스트레스를 받으면 마치 풍선이 빵빵하게 부푸는 것처럼 숨을 마신 후 멈추는 데 더 많은 시간을 소비하게 된다. 예를 들어 깜짝 놀랐을 때 우리는 숨을 빠르고 크게 마시고는 위험 요인이 사라지기 전까지 숨을 참는다. 그리고 위험이 사라지고 나서야 한숨을 내쉬게 될 것이다. 이것이 흥분/교감신경계의 상태이다.

반대로 스트레스를 덜 받는 상황에서 우리의 몸은 마치 비어 있는 풍선처럼 바람이 빠지게 된다. 하품할 때 종종 신음을 동반한 긴 한숨을 내쉬고는 한동안 다시 숨을 마시지 않는다는 것을 떠올려보자. 다음 숨을 마실 때가 되어서야 얼마나 오랫동안 숨을 마시지 않았는지 깨닫고는 짐짓 놀라게 될 것이다. 이것이 안정/부교감신경계적 상태이다.

호흡 사이클의 네 부분

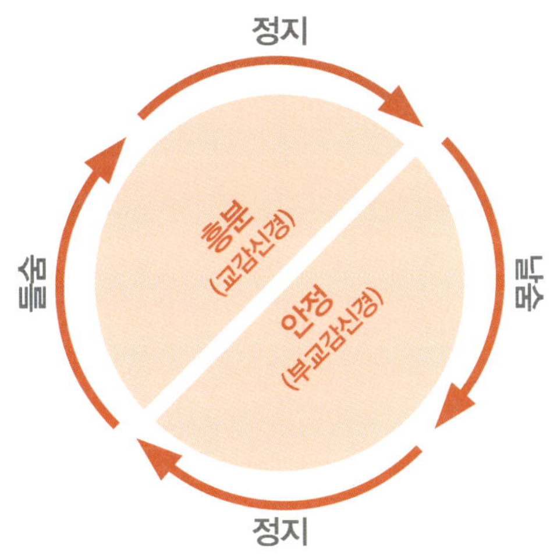

이상적인 휴식을 위해서는 마시는 것보다 내쉬는 숨에 더 많은 시간을 들여야 한다. 몸이 이 노력에 익숙해져 내려놓기 시작하면 자연스럽게 엄청난 양의 공기를 내뱉게 될 것이다. 깊은 안도감을 주는 곳에 서라면 미처 알지 못했던 자신의 무의식적인 숨소리도 들을 수 있을 것이다.

이것은 깊이 진정된 상태를 맞이했다는 훌륭한 신호이다. 7장에 소개된 깊은 호흡에 대해 참조하여 긴장을 풀고 휴식한 후, 이제 편안한 자세에 대해 알아보자.

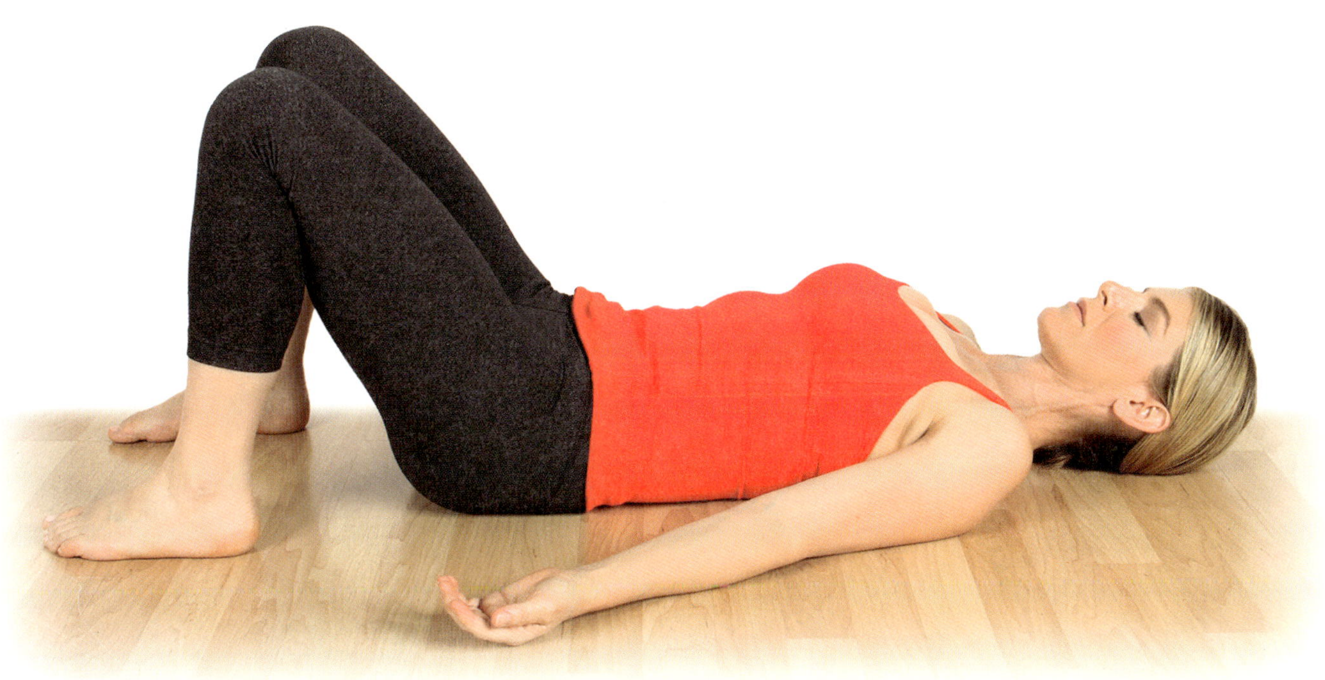

자세

누운 채로, 서서 버텨야 했던 무게를 내려놓는다.

이완하기 위한 가장 쉬운 방법은 바로 눕는 것이다. 침대나 소파로 뛰어드는 순간 어깨 위의 짐들이 가벼워지는 경험을 다들 해보았을 것이다. 잠시 누워 있었을 뿐인데도 무의식적으로 숨을 깊이 내쉰다는 것을 눈치챈 적이 있는가? 뒤로 기대는 순간 스위치가 '오프'된다.

누워 있을 땐, 척추를 곧게 세우기 위해 지탱하고 있던 근육과 조직들이 더 이상 교감신경계적으로 발화할 필요가 없게 된다. 횡격막과 심장에 가해지는 구조적 스트레스가 적어지기 때문에 모든 것이 느려질 수 있다. 중력 역시 근육을 땅 쪽으로 당기기 때문에 서 있을 때와는 다르게 작용한다(이것이 내가 지금 낮잠을 자고 싶은 이유이다!). 누워 있을 때 깊이 잘 수

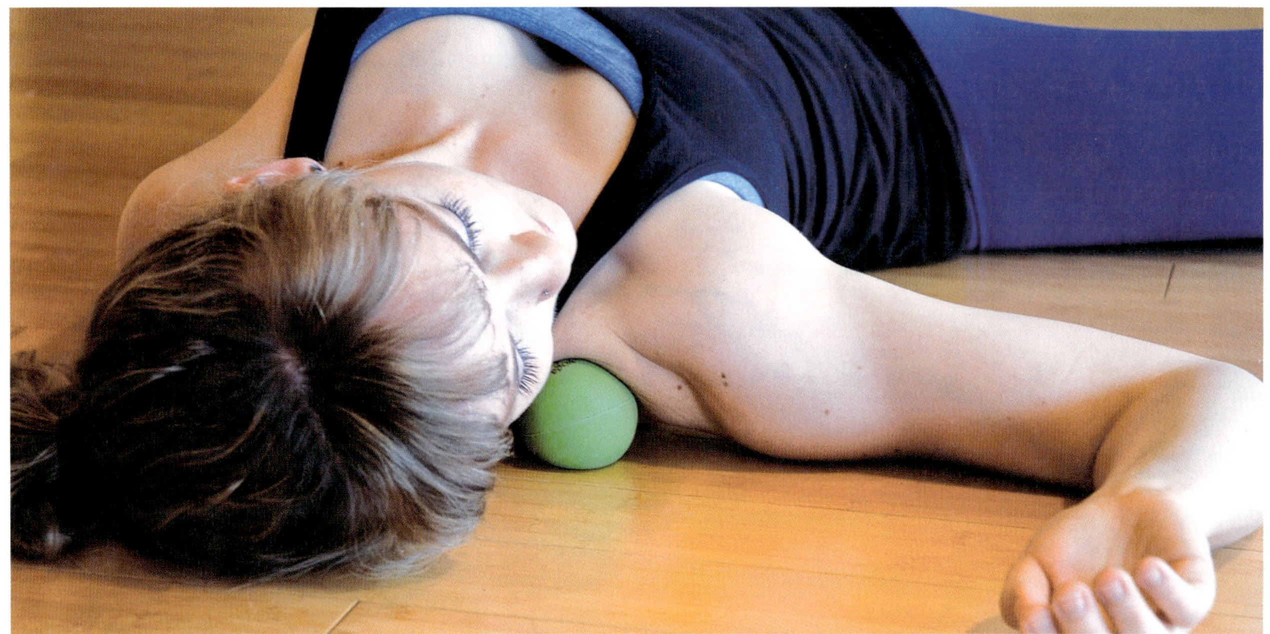

있는 것은 결코 우연이 아니다. 앉아서 꾸벅꾸벅 졸고 난 후 아주 상쾌하게 일어나기는 어려울 것이다. 비행기의 이코노미석은 어떠한가? 단잠에 들기 위한 최상의 방법은 아니다.

누운 자세에서는 몸 전체 조직에 대한 외부 스트레스가 최소화되기 때문에 볼테라피를 하기에 이상적이다. 하지만 어떤 이에게는 그 아래에 볼을 두기에는 바닥 쪽으로 늘어뜨린 자신의 몸무게가 너무 무겁게 느껴지기도 할 것이다. 누운 자세에서는 본인의 몸무게에 중력이 더해지기 때문에 볼에 닿는 면적에 가해지는 무게가 최대로 커진다. 만약 이 압박을 견디기 힘들어 이완한 채 호흡할 수 없다면 볼의 위치나 몸의 자세를 바꿔야 한다. 바닥 쪽으로 완전히 무게를 싣기보다 선 채로 벽에 기대볼 수도 있을 것이다.

누운 자세보다 한 단계 더 깊은 자세는 바로 역립 자세이다. 골반을 심장보다 높이 두거나, 심장을 머리보다 높이 두면 신체는 자동적으로 교감신경계의 활동을 차단한다. 이것은 마치 컴퓨터의 전원을 끄는 것과 같다. 폴더와 창들이 닫히면 뇌는 조금 더 깨끗하고 조용해진다. 이완하기 위한 역립 각도는 매우 완만하다. 어깨나 머리로 물구나무를 설 필요는 없다. 역립 효과를 유도하기 위해 골반 아래에 베개나 두꺼운 책, 요가 블록을 두거나 갈비뼈 아래 코어져스볼을 두고 누울 수도 있을 것이다.

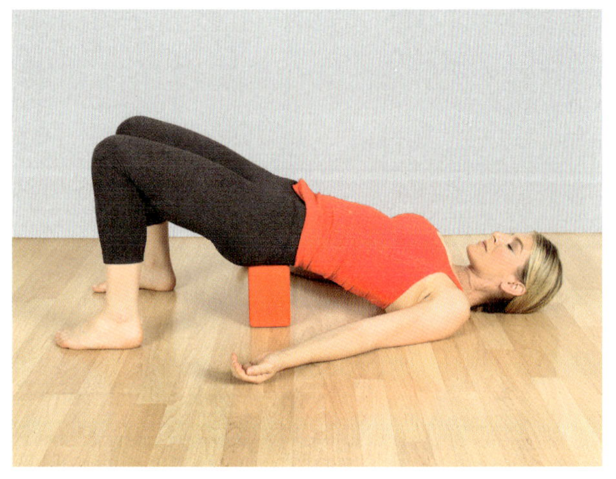

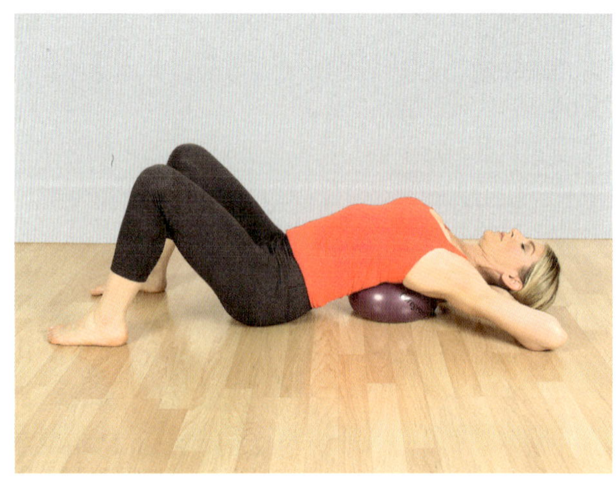

골반 아래에 요가 블록 또는 베개를 두거나 갈비뼈 아래에 코어져스볼을 두고 누우면 보다 빠르고 깊게 이완할 수 있다.

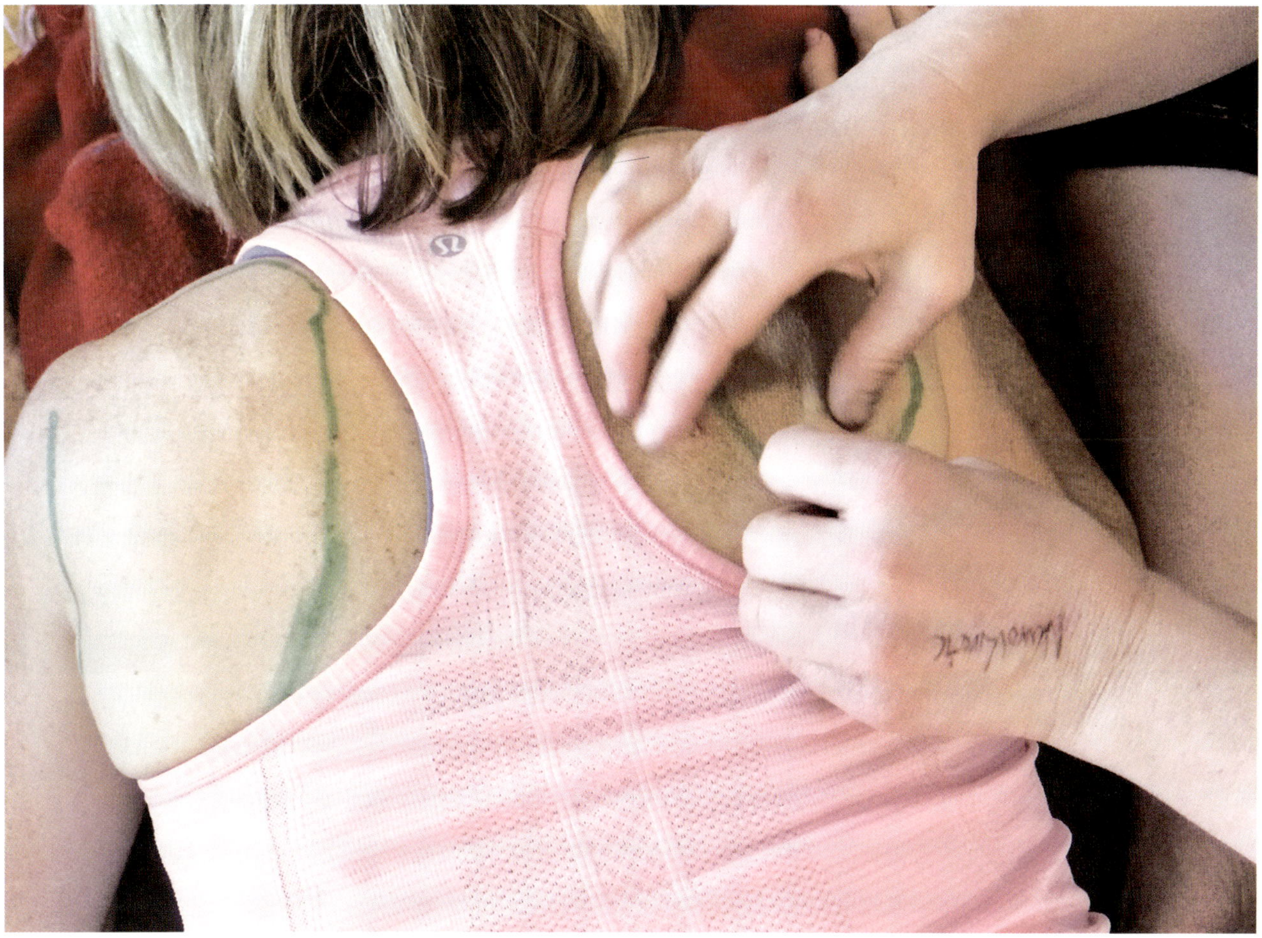

촉진

드디어 마음을 열고 몸을 가까이할 때이다.

촉진한다는 것은 만지는 것이다. 삶과 건강에 있어 스킨십은 필수적이다. 애정을 표출하지 못하거나 받지 못한 어린이들은 신체적, 정신적 혹은 심리적인 다수의 결함을 갖고 있다. 그들의 뇌는 건강하게 발달하지 않는다. 치료적 자가 촉진은 롤모델 방법의 핵심이다. 이것이 상처를 치유하는 힘은 매우 놀랍다. 다수의 통증과 아픔이 이 책의 8장에서 소개된 셀프마사지 시퀀스를 통해 말 그대로 사라지게 될 것이다.

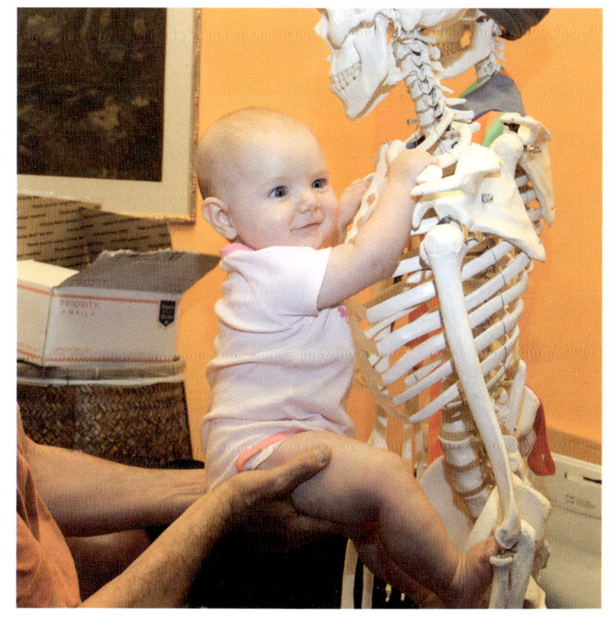

첫째로 신체의 해결되지 못한 무의식적 긴장이 왜 진정한 휴식에 방해가 되는지 이해하는 것이 중요하다. 근육의 긴장은 마음이 몸을 고통으로 몰아넣었다는 것을 의미한다. 둘째는 롤모델이 어떻게 그 긴장을 없애주고 몸을 이완하도록 유도하는지 이해하는 것이다.

촉진(셀프마사지)은 이완을 위해 크게 두 가지 역할을 한다.

1. 근육 및 연관된 근막의 휴식기 긴장도를 조정하여 교감신경의 흥분을 감소시킨다.
2. 치료적 촉진으로 인해 자연스럽게 유도되는 신경전달 물질인 엔돌핀, 세로토닌, 옥시토닌, 도파민과 같은 웰빙 화학 물질의 분비를 증가시킨다.*

* Sandy Fritx, mosby's fundamentals of therapeutic massage, Fifth Edition (Mosby, 2012)

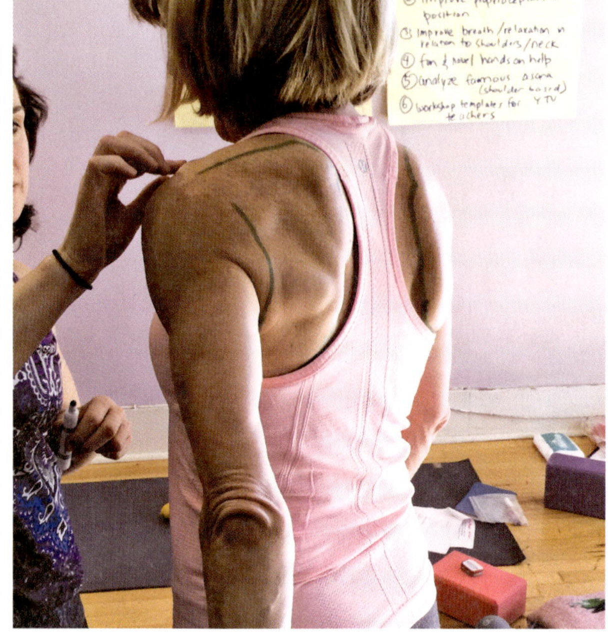

휴식 상태에서도 휴식하지 못하는 이유

휴식기 긴장도resting tone란, 수동적 늘어남에 대한 특정 근육의 휴식 시 저항력을 말한다. 근육은 쉬는 동안에도 근방추라고 하는 근막의 신장수용기에 중추신경계 신호를 전달하기 위해 일정 수준의 수축력을 유지한다. 이 방추형 감각수용기(근방추)는 특수한 감각 신경 종말을 가지고 있는데, 이는 근육에 가해지는 스트레스에 대해 중추신경계와 소통하는 역할을 한다.

휴식 시 근 긴장도는 마음 상태에 따라 달라질 수 있다. 각성된 마음은 더 많은 근방추를 자극하고 그 결과 근육은 짧아져서 곧 움직일 준비를 하고 있게 된다. 때로는 마음을 내려놓지 못해 특정 근섬유가 지속적인 수축 상태로 남아있게 되며 이는 '트리거 포인트'를 형성하기도 한다. 평온하고 편안한 마음은 불필요한 근수축을 위해 에너지를 낭비하지 않는다.

롤모델 테라피볼 마사지는 원치 않는 과도한 근수축을 스스로 멈출 수 있도록 도와줄 것이다. 롤모델 볼은 과활성된 근방추의 신호를 무디게 하여 근막을 이완시키고 그 결과 근수축을 '정지'시킨다. 볼은 실제로 당신의 마음이 근육을 긴장된 상태로 유지하도록 명령하는 것을 멈추게 할 수 있다. 한발 물러서 그냥 내려놓는 방법을 상기시켜줄 수 있다.

깊은 촉진을 통해, 롤모델 볼은 신체의 전반적 신경 긴장도에 파워풀한 변화를 가져온다. 근육은 스스로 수축하지 않는다. 중추신경계가 근육들이 수축하도록 신호를 보내야 한다. 종종 만성적 긴장은 스스로 특정한 것을 느껴야만 한다고 '생각'하기 때문에 생겨나기도 한다. 신체 조직을 짧아진(또는 길어진) 상태로 유지하라고 지속적으로 명령하고 있는 것이다. 이는 우리의 마음이 신체적 기질 또는 감정적 태도와 깊게 연관되어 있기 때문이다. 습관적인 긴장 수준 또는 휴식기 긴장도는 부상 부위의 보호, 또는 조직을 충분히 활용하지 못하는 상황(예를 들어 하루 종일 의자에 앉아 있거나 구부정하게 걷고 있을 경우)과 연관이 있을 수 있다. 그래서 우리의 마음은 일상적 기능(이상적이거나 최상의 기능이 아닌)을 위해 특정 조직을 얼마나 길게 또는 짧게 해야 하는지 다시 설정하게 된다. 우리의 몸과 마음은 이를 무의식적으로 조절하지만, 당신이 이를 인지하고 의식적으로 변화를 일으키겠다고 결심한다면 이야기는 달라진다. 종종 만성적 통증으로 인해 동기부여를 받기도 한다.

촉감의 화학적 작용은 휴식과 건강한 삶을 유도한다

이미 발표된 다수의 연구에 따르면, 치료적 마사지 후에 혈액 화학 수치에 생리적 변화가 일어나는 것으로 입증되었다. 마사지는 세로토닌, 도파민, 엔돌핀의 수치를 높이고 코티졸의 수치는 낮춘다.* 셀프마사지에 대한 공식적인 연구는 없지만, 이런 유형의 자가 건강관리가 가진 힘은 내가 몇 해에 걸쳐 받은 수많은 사람들의 평가가 입증해줄 것이다. 그러므로 나는 스스로 공부를 하기를 권장한다. 누워서 구르며 그 과정 속에서 스스로 느껴보라. 이 책의 요점은 스스로 치료하고 통증을 완화시키며 타인이 당신의 기분을 결정하지 않도록 하는 것이다.

주무르고 문지르고 쉬어링하며 온몸으로 그 효과를 느껴보라. 짧아졌던 조직들이 평온해지며 세포재생으로 이어지는 것을 느껴보라.** 이를 통해 느낀 것들을 내게도 공유해주길 바란다.

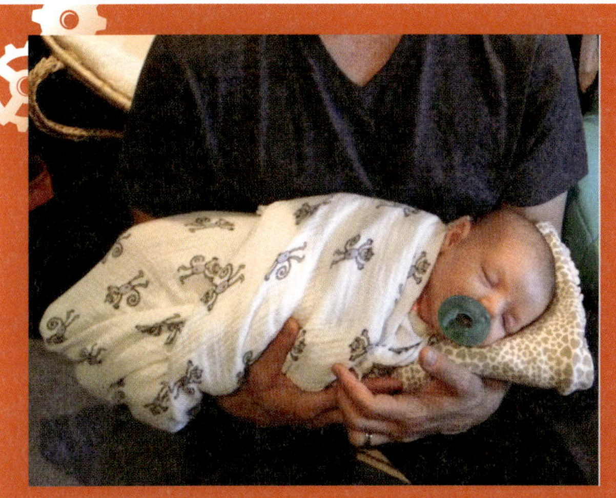

생후 5주된 아기 라일라 아이리스가 약간의 역립 자세로 포근하게 감싸진 채 아빠의 팔에 안겨있다. 감싸진 채 휴식하는 것을 좋아하는 것은 아기들뿐만이 아니다.

포대기의 효과

어린 시절 이후로 느껴보지 못했던 촉감이 하나 있다. 자식을 둔 부모라면 아마 포대기에 익숙할 것이다. 단단하게 아기를 감싸는 것만으로 아기는 순식간에 고요해지곤 한다. 거기다 아기의 머리를 약간 아래로 향하게 한다면(역립) 아기는 금세 조용해지고 다시 행복해진다. 또 다른 차원의 휴식을 취하기 위해 몸 전체가 압박되도록 담요나 수건에 자신의 몸 전체를 감싸는 것도 좋은 방법이다. 몇몇 시퀀스에서 소개했던 여러 개의 볼로 특정 부위를 감싸는 볼스택 테크닉 또한 압박된/안겨있는 기분을 느끼기에 좋다.

시간

이 모든 이완을 위한 요소들을 하나로 연결하는 것이 바로 시간이다. 앞서 언급했듯이 인간은 가속하는 것과 동일한 속도로 감속할 수 없다. 우리는 평온함이 아닌 기민함을 위해 설계되어 있기 때문이다. 롤모델 메소드의 효과를 얻을 수 있도록 최소 2분이라도 투자하자. 앞서 언급된 '오프스위치'가 모두 결합된 20분간의 세션은 몇 시간 동안 당신을 조용하고 차분하고 침착하게 만들어줄 것이다. 잠들지만 않는다면!

* M. Hernandez-Reif et al, "Cortisol decreases and serotonin and dopamine increase following massage therapy," *International Journal of Neuroscience* 115, no. 10 (2005): 1397–413. Accessed via www.ncbi.nlm.nih.gov/pubmed?term=Field T%5BAuthor%5D&cauthor=true&cauth or_uid=161624471

** Crain, Tarnopolsky, et al, "Massage therapy attenuates inflammatory signaling after exercise-induced muscle damage," *Scientific Translation Medicine* 4, no. 119 (2012).

10 소울 롤링: 신체적 효과 이상이 필요하다면

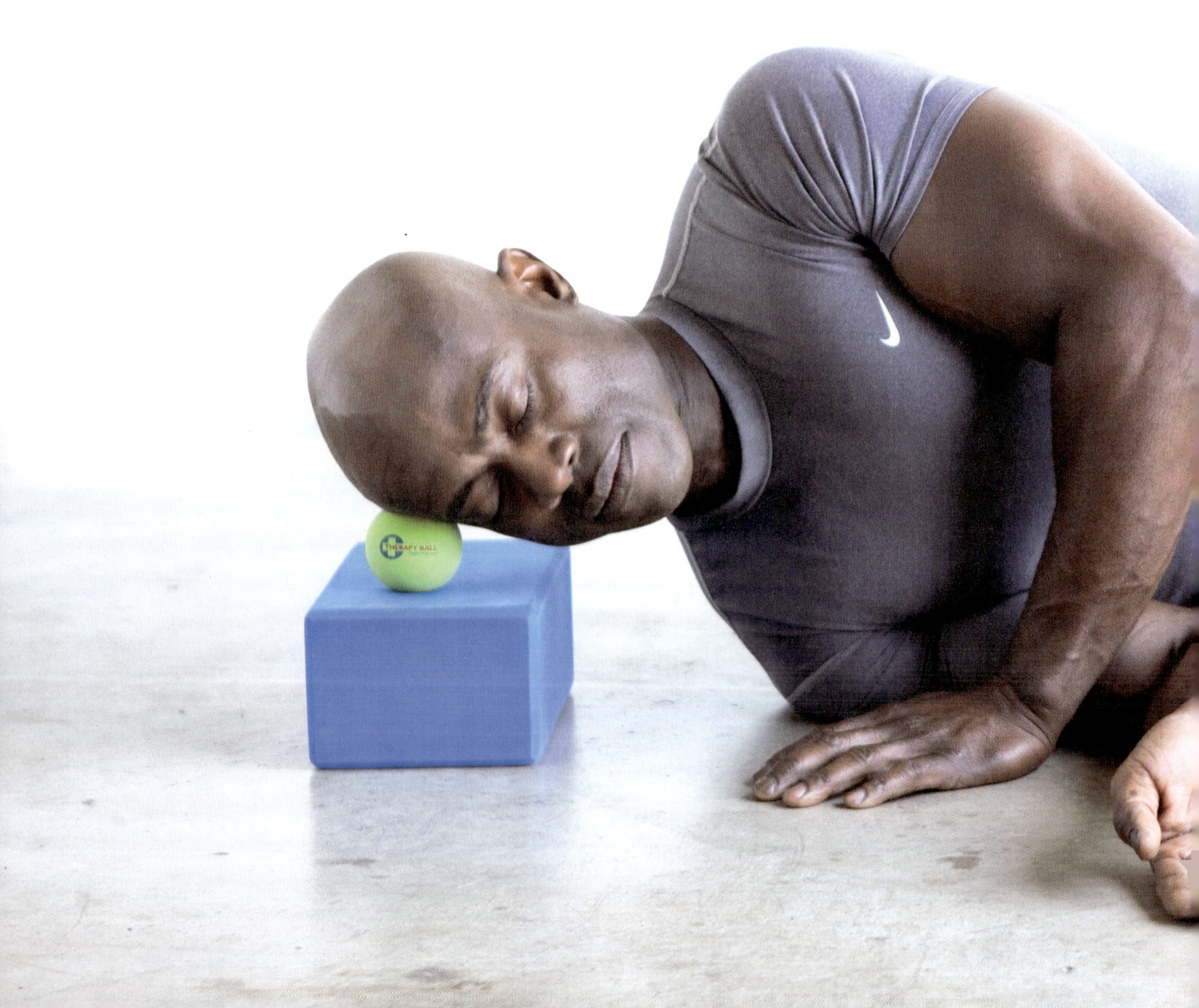

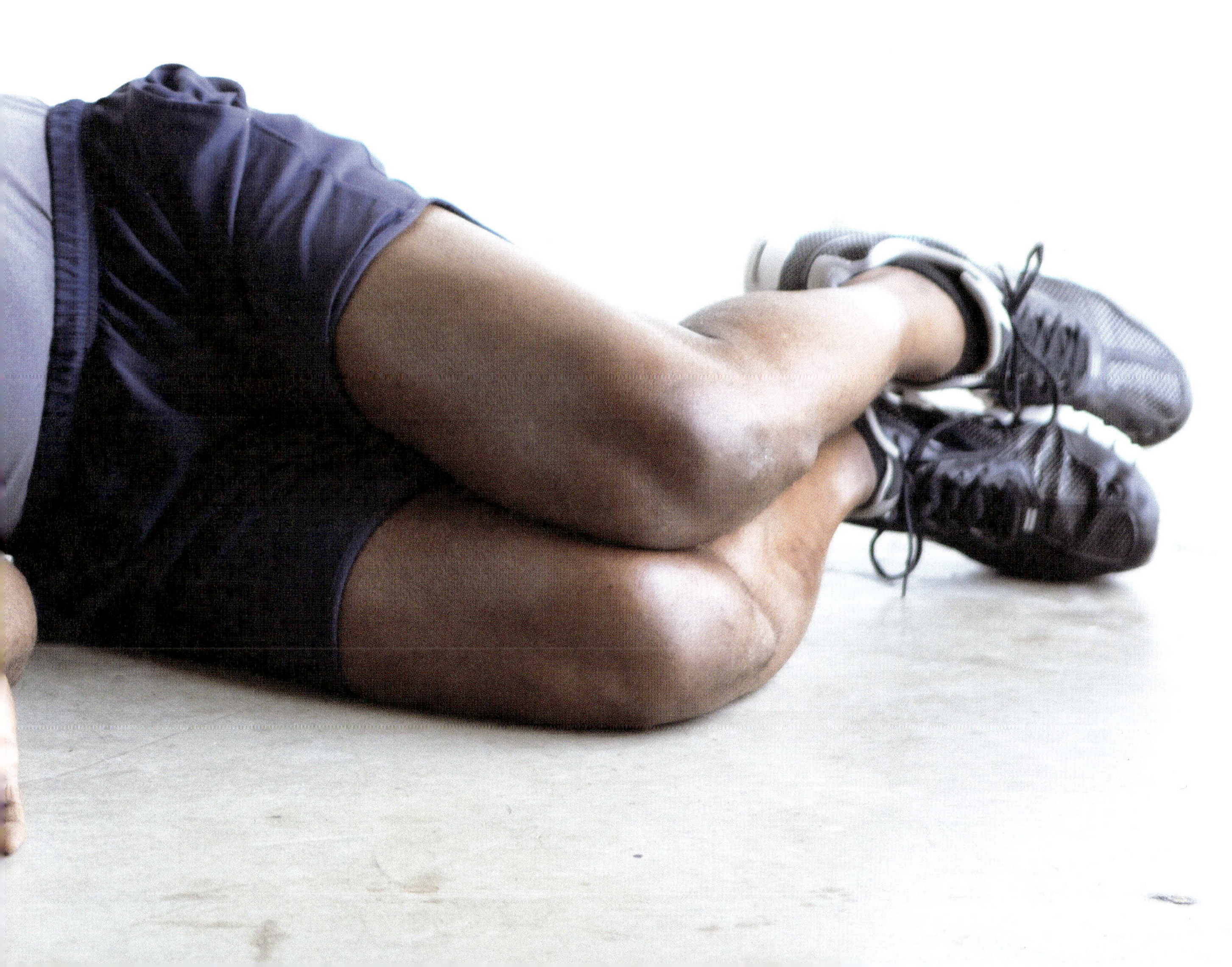

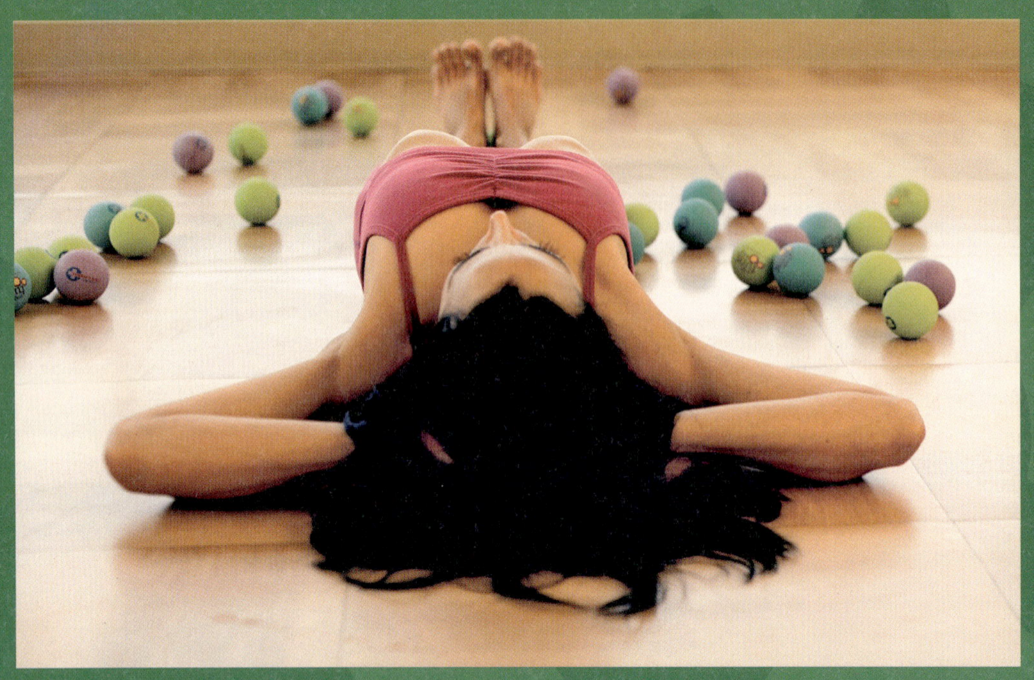

롤모델 메소드에 관한 책을 쓰고자 결심한 후 나는 수천 명의 학생들과 롤모델 볼 사용자들에게 볼을 통해 어떤 도움을 받고 있는지 각자의 이야기를 들려달라고 부탁했다. 놀랍게도 가장 큰 도움을 받고 있는 부분은 바로 정신적 외상trauma이었다. 배신, 학대, 감정적 재앙, 폭행, 사랑하는 이의 죽음 등등. 그 어떤 것도 도움이 되지 못했을 때 롤모델 메소드나 테라피볼이 평화를 되찾도록 도움을 줬다는 이들로부터의 사연이 잇달았다.

감정적 롤러코스터: 모서리를 부드럽게 다듬기

마사지는 엔돌핀, 도파민, 세로토닌 등 여러 '기분 좋게 하는' 화학 물질의 분비를 돕는다.* 뿐만 아니라 코티졸이나 바소프레신 같은 스트레스 호르몬의 농도를 낮춰준다.** 셀프마사지가 동일한 화학적 작용을 하는지에 대한 연구 결과는 적지만 나는 셀프마사지 전후 몸 안에서 일어나는 화학적 반응의 차이는 꽤 클 것이라 확신한다. 직접적 수치를 연구한 결과는 부족하지만, 마사지 후 신체 조직에 쌓여 있던 스트레스를 내려놓는 감정적인 만족을 통해 그 변화를 충분히 실감할 수 있을 것이다.

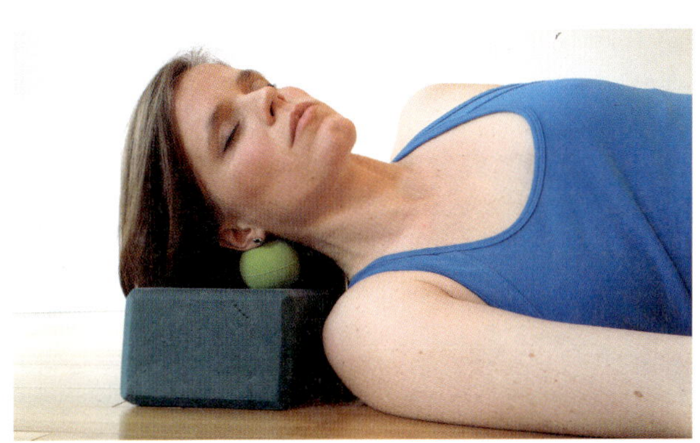

로렐은 어머니를 떠나보낸 상실감을 달래기 위해 롤모델 테라피를 사용했다. 그녀는 집에서 혼자 롤링을 통해 마음속 깊은 곳의 감정을 두드리기 전까지 슬픔을 완전히 느낄 수조차 없었다.

이 장에서는 언젠가 맞닥뜨렸던 슬픔, 분노, 두려움 그리고 상처에 관해 주로 이야기할 것이다. 처리되지 못한 감정은 마음 안에서 곪고 들끓어 급기야 당신의 행동에도 영향을 끼칠 수 있다. 난 여러 번 경험한 바 있다. 그 감정들을 친구, 가족, 사랑하는 사람 혹은 상담사에게 털어놓는 것으로는 별 효과가 없었다. 나는 종종 나 혼자만의 롤링 수련을 통해서만 정신적으로 개운해질 수 있었다.

동화되지 못한 감정은 몸 안에서 표출되기 위한 수단을 찾는다. 그것이 바로 신체적인 긴장이다. 엉덩이, 목, 등에 특정한 통증을 느낄 수도 있지만, 자신의 감정을 스스로에게조차 숨김으로써 발생하는 내부의 응집은 몸 전반의 긴장으로 드러난다. 정신질환 측면에서, 다수의 불안 장애는 근육의 긴장, 떨림, 수축, 쑤심, 통증 등을 동반한다.*** 감정적으로 상처입은 신체는 스트레스의 과부하를 겪고 있기 때문에 이러한 일반적인 통증을 부분적으로 가지고 있다(과장된 교감신경 시스템, 365쪽 참조). 그리고 그 스트레스를 쉽게 내려놓거나 극복하지 못한다.

볼은 자신의 긴장과 감정을 발견할 수 있도록 도와준다. 당신의 고난은 더 이상 숨어 있지 못할 것이다. 볼이 피부에 닿으면 몸의 표면에서부터 뇌의 감정적 중심으로까지 이어진 신경 또한 자극하게 된다. 이 감정적 중심에서는 당신의 조직에 묵혀두었던 감정을 다시 끌어내어 울거나 웃거나 또는 표현하지 못했던 분노를 다시 표출하게끔 할 것이다.

롤링하면서 감정을 느끼는 것은 당연하고, 자연스럽고, 건강하며 또 필수적인 것이다. 볼은 놀랍게도 개인의 행동과 생각에 자유를 선사한다. 롤모델 볼을 사용하면 나 자신과 직접 소통할 수 있다. 볼을 통한 자가치유는 스스로에게 파워를 부여할 뿐 아니라 유익하다. 내면의 고통을 파악하기 시작할 때 지금 처해 있는 어둠에서 벗어나 또 다른 가벼움을 경험할 수 있다. 이 과정을 겪었다면 당신이 감추고 있는 감정을 더 알아내기 위해 사랑하는 친구나 숙련된 치료사를 만나 지금 직면하고 있는 어려움을 털어놓아볼 것을 적극 권장한다.

---

* M, Hernandez-Reif et al, "Breast cancer patients have improved immune and neuroendocrine functions following massage therapy," *Journal of Psychosomatic Research* 57, no 1(2004):42-52. Accessed via www.ncbi.nlm.nih.gov/pubmed/15256294

** Sandy Fritz, *Sports&Exercise Massage: Comprehensive Care for Athletics, Fitness, & Rehabilitation*, 2nd Edition (Elsevier, 2013).

*** www.nytimes.com/health/guides/disease/post-traumatic-stress-disorder/print.html

이 셀프케어 수련을 통해
자신의 다양한 면을 진정으로
마주할 수 있게 될 것이다.
평화를 찾을 수 있기를.

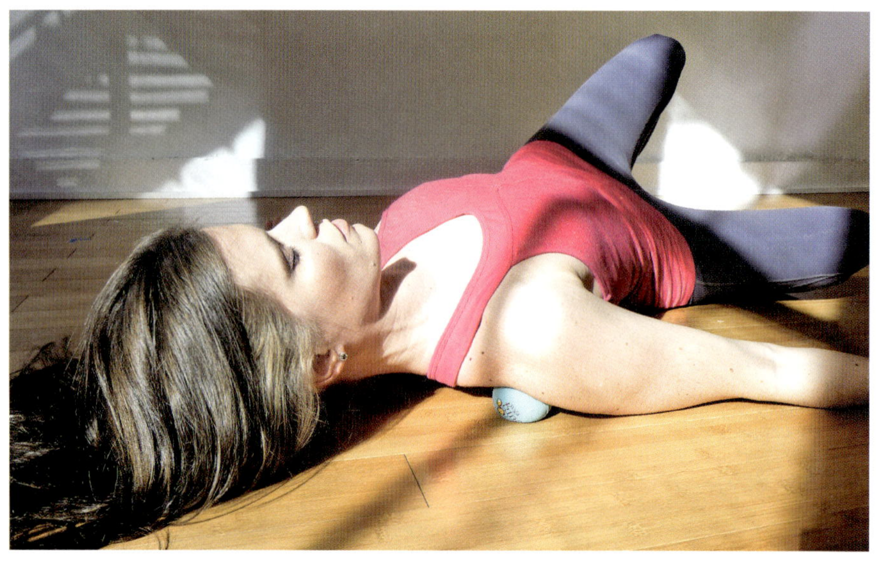

강간, 치유, 그리고 중심을 되찾기

에밀리 소넨버그, 25살
에슬레틱클럽 그룹 피트니스/부담당자
워털루, 온타리오, 캐나다

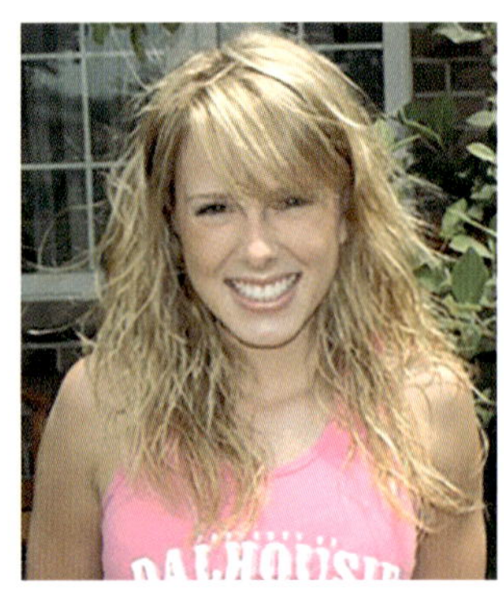

16살의 에밀리 소넨버그Emily Sonnenberg는 부모님에게 자랑스러운 딸이었다. 대학준비반에서는 좋은 성적을 받았고 육상, 수영, 승마를 즐겼으며, 친구가 많고 어느 공간과 상황에서도 밝게 빛나는 사람 중 한 명 이었다. 고등학교 2학년에서 3학년으로 넘어가는 여름 그녀의 남자친구 브라이언(가명)이 알라바마 소재의 대학에 다니기 위해 떠나고 그녀는 사회학 및 심리학 선생님이 되기 위해 어떤 대학이 알맞을지 고민하는 시간을 보내고 있었다.

그녀는 브라이언이 그리웠지만, 미취학 어린이 캠프의 상담사로서 22살의 차드(가명)와 짝을 지어 일하면서 용돈벌이를 하며 보람 있는 시간을 보내고 있었다. 그들은 함께 아이들을 공원에 데려가 대화 게임을 하곤 했다. 차츰 에밀리는 차드뿐 아니라 그의 친구들과도 더 많은 시간을 함께 보내게 되었다. 에밀리는 차드에게 이성적으로 관심이 없다는 것을 명백히 했고 브라이언에게 그와 어울리는 것은 별스럽지 않은 일이라고 확인시켜주기도 했다. "그러나 차드는 내게 술을 마시자고 졸랐어요." 그녀가 말했다. "전 가끔 친구들과 술을 마셨어요. 그곳은 작은 마을이었고 거기선 모두들 그렇게 했어요. 하지만 그는 저에게 계속해서 술을 권했죠. 점심시간에 집에 가서 맥주 한잔을 하는 것이 멋진 일이라는 듯 얘기했고 저도 곧 그를 따라하게 되었어요." 여름이 끝날 무렵의 어느 날 밤, 차드는 가을 학기를 위해 떠나기 전 환송 파티를 열었다. 에밀리의 친구는 그녀를 차드의 집에 데려다줬고, 차드는 곧 그녀에게 술을 먹이기 시작했다. 작은 체구의 에밀리가 술에 완전히 취하기까지는 그리 오래 걸리지 않았다. "비디오에 차드의 침대 끄트머리에 앉아서 술에 취한 채 노래를 부르고 있는 제가 찍혀 있었어요. 하지만 그 순간이 기억나지는 않아요. 그날 밤 기억들은 내 머릿속에 완전히 뒤섞여 있어요." 그녀가 말했다.

에밀리가 기억하는 것은 그 후 네 시간 동안 차드가 그녀를 강간했다는 것이다. 끊임없이 폭행당하는 동안 그녀는 자신을 혼란과 어둠 속으로 밀어넣는 짧은 순간들을 의식의 표면 위로 떠올렸다 가라앉혔다 했다. 어느 순간 에밀리보다 훨씬 큰 차드가 그녀를 화장실에 밀어넣었고, 어떻게 그곳까지 갔는지는 알 수 없지만 학교 교실 근처 계단에서 그녀를 다시 폭행했다. 마지막으로, 끔찍했던 만큼 명료하게 기억에 남은 한순간은 바로 그녀의 위에 그가 올라탄 모습을 다른 사람들이 멍하니 맥주를 마시며 보고 있던 장면이었다. 혼란스러워하면서도 간신히 의식이 있던 그녀는 다른 사람들이 그의 행동을 말리고 있지 않기 때문에 그가 지금 하는 행동들은 괜찮은 것이라고 생각했다. 그녀가 그를 물리치기엔 몹시 아팠고 어지러웠고 또 지쳐 있었다. 이 사건으로 인해 그녀는 몸과 마음이 분리되는 듯한 고통을 느꼈고 이 상처가 아물기까지는 수년이 걸릴 것이었다.

새벽 4시쯤, 마침내 그녀는 정신이 들었다. "내가 일어난 후에도 상황은 계속되고 있었고 내가 차드의 침대에 누워 있는 동안 그는 나를 감시하고 있었어요." 그녀가 말했다. 그녀는 집에 가야 했고 어떻게든 옷을 찾아 밖으로 나왔다. "저는 택시를 세워 아버지 집으로 데려다달라고 했어요. 집으로 가는 와중에 택시 기사가 어떤 커플을 합승시켰는데 그것이 매우 불안했지만 다른 행동을 할 수는 없었어요. 전 그냥 기사에게 집으로 데려다달라고만 했어요."

그녀는 아버지 집에 도착해서 아버지나 자매를 깨우지 않고 그대로 자러 들어갔다. 다음 날 일어났을 때 그녀는 마치 트럭에 치인 것처럼 자신의 몸이 완전히 부서진 것같이 느껴졌다. 하지만 아버지께 무슨 일이 일어났는지 말씀드리지는 않았다. "아버지는 비호지킨 림프종을 앓고 계세요. 마음 아프게 해드리고 싶지 않았어요. 아무에게도 말하지 않았어요. 마치 제가 어떤 나쁜 일을 저지른 것처럼 생각했어요. 스스로를 탓했어요." 데이트 강간 희생자들이 자신이 그 사건을 유발시킨 장본인이라고 스스로에게 죄를 덮어씌우는 것은 드문 일이 아니다. 에밀리는 마침내 가장 친한 친구에게 "브라이언이 아닌 사람과 섹스했다"고 털어놓았지만 그게 다였다. 그녀의 아버지도 자매도 그녀에게 무슨 일이 일어났는지 알 수 없었고, 몇 달 동안 그녀는 아무에게도 그 사실을 말하지 않았다.

그 파티에 왔던 사람들 중 몇몇의 형제자매들이 에밀리와 같은 학교에 다니고 있었기 때문에 그녀의 학교 친구들은 이 사건에 대해 곧 알게 되었다. 곧 사람들은 에밀리가 그녀의 남자친구를 두고 바람을 피웠다고 수근대기 시작했다. 아무도 에밀리에게 정말로 무슨 일이 일어났었는지 묻지 않았고 그녀는 깊은 우울증에 빠져 자신이 비난받아 마땅하다고 자책하기 시작했다. 아무에게도 털어놓을 수 없는 수치심과 죄책감이 그녀를 사로잡았다. 16살짜리 소녀의 마음은 그날 밤의 충격으로부터 스스로를 보호하기 위해 자기희생적인 이야기를 만들어냈다. 그리고 그녀는 스스로에게 거짓말을 하며 현실과 사람들로부터 멀어져 자기 내면 속으로 더 깊이 빨려들어 갔다. 그녀가 가진 이 비밀의 무게는 그녀를 두껍고 고통스러운 낙담에 가두고, 몸과 마음이 분리된 것같이 둔하고 움직이기 어렵게 했다. 에밀리는 자신의 삶 모든 부분에서 점차적으로 물러섰다. 그녀는 승마와 수영, 육상 팀을 관두었고 모든 학교 위원회에서 탈퇴 했으며 친구들과 거리를 두기 시작했다. "저는 그냥 존재할 뿐이었어요." 그녀가 말했다. "어떻게 살아야할지 알 수 없었어요. 자살할 계획을 세우기 시작했어요."

사건 이후 몇 달 만에 마주친 차드는 그녀에게 자신이 이 모든 일을 계획했음을 인정했다. 끔찍한 아이러니인 것은, 그녀를 공격했던 사람이 그날 밤의 진실을 아는 단 한 명이 되어 그녀가 겪은 바를 털어놓을 수 있는 오직 단 한 사람이었다는 것이다. 그녀는 자신이 얼마나 고통스러웠는지, 얼마나 우울하고 움츠러들었는지 말했다. 그는 그녀에게 미안해하면서도 그날 밤엔 취한 두 사람이 바보짓을 하며 좋은 시간을 보낸 것에 지나지 않는다고 말했다. 결국 그와 얘기하는 것만으로 그녀의 자기 비난과 혐오를 없앨 수 없었다.

몇 달 후 에밀리는 마침내 브라이언에게 강간에 대해 털어놓았다. 그는 충격을 받고 엄청나게 속상

해했다. 처음으로 그녀는 이 일이 자신의 잘못이 아닐지도 모른다고 생각했다. "하지만 이 사실을 온전히 받아들이는 것은 힘들었어요. 아직까지도요." 그녀는 인정했다. 누군가에게 털어놓긴 했지만 여전히 에밀리는 어두운 그늘을 벗어나지 못했다. 그녀의 어머니는 자신의 딸이 갑자기 알 수 없는 껍데기 속으로 들어가버린 이유를 알지 못해 거의 미쳐버릴 지경이었다. "엄마는 절망적이었어요. 그녀는 제가 자살할 지경이었던 것까지는 몰랐지만, 상황이 심각했던 것은 알았고 어느 날 대모님을 만나러 가야겠다고 했어요." 에밀리의 대모는 세계적으로 유명한 인생 상담사였다. "그녀 앞에 앉아서 종이 위에 단 한 문장을 쓰기까지 한 시간이 걸렸어요. 저는 강간당했어요, 라고요."

그 순간, 에밀리는 마치 처음으로 색깔을 구분할 수 있게 된 사람처럼 순간적인 해방감과 가벼움을 느꼈다. 그녀의 어머니는 에밀리의 무릎 위에 엎드려 흐느꼈고, 밝고 명랑했던 딸이 왜 한순간에 사라졌었는지 마침내 이해하게 되었다.

에밀리는 그날부터 회복하기 시작했다. 그녀의 고백이 심리적인 부담을 덜어주었지만 그녀의 몸은 여전히 엄청난 충격과 스트레스를 견디고 있었다. 그녀는 다시 조금씩 자신의 삶에 뛰어들었고 마침내 고등학교를 졸업하여 가을학기에 일류 사범대학에 입학하게 되었다. 하지만 그녀의 친구 중 한 명이 차드와 사귀기 시작한 후로는 어울려 노는 친구들을 바꿔야만 했다. 결국 브라이언과는 헤어졌고, 성폭력을 당한 여성들이 많이들 그러하듯 그녀는 자신에게 잘 맞지 않는 남자들과 쉽게 만나고 가까워졌다. "난 잃어버린 것들을 되찾고 싶었어요." 그녀가 설명했다.

대학생이 된 후 에밀리는 많은 신입생들이 그렇듯 평소보다 살이 좀 쪘다. 그 시절 그녀의 남자친구는 그녀의 배를 꼬집으며 "이것만 없다면 더 섹시할 텐데" 하고 핀잔을 주곤 했다. 그녀는 퍼스널 트레이닝을 받으며 음식 섭취를 제한하고 매일 운동을 하기 시작했다. 에밀리는 놀라울 만큼 강하고 튼튼한 근육질 몸으로 변해 '부서지고 싶지 않은, 어떤 나쁜 일도 생기지 못할' 몸이 되었다. 그녀는 부정적인 감정으로부터 스스로를 지키고 싶었고, 그녀의 새로운 몸을 만드는 데 집중하여 자존감을 다시 세우고 싶었다.

그러나 단단한 몸을 만드는 것이 그녀의 부서진 마음을 다시 일으켜 세우지는 못했다. "저는 자신을 편안하게 내버려두지 못했어요. 언제나 걱정했고, 끊임없이 긴장한 채 스트레스를 받았어요. 나는 단 한 번도 숨을 깊게 들이마시고 내쉬지 않았어요. 제 호흡은 매우 고조되어 있고 필사적이었으며 패닉 상태였죠."

당시에 에밀리는 그게 큰 문제라는 것을 인식하지 못했다. 이것이 자신에게 벌어졌던 일에 대한 반응이라는 것, 자신이 얻을 수 있는 최대치의 회복은 이 정도라는 것만 알 수 있었다. 그녀는 더 이상 자살하고 싶지는 않았지만 일상적으로 발생하는 PTSD(외상 후 스트레스 장애) 증상을 겪어야만 했다. 어느 날 어떤 남자가 쇼핑몰에서 에밀리에게 시간을 물었을 때 그녀는 잔뜩 긴장한 채 감각이 과열되어 두려움에 뒤로 물러서야만 했다. "자신의 몸과 둘러싼 환경을 조절할 수 없다는 것만큼 두려운 것은 없습니다. 하지만 그것이 바로 트라우마가 당신에게 하는 일입니다. 지금 일어나고 있는 일과 자신이 완전히 분리된 것처럼 느껴져서 바닥을 딛고 있는 자신의 발조차 느낄 수 없어요."

이런 종류의 '관리'는 수년간 계속되었다. 대학을 졸업하고 나서 그녀는 피트니스 업계로 취직해 애슬레틱 클럽의 그룹 피트니스 부담당자가 되었다. 어느 날 그녀의 상사는 직원들에게 새 요가 선생님이 수업을 하러 오신다는 메일을 보냈다. 그때까지 에밀리는 특별히 요가에 관심이 있는 것은 아니었지만 뭔가가 그녀의 관심을 자극해 그 수업을 들어보기로 했다.

에밀리는 새로 온 요가 강사 토드 라빅투아르가 롤모델 볼 수업을 하는지는 모르고 있었다. 하지만 그녀가 처음으로 볼을 굴렸을 때, 그녀의 윗등과 발바닥의 긴장이 즉각적으로 이완되어 사라지는 것을 느꼈다. 에밀리는 강간 사건 이후 마사지사가 자신의 몸에 손대는 것을 꺼렸기 때문에 마사지 볼을 통해 스스로 본인의 몸과 연결된 느낌을 받을 수 있게 되었다. "그때까지 제가 뭘 원하고 있는지도 몰랐지만,

그 순간 이것이 바로 내가 원하는 것이라는 걸 알았죠." 그녀가 말했다. 토드와의 첫 수업을 마치고 이것이 자신을 치유할 수 있는 길이 될 것이라 확신하며 롤모델 DVD를 샀다.

가장 큰 쾌감은 코어져스볼로 배를 마사지했을 때 찾아왔다. 그 위에 눕는 순간 여태껏 자신의 코어와 횡격막 위로 쌓아왔던 단단한 갑옷에 볼이 닿았고, 그 모든 트라우마의 단단한 껍데기들이 그녀를 숨쉬기 어렵게 만들었다. 그녀는 흐느껴 울기 시작했고, 몇 년간 억압했던 분노, 슬픔, 두려움이 터져나왔다. 그녀의 코어는 자기 자신도 알아채지 못했던 하나의 커다란 감정적 방아쇠 같았고, 그것은 몇 년에 걸쳐 더 크고 거칠게 자라 있었다. 그녀는 매번 배 마사지를 할 때마다, 눈물이 흐르도록 내버려둔 채 스스로를 이완하여 통증을 극복하는 방식으로 치유를 시작했다.

에밀리는 토드와 함께 요가 강사가 되기 위한 공부를 시작했고, 여태껏 자기 자신을 얼마나 옥죄고 단단하게 만들어왔는지 깨닫게 되었다. 요가 호흡 수련(프라나야마)을 통해 에밀리는 자신이 횡격막과 늑간 근육들을 꽉 쥐고 있어 숨을 제대로 쉴 수 없었다는 사실을 깨닫고는 좌절의 눈물을 흘리기도 했다. 그러나 수련을 거듭한 몇 년 후 그녀는 눈에 띄는 신체적-감정적 변화를 겪게 되었다. "저는 이제 우디야나 반다도 할 수 있어요." 그녀는 자랑스럽게 말했다(우디야나 반다는 코어 근육의 완전한 휴식을 통해 횡격막을 깊이 이완하는 방법이다). "전 이제 더 이상 작은 긴장 덩어리가 아니에요. 나를 전투 모드로 돌입하게 만들었던 상황들은 더 이상 저를 괴롭히지 못해요. 나 자신이 내 몸과 연결되어 있다는 사실을 새롭게 깨닫게 된 것 같아요."

에밀리는 요가튠업 수련을 계속하였고, 2012년 마침내 공인 요가튠업 지도자가 되었다. 또한 지속적인 요가 수련을 통해 스스로 '가짜 강철 복부'라고 불렀던 오래된 껍질을 벗고, 움직임과 안정성을 만들어주는 강하고 유연한 코어를 만들고 있다. "제가 현재 갖고 있는 코어의 근력이 진짜예요. 이제 물구나무서기도 할 수도 있어요." 그녀는 자랑스럽게 말했다. 그러나 에밀리에게 가장 큰 변화는 보호의 껍데기 아래에 있던 자신을 다시 발견하게 된 것이다. 특히 나의 '힙앤블리스 이머전Hips and Bliss Immersion' 코스를 들으면서 10대 시절 상처를 받은 후 성장과 성숙을 멈추었던 자신의 여성성에 대한 감각을 일깨우기 시작했다. 그녀는 여태껏 자신의 인생에서 자신이 누구인지, 무엇이 되고 싶은지 그다지 알고 싶어하지 않았다. 볼이 이 관념을 깨뜨려주었다. "스스로를 건강하게 만드는 능력은 당신의 인생을 완전히 바꿀 수 있습니다. 통증이나 뻣뻣함, 혹은 불편함에 가려져 보이지 않았던 잠재력을 깨닫게 해주는 삶의 방식을 알려주기도 합니다. 지금 제 힘은 내면으로부터 나온다는 사실을 믿으며 더 이상 나 아닌 다른 사람처럼 살려고 노력하지 않아요."

그녀는 수련을 계속하며 이것이 쉬운 일이 아니라는 것을 깨닫는다. 모든 단계마다 그녀의 몸은 다시 싸울 태세로 돌아오곤 하지만, 이 경험을 통해 다른 이들과 공감할 수 있게 된 사실에 감사하며 자신과 같은 트라우마를 가진 여성들을 도울 수 있는 온라인 코칭 사업을 계획하고 있다. 가족들과의 유대감 또한 더욱 깊어졌고, 자신의 진정한 힘과 가능성을 깨닫게 해준 오래된 남자친구와 약혼도 하기로 했다. 그녀의 요가튠업 수업은 학생들로 꽉 차 있다고 한다. 그녀는 학생들이 편안하게 마사지할 수 있는 곳을 제공할 수 있다는 사실에 행복하다. 학생들에게

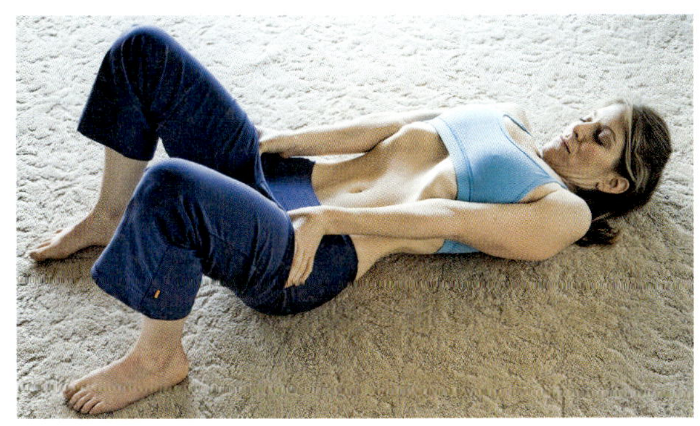

우디야나 반다(Uddiyana bandha) 또는 '횡격막 진공 상태(diaphragm vacuum)'를 수행하는 유일한 방법은 숨을 내쉰 후 복부의 모든 층을 완전히 이완하여 내부 흡인력을 통한 스트레칭을 만들어내는 것이다. 볼의 도움을 받아 힘을 풀기 전까지 에밀리의 조직들은 스트레스를 떠안은 채 이완을 거부했다.

그들 또한 감정적-신체적인 통증을 벗어나 편안하게 살 수 있는 자격이 충분한 사람이라고 북돋아줄 수 있는 현재에 만족한다. 복부를 마사지하는 것은 마치 칫솔질을 하는 것과 같이 그녀에겐 일상이 되었다. 그리고 드디어 에밀리는 꿈꿀 수 있는 미래가 생겼다는 사실에 신이 난다.

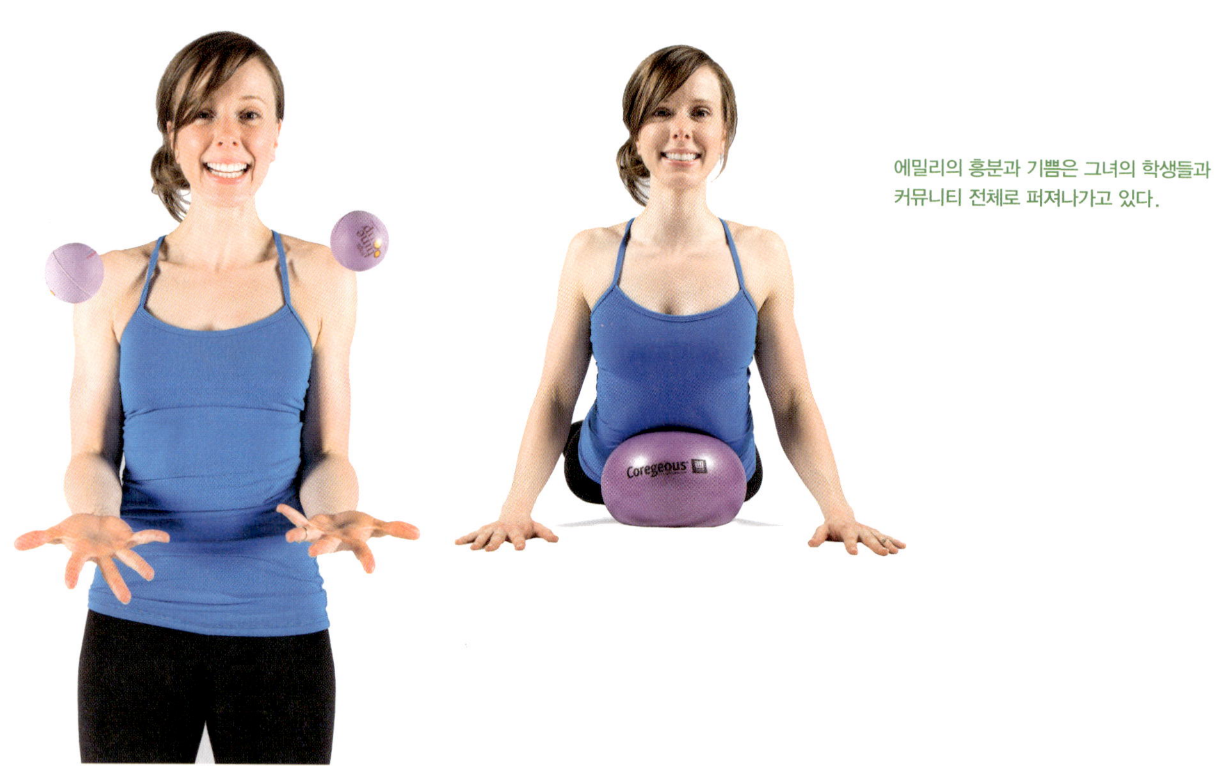

에밀리의 흥분과 기쁨은 그녀의 학생들과 커뮤니티 전체로 퍼져나가고 있다.

스스로의 셀프케어 치료사가 되라

수업 중 학생들 사이를 걷다보면 그들의 숨겨져 있던 세계가 신음, 한숨, 울음, 웃음으로 드러나는 것을 보게 된다. 그들의 '단단한 몸'은 셀프케어로 인해 부드러워진다. 그룹 수업 중엔 그것이 짧아진 가슴 근육의 긴장을 내려놓는 것이건 감정적인 상처를 치유하는 것이건 간에 각자의 몸이 느껴야 하는 것을 느낄 수 있도록 도와준다. 앞서 말했듯 자신의 상처를 다른 이들에게 공개하는 것이 쉬운 일은 아니다. 전 세계로부터 전해 받은 롤모델 후기로 미루어보면, 대부분의 '소울 롤링Soul-Rolling'은 개인적인 공간에서 자신만의 방식을 통해 일어난다.

> 온전한 정신과 스트레스 대처 능력을 유지하기 위해 저는 마법같이 통증을 없애주는 요가툰업볼에 크게 의지하고 있습니다. 운동, 수면, 대화보다 볼 롤링이 정신적 건강을 지키는 데 더 큰 도움이 됩니다. 몸의 어떤 부분에도 효과가 확실합니다.
>
> – 알렉산드라 일리스Alexandra Elis, 버뱅크, 캘리포니아

어떻게 하면 테라피볼을 이용해 자신의 감정과 기꺼이 '만날' 수 있을까? 어떻게 하면 당신의 감정 전체를 받아들일 수 있을까? 만약 당신의 감정적 신체와 연결되고 싶다면, 시도해볼 만한 몇 가지 전략과 방법들이 있다.

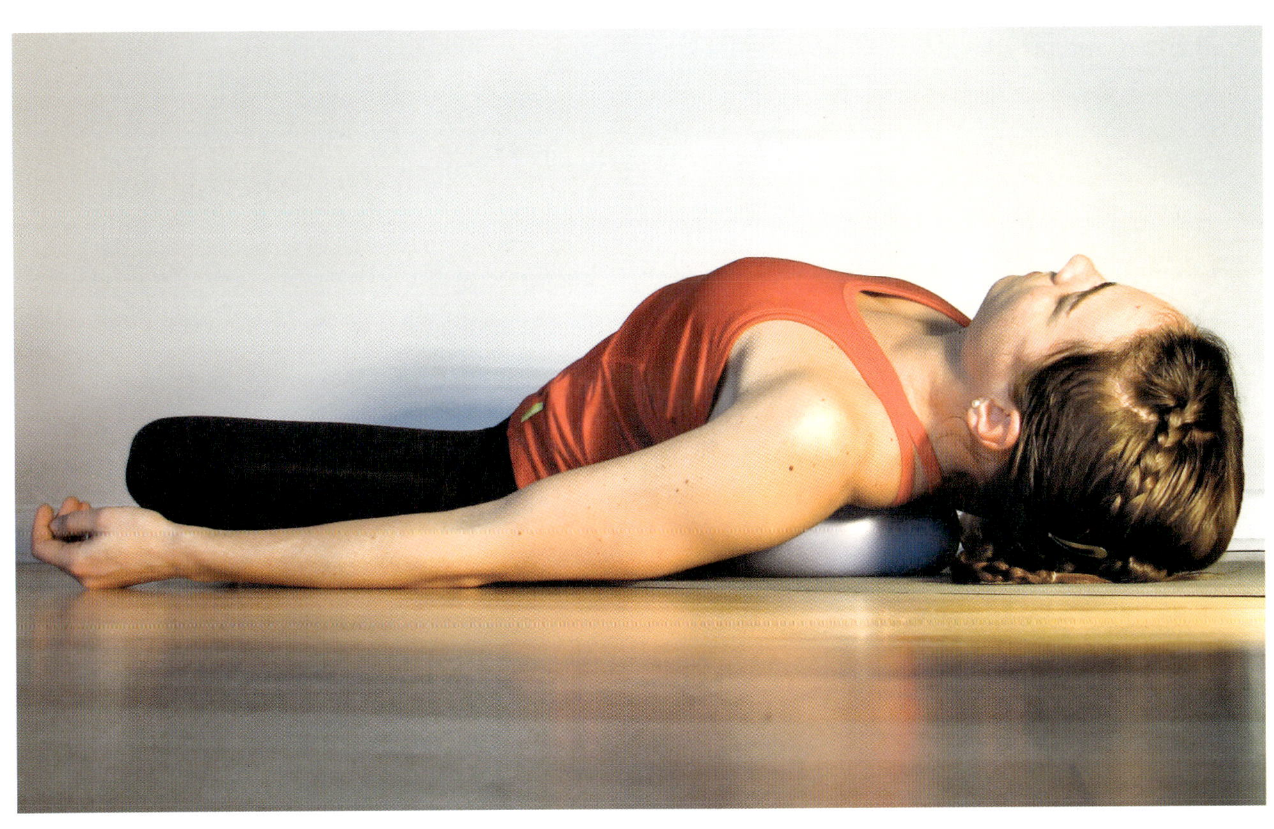

20분간의 셀프케어 소울 롤링 세션

1. 전신을 깨우기 위해 컨트랙트/릴렉스(150쪽 참조)를 적용한다. 서거나 바닥에 앉아서 복부와 흉부로 숨을 마시고 발바닥에서부터 엉덩이, 어깨, 목, 얼굴까지 몸의 모든 근육을 수축시키고 잠깐 숨을 참는다. 숨을 참는 동안 모든 부분에 꽉 힘을 준다. 그리고 숨을 내쉬며 모든 긴장을 내려놓는다. 긴장이 사라지면 숨이 정상으로 돌아오도록 하고 네 번 더 반복하여 5라운드를 수행한다. 이것만으로도 꽤 피로한 느낌이 들 수도 있다.
2. 누워서 3분 동안 타이머를 맞춘 후 천천히 복부와 흉부로 숨을 쉰다. 움직이고 싶은 욕구를 참고 3분 동안 온전히 자신의 호흡을 관찰한다. 이 시간 동안 당신이 느끼는 것을 알아차리고 머릿속에 떠오르는 모든 것을 마음으로 기억한 뒤 계속 숨을 쉰다. 생각, 느낌, 그리고 이미지들이 떠오를 것이다. 숨을 쉬며 그것들을 관찰하라. 떠오르는 것들이 좋은 것이든 나쁜 것이든 감사한 마음으로 받아들인다. 호흡에 주의를 집중하면서 이것에 그저 '생각'이라는 꼬리표만 붙여둔다.
3. 자신의 감정을 완전히 경험할 수 있도록 허락한다. 이 문장을 스스로 천천히 세 번 반복한다. "나는 깨어 있다. 나는 깨어 있다. 나는 깨어 있다."
4. 몸 어느 곳이 접촉을 필요로 하는지 알기 위해 발부터 머리까지 몸 전체에 의식이 천천히 돌아다닐 수 있도록 한다(어쩌면 당신은 이미 어디를 롤링해야 하는지 알고 있을 수도 있다). 어떤 특정한 곳이 당신을 부른다면 그곳부터 롤링한다.
5. 여러 부위를 마사지하고 싶다면 타이머를 10분에서 15분 정도로 맞춘다(마사지할 부분이 적다면 타이머를 사용하지 않는다). 그리고 접촉이 필요한 곳을 롤링한다.
   - 롤링하는 부위로 숨을 천천히, 지속적으로, 완전히 호흡하며 마사지한다.
   - 마사지하는 부위의 긴장을 풀기 위해 마치 그 부위가 풍선처럼 부풀었다가 긴장이 이완되는 것처럼 호흡을 시각화한다.
6. 마음에 떠오르는 모든 생각과 감정을 끊임없이 알아차리고 그것들을 자비와 진정한 감사로 받아들인다.
7. 무엇이 떠오르건 기꺼이 '롤링'하고, 어떤 감각이 밀려오고 또 흘러가는지 알아차린다. 아마 아무런 감각 없이 무디게 느껴지는 곳도 있을 것이다. 그저 어디에 감각이 많이 있는지, 혹은 조금 있거나 거의 없는지 알아차린다. 안전하게 느껴진다면, 그곳으로 당신의 의식을 불어넣으며 감각 혹은 감각의 부재에 계속 주의를 기울이도록 한다.
8. 숨을 내쉴 때, 자신의 감정을 입 밖으로 말하거나 소리로 표현해본다. 단어, 문구, 소리가 입 밖으로 퍼져나오도록 한다. 만약 이 행동이 좀 이상하게 느껴진다면 세션을 수행하는 동안 그저 크고 의도적이며 안정적인 하품을 최소한 여덟 번 이상 소리 내어 해본다.
9. 세션을 끝낼 땐 자신의 외부뿐만 아니라 내부 세계 또한 탐험하려 했던 스스로의 용기에 진정으로 감사한다.

소울 롤링이 줄 수 있는 이점들

- 스트레스로부터의 해방
- '샤워'를 하듯이 감정을 깨끗이 씻어냄
- 감각을 일깨워줌
- 텅 빈 도화지가 됨
- 다른 관점을 얻게 됨
- 앞으로 취해야 할 행동을 깨닫게 됨
- 행동, 생각, 감정 변화의 동기부여
- 마음과 몸의 통합
- 경험에 대한 감정적 스펙트럼의 확장
- 쥐고 있던 긴장의 이완
- 스트레스의 관리 능력 및 회복탄력성의 증가

감정과 외상으로부터 스스로를 구하기 위한 추가적인 노력이 필요하다면 www.usabp.org를 방문하길 바란다.

덜 알려진 우울증

사라 코트Sarah Court, 39살
물리 치료 박사 과정 중
요가튠업 지도자 교육가
로스앤젤레스

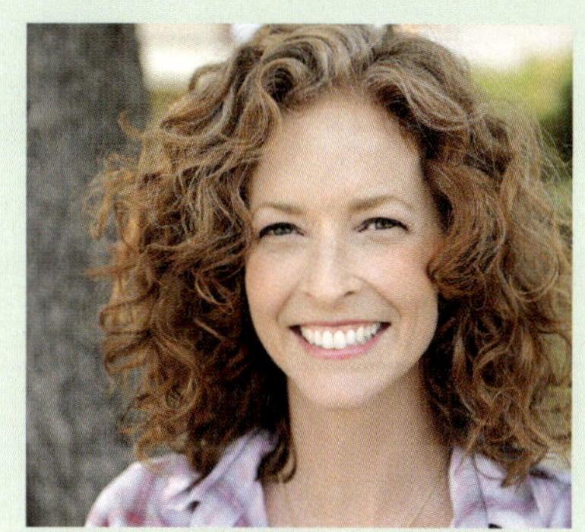

질에게,

최근 몇 년간 제가 겪었던 조금 덜 알려진 우울한 진단에 대해서 이야기를 나누고 싶어요. 적응장애adjustment disorder는 우울증의 다양한 형태 중 하나이며 종종 인생에 들이닥친 큰 스트레스 상황으로 인해 발병합니다.

대부분의 우울증 치료제 광고를 보면, 우울한 사람들은 더 많은 슬픔을 느끼고 인생에 흐린 날만 지속되는 것 같은 생각을 하게 되죠. 그러나 큰 상처가 될 만한 헤어짐을 겪은 후 저는 그다지 슬프지 않았어요. 아무런 감정도 들지 않았을 뿐 아니라 나쁜 감정 또한 들지 않았어요. 차라리 슬펐다면 좋았을 것 같아요. 완전히 아무 것도 돌볼 수 없는 제 상황을 뒤엎을 만한 반가운 변화가 되었을지도 모르죠. 저 자신뿐 아니라 타인, 학교, 먹는 것 등 모든 것이 검은 타르로 뒤덮여 있었습니다. 심지어 사랑했던 요가튠업 지도자 교육가라는 제 일마저 곧 부서질 것처럼 무의미해졌어요.

미국인의 약 7%는 삶의 어느 지점에서 우울증을 겪습니다. 우울증은 감정, 기운, 자기 가치의 감소와 정신운동성의 손상(일상적 요구를 수행하는 것이 눈에 띄게 어려워짐)의 특징을 나타냅니다. 제 뇌는 감정적 스트레스가 너무 압도적인 것으로 판단하여 이전까진 피드백과 고유수용감각으로 풍족했던 제 몸을 포함한 모든 감각 입력 신호들을 차단해버렸습니다. 저는 제 몸이 말하는 모든 고통과 즐거움과 직감('저 사람 좀 께름칙한데?' 같은 감각)을 듣기 위해 수년을 보냈습니다. 이젠 모든 피드백은 사라지고 저의 직관력 또한 완전히 멀어졌습니다.

그래서 친구가 "너 지금 완전히 정신 나간 것 같아. 너 지금 자신을 위해 뭐라도 하고 있긴 한 거니?"라고 물었을 때 전 그 질문을 이해할 수조차 없었어요. 왜냐하면 옷을 입는 것조차도 너무 지치는 일이었거든요. 뭔가 다시 느끼고 싶다는 욕구를 되찾는 데만 수개월이 걸렸습니다. 그리고 비로소 정신을 차렸을 때 테라피볼이 오랜 친구처럼 그 자리에서 제 피부로 다시 들어가기 위해(제 감각을 일깨우기 위해) 우직하게 기다리고 있었어요. 롤링은 부드럽게 제 몸을 깨운 후 마음까지 다시 좋아질 수 있다고 상기시키며 혼수상태였던 제 신경계를 다시 자극했습니다. 롤링하며 울기도 웃기도, 또 잠깐이었지만 가끔씩 나에게 어떤 일이 일어났던 건지 꿰뚫어본 것도 같았습니다. 그리고 조금씩 그 검은 타르가 벗겨지기 시작했어요. 한 조각씩 저를 다시 조합하기 시작하면서 기운이 돌아오고, 전 다시 제 삶 속으로 들어왔습니다. 이제 타르는 사라졌지만 전 아직 계속 롤링을 하고 있습니다. 그리고 그 타르가 다시 저를 뒤덮지 못하도록 하기로 마음먹었어요.

사랑을 담아,

사라가

모두를 위한 변호인,
자신을 변호하는 법을 배우다

캐롤린 필립스, 57살
검사, 공익 변호사, 맨해튼 비치 노숙인 지원
캘리포니아

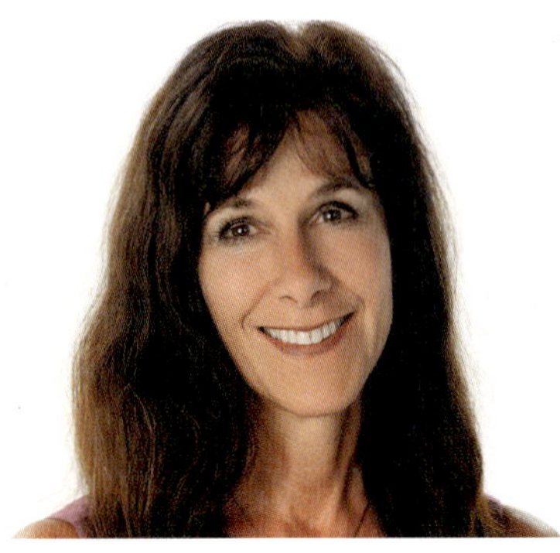

캐롤린은 언제나 힘없는 사람들의 목소리가 되어 주고 억압받는 노동자들을 옹호해왔다.

캐롤린 필립스Carolyn Phillips는 20년 동안 캘리포니아 북부에서 최악의 아동 성추행범을 기소해왔다. 그 기간 동안 그녀는 50건이 넘는 끔찍한 사건들을 도맡으며 악의적인 범죄자들에 의해 학대당하고 희생된 어린이들을 대변했다. 그녀가 딸을 임신한 지 5개월째 되던 1991년, 6살 이하의 네 명의 아이들이 가학적으로 고문당하고 학대당했던 사건을 변호했던 것을 기억한다. 캐롤린은 그중 한 소년이 자신의 고통스러웠던 경험을 진술하게 증언하도록 도와주었다. 그 소년은 법무장관에게 용감한 행동에 대한 훈장을 받았으며, 법정에서는 피고가 99년형을 선고받도록 이끌어 낼 수 있었다.

이런 사건들과는 대조적으로 캐롤린은 포도나무, 사과나무, 크리스마스 나무로 가득한 매혹적인 플레이서빌의 전원에서 자신의 가족들과 함께 살고 있었다. 그러나 이러한 목가적 환경도 일로 인한 심리적 스트레스를 풀기엔 역부족이었고 해를 거듭할수록 캐롤린은 고객의 괴로움을 함께 겪어내야만 했다. "이 강력한 감정적 피로에서 벗어나는 방법은 그저 분리되는 것뿐이었습니다. 요가 같은 것을 할 때도 잠시 일에서 떨어져 있는 것뿐이었죠." 그녀가 말했다. 그녀는 행동 치료 수업을 듣고, 몇 개의 다른 교회에 다녔으며, 토마스 머튼Thomas Merton과 CS 루이스CS Lewis를 읽었다. 하지만 평소 다루는 것들로부터 벗어나 정상화되기 위해 시도했던 이러한 노력들은 그동안 겪었던 괴로움을 크게 변화시키지는 못했다. 그녀가 몸을 회복시키고 스스로를 보살피도록 도와주는 롤모델 도구들을 발견하기까지는 몇 년이 걸렸다.

그녀는 만성 편두통을 겪고 있었다. 이로 인해 며칠 동안 일을 하지 못하거나, 옷 치수가 두 배로 늘어날 만큼 체중이 증가하고, 자신의 가족들에게 화를 쏟아내는 등 급격한 기분의 변화를 겪어야 했다. "나는 내가 맡은 사건을 마치 내가 겪었던 일처럼 다루고자 노력했고, 그 결과 피해자들이 겪었던 고통과 괴로움의 무게를 내 어깨로 짊어지게 되었습니다. 나는 항상 지쳐 있었지만 내가 뭔가 중요한 일을 하고 있으며 이것이 나 자신을 어떤 일이든 해낼 수 있는 특별한 사람인 것처럼 느끼게 해주었습니다." 지금에 와서 추수 감사절과 크리스마스 저녁 식사를 망쳐버렸던 수많은 싸움을 돌이켜보면, 당시 그녀가 가족들을 어떻게 대했는지 죄스럽게 느낀다. 하지만 당시 그녀는 그 싸움이 왜 일어나는지 알 수 없었고 그녀의 직업이 가져다주는 감정적 스트레스가 그녀를 얼마나 압도하고 있었는지 알지 못했다. 그녀는 결코 자신이 바닥을 치게끔 내버려두지 않았다. 그녀의 마음속에는 항상 도움을 필요로 하는 학대당하는 어린이가 있었으며, 자신을 돌아보기 위해 잠시 멈추는 것은 생각도 못할 일이었다. "많은 여성들이 공적 자아를 드러낼 때 자신감 문제를 겪고 있고 거절하는 것을 과하게 두려워하며 잠시 숨을 돌리기 위해 멈추려 하지 않습니다. 만약 그때 제가 스스로를 좀 더 편안하게 내버려두었더라면 훨씬 더 균형을 이룬 채 살 수 있었을 겁니다."

20년 후 끝내 캐롤린의 모든 세계가 한꺼번에 산산조각 나버렸다. 그녀는 남편과 이혼하고 2002년 6월 그녀의 부모님이 가까이에 계시는 캘리포니아 남부로 아이들과 함께 이사했다. 몇 달 후, 그녀는 형사 법률 사무소 일자리를 잃었고 그녀의 남동생 토니가 서른여덟의 나이에 원인 모를 심장 질환으로 숨졌다.

그가 죽은 다음 날, 캐롤린은 은행에서 줄을 서서 기다리다 기절해버렸다. 그녀는 폐렴을 진단받았다. 슬픔과 분노의 맹렬한 공격을 이겨내지 못한 그녀는 폐에 작은 구멍이 날 만큼 약해져버렸다.

그녀는 원래의 삶에서 분리되어 어린아이 같아졌고, 쉽게 상처를 받아 더 이상 강인한 외면을 유지할 수 없게 되었다. 이혼 후 그녀는 자녀들을 양육하려 했지만 집세를 낼 형편이 안 되어 LA 시내에서 가까운 한국인 공익사업소에서 일했다. 이번엔 LA에서 악명 높은 스키드로 지역에 사는 몸이 불편한 노숙인들을 변호하고 마약 중독자와 범죄자 사이에서 그들을 보호하는 일을 하게 되었다. 이상하게 들릴지 모르겠지만 이 일이 그녀가 전에 하던 아이들을 보호하는 일보다는 훨씬 더 스트레스가 적었다.

캐롤린과 나는 아주 우연히 만났다. 그녀는 출근길에 위치한 웨스트 할리우드의 스워브 스튜디오에서 내 요가튠업과 코어 인터그래이션 수업을 듣게 되었다. 주말에 아이들이 아빠와 함께 시간을 보내는 동안 그녀는 내 수업을 듣기 위해 잠시 스워브에 들렀고, 곧 나의 수업에 매료되었고 폐렴도 나을 수 있을 것 같다는 믿음이 생겼다. 캐롤린은 호흡 방법을 연습하며 집 근처 해변을 산책하곤 했고, 자신의 안팎을 천천히 재건하기 시작했다.

캐롤린은 마침내 안정을 되찾은 것 같았고, 2005년 그녀의 두 번째 남편이 될 남자를 만났을 때 이것이 자신이 그토록 간절히 원하던 새로운 시작이 될 것이라고 생각했다. 그녀는 이 생각에 너무나 사로잡혀 그 남자가 모욕적이고 위협적인 말을 내뱉었을 때에도 다시 한 번 진실을 무시해버렸다. 2009년에 결혼하고 신혼여행에서 돌아오기도 전에 현실은 다시 무너졌다. "우리는 빅서에 있었어요. 정말 천국에 있는 것 같았죠. 그리고 그는 내게 제가 우리 결혼식 때 그의 딸에게 얼마나 비판적이었는지 얘기하기 시작했어요. 나는 그가 무슨 말을 하는 건지 알 수 없었고 점점 잠이 들기 시작했어요. 그는 내 옆으로 다가와서 한 손으로 내 두 손목을 움켜쥐고 다른 손으로 마치 그 주먹을 제 목구멍으로 밀어 넣으려는 것처럼 제 입을 내려쳤어요. 손목과 얼굴에 멍이 들었어요."

큰 충격을 받고 두려웠던 캐롤린은 남편의 가혹 행위로 인해 더 자주 편두통을 앓고 고통받기 시작했다. 결혼 후 수개월 만에 요가튠업 강사 수지 니스Suzy Nece의 감정적 요가 수업을 들은 후 캐롤린은 집에 돌아와 남편과 마주쳤다. "난 요가 수업에서 울면서 소리 지르다 왔어. 그리고 이건 다 당신이 내게 한 짓들 때문이야. 왜냐하면 당신에게 학대당한 기억이 나를 가득 채우고 있기 때문에!" 남편은 간단하게 자신은 그녀를 학대한 적이 없다고 대답했다. 기절할 것 같았던 캐롤린은 안전을 염려한 친구들의 조언에 따라 아이들과 함께 집을 나왔다. 곧 그들은 이혼했다.

그녀는 당시 7살이었던 막내아들과 함께 치료를 받기로 했다. 자신이 왜 그 모든 경고 신호를 무시하고 자신을 괴롭히던 사람과 결혼하려 했는지 근본부터 알고 싶었기 때문이었다. 그녀는 가정 폭력의 혼란스러운 환경에 아들을 노출시킨 것이 부끄러웠다. 역설적이게도 이것은 그동안 그녀가 지키고자 했던 어린 피해자들이 겪었던 상황과 닮아 있었다. 이 사실이 그녀에게 큰 경종을 울렸고, 이전에 나와 함께 했던 수업을 다시 시작해야겠다고 결심했다. 그해 그녀는 나와 함께 사흘 동안 코어 이머젼Core Immersion 코스를 듣고 요가튠업 강사가 되기 위한 7일짜리 트레이닝에 참석했다. "나는 내 손자와 자식들에게 의미 없는 말만 반복하는 늙은이가 되고 싶지 않았어요. 현명한 사람이 되고 싶었어요. 그러기 위해선 내 행동의 근원부터 알아야 했어요. 그렇지 않으면 나는 곧 또 그러한 행동을 반복하게 될 것이라고 생각했습니다." 그녀가 말했다.

그녀는 코어 이머젼 코스에서 롤모델 볼을 처음 만났다. 캐롤린은 자신의 몸, 특히 고관절 깊은 곳에서 테라피볼을 통해 느낀 '충격과 공포'의 감각에 놀라움을 금치 못했다. 그녀는 테라피볼이 자신을 천천히 열어주는 방법을 이내 알게 되었다. 그녀는 두려움에 사로잡히지 않고 스스로에게 수년간 쌓아왔던 분노와 슬픔을 경험할 수 있는 기회를 만들어주었다. 의미와 목적을 두고 자신의 심리적 고통을 헤쳐나가기 시작했으며, 어떤 생각이나 감정이 떠오르건 간에 호흡하며 그 순간에 머물고자 했다. 그녀는 자신의 파워를 다시 되찾은 것 같은 기분이 들었다. 테라피볼이 그녀를 다시 일어설 수 있도록 도와줄 것이라 확신했고, 이 도구가 자신의 마음을 다잡도록 도와준 것에 깊이 감사하게 되었다. "그 남자로 인해 나와 아이들은 너무 많은 시간과 열정을 낭비했습니다. 롤모델로 인해 내가 돌아갈 수 있는 기회를 얻은 것 같았죠. 말할 것도 없이 나는 더 많은 에너지를 갖게 되었어요. 이제 항상 마셔야 했던 와인도 필요 없습니다." 그녀가 윙크하며 말했다.

캐롤린에게 롤모델 방법은 한평생 달고 살았으며 감정적 스트레스를 겪는 동안 더욱 심해졌던 만성적 편두통을 즉각적으로 고쳐주었다. 편두통을 고치기 위해 마사지사에게 깊은 마사지를 받곤 했지만 그녀의 편두통은 머리, 목, 윗등을 비롯한 여러 부위로 위치를 옮겨 다녔기 때문에 마사지는 일시적인 효과만 안겨줄 뿐이었다. 그녀는 이미 꽉 짜인 스케줄 속에 시간과 돈을 낭비하고 싶지 않았다. 주로 편두통은 새벽 3, 4시쯤에 시작되었으며 그녀는 아침까지 잠들지 못하고 침대에 누워 고통스러워했다. 하지만 지금은 침대에서 나와 바닥에 누워 테라피볼로 통증이 스며드는 구석구석을 고통이 사라질 때까지 마사지하고 다시 잠에 든다. 그녀는 오리지널 요가튠업볼의 팬이 되었다. 눈썹 사이에 볼을 두고 마사지하는 것이 더없이 행복하게 느껴진다.

또한 캐롤린은 편두통을 감소시킬 때뿐만 아니라, 고관절 바깥쪽을 마사지할 때도 볼을 사용한다. 이상근, 중둔근과 같이 긴장되어 있는 근육들을 풀어주어 가동범위를 향상시키면, 그녀가 좋아하는 요가 자세를 좀 더 편하게 수행할 수 있다.

볼을 사용하여 수년간 단단했던 몸이 이완되자, 복귀할 수 없을 것 같았던 삶으로 돌아갈 수 있다는 자신감을 느꼈다. 그녀는 테라피볼을 통해 어려움에 맞섰을 뿐 아니라 마침내 다시 태어난 것이다. 그녀는 가방에 여분의 테라피볼을 챙겨다니며 일상적 스트레스를 호소하는 동료, 상사, 법원의 집행관들에게 그것을 건넨다. 요가튠업 강사 훈련을 통해 배운 바닥에 누워 척추를 따라 볼로 마사지하는 방법을 알려주기도 한다. "모두들 매우 쉽게 관심을 가졌고 롤링을 한 순간 모두 '아!' 하고 감탄했죠." 그녀는 행복하게 말했다.

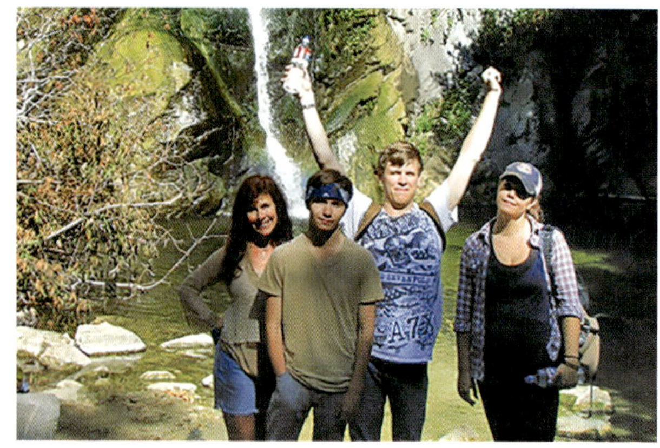

캐롤린은 정기적으로 그녀의 아이들과 등산을 한다. 그들은 인생의 과제들을 함께 헤쳐왔다.

그러나 가장 큰 기쁨 중 하나는 롤모델 방법을 자신의 아이들과 공유하고, 스스로를 돌보며 그녀가 느꼈던 자신감을 그들에게도 맛볼 수 있도록 하는 것이었다. 막내아들은 그녀의 두 번째 결혼 후 우울증에 시달렸고 의사들은 항우울제 복용을 제안했지만 캐롤린은 나와 수련하며 깊은 장기의 움직임이 감정적 요소와 관계 있다는 것을 배웠으며 그것을 아들에게도 적용해보기로 했다. 코어져스볼이 없었기 때문에 대신 돌돌 만 수건으로 아들이 배를 마사지하도록 알려주었다. 그것은 어떤 약도 복용할 필요를 못 느낄 만큼의 강력한 경험이었다. 얼마 후 그가 단핵구증에 걸렸을 때도 고관절 주변을 오리지널 테라피볼로 롤링해 많은 도움을 받기도 했다.

한편 캐롤린의 딸은 USC에 입학하여 유명 합창단의 일원이 되었다. 그녀는 노래 부르는 것을 좋아했지만 그 부담감은 캐롤린이 그랬던 것처럼 딸에게도 편두통을 일으켰다. 캐롤린은 자신을 편두통으로부터 벗어나게 해줬던 롤링 기술들을 딸에게도 알려주었고, 그녀 또한 노래하는 기쁨을 되찾을 수 있었다. 마지막으로 그녀의 장남은 최근 대학을 졸업하고 새 일자리를 구하기 위해 다른 도시로 이사한 후 과도한 스트레스로 인해 등 통증과 목의 긴장을 호소했다. 캐롤린은 그에게 테라피볼과 사용법이 담긴 DVD를 보내주었다. 여느 아이들이 그런 것처럼 그녀의 아이들 역시 처음엔 엄마의 조언에 약간 반감을 가졌지만 결국 엄마의 가르침을 따랐고 종종 그녀의 수업에 참석하기도 했다. 마치 따뜻한 잠옷과 치킨 스프처럼 테라피볼 또한 아이들을 돌보는 데 없어서는 안 될 부분이 되었다.

캐롤린의 가장 큰 돌파구는 수십 년간 자신의 몸과 마음을 바쳐 알게 된 이 지식을 의심할 여지없이 타인을 돌보는 데 적용할 수 있게 된 것이다. 그녀는 롤모델 메소드를 배우는 것이 신체적, 감정적, 정신적으로 필요한 것을 얻는 가장 중요한 요소 중 하나라고 믿으며, 앞으로 자신의 가족, 친구, 동료들 또한 같은 방식으로 각자를 돌볼 수 있도록 도울 수 있다는 사실에 행복하다.

나의 소울 롤링에 대하여

앞서 언급했듯 롤모델 볼을 여러 번 직접 사용하면서 정서적 이완 효과를 경험했다. 나는 기분 전환을 위해 다른 방법들 대신 롤모델 볼을 선택한다. 화학적 흔적을 남기는 약품을 사용하기보다 내 몸에 긍정적인 부작용을 낳는 것을 선택하려 한다. 나는 20대 초반에 식이 장애와 싸우면서 몇 가지 다양한 항우울제를 시도해보았다. 마지못해 그 약들을 몇 달 이상 복용했다. 흥미롭게도 약물을 복용하는 동안 파괴적인 식습관을 고치지는 못했지만, 고맙게도 궁극적으로는 약물의 도움 없이 나만의 방식으로 치유할 수 있게 되었다.

그 당시를 되돌아보면 식이 장애의 사망률이 그 어떤 정신 질환으로 인한 사망률보다 높았기 때문에 그에 대한 염려로 의사가 약을 처방해주었다는 사실에 감사한다.* 그러나 나는 나만의 방법으로 정서적, 신체적 화학 작용을 탐구했다. 나는 내 고난의 뿌리를 알고 싶었고 나만의 길을 찾기 위해서는 맑은 정신을 유지해야 했다.

이 이야기는 가장 최근에 내가 겪은 상처와 승리에 대한 것이다.

* Patrick F. Sullivan, *American Journal of Psychiatry* 152, no.7(1995):1073-74

어머니가 된다는 것:
상실을 극복하고 돌아갈 길을 찾는 것

2002년에 나는 첫 아이를 임신하게 되었다. 그때 나는 마흔이었고 남편과 내가 임신을 계획하자마자 바로 아이가 생겼다. 당시 내 나이를 감안해 나의 주치의(그리고 나의 두려움)는 내게 CVS(융모막융모샘플링) 검사를 추천했고, 13주차에는 아이의 건강을 확인하기 위한 침습 유전 검사를 권유했다. 그 검사는 순조롭게 진행되지 않았다. 검사 과정에서 의사는 나의 자궁과 세포막을 손상시켰다. 그 결과 나는 치료를 위해 두 달간 침대에 누워 지내야 했다. 괜찮아질 거라 믿었지만, 그렇지 못했다. 내가 잠을 자고 있는 동안 자궁막이 파괴되었고, 완벽하게 건강했던 소년은 임신 20주차에 목숨을 잃고 말았다.

나는 산후조리 병동에 이틀 간 입원해 있었다. 내 생에 가장 큰 상실감에 휩싸여 있을 동안 옆방에서 새로 태어난 아이의 울음소리를 들어야만 했다.

내 상처는 끝날 줄 몰랐다. 어떤 말도 나를 위로할 수 없었고 어떠한 기도로도 후회, 그리고 계속해서 되뇌이는 '만약에'라는 가정을 멈출 수 없었다. 나는 분노했고, 희망을 잃었으며, 어찌할 수 없을 만큼 절망적이었다. 믿었던 의사가 내게 저지른 실수로 인한 분노를 멈출 수 없었다. 그러나 의사를 탓한다 한들 내 아이가 돌아올 수는 없었다. 나는 숨이 막혔다. 희망으로 가득 찬 세 달, 의심으로 가득 찬 두 달을 보낸 후 나는 내 자신과 미래를 잃고 텅 비어 있었다.

한 줄기 희망을 찾아 헤매었지만 결국 아무 것도 존재하지 않는다는 것을 알게 되었다. 그건 내 안에서 무너져버린 희망이었다. 내가 다시 희망을 되찾을 수 있는 방법은 새 아이를 위해 나의 몸을 새로이 건강하게 만드는 것뿐이었다. 새 아이가 생길 수 있을 만큼 건강하고 균형 잡힌 환경을 만들어야 했다. 이 시련을 겪는 동안 남편은 다정하고 헌신적으로 나를 계속 지지해주었다. 그는 친구들이나 친척들이 전하는 안부를 대신 받아주었다. 대신 전화를 받아주고 병원비를 수납하면서 내가 다른 것에 신경쓰지 않고 다시금 상처받지 않도록 배려해 주었다. 침대에 누워 지내는 동안 그는 우리의 침실을 내가 영화를 보거나 침대에서 사무를 볼 수 있도록 바꿔주기도 했다. 그는 나를 위한 음식을 가져다주었다. 우리는 함께 울었다. 그는 그때도 지금도 나의 단단한 바위이고 닻이었다.

침대에 누워 쉬는 동안 나는 샤워도 하고 화장실도 가고 하루에 한 번씩 일어나 계단도 오르내렸다. 집 안에 감금된 것처럼 느껴졌지만 더 이상의 상처를 겪지 않기 위한 것이라는 전문가의 조언을 따르기로 했다. 나는 내 롤모델 볼을 침대로 가져와 그것들을 내 목, 어깨, 턱, 허벅지, 종아리 위에 조심히 올려놓고 달팽이처럼 천천히 움직이거나 그저 지그시 누르고만 있었다. 볼은 내게 안도감을 주고 더 이상 무력해지지 않도록 해주었다.

이 상실 이후 나는 몇 개월 동안 방치해두었던 내 몸 구석구석을 다시 들여다보아야 했다. 이상하게도 마음은 아팠지만 내 몸은 어떤 지속적인 통증이나 고통도 없었다. 내 자신과 연결된 느낌이 꽤 약해진 것 같았지만 관절이나 근육에는 크게 이상이 없었다. 새로운 의사에 따르면 나의 몸 상태는 수개월 내에 다시 임신할 수 있을 만큼 건강했으며, 나는 이 사실에 감사했다. 지난 수년간 롤모델 볼로 지속해온 셀프케어, 움직임, 운동, 건강에 대한 나의 접근법 덕분에 비교적 육체적 고통은 덜 했으리라 짐작한다. 내 몸에 차곡차곡 탄력성을 저장해왔고, 이를 강제로 중단했던 시간이 나의 전반적인 건강을 완전히 해치지는 못했다.

퇴원하고 하루 이틀 후 수련실에 혼자 누워 다시 롤모델 볼 마사지를 하기 시작했던 때를 기억한다. 나는 볼을 몸에 대고 조심스럽게 움직였다. 볼은 부드럽게 약해진 내 몸으로 들어왔고, 나는 파르르 떨며 울기 시작했다. 비록 육체적 고통을 느끼지는 않았지만 지난 다섯 달 동안 내 몸 전체는 엄마가 되기 위한 꿈을 붙잡고 있었고, 내 마음은 찢어지는 것 같았으며, 몇 달 동안이나 그동안 겪었던 슬픔을 몸으로 표현할 수 없었다. 내 비통함은 꽉 막힌 채 내 안에 잠겨 있었다. 볼은 감정적 아픔을 해소하는 눈물을 흘릴 수 있도록 수도꼭지를 열어주는 듯했다. 내 몸은 이러한 자극이 필요했으며, 볼을 통해 스스로 천천히 감정을 발산할 수 있었다. 볼은 나를 진정시켰고 구해주었다.

어머니가 되고자 했던 나의 소망은 한시도 마음에서 떠나지 않았고, 자궁과 여타 조직들이 정상을 되찾자마자 다시 시도할 준비가 되어 있었다. 유산 후 다시 아이를 갖고자 하는 어머니는 여러 국면에서 불쾌한 냄새를 맡는 듯한 감정의 스펙트럼을 느껴본 적이 있을 것이다. 다시 아이를 갖고자 하는 우리의 소망은 종종 고통과 고난, 이겨낼 수 없는 절망으로 가득 차 있다. 이 도전의 매 순간에 나와 내 남편은 때때로 가까워졌다 멀어졌다 했지만 이루지 못한 소망 하나만은 공유하고 있었다. 부모가 되는 것. 우리는 가족을 만들기로 결심했다. 나는 마흔하나, 그는 마흔일곱이었다.

그 후 한 달 동안 나는 체력을 키우고, 다시 강의를 시작하고, 이 책을 집필하며 친구 켈리 스타렛과 함께 '트리트 와일 유 트레인Treat while You Train'이라는 비디오를 만드는 등의 큰 프로젝트를 맡았고, 우리 강사팀을 돕는 데 전념했다. 이 모든 새로운 일거리들로 인해 나는 보다 긍정적인 방향으로 주의를 환기시키고 관심을 쏟을 수 있었다. 그리고 2013년 6월 샌프란시스코에서 지도자 교육을 진행하면서 내가 다시 임신했다는 사실을 알게 되었다. 유산 후 꼭 열 달이 지난 후였다. 그리고 나는 부모가 될 수 있는 두 번째 기회를 맞은 기쁨과 설렘을 안고 이 책을 써내려갔다.

감사하게도 두 번째 임신은 완전히 별 탈 없이 진행되었다. 사실은 이 책의 1,000장이 넘는 시퀀스 사진들은 내가 임신한 지 11주차에 촬영되었다(출판사 빅토리 벨트의 편집자는 내가 임신한 사실을 전혀 몰랐다). 나는 이 책을 쓰면서 활발히 강의를 주최하며 전 세계 이곳저곳을 돌아다녔다. 〈폭스 뉴스〉, 〈굿모닝 아메리카〉, 〈오프라 윈프리 네트워크〉, 〈아메리카 나우〉 등을 비롯한 여러 매체에 출연하거나 기사가 실리기도 했다. 또한 내가 가장 힘들었던 시절 나를 도와주었던 친구들과 함께 건강한 임신에 대한 웹 세미나도 만들었다. 나는 첫 번째 임신에서 배운 것들과 다시 건강을 회복하기 위해 했던 노력들, 그리고 산전 건강을 위한 모든 노력들을 공유하고 싶었다. 웹 세미나를 통해 나의 슬픔과 이야기를 타인에게 털어놓을 수 있었다. 크리에이티브라이브의 제작진과 이

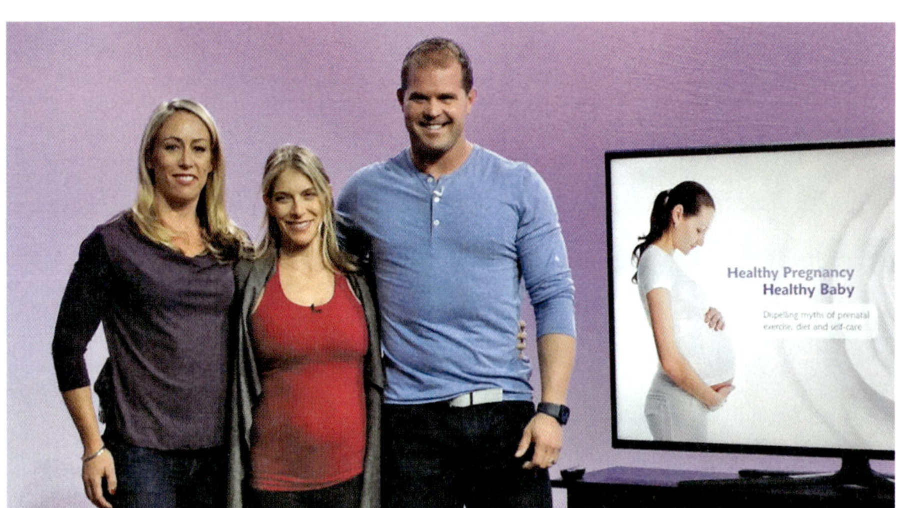

롤모델 메소드와 나의 롤모델인 두 사람 줄리엣 스타렛, 켈리 스타렛과 함께.

* "Healthy Pregnancy, Healthy Baby: Dispelling Myths of Prenatal Exercise, Diet and Self-Care" webinar, www.creativelive.com/courses/healthy-pregnancy-baby-jill-miller

틀짜리 웹 세미나를 기획하고 임신 5개월 차에는 샌프란시스코에서 이틀 연이어 그 내용을 촬영했다.

나는 이 세미나에 '건강한 임신, 건강한 아기: 출산 운동, 다이어트, 셀프케어에 대한 오해 버리기'*라고 이름 지었고 나의 친구들인 케이티 보우만, 켈리와 줄리엣 스타렛, 에스터 고케일, 이든 프롬버그Eden Fromberg, 사라 프라고소Sarah Fragoso에게 그들의 지혜를 나눠줄 것을 부탁했다. 이 전문가 집단은 여성들이 임신 중, 그리고 그 이후 자신의 신체에 대해 신뢰를 쌓을 수 있도록 새 패러다임을 제시했다. 나는 롤모델을 통한 수많은 셀프케어 기술과 임신을 통해 겪었던 나의 이야기를 공유했다.

내 딸은 출산 예정 시간보다 딱 여섯 시간 늦게 태어났다. 이 아이는 나에게 형언할 수 없는 기쁨을 가져다주었고, 한 번도 느껴보지 못했던 감정을 느끼게 해주었다. 나는 어머니가 될 수 있는 기회를 얻게 된 것, 부모가 되었다는 것에 매우 감사한다. 간호사, 주치의, 산후 도우미 모두 나의 출산이 마치 두 번째 혹은 세 번째 아이를 낳은 것 같았다고 묘사했다. 아이를 낳을 때 나의 편안함과 속도는 내 딸 라일라의 탄생을 위해 만들어둔 신체 환경과 관련이 있다고 확신할 수 있다. 나는 임신 중에 꾸준히 롤모델 볼을 사용한 것과 일찍 진통이 시작된 것이 쉽게 출산할 수 있었던 큰 비결이라고 믿는다.

임신과 유산 과정 동안 위로와 지원이 절실히 필요했다. 그 기간 중 낮과 밤의 3분의 1을 혼자 이동하며 보내야 했기 때문에 매일 남편의 위로를 받지 못했기 때문이다. 즉각적으로 기분을 한결 낫게 해주었던 볼을 가지고 다닐 수 있어서 감사하게 생각한다. 이 볼은 내가 심리적으로 잘 대처할 수 있게 해주었고 더 큰 문제가 발생하기 전에 통증과 고통을 가라앉혀주었으며 운동 전에 몸을 준비시켜주고 나의 스트레스를 어루만져주었다. 이 볼은 모성을 향한 나의 여정의 동반자로서 내가 새롭게 맡은 엄마 역할을 잘

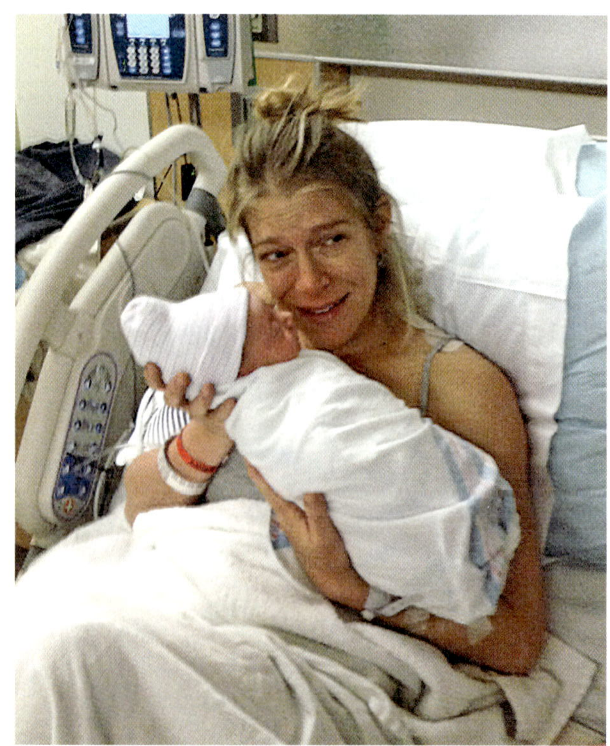

2014년 2월 27일 아침 6시 32분, 11시간의 진통 끝에 라일라 아이리스 포스트(Lilar Iris Faust)가 세상에 태어났다.

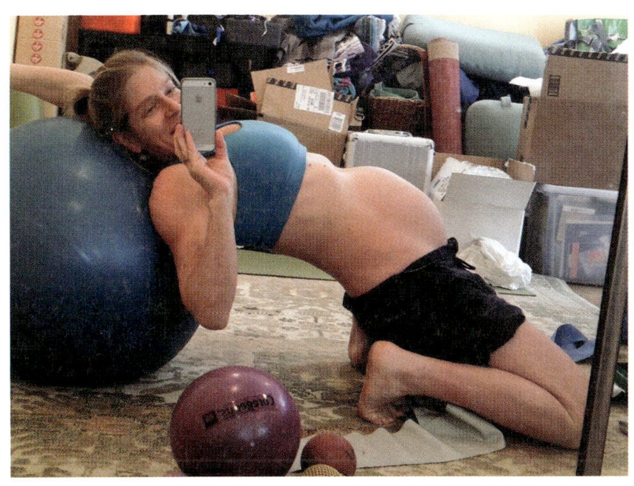

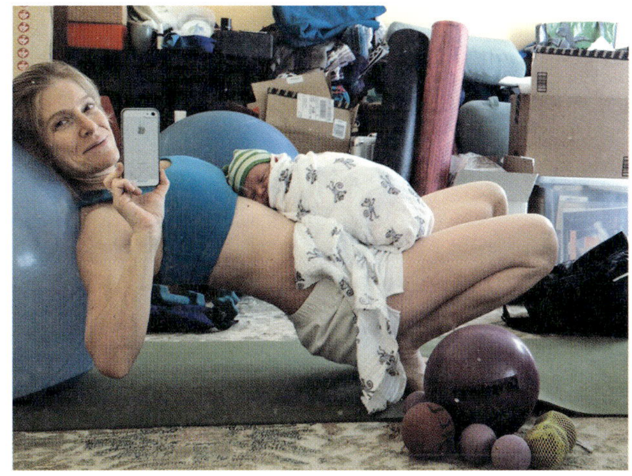

왼쪽 사진은 진통이 시작되기 불과 7시간 전에 찍은 사진이다. 나는 임신 기간 중 매일 롤모델 볼을 사용하며 셀프케어 운동을 했다. 오른쪽 사진은 라일라가 태어난 지 일주일 후에 찍은 사진이다. 물론 나는 출산 후에도 계속해서 롤링을 하고 있다.

수행할 수 있도록 계속해서 도와줄 것이라 믿는다.

돌봄을 필요로 하는 마음에 깊은 셀프마사지가 심리적 안정을 가져다준 것은 나의 경우에만 국한 된 것이 아니다. 나와 함께하는 많은 학생들이 롤모델 볼을 사용하여 자신을 위로하고, 현재 마음 상태를 알아차리며, 스스로와 소통하고 있다.

롤모델 볼은 스스로에게 애정, 친절, 보살핌을 선사할 수 있는 아주 확실한 방법이다. 이 볼은 필요할 때 언제 어디서나 내 옆에 있어주는 친구와 같은 존재가 될 것이다.

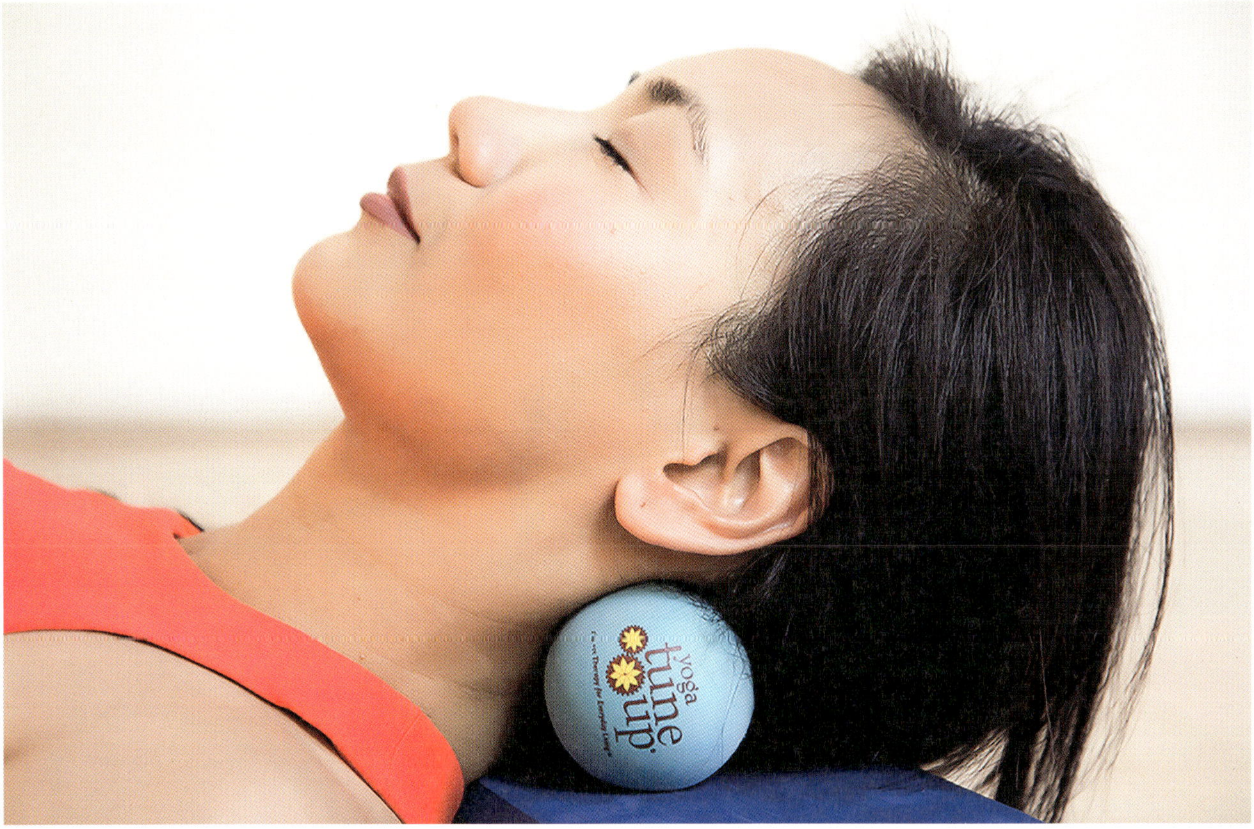

리사 하이필드Lisa Highfield는 버려지고 방치된 아이들을 입양한 가족을 주로 상담하는 카운셀러이다. 그녀는 혼란스러운 가정을 아이들이 잘 살아갈 수 있는 평화로운 공간으로 변화시키기 위해 노력하고 있다. 그녀는 상담 기술 외에도 이 책에 소개된 모든 방법들을 동원한다. 그녀는 내게 최근 자살 시도 경험이 있는 어린이와 10대들에게 테라피볼을 소개했을 때 겪었던 긍정적인 변화들을 알려주었다. 반복적 자해 행위란 날카로운 물건으로 자신의 피부를 고의적으로 자르는 행위로써 위험하게나마 감정적 고통, 격렬한 분노 및 좌절감에 대처할 수 있게 해준다. 주로 청소년들은 손목, 팔, 발목, 허벅지 등을 긋는다. 이 행위를 통해 정서적 대가 또는 일시적으로 기분이 나아지는 효과를 얻게 된다. 일시적이지만 그들의 긴장을 완화하는 안정감, 안도감, 기분전환이 일어난다. 비록 즉시 죄책감, 수치심, 고통스러운 감각의 대가가 뒤따르지만 이것은 중독성이 강한 습관이다. 이는 자살 시도와는 다르지만 결과는 치명적일 수 있다.

리사 하이필드, 35살
아동 및 청소년 상담사, CYC 창립자,
힐링하트 전무이사
런던, 온타리오, 캐나다

질에게,

저는 15년간 자해하는 아이들을 위해 일하고 있습니다. 트라우마를 견뎌왔거나, 입양되었거나, 학대당한 경험이 있는 아이들의 가정을 위해 일 하다보면 종종 자해하는 아이들을 만나게 되곤 합니다. 이 아이들은 위기에 처해 있고 상상하기 어려운 경험들을 겪어왔습니다. 그들의 두뇌는 성인과 같은 방식으로 작동하거나 사고하지 않으며 일반적으로 자해와 같은 위험한 방식에 의존합니다.

자해는 자신이 느끼는 것을 표현하기 위한 언어나 의식이 없기 때문에 발생하는 '행동화' 행위입니다. 트라우마나 거절당한 경험(이혼이나 학대)을 겪은 아이들은 고통에 둔감해지고 자신들의 감정을 완전히 차단할 수도 있습니다.

일부 어린이들은 자신을 보호하기 위해 트라우마를 겪었던 사건과 자신을 분리하고 또 많은 경우 그들의 트라우마를 자신의 몸에 계속 감춰두고 있게 됩니다. 그 상처를 회복하기 위해 그것을 다시금 들추는 것은 매우 힘겨운 일입니다. 따라서 자해하는 10대 청소년들은 그 트라우마를 다시 들추지 않으며 무의식적으로 두려움과 분노를 표현하는 것입니다. 고통에 둔감해진 아이들은 단순히 무언가를 느껴야만 합니다. 어떤 이들에겐 강한 육체적 감각을 느낌으로써 자신의 감정적 고통을 잊기도 합니다.

자해하는 아이들은 무언가를 내면화하고 스스로를 비난하거나 그들의 분노를 자신에게 돌리게 됩니다. 나와 함께하는 아이들은 자신을 돌아보고, 고통을 느끼고, 자신이 얼마나 대단한 존재인지를 깨달을 필요가 있습니다. 자신을 사랑하는 법을 알게 되면, 그들은 자신의 분노와 육체적으로 거부당했던 경험을 내려놓고 앞으로 나아갈 수 있습니다.

이 아이들을 도우며 적절한 상담과 함께 사용한다면 요가튠업 테라피볼이 훌륭한 도구로 작용할 수 있다는 것을 알게 되었습니다. 테라피볼은 아이들이 감정을 표현할 수 있게 해주는 안전한 발판이 됩니다. 그다음 아이들과 함께 낮아진 자존감에 대해 이야기하고 긍정적인 자기 대화를 자주 할 수 있는 능력을 길러주면서 자신을 학대하게 만들었던 기분에 직면할 수 있게 해줍니다. 자해하려 할 때 테라피볼을 통해 자신의 몸을 느끼며 본인이 지금 무슨 행동을 하고 있는지 깨달을 수 있습니다.

아이들의 자해는 그들이 스스로 설명할 수 없는 고통을 사람들에게 보여주고자 하는 신체적 표현 방법입니다. 자신의 고통을 이해하고 표현하는 방법을 알게 된다면 요가튠업볼을 통해 안전하게 자신의 상처와 연결될 수 있습니다. 자기존중감이 향상된 아이들은 면도날보다는 테라피볼을 더 찾게 될 것입니다. 어른들이 부정적 감정을 해소하기 위해 체육관을 찾거나 산책을 나서는 것과 같습니다.

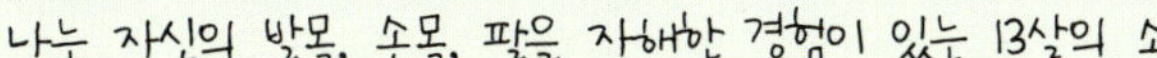

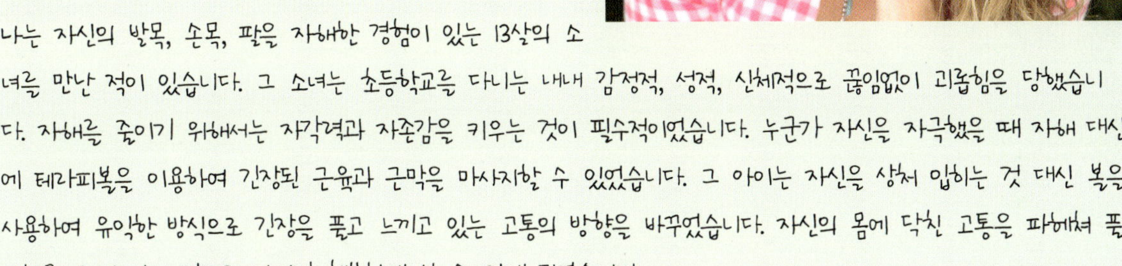

나는 자신의 발목, 손목, 팔을 자해한 경험이 있는 13살의 소녀를 만난 적이 있습니다. 그 소녀는 초등학교를 다니는 내내 감정적, 성적, 신체적으로 끊임없이 괴롭힘을 당했습니다. 자해를 줄이기 위해서는 자각력과 자존감을 키우는 것이 필수적이었습니다. 누군가 자신을 자극했을 때 자해 대신에 테라피볼을 이용하여 긴장된 근육과 근막을 마사지할 수 있었습니다. 그 아이는 자신을 상처 입히는 것 대신 볼을 사용하여 유익한 방식으로 긴장을 풀고 느끼고 있는 고통의 방향을 바꾸었습니다. 자신의 몸에 닥친 고통을 파헤쳐 풀어놓음으로써 다시 앞으로 나아가 행복하게 살 수 있게 되었습니다.

자신의 자녀가 자해한다는 것을 알았을 때 그 행동을 자신이 부모로서 자질이 없다는 의미로 받아들여서는 안 됩니다. 나는 이들에게 아이들을 도울 수 있는 전문가를 찾도록 조언합니다. 대부분의 경우 아이들은 (부모가 아닌) 제3자에게 더 쉽게 이야기를 털어놓습니다. 또한 요가튠업 강사에게 도움을 받거나 개인 수업을 통해 자신의 신체와 연결하고 스트레스를 풀며 횡격막의 긴장을 내려놓고 신경계를 진정시키는 방법을 배우는 것을 권합니다. 나는 이 부모들에게 자녀들이 '분노하거나 슬프거나 두려울 때 테라피볼을 사용하도록 격려하고 그들에게 공간을 마련해주고 그들의 감정을 존중하도록' 북돋을 것을 권합니다.

가족을 전체적인 관점에서 바라보고 각 가족 구성원들이 자신의 행동에 책임을 질 수 있도록 격려하는 것이 중요합니다. 나는 부모들에게 '스스로가 훌륭한 부모라는 사실, 최선을 다하고 있으며 그것으로도 충분하다는 사실'을 기억하라고 조언합니다.

내게 이 도구를 소개시켜주셔서 감사합니다.

리사

"자기 자신을 포함시키지 않는 자비는 불완전하다."

— 붓다

11 그다음엔? 툰업 피트니스 교정 운동

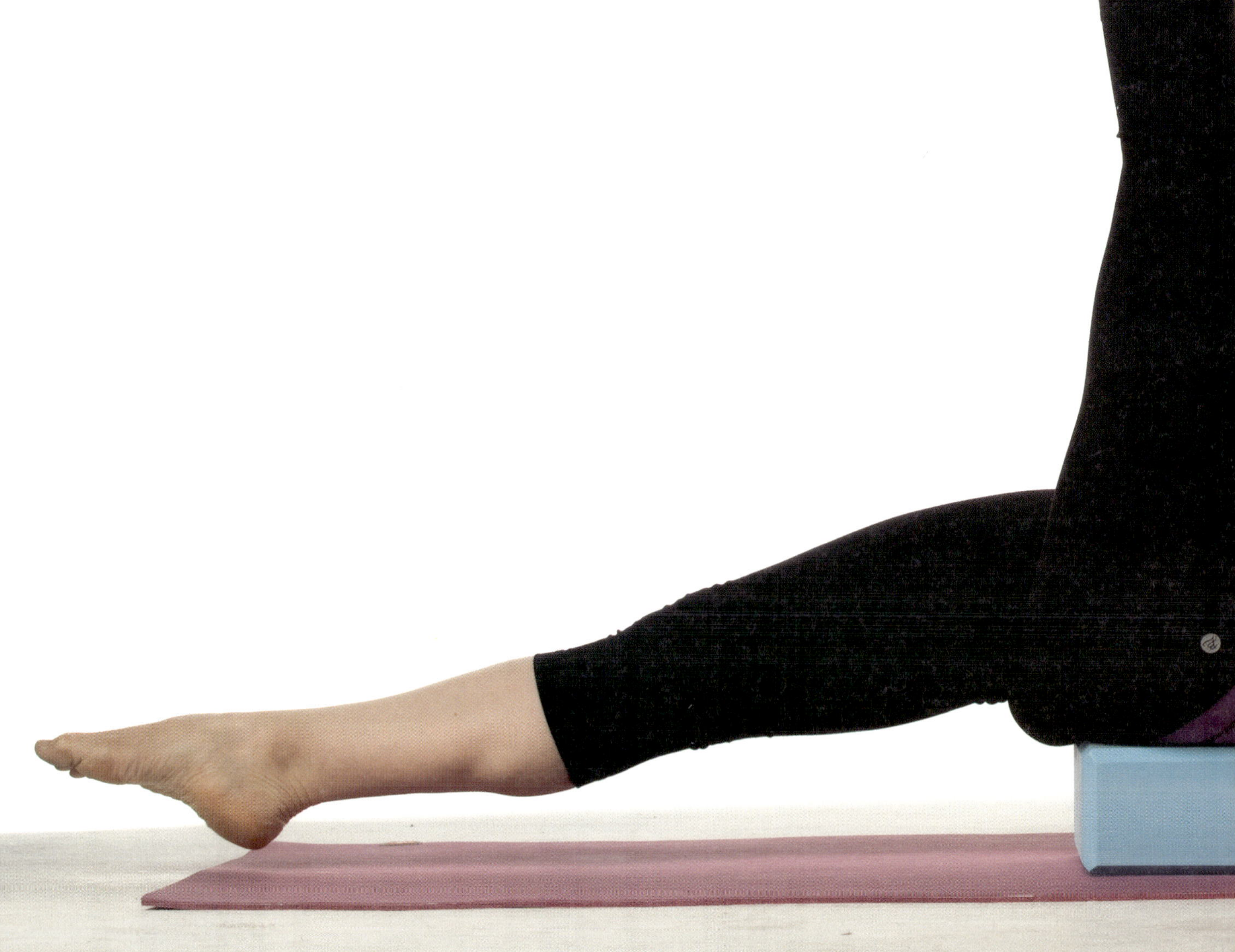

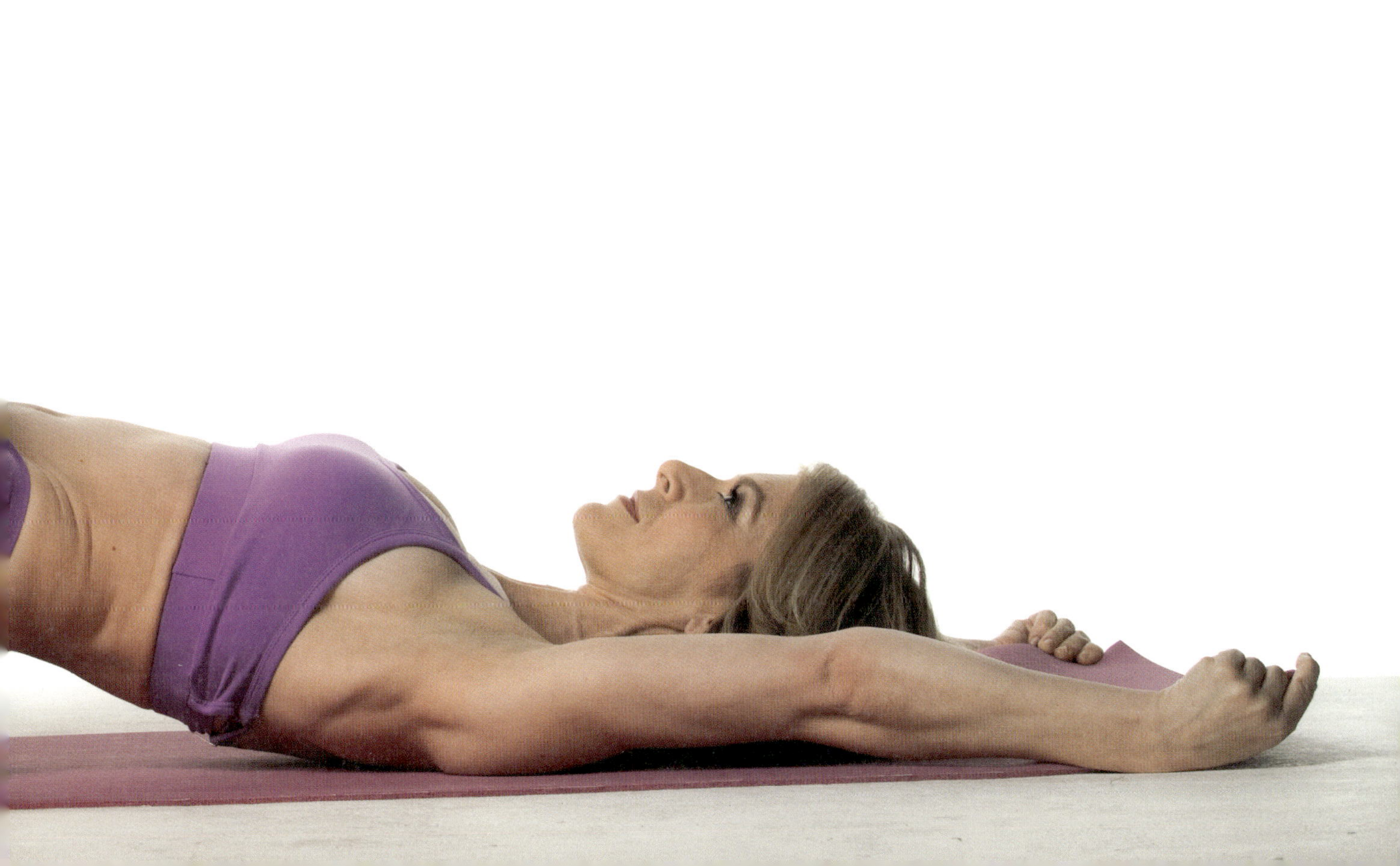

지금까지 배운 모든 롤링법, 블라인드 스팟의 치유, 신체 부위의 자각은 셀프케어를 위한 새로운 기반을 형성한다. 이러한 연부 조직 관리를 통해 자신의 몸이 얼마나 나아졌는지 경험하기 시작하면 다시 그 전으로 되돌아갈 수 없다. 갑자기 며칠 동안, 혹은 몇 주 동안 칫솔질도 치실도 하지 못하게 된다면 어떤 기분일지 상상할 수 있는가?

롤모델 메소드를 열심히 수행하다보면 당신의 몸은 저 안에서부터 밝게 빛나기 시작해 브라이트 스팟bright spot으로 가득 차게 된다. 이것을 위해서는 정기적으로 몸 구석구석을 돌보아야 한다. 몸이 새로운 상태에 적응함에 따라 기존에 어떻게 고통과 기능 장애의 서식지가 되었는지 또한 궁금해질 것이다. 긴장, 고통, 불안을 내려놓기 위한 방법뿐만 아니라, 신체를 균형 잡히게 발달시켜줄 포괄적인 셀프케어 방법들 또한 알고 싶어질 것이다. 이것은 생활 방식 전반을 개선시켜야 하는 유기적 과정이다. 더 이상 자신의 몸에 어떤 일이 일어나고 있는지 방관하지 말고 열린 몸과 마음으로 당당하게 앞으로 나아가야 한다.

우리는 이미 이것을 경험하였다. 스스로 연부 조직을 관리하는 것은 하루하루의 건강과 움직임에 필수적인 영양소이다. 통증과 고통이 일상생활의 일부가 되는 것을 막아주며 몸 안팎을 변신시켜주는 한 가지(중요한) 요소이다. 하지만 롤링만으로 충분하지 않다. 나머지 세부 정보들은 이 책에서 다룰 수 있는 범위를 벗어나지만 나는 이 개념만은 꼭 알려주고 싶다. 몸 안의 모든 것은 연결되어 있다. 당신이 하는 모든 움직임과 당신이 내뱉는 모든 호흡은 몸의 구조 및 전반적인 건강에 영향을 미친다. 스스로를 강하게 만들어주는 선택을 할 수도 있지만, 반대로 무너뜨리는 선택을 할 수도 있다. 일상적인 운동과 움직임 수련 속에서 자신을 단련하고 보다 나은 상호 관계를 쌓아나갈 것을 선택해야 한다.

볼 너머:
롤링을 보완하기 위한 훈련

이 과정의 다음 단계이자, 롤링을 보완하는 방법은 바로 신체 운동을 수용하고 해로운 움직임 습관과 몸의 정체를 거부하는 것이다. 시도해볼 수 있는 운동과 신체적 수련 방법들이 많이 있지만(이 장의 마지막에 소개할 것이다) 기본적으로 나는 내가 개발한 다른 훈련 프로그램을 소개할 수 있음을 기쁘게 생각한다. 우리 회사인 툰업 피트니스 월드와이드는 볼을 이용한 마사지법을 교육하는 것뿐 아니라 가동성, 컨디셔닝, 일상적 자세, 스트레스 감소를 위한 습관을 개선하는 것 등을 기반으로 만들어졌다.

지난 20년간 나는 이 책에서 다룬 바 있는 연부조직 작업을 보완하기 위해 여러 가지 피트니스 기반의 프로그램을 개발해왔다. 요가툰업, 코어져스, 트리트 와일 유 트레인, 이퀴녹스 피트니스 클럽의 Rx 시리즈The Rx Series at Equinox Fitness Clubs, 롤모델 테라피볼 트레이닝Roll Model Therapy Ball training, 요가툰업 해부학YTU Integrated Embodied Anatomy과 같은 건강을 위한 복합 프로그램들이 바로 그것이다. 나는 이 프로그램들을 직접 경험해보기를 추천한다. 여의치 않다면 피트니스 프로그램을 위해 인체역학을 진지하게 고민하고 건강한 움직임 기술을 가르치는 곳을 찾아나설 것을 추천한다.

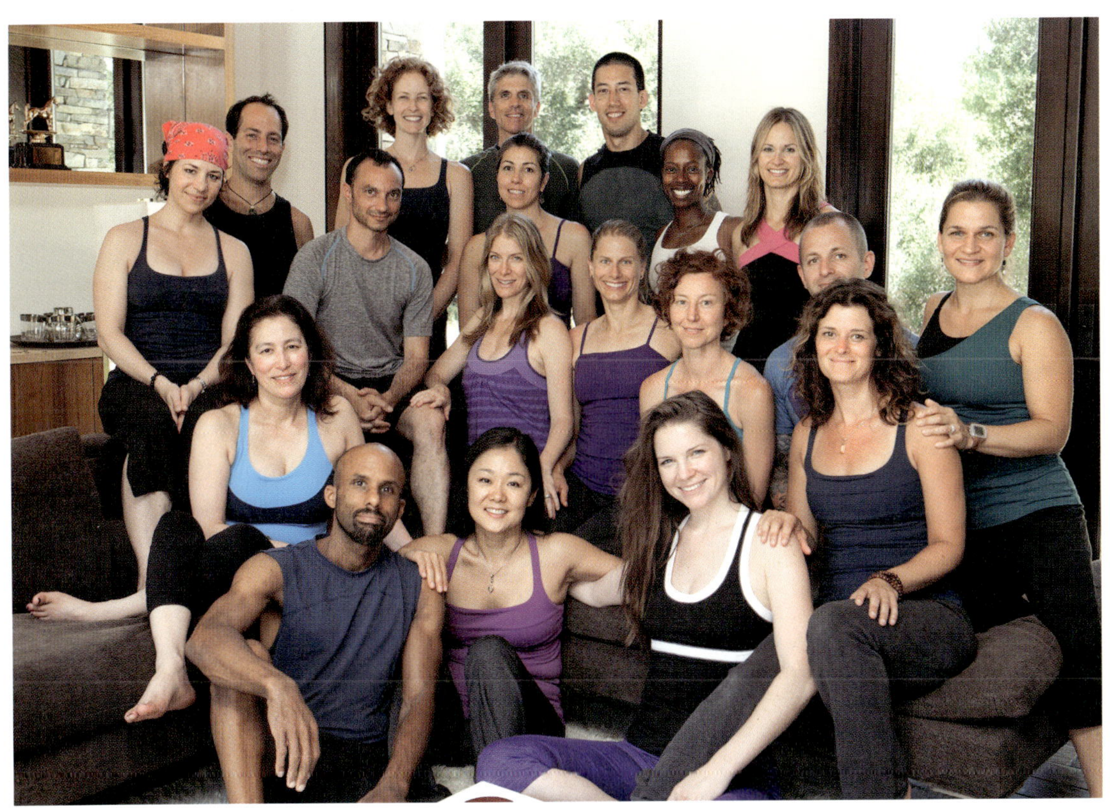

툰업 피트니스 월드와이드 교육팀과 강사 모임. 윗줄 왼쪽부터 오른쪽으로: 알렉스 이글레이샤(Alex Iglecia), 사라 코트(Sarah Court), 오웬 그레디(Owen Grady), 키스 위튼스타인(Keith Wittenstein) 둘째 줄: 모라 바클레이-크레이튼(Maura Barclay-Creighton), 로버트 포스트(Robert Faust), 디닌 비지아노(Dinneen Viggiano), 아니티 우크페-월라스(Anietie Ukpe-Wallace), 트리나 알트만(Trina Altman). 셋째 줄: 돈 아담스(Dawn Adams), 질 밀러(Jill Miller), 크리스틴 마빈(Kristin Marvin), 아만다 트립(Amanda Tripp), 토드 라빅투아르(Todd Lavictoire), 샌디 번(Sandy Byrne), 릴리 챈드라(Lillee Chandra). 맨 아래 줄: 루이스 잭슨(Louis Jackson), 쿄코 재스퍼(Kyoko Jasper), 에이리얼 카일리(Ariel Kiley)

요가튠업이란?

나의 가장 대표적 프로그램은 요가튠업이다. 이 프로그램의 자격을 가진 강사는 나의 엄격한 교육과정을 거친 후 셀프케어 건강관리 방법을 가르칠 자격이 주어진다. 우리가 제공하는 다른 프로그램 및 교육에 관한 정보는 웹사이트 www.tuneupfitness.com을 참고하길 바란다.

요가튠업에는 세 가지 P가 존재한다. 고통Pain을 없애고, 자세Posture를 개선하며, 수행능력Performance을 향상시킨다. 이것은 통합된 체화해부학을 통해 인체를 이해함으로써 가능해진다. 인간의 타고난 구조를 정밀히 이해하기 위해 해부학적 인식, 의식적 이완 및 적절한 호흡 기술을 사용하여 인간 움직임에 대해 면밀히 분석한다.

요가튠업은 당신이 어떠한 방식으로 훈련하고 가르치든 간에 전반적인 근력, 유연성, 협응력 향상에 도움을 준다. 이 시스템은 신체를 기본적인 구성 요소로 단순화하고 각자의 가동성, 협응력, 움직임을 방해하는 통증들을 명확하게 해줄 것이다. 발견되지 않았던, 인지되지 못해 잘 활용하지 못했던 신체 부위를 확인하게 될 것이다. 몸의 블라인드 스팟을 찾는 방법 그리고 내 몸에 존재하는 모든 관절, 모든 호흡을 인지하는 방법을 알려줄 것이다. 이 접근법은 건강하지 않은 방식으로 긴장했던 습관을 발견하고 생리학적 균형을 되찾아가며 '새로운 기준new normal'을 발견하도록 해줄 것이다.

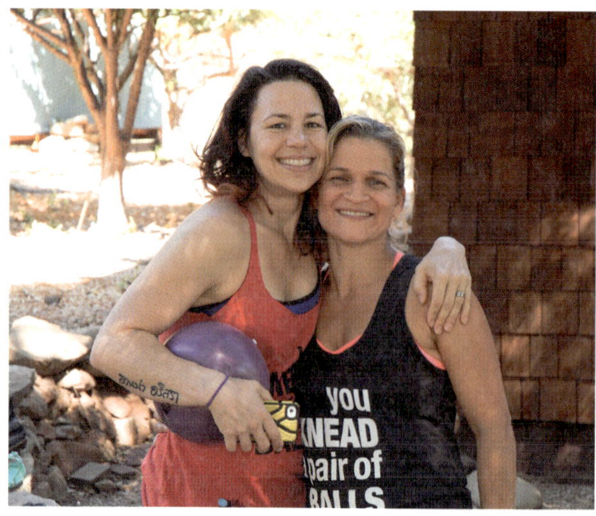

선임 요가튠업 지도자인 릴리와 모라

당신은 하나의 경이로운 건축물이다. 그 안에는 회전하는 기둥, 탄성 있는 케이블, 흐르는 강, 가능성으로 가득 찬 둥근 아치길이 있다. 요가튠업 수업을 듣는 것은 고고학 발굴을 통해 존재의 핵심을 찾는 것과 같다. 나는 롤모델 메소드와 그 도구인 테라피볼을 요가튠업과 결합하여 사용하기 위해 개발하였다. 이는 스스로의 신체 해부학의 개척자이자 위로자로서 신체 각 부위를 탐색할 수 있도록 도와준다.

요가튠업은 요가, 피트니스, 전문 선수, 통증 관리 등의 분야에 다양한 해결 방안을 제공하는 의식적인 교정 운동 방식이다. 요가튠업은 모범 사례들을 결합하여 개개인에게 맞는 혁신적인 치료적 운동법을 제공한다. 요가튠업은 고전적 요가에서 출발했지만, 현재를 살아가며 물리적 불균형으로 고통받는 이들을 돕기 위해 현대화된 요가이다. 요가튠업의 효과를 보기 위해 요가를 경험해본 적이 있어야 하는 것은 아니다.

요가튠업 강사는 수업 중에 공식에 따른 지도만을 하기보단 창조적인 사고를 추구한다. 이들은 학생들이 자신의 생체역학 및 생리학을 발견할 수 있도록 롤모델 메소드를 포함한 다양한 새로운 기술들을 사용한다. 요가튠업은 모든 수련생들이 '자기 몸의 학생'이 되도록 북돋우고 각자에게 맞는 방식으로 움직일 수 있도록 교육한다. 이러한 운동 효능감 향상은 지속 가능한 구조적 변화를 가져오고 셀프케어 건강관리의 기반이 된다.

볼 그 이상의 것

튠업 피트니스 프로그램과 요가튠업으로 이어지는 다양한 교육과정들은 자신의 몸을 위한 새로운 기술들을 개발하는 데 도움이 될 수 있다. 당신의 습관적 자세는 어떤 것인가? 기능적, 감정적, 영양적으로 반복되는 스트레스 요인은 무엇인가? 오래된 상처나 흉터가 있는가? 당신의 신체 블라인드 스팟은 어디인가? 요가튠업 강사들은 이러한 질문들을 통해 당신을 종합적으로 평가하고 다시 내 몸을 통해 잘 살 수 있도록 신체를 재건하는 데 도움을 줄 것이다.

요가를 일반적 해결책으로 오해했을 때

요가는 넓게 보면 자세를 개선하는 데 도움이 될 수 있지만, 자세를 무너뜨리고 통증을 유발하게 할 수도 있다. 요가 자세는 기본적인 자세(3장 참고)에 집중하여 개개인의 고유한 특징을 의식해 주의를 기울일 때만 치료적 효과를 거둘 수 있다. 다수의 요가 훈련은 자세, 움직임, 각 개인의 구조와 관련된 해부학적, 생리학적 중요성에 거의 주의를 기울이지 않는다. 인체 '구조'에 관한 명확한 표준이 있긴 하지만, 일상생활과 개인의 습관적 자세로 인해 각자 몸에 블라인드 스팟(약점과 불균형)이 존재하기 때문에 모든 자세를 모든 사람들이 취할 수 있는 것은 아니다. 매우 극단적인 요가 자세가 많기 때문에 신체가 그 자세에 맞지 않는다면 몸의 구조가 바른 정렬에서 벗어나게 될 것이다. 만약 요가 강사가 수업에 참여하는 각각의 인체에 대해 충분히 이해하지 못한 경우, 결국 수련생들이 그 대가를 치러야 할 것이다.*

자세가 전부가 아니다. 지금 그 자세를 해도 되는지 아닌지 모르는 상태에서 부적절한 형태나 자세로 특정 자세(혹은 어떤 운동이든)를 취하는 경우, 결국 조직을 마모시켜 통증을 유발하게 된다. 이것이 바로 내가 해부학, 생리학, 인간의 움직임에 중점을 두고 요가튠업을 개발한 이유이다. 요가튠업은 특정 관절을 고립하여 이와 인접한 관절과의 관계를 인지하게 해줄 뿐만 아니라 몸을 전체적으로 인식할 수 있게 해준다. 이것은 강사와 수련생 모두에게 정적 혹은 동적의 다양한 모양과 자세의 맥락 안에서 인체의 블라인드 스팟을 밝히는 데 도움이 된다. 남용되거나 혹은 덜 사용된 부위에 다시 힘과 고유 감각을 구축하여 균형을 되찾도록 하는 것이다. 인체가 요가 혹은 어떤 다른 유형을 운동을 수행하기 위해서는 똑똑하게 준비되어 있어야 한다. 이것이 요가튠업이 학생들의 자세를 개선하는데 도움을 주어 요가 자세뿐만 아니라 일상적인 자세를 보다 효율적으로 수행할 수 있도록 개발된 이유이다.

* 요가의 위험성에 대해 더 알아보고 싶다면, William J. Broad의 기사 "How Yoga Can Wreck Your Body," *The New York Times*, January 5, 2012를 참조하라. www.nytimes.com/2012/01/08/magazine/how-yoga-can-wreck-your-body.html?pagewanted=all&_r=0, 그리고 Matthew Remski의 블로그 포스트 "'I Was Addicted to Practice': A Senior Teacher Changes Her Path," June 5, 2014, http://matthewremski.com/wordpress/wawadia-update-6-i-was-addicted-to-practice-a-senior-teacher-changes-her-path/

특정 자세를 취할 수 있다고 해서 반드시 그것을 해야만 하는 것은 아니다. 아래 사진들은 내 레퍼토리에서 사라진 자세들이다. 이 자세를 취할 때 나는 엉덩이, 무릎, 척추에서 소리가 나거나 어긋나는 듯한 느낌이 들어, 내 몸에는 맞지 않는다고 판단했다(자세한 내용은 시작하는 말을 참고하길).

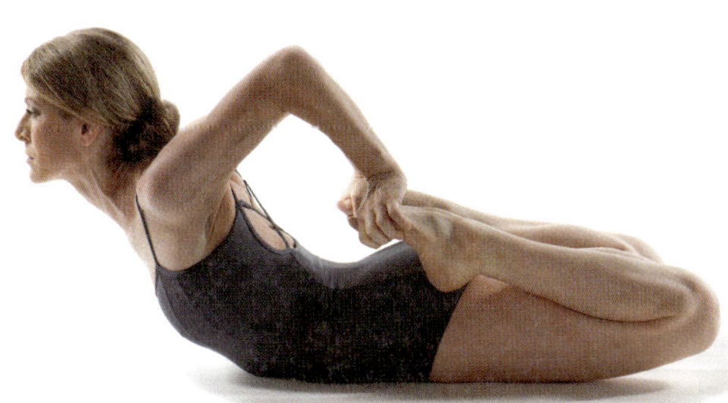

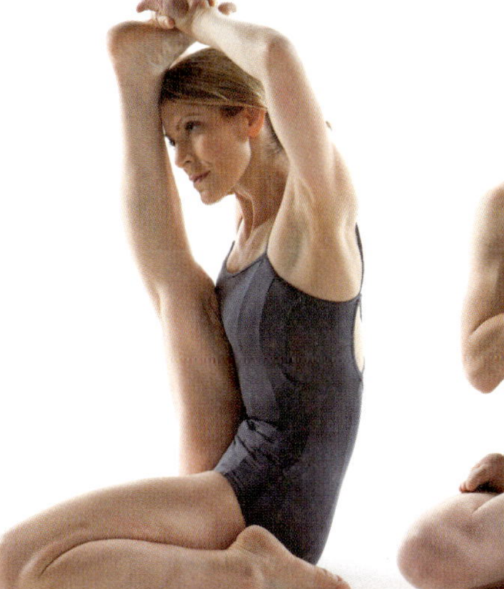

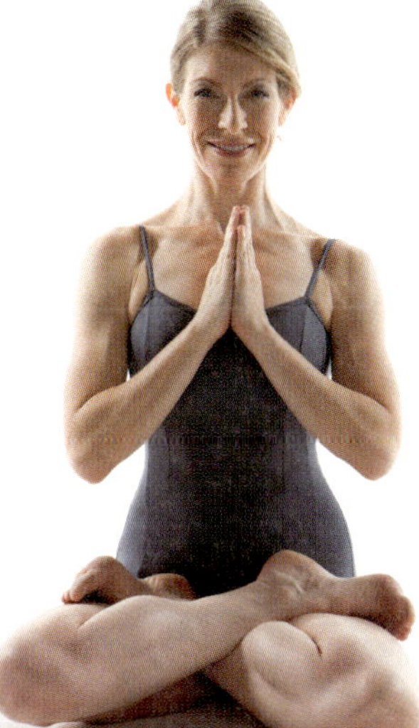

근처에 요가튠업 지도자가 없다면?

숙련된 코치, 강사 혹은 나에게 영감을 주는 커뮤니티를 찾아보길 바란다. 당신의 여정을 응원하고 셀프 케어의 지식을 확대시켜줄 사람들을 찾아라. 당연히 나는 요가튠업 지도자들을 만나길 추천한다. 하지만 나는 아래에 열거된 움직임 강사, 트레이너, 그들의 프로그램 또한 강력히 추천하는 바이다.

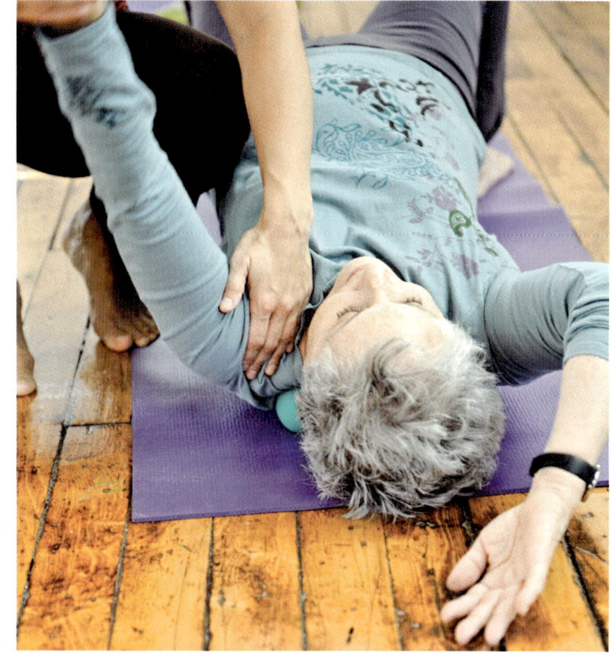

1. 글렌 블랙: www.morethansound.net/shop/yoga-nidra-with-glenn-black
2. 케이티 보우만: www.katysays.com
3. 휄든 크라이스 메소드: www.feldenkrais.com
4. 에스터 고케일: www.gokhalemethod.com
5. 브라이언 맥켄지: www.crossfitendurance.com
6. 켈리 스타렛: www.mobilitywod.com

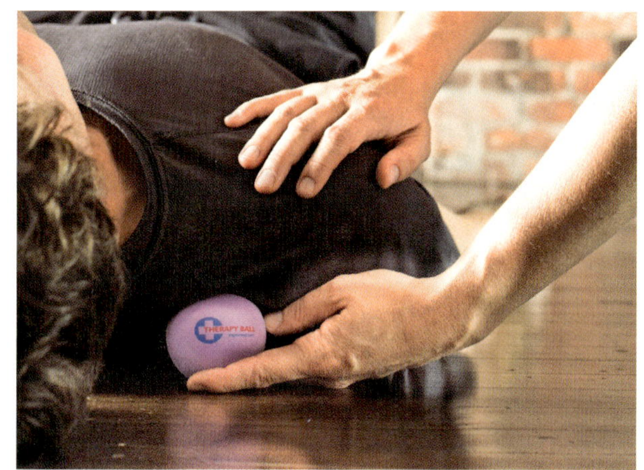

그리고 우리는 당신의 여정을 응원하기 위한 많은 가정용 프로그램과 비디오 제품을 개발했다. 튠업 피트니스의 비디오 라이브러리는 몸의 블라인드 스팟을 찾기 위한 훌륭한 시작점이 될 것이다. 더 자세한 내용은 www.yogatuneup.com을 참고하길 바란다.

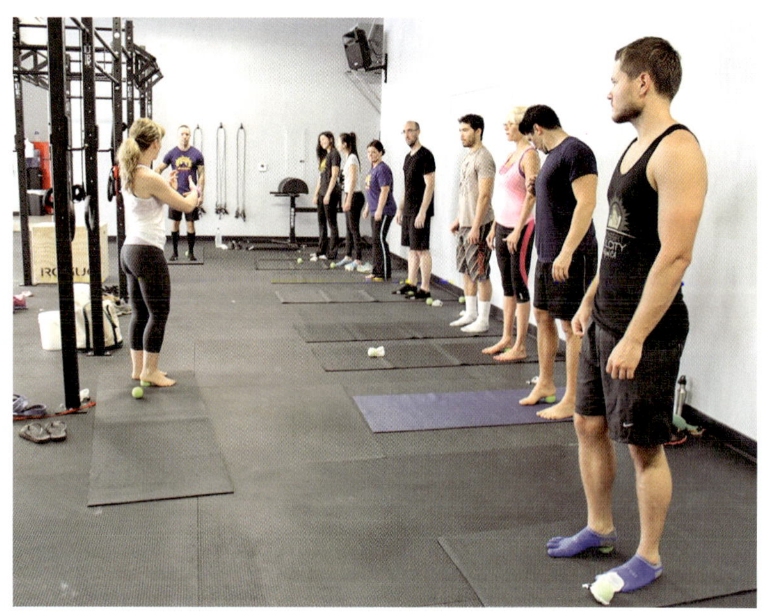

숙련된 강사는 스스로가 블라인드 스팟을 찾을 수 있도록 추가적 시각을 제공한다.

비만, 만성 통증, 당뇨를 되돌아보며: 셀프케어와 움직임이라는 약이 필요했던 간호사

샤론 알커스테드, 42살
종양 외래환자 전문 간호사
쉘튼, 코네티컷

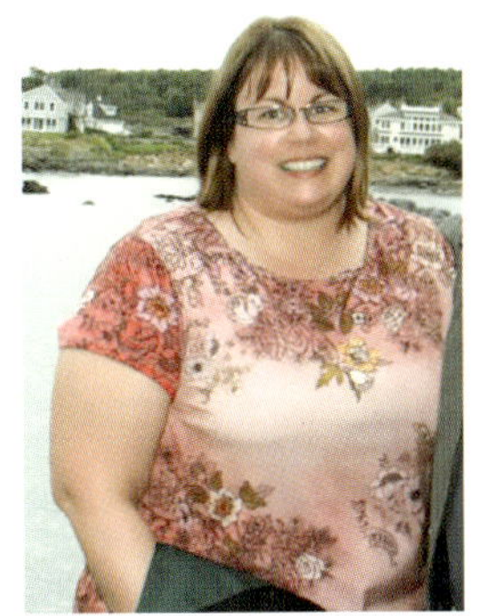
147kg의 샤론

샤론은 간호학교에 있을 때부터 암 환자들과 일하고 싶었다. 응급실에서 일하는 것에 대한 흥분은 원래부터 그녀의 관심을 자극했지만 머지않아 그녀는 그 일이 너무 큰 스트레스라는 것을 깨달았다. 그리고 더 큰 요인은 환자와의 유대감이 적다는 것이었다. 현재 42살인 그녀는 14년간 외래 종양 전문 간호사로 일하며 모든 종류의 암 환자에게 화학요법은 물론 친절과 연민을 베풀며 치료를 돕고 있다. 환자와 건강한 관계를 만들어가기도 하고 그들의 건강이 나아지는 것을 축하할 때도 있지만 가끔씩 건강해지지 못하는 환자들을 만나기도 한다.

"종양학을 이해하지 못하거나 간호학을 배우지 않은 사람들은 어떻게 이 일을 할 수 있느냐고 묻지만, 현실은 그저 환자를 치료하고 그들의 치유 과정이 얼마나 길어지든 함께 있어주는 것뿐입니다." 그녀가 간단히 말했다.

샤론은 과체중이었지만 항상 활동적이었다. 1999년 어느 날 하이킹을 하다 오른쪽 무릎을 심하게 다쳤다. 물리치료를 받았지만 무릎 부상과 더불어 정상보다 외회전된 오른쪽 다리는 그 이상의 주의가 필요했다. 2002년 그녀는 오른쪽 무릎의 바깥쪽 연골 부분인 외측 반월상 연골을 제거하기 위해 관절경 수술을 받았다. 그녀는 다시 운동을 시작하고 싶었지만 움직임은 제한되었다. 그 후 몇 년간 몸무게가 천천히 증가하며 약해진 무릎에 압박을 가하자 무릎은 더 약해지고 움직이기는 더 어려워졌다. 이는 이후 8년간 겪은 고혈압, 혈당 상승 등 체중 증가로 인한 악순환의 시작이었다.

결국 샤론은 다시 무릎을 수술해야 했는데, 이번엔 슬개골이 오른쪽으로 지나치게 치우쳐 두 번째 관절경 검사를 받아야 했다. 이 2008년의 두 번째 수술 이후 왼쪽 다리에만 너무 의존하게 되어 오른쪽 대퇴사두근의 기능이 약해졌으며 결국 몸 상태는 더 나빠졌다. 다시 시작한 물리치료도 다시 기운을 차리게 하지 못했고, 그 결과 샤론은 육체적으로, 정신적으로, 감정적으로 급격한 내리막길을 걷게 되었다.

샤론은 간호 일을 사랑했지만 아픈 사람들을 돌보는 것은 대단히 고된 일이었다. 긴 시간 동안 과도한 스트레스를 받는 일에 그녀는 모든 힘을 쏟아부었고, 퇴근 후 밤늦게 집에 돌아와서는 그저 소파에 앉아 쉬고만 싶었다. 그녀는 외출을 하거나 사교적 모임에는 자주 나가지 않았고 움직이기 어려워질수록 운동을 하고 싶은 욕구 또한 줄어들었다. 그녀의 남편이 즐기는 활동적인 생활 방식을 더 이상 함께하기 어려웠고 둘이 함께하는 시간이 짧아졌다. 점점 악화되는 건강, 어떤 것도 하고 싶어 하지 않는 그녀의 무관심은 결혼 생활에 균열을 일으키고 있었다.

샤론은 그때 당뇨병 전증 상태였으며 혈당치를 관리하기 위해 혈당강하제를 복용해야 했다. 그녀의 가족력 때문에 고혈압이 발병했지만 체중이 증가할수록 상황은 악화되었고, 주치의는 관리를 위해 베타차단제와 이뇨제를 처방했다. 무릎 연골이 닳아 관절염으로 진행되면서 통증 완화를 위해 소염제 및 항염제를 투약했지만 이내 별 효용이 없었다. 첫 번째 수술을 받은 후 샤론은 놀랍게도 열여덟 번에 걸쳐 무릎에 주사를 맞아야만 했다. 관절 윤활을 위해 히알루론산을 세 번 맞고 염증을 줄이기 위한 스테로이드까지 시도했지만 그 어떤 것도 몇 주 이상 지속되는 효과는 없었다. 2004년 샤론은 힘든 이별을 겪었고 의사는 우울증을 달래기 위해 단기적으로 항우울제를 처방했다. 하지만 샤론은 하염없이 곤두박질치는 기분과 삶에 대한 열정을 그나마 수습해주었던 그 약을 오랫동안 끊지 못했다.

그녀의 세계는 믿을 수 없을 만큼 작아졌다. 건강이 악화되었기 때문에 출근했다 집에 돌아오면 지쳐 쓰러졌고 다른 일은 거의 하지 못했다. 체중이 늘어나고 건강에 좋지 않다는 걸 알았지만 마음의 위안을 위해 음식을 찾았다. 열악한 수면에 시달리고 육체적으로 전혀 편안해질 수 없었다. "엄청나게 고립되고 외로운 상태였습니다. 전 원래 낙천적인 사람이었기에 기존의 상태로 돌아가고자 했습니다. 하지만 현실을 완전히 부정하고 있었죠. 그저 무릎이 안 좋을 뿐이고 다른 일은 전혀 없는 것처럼 행동했지만, 그건 진실이 아니었죠."

샤론은 175cm의 키에 147kg으로 의학적 비만 상태였으며 무릎 관절염 4기에 해당되었다. 그녀는 무언가 바뀌야 한다는 것을 알고 있었고, 담당 암환자들 중에 자신보다 더 건강한 사람들이 있다는 사실에 특히 자극받았다. "20대 시절 나는 환자들과 그렇게 심정적으로 공감하지는 않았어요. 하지만 지금은 많은 환자들이 내 나이 또래에 아프거나 죽는 모습을 보게 됩니다. 나랑 정확히 같은 나이의 환자 한 명이 있었는데 그녀는 화학요법을 비롯한 방사선 치료와 수술 등으로 식도암 치료를 받고 있었죠. 그녀는 항상 우리와 함께 있었고 그녀를 돌보기 위해 많이 노력했습니다. 지금은 괜찮아졌지만 그 기간은 꽤 길었습니다. 치명적 질병과 싸우며 고군분투하는 환자들로 인해 내 인생을 되돌아보게 되었고 결국 전 제가 여기 있는 동안이라도 스스로를 더 잘 돌봐야 한다는 것을 깨닫게 되었습니다. 왜냐하면 제 시간은 한정되어 있고 다시 시작하지 못하는 것에 대한 핑곗거리는 없었기 때문입니다. 유전을 극복하거나 특정 질병을 막을 수는 없겠지만 다른 외부적 요인들은 변화시킬 수 있습니다. 저는 그것들에 집중할 필요가 있었어요."

2011년 1월 샤론은 건강을 회복하기 시작했다. 자신의 식단을 돌아보고 필요한 양의 거의 두 배를 먹고 있다는 사실에 적잖이 충격받았다. 그녀는 10대 시절부터 다이어트를 하고 있었고, 급격한 변화는 결국 실패로 돌아간다는 것을 알고 있었기 때문에 한 달 동안 일주일에 몇백 칼로리만 줄여보기로 했다. 곧 그녀의 살이 빠지기 시작했고 한 달 후부터는 정제된 가공 음식 대신 야채와 단백질 위주의 깨끗한 비정제의 음식을 선택하면서 음식의 질 역시 따지기 시작했다. 그녀의 목표는 자기 자신을 위해 더 나은 삶을 사는 것이었다. 의사가 제안했던 하루 음식 섭취량을 1,500칼로리로 제한하는 방법은 결국 자신을 너무나 힘들게 할 것이란 걸 알았고 굶는 대신 깨어 있는 상태로 음식을 먹기로 결심했다.

진짜 변화는 그녀가 식단을 바꾼 지 한 달 후 비로소 운동을 시작했을 때 나타났다. 또 다른 물리치료사와 함께한 두 번째 치료는 몸의 움직임을 개선해주었고, 그녀는 체육관으로 돌아가 다친 무릎에 주의하면서 일주일에 두 번씩 개인 트레이너와 운동을 하기 시작했다. 샤론은 농담처럼 스스로를 '운동주의력결핍 장애'라고 부른다. 왜냐하면 이 몇 달 동안 그녀는 킥복싱, 줌바, 타바타, 필라테스, 요가, 스피닝 등 모든 운동들을 섭렵했기 때문이다. 그녀가 자신의 몸이 원하는 것, 특히 무릎이 원하는 것에 주의를 기울인 결과 요가는 마음에 들었지만 줌바는 그다지 도움이 되지 않았다(하지만 몸을 흔드는 것은 좋았다!). 그녀는 결국 높은 강도의 인터벌 운동으로 유명한 터프걸 피트니스Tuff Girl Fitness에 등록해 일주일에 네다섯 번씩 운동하며 본격적으로 체중을 줄이기 시작했다. 뿐만 아니라 그녀의 근력 또한 월등히 강해져 무려 트랩 바 데드리프트로 120kg을 들어올릴 수도 있게 되었다.

우연히도 터프걸 피트니스에서는 한 달에 한 번씩 요가튠업 지도자 브룩 토마스Brooke Thomas가 롤모델 메소드를 가르치고 있었다. 샤론은 집에 모든 종류의 운동 기구와 마사지 도구들을 갖추고 있었음에도("내 방에 마사지 영업소를 차려도 될 정도예요!") 테라피볼은 한 번도 경험해본 적이 없었다. 터프걸 피트니스의 공동 창업자 크리스타 도란Christa Doran은 샤론에게 테라피볼은 다른 것과는 다르며 모든 운동을 하기 전

신체의 균형을 맞추기 위해 롤모델이 분명 도움이 될 것이라고 그녀를 부추겼다.

그 의견에 동의한 샤론은 테라피볼을 한 쌍 사서 브룩의 수업을 찾았다. 그리고 "세상에나!" 놀라고 말았다. "테라피볼은 정교합니다. 다른 어떤 것들은 미처 닿지 못했던 작은 틈새를 파고듭니다. 저는 이 볼을 고문과 행복의 도구라고 부릅니다." 그녀는 10년 전쯤 마사지 치료사였고 그것에 관한 한 전문가였다. 하지만 그녀가 장경인대, 윗 허벅지, 대퇴근막장근에 볼을 두었을 때 얼마나 고통스러웠던지 믿을 수 없을 정도였다. 그녀는 마사지 전문가 경력에도 불구하고 무릎이 아픈 이유 중 하나가 짧아진 장경인대 때문일 수 있다는 것을 연결시키지 못했었다. 무릎 부상 때문에 대퇴사두근에도 건염이 많이 발생한 상태였고 테라피볼만이 그 부분을 치료할 수 있는 유일한 방법이었다. 또한 이렇게 민감하고 만성적으로 고통스러운 부위를 마사지하기 위해 깊이와 압력을 스스로 조절할 수 있다는 것이 좋았다.

그녀는 즉시 매료되었다. 강도 높은 운동 습관을 보완하기 위해 따로 운동하지 않을 때에도 매일 롤모델 볼을 사용한다. "그렇지 않으면 그 다음날 일정을 다 망쳐버릴지도 모릅니다. 이는 높은 강도의 운동 후 오는 근육통을 예방하는 방법입니다. 이 생활을 지속하기 위해서 저는 제 몸을 알아차리고 그것을 돌봐야 해요. 그래야 꾸준히 운동하며 건강하고 강하게 살 수 있습니다." 그녀는 네 가지 크기의 테라피볼을 모두 사용하고 있다. 주로 플러스볼은 대퇴사두근과 대퇴근막장근에, 오리지널 요가툰업볼은 목이나 어깨 같은 좀 더 세밀한 윤곽을 띤 곳에, 알파볼로는 쑤시는 엉덩이에 휴식을 가져다준다. 코어져스볼은 주로 자세를 개선하고 골반을 중립의 정렬에 유지하는 데 사용하고 있다. 집에서만 볼을 사용하는 것이 아니라 사무실에 오리지널 요가툰업볼을 한 쌍 가져다놓고 종종 벽에 대고 엉덩이를 문지르기도 한다. 동료들은 그런 그녀를 보고 농담하며 놀리기도 한다.

샤론은 영양, 운동, 자기 관리 등을 아우르는 노력으로 몸무게를 45kg 이상 줄였고 1년 넘게 유지 중이다. 게다가 혈청 순환 인슐린 수치 또한 큰 폭으로 떨어졌으며 혈압도 낮아져서 혈압과 혈당을 위한 약을 대부분 줄이게 되었다. (그리고 항우울제 또한 더 이상 필요를 느끼지 못해 완전히 끊게 되었다.) 더 나아가 샤론은 새로운 열정과 에너지, 그리고 기쁨으로 다가올 미래를 기대하며 자신의 생활로 완전히 돌아오게 되었으며, 롤모델 메소드 덕에 자신의 몸에 대해서도 더 긍정적으로 생각하게 되었다. "가장 무거웠을 때의 제 사진을 보면 정말 깜짝 놀랍니다. 그 시절 나는 내가 얼마나 커졌는지 몰랐던 것 같습니다."

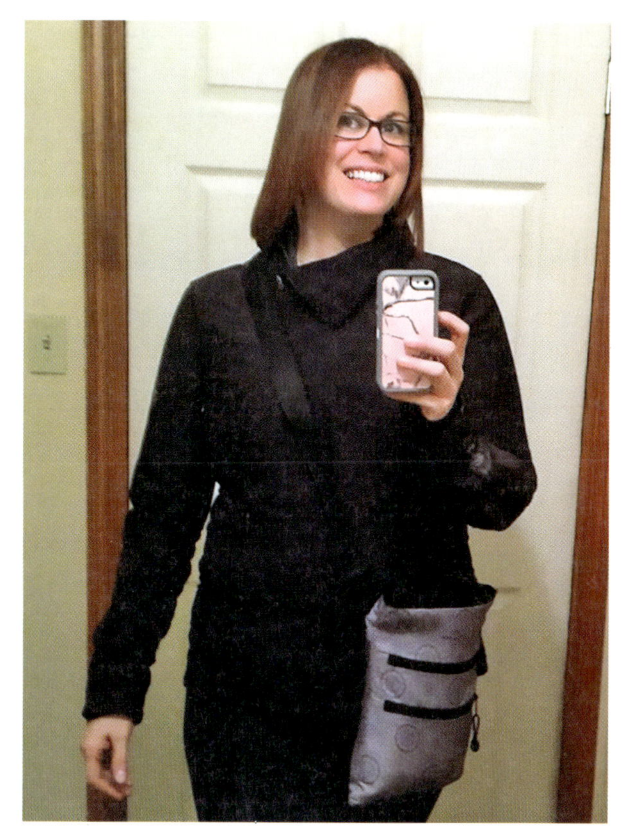

샤론은 남편과 함께 만성 통증과 우울증을 견뎌낼 수 있었고, 그 둘은 몸과 정신, 관계의 건강함을 위한 새로운 생활 방식을 추구하게 되었다. 그들은 함께 운동하며 최근에는 5K 장애물 코스를 완주했다. 피트니스에 대한 공통된 열정으로 그들은 더 가까워졌고, 즐겁게 생활하기 위한 새로운 방법들을 서로 공유한다. 그녀의 남편은 활동적인 삶을 위한 자극을 샤론으로부터 얻는다고 말한다(그는 현재 힘들기로 유명한 터프 머더Tough Mudder 코스를 위해 훈련 중이다). 샤론은 남편을 '우스꽝스러울 정도로 뻣뻣하다'고 말한다. 그렇기 때문에 물론 샤론은 그와 테라피볼 또한 공유하고 있다!

또 샤론은 간호학 석사 학위를 위해 학교에 복학했다. 샤론은 롤모델 메소드를 통해 얻은 에너지가 없었다면 육체적으로도 정신적으로도 충분한 힘을 발휘하지 못했을 것이라는 데 의심의 여지가 없다. 그녀는 환자 스스로 자신의 질병을 이해하고 그 증상들을 조절할 수 있도록 돕길 원한다. 앞으로 환자 교육을 통해 종양학 분야의 업무를 넓혀나갈 계획이다. 그녀는 운동을 할 수 없게 되어 답답하고 고통스러워하는 어린 환자들에게 테라피볼을 추천하기도 한다.

샤론에게 그녀가 얼마나 달라졌는지 하루하루 상기시켜주는 것은 바로 환자들이었다. "6개월에 한 번씩 검진을 받으러 오는 오래된 환자들이 병원에 와서는 '와! 무슨 일이 있었던 거예요? 수술받았어요?' 하고 물어보면 웃으며 대답합니다. '아뇨. 전 그저 열심히, 꾸준히 운동 했을 뿐입니다.'" 특히 유방암을 앓고 있던 50살의 활동적인 여성 환자는 그녀가 현재 겪고 있는 치료로 인해 많이 지치고 움직이기 어려워했기 때문에 샤론을 통해 활기찬 에너지를 얻는 것을 좋아했다. 그리고 항상 샤론을 격려해주었고 샤론에게 동기부여를 해주는 존재가 되었다. 힘들고 지친 하루를 보낸 후에도 자신을 자극하는 활기찬 환자들을 떠올리며 다시 움직일 기운을 북돋우곤 한다.

하지만 얼마 지나지 않아 그녀의 닳아버린 무릎 연골은 운동 강도와 회복 속도를 더디게 했다. 자신은 아직 젊으며 활동적으로 현재의 생활 방식을 계속 이어나갈 수 있다는 사실을 믿기에 샤론은 최근 무릎 치환 수술을 받았다. 수술 이후 단단하게 굳어버린 대퇴사두근과 엉덩이 근육은 테라피볼이 풀어주었고, 수술 후 도움 없이 스스로 걷기까지는 단 2주밖에 걸리지 않았다. "우리는 스스로를 돌보기 위한 힘을 갖고 있습니다. 단지 그것을 믿고 시작하기만 하면 됩니다. 제 자신이 그 증거입니다. 저는 거의 아무것도 하지 못하던 상태에서 훨씬 더 건강한 상태로 변화했습니다. 이것은 단순히 옷 사이즈나 체중에 관한 문제가 아니라 삶의 질이 향상되었다는 것을 의미합니다." 그녀는 신체적인 한계 때문에 절망하는 사

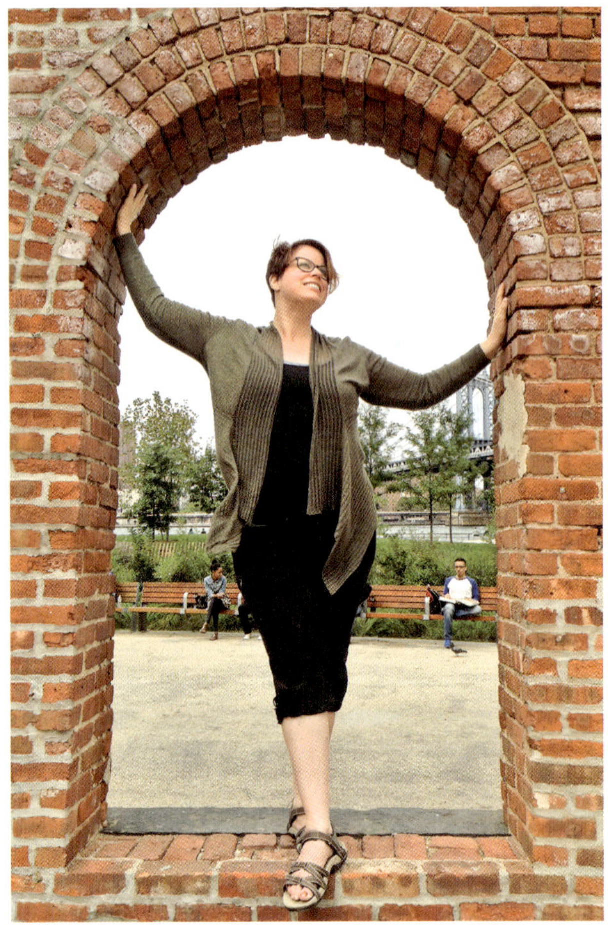

람들이 포기하지 않도록 격려한다. 자신이 그랬던 것처럼 각자의 목표를 향해 돌진해야 한다고 강조한다.

샤론은 치료를 위한 운동과 함께 롤모델 도구를 사용하면서 자신의 운명을 바꾸었다. 동시에 대증요법allopathic medicine은 의료 전문가인 샤론의 구세주이자 버팀목이 되었다. 마침내 그녀가 자신의 삶을 즐기게 되었을 때, 만성적인 통증에서 벗어나 잃어버렸던 자아를 되찾고 치명적인 질병을 피할 수 있게 되었다. 식단, 운동, 롤모델 메소드를 통합한 접근 방식을 통해 몸무게를 줄이고 자부심을 얻었으며, 가족과 환자를 보살피는 데 기여할 장기적인 전략이 되었다. 진정한 롤모델이 된 것이다.

책이 출판되기 직전에 샤론으로부터 새소식을 들을 수 있었다. 셀프케어 건강관리가 몸의 환경을 치유하고 개선시키는 데 얼마나 큰 도움이 되는지에 관한 것이었다.

"좋은 소식이 있습니다! 어제 수술 후 2주 만에 의사를 만났는데(무려 35개의 스테이플을 제거하기 위한) 제 수술 경과에 의사가 더 흥분했습니다. 그와 그 조수 둘 다 입을 모아 말하길, 제가 일반적으로 수술 후 최소 3개월 이상 경과된 사람들에게서도 보기 힘든 굴곡과 신전 및 가동성과 안정성을 갖고 있다고 합니다. 15일 만에 말이에요.

다시 완전한 범위로 움직이기 위한 예후는 좋은 편이고, 이 모든 것이 롤모델 볼 덕분이라는 것을 알고 있습니다. 그는 심지어 저와 똑같은 무릎 치환술을 받을 예정인 (나이 든) 환자와 잠깐 이야기를 나눠줄 것을 부탁하기도 했습니다."

샤론은 자신 내면의 소리에 주의를 기울이며 비옥한 환경을 조성해주었기 때문에 그 회복 속도는 눈에 띄게 빨랐으며, 수술을 받았을 때 몸은 이미 적응하고 살아남기 위한 준비가 되어 있는 상태였다. 우리의 몸은 언제나 삶의 질을 향상시킬 수 있는 능력을 갖고 있다. 인생의 모든 단계에서 자신을 보살피고자 하는 의지가 고통받는 삶과 발전하는 삶의 차이를 만든다.

// 우리는 스스로를 돌보기 위한 힘을 갖고 있습니다. 단지 그것을 믿고 시작하기만 하면 됩니다. 제 자신이 그 증거입니다. 저는 거의 아무것도 하지 못하던 상태에서 훨씬 더 건강한 상태로 변화했습니다. 이것은 단순히 옷 사이즈나 체중에 관한 문제가 아니라 삶의 질이 향상되었다는 것을 의미합니다. //

– 샤론 알커스테드

맺음말

나는 세상의 모든 학생들이 체육 교육을 통하여 기본적인 셀프케어 기술들을 배워야 한다고 생각한다. 이 기술들은 축구, 농구, 달리기 등의 기본기와 같이 큰 가치가 있다.

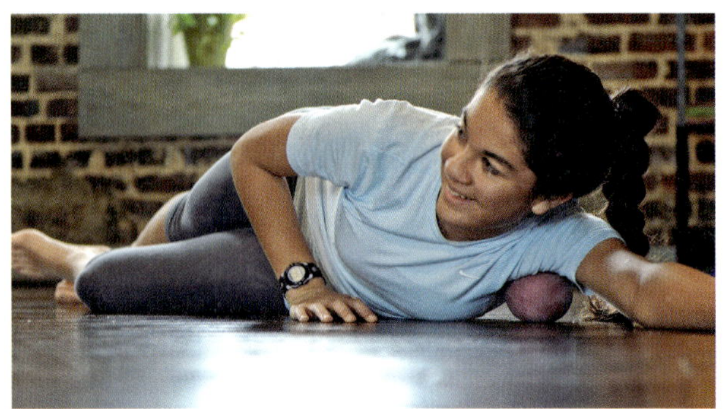

12살의 카일라가 테네시에서 롤모델 수업을 듣고 있다.

질에게,

당신이 일군 모든 업적에 대해 감사 인사를 드립니다. 전 켈리 스타렛을 통해 당신의 요가튠업 프로그램을 우연히 접했고, 그 후로 제 인생이 바뀌었습니다. 당신과 켈리는 제가 운동, 일, 회복에 접근하는 삶의 방식을 변화시켰습니다.

저는 고등학교 체육교사로서, 요가튠업볼을 제 수업에 적용해보았습니다. 그 효과는 엄청났습니다. 이제 이 아이들은 아프거나 다쳤을 때 스스로 고칠 수 있는 방법을 알게 되었습니다. 대부분의 학생들에게 이 프로그램은 혁신적이었습니다. 종종 학생들은 제게 주말 동안 테라피볼을 빌릴 수 있는지 묻습니다.

전 당신과 켈리가 하고 있는 일이 곧 체육 교육의 미래라고 생각합니다. 올해 학생들에게 간단한 설문조사를 했는데, 그들 중 85%는 어떤 종류든 통증을 갖고 있고, 95%는 허리 통증을 경험한 바 있다고 합니다. 당신의 치유를 위한 노력은 정말로 중요한 역할을 하게 될 것입니다.

우리는 매 수업을 마칠 때마다 이완하는 자세를 취합니다(물론 학생들은 이 시간을 가장 좋아합니다). 그러나 원한다면 볼을 이용한 롤링을 선택할 수도 있습니다. 대개 반 정도의 인원이 이완 자세를 취하는 것 대신 롤링을 선택합니다. 제겐 이 사실이 롤링의 효과를 입증하는 증거입니다.

당신의 프로그램을 알아가는 것은 제게 새로운 언어를 배우는 것과 같습니다. 그리고 비로소 제 학생들에게 제대로 된 체육 교육을 제공할 수 있게 된 것 같습니다.

모든 것에 감사드립니다. 정말로 고맙습니다.

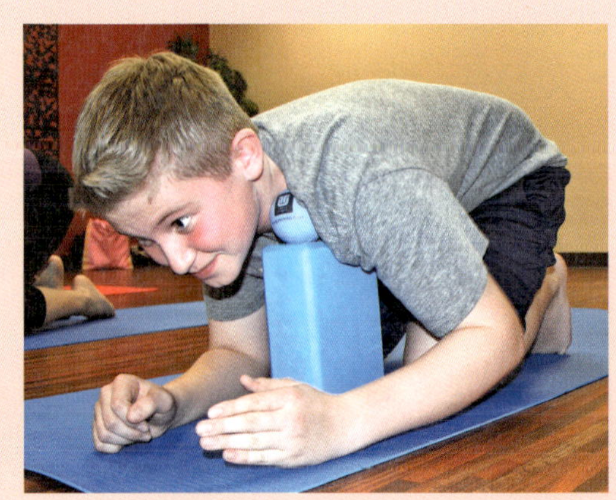

블레어가 무거운 배낭을 메고 다니느라 짧아지고 압박받았던 쇄골하근과 소흉근을 이완하고 있다.

두 개의 작은 고무볼이 이렇게 많은 사람들에게 큰 변화를 경험하게 해줄 것이라고 상상하는 것은 쉽지 않은 일이다. 처음 이 볼을 사용했을 때, 나는 이것이 내 문제를 해결하고 예방해줄 것이라는 것을 알 수 있었다. 이 볼을 학생들과 공유한 이후로 나는 이 볼의 효과가 내가 상상한 것보다 훨씬 크다는 사실을 깨닫게 되었다. 많은 남성, 여성, 아이들이 통증, 고통, 결여된 자긍심을 약 없이 진정시키기 위해 이 볼을 사용하고 있다.

일단 자리에 앉아 볼을 두고 마사지를 하기 시작하면 곧 스스로 위안을 찾게 될 것이다. 하지만 이것은 오직 경험을 통해서만 알 수 있다. 해부학, 고통, 기쁨 모두 당신의 몸 안에 있다. 나는 이 책을 통해 여러분의 몸과 삶의 변화를 이끌어낼 수 있는 방법들을 공유하였고, 그것을 적용하는 것은 당신의 몫이다. 볼을 사용하며 이것이 어떻게 당신을 변화시키는지 느껴라.

그리고 롤모델 메소드가 어떻게 당신을 도와주었는지 나에게 알려달라. 수많은 사람들과 함께 당신의 이야기를 공유할 수 있게 되길, 많은 이들의 롤모델이 되길 바란다.

당신의 이야기를 듣고 싶다.

rollmodel@tuneupfitness.com

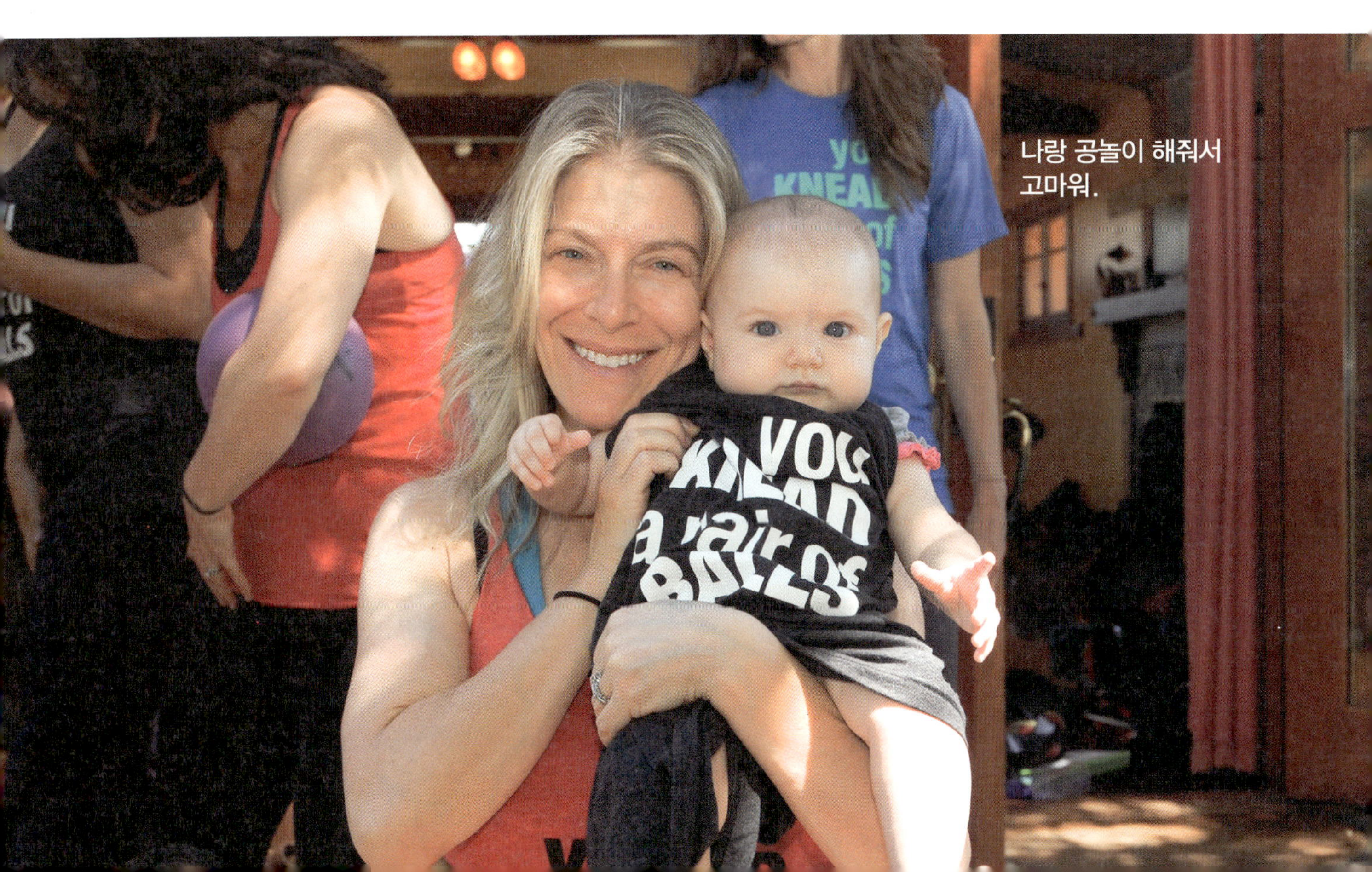

나랑 공놀이 해줘서 고마워.

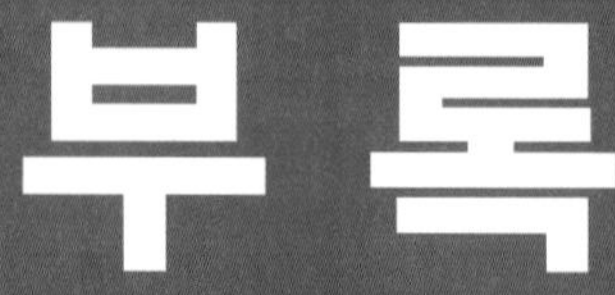
부 록

볼의 장점 요약 목록

1. 스스로 압력과 속도를 조절할 수 있다.
2. 빠르고 편리하게 지속적으로 마사지할 수 있다. 볼은 필요할 때 언제든 준비되어 있다.
3. 볼은 몸 구조의 윤곽에 따른 근육의 기시점과 정지점, 근막 등 모든 결합 조직 카테고리를 쉽게 찾을(배울) 수 있도록 해준다.
4. 롤링은 기분을 상쾌하게, 활기차게, 이완되게 만들어준다.
5. 볼을 사용함으로써 신체 조직 내 순환 및 수분 공급이 원활해진다.
6. 볼의 위치를 찾기 위한 인체 해부학을 인지하게 되면 고유수용성감각과 기능을 개선할 수 있게 된다.
7. 손을 사용하지 않는 자가 근막 마사지이기 때문에 손이 피로해지지 않는다.
8. 경제적이다. 비싼 비용을 지불하고도 실망하거나 불쾌해질 수도 있는 '위험'을 감수하지 않아도 된다.
9. 볼의 밀착감은 숙련된 마사지 치료사의 손길과 유사하다.
10. 마사지 후에 오일을 닦아야 할 필요가 없다.
11. 롤링은 운동수행력을 향상시킨다.
12. 롤링은 스트레스를 해소한다.
13. 롤링은 감정적 탄력성을 높인다.
14. 롤링은 긴장을 해소해준다.

당신이 볼을 필요로 할 때, 볼은 당신 곁에 있을 것이다.

자주 묻는 질문

볼이 너무 아픕니다. 왜 이렇게 아픈 건가요?

볼로 마사지하면 몸에 이미 존재하고 있던 통증의 위치를 알게 된다. 일반적으로 롤링 시에 호흡을 깊게 할 수 없다면, 볼을 너무 강하게 누르고 있는 것이므로 볼을 인접한 다른 부위로 옮겨야 할 필요가 있는 것이다. 통증 유발점으로부터 볼을 옮겨도 여전히 아프거나 혹은 더 아프다면 이 부위는 전문가의 도움이 필요한 심각한 부상을 입은 상태일 수 있다(타박상, 찢어진 상처, 골절된 골격 위에 볼을 직접 대면 안 된다. 74~75쪽의 경고 참고). 그러나 고통이 약간 불쾌한 정도의 경계에 있다면, 압박감을 조금 줄이거나 그 '핫스팟'으로부터 조금 이동하길 권한다. 학생들이 때때로 볼이 너무 단단하다고 하는 경우가 있는데 처음에는 그럴 수도 있다. 하지만 실제로 근육은 이 고무볼처럼 유연하고 탄력적이다. 만약 이 볼이 너무 단단하다고 느껴진다면, 당신의 근육이 너무 단단하다는 의미일 수 있다.

며칠, 몇 주 혹은 몇 년 동안 움직이지 않았던 신체 부위를 스트레칭 한다고 생각해보자. 보이지도 않고 사용되지도 않았던 열악한 상태의 근육층까지 볼이 침투하면 우리의 근막 그리고 뇌는 이 새로운 접촉을 생소하게 받아들일 것이다. 조직 내에 이미 존재하고 있던 고통과 통증의 불편함이 드러난다면 이 새로운 경험에 익숙해지기 위해서는 시간과 끈기가 필요할 것이다. 꾸준히 해야 한다. 그러면 결국 근육 내의 신장수용기가 볼 마사지를 갈구하게 될 것이다. '볼은 그 아래 조직의 상태를 반영하는 것에 불과하다. 만약 볼이 바위처럼 느껴진다면, 그 아래 근막 역시 바위 같은 상태일 것이다.' 덜 긴장된 근육을 롤링할 때 볼이 유연하고 탄력적으로 느껴진다면 그것 또한 그 아래 조직의 상태를 반영한 것이다.

결국, 고통을 걷어낸 후에는 '행복한 압박감'을 느낄 수 있을 것이다.

테니스볼을 대신 사용해도 됩니까?

대답은 '아니오'이다. 테니스볼로도 약간의 압박을 가할 수 있지만, 테니스볼과 롤모델 볼 사이에는 크게 세 가지 차이점이 있다.

1. 펠트로 된 테니스볼의 표면은 어떤 밀착력도 제공하지 않는다. 롤모델 볼은 피부, 근막, 근육의 여러 층을 끌어당겨 뼈가 있는 곳까지 지속적인 압박을 제공하는 밀착력 높은 고무로 만들어져 있다.
2. 테니스볼의 내부는 비어 있으며 공기로 가득 차 있다. 몸무게와 같이 무거운 하중에서 테니스볼은 쉽게 찌그러질 수 있다. 고밀도의 내구성 및 밀착력을 가진 고무 롤모델 볼과는 다르게, 테니스볼로는 문지르고 압박하며 몸의 표면과 윤곽을 따라가기는 어려울 것이다.
3. 롤모델 볼은 고무가 근육과 살의 여러 층을 마사지하면서 신체를 보살피고 피드백을 제공하는 용도로 만들어졌다. 테니스볼은 라켓으로 치기 위해 만들어졌다!

골프공, 야구공, 라크로스볼 같은 더 단단한 공은 어떻습니까?

스포츠용 공이 어떤 이들에게는 도움이 될 수 있지만, 모든 이에게 두루 적용될 만한 것은 아니다. 야구공과 같이 단단한 공은 롤모델 볼과 같은 밀착력이 없으며, 몸의 뼈가 튀어나온 표면에 닿았을 때 그 압력을 흡수할 수 없다. 딱딱한 공이 큰 압력과 하중으로 공과 뼈 사이의 연부 조직을 압박하면, 그 조직은 매우 취약한 상태가 되어 멍이 들기 쉽다. '부드러운 촉진'을 할 수 없는 이런 딱딱한 공은 특히 큰 신경들과는 상극이다.

볼을 올바른 자리에 두었는지 어떻게 알 수 있습니까?

자전거를 타는 법을 배우는 것과 같이, 올바른 곳을 마사지하고 있는지 알기 위해서는 시간과 연습이 필요하다. 우리의 몸은 깊은 바닷속처럼 알 수 없지만, 반복을 통해 각 시퀀스 내의 목표 지점을 알게 될 것이다. 이 책의 사진을 자주 참고하고 몸의 랜드마크를 검토하라. 마지막으로 당신이 긴장을 풀고 있다는 것을 입증할 만한 사실을 찾아야 한다.

이완을 나타내는 신호는 다음과 같다.

- 안도감, 따뜻함, 이완
- 긴장의 완화
- 고통의 경감
- 정서적 건강의 향상
- 가동범위의 증가
- 최대 가동범위에서의 통증 감소
- 목표한 조직의 인지 능력 향상 혹은 체화된 지도(112쪽 참고)의 보강

이러한 신호들은 볼을 올바른 곳에 두었을 때, 위치를 조정했을 때, 볼을 제거한 후 혹은 이 세 단계 모두에서 나타날 수 있다.

볼을 얼마나 자주 사용해야 합니까?

원하는 만큼 자주! 하루 5분에서 20분 정도 사용한다면 조직을 재건하고 변화를 이끌어내기에 충분할 것이다. 그러나 2분 내로도 즉각적인 휴식이 가능하다. 내 친구 켈리 스타렛은 다음의 규칙을 따른다.

> **변화가 일어날 때까지,**
> **또는 변화가 더 이상 없을 때까지**
> **롤링하라.**

지나치게 롤링을 할 수도 있다. 이 볼은 작은 스트레칭용 도구이다. 볼이 지나가는 곳마다 조직에 스트레칭이 발생한다. 한곳에 볼을 너무 오래 두면 조직이 과도하게 스트레칭 되거나 탄력성과 반응성이 약화될 수 있다. 정확한 시간을 정해두는 것은 불가능하며, 그 시간은 조직의 상태와 롤링하는 위치에 따라 다르다. 특정 부위에 볼을 두었을 때 상태가 나아지지 않거나, 과하고 공격적인 사용으로 인해 멍이 든 경우 볼 사용을 중단해야 한다.

각각의 볼은 어떻게 다른가요?

각각 다른 크기의 롤모델 볼로 신체에 다양한 압박을 가할 수 있다. 다음은 각각의 볼이 조직에 얼마나 강한 압박을 가하는지에 대한 기본적인 개요이다.

- **오리지널 요가튠업볼**은 엄지로 누르는 정도이다.
- **플러스볼**은 팔꿈치로 누르는 정도이다.
- **알파볼**은 주먹으로 누르는 정도이다.
- **코어져스볼**은 넓게 펼친 손바닥으로 누르는 정도이다.

이 볼들은 각각 탄력 있는 천연고무로 만들어져 조직에 깊숙이 들어갈 수 있고, 뼈가 튀어나온 부분을 안전하게 마사지할 수 있다. 공기가 들어 있는 코어져스볼이 크기가 가장 크다. 이 볼은 네 가지 중 가장 부드럽고 조직에 주는 압박이 가장 적다. 나머지 볼은 단단한 고무로 만들어져 각각 위에서 언급한 정도의 견고한 압력을 제공한다.

주: 오리지널 요가튠업볼, 플러스볼, 알파볼 두 개를 같이 사용하거나 스너그 그립 토트에 넣어 사용하면 하나를 사용했을 때보다 신체에 가하는 압박이 줄어든다.

________ 부위에는 어느 볼을 사용하는 것이 가장 좋은가요?

당신의 신체 크기, 무게, 질량, 깊은 압박을 견딜 수 있는 정도는 그 어떤 사람과도 같지 않다. 깊은 자극을 견딜 수 있는 정도는 모두 다르다. 언제, 어디에, 얼마 동안 볼을 사용하는 것이 가장 적합한지는 조직의 건강 상태 또한 큰 영향을 미친다.

만약 체형이 작고 근육 양이 적은 경우라면 볼의 접촉을 받아들일 연부 조직 또한 작으므로 아마 볼이 가하는 압박에 보다 민감할 것이다. 그렇다면 작은 볼을 사용하기 전에 코어져스볼을 먼저 사용하여 몸을 적응시킬 수 있다. 인체 질량이 적기 때문에 작은 볼을 사용해도 조직의 깊숙한 곳까지 마사지할 수 있을 것이다.

만약 몸집이 더 큰 경우라면 작은 볼은 조직에 흡수되어 몸의 특정 영역에 깊이 도달하지 못한다는 것을 경험할 수 있을 것이다. 요가튠업볼보다 큰 플러스볼이나 알파볼이 더 나은 선택일 수 있다.

8장의 각 시퀀스에서는 적합한 크기의 볼을 추천하고 있지만, 책 전체에 걸쳐 제시하고 있는 사진들을 참고하여 각기 다른 크기의 볼을 다양한 방법으로 사용하는 것을 살펴볼 수 있다. 각자의 직감과 경험을 믿길 바란다.

한눈에 파악하기

- **오리지널 요가튠업볼**은 거의 모든 곳에 사용할 수 있지만 특히 손, 발, 얼굴, 회전근개, 척추, 골반 기저근과 같은 뼈 근처의 작은 공간에 특히 유용하다.
- **플러스볼** 역시 몸 전체에 적용할 수 있는데 허벅지, 하퇴부, 어깨 바깥쪽, 등 근육 부위에서 잘 움직인다. 이 볼은 얼굴에는 적합하지 않다.
- **알파볼**은 엉덩이와 허벅지 같은 신체의 넓은 부분에 사용할 때 유용하다. 손과 발에 알파를 사용하면 이러한 작은 뼈들에 구체적인 자극을 줄 수는 없지만, 큰 볼을 사용하면 글로벌 쉬어를 적용할 수 있다.
- **코어져스볼**은 몸통에 적합하다. 작은 신체 부위나 사지에는 적합하지 않다.

롤모델 메소드를 배우는 동안 권장하는 식이법이 있나요?

나는 영양학 전문가는 아니지만, 전반적으로 항염증성 식단을 따르고 있다. 카페인과 알콜, 당을 제한하고 양질의 지방질인 아보카도, 아마, 호두 기름을 주로 섭취한다. 그리고 신선한 야채와 먹고 싶은 단백질로 접시를 가득 채운다. 그리고 매일 다크초콜릿을 먹는다! 가장 중요한 것은 물이다. 나는 일어나자마자 물을 마시고 하루 중 거의 2갤런의 물을 마신다.

수분 섭취가 신체 결합 조직의 탄력을 유지하기 위한 열쇠인 것을 생각하면 제가 가장 권장하는 식이법은 물을 많이 마시는 것이다. 롤모델 볼이 유체를 주무르고 압박하고 움직이게 하면, 그 주변으로 신선한 산소가 가득한 혈류가 돌아 주변 모든 세포의 항상성 균형을 유지할 수 있다. 유착되거나 고정되고 상처난 신체 부위는 완전히 탈수되어 있어 다시 주변의 수분을 끌어들여야 제 모습을 찾는 마른 스펀지와 같다. 롤모델 메소드를 사용하면 신체 조직을 마찰시켜 그 사이의 고정된 단단한 결합을 풀어줄 수 있다. 신선한 수분은 딱딱했던 조직으로 공급되고 이때 그 불순물들은 밖으로 내보내진다(이것이 수분 공급이 조직의 건강에 결정적인 역할을 하는 이유이다). 또한 이러한 마찰로 인해 그 조직 주변부가 따뜻해지는데 이러한 열감을 통해 그동안 잠잠하게 잊혀져 있던 부위로 혈류가 돌기 시작했다는 것을 알 수 있다. 건강한 조직을 유지하기 위해서는 자유로운 순환이 가장 중요하다.

최근 ________를(을) 다쳤습니다. 그 부위에 볼을 사용해도 괜찮을까요?

'상처', '고통', '안전함' 등은 여러 가지 의미로 정의할 수 있다. 다친 지 얼마 되지 않은 급성의 상태라면 전문가의 도움을 받아야 한다. 고통은 더 커질 수도 있고 또 주관적이다. 어떤 사람에겐 그저 무릎이 멍들었을 뿐이지만 또 다른 누군가에겐 당장 목발이 필요할 만큼 견디기 힘든 고통일 수 있다. 이 책의 저자로서, 나는 당신이 아니기 때문에 당신이 어떤 통증을 느끼는지, 통증에 대한 역치는 얼만큼인지, 평소 통증을 어떻게 다루는지 알 수 없다. 일단 전문가와 상담 후 회복할 준비가 되었다면 스스로를 보호하기 위해 보수적인 세심한 접근법을 취해야 한다. 이 말은 만성적인 통증이나 고통이 발생하는 주요 부위를 마사지할 때 자기 몸의 목소리에 민감하게 귀를 기울이는 기술을 습득해야 한다는 뜻이다. 염증이 있는 조직에는 직접 볼을 사용하지 않도록 한다. 대신 염증 부위의 주변부나, 부상을 입은 부위 주변 '앞쪽', '옆쪽', '아래쪽' 등 조금 떨어져 있는 부위부터 접근해야 한다. 또한 부상 부위를 보호하기 위해 신체의 나머지 부분이 보상작용을 한다는 사실을 기억하고 다른 신체 구조들에도 롤모델 테라피를 적용해야 한다.

볼이 점점 부드러워지고 있어요. 볼을 교체해야 하나요?

간단히 말하자면, 그렇기도 하고 아니기도 하다. 자세히 설명하자면, 처음 볼을 사용할 때는 실제로 더 단단하다. 그리고 당신의 몸 또한 지금보다 더 단단했다. 즉, 결절들로 가득했기 때문에 조직들은 더 짧아져 있고 마사지에 저항하는 힘이 강했다. 근막(근육과 그를 둘러싼 막)은 처음엔 볼의 압력에 강하게 저항한다. 신체의 연부 조직이 단단하게 묶여 있기 때문이다. 이 상태에서 깊은 압박을 가하게 되면 그 조직 또한 수축하고 더 두꺼워짐으로써 반응한다. 그래서 더 강한 자극을 느끼게 되는 것이다. 이러한 상태는 반드시 결절과 관련 있는 것은 아니며, 근방추 반사Muscle Spindle Response라고 알려진 일반적 근육 보호 기전 때문에 발생한다.

볼을 자주 사용하다보면 그 질감이 바뀌기 시작해 부드러워지고 보다 유연해지고 밀착력이 생긴다. 동시에 인체 조직 또한 함께 부드러워져서 이완된 상태에 익숙해지고 가동성이 생긴다. 이 볼과 조직 간의 질감이 이루는 상호작용은 볼을 사용함에 따라, 그리고 인체 조직이 압박, 견인, 볼의 '접촉' 등에 익숙한 정도에 따라 변화한다. 볼은 갈수록 부드러워지고, 인체 조직 또한 덜 저항하게 된다. 결과적으로 볼로 인한 자극을 덜 느끼게 되는 이유는 볼이 부드러워졌기 때문이기도 하지만, 당신의 조직이 더 부드러워졌다는 것을 의미하기도 한다!

볼을 사용할 때마다 늘 '고통'을 느껴야 할 필요는 없다. 또한 더 이상 고통을 느끼지 않는다는 것이 볼의 역할이 줄었다는 것을 의미하진 않는다. 제대로 작용하기 위해 꼭 아파야 하는 것은 아니다.

한동안 당신의 긴장을 흡수하느라 부드러워진 볼은 손목, 손, 팔꿈치, 무릎, 발목 관절과 같은 뼈 돌출부뿐 아니라 얼굴과 같은 섬세한 구조를 마사지하기에 완벽한 질감이기도 하다.

볼의 형태가 조금 변형되거나 타원형이 되어 완벽한 구체로 돌아가지 않아도 볼의 '생명'이 끝난 것은 아니다. 이 물렁물렁한 볼의 질감은 민감한 신체부위 또는 뼈 돌출부에 사용하기에 적합하다. 높은 순응성과 유연성을 사용하여 뼈에 깊이 파고들어 그 주변의 닿기 힘든 조직들을 잡아낼 수 있도록 해준다.

볼이 완전히 그 모양을 잃고 다시 원형으로 돌아갈 수 없는 상태라면, 더 큰 신체 부위를 마사지하기 위해서는 다른 볼로 교체할 때이다. 교체 시기는 볼을 사용하는 빈도나 몸무게에 따라 다를 수 있다.

- 요가툰업 테라피볼은 경우에 따라 3개월에서 6개월 정도 사용 가능하다.
- 플러스볼은 경우에 따라 6개월에서 12개월까지 사용 가능하다.
- 알파볼은 9개월에서 15개월까지 사용할 수 있어 가장 오래 지속된다.
- 코어저스볼은 무기한 사용할 수 있지만 사용하면서 쌓이는 먼지나 기름으로 인해 시간이 지남에 따라 그 밀착감을 잃을 수도 있다.

팁: 나는 산화되어 완전히 밀착력을 잃지 않는 한, '사용했던' 볼을 결코 버리지 않는다. 볼이 부드러우면서도 아직 밀착감이 남아 있다면, 그 볼들을 매우 예민한 감각을 가진 학생들에게 넘겨준다. 이 예민한 학생들이 부드러운 볼의 자극에 익숙해지면 단단한 새 볼을 사용할 것을 권한다.

롤모델 볼은 어떻게 관리하면 되나요?

1. 이 단단한 고무볼은 천연고무로 만들어져 습기 또는 장시간의 빛에 노출되면 산화되기 시작하며 시간이 지남에 따라 더 미끄럽고 단단해진다. 산화를 방지하기 위해서는 사용하지 않을 때 가방이나 서랍에 보관해야 한다(젖은 옷이나 타월이 든 가방에는 절대 함께 보관하지 않도록 주의한다).

2. 젖은 헝겊이나 천연 비누, 요가 매트 클리너 또는 살균 청소포로 볼을 닦는다. 보관하기 전엔 수건으로 닦아 완전히 말린다.
3. 다수가 사용하기 위해 많은 양의 볼을 보관하는 경우, 완전히 밀폐 가능한 용기에 넣어둔다.

롤링할 때 너무 불편하다면, 볼의 위치를 어떻게 바꾸면 되나요?

처음 롤링할 때, 혹은 두 번째, 세 번째라 하더라도 당장 편해질 수는 없다. 당신이 아무리 건강하다 하더라도 고통과 통증을 견디는 것은 괴로운 일이다. 몸의 어떤 부위는 엄청난 압력을 견딜 수 있지만 다른 부위는 또 지나치게 예민할 수도 있다. 나는 이 연구를 수백 명의 사람들과 공유하여 거의 모두에게 적용할 수 있는 롤링법을 발견했다.

만약 롤링이 견디기 힘들 정도로 불편하다면, 아래 목록의 수정법들을 적용해보라.

1. 중력의 영향을 줄인다. 볼을 벽에 대고 서서 롤링한다.
2. 해당 신체 부위에 더 큰 볼을 사용하라.
3. 하나 대신 두 개의 볼을 사용한다.
4. 볼을 고통이 심한 부위의 위, 아래, 측면 부위로 이동시킨다,
5. 표면에 스킨롤링 또는 쉬어링을 적용하여 압박하는 깊이를 최소화한다.
6. 변화를 느낄 때까지 혹은 더 이상 변화가 없을 때까지 컨트랙트/릴렉스를 적용한다.
7. 확신이 없을 땐 코어져스볼을 사용하라.

임신 중에 테라피볼을 사용해도 안전할까요?

모든 크기의 롤모델 볼은 임신 중 사용해도 안전하다. 특히 임신을 하기 전부터 롤모델 볼을 사용해왔다면 아무런 문제가 없다. 임산부를 위한 일반적인 규칙은 새로운 신체 활동에 너무 적극적으로 뛰어들기보다, 천천히 그리고 충분히 상황을 인지하면서 인내를 기르는 것이다. 훈련도 받지 않고 마라톤을 뛰거나, 정확한 자세를 배운 적도 없이 섣불리 무거운 무게를 들어올리지 않을 것이다. 만약 임신 중에(혹은 임신하지 않은 상태라도) 이러한 상황에 뛰어든다면 부상을 당할 수도 있을 것이다.

상식을 기반으로 천천히 시작한다. 테라피볼을 한 번도 사용한 적 없는 임산부라면 첫날에는 손과 발을 마사지하는 것으로 시작한다. 그런 다음, 둘째 날엔 종아리와 무릎으로, 그리고 팔과 팔꿈치로 나아간다. 매번 볼을 사용할 때마다 그 후에 상태가 좋아졌는지 나빠졌는지 알아차려야 한다. 나빠졌다면 너무 깊이 들어갔거나 너무 오랫동안 볼을 사용한 것일 수 있다. 괜찮았다면 다른 신체 부위 마사지를 추가해본다.*

주의할 점 하나는 이전에 한 번도 시도해본 적이 없는 경우, 임신 중에 복부에 코어져스볼을 직접 사용하는 것은 피해야 한다. 임신기는 몸의 특정 영역을 두고 실험을 하기에 좋은 때는 아니다. 출산 후 코어져스볼을 이용하여 복부 롤링을 한다면 회복에 효과적일 것이다. 물론 임신 중에 이 책에 소개된(7장 참고) 동적인 호흡 역학을 익히기 위해 코어져스볼을 가슴과 흉골 위로 사용해볼 수는 있을 것이다. 배가 점점 불러올수록 같은 테크닉을 벽에 볼을 댄 채로 시도할 수도 있다.

* 보다 심층적인 산전-산후 교육을 위해서는 나의 웹 세미나 "Healthy Pregnancy, Healthy Baby: Dispelling Myths of Prenatal Exercise, Diet and Self-Care",www.creativelive.com/courses/healthy-pregnancy-healthy-baby-jill-miller를 참조하라.

아이들이 볼을 사용해도 안전한가요?

이 질문은 특히 운동선수 자녀를 둔 부모로부터 자주 받는다. 일반적으로 그 아이들은 엄마 혹은 아빠가 롤링하는 것을 보고 이미 볼을 사용해온 경우가 많다. 또한 전 세계의 많은 사람들로부터 교실에서나 체육수업 중에(408쪽 참조) 혹은 보완 요법의 일환으로 볼 롤링을 가르쳤다는 후기를 들었다. 나는 우리 자녀들이 우리 세대보다 더 똑똑하게 몸을 사용할 수 있도록 도와주는 '혁명'을 만들고 있다고 생각한다. 우리가 모범을 보이며 셀프케어 건강 관리법을 생활화한다면, 우리 다음 세대가 부상 및 근골격계 질환을 예방할 수 있도록 도움을 줄 수 있을 것이다.

아이들이 하고 싶어하는 다양한 신체 활동들은 고무볼 위에서 구르는 것보다 훨씬 더 부상의 위험이 크다. 그러나 그럼에도 롤링하는 데에도 몇 가지 지침이 있다.

1. 항상 아이의 주치의와 상담하라.
2. 스스로에게 적용하는 모든 지시사항과 수정 방안을 아이에게도 똑같이 적용하라.
3. 2장에서 설명한 대로 좋은 통증과 나쁜 통증에 충분히 주의를 기울여라.

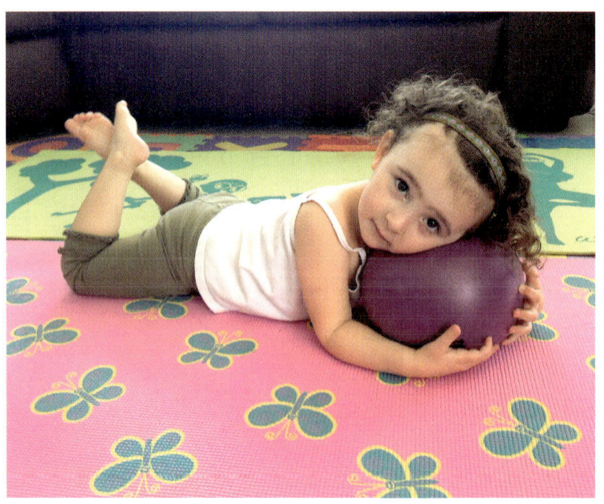

똑똑한 세 살배기 트와일라는 식예 롤모델이다. 트와일라의 엄마 에이미 드가이오는 종종 아기가 엄마가 하는 것과 똑같이 갈비뼈와 복부 아래 볼을 두고 누워 호흡을 연습한다고 한다.

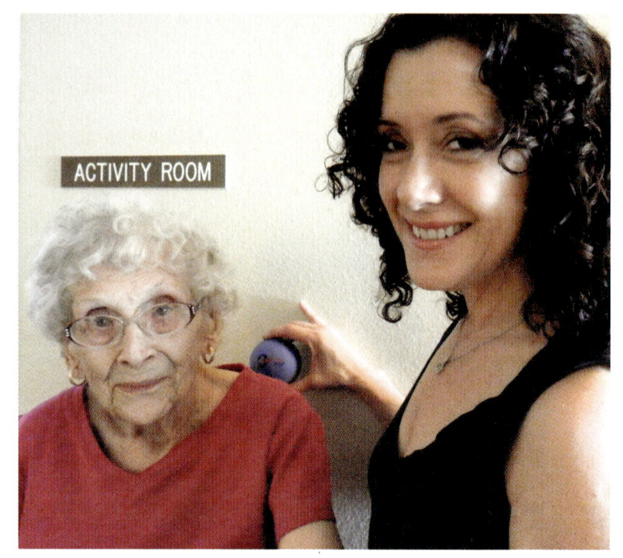

"저와 함께 수련하는 클레미는 102살입니다. 99살에 요가를 시작했습니다. 그녀는 어느 날 제 시니어 요가 수업에 들어와 운동을 해야겠다고 말했습니다. 그녀는 여전히 강하고 멋집니다! 특히 어깨 마사지를 사랑하는데 그 이유는 그냥 기분이 좋아지기 때문이라고 합니다. 그냥 기분 좋아지게 하는 것보다 더 좋은 이유가 있을까요!"

– 캐시 파벨, 워토마, 위스콘신

롤모델 용어집

용어 사전

이 용어 사전이 전부가 아님을 명심하라. 나는 이 용어들을 간략하면서도 이 책의 맥락과 상통하도록 정의하였다.

유착adhesion – 조직의 움직임과 체액의 관류를 제한할 정도로 과도하게 콜라겐이 쌓여 있는 신체 부위. 유착은 종종 흉터의 잔존이기도 하다. 마사지 치료 전문가 샌디 프릿츠Sandy Fritz는 유착은 '결합 조직의 부적절한 연결 상태'*라고 하기도 한다.

건막aponeurosis – 근육과 연결되어 있거나, 근육과 근육을 연결하는 넓고 평평한 건. 예를 들어 횡격막의 중심건 또는 허리의 흉요근막이 있다.

자율신경autonomic – 신경계의 한 부분으로 필요에 따라 자율적으로 작동한다. 불수의적으로 작용한다.

신체 블라인드 스팟body blind spot – 신체 감각이 부족한 부위. 이러한 부위들은 대개 과다 사용, 과소 사용, 오사용, 남용되어 통증과 부상의 기폭제 역할을 한다.

컴프레스compress – 움직이지 않고 정적으로 볼에 신체 부하를 가하는 방법.

결합 조직connective tissues – 배아의 중배엽에서부터 형성된 모든 조직. 혈액, 림프, 근막, 건, 인대, 연골, 골막 모두에 결합 조직에 포함된다.

컨트랙트/릴렉스contract/relax – 볼을 사용하는 동안 내부 근육 브레이싱을 제거해주는 빠른 방법. 볼에 닿아 있는 근육을 의도적으로 수축한 채로 얼마간 유지한 후 의식적으로 이완한다.

크로스파이버CrossFiber – 근육의 견인력작용선과 수직 또는 사선으로 볼을 굴리는 방법. 바이올린 활을 사용하여 바이올린을 켜는 것과 유사하다. 용어 '근육막' 참조.

* Sandy Fritz, *Sports & Exercise Massage: Comprehensive Care for Athletics, Fitness and Rehabilitation*(Mosby, 2013).

심층근막Deep fascia – 분명한 물결 모양을 가지고 있으며 정렬이 촘촘히 되어 있는 근막. 근육 주변을 감싸고 있거나 두껍고 넓은 건막층을 이룬다. 용어 '건막'과 '근막' 참조.

체화된 지도 Embody Map – 정적인 또는 동적인 상태에서 신체 모든 부위의 상호 관계를 지속적으로 인지하는 위치 감각. 내 몸 안의 고유수용감각적 위치에 대한 예리한 자각.

장관신경enteric – 위장의 작용을 다스리는 신경계의 가지.

세포외기질extracellular matrix – 신체 세포 사이와 주변의 환경을 말하며, 세포가 '숨 쉬고', 복제되고, 움직이고, 죽도록 도와준다.

근막(인체막)fascia – 섬유질과 젤라틴으로 이루어진 전신의 막으로, 몸을 연결해주고 보호해주고 회복시켜주는 시스템. 신체의 형태와 모양을 유지해주는 연부 조직의 버팀목이다. 근단백질과 뼈, 인대, 건과 같은 다른 결합 조직들을 서로 이어주는 역할을 한다.

글로벌 쉬어global shear – 보다 큰 볼을 사용하여 표층과 심층근막 간의 슬라이드 앤 글라이드 움직임을 극대화시켜주는 테크닉. 쉬어 테크닉은 신체를 빠르게 웜업시켜주고 고유수용감각을 일깨워준다.

바탕질ground substance – (1) 세포외기질의 구성요소로 형태가 분명치 않은 젤과 같은 물질로써, 이 안에 결합 조직의 세포와 섬유가 존재한다. (2) 세포막 안에 있는 투명한 액체 부분이다. 세포 안에 있는 바탕질, 그리고 세포외기질 바탕질 둘 다 부하와 압박의 영향을 받으며 인체의 미세한 구조를 지지하고 완충하는 역할을 한다. 용어 '세포외기질' 참조.

히알루론산hyaluronic acid – 근막 조직에서 생산되는 윤활액. 연부 조직의 다양한 층에 슬라이드 앤 글라이드 움직임이 가능하도록 해준다.

성긴근막loose fascia – 표층근막이나 심층근막에 포함되지 않는 근막. 성긴근막은 표층근막과 심층근막, 그리고 심층근막들 사이를 연결하는 층이다.

중배엽mesoderm – 배아의 발달 과정에서부터 비롯된 초기의 세 층의 중간으로, 결합 조직을 포함한 신체 조직과 구조를 만들어낸다.

근육 브레이싱muscle bracing – 롤링을 통해 얻고자 하는 것과 정반대되는 효과. 근육 브레이싱은 근방추가 너무 과도한 스트레칭을 감지할 때 발생한다. 이 현상이 발생하면 근육은 스트레칭 되는 것을 허용하지 않고 스스로를 보호하기 위해 수축하며, 그 아래에 있는 다른 구조들 또한 단단해지며 긴장된 상태가 된다. 브레이싱은 마사지 도구가 너무 단단하거나, 너무 빠르게 몸을 지나가거나, 신체가 전반적인 긴장 상태에 있을 때 발생한다. 용어 '근방추' 참조.

근육 정지점muscle insertion – 수축 시 더 많이 움직이는 근육 부분(보통 몸의 말단 부위이거나 신체축인 중심선에서 더 먼쪽).

근육 기시점muscle origin – 수축 시 덜 움직이는 근육 부분(보통 몸의 근위부이거나 신체축인 중심선에서 가까운 쪽).

근방추muscle spindle – 근막 구조 내의 신장 수용기(기계적 수용기). 근 섬유 속의 근주막 내에 위치한다. 용어 '근육막' 참조.

근육막(근막)myofascia – 우리가 실제로 잘 알고 있는 근육들 및 그와 연결된 내부 근막을 일컫는 말.

부교감신경parasympathetic – 자율신경계 중 하나로 하향 조절, 휴식, 소화, 회복 반응을 만들어낸다. 용어 '자율신경' 참조.

관류perfusion – 체액, 영양, 노폐물을 조직 및 혈관 안팎으로 이동시켜주는 신체 과정.

골막perosteum – 뼈를 감싸고 있는 단단한 결합 조직막.

말초신경계peripheral nervous system – 두개골 또는 척추뼈와 직접적으로 연결되어 있지 않는 신경을 말한다. 중추신경계로부터 뻗어나온 신경들이다.

페팅주 소프트petting-zoo soft – 롤모델 테라피볼로 잘 관리를 받은 후 탄성이 생겨 완벽해진 조직의 궁극의 상태를 표현할 때 내가 쓰는 귀여운 표현. 통증이 경감되고, 결절과 매듭, 유착이 감소된 상태를 말한다. 예: 3분간의 롤링 후 그녀의 상부 승모근은 페팅주 소프트 상태가 되었다.

핀/스핀 앤 모빌라이즈 Pin/spin & mobilize – 볼을 몸에 댄 채 압박하고 비틀어 연부 조직을 끌어당긴 후 엄청난 전단력을 만들어준다. 그리고 볼이 닿아 있는 신체 부분 또는 그 신체 부분과 직접 연결된 다른 부분을 움직인다.

고유수용감각proprioception – 신체 감지 능력, 신체 내부의 GPS 시스템.

휴식기 긴장도resting tone – 근육이 수동적인 상태 또는 '휴식' 상태에서의 저항 정도를 일컫는 용어.

사이막septa – 결합 조직 사이의 막. 각각의 근육구조 사이의 심층근막을 '나누어주는 선', '펜스', 또는 '연부 조직 커튼'. 용어 '근육막' 참조.

전단력shear – 접촉면과 평행한 방향으로 인접한 신체 부위들 간에 움직임 및 미끄러짐을 만들어내는 역학적 작용 또는 스트레스. 볼을 사용하여 한 조직층을 그 밑에 있는 층과 측면 방향으로 움직여 전단력을 만들어낼 수 있다. 전단력이 발생하면 조직을 가동화시켜 처음 시작점으로부터 얼마간 떨어진 거리까지 조직이 미끄러지고 움직인 후 다시 원래의 자리로 돌아오며 그 부위에 즉각적으로 열을 발생시킨다. 용어 '스킨롤링' 참조.

스킨롤링Skin-roll – 롤모델 볼의 밀착력과 끈기를 활용하여 피부와 그 밑에 있는 근막을 움직이는 것이다. 스킨롤링은 표층근막과 심층근막층 간의 슬라이드 앤 글라이드 움직임을 향상시킨다. 방법은 다음과 같다.

1) 볼을 피부에 대고 고정시킨 후 견인한다. 이를 유지한 채 볼을 움직인다.
2) 볼 위에 누워 몸을 움직인다. 몸이 볼 위에서 움직이는 동안 볼이 피부를 잡아당겨 잔물결과 같은 전단력이 발생한다.

슬라이드 앤 글라이드slide & glide – 서로 연결되어 있는 근막과 구조들 간에 움직임이 발생하는 것.

소마틱somatic – 말초 신경계의 일부로 운동과 감각 신경계를 중추 신경계(뇌와 척수)로부터 말초까지 보내고 받는 역할을 한다. 용어 '말초신경계' 참조.

스트립strip – 근육의 견인력 작용선을 따라 기시점에서 정지점까지(혹은 그 반대로) 볼을 움직이는 방법. 용어 '견인력작용선' 참조.

표층근막superficial fascia – 폐포 모양의 콜라겐/엘라스틴 구조 그리고 지방세포를 담고 있는 근막. 표층근막은 보통 피부 바로 밑에 있다. 표층근막은 보통 개인의 신체 모양을 결정하며 스펀지와 같이 탄성 있는 질감을 가지고 있다. 귀여운 조카의 볼을 꼬집을 땐 표층근막을 잡고 있는 것이다.

교감신경sympathetic – 중추신경계의 일부분으로 흥분, 투쟁, 도주의 반응을 일으킨다.

건tendon – 근육과 골막을 이어주는 결합 조직. '평평'한 건은 '건막'이라고 한다. 용어 '골막' 참조.

트리거포인트trigger point – 근육 내에 비정상적으로 민감한 부분으로 다른 부위에 통증으로 발현되기도 한다. 흔히 결절knot이라고 하기도 한다.

점탄성viscoelasticity – 고유의 유동성과 가소성으로 움직임을 발생시키는 근막의 특징. 근막은 젤라틴과 같은 점성과 섬유질을 가지고 있다. 이러한 요소들로 인해 근막의 모양이 시간이 지남에 따라 점진적으로 변화할 수 있다.

해부학 용어를 교수처럼 사용할 수 있지만, 시인처럼 사용할 수도 있다. 롤모델 지도자라면 '큐-마스터'가 되기 위해 두 가지 모두를 연습해보라(422쪽 참조).

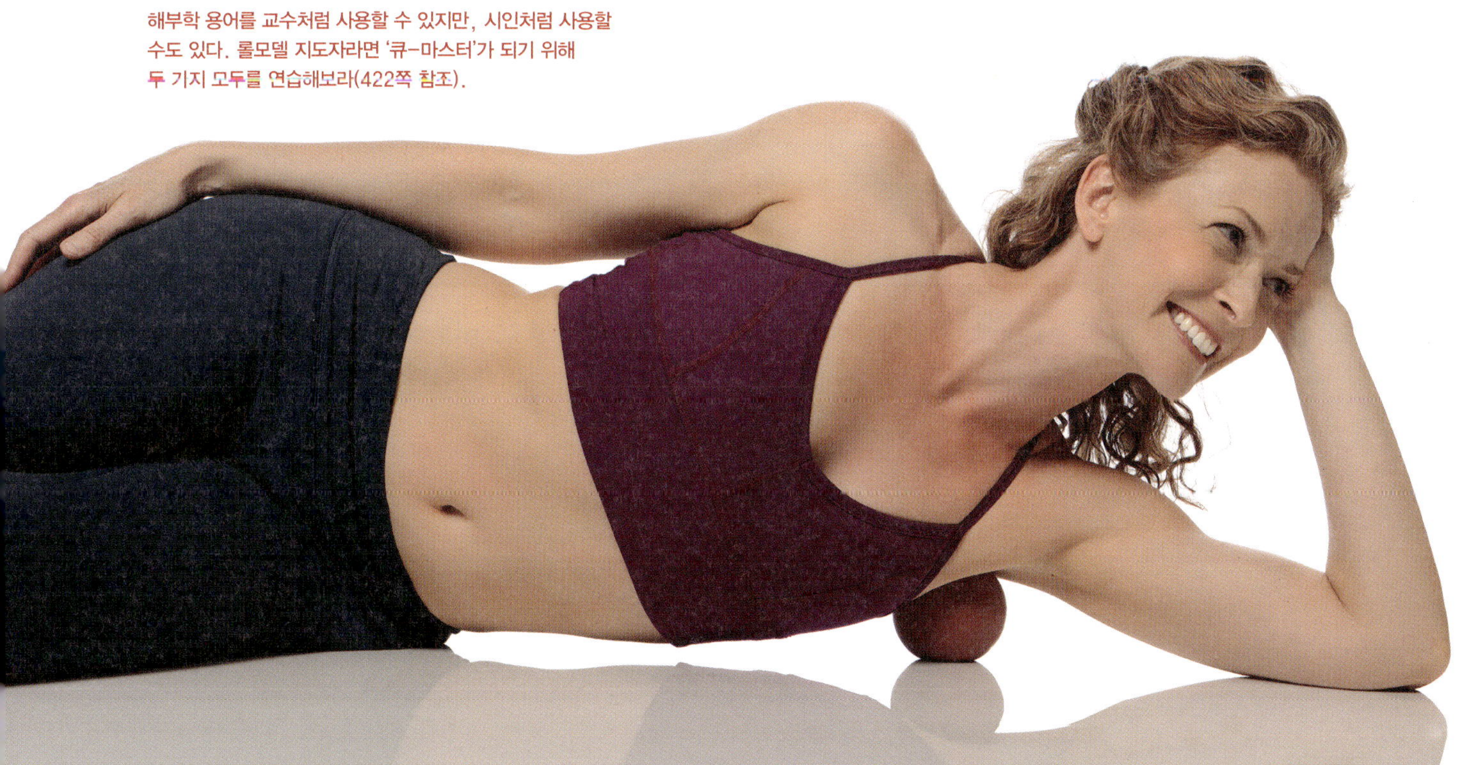

볼 테크닉을 위한 큐 메뉴

롤모델 메소드는 '수기 요법'이 아니기 때문에 코치, 강사, 트레이너는 자신의 학생 또는 고객들이 안전하고 효과적으로 목표한 바를 얻을 수 있도록 명확한 큐잉을 하는 기술을 발전시켜야 한다. 롤모델 움직임을 학생들에게 가르치며 자신의 신체적 경험으로부터 우러나온 능동형 동사 큐를 계발할 것을 추천한다. 학생들의 몸에 생명을 불어 넣어주는 창의적이고 생동감 넘치는 큐를 만들어보라! 스스로의 경험을 맛보고 학생들과 공유할수록 보다 진정성 있게 시퀀스를 가르칠 수 있을 것이다. 다음은 기술적인 '테크닉 용어' 대신 사용할 수 있는 능동적 동사의 목록이다.

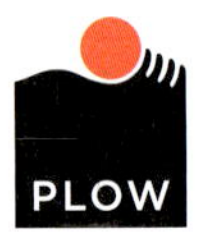

볼플라우Ball Plow

고무발톱으로 할퀴다Rubber claw
근육을 뼈에서 떼어내다 Clear off the bone
긁어내다Scrape
분할하다Partition
솜털처럼 부풀리다Fluff
이음매를 뜯어내다Seam rip
잔물결을 이루다Ripple
절개하다Dissect
파고들다Dig
펼치다Unfold
포개다Pile

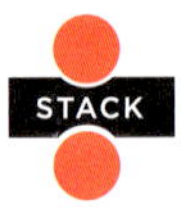

볼스택Ball Stack

걸쇠로 잠그고 깨물다 Latch and bite
고무로 봉합하다Rubber suture
구렁이처럼 감싸다Python
꼬집어 뽑아내다Pinch and pluck
밀고들어 분해하다 Squash and disassemble
바이스로 죄다Vise grip
조임쇠로 고정시키고 분할하다 Clamp and partition

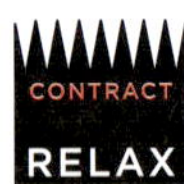

컨트랙트/릴렉스Contract/Relax

긴장하다/이완하다Tense/release
꽉 쥐다/풀다Squeeze/disengage

부풀리다/느슨하게 하다 Pump/slack
뻣뻣하게 하다/부드럽게 하다 Stiffen/soften
아놀드 슈워제네거처럼 힘주다/강아지처럼 부드럽게 하다 Arnold Schwarzenegger/puppy-dog soft
힘주다/놓다Tighten/let go

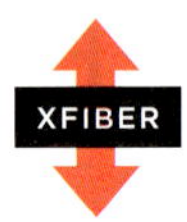

크로스파이버Crossfiber

갈퀴로 긁어내다Rake
그릴자국을 내다Grill
긁어내다Scrape
금을 긋다Score
당기다Tease
마구 흔들다Rock
밀어내며 움직이다Scootch
별표를 그리다Asterisk
스크래치 내다Scratch
썰다Slice
우회하다Detour
자르다Cut
해시태그를 그리다Hashtag

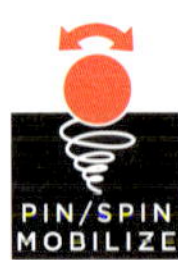

핀/스핀 앤 모빌라이즈 Pin/Spin & Mobilize

구멍 내다/문지르다 & 부채질하다Dent/pickle and fan
끼워넣다/끌어모으다 & 돌아다니다Tuck/gather and navigate
볼트/드릴 & 구부리다 Bolt/drill and bend

붙이다/트위스트하다 & 회전하다Stick/twist and pivot
잠그다/쪼글쪼글하게 하다 & 움직이다Lock/crinkle and maneuver
찌르다/돌리다 & 이동하다 Poke/swivel and track
표시하다/소용돌이치다 & 긁어내다Mark/whirlpool and scrape

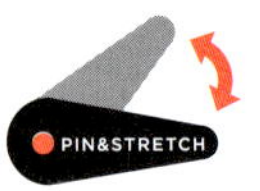

핀 앤 스트레치Pin & Stretch

고정하다 & 회전하다Tack and pivot
놓다 & 휘젓다Place and stir
잡다 & 구부리다Hold and bend
점을 찍다 & 길게 늘이다 Dot and spindle
주름지게 하다 & 접다 Crease and fold
짓누르다 & 좁히다Squash and close

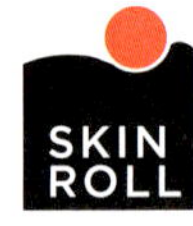

스킨롤링/쉬어Skin-Rolling/Shear

구기다Scrunch
기류를 만들다Turbulate
꼬집다Pinch
꽉 잡다Clamp
꽉 쥐다Prune
끌어당기다Gather
문지르다Pickle
브레이크를 건 채 미끄러지다Skid
비비다Grind
구름을 잡다Crimp
쪼글쪼글하게 하다Crinkle
흐물흐물하게 하다Slurry

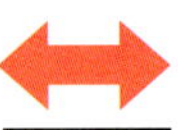

스트립핑Stripping

국수가락을 뽑다Noodle
길게 자르다Slit
미끄러뜨리다Slide
미끄러지듯 움직이다Glide
브러쉬하다Brush
빗질하다Comb
뻗어나가다Trail
이동하다Navigate
줄을 긋다Line
한 방향으로 움직이다Steer

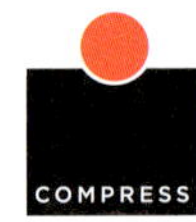

서스테인드 컴프레션 Sustained Compression

감싸다Cradle
고정하다Fix
곰보 자국을 내다Pock
구멍을 내다Dent
놓다Place
단단히 덮어주다Tuck
못을 고정시키다Rivet
스테이플로 고정하다Staple
으깨다Squish
사국을 내다Mark
쿡 찌르다Nudge
툭 내려놓다Plunk
파고들다Burrow

추천 참고자료

책

Anatomy of Hatha Yoga: A Manual for Students, Teachers, and Practitioners, Revised Edition, by H. David Coulter (Body and Breath, 2010)

Anatomy Trains: Myofascial Meridians for Manual and Movement Therapists, 3rd Edition, by Thomas Myers (Churchill Livingstone, 2014)

The Body Bears the Burden: Trauma, Dissociation, and Disease, 3rd Edition, by Robert Scaer (Routledge, 2014)

Cells, Gels and the Engines of Life, by Gerald H. Pollack (Ebner & Sons, 2001)

Fascia: Clinical Applications for Health and Human Performance, by Mark Lindsay (Cengage Learning, 2008)

Fascia: The Tensional Network of the Human Body, by Robert Schleip, Thomas W. Findley, Leon Chaitow, and Peter A. Huijing (Elsevier, 2012)

Fascia in Sport and Movement, by Robert Schleip (Handspring Publishing, 2014)

Freedom from Pain, by Peter A. Levine and Maggie Phillips (Sounds True, 2012)

Groundworks: Narratives of Embodiment, edited by Don Hanlon Johnson (North Atlantic Books, 1997)

A Handbook for Yogasana Teachers: The Incorporation of Neuroscience, Physiology, and Anatomy into the Practice, by Mel Robin (Wheatmark, 2009)

The History of Massage: An Illustrated Survey from Around the World, by Robert Noah Calvert (Healing Arts Press, 2002)

Job's Body, by Deane Juhan (Barrytown/Station Hill Press, Inc., 2003)

The Key Muscles of Yoga, by Ray Long (Bandha Yoga, 2009)

Kinesiology: The Skeletal System and Muscle Function, 2nd Edition, by Joseph E. Muscolino (Mosby, 2010)

The MELT Method, by Sue Hitzmann (HarperOne, 2013)

The Muscle and Bone Palpation Manual with Trigger Points, Referral Patterns and Stretching, 2nd Edition, by Joseph E. Muscolino (Mosby, 2014)

The Muscular System Manual: The Skeletal Muscles of the Human Body, 3rd Edition, by Joseph E. Muscolino (Mosby, 2009)

Power, Speed, Endurance: A Skill-Based Approach to Training, by Brian MacKenzie (Victory Belt, 2012)

Pride and a Daily Marathon, by Jonathan Cole (Bradford Books, 1995)

Sports & Exercise Massage: Comprehensive Care for Athletics, Fitness, and Rehabilitation, 2nd Edition, by Sandy Fritz (Mosby, 2013)

Trail Guide to the Body, 4th Edition, by Andrew Biel (Books of Discovery, 2010)

Waking the Tiger: Healing Trauma, by Peter A. Levine and Ann Frederick (North Atlantic Books, 1997)

Why Fascia Matters, by Brooke Thomas (ebook; available at www.liberatedbody.com/product/why-fascia-matters/)

Yoga Body: The Origins of Modern Posture Practice, by Mark Singleton (Oxford University Press, 2010

『레디 투 런』, 켈리 스타렛/TJ 머피(대성의학사, 2017)

『무브 유 어 DNA』, 케이티 보우만(대성의학사, 2016)

『바른 몸 혁명: 정렬이 답이다』, 케이티 보우만(대성의학사, 2016)

『비커밍 어 서플레오파드』, 켈리 스타렛(대성의학사, 2015)

『프리스타일: 스포츠 및 생활 퍼포먼스를 극대화시키는 네 가지 기본 움직임』, 칼 파올리/앤서니 셔본디(대성의학사, 2016)

웹사이트

www.yogatuneup.com: Jill Miller's website.

www.blog.gaiam.com/blog/author/jillmiller: Jill Miller's blog.

www.katysays.com: Katy Bowman is a human biomechanics expert.

www.rogercoleyoga.com: Roger Cole is a sleep science and relaxation response expert.

www.erikdalton.com: Erik Dalton has produced excellent massage resources and offers many free videos.

www.gilhedley.com: Gil Hedley leads compassionate dissection workshops.

www.meltmethod.com: Sue Hitzmann teaches about fascia wellness.

www.drlepp.com: Dr. David Lepp is my favorite chiropractor in the San Francisco Bay Area.

www.crossfitendurance.com: Brian MacKenzie and his team outline proper running mechanics.

www.anatomytrains.com: Thomas Myers is a leader in the fascia field.

www.ted.com/talks/vs_ramachandran_the_neurons_that_shaped_civilization.html: V.S. Ramachandran discusses mirror neurons.

matthewremski.com/wordpress/multimedia/wawadia/: Matthew Remski's brilliant series of articles entitled "What Are We Actually Doing in Asana?" takes a deep look at yoga-related injuries.

www.mobilitywod.com: Dr. Kelly Starrett has an astonishing blog loaded with videos about movement and mobility.

www.liberatedbody.com: Brooke Thomas has a fascia facts and functional movement blog.

www.chiropracticbodywork.com: Dr. Christopher Tosh is my favorite Los Angeles-based chiropractor and Active Release Therapy specialist.

www.activerelease.com: Information about the Active Release Technique.

www.fasciaresearchcongress.org: The website for the Fascia Research Congress.

www.usabp.org: The website for the United States Association for Body Psychotherapy.

비디오

Coregeous® DVD—JillMiller; www.yogatuneup.com

On-Demand Pain Relief Massage Therapy Kit: 11 Guided Routines on 2 DVDs—Jill Miller; www.yogatuneup.com

Treat While You Train DVD—Jill Miller, Kelly Starrett, Tune Up Fitness Worldwide; www.yogatuneup.com

Quickfix Rx: KneeHab DVD—Jill Miller; www.yogatuneup.com

Healthy Pregnancy, Healthy Baby: Dispelling Myths of Prenatal Exercise, Diet and Self-Care webinar—Jill Miller, Kelly Starrett, Juliet Starrett, Katy Bowman, Esther Gokhale, Sarah Fragoso, Eden Fromberg; www.creativelive.com/courses/healthy-pregnancy-healthy-baby-jill-miller

Yoga Link / Core Integration DVD—Jill Miller; www.pranamaya.com/products/dvds/miller-core.html

Living fascia videos by J.C. Guimberteau; endovivo.com/en

Gil Hedley's YouTube channel is rich with anatomy content; www.youtube.com/channel/UC340xzyTs7QNDgdcJDAmUlA

// 나는 코어져스 DVD의 추종자이다. 테라피볼 사용과 함께 일주일에 세 번 이 비디오를 따라 하기 시작했는데, 오른팔 회전근개의 부상과 골프엘보가 치료되었다. 이 루틴을 반복하는 것으로 이런 효과를 얻을지는 상상도 못했다! 나는 오랫동안 수영선수 생활을 했고, 오른쪽 어깨의 지속적인 통증으로 인해 이따금 코티손 주사를 맞는 것에 익숙해져 있었다. 하지만 더 이상 주사가 필요 없다! //

– 짐 힌튼Jim Hinton, 수영 코치, 애쉬빌, 노스캘리포니아

조금 더 특별한 이야기: 멍멍이 클로이

크리스틴 지거Krystin Zeiger, 34살, 그리고 클로이(행운의 강아지), 6살
요가 강사
레드우드 시티, 캘리포니아

짐!

당신의 책에 클로이의 이야기를 싣게 된 것에 매우 감사드리며, 이제부터 클로이의 이야기를 당신과 나누고자 합니다.

클로이의 불안증세:

클로이는 불과 생후 몇 주 만인 2008년 2월 개 사육소에서 구출되었습니다. 9월 보호소에서 제가 이 개를 입양하면서 그 가슴 아픈 배경에 대해 알게 되었습니다. 이 개는 6개월 동안 똑같은 철제 우리에 갇혀 잔디를 본 적도, 목줄을 메어본 적도 없으며 '괴팍하고 산만하다'는 이유로 다른 개들과 같이 시간을 보내는 것이 거의 허용되지 않았습니다. 그래서 무료 입양 기간 중 주말 동안에만 잠깐 밖에 나와 있을 수 있었습니다.

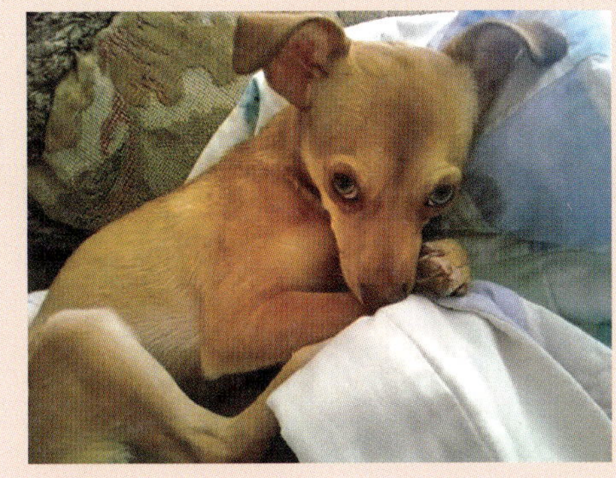

클로이가 우리 집에 입양된 지 한 시간이 지났을 때

그들은 나에게 '램지(난폭함의 대명사)'가 올 거라고 미리 경고한 뒤 클로이를 데려왔습니다. 익히 들은 대로 강아지는 뭔가 '과도'했고 저에게 오줌을 마구 쌌지만, 잠시 후에 그 큰 푸른 눈동자로 저를 바라보며 제 무릎 위로 올라와 저를 사로잡았습니다. 제가 이 아이를 집에 데려온 이후 완전히 다른 강아지가 되었습니다. 호기심 많고 다정한, 그리고 필사적으로 사랑하고 사랑을 받으려는 강아지로요!

수의사는 클로이가 저체중에 벼룩이 있고 빠지기 쉬운 무릎(양측 슬개골 탈구)을 갖고 있다고 진단했습니다. 그 후 2주간 클로이는 가정교육을 받으며 살도 조금 찌고 저와 함께 살았던 그 어떤 강아지보다 더 사랑스럽고 잘 훈련된 강아지가 되었습니다. 그리고 그즈음 허리케인 아이크와 토네이도가 들이닥쳐 마을의 여러 집을 부수고 저희 집 2층 벽과 지붕 일부 역시 부셔놓았습니다.

클로이는 그 여파로부터 몇 주 동안 괜찮은 것처럼 보였습니다. 하지만 퇴근하고 집에 돌아오면 이 강아지가 느끼는 불안감을 조금씩 알아챌 수 있었습니다. 종종 클로이는 몸을 떨기도 하고 제 침대 밑에서 헐떡거리기도 했습니다. 비가 오는 날엔 그 증세가 더욱 심해졌고 그 상태가 몇 분간이나 지속되기도 했습니다. 그러곤 전혀 음식을 먹지 않았습니다. 수의사는 강아지에게 신경안정제를 투여할 것을 제안했습니다. 전 고민했지만, 클로이의 불안증이 지속되었으므로 약간의 안정감을 줄 수 있는 이 약을 투여해보기로 했습니다. 며칠 간의 복용 후에도 클로이는 비틀거리며 걷게 된 것을 말고는 별 다른 변화가 없었습니다. 이 방법 외에 다른 접근이 필요했습니다.

전 여성을 위한 쉼터나 위기관리 센터에서 봉사하며 배웠던 기술들을 사용하기 시작했습니다. 실제로 효과가 있었던 것은 얼음이나 냉찜질팩을 클로이의 곁에 두는 것이었습니다. 이 방법은 클로이의 호흡과 심박을 안정시키고 진정시켜

주었습니다. 클로이가 공황에 빠지는 시간이 점점 줄어들고 횟수가 잦아질 때쯤 전 이 아이를 조금씩 비에 노출시켰습니다. 처음 몇 번은 안은 채로, 그 후엔 목줄을 메고 바닥에 내려놓았습니다. 공황이 모두 사라진 것처럼 보이기까지는 약 한 달 정도 걸렸습니다.

2012년 7월 4일 클로이를 호숫가에 있는 부모님 집에 데려가기 전까지만 해도 모든 것이 괜찮았습니다. 하지만 첫 번째 불꽃놀이 폭죽음을 듣는 그 순간, 클로이는 다시 원점으로 돌아왔습니다. 아무 것도 도움이 되지 않았습니다. 클로이의 불안감은 그 어느 때보다 심해졌고 어떤 종류든 크고 갑작스런 소음에 급격히 불안해했습니다. 수의사는 클로이에게 투약하는 신경안정제의 양을 두 배로 늘렸고 심각한 고통을 진정시켜주는 진통제를 더했습니다. 전 정말 이 방법은 아닌 것 같았습니다.

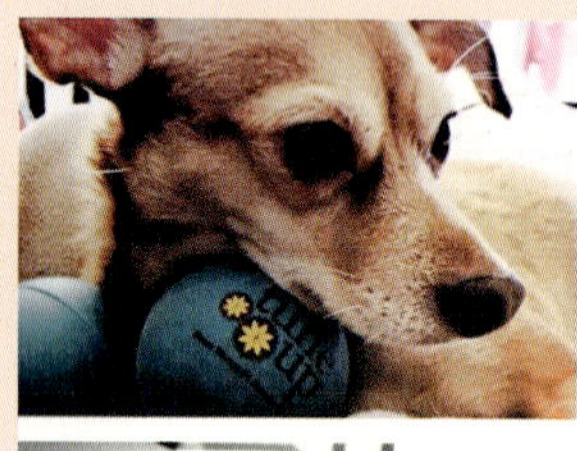

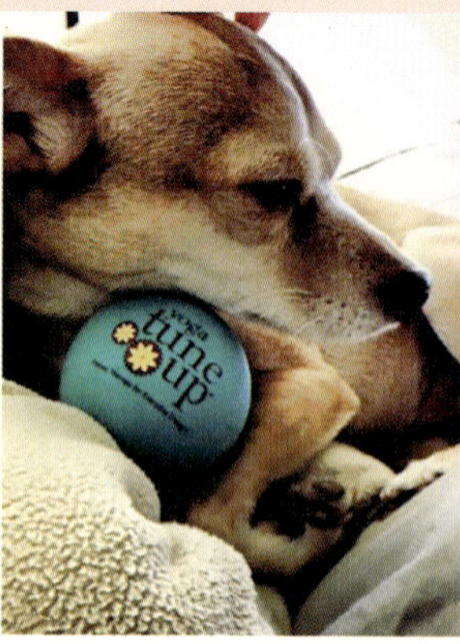

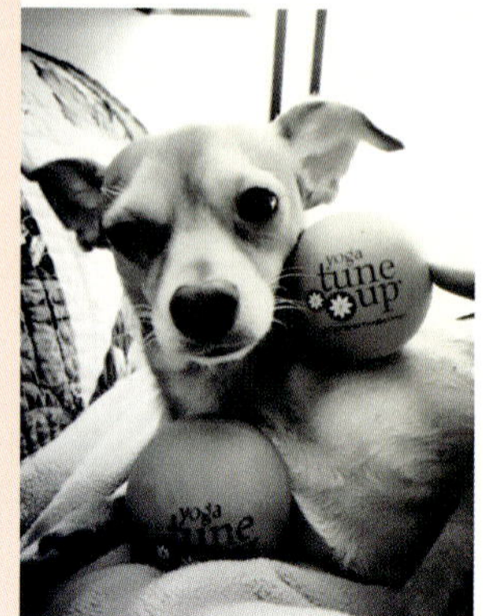

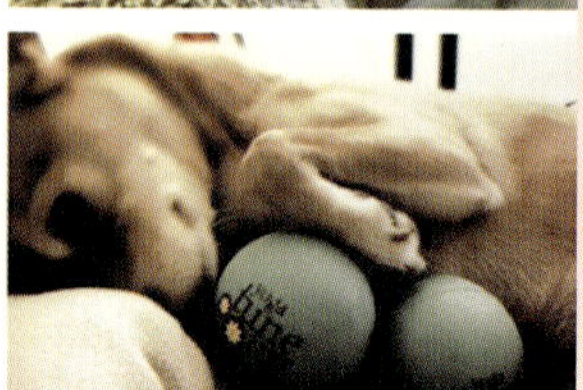

불안감을 느낄 때 내 롤모델 볼을 문지르는 클로이. 클로이는 볼을 굴리고 문지를 뿐, 절대 물어뜯지 않는다.

툰업 테라피:

전 2013년의 대부분을 터미널, 비행기 안, 호텔에서 보냈습니다. 뉴욕, 뉴멕시코, 캘리포니아, 하와이, 텍사스 등지에서 훈련, 교육 등 일정이 끊이지 않았습니다. 이틀 이상 클로이와 떨어져 지낸 것은 이때가 처음이었습니다. 그리고 마침내 긴 터널 끝의 빛이 보였습니다. 요가툰업 트레이닝. 아마 질 당신도 기억날 것입니다. 교육 기간 중 제겐 양측으로 신장 결석이 여러 개 있었습니다. 전 실제로 고강도 충격파 치료(쇄석술)를 통해 이 신장 결석을 제거할 예정이었지만 당분간 치료를 보류하기로 했었습니다. 왜냐면, 어떠한 직감이 들었습니다. 그리고 놀랍게도, 전 신장 결석 없이 그 교육을 마쳤습니다. 제겐 새 볼이 생겼고 묵은 돌은 없어졌습니다. 질 말러, 당신은 저뿐만 아니라 저와 가까운 사람, 제 고객, 그리고 클로이의 인생까지 바꿔놓았습니다.

걱정하던 대로 클로이의 양측 슬개골 탈구는 수의사가 수술을 제안할 만큼 더 심해졌습니다. 제가 클로이에게 수술에 대해 말을 건네면 이 아이는 '좀 기다려보자'고 답했습니다. 우리가 쓰는 언어로 설명하기에는 어려움이 있습니다. 전 요가툰업 훈련을 통한 제 재활 방식을 클로이의 방식으로 옮겨보고자 했습니다. 7월 2일 휴스턴으로 돌아와 클로이가 상당한 스트레스를 받고 있었다는 것을 알게 되었습니다. 한 달 만에 처음으로 클로이와 인사하고 나서 전 여행 가방을 풀었고, 클로이가 처음 꺼낸 것은 바로 제 테라피볼 세트였습니다. 즉각 호기심이 발동한 클로이는 코로 볼을 갖고 놀았습니다. 전 바닥에 누워 볼을 제 허리 아래에 놓고 긴 비행 후의 피곤을 풀었습니다. 클로이는 앉아서 이상한 눈으로 저를 보았습니다. 제 생각엔 아마 제가 매우 편안해하는 모습을 신기하게 바라보는 것 같았습니다. 그리고 짧게 송장 자세로 쉬고 있을 때, 작고 조용하게 발로 볼을 긁는 소리를 들을 수 있었습니다. 15분 정도 지나 전 천천히 일어나 앉아 클로이와 없어진 테라피볼을 찾기 위해 주변을 둘러보았습니다. 전 조용히 아래층으로 내려가보았고 주머니에 넣은 볼을 끌어안은 채 잠들어 있는 클로이를 발견했습니다.

'포프리오셉션'

그 전보다 훨씬 더 수월하게 7월 4일 불꽃놀이 날을 보낼 수 있었습니다. 강렬한 소음이 들리는 동안 남편과 저는 클로이의 목에 부드럽게 볼 마사지를 해주었죠.

그로부터 반년이 지난 지금, 클로이는 알파볼과 플러스볼 세트를 각각 하나씩 놓고 잠들곤 합니다. 지난 몇 주간 저희는 진정한 다운독 자세를 연구 중입니다. 클로이가 앉은 곳에서 조금 떨어진 곳에 볼을 놓으면 클로이는 한 발은 볼을 향해 뻗고 반대 발은 균형을 잡기 위해 매트 위로 쭉 뻗습니다. 클로이는 진정한 포프리오셉션pawprioception을 갖고 있는 게 틀림없습니다! 전 클로이의 지도를 따라 움직임을 연구하여 클로이가 어디에 볼을 놓고 싶어하는지 추측합니다. 이 강아지가 기적적으로 엄지손가락이 생기게 될 때까지 물론 저는 최선을 다해 도와줄 겁니다.

클로이는 믿을 수 없을 만큼 영리해서 자신의 몸에 대한 지각력을 상당히 빠르게 발전시키고 있습니다. 전 클로이가 볼을 무릎을 감싸고 있는 근육에 가깝게 두려 한다고 확신하며, 제가 도와주지 않으면 낑낑대기도 합니다. 몇 주 전부터 클로이는 변형된 레그 스트레치#3 자세처럼 한 다리는 뻗고 반대쪽 다리는 알파볼 위에 올려둔 채 잠을 자기 시작했습니다. 그리고 이 멋진 외측 이완 자세를 위해 클로이는 두 팔을 공중에 뻗은 채 한숨을 내쉬고 두 팔을 반대편에 떨어뜨립니다. 1~2분간 천천히 숨을 들이마시고 내신 후 클로이는 반대쪽으로도 같은 동작을 반복합니다. 클로이는 '난 내 몸의 학생이다'라고 말하고/짖고/생각할 권리를 얻은 것 같습니다.

아주 긴 이야기를 짧게 하자면, 롤모델 볼테라피에는 마술 같은 힘이 있습니다. 제 원래 의도는 클로이의 불안과 약물치료를 없애는 것이었습니다. 전 매일같이 이 강아지에게 놀라곤 합니다. 이제 클로이는 더 이상 불안해하지 않고, 낮엔 더 활발하며, 죽은 듯이 깊이 자고, 동생 강아지에게 잘해주며, 그저 더 행복하고 더 건강하게 살고 있습니다. 클로이는 당신의 창조물이 더 진화할 수 있다는 살아있는 증거입니다.

질, 당신이 나누고, 가르치는 모든 것에 감사드립니다. 움직임의 세상(그리고 보통의 세상에서도)은 당신이 있음을 축복으로 여겨야 해요!

크리스틴으로부터

추신: 최근 병원을 방문하고 돌아온 날 밤, 클로이가 처음 제게 해준 일은 자신의 롤모델 볼을 제 목 아래에 비벼 넣어주는 것이었습니다.

추신 2: 클로이의 현재 약물 프로토콜 – 관절 보호를 위한 영양제. 그리고 최근엔 신경안정제 0.25mg 없이도 비행기를 탈 수 있게 되었습니다.

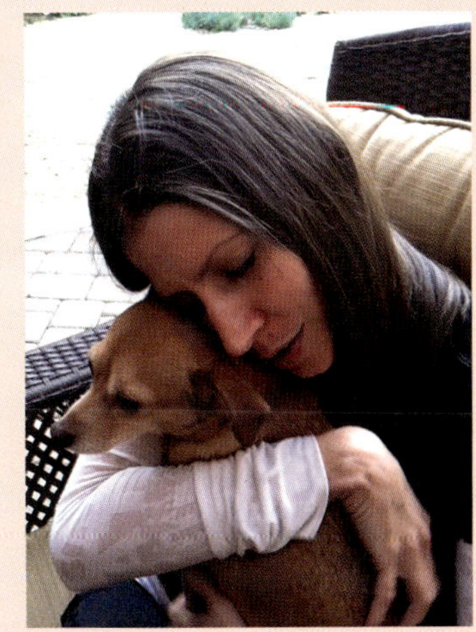

클로이와 크리스틴

저자에 대하여

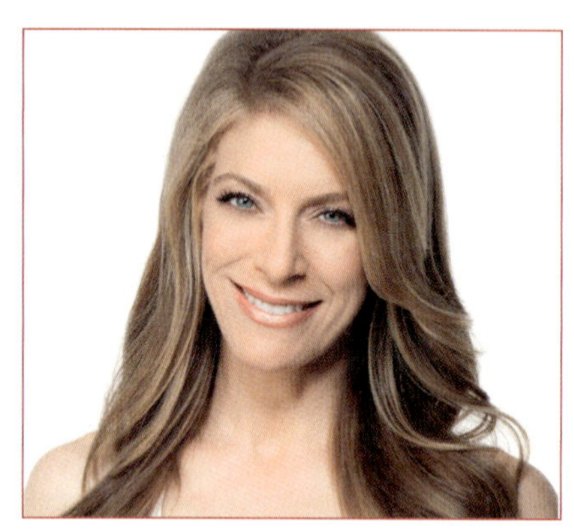

질 밀러는 '튠업피트니스월드와이드'(www.tuneupfitness.com)의 공동창립자이자 교정 운동 포맷인 '요가튠업®'과 '롤모델® 메소드'의 개발자이다. 해부학 및 운동 분야에서 28년 이상의 연구를 통해 그녀는 피트니스, 요가, 마사지, 통증 관리 분야 간의 연결고리를 구축해낸 선구자이다. 그녀는 근막협회와 국제요가치료사 심포지엄에서 사례 연구를 발표했으며, 전 세계 피트니스 컨퍼런스에서 정기적으로 활동 중이다.

'선생님들의 선생님'으로 알려진 질은 자신의 테라피볼 제품과 피트니스 접근법을 통합할 수 있도록 수천 명의 움직임 교육가, 임상의, 수기 치료사를 교육해왔으며, 이러한 교육법은 이제 전 세계 피트니스 클럽, 크로스핏 박스, 스파, 카이로프랙틱 및 물리치료실에서 찾아볼 수 있다. 그녀의 전문화된 요가튠업 교육팀은 국제적으로 수업, 워크숍, 트레이닝 등을 이끌고 있다.

질과 그녀의 롤모델 제품은 〈굿모닝 아메리카〉, 〈투데이〉, 〈폭스뉴스〉, 〈ABC 뉴스〉 등의 매체에 소개되었으며, 《O》, 《쉐이프》, 《피트니스》, 《W》, 《셀프》, 《요가저널》, 《우먼즈헬스》, 《레드북》, 《핏프레그넌시》, 《프리벤션》, 《허핑턴포스트》 등의 간행물에 기사가 실리기도 했다. 질은 《내츄럴헬스매거진》의 자문위원이며, 《LA 타임즈》와 《오프라윈프리네트워크》에 피트니스 관련 글을 기고하고 있다. 그녀는 '트리트와일유트레인', '코어져스®', '퀵픽스 Rx', '니햅'뿐만 아니라 '프라나야마요가링크' 및 '가이암요가포웨이트로스' 등에 55개 이상의 베스트셀러 피트니스 테라피 DVD 라이브러리를 구축했다. 질은 LA에서 남편 로버트, 딸 라일라, 그리고 개 두 마리와 함께 살고 있다.

역자 소개

황현지

- POWERZONE Strength & Conditioning 매니저
- 요가툰업® 인스트럭터
- 포레스트요가 티쳐 (RYT 200)
- 스트롱퍼스트케틀벨 레벨 2 인스트럭터
- DNS 요가리햅코스 한국호스트

김다해

- STOTT 필라테스 인스트럭터
- 스트롱퍼스트케틀벨 레벨1 인스트럭터
- FMS 레벨2 인스트럭터
- SFMA 레벨1 인스트럭터

최현진

- 스트롱퍼스트케틀벨 레벨2 인스트럭터
- 스트롱퍼스트바벨 인스트럭터
- 스트롱퍼스트바디웨이트 인스트럭터
- FMS 레벨2 인스트럭터

최세현

- 대한민국육군대위
- 스트롱퍼스트케틀벨 레벨1 인스트럭터
- 스트롱퍼스트바디웨이트 인스트럭터

롤모델
The Roll Model

1판 1쇄 펴냄: 2018년 1월 19일

지은이: 질 빌러
옮긴이: 황현지, 김다해, 최현진, 최세현
펴낸이: 권오현
펴낸곳: 대성의학사

출판등록 2009년 6월 22일(제301-2013-095호)
서울특별시 중구 을지로 126-1 (을지로3가, 3층)
전화 02)2279-3444 / 팩스 02)2285-0108
Homepage www.medibook.co.kr

값 58,000원

ISBN 978-89-97436-73-6(13690)